Lehrbuch der Verhaltenstherapie mit Kindern und Jugendlichen

Band 1: Grundlagen

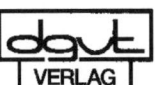

Lehrbuch der Verhaltenstherapie mit Kindern und Jugendlichen

Band 1: Grundlagen

herausgegeben von

Michael Borg-Laufs

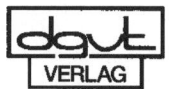

Deutsche Gesellschaft für Verhaltenstherapie
Tübingen
1999

Anschrift des Herausgebers:

Dr. Michael Borg-Laufs
Erziehungsberatungsstelle Essen-Frillendorf
Elisenstraße 64
45139 Essen

Die Deutsche Bibliothek - CIP-Einheitsaufnahme
Lehrbuch der Verhaltenstherapie mit Kindern und Jugendlichen :
Band 1: Grundlagen / Deutsche Gesellschaft für
Verhaltenstherapie, Tübingen. Hrsg. von Michael Borg-Laufs. -
Tübingen : Dgvt-Verl., 1999
  ISBN 3-87159-024-X

© 1999 dgvt-Verlag
Deutsche Gesellschaft für Verhaltenstherapie
Hechingerstr. 203
72072 Tübingen

Umschlagbild: Andrea Gauss, Tübingen
Satz: Almute Nischak, Tübingen
Herstellung: fgb, freiburger graphische betriebe, Freiburg

ISBN 3-87159-024-X

Inhaltsverzeichnis

Themen und Perspektiven. Eine Einführung 7
Michael Borg-Laufs

Wissenschaftliche Grundlagen

Lerntheoretische Grundlagen der Verhaltenstherapie
bei Kindern und Jugendlichen 19
Rudi Merod

Entwicklungspsychologische Grundlagen der
Kinder- und Jugendlichenpsychotherapie 51
Michael Borg-Laufs & Hanns Martin Trautner

Modelle psychischer Störungen des Kindes- und Jugendalters 89
Albert Lenz

Epidemiologie psychischer Störungen des Kindes- und Jugendalters 123
Martina Pitzer & Martin H. Schmidt

Ergebnisse der Therapieforschung zur Verhaltenstherapie
mit Kindern und Jugendlichen 153
Manfred Döpfner

Gesellschaftliche Rahmenbedingungen

Die gesellschaftliche Konstruktion von Kindheit 189
Holger Wyrwa

Kindliche Lebenswelten: Familie, Schule und Freizeit 205
Friederike Hoepner-Stamos & Klaus Hurrelmann

Der psychotherapeutische Prozeß

Der Prozeß der Kinder- und Jugendlichenpsychotherapie 227
Michael Borg-Laufs & Heiko Hungerige

Motivations- und Beziehungsaufbau in der Verhaltenstherapie
mit Kindern und Jugendlichen 265
Katja Mackowiak

Diagnostik, Therapieplanung und Evaluation in der
Kinder- und Jugendlichen-Verhaltenstherapie 299
Manfred Döpfner & Michael Borg-Laufs

Probleme und Möglichkeiten begleitender Elternarbeit 361
Dieter Schmelzer

Hänsel oder Gretel – spielt das eine Rolle? Die Geschlechterperspektive
in der Kindertherapie 401
Monika Bormann & Werner Meyer-Deters

Interkulturelle Kompetenz in der Kinderpsychotherapie 423
Paul Friese

Ethische Aspekte der Kinder- und Jugendlichenpsychotherapie 447
Heiko Hungerige & Dorothee Päßler

Therapeutische Settings

Verhaltenstherapie in der Erziehungsberatung 527
Michael Borg-Laufs

Stationäre Kinder- und Jugendlichen-Verhaltenstherapie 547
Peter Altherr

Verhaltenstherapie in der Rehabilitation von Kindern und Jugendlichen 561
Hans-Peter Michels

Ausbildung

Die Ausbildung in Kinder- und Jugendlichen-Verhaltenstherapie 587
Michael Borg-Laufs & Gerd Per

Finale

Die Entstehung und Behandlung von Kindheit 609
Jordan W. Schnuller

Verzeichnis der Autoren und Autorinnen 617

Stichwortverzeichnis 623

Themen und Perspektiven
Eine Einführung

Michael Borg-Laufs

Die Kinderpsychotherapie ist ihren Kinderschuhen entwachsen: Es gibt seit dem Inkrafttreten des Psychotherapeutengesetzes am 1.1.1999 das neue Berufsbild der Kinder- und JugendlichenpsychotherapeutInnen. Diese gesetzliche Veränderung fällt zusammen mit rasanten Entwicklungen der Kinderpsychotherapie. Die Kinderpsychotherapie war trotz Einzelbeispielen, bei denen aus der experimentellen Psychologie abgeleitete Verfahren verwendet wurden (z.B. Jones, 1924) in ihren Anfängen – ebenso wie die Erwachsenentherapie – rein tiefenpsychologisch orientiert. Anna Freud (1927/1983) und später Klein (1932/1987) erarbeiteten kindspezifische Varianten der Psychoanalyse. Die klientenzentrierte non-direktive Spieltherapie wurde von Axline (1947/1990) entwickelt. Die verhaltenstherapeutische Behandlung von Kindern wurde zur Zeit der Entstehung und Etablierung der Verhaltenstherapie in den 60er und 70er Jahren in der Regel nicht als eigenes Fachgebiet betrachtet. Die in der psychologischen Grundlagenforschung entdeckten Lerngesetze gelten für Erwachsene und Kinder gleichermaßen, und die Verhaltenstherapie mit ihrem Selbstverständnis als auf den Grundlagen der empirischen Psychologie basierende Therapieform galt somit als für alle Altersgruppen anwendbar. Zwar wurden von Beginn an verhaltenstherapeutische Behandlungen mit Kindern durchgeführt und auch in der wissenschaftlichen Literatur dargestellt, aber die Kindertherapie wurde nicht konzeptionell von der Erwachsenentherapie getrennt. In den letzten zehn bis fünfzehn Jahren wurden immer differenziertere Methoden und Techniken speziell für die Behandlung von Kindern und Jugendlichen entwickelt und zu Behandlungspaketen für den Einsatz bei spezifischen Störungsbildern geschnürt (z.B. Störung des Sozialverhaltens, Petermann & Petermann, 1997; Soziale Ängstlichkeit, Petermann & Petermann, 1996; Hyperaktives Verhalten, Döpfner, Schürmann & Lehmkuhl, 1997; Aufmerksamkeitsstörungen, Lauth & Schlottke, 1995; Adipositas, Warschburger, Petermann, Fromme & Wojtalla, 1999). Die störungsspezifische Perspektive dominiert zur Zeit den verhaltenstherapeutischen Diskurs in der Kinder- und Jugendlichenpsychotherapie und trägt durch seine Differenzierung auch in beträchtlichem Ausmaß zur Effektivität der Behandlungen bei (vgl. im Überblick Borg-Laufs, 1999).

Die immer spezifischer werdenden Behandlungskonzepte dürfen aber nicht darüber hinwegtäuschen, daß für eine angemessene Therapiedurchführung auch störungsübergreifende Kenntnisse und Kompetenzen unverzichtbar sind. Personenvariablen, gesellschaftliche Einflüsse und Rahmenbedingungen, sowie Spezifika des Interaktionsprozesses in der Psychotherapie, die durch das Zusammenspiel von beruflichem Selbstverständnis und professionellem Handeln der TherapeutInnen einerseits und den Erwartungen, Zielen, Problemen und Lebensbedingungen der KlientInnen andererseits entstehen, prägen das therapeutische Geschehen.

Der hier vorliegende erste Band des Lehrbuchs soll Kinder- und JugendlichenpsychotherapeutInnen die notwendigen Grundlagenkenntnisse für ihre Handlungen in verschiedenen Kontexten mit verschiedenen Patientengruppen vermitteln. Der nachfolgende zweite Band behandelt explizit die Inhalte der vertieften Ausbildung für Kinder- und Jugendlichen-VerhaltenstherapeutInnen. Aufbauend auf den hier vermittelten Grundlagenkenntnissen werden dort die verhaltenstherapeutischen Standardmethoden bei der Behandlung von Kindern und Jugendlichen in einheitlicher und übersichtlicher Form hinsichtlich ihrer theoretischen Grundlagen, Indikationen, Effekte und Nebenwirkungen und vor allem ihrer praktischen Durchführung vorgestellt.

Die wichtigste Entwicklung in der Psychotherapie von Kindern und Jugendlichen ist – wie bei der Erwachsenenpsychotherapie – die Orientierung an einer „allgemeinen" oder „psychologischen", in jedem Falle schulenunabhängigen Psychotherapie. Denn wichtig ist letztlich nicht, ob Verhaltenstherapie oder eine andere Therapie angewendet wird, wichtig ist, daß den KlientInnen möglichst schnell und sicher geholfen wird. Doch eine solche schulenübergreifende Kinderpsychotherapie wird – wenn die augenblickliche Forschungslage adäquat berücksichtigt wird – in hohem Maße Methoden und Denkmodelle der Verhaltenstherapie integrieren müssen, denn die verhaltenstherapeutische Modellentwicklung hat sich als fruchtbar, integrierend und flexibel erwiesen, und verhaltenstherapeutische Methoden zeigen sich in Untersuchungen regelmäßig als vergleichsweise hoch effizient. Dies gilt allerdings nur für den Vergleich mit den heute vorhandenen Therapieschulen. An einem idealen Heilungsmaß gemessen, gibt es auch für VerhaltenstherapeutInnen keinen Grund, sich selbstzufrieden zurückzulehnen. Auch Verhaltenstherapien führen – je nach Störungsbild – nur bei einem bestimmten Anteil der Fälle zu Verbesserungen oder gar dauerhaften Heilungen. Möglicherweise liegt aber die Lösung dieses Problems (wie bereits an anderer Stelle betont, vgl. Vogel, Borg-Laufs & Wagner, 1999) nicht im schlichten „mehr desselben" (Watzlawick, 1991), sondern in der Suche nach einem gänzlich neuen Lösungsweg. Grawe (1998) hat für die Erwachsentherapie beschrieben, welche verschiedenen Wirkfaktoren eine Rolle spielen, bzw. welche therapeutischen Lösungsmöglichkeiten (nach dem augenblicklichen Stand der Forschung) bei einer integrierenden Sichtweise offenbar werden, und in der Tat scheinen die etablierten Therapieschulen mit ihren unterschiedlichen grundsätzlichen Herangehensweisen unterschiedlichen Motiv- und Konfliktlagen der KlientInnen zu entsprechen. Diese individuellen Unterschiede der KlientInnen liegen allerdings mindestens zum Teil deutlich quer zu den Störungsbildern, so daß die unter KollegInnen z.T. beliebte Tendenz zur „friedlichen Koexistenz" (z.B. Verhaltenstherapie bei externalisierenden und Spieltherapie bei internalisierenden Störungen zu bevorzugen) nicht angemessen ist. Auch bei der Betrachtung psychischer Störungen muß vom Prinzip der „Äquifinalität" (Watzlawick, Beavin & Jackson, 1969) ausgegangen werden, d.h., daß völlig unterschiedliche intra- und interpsychische Ausgangsbedingungen psychische Störungen bedingen können. Da die Frage, ob eher bewußte oder unbewußte Konflikte eine Rolle spielen und ob eher direktive oder non-direktive therapeutische Arbeit hilfreich sein wird, häufig erst im Laufe der Therapie entschieden werden kann, muß jeder Therapeut und jede Therapeutin eigentlich zu allen potentiell hilfreichen Interventionen prinzipiell in der Lage sein.

Dies bedeutet allerdings nicht, daß alle Therapieschulen denn doch „irgendwie gleich" sind. Die Aufgabe der Zukunft wird es vielmehr sein, mittels empirischer Forschung herauszufinden, welche Herangehensweisen, Konzeptionen und konkreten Interventionen, die zum Kanon einer Therapieschule gehören, für die Problembewältigung hilfreich sind. Einfache Glaubensbekenntnisse sind an dieser Stelle ebenso unangebracht („Von der Konfession zur Profession", Grawe, Donati & Bernauer, 1994) wie unreflektierter Eklektizismus, bei dem nach persönlichem Geschmack Versatzstücke aus verschiedenen Therapieschulen zu einem nicht zusammenpassenden Ganzen gemischt werden.

Es ist bei dem augenblicklichen Erkenntnisstand davon auszugehen, daß Konzepte und Modelle der Verhaltenstherapie auch bei einer „allgemeinen" bzw. „psychologischen" Psychotherapie (mit Kindern oder mit Erwachsenen) eine hervorragende Rolle spielen werden. Insofern bietet eine verhaltenstherapeutische Grundausbildung und eine dadurch entstandene verhaltenstherapeutische Identität auch zukünftig ein wesentliches Rüstzeug für die psychotherapeutische Arbeit (vgl. dazu auch die pointierte Stellungnahme von Westmeyer, 1998, der das Aufgehen der Verhaltenstherapie in eine „allgemeine Psychotherapie" aus diesen und anderen Gründen ablehnt).

Die im weiteren vorgestellten Beiträge dieses Bandes stellen einerseits therapieschulenübergreifend wichtige Inhalte dar, deren Kenntnis das Verständnis für die Probleme von Kindern, Jugendlichen und Familien in ihrem jeweiligen Lebenskontext erleichtert, bzw. oftmals erst ermöglicht, und andererseits sollen spezifisch verhaltenstherapeutische Basiskenntnisse vermittelt werden, die als Grundlage für die Umsetzung einer dem Stand der Forschung angemessenen Kinder- und Jugendlichenverhaltenstherapie gelten müssen.

Wissenschaftliche Grundlagen

Verhaltenstherapie unterschied sich, von ihren Gründertagen an, dadurch deutlich von anderen Therapieschulen, daß sie von ihren Vertretern als angewandte empirisch-wissenschaftliche Psychologie verstanden wurde und daß therapeutische Veränderung „im Kern als ein Prozeß des Lernens" (Reinecker, 1999, S.87) aufgefaßt wird. **RUDI MEROD** macht in seinem Beitrag *„Lerntheoretische Grundlagen der Verhaltenstherapie bei Kindern und Jugendlichen"* deutlich, wie wichtig für die Verhaltenstherapie auch heute noch die Verankerung in der empirischen Psychologie ist und stellt die für die Verhaltenstherapie grundlegenden psychologischen Erkenntnisse dar. Sowohl die psychologischen Lerngesetze als auch andere Erkenntnisse der Psychologie prägen die Verhaltenstherapie, die somit auf einem gesicherten Fundament steht. Angesichts einer Vielzahl alter und neuer Therapieformen, die die Ergebnisse der Psychologie beharrlich ignorieren ist dies eine wichtige und immer wieder zu betonende Eigenschaft der Verhaltenstherapie – wenngleich hier noch

Nachholbedarf besteht: Psychotherapie könnte die Erkenntnisse der empirischen Psychologie noch viel stärker berücksichtigen (vgl. Grawe, 1998). Der Beitrag von Merod steht somit nicht ohne Grund am Anfang dieses Bandes – Verhaltenstherapie bzw. Psychotherapie muß – zum Nutzen der KlientInnen – in der Grundlagenwissenschaft Psychologie verankert sein.

MICHAEL BORG-LAUFS und HANNS MARTIN TRAUTNER widmen sich in ihrem Artikel *"Entwicklungspsychologische Grundlagen der Kinder- und Jugendlichenpsychotherapie"* den praktischen Konsequenzen, die sich aus entwicklungspsychologischen Erkenntnissen für die Psychotherapie ergeben. Dies beinhaltet einerseits die Beachtung der relevanten Lebensbedingungen bzw. Entwicklungsaufgaben, die ein Kind zu einem gegebenen Zeitpunkt prägen. Dabei sollen – entsprechend dem Grundkonzept der Verhaltenstherapie – empirisch fundierte Entwicklungstheorien betrachtet werden und nicht solche, leider immer noch weit verbreiteten, deren Gültigkeit empirischen Untersuchungen nicht standhält. Andererseits wird in diesem Beitrag dargestellt, in welcher Weise psychotherapeutische Interventionen dem jeweiligen Entwicklungsstand von Kindern und Jugendlichen entsprechen bzw. diesem angepaßt werden müssen. Mit diesen Überlegungen werden entwicklungspsychologische Erkenntnisse konsequent und praxisnah auf das Anwendungsfach „Klinische Psychologie" bezogen und Kinder- und JugendlichenpsychotherapeutInnen erhalten fundierte Hinweise über die Anwendungsmöglichkeiten bestimmter therapeutischer Interventionen im Kindes- und Jugendalter.

In den Anfängen der Verhaltenstherapie wurde der Begriff „Patient" von fortschrittlichen Verhaltenstherapeuten abgelehnt, da er ein dem medizinischen Krankheitsmodell entsprechendes Störungs- und Menschenbild implizierte (vgl. auch Zygowski, 1991), stattdessen wurde der Begriff „Klient" favorisiert und eine sozialwissenschaftliche Sichtweise galt als angemessen. Heute, in Zeiten der endgültigen Eingliederung der Verhaltenstherapie in das medizinische Versorgungssystem, wird diese Frage in der Regel gar nicht mehr gestellt und die Verwandlung der „Klientinnen" in „Patientinnen" wurde stillschweigend vollzogen. ALBERT LENZ schildert in seinem Beitrag *"Modelle psychischer Störungen des Kindes- und Jugendalters"* differenziert die verschiedenen Perspektiven, aus denen psychische Störungen von Kindern betrachtet werden können. Er zeigt auf, welche unterschiedlichen Konsequenzen damit verbunden sind, ob z.B. Verhaltensauffälligkeiten als Krankheiten beschrieben werden, d.h. als ein qualitativ von der „Normalität" abweichender Zustand oder als Auffälligkeiten, die eher quantitativer Natur sind („normales" Verhalten wird ungewöhnlich intensiv oder zu wenig intensiv gezeigt) oder ob es sich dabei letztlich eher um ein sozial hergestelltes Phänomen handelt. Da alle Perspektiven spezifische Vorteile und Unzulänglichkeiten haben, wird dargestellt, inwieweit eine integrierende Perspektive dem komplexen Gegenstand der Betrachtung am ehesten gerecht werden kann. Die Integration medizinischer, psychologischer und sozialwissenschaftlicher Paradigmen in ein multidimensionales Verlaufsmodell rückt die zur Verfügung stehenden Ressourcen in den Blickpunkt (vgl. dazu insbesondere Antonovsky, 1997) und stärkt damit das Konzept der Ressourcenorientierung.

MARTINA PITZER und MARTIN H. SCHMIDT orientieren sich an den in der fachgerechten Psychotherapie verbindlichen Störungsklassifikationen bei der Beschreibung der *„Epidemiologie psychischer Störungen des Kindes- und Jugendalters"*. Eine solche störungsbildorientierte Sichtweise verdeutlicht einen wichtigen Unterschied zwischen Erwachsenen- und Kinderpsychotherapie, denn viele Störungsbilder tauchen ausschließlich bei Kindern und Jugendlichen und nicht oder sehr selten bei Erwachsenen auf. Die in diesem Beitrag zu findenden Bemerkungen zur Beschreibung und Ätiologie psychischer Störungen machen nochmals deutlich, daß eine bio-psycho-soziale Sichtweise, in der die Erklärungsansätze aus Medizin, Psychologie und Sozialwissenschaft berücksichtigt werden, bei der konkreten Erklärung und Beschreibung psychischer Störungen hilfreich ist.

Es wurde bereits darauf hingewiesen, daß die empirische Psychotherapieforschung viele Belege für die Wirksamkeit der Kinder- und Jugendlichenverhaltenstherapie erbringen konnte. Zusammenfassend schildert MANFRED DÖPFNER („*Ergebnisse der Therapieforschung zur Verhaltenstherapie mit Kindern und Jugendlichen*") die wichtigsten diesbezüglichen aktuellen Forschungsergebnisse, die genau diesen Sachverhalt für die verschiedensten Störungsbilder bestätigen. Allerdings wird auch dargelegt, welche Probleme bei der Psychotherapieforschung zu berücksichtigen sind. Vor dem Hintergrund der großen Fortschritte, die in den letzten Jahren und Jahrzehnten in der Kinder- und Jugendlichenverhaltenstherapie gemacht wurden, erscheint die Hoffnung auf noch weitere Verbesserungen berechtigt.

Gesellschaftliche Rahmenbedingungen

Individuelle Probleme sind stets eingebettet in einen Kontext, in dem sie Bedeutung erlangen – eine Tatsache, die in der Alltagspraxis oft vernachlässigt wird. HOLGER WYRWA („*Die gesellschaftliche Konstruktion von Kindheit*") setzt sich mit der historischen Entwicklung und der aktuellen Konstruktion von „Kindheit" in unserer pluralistischen (postmodernen) Gesellschaft auseinander. Die Reflexion läßt deutlich werden, daß „Kindheit" keine feststehende Entität darstellt. Hineingewachsen in unsere Kultur erscheint es so, als ob „Kindheit" einerseits und „Erwachsenenalter" andererseits objektive Gegebenheiten wären, schließlich wird in unserer Gesellschaft deutlich zwischen diesen Kategorien unterschieden und Kindern und Jugendlichen werden ganz bestimmte Erwartungen entgegengebracht, Möglichkeiten geboten und Einschränkungen gemacht, die uns „natürlich" zu sein scheinen. In der Tat ist unsere kulturelle Konstruktion von Kindheit eine geschaffene und sich weiter wandelnde Wirklichkeit, geprägt durch das je zur Zeit vorherrschende Weltbild.

Auf einer konkreteren Ebene unterscheiden sich – innerhalb der kulturell-gesellschaftlichen Rahmenbedingungen – die Lebenswelten von Kindern und Erwachsenen erheblich. FRIEDERIKE HOEPNER-STAMOS und KLAUS HURRELMANN beschreiben anhand empirischer Daten die heutige Lebenswelt von Kindern und Jugendlichen in verschiedenen sie prägenden Umwelten („*Kindliche Lebenswelten: Familie, Schule und Freizeit*"). Diese sich verändernden Lebenswelten haben einen großen Einfluß auf Entwicklung und Entfaltungsmöglichkeiten der heranwachsenden Generation. TherapeutInnen müssen sich ein Bild dieser kindlichen Lebenswelten – die sich heute bereits wieder stark von der Lebenswelt der TherapeutInnen in ihrer Kindheit unterscheiden – machen können, um Kinder und Familien zu verstehen und ihnen innerhalb ihrer sozialen und materiellen Realitäten Hilfe zur Selbsthilfe geben zu können. Der Pluralismus unserer Lebenswirklichkeit bildet sich ganz konkret in den Lebenszusammenhängen der Kinder und Jugendlichen ab, denen zwar mehr Chancen zur Verfügung stehen, die aber dafür auch mehr psychische Risikosituationen überstehen müssen.

Der psychotherapeutische Prozeß

Kinderpsychotherapie ist ein vielschichtiger, schillernder Prozeß, der mit einer rein methodenorientierten Sichtweise (Welches Problem? Welche Intervention? Welches Ergebnis?) nicht hinreichend beschrieben werden kann. Die Erwartungen, Einstellungen, Lebensweisen und Lebenssituationen einer ganzen Reihe von Systembeteiligten und deren Wechselwirkungen fließen in diesen Prozeß ein und prägen ihn. Eltern und Kinder bringen im direkten Kontakt mit den TherapeutInnen ihre je eigenen Geschichten, Sichtweisen und Gewohnheiten ein. Auch andere Personen (LehrerInnen, ErzieherInnen, JugendamtsmitarbeiterInnen) stehen oft im direkten Kontakt mit dem Therapeuten bzw. der Therapeutin und fügen ihre Geschichten und Verhaltensweisen hinzu. Wir selber – die TherapeutInnen – bringen unsere Lebensgeschichte und unsere berufliche Sozialisation ebenfalls mit in den Prozeß. Es erscheint offensichtlich, daß hier besondere Bemühungen notwendig sind, diesen Prozeß zu verstehen, um sowohl Ressourcen als auch potentielle Störungsquellen identifizieren zu können.

Die unterschiedlichen Phasen dieses therapeutischen Prozesses beschreiben MICHAEL BORG-LAUFS und HEIKO HUNGERIGE (*„Der Prozeß der Kinder- und Jugendlichenpsychotherapie"*) mit Rückgriff auf das im Bereich der Erwachsenenpsychotherapie entwickelte Modell der Selbstmanagementtherapie (Kanfer, Reinecker & Schmelzer, 1996), das sie unter Berücksichtigung der für die Kindertherapie bedeutsamen Besonderheiten für diesen Kontext bearbeitet haben. Die für diesen Beitrag entwickelte „Therapieprozeß-Checkliste" soll in schwierigen Situationen helfen, neue therapeutische Entscheidungen zu treffen.

Die ersten Bausteine des psychotherapeutischen Prozesses sind *„Motivations- und Beziehungsaufbau in der Verhaltenstherapie mit Kindern und Jugendlichen"* (die ersten beiden Phasen einer Selbstmanagementtherapie). KATJA MACKOWIAK widmet sich diesem in der Literatur gerade für die Arbeit mit Kindern und Jugendlichen erstaunlicherweise weitgehend vernachlässigtem Thema – als ob es so einfach wäre, mit Kindern ein geeignetes therapeutisches Arbeitsbündnis herzustellen. Die Autorin berücksichtigt ausführlich die psychologische Grundlagenforschung (insbesondere die Motivationspsychologie) bei der Entwicklung von Hinweisen für einen gelungenen Beziehungs- und Motivationsaufbau in der Kinderpsychotherapie. Insbesondere der wünschenswerte Aufbau intrinsischer Änderungsmotivation bei Kindern durch die Berücksichtigung der aktuellen Lebensziele der Kinder spielt hier eine wichtige Rolle. Einfache „Rezepte" für einen gelungenen Beziehungsaufbau sind allerdings nicht zu erwarten, dazu ist die Ausgangslage – u.a. durch die unterschiedlichen Erwartungen und Bedürfnisse der beteiligten Personen – insgesamt zu heterogen.

Die komplexe Ausgangssituation, die auf den ersten Blick so verwirrend erscheint, ist strukturierbar und planbar. Hier liegt die Stärke und der Kern der Verhaltenstherapie: Ein unübersichtlicher Prozeß wird strukturiert und aus dieser Struktur (den Bedingungsanalysen) ergeben sich – wenn die entsprechenden Umsetzungs-Heuristiken hinreichend beachtet werden – erfolgversprechende Handlungsanleitungen (Therapieplan). MANFRED DÖPFNER und MICHAEL BORG-LAUFS behandeln in ihrem Beitrag „*Diagnostik, Therapieplanung und Evaluation in der Kinder- und Jugendlichen-Verhaltenstherapie*" diese nachfolgenden Phasen des therapeutischen Prozesses. Dabei wird deutlich, daß die fachgerechte Diagnostik und Therapieplanung sorgfältig und entsprechend den geltenden Standards multimodal geschehen sollte, wenn die anschließende Intervention den maximalen Erfolg haben soll. Daß die Evaluation der therapeutischen Fortschritte zu einer fachgerechten Psychotherapie selbstverständlich dazugehört (und keine vernachlässigbare „Zugabe" darstellt), wird in diesem Beitrag ebenfalls herausgearbeitet.

Die besondere Rolle der Eltern bei der Kinder- und Jugendlichenpsychotherapie ist schon mehrfach angedeutet worden. DIETER SCHMELZER („*Probleme und Möglichkeiten begleitender Elternarbeit*") referiert ausführlich den aktuellen Erkenntnisstand zur Elternarbeit in diesem Kontext. Er stellt einerseits Methoden vor, mit denen in der Elternberatung oder beim Elterntraining gearbeitet werden kann. Andererseits entwickelt er aber auch Leitlinien für die Haltung der TherapeutInnen gegenüber den Eltern der betroffenen Kinder, die für den Beziehungs- und Motivationsaufbau (ein schwieriges Problem bei der Elternarbeit!) sehr wichtig ist.

Einige Besonderheiten ergeben sich in der therapeutischen Interaktion mit bestimmten Patientengruppen. Sowohl das Geschlecht der KlientInnen (und der TherapeutInnen) als auch ihre ethnisch-kulturelle Zugehörigkeit ist in der Psychotherapie ein wichtiger Faktor in der Interaktion. Die unterschiedlich prägenden Sozialisationsbedingungen von Mädchen und Jungen und deren mögliche Auswirkungen auf die aktuelle Symptomatik sowie die Art des therapeutischen Umgangs mit Mädchen und Jungen werden von MONIKA BORMANN und WERNER MEYER-DETERS („*Hänsel oder Gretel – spielt das eine Rolle? Die Geschlechterperspektive in der Kindertherapie*") anschaulich dargestellt. Die Auseinandersetzung mit der eigenen Geschlechtsidentität kann TherapeutInnen helfen, auch im therapeutischen Kontakt angemessen mit diesem Problembereich umzugehen.

PAUL FRIESE widmet sich in seinem Artikel („*Interkulturelle Kompetenz in der Kinderpsychotherapie*") der Situation und Lebenswelt von MigrantInnen und erläutert die daraus resultierenden Konsequenzen für die Psychotherapie, die sich nicht in muttersprachlichen Angeboten erschöpfen, sondern die besondere Lebenslage, Geschichte und Kultur der Betroffenen berücksichtigen muß. Eine entsprechende Offenheit und Neugier „anderen" gegenüber ist nicht als fester Wissenskanon lehr- und lernbar, sondern setzt kontinuierliche Reflexion voraus.

Aus dem bereits erwähnten Sachverhalt, daß Eltern und Kinder unterschiedliche Erwartungen und Wünsche haben und daß sie auch unterschiedliche Rollen in dem gemeinsamen Spiel „Familie" einnehmen, können einige besondere ethische Probleme während des therapeutischen Prozesses resultieren, die in dieser Form bei der Erwachsenenpsychotherapie nicht vorkommen. Anhand theoretischer Einordnungen und praxisnaher Beispiele beschäftigen sich HEIKO HUNGERIGE und DOROTHEE PÄßLER („*Ethische Aspekte der Kinder- und Jugendlichenpsychotherapie*") intensiv mit in diesem Kontext möglicherweise auftauchenden ethischen Dilemmata. Für ethisch-moralische Bewertungen lassen sich zwar kaum allgemeingültige Regelwerke erstellen, allerdings können bestimmte Haltungen und Herangehensweisen bei der Konfrontation mit ethischen Problemen sehr hilfreich sein.

Therapeutische Settings

Psychotherapie als Dienstleistung kann nicht entkontextualisiert stattfinden – der institutionelle Kontext der Dienstleistungserbringung mit seinen jeweiligen Stärken und Beschränktheiten prägt diese selbstverständlich mit. Gerade in der Kinder- und Jugendlichenpsychotherapie ist das Setting „freie Praxis" nicht der Regelfall. Der quantitativ sicherlich größte Beitrag zur psychosozialen (einschließlich der psychotherapeutischen) Versorgung von Kindern, Jugendlichen und Familien in der Bundesrepublik Deutschland wird durch die in freier oder öffentlicher Trägerschaft arbeitenden Erziehungsberatungsstellen erbracht. **MICHAEL BORG-LAUFS** beschreibt *„Verhaltenstherapie in der Erziehungsberatung"* hinsichtlich der sozialrechtlichen Eingebundenheit, vor allem aber hinsichtlich der Möglichkeiten der therapeutischen und auch darüber hinausgehenden Angebote. Die Arbeit in Erziehungsberatungsstellen zeichnet sich dadurch aus, daß sie relativ frei von äußeren Vorgaben auf die spezifischen Notwendigkeiten des Einzelfalles eingehen kann – auch zusätzlich zu oder jenseits von Psychotherapie.

In der stationären Kinder- und Jugendlichenpsychotherapie spielt die Verhaltenstherapie noch nicht die bedeutende Rolle, die ihrer hohen Wirksamkeit angemessen wäre. Wie die verhältnismäßig kurze, aber hochintensive Arbeit auf einer verhaltenstherapeutisch arbeitenden Station aussehen kann, beschreibt **PETER ALTHERR** *(„Stationäre Kinder- und Jugendlichen-Verhaltenstherapie")*. Erziehung und Therapie müssen in diesem Rahmen durch die zeitweilige Ersetzung der eigentlichen Lebenswelt durch die Klinik eng miteinander verzahnt werden.

Auch in der Rehabilitation von Kindern und Jugendlichen hat die Verhaltenstherapie ein enormes Potential und ist – wie **HANS-PETER MICHELS** es in seinem Beitrag *„Verhaltenstherapie in der Rehabilitation von Kindern und Jugendlichen"* beschreibt – in aktuellen Konzeptionen unverzichtbar. Gesundheits- und Krankheitsverhalten sowie die diesbezüglichen Einstellungen der Kinder, Jugendlichen und ihrer Familien können mit verhaltenstherapeutischen Maßnahmen erfolgreich verändert werden. Dabei spielt die Ressourcenorientierung eine entscheidende Rolle.

Ausbildung

Es stellt sich die Frage, auf welchem Weg zukünftige Kinder- und JugendlichenpsychotherapeutInnen die notwendigen Kompetenzen erlangen können. **MICHAEL BORG-LAUFS** und **GERD PER** *(„Die Ausbildung in Kinder- und Jugendlichen-Verhaltenstherapie")* beschreiben den aktuellen Stand der Ausbildungssituation in Deutschland und nennen die wesentlichen Bestandteile einer verhaltenstherapeutischen Ausbildung im Bereich der Kinder- und Jugendlichenpsychotherapie. Zeitgemäße Ausbildungskonzepte müssen gewährleisten, daß sowohl Grundhaltungen und übergreifende Kenntnisse (wie sie in diesem Buch vermittelt werden sollen) als auch Methodenwissen und -kompetenz erworben werden können. Die aktuellen Erkenntnisse zu Wirkfaktoren in der Psychotherapie müssen bei einer solchen Ausbildung berücksichtigt werden.

Finale

JORDAN W. SCHNULLER schließlich rundet mit dem Beitrag „*Die Entstehung und Behandlung von Kindheit*" den vorliegenden Band vergnüglich ab. Die Klinischen Charakteristika, ätiologische Modelle und Behandlungsmöglichkeiten von „Kindheit" werden im Überblick vorgestellt und diskutiert.

Zuletzt soll im Rahmen dieser Einführung allen AutorInnen dieses Bandes für die überwiegend unkomplizierte und engagierte Zusammenarbeit gedankt werden. Auch den MitarbeiterInnen im Verlag, insbesondere Otmar Koschar, sei herzlich gedankt für die freundschaftliche Unterstützung bei der Realisierung dieses Buches.

Literatur

Antonovsky, A. (1997). *Salutogenese.* Tübingen: dgvt-Verlag.

Axline, V.M. (1990). *Kinder-Spieltherapie im nicht-direktiven Verfahren.* München: Reinhardt. (7te Auflage; im Original 1947: Play therapy).

Borg-Laufs, M. (1999). Verhaltenstherapie mit Kindern und Jugendlichen: Grundlagen, Methoden, Entwicklungen. In H. Reinecker unter Mitarbeit von M. Borg-Laufs, U. Ehlert, D. Schulter, H. Sorgatz & H. Vogel, *Lehrbuch der Verhaltenstherapie* (S. 455-484). Tübingen: dgvt-Verlag.

Freud, A. (1983). *Einführung in die Technik der Kinderanalyse.* Frankfurt a.M.: Fischer. (Original: 1927).

Grawe, K. (1998). *Psychologische Therapie.* Göttingen: Hogrefe.

Grawe, K., Donati, R. & Bernauer, F. (1994). *Psychotherapie im Wandel. Von der Konfession zur Profession.* Göttingen: Hogrefe.

Jones, M.C. (1924). The elimination of children's fears. *Journal of Experimental Psychology, 7,* 383-390.

Kanfer, F.H., Reinecker, H. & Schmelzer, D. (1996). *Selbstmanagementtherapie.* Berlin: Springer (2te, überarbeitete Auflage).

Klein, M. (1987). *Die Psychoanalyse des Kindes.* Frankfurt a.M.: Fischer. (Original: 1932).

Lauth, G.W. & Schlottke, P.F. (1995). *Training mit aufmerksamkeitsgestörten Kindern.* Weinheim: PVU.

Petermann, F. & Petermann, U. (1997). *Training mit aggressiven Kindern* (8. überarb. Auflage). Weinheim: PVU.

Petermann, U. & Petermann, F. (1996). *Training mit sozial unsicheren Kindern* (6. überarb. Auflage). Weinheim: PVU.

Reinecker, H. (1999): Grundlagen verhaltenstherapeutischer Methoden. In H. Reinecker unter Mitarbeit von M. Borg-Laufs, U. Ehlert, D. Schulter, H. Sorgatz & H. Vogel, *Lehrbuch der Verhaltenstherapie* (S. 87-146). Tübingen: dgvt-Verlag.

Vogel, H., Borg-Laufs, M. & Wagner, R. (1999). Von der Richtlinienpsychotherapie zur wissenschaftlichen Psychotherapie – eine Chance für die ambulante Versorgung in Deutschland?! *Verhaltenstherapie & psychosoziale Praxis, 31,* 145-150.

Warschburger, P., Petermann, F., Fromme, C. & Wojtalla, N. (1999). *Adipositastraining mit Kindern und Jugendlichen.* Weinheim: PVU.

Watzlawick, P. (1991). Einleitung. In P. Watzlawick & J.H. Weakland (Hrsg). *Interaktion. Menschliche Probleme und Familientherapie* (S. 11-16). München: Piper.

Watzlawick, P., Beavin, J. & Jackson, D. (1969). *Menschliche Kommunikation. Formen, Störungen, Paradoxien.* Bern: Hans Huber.

Westmeyer, H. (1998). Auf der Suche nach einer verhaltenstherapeutischen Identität. Ein Streifzug durch die neuere Literatur. *Verhaltenstherapie und Verhaltensmedizin, 19,* 91-106.

Zygowski, H. (1991). Modelle psychischer Störungen. In G. Hörmann & W. Körner. *Klinische Psychologie. Ein kritisches Handbuch.* Reinbek: Rowohlt.

Wissenschaftliche Grundlagen

Lerntheoretische Grundlagen der Verhaltenstherapie bei Kindern und Jugendlichen

Rudi Merod

1. Einleitung

Auch wenn die Verhaltenstherapie im Vergleich zu vielen anderen immer noch eine junge Wissenschaft verkörpert (Reinecker, 1996), so hat sie doch bereits eine fast hundertjährige Geschichte. Leider werden die ursprünglich lerntheoretischen Grundlagen der Verhaltenstherapie gegenwärtig oft aufgrund dieser, nicht immer positiven Geschichte und der häufig unsachlichen Kritik an der Verhaltenstherapie, aber auch wegen der vielen neuen theoretischen Konzepte, nicht mehr in dem Maße rezipiert, wie es sinnvoll und notwendig wäre. Gerade die Grundbegriffe der klassischen und modernen Lerntheorie bieten wichtige Elemente zum Verständnis der Entstehung, Aufrechterhaltung und Veränderung menschlichen Verhaltens, sowohl von erwünschtem als auch von fehlentwickeltem menschlichem Verhalten.

Vor allen Dingen diese lerntheoretischen Grundlagen der Verhaltenstherapie werden häufig als „konservativ", „veraltet" und „überholt" betitelt, ohne daß sie kritisch gewürdigt worden wären. Gleichzeitig bilden sie jedoch eine immer noch aktuelle und wertvolle Grundlage, mit der sich jeder, der Verhaltenstherapie ernsthaft betreibt, auseinander gesetzt haben muß (Metzger, 1996, 1997). Sicherlich stellen diese theoretischen Grundlagen Vereinfachungen dar, aber die Komplexität menschlichen Verhaltens und Seins wird nur durch die Reduktion faßbar. Die lerntheoretischen Grundlagen stellen, um einen Vergleich aus dem Sport – und zwar dem Eiskunstlauf – zu bemühen, das Pflichtprogramm dar, ohne das die Kür (die Therapie) nur schwerlich möglich ist.

2. Klassische Lerntheorien

Die Verhaltenstherapie stellt ohne Zweifel nicht erst seit der Aufnahme in die kassenärztliche Versorgung, in den 80er Jahren, einen wichtigen Bestandteil der modernen Entwicklungen in der psychotherapeutischen Praxis dar. In Amerika entwickelt, beruht sie im wesentlichen auf den Erkenntnissen der behavioristischen Lernpsychologie und deren positivistischem Wissenschaftsverständnis. Unabdingbare Voraussetzung für das Verständnis und die Anwendung verhaltenstherapeutischer Techniken allgemein, aber in der Therapie bei Kindern und Jugendlichen im Besonderen, ist somit auch heute noch die Beschäftigung mit Lernprinzipien und den Bedingungen des Lernprozesses.

Unter dem Begriff der „Klassischen Lerntheorien" (Reinecker, 1996) werden jene Theorie- und Therapiekonzepte zusammengefaßt, die im wesentlichen unter Einbeziehung der Paradigmen „klassisches und operantes Konditionieren" erarbeitet wurden. Weiterreichende Ansätze, wie die Theorien zum Modellernen und solche aus dem Bereich der kognitiven Verhaltenstherapie werden in den späteren Teilen dieses Beitrages dargestellt.

2.1 Klassisches Konditionieren (das Lernen von Signalen)

Es ist ein Anliegen dieses ersten Teiles, den besonderen Stellenwert der Arbeiten des sowjetischen Physiologen L.P. Pawlow zu verdeutlichen, nicht ohne diesen Arbeiten auch eine kritische Würdigung zuteil werden zu lassen.

Historisch gesehen diente Pawlow den amerikanischen Psychologen als ein bedeutender Lieferant für Grundlagenforschungsergebnisse, wobei seine Erkenntnisse z.T. verkürzt und entstellt aufgenommen und weiter verwertet wurden. Seine Forschungen wurden für die sich neu entwickelnde Wissenschaft „Verhaltenstherapie" eindeutig funktionalisiert. Die offensichtliche Brauchbarkeit der Pawlowschen Forschungsarbeiten für die Entwicklung der Verhaltenstherapie darf nicht darüber hinwegtäuschen, daß seine Untersuchungen zwar aus einem ganz anderen Kontext stammen aber gleichzeitig weitaus breitere Anwendungsmöglichkeiten bieten, als die bloße Eingliederung in ein behavioristisches Denk- und Therapiesystem. Als ein Beispiel für die weitere Anwendbarkeit der theoretischen Grundlagen Pawlows, mag der Beitrag von Klosterhalfen et al. (1996) unter dem Titel „Immunmodulation durch Pawlowsche Konditionierungsmethoden und klinische Anwendungsaspekte" dienen.

Gleichzeitig soll nicht unberücksichtigt bleiben, daß es immer problematisch ist, Ergebnisse aus Tierexperimenten auf menschliches Verhalten zu übertragen, ohne daß besagte Diskussion an dieser Stelle weiter vertieft werden kann und soll. Auf diesem Hintergrund darf es von daher auch nicht verwundern, daß die exakte Erfassung der Pawlowschen Beiträge zur Lerntheorie ein schwieriges Unterfangen ist.

Der sowjetische Physiologe L.P. Pawlow hat um die Jahrhundertwende eine Serie von Untersuchungen zur Physiologie des Verdauungstraktes bei Hunden durchgeführt, deren Verlauf zur Entdeckung des bedingten Reflexes auf einen Signalreiz hinführte, von denen etwas später amerikanische Psychologen das Paradigma des klassischen Konditionierens abgeleitet haben.

Im folgenden soll kurz eine Erläuterung der unbedingten und bedingten Reflexe gegeben werden, da dies zum Verständnis dieses grundlegenden Paradigmas der Verhaltenstherapie notwendig erscheint. Pawlow (1953) stellte in seinen Experimenten fest, daß, wenn man einem Hund Futter (ein Stück Fleisch) ins Maul legt, von den Druck- und Geschmacksrezeptoren in der Mundhöhle eine Erregung ausgeht, die über eine ständige Nervenverbindung ins Zentrale Nervensystem (ZNS) und von hier über eine ständige Verbindung zu den sekretorischen Drüsen geleitet wird. Das ist eine feststehende, unbedingte Verbindung, die den unbedingten Reflex auslöst. Wird aber kurz vor dem unbedingten Reiz der Fütterung mit einem Stück Fleisch ein akustischer (Metronom) oder optischer (Lichtsignal) Reiz dargeboten, so wird der Hund nach mehrmaliger Kombination des indifferenten Reizes mit der Fütterung bereits beim Erscheinen des akustischen oder optischen Reizes Speichel absondern. Das Metronomticken oder der Lichtschein sind zu Signalen für den unbedingten Reiz Futter geworden.

Dieser Vorgang, den Pawlow bedingt reflektorische Verbindung nannte, wird allgemein als „klassisches Konditionieren" bezeichnet. In der Psychologie werden anstelle der Pawlowschen Begriffe „unbedingte bzw. bedingte" Reize/Reflexe häufiger die Bezeichnung: „unkonditionierte bzw. konditionierte Reize/Reaktionen" benutzt bzw. beide Ausdrücke werden häufig synonym verwandt.

Das Futter ist ein unbedingter Reiz (UCS), auf den der Organismus mit Speichelabsonderung, einer angeborenen unbedingten Reaktion (UCR) antwortet. Die Beziehung zwischen dem Reiz „Futter" und der Reaktion „Speichelabsonderung" wird als unbedingter Reflex bezeichnet. An einem solchen Reflex sind keinerlei Lernprozesse beteiligt. Pickenhain definiert nach Pawlow den Begriff Reflex als „die gesetzmäßige Antwortreaktion des Gesamtorganismus auf eine Reizung seiner Extero- und Interorezeptoren, wobei diese Reaktion auf dem Wege über das Zentralnervensystem zustande kommt" (Pickenhain, 1959).

In dem nach Pawlow geschilderten Beispiel reagieren die Hunde nach wiederholter Wahrnehmung der raum-zeitlichen Nähe der neutralen Reize „Licht" bzw. „Metronom" und des unbedingten Reizes „Futter" auch bei alleiniger Darbietung des Lichtsignals und Metronomtickens mit Speichelabsonderung. Die Speichelabsonderung hat in Verbindung mit dem bedingten Reize (CS) den Charakter einer bedingten Reaktion (CR).

Entscheidend für die Bildung einer solchen Assoziation ist nach Pawlow die raum-zeitliche Nähe zwischen bedingtem und unbedingtem Reiz. Die Bildung bedingter Reflexe ist weiterhin abhängig von dem jeweiligen Zustand der Großhirnhemisphären, d.h. diese müssen sich in einem Tätigkeitszustand befinden. Im schläfrigen Zustand können unbedingte Reflexe nur verzögert oder gar nicht gebildet werden. Es dürfen auch bei der Bildung neuer bedingter Reflexe keine annähernd gleich starken Reize wie der, der auf den bedingten Reflex ausgearbeitet werden soll, einwirken.

Das Prinzip des klassischen Konditionierens beruht also auf dem Modell der sogenannten Stimulussubstitution: Durch die mehrfache (auch zufällige) Koppelung eines vorher für den Organismus neutralen Reizes mit einem unkonditionierten Stimulus gewinnt der neutrale Reiz eine bedingte Auslösefunktion für die ursprüngliche unkonditionierte Reaktion. Dies läßt sich am folgenden Schema verdeutlichen:

Abbildung 1: *Die vier Stufen des Lernprozesses einer bedingten Reaktion*

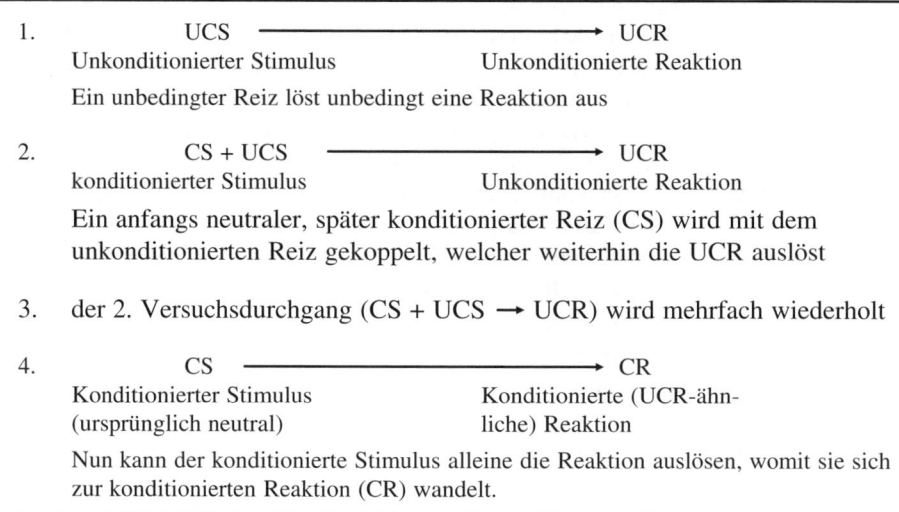

In seiner Arbeit weist Foppa bereits 1972 darauf hin, daß sich nicht zu jedem Reflex eine konditionierte Reaktion herstellen läßt. Die Konditionierung des reflektorischen Tränenflusses z.B. bereitete Schwierigkeiten. Es kann demgemäß davon ausgegangen werden, daß bestimmte Koppelungen (genetisch) vorgegeben, wohingegen andere kaum oder gar nicht möglich sind. Als unkonditionierte Reize, bei denen die Ausbildung konditionierter Reaktionen leichter möglich ist, nennt Foppa u.a.:

- Helligkeitsveränderungen (UCR: Pupillenkontraktion bzw. -dilatation)
- Schreckreiz (UCR: Lidschluß/Blinzeln)
- Schreckreiz, Schmerzreiz (UCR: Veränderung der Atmung/Fluchtbewegungen)
- Körperdrehung (UCR: Augenbewegung).

Diese unkonditionierten Reize lassen sich demzufolge durch konditionierte Reize ersetzen (substituieren), wenn zunächst neutrale Reize wiederholt in raum-zeitlicher Nähe mit ihnen dargeboten werden.

Diese, zunächst im Tierexperiment erforschten, konditionierten Reaktionen, spielen gleichermaßen beim Menschen eine wichtige Rolle. Viele menschliche Reaktionen können im Sinne der klassischen Konditionierung erklärt werden. Zur Verdeutlichung ein typisches Beispiel: Erlebt ein Kind wiederholt beim Zahnarzt heftige Schmerzen, so kann es passieren, daß der ursprünglich neutrale „weiße Kittel" durch Konditionierung zum Signalreiz für Angstreaktionen wird. Immer, wenn es Personen in einem weißen Kittel sieht, erlebt es Angstgefühle. Generell gilt Angst als eines der Phänomene bei deren Entstehung klassische Konditionierung als sehr bedeutsam angesehen wird (Schneider & Margraf, 1998; Essau & Petermann, 1998).

Sind die konditionierten Angstgefühle nun besonders stark, werden sie u.U. auf Gegenstände oder Kleidungsstücke, die dem Arztkittel ähnlich sind (etwa ein weißer Pullover oder ein heller Mantel) ausgedehnt. Dieses Phänomen wird als *Generalisierung* bezeichnet. Den umgekehrten Vorgang der Generalisierung bildet das sogenannte *Diskriminationslernen.* Hier lernt das Individuum, ähnliche Reizsituationen zu unterscheiden und entsprechend unterschiedlich zu reagieren. Beide Vorgänge sind nun gerade in der Kinderzeit sehr wichtig, da im Laufe unserer kindlichen Entwicklung viele Verhaltensweisen über Generalisations- und Diskriminationsvorgänge zu erlernen sind. Dies bezieht sich dabei vor allem auf „sinnvolles" Lernen, kann aber auch Lernvorgänge umfassen, die zu Auffälligkeiten führen. Es wird auf die Begriffe Generalisierung und Diskrimination weiter unten noch zurückgekommen werden.

Konditionierte Reaktionen sind – im Gegensatz zu den unkonditionierten – nicht unabänderlich. Reflexe erlöschen, wenn der konditionierte Reiz (Kittel/heller Mantel) mehrfach allein, d.h. ohne den unkonditionierten Reiz (Schmerz) dargeboten wird. Der konditionierte Reiz wird auf diese Weise wieder zum neutralen Reiz. Im Pawlowschen Hundeversuch z.B. erlischt die bedingte Speichelabsonderung, wenn der Hund des öfteren mit dem bedingten Reiz (Licht- oder Klingelzeichen) konfrontiert wird, ohne daß ihm der unbedingten Reiz (Futter) verabreicht wird. Der Hund hat umgelernt, die gelernte Assoziation ist wieder aufgelöst. Dieser Vorgang wird als *Löschung* oder *Extinktion* (Bower & Hilgard, 1983) bezeichnet und beruht nach Pawlow auf einer inneren Hemmung.

In Amerika wurden die Arbeiten Pawlows zuerst von Watson (1914), der häufig als der Begründer des wissenschaftlichen Behaviorismus bezeichnet wird (auch wenn z.B. Petermann & Petermann, 1997 ihn in dem Abschnitt „historische Wurzeln" ihres Beitrages „Grundlagen kinderverhaltenstherapeutischer Methoden" nicht erwähnen), aufgegriffen und auf den Bereich des menschlichen Lernens übertragen. Berühmt (oder auch berüchtigt) geworden ist das von Watson & Rayner (1920) durchgeführte Experiment mit dem kleinen Albert. Leider werden solche negativen Auswüchse forscherischer Tätigkeit auch heute noch genutzt, um die Verhaltenstherapie in Mißkredit zu bringen, dennoch soll dieses Experiment im folgenden geschildert werden, da es wichtige Implikationen dieses Paradigmas zeigt.

Der elfmonatige Albert zeigte keinerlei Angstreaktionen, wenn man ihm Gegenstände oder Tiere (z.B. weiße Ratten) darbot. Wenn jedoch hinter seinem Rücken plötzlich mittels eines Gongs ein lautes Geräusch erzeugt wurde, zuckte Albert zusammen und begann zu weinen. In einer Experimentalreihe wurde Albert nun eine weiße Ratte hingehalten und es ertönte jedesmal hinter ihm ein Gong, wenn Albert eben mit der ausgestreckten Hand die Ratte berührte. Albert zeigte daraufhin die bekannten Angstreaktionen. Nach insgesamt sieben gemeinsamen Darbietungen von Ratte und Gong innerhalb einer Woche bekam Albert die Ratte allein präsentiert. Er begann sofort zu weinen, als er die Ratte sah und flüchtete.

Der ehemals neutrale Stimulus Ratte ist also innerhalb einer Woche auf dem Wege des klassischen Konditionierens zu einem konditionierten, angstauslösenden Reiz geworden. Kaninchen, Hunde, ein Pelzmantel usw. lösten in der Folgezeit ebenfalls Angstreaktionen aus. Es ist also zu einer Generalisierung gekommen bzw., wie Watson & Rayner es nennen, zu einem „emotionalen Transfer".

An diesem Beispiel läßt sich nicht nur die Wirksamkeit des klassischen Konditionierens aufzeigen, sondern auch die Fragwürdigkeit der unreflektierten Übertragung von Ergebnissen aus tierexperimenteller Forschung auf den Menschen. Albert war ein Heimkind und wurde quasi als Versuchskaninchen benutzt, um bei ihm experimentelle Angst zu erzeugen, was eine eklatante Verletzung der Menschenwürde darstellt und auch durch, gleichgültig wie begründete Forschungsinteressen, nicht zu rechtfertigen ist. Hinzu kommt, daß die Beseitigung der künstlich erzeugten Angst beim kleinen Albert von Watson & Rayner nicht mehr vorgenommen werden konnte, da Albert vorzeitig aus dem Heim entlassen wurde.

2.2 Instrumentelles bzw. operantes Konditionieren (das Lernen über Konsequenzen des Verhaltens)

Das Paradigma des instrumentellen Konditionierens, bzw. das des operanten Konditionierens wurde von den amerikanischen Forschern Thorndike und Skinner entwickelt und läßt sich vom Pawlowschen Prinzip des klassischen Konditionierens deutlich abgrenzen. Ausgangspunkt für theoretische Überlegungen sind allerdings auch bei diesen beiden Forschern Tierversuche, mit den daraus resultierenden Problemen beim Übertragen der Ergebnisse.

Werfen wir vorab einen Blick auf die Versuchsbedingungen unter denen Thorndike sein Paradigma entwickelt hat: Die Tiere (Hunde, Katzen oder Küken) befinden sich in einem geschlossenen „Problemkäfig", aus dem sie fliehen sollen. Die Bedienung des korrekten Hebels oder Zugknopfes ermöglicht ihnen die Flucht, zusätzlich wird das entwichene Tier mit Futter belohnt. Die Tiere probieren im Käfig so lange verschiedene Verhaltensweisen aus, bis sie (zunächst zufällig) die Lösung entdecken. Schließlich können sie die richtige Verhaltensweise mit einer bestimmten Anordnung im Problemkäfig in Verbindung bringen. Der Käfig bzw. bestimmte Merkmale des Käfigs dienen als Stimulus für eine bestimmte Reaktion.

Die Versuchstiere lernen durch „Versuch und Irrtum" (trial and error) und die durch Ausprobieren zufällig gefundene, richtige Verhaltensweise wird im Organismus fixiert. Das Assoziationsprinzip, das wir schon von Pawlow her kennen, bezieht sich in diesem Zusammenhang auf die Verknüpfung von Reaktionen und ihren Konsequenzen. „Lernen wurde dann verstanden als das Befolgen einiger Grundgesetze der Stimulus-Reaktions Verbindungen, deren bedeutendstes als das Gesetz des Effektes beschrieben wurde. Einfach ausgedrückt besagt dieses Gesetz, daß Verhalten durch seine Konsequenzen kontrolliert wird. Im einzelnen besagt es, daß Verhalten, dem ein befriedigender Sachverhalt folgt, eingeprägt (gefestigt) wird und daß Verhalten, dem ein belästigender Sachverhalt folgt, ausgemerzt (geschwächt) wird. Befriedigung und Belästigung entsprechen den gebräuchlicheren Begriffen der Bestrafung und der Belohnung" (Karoly, 1977).

Nach Karoly kann man zwei grundsätzliche Unterschiede zwischen klassischem und instrumentellem Konditionieren hervorheben: erstens, die *Pawlowsche* Konditionierung erfordert die wiederholte Paarung eines neuen Stimulus mit einem spezifischen auslösenden Stimulus, der eine angeborene (ungelernte) Reaktion auslöst. Bei diesem Prozeß kontrolliert der Experimentator das Lernen. Für die Versuchstiere Thorndikes ist die Paarung von alten und neuen Verhaltensmustern nicht erforderlich und das Tier initiiert die Aktivität. Zweitens, das angeborene Verhalten, das beim Pawlowschen Lernen an zentraler Stelle steht, wird von dem vorhergehenden (auslösenden) Reiz kontrolliert, während die instrumentellen Reaktionen bei Thorndike von ihren Konsequenzen beeinflußt werden.

Der von Skinner geprägte Begriff operantes Konditionieren wird im folgenden für den Lernprozeß am Erfolg (instrumentelles Konditionieren) verwendet werden. Das auf operantes Konditionieren zurückzuführende Verhalten wird als operantes Verhalten bezeichnet.

Skinner selbst hat sich intensiv mit den Möglichkeiten beschäftigt, menschliches Verhalten über die Kontrolle der Konsequenzen zu beeinflussen. Zentraler Begriff in diesem Zusammenhang ist der des „Verstärkers". Als Verstärker werden grundsätzlich alle jene Umweltreaktionen oder Reize angesehen, die dazu geeignet sind, menschliches Verhalten zu verändern. Zu unterscheiden sind generell primäre und sekundäre Verstärker (auch: unkonditionierte und konditionierte Verstärker):

Als primäre Verstärker werden solche bezeichnet, deren verstärkende Wirkung sich nicht von einer vorausgegangenen Lerngeschichte ableiten lassen. Primäre Verstärker sind in diesem Sinne „biologische Gegebenheiten", etwa Nahrung, Schmerz, sexuelle Betätigung. Konditionierte Verstärker sind ehemals neutrale Stimuli, die ihre verstärkenden Eigenschaften durch die vorausgegangene Paarung mit einem primären Verstärker erworben haben, also durch klassisches Konditionieren erst geschaffen worden sind.

Ein großer Teil der Beeinflussung menschlichen Verhaltens erfolgt über sogenannte generalisierte Verstärker. Von generalisierten Verstärkern spricht man, wenn ein konditionierter Verstärker durch Koppelung eines Stimulus mit vielen unterschiedlichen primären und konditionierten Verstärkern etabliert wird. Geld, Lob, Anerkennung oder Zuneigung können als Beispiele für generalisierte Verstärker gelten.

2.2.1 Verstärkung

Wird Verhalten über die zufällige oder gezielte Darbietung bzw. Entziehung von Verstärkern beeinflußt, so bezeichnen wir diesen Prozeß als Verstärkung.

Prinzipiell können vier verschiedene Verstärkungsprozesse unterschieden werden, die sich dadurch ergeben, das zum einen die einzusetzenden Umweltreaktionen bzw. Reize entweder hinzugefügt oder entfernt werden können, zum anderen kennen wir Verstärker, die als angenehm und solche, die als unangenehm erlebt werden (vgl. auch: Bower & Hilgard, 1983; Petermann, 1992). Daraus leite sich ab, das folgende Verstärkungsarten unterschieden werden können:

Tabelle 1: Verstärkerarten

---

1. Positive Verstärkung
   Vorgang: Eine angenehme Umweltreaktion bzw. ein angenehmer Reiz wird dargeboten.
   Folge: Die Auftretenswahrscheinlichkeit des zuvor gezeigten Verhaltens wird erhöht.

2. Negative Verstärkung
   Vorgang: Eine unangenehme Umweltreaktion bzw. ein unangenehmer Reiz wird entfernt.
   (Forts. nächste Seite)

> Folge: Die Auftretenswahrscheinlichkeit des zuvor gezeigten Verhaltens wird erhöht.
>
> 3. (Positive/Direkte) Bestrafung
>   Vorgang: Eine unangenehme Umweltreaktion bzw. ein unangenehmer Reiz wird dargeboten.
>   Folge: Die Auftretenswahrscheinlichkeit des zuvor gezeigten Verhaltens wird vermindert.
>
> 4. Löschung (auch: Negative/Indirekte Bestrafung oder Auszeit)
>   Vorgang: Eine angenehme Umweltreaktion bzw. ein angenehmer Reiz wird entfernt.
>   Folge: Die Auftretenswahrscheinlichkeit des zuvor gezeigten Verhaltens wird vermindert.

Dies läßt sich auch in einem Vier-Felder-Schema darstellen:

Abbildung 2: *Vierfeldertafel zum Verstärkerlernen*

Verstärker		Darbietung	Entfernung
	Positiver (=angenehmer) Stimulus C+	C+ Positive Verstärkung Folge: Verhaltensaufbau	C+ Indirekte Bestrafung/ Löschung Folge: Verhaltenslöschung
	Aversiver (=unangenehmer) Stimulus	C- Direkte Bestrafung Folge: Verhaltenslöschung	C- Negative Verstärkung Folge: Verhaltensaufbau

Bisweilen wird die Unterscheidung zwischen positiver und negativer Verstärkung als diffizil erlebt und leider auch in der Literatur unzutreffend dargestellt. Aus diesem Grunde soll sie noch einmal anschaulich herausgearbeitet werden: „Ein positiver Verstärker ist ein Stimulus, der einen verstärkenden Effekt erzeugt (Aufrechterhaltung oder Beschleunigung der Reaktion), wenn er dargeboten wird; ein negativer Verstärker ist ein Stimulus, der eine Reaktion stärkt (die Auftrittswahrscheinlichkeit oder Rate erhöht), wenn er ... entfernt wird. Der Begriff der negativen Verstärkung erscheint auf den ersten Blick etwas verwirrend – da das Wort Verstärkung die Stärkung einer Reaktion bedeutet und negativ mit Schwächung assoziiert wird. Alles was man jedoch zu beachten hat, ist, daß der Prozeß der Verstärkung immer ein reaktionsstärkendes Verfahren definiert; und daß sich die Adjektive positiv und negativ auf die ... Darbietung und Entfernung von Stimuli beziehen" (Karoly, 1977).

Ein kurzes Nachdenken zeigt vergleichsweise plastisch, daß ein Stimulus, der verstärkend wirkt, wenn man ihn entfernt, unangenehme oder aversive Qualitäten besitzen muß. Negative Verstärker reichen von übelriechenden Substanzen, grimmigen Blicken und verbalen Angriffen bis zu geringen physischen Beschwerden, Schmerz und schwerem, psychologischen Schock. Gute Beispiele für negative Verstärkung im Alltag sind nicht schwer zu finden. Dabei zeigen sich vor allem in der Erziehung von Kindern negative soziale Verstärker sehr häufig. Auch hier gilt die Angst als prototypisches Beispiel: Durch das Verlassen einer angstmachenden Situation fällt die Angst (negativ/unangenehm) weg, so daß das Vermeidungsverhalten immer häufiger auftritt.

2.2.2 Variablen, die den operanten Lernprozeß bestimmen

Soll das Verhalten über die Darbietung eines Verstärkers, gleichgültig, um welche Verstärkerart es sich dabei handelt, beeinflußt werden, so ist zu beachten, daß diese in minimalem zeitlichen Abstand zum Verhalten erfolgt (Kontiguität). Bei zu weitem Abstand zwischen Verhaltensweise und Verstärkerdarbietung kann der Organismus beides nicht mehr aufeinander beziehen, eine Verknüpfung kommt nicht zustande.

Operante Lernprozesse kommen unterschiedlich schnell in Gang, so daß wir mehr oder minder gefestigtes operantes Verhalten finden. Daraus folgt auch, daß die Löschungsresistenz des einmal Gelernten nicht bei jedem operant gelernten Verhalten gleich stark ausgeprägt ist.

Verantwortlich für die Relativität des Lernerfolges ist zunächst einmal die unterschiedliche Attraktivität verschiedener Verstärkertypen für den Klienten. Ein weiterer wichtiger Gesichtspunkt in diesem Zusammenhang stellt die Frage nach der Häufigkeit der Darbietung des Verstärkers dar. Nach Skinners Untersuchungen sind zu Beginn des Lernprozesses konstante Verstärkungen am wirksamsten. Bei der konstanten Verstärkung erfolgt die Bekräftigung (ein Synonym für Verstärkung) auf jede gezeigte Reaktion, die gefestigt werden soll. Wir sprechen hier von einer Verstärkungsrate von 1 zu 1. Im weiteren Verlauf des Lernvorganges kann die Verstärkungsrate gesenkt werden: man geht über zur partiellen (= intermittierenden) Verstärkung. Wird der Lernprozeß mit intermittierender Verstärkung in Gang gebracht, so bedeutet dies ein langsameres Fortschreiten des Lernvorganges als über die konstante Verstärkung. Da die Löschungsresistenz bei intermittierend verstärkten Lernprozessen höher ist als bei konstant bekräftigten, bietet sich diese Vorgehensweise für den fortgeschrittenen Lernprozeß an.

Es gibt nun die verschiedensten Formen der intermittierenden Verstärkung. Skinner hat zur gezielten Beeinflussung menschlichen und tierischen Verhaltens sogenannte Verstärkungspläne aufgestellt und miteinander verglichen. Es lassen sich vor allem zwei Verstärkungsprinzipien unterscheiden:

- die Intervallverstärkung (Die Verstärkung erfolgt nach einem bestimmten, festgelegten Intervall, so daß die erste Reaktion, die nach diesem Zeitabstand – z.B. eine halbe Minute – auftritt, verstärkt wird.),
- die Quotenverstärkung (Die Verstärkung erfolgt nach einer bestimmten Anzahl von Verhaltensweisen, so daß z.B. auf fünf unverstärkte Handlungen immer eine verstärkte Verhaltensweise folgt.).

Eine detailliertere Darstellung der Wirkungsweise und der Möglichkeiten verschiedener Verstärkungspläne kann an dieser Stelle nicht gegeben werden; es wird auf die entsprechende Literatur verwiesen (z.B. Angermeier et al., 1994; Levis, 1990). Im Alltag spielen systematische Verstärkerpläne für den Erwerb und die Aufrechterhaltung von Verhaltensweisen mit hoher Wahrscheinlichkeit kaum eine Rolle. Vielmehr wird hier unsystematisch intermittierend verstärkt; wichtig sind diese aber bei der Konzeption und Durchführung von Therapieprogrammen (z.B. shaping, chaining, prompting, token-Programme).

Ein Beispiel mag verdeutlichen, wie im Alltagsleben intermittierende Verstärkung zu Problemverhalten führen kann und gleichzeitig an welcher Stelle diese wiederum zur Veränderung eingesetzt werden können: Die fünfjährige Isabell geht gelegentlich mit ihrem Vater zum Zeitungskiosk. Jedesmal, wenn sie dort angekommen sind und der Vater seine Einkäufe tätigt, bettelt das Mädchen ununterbrochen nach den ausliegenden Gummibärchen. Sie jammert und weint und ist durch kein gutes Zureden zu beruhigen. Ab und zu kauft der Vater der Tochter eine Tüte. Das Verhalten des Kindes (betteln und weinen) wird durch unsystematische, intermittierende Belohnung verstärkt und aufrechterhalten.

Petermann und Petermann (1997) fassen die Bedingungen der Verstärkung in folgender Tabelle zusammen:

Tabelle 2: *Bedingungen der Verstärkung (in Anlehnung an Petermann & Petermann, 1997)*

Bedingungen der Verstärkung:

1. Verstärkungskontingenz
Das Lernen eines bestimmten Verhaltens ist abhängig von der direkt folgenden Konsequenz. Eine Bekräftigung muß *dann* einsetzen, *wenn* das zu lernende Verhalten auftritt, und *nur* bei ihm.

2. Kontiguität
Sie bezieht sich auf das Zeitintervall zwischen auftretender Reaktion und folgender Verstärkung. Je *unmittelbarer* die Verstärkung auf ein zu lernendes Verhalten folgt, also mit der geringsten zeitlichen Distanz, um so schneller ist das Lernziel erreicht.

3. Wiederholung
Eine *kontinuierliche* Wiederholung der Verstärkung und eine intermittierende Verstärkung führen zu einer hohen Stabilisierung des Lernzieles. In der Regel wird ein erster Lerneffekt durch eine kontinuierliche Verstärkung erzielt; mit der *intermittierenden* Verstärkung wird ein operantes Verhalten löschungsresistent. Damit ist gemeint, daß eine partielle Bekräftigung, die nur gelegentlich im Anschluß an eine zu verstärkende Reaktion folgt, diese Reaktionen stabilisiert. Die Häufigkeit der wiederholten Verstärkungen hängt von der Schwierigkeit des zu lernenden Verhaltens ab, d.h. von den Anforderungen an die Diskriminationsleistung beim Lernvorgang.

(Forts. nächste Seite)

> 4. Reihenfolge
> Eine Verstärkung darf *nie vor* dem erwünschten oder zu lernenden Verhalten gegeben, sondern erst im Anschluß an das Verhalten gewährt werden und dann unmittelbar. Auf diese Weise nur werden die richtigen Kontingenzen aufgebaut, nämlich ein enger kausaler Zusammenhang zwischen operantem Verhalten und nachfolgender Konsequenz.
>
> 5. Folgerichtigkeit
> Wenn ein zu lernendes Verhalten gezeigt wird, dann muß die Verstärkung beginnen, aber sofort wieder aufhören, wenn das erwünschte Verhalten zurückgeht, nicht weiter auftritt oder sogar unerwünschtes Verhalten wieder beobachtbar ist.

2.3 Vergleichende Betrachtung der Grundbegriffe des klassischen und des operanten Konditionierens

In den Abschnitten 2.1 und 2.2 wurden die beiden Paradigmen klassisches und instrumentelles Konditionieren relativ unabhängig voneinander dargestellt. Menschliche Lern- und Entwicklungsprozesse können jedoch niemals isoliert einem einzelnen Lernmodell zugeschrieben werden. Die beiden unterschiedlichen Lerntypen greifen vielmehr ineinander und bedingen sich wechselseitig. Daß dabei auch noch andere, als die bereits genannten Lernmodelle eine Rolle spielen, wird weiter unten noch verdeutlicht werden. Jedes dieser Paradigmen für sich genommen erklärt nur einen Teilbereich, zusammen wird ein umfassenderes Bild der Wirklichkeit erstellt.

An einem Beispiel aus der psychotherapeutischen Praxis soll dieser Sachverhalt veranschaulicht werden: Michael hat, seit er vor einem Jahr von einem Hund gebissen worden ist, panische Angst schon beim bloßen Gedanken an einen solchen Vierbeiner. Die Entstehung dieser Angst kann auf klassisches Konditionieren zurückgeführt werden. Der ursprünglich neutrale Reiz „Hund" wurde gekoppelt mit dem aversiven Stimulus „Schmerz" und wirkt jetzt selbständig als konditionierter Reiz. Würde Michael sich nun häufig in die Gegenwart von Hunden begeben und dabei erleben, daß er nicht gebissen wird, so würde er seine gelernte Angst sicherlich wieder verlernen. Der konditionierte Reiz (=Hund) würde ohne den unkonditionierten Reiz (=Schmerz) auftreten, die Angst würde gelöscht werden. Da Michael sich dieser Erfahrung jedoch nicht aussetzt, im Gegenteil, sie vermeidet, wo er nur kann, hält er auf diese Weise seine Angst aufrecht. Dieser Anteil ist das operante Glied in Michaels Lerngeschichte. Der aversive Reiz Angst ist nicht mehr vorhanden, sobald Michael sich der Gegenwart von Hunden entzieht – das Vermeidungsverhalten wird folglich negativ verstärkt.

Das Beispiel macht gleichermaßen deutlich, daß wir bei der Darlegung des Erwerbs und der Aufrechterhaltung und bei therapeutischen Interventionen zur Modifikation von Lernprozessen nicht mit einem der beiden Erklärungsmodelle allein auskommen. Gleichzeitig zeigt sich aber auch, daß zusätzliche (kognitive) Prozesse eine wesentliche Ergänzung darstellen, um menschliches Verhalten und Erleben zu erklären, doch mehr dazu in Abschnitt 3.

2.3.1 Detailierte Betrachtung von Lernprozessen

Die bisherige Veranschaulichung der beiden Lernmodelle sollte zunächst einen Überblick über die unterschiedlichen Konzeptionen der Paradigmen vermitteln.

Wenn wir uns jetzt einigen, den Lernprozeß konstituierenden, Variablen im Detail zuwenden, so wollen wir dabei im Interesse eines integrativen und zusammenhängenden Verständnisses die beiden Modelle einer vergleichenden Betrachtung unterziehen.

2.3.1.1 *Zum Begriff und zur Funktion von Verstärkung*

Im klassischen Paradigma gewinnt der konditionierte Stimulus die Qualität eines Auslösers, indem er in geringer zeitlicher Distanz der unbedingten Reaktion vorausgeht. Anders beim operanten Konditionieren: Hier ist der Verstärker ein Reiz, der in kontingenter Weise im Anschluß an eine Reaktion dargeboten bzw. beseitigt wird und sie dadurch in ihrer Auftretenshäufigkeit erhöht bzw. verringert. Trotz dieser Unterschiede ist es legitim, in beiden Modellen von Verstärkung zu sprechen, wenn damit gemeint ist, daß durch die Verstärkung Verhaltenswahrscheinlichkeiten kontrolliert werden. Beim klassischen Konditionieren erhöht sich die Wahrscheinlichkeit des Auftretens der nachfolgenden Reaktion und beim operanten Konditionieren wird die Auftretenswahrscheinlichkeit der, der Verstärkung vorausgehenden, Reaktion gesteuert.

2.3.1.2 *Akquisition*

Beim klassischen Konditionieren gilt es als gesichert, daß die Stärke einer konditionierten Reaktion mit der zunehmenden Zahl der Versuchsdurchgänge steigt, in denen der unkonditionierte Stimulus mit dem konditionierten gemeinsam dargeboten wird. Beim operanten Konditionieren steigt die Frequenz der zu konditionierenden Verhaltensweise am schnellsten an, wenn das Verhalten jedesmal verstärkt wird. Wird zu Beginn des Konditionierungsprozesses intermittierend verstärkt, wird der kontinuierliche Verlauf des Lernprozesses beeinträchtigt, d.h. es erfolgt nicht in jeder Situation die zu lernende Reaktion. Einmal wird eine Reaktion gezeigt, einmal bleibt sie aus.

2.3.1.3. *Löschung*

Der Begriff Löschung bezeichnet allgemein einen Prozeß, in dem ein Verhalten fortschreitend geschwächt wird, bis es schließlich nicht mehr auftritt. In den beiden Paradigmen erfolgt die Löschung auf unterschiedliche Weisen.

Das klassische Beispiel für die respondente Löschung gibt Pawlow selbst in einem weiteren Hundeversuch. Es diente dabei ein Tonsignal als bedingter Stimulus und Futter als unbedingter Stimulus. „Wenn der Ton nun wiederholt dargeboten, aber nicht mehr mit Futter gepaart wird, dann verliert er die Fähigkeit, Speichelsekretion auszulösen. Man sagt, daß der konditionierte Reflex gelöscht ist" (Holland & Skinner, 1971). Wobei es sich nach Pawlow nicht nur einfach um ein Verschwinden der Reflexe, sondern um ein Ausbilden einer Hemmung auf eine bedeutungslos gewordene Reaktion handelt. Eine Löschung tritt also auf, wenn der konditionierte Stimulus (CS) ohne den unkonditionierten Stimulus (UCS) eine Zeit lang dargeboten wird und infolge dessen keine weitere Konditionierung mehr stattfindet.

Wir unterscheiden im operanten Paradigma zwei verschiedene Formen der Löschung: zum einen die Löschung von Annäherungsverhalten (Verhalten, das durch einen positiven Verstärker aufrechterhalten wird) und zum zweiten die Löschung von Vermeidungsverhalten (Verhalten, das durch die Beseitigung eines negativen Verstärkers aufrechterhalten wird). Die Löschung des Annäherungsverhaltens besteht aus der Beseitigung eines positiven Verstärkers; sie tritt immer dann auf, wenn eine Reaktion, die vorher belohnt wurde, nicht mehr verstärkt wird. Beispielhaft mögen hier bestimmte Formen von Beachtung in Schulklassen genannt werden, ohne daß dies weiter ausgeführt werden soll.

Das Löschen von Vermeidungsverhalten (z.B. Zwänge) ist insofern schwieriger, als ein Verhalten, das durch Vermeiden aversiver Stimuli sehr effektiv verstärkt wird, sich als sehr widerstandsfähig gegenüber Löschung erwiesen hat. Das folgende Beispiel soll die Problematik dieses Löschungsprozesses präzisieren. Dabei wurde auf ein Beispiel aus dem tierexperimentellen Bereich zurückgegriffen, da in diesem die Prozesse besonders prägnant sind:

Ein Affe, der gelernt hat, einen Hebel zu drücken, damit ein elektrischer Schlag zehn Sekunden lang verhindert wird, vermeidet alle elektrischen Schocks, solange er alle zehn Sekunden reagiert. Das Hebeldrücken wird verstärkt und durch das Vermeiden des Schocks aufrechterhalten. Schalten wir nun den Strom ab, so daß keine weiteren elektrischen Schläge erfolgen, bleibt trotzdem die Reaktion des Affen bestehen und er erhält weiterhin keine elektrischen Schläge. Wir sehen, daß der Affe den Tatbestand des ausgeschalteten Stroms nicht in seinen Lernprozeß einzubeziehen vermag. Eine Verhaltensänderung wird unterbunden, da der Affe nicht die Erfahrung machen kann, daß sein Vermeidungsverhalten überflüssig geworden ist.

Bei beiden Kategorien der Löschung bleibt sie nicht auf den isolierten Reiz beschränkt, sondern erstreckt sich über einen weiten Bereich ähnlicher Reize. Wird z.B. ein Hund auf unterschiedliche Reize konditioniert (wie etwa Ticken eines Metronoms, Klingel und mechanischer Hautreiz) und nach einer Weile die Bekräftigung bei einem der Signale unterbunden, so verschwindet nicht nur die Reaktion auf das unbekräftigt gebliebene Signal. Bietet man nach einer Serie unbekräftigter Darbietungen des einen Reizes (Ticken) den zweiten Auslöser (mechanischer Hautreiz) dar, so erfolgt auf ihn auch keine Reaktion mehr. Auch die Klingel löst nur eine sehr schwache Reaktion aus. Dieses Phänomen bezeichnet man als Löschungsgeneralisation.

Als weiterer grundlegender Aspekt des Löschungsvorganges ist die sogenannte Löschungsresistenz zu betrachten. Kanfer & Phillips (1975) definieren diese als einen „Widerstand der Reaktion gegen die Löschung", der gemessen wird an „der Anzahl der unverstärkten Durchgänge, die nötig sind, um die Reaktion auf ihr operantes Niveau oder auf eine niedrigere, als Kriterium dienende Rate zurückzuführen". Die Löschungsresistenz ist je nach der Art des Verstärkerplanes, der bei der Konditionierung des Organismus verwendet wurde, unterschiedlich. Operantes Verhalten, das durch kontinuierliche Verstärkung aufrechterhalten wird, wird schnell gelöscht, sobald keine Verstärkung mehr gegeben wird. Verhalten hingegen, das durch intermittierende Verstärkung stabilisiert wird, fordert einen wesentlich längeren Löschungsprozeß.

2.3.1.4 Diskrimination

Das klassische Konditionieren wurde als Lernen von Signalen beschrieben. In seinen Versuchsreihen hat Pawlow herausgefunden, daß die Tiere in der Lage waren die Bedeutung unterschiedlicher Reize zu unterscheiden und ihr Verhalten darauf abzustimmen. Wurde der mit dem Futter gepaarte Lichtreiz etwa in Form eines an die Wand projizierten Kreises dargeboten, so wurde dieses Zeichen zum konditionierten Stimulus, während ein ellipsenförmiges Lichtzeiten, das ohne Futter dargeboten wurde, ein neutraler Reiz blieb. Die Hunde lernten, die beiden Reizsituationen zu unterscheiden, es fand Diskriminationslernen statt.

Diskriminationslernen spielt auch beim Menschen eine wichtige Rolle. Häufig erfordern sich ähnelnde Reizsituationen sehr verschiedenartige Reaktionsweisen. Die Tatsache etwa, daß Kinder lernen, sich beim Klingeln der Türglocke anders zu verhalten als beim Läuten des Telefons, weist darauf hin, daß Diskriminationslernen vorliegt. Auch das operante Konditionieren kennt ein Diskriminationslernen, das stimulusabhängig ist. Ein Beispiel: In einer Versuchssituation (etwa Tiere im „Problemkäfig") erfolgt eine Verstärkung nur dann, wenn das gewünschte Verhalten in Gegenwart eines roten Lichtes ausgeführt wird. Leuchtet hingegen eine grüne Lampe auf, so wird nicht verstärkt, u.U. sogar bestraft. Das rote Licht wird auf diese Weise zum diskriminativen Stimulus (SD), der eine Verstärkung ankündigt. Diskriminative Stimuli, die keine Verstärkung nach sich ziehen, haben die Bezeichnung S_D (S-Delta). Von Diskrimination kann beim operanten Konditionieren auch im Hinblick auf die Reaktionsstärke gesprochen werden, z.B. wenn ein starker Hebeldruck verstärkt wird, während ein leichter unbekräftigt bleibt.

2.3.1.5 Generalisation

Würden Verhaltensweisen nur bei genau den Hinweisreizen auftreten, denen sie während des Lernprozesses zugeordnet wurden, könnte sich der Organismus in den meisten Situationen nicht adäquat verhalten. Denn die Hinweisreize wiederholen sich, selbst wenn sie in der Lernphase einigermaßen unverändert geblieben sind, oftmals in modifizierter Form. Anweisungen können z.B. von der Mutter, der Oma oder dem Vater kommen, ein Warnsignal (ein Ton bestimmter Frequenz und Intensität) kann lauter oder leiser, höher oder tiefer klingen. Bewegen sich die Veränderungen in bestimmten engen Grenzen, d.h., ist der neue Ton dem gelernten ähnlich, so wäre es außerordentlich unökonomisch, müßte das Lebewesen die Bedeutung dieses Signals neu lernen. Es reagiert so, als wenn es sich um den gleichen Reiz handelte. Die Bedeutung des gelernten Signals wird verallgemeinert. In diesem Fall handelt es sich um eine sogenannte Reizgeneralisation.

Pawlow hat dieses Phänomen experimentell belegt: Er konditionierte Hunde, auf einen Ton bestimmter Frequenz Speichel abzusondern. Auf Töne abweichender Frequenz reagierten die Hunde ebenfalls mit Speichelfluß, allerdings in geringerer Stärke. Die Reaktionsstärke hängt von der Ähnlichkeit des neuen Reizes mit dem konditionierten Reiz ab. Ähnlichkeit beschränkt sich dabei nicht nur auf die physikalische Dimension, sondern schließt, wie Razran (1939) bei semantischen Konditionierungsversuchen zeigen konnte, symbolische Bedeutung mit ein. Dieses wiederum ist für menschliches Lernverhalten besonders bedeutsam.

Neben der beschriebenen Reizgeneralisation gibt es auch eine Reaktionsgeneralisation. Auch hier liefert Pawlow ein Beispiel: Er band einem Hund die Pfote, die er als konditionierte Reaktion zu heben hatte, fest. Daraufhin hob der Hund die andere Pfote.

Die beiden Generalisationstypen Reizgeneralisation und Reaktionsgeneralisation sind auch beim operanten Konditionieren zu beobachten. Dabei stellt sich die Reaktionsgeneralisation, bei Skinner auch Verhaltensinduktion genannt, ganz ähnlich dar wie in dem Experiment von Pawlow: Wird ein Versuchstier operant konditioniert, mit der rechten Vorderpfote einen Hebel zu drucken, so zeigt sich die Tendenz, dies auch mit der linken Pfote zu tun.

Die Frage ob es eine Reizgeneralisation gibt, stößt jedoch auf methodische Schwierigkeiten. Wenn man eine Verhaltensweise auf einen bestimmten Reiz operant konditioniert, anschließend den Reiz abwandelt und die Reaktion prüfen will, tun sich zwei Probleme auf:

Wird bei dem neuen SD der alte Verstärkungsplan beibehalten, bleibt auch die Reaktionsfrequenz konstant; wird der Verstärkungsplan geändert, läßt sich nicht ausschließen, daß neue Reaktionsfrequenzen hiervon, nicht aber von dem neuen SD beeinflußt werden. Guttmann & Kalish (1956) haben zur Lösung dieser Probleme eine Versuchsanordnung entwickelt, bei der Löschungs- und Reihenfolgeeffekte egalisiert werden konnten. Das wichtigste Ergebnis dieser Untersuchung war: Je ähnlicher der ursprüngliche Reiz und der Prüfreiz einander sind (z.B. je geringer der Frequenzunterschied des Lichtes ist), desto ähnlicher ist auch das Verhalten. Die Verhaltenshäufigkeit sinkt mit zunehmender Unähnlichkeit der Prüfreize von den anfangs benutzten diskriminativen Reizen.

2.4 Das SORKC-Schema

Aus den bisherigen Ausführungen ist zu ersehen, daß verschiedene Einflüsse den Lernprozeß bestimmen und in vielfältiger Weise die Entwicklung eines Kindes prägen. Im Rahmen der Therapieplanung geht es darum, ursächliche und aufrechterhaltende Bedingungen für das Problemverhalten sowie fehlende Bedingungen für das antizipierte Zielverhalten herauszufinden. Hierzu bietet sich nach wie vor das Schema der Verhaltensanalyse an, auch wenn dieses in letzter Zeit immer wieder kontrovers diskutiert worden ist (Caspar, 1996b; Fiedler, 1998; Reinecker & Fiedler, 1997). Die „Analysebausteine" der klassischen Verhaltensanalyse leiten sich direkt aus den grundlegenden Lerngesetzen ab, nämlich aus klassischem, operantem und Diskriminationslernen. Auch die weiter unten dargestellten kognitiven Lerntheorien basieren auf diesen drei grundlegenden Lerntheorien; sie wurden jedoch um interne, das heißt verschiedene kognitive Aspekte erweitert. Ein weiterer Grund für die Anwendung der Verhaltensanalyse ergibt sich aus der Bedingung, daß das zu analysierende Verhalten sowie seine vorausgehenden und nachfolgenden Stimuli operational benannt werden müssen, was hilfreich ist, subjektive und damit möglicherweise falsche Sichtweisen zu verhindern. Letztendlich gibt es eine Reihe von Therapietechniken und Therapiemanualen, die direkt aus den Lerntheorien abgeleitet worden sind, so daß eine lerntheoretische Analyse der Entstehungs- und aufrechterhaltenden Bedingungen einer Störung eine gute Vernetzung mit der Therapieplanung bietet (vgl. auch Schulte, 1996).

Da eine Verhaltensanalyse sowohl störungs- als auch motivationsbezogen erfolgen soll, gliedert Schulte (1996) die Analyse der ursächlichen und aufrechterhaltenden Bedingungen einerseits in eine Störungs- und andererseits in eine Prozeßanalyse. Letztere versucht über eine Beziehungsanalyse Motivationsprobleme zu verstehen und anzugehen. Die Analyseebenen erstrecken sich zum einen auf die Variablen, die unmittelbar für ein Verhalten relevant sind, zum anderen auf überdauernde Kontextbedingungen, wie z.B. körperliche Krankheit, Arbeitslosigkeit, starre Interaktionsformen in der Familie, Intelligenz des Kindes und ähnliche Umstände bzw. Merkmale (vgl. Döpfner & Borg-Laufs, in diesem Band).

In der Verhaltensanalyse werden äußere und damit wahrnehmbare Reize sowie innere und deshalb meist nur von der betreffenden Person selbst wahrnehmbare Stimuli untersucht. Zur letzten Reizgruppe zählen neben physiologischen und emotionalen Reaktionen auch Kognitionen, die als Reize wirken. Äußere wie innere Reize nehmen als vorausgehende oder nachfolgende Ereignisse auf das Verhalten einer Person Einfluß. Deshalb wird entsprechend der oben dargelegten Theorien von respondentem und operantem Verhalten gesprochen. Respondentes Verhalten zeigt sich auf vorausgehende Reize im Sinne einer Antwort, wie dies beim klassischen Konditionieren gegeben ist. Operantes Verhalten wird ausgeführt, da ein unmittelbar nachfolgender Reiz erwartet und so das Verhalten gesteuert wird. Diesen Aspekten folgend bezieht sich eine Verhaltensanalyse auf

- Stimuli = S
- Organismusvariablen = O
- Reaktionen = R
- Kontingenzen = K
- Consequenzes = C

Diese Variablen bilden das sogenannte SORKC-Modell, das die Grundlage einer Verhaltensanalyse darstellt (vgl. Schulte, 1996). Petermann & Petermann (1997) haben die Zusammenhänge zwischen klassischem und operantem Konditionieren in einer „Struktur des Lernens bedingter Reaktionen sowie des Verstärkungselements innerhalb der Verhaltensanalyse-Formel" in klarer Form zusammengefaßt.

Abbildung 3: *Struktur des Lernens bedingter Reaktionen sowie des Verstärkungslernens innerhalb der Verhaltensanalyse-Formel (nach Petermann & Petermann, 1997)*

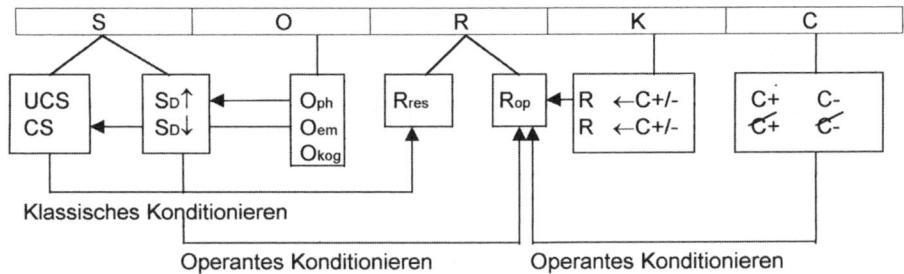

Erläuterungen:
UCS = unkonditionierter Stimulus
CS = konditionierter Stimulus
SD = diskriminativer Stimulus
Oph = physiologische Organismusvariable
Oem = emotionale Organismusvariable
C⁺ = Verstärkerentzug

Okog = kognitive Organismusvariable
Rres = respondente Reaktion
Rop = operante Reaktion
C⁺ = positive Verstärkung
C⁻ = Bestrafung
C⁻ = negative Verstärkung

An dieser Stelle soll jedoch nicht weiter auf die Verhaltensanalyse sowie das SORKC-Schema eingegangen werden, sondern es sei auf die entsprechende Literatur verwiesen.

3. Kognitive Lernmodelle

Es wurde bereits oben immer wieder deutlich, daß menschliche Lernprozesse mit den Paradigmen des klassischen und operanten Konditionierens allein nicht ausreichend erklärt werden können. Weitere grundlegende Erklärungsmodelle für das Entstehen und Aufrechterhalten menschlicher Verhaltensweisen sind die sogenannten kognitiven Lernmodelle.

Diese haben eine vergleichbar lange Tradition wie die oben geschilderten Konditionierungstheorien. Nach Tolman (1932) lernen Organismen nicht S-R-Verbindungen (bzw. R-C-Verbindungen beim operanten Konditionieren), sondern sie entwickeln Erwartungen über Zusammenhänge von Umweltbedingungen mit ihrem eigenen Verhalten. Dabei fällt Prozessen der selektiven Wahrnehmung, der Filterung von Erfahrungen, spezifischen Gedächtnis- und Informationsverarbeitungsmechanismen eine entscheidende Rolle zu; einer inzwischen üblichen Sprachregelung zufolge (vgl. Wimmer & Perner, 1979) werden diese Prozesse unter den Sammelbegriff der Kognitionen zusammengefaßt.

3.1 Modellernen

Ein grundlegendes Erklärungsmodell für die Entstehung und Aufrechterhaltung menschlicher Verhaltensweisen ist das sogenannte Modellernen. Es basiert auf der

Beobachtung, daß sich der Mensch komplexe Verhaltensweisen effizient und zeitökonomisch durch Nachahmung aneignen kann. Sehr gut zu verstehen ist dies bei dem Erwerb der Sprache, der ohne das Lernen an einem Modell einen sehr langdauernden und erschwerlichen Prozeß darstellen würde. Das Erlernen des Sprechens nur über die klassischen Paradigmen würde sicherlich Jahrzehnte dauern.

Modellerneffekte werden in der Literatur unter einer Vielzahl von Termini beschrieben. Aus diesem Grunde werden zunächst einige wichtige Begriffe voneinander abgegrenzt, um den Umgang mit der Fülle an Materialien zu diesem Thema zu erleichtern.

3.1.1 Begriffserklärung

Nach Bandura (1969) liegt Modellernen dann vor, wenn ein Individuum sich aufgrund der Beobachtung des Verhaltens anderer Individuen und der darauf folgenden Konsequenzen neue Verhaltensweisen aneignet oder schon bestehende Verhaltensweisen weitgehend verändert werden.

Eine Definition ist angesichts der Vielfalt der in diesem Zusammenhang gebrauchten Begriffe nicht leicht. Drei Effekte umreißen den Vorgang des Modellernens, auf die im folgenden noch eingegangen werden wird:

1. Der Beobachter erwirbt neue Verhaltensweisen, die in seinem bisherigen Verhaltensrepertoire nicht vorhanden waren.
2. Durch das Verhalten des Modells werden beim Beobachter vorhandene Verhaltensweisen verstärkt oder geschwächt. Beobachtung negativer Verhaltenskonsequenzen führen zu Hemmung, Beobachtung positiver Konsequenzen zu Enthemmung.
3. Das Verhalten des Modells hat lediglich die Funktion eines SD, der das Auftreten schon vorher gelernter Verhaltensweisen in einer ähnlichen Gruppe von Verhaltensweisen erleichtert.

Innerhalb der Literatur existiert eine ganze Reihe von Begriffen, die der Beschreibung oder Erklärung dieser Lernprozesse dienen: soziales Lernen, stellvertretendes Lernen, Beobachtungslernen, Imitation und generalisierte Imitation, Identifikation, soziale Erleichterung, Verhaltensansteckung. Diese vielen Begriffe haben aber nur zur Verwirrung beigetragen. Allen Begriffen ist gemein, daß sie soziale Bedingungen des Lernens herausstellen, die das Lernen entweder erst ermöglichen, es fördern oder die Ausführung schon gelernter Verhaltensweisen erleichtern oder hemmen.

Versucht man eine allgemeingültige Systematisierung, so stellt sich heraus, daß die Begriffe jeweils spezielle Aspekte eines Gesamtprozesses umfassen. Einmal liegt der Schwerpunkt mehr bei der Modellperson, dann eher bei dem Lernenden, ein anderes Mal beim sozialen Kontext des Prozesses. Übergeordnet steht der Begriff des sozialen Lernens, da dieser alle Lernprozesse umfaßt, die sich in einem sozialen Kontext vollziehen.

3.1.2 Theoretische Grundlagen des Modellernens

Bis heute gibt es noch keine allgemeine Theorie zur Erklärung des Lernens am Modell. An dieser Stelle können nicht alle Theorien dargestellt werden, die entwickelt wurden, um das Modellernen zu erklären, sondern es kann nur auf die entsprechende Literatur verwiesen werden (z.B. Baade et al.,1980).

Bandura (1967, 1969) versuchte mit seiner bedeutsamen und wohl einflußreichsten Theorie kognitive Vermittlersysteme zwischen der Wahrnehmung des Modellverhaltens und der Nachahmungsreaktion in seinen behavioralen Ansatz zu integrieren. Er postuliert ein kognitives Vermittlersystem zwischen der Wahrnehmung des Modellverhaltens und der Reproduktionsreaktion. Die Prozesse des Modellernens können nur dann adäquat erklärt werden, wenn Hypothesen über kognitive Vorgänge aufgestellt werden, die sich auf die Informationsaufnahme, die Informationsspeicherung, die Informationsaktivierung sowie auf die Motivation beziehen.

In der Analyse des Modellernens geht er davon aus, daß man zwischen Aneignung einer Reaktion und deren Ausführung zu unterscheiden hat. In der Aneignungsphase erwirbt das Individuum aufgrund zeitlicher Kontiguität begriffliche Vermittler. Das Modellverhalten wird durch alleinige Beobachtung ohne Einübung in kognitiver, begrifflicher Form angeeignet.

Um herauszufinden, ob Verstärkung vorwiegend auf die Aneignungsphase oder die Durchführungsphase wirkt, führte Bandura (1971) folgendes Experiment durch: Kinder beobachten ein Filmmodell, das neue physische und verbale Aggressionsweisen zeigte. Einmal wurde das Modell streng bestraft, ein anderes Mal großzügig belohnt, während die dritte Testbedingung darin bestand, daß keinerlei Konsequenzen auf das aggressive Verhalten folgten. Das Ergebnis dieser Untersuchung war, daß unterschiedliche Verstärkung zu verschiedenartigen Ausprägungen (Mengen) des imitierten Verhaltens geführt hatte. Kinder, die die Belohnung sahen, und diejenigen, die sahen, daß die aggressiven Verhaltensweisen weder belohnt noch bestraft wurden, zeigten eine signifikant höhere Anzahl an imitierten Verhaltensweisen als Kinder, die die Bestrafung des Modells gesehen hatten. Jungen zeigten mehr imitierte Reaktionen als Mädchen.

Später bot man den Kindern der drei Gruppen attraktive Reize, die abhängig waren von der Reproduktion der Verhaltensweisen des Modells. Es sollte alles das, was die Kinder durch Beobachtung gelernt hatten, ausgeführt werden. Die zuerst aufgetretenen Unterschiede in der Ausführen des aggressiven Verhaltens verwischten sich sehr schnell. Auch die geschlechtsspezifischen Differenzen verschwanden komplett. Daraus läßt sich unter anderem ableiten, daß gleichzeitige Verstärkung für das Aneignen neuer Reaktionen nicht notwendig ist.

Bandura zeigt also mit seinen Untersuchungen auf, daß zwischen Erwerb und Ausführung einer Verhaltensweise unterschieden werden muß, wobei der Verstärkung nur bei der Aufrechterhaltung der Reaktion Bedeutung zukommt, während der Prozeß der Übernahme des Verhaltens nicht auf verstärkende Reize angewiesen ist. Nach Bandura führt das Verhalten eines Modells in der Phase der Aneignung zu intern vorgestellten Reaktionen beim Beobachter. Das Verhalten wird also in kognitiver, repräsentierter Form erworben. Diese Art des Beobachtungslernen wird als non-trial-learning bezeichnet, da der Beobachter keine offenen Nachahmungsreaktionen zeigt.

Solche vorstellungsmäßigen Vermittler spielen eine wichtige Rolle beim Modellernen. Sie werden auf der Basis eines Kontiguitätslernprozesses erworben, wobei zwei Begriffssysteme zu unterscheiden sind: ein bildliches und ein verbales. Die bildliche Vorstellung kommt durch sensorische Konditionierung zustande; d.h. während der Beobachtung lösen die Modellstimuli perzeptionelle Reaktionen aus, die assoziiert und zentral integriert werden. Dauerhaft wiederherstellbare Bilder von Modellverhaltenssequenzen und spätere Leitbilder für die Wiedergabe der parallelen Reaktionen entstehen dann, wenn die perzeptionellen Sequenzen wiederholt ausgelöst werden und ein Teilstimulus die Fähigkeit hat, die Bilder der assoziierten Stimulusereignisse hervorzurufen.

Das verbale Begriffssystem erklärt die Schnelligkeit des Modellernens und das Behalten der Modellinhalte über längere Zeit, da verbale Chiffren viele Informationen optimal speichern können. Beispielsweise merken wir uns einen Weg sehr viel leichter, wenn wir ihn sprachlich kodieren (rechts, rechts, links, rechts), als wenn man versucht, sich die Abfolge der Abzweigungen bildhaft vorzustellen.

Nachdem Modelingstimuli in Bilder und Worte für die Gedächtnisrepräsentation umgeformt worden sind, fungieren sie als Vermittler für die nachfolgenden Reaktions- bzw. Erinnerungsreproduktionen. Die meisten kognitiven Prozesse, die das Verhalten steuern, sind nach Bandura eher verbal als bildhaft.

Die Aufnahme neuer Reaktionen ins Verhaltensrepertoire erfolgt also nach dem oben genannten Prozeß des „learning", die Ausführung („performance") unterliegt anderen Gesetzmäßigkeiten.

Wenn das Individuum in eine relevante, vorher bei einem Modell beobachtete Situation gerät, so gestatten es die symbolischen Repräsentationen eine der zuvor beobachteten ähnliche Reaktion zu zeigen, und zwar mit höherer Wahrscheinlichkeit, wenn das Modell verstärkt worden ist. Art und Häufigkeit der Ausführung dieser Handlungsweisen sind abhängig von der Beeinflussung durch äußere Verstärkung.

Eine bedeutsame Vorbedingung für die Beobachtung, Speicherung und Ausführung von Verhalten ist die Motivation des „Lernenden". Motivation entsteht durch die Erwartung, daß die Informationsverarbeitung zu positiv bewerteten Konsequenzen führen wird. Erhält also ein Modell für sein Verhalten eine Belohnung, wirkt dies sich positiv auf die Motivation des Beobachters aus.

Miller, Galanter & Pribram (1973) haben ein Modell entwickelt, in dem die Beziehung zwischen kognitiver Repräsentation des Verhaltens und rückgemeldetem Verhalten erfaßt wird. Nach diesem Modell eignen sich Individuen Verhaltenspläne an, die die Ausführung einer Handlung steuern. Die kleinste Einheit wird als TOTE-Einheit bezeichnet (Test-OperationTest-Exit). Wird eine Inkongruenz zwischen Ist- und Sollzustand festgestellt, so folgen solange Handlungsphasen, bis nach einer erneuten Testphase Kongruenz erzeugt wird.

Durch das Mitberücksichtigen kognitiver Aspekte geht der Ansatz von Bandura über den Rahmen der traditionell-behavioristischen Theorien hinaus und ermöglicht es damit eher, komplexe menschliche Verhaltensweisen zu erklären.

Die Funktion eines Modells erlangt eine Person für einen Beobachter dann, wenn der Beobachter die Verhaltensweisen dieses Individuums kopiert. Die Beweggründe für die Auswahl einer bestimmten Person als Modellperson können folgende sein:

Tabelle 3: *Kriterien bei der Wahl von Modellen*

> 1. Das Prinzip der sekundären Verstärkung: Eine Person wird deshalb als Modellperson ausgewählt, weil sie den Beobachter häufig belohnt (Bandura, 1965; Mischel & Grusec, 1960).
> 2. Das Zurückhalten von Liebesbezeugungen: Eine Person wird deshalb als Modell gewählt, weil der Beobachter andernfalls fürchtet, die Zuneigung der Modellperson zu verlieren (Bandura et al., 1963; Hetherington & Frankie, 1967).
> 3. Strafvermeidung: Eine Person wird deshalb Modell, weil der Beobachter fürchtet andernfalls von ihr gestraft zu werden (Bandura et al., 1963).
> 4. Stellvertretende Verstärkung: Eine Person wird deshalb als Modell gewählt, weil die Modellperson für bestimmte Verhaltensweisen positiv verstärkt wird (Geer & Turteltaub, 1967; Liebert & Fernandez, 1970).
> 5. Statusneid: Eine Person wird deshalb Modell, weil der Beobachter es der Modellperson neidet, daß diese von anderen Personen verstärkt wird (Lefkowitz et al., 1955).
> 6. Soziale Macht: Eine Person wird deshalb als Modell gewählt, weil der Beobachter feststellt, daß die Modellperson über die Macht verfügt, andere Personen zu belohnen oder zu bestrafen. Dabei braucht der Beobachter nicht Empfänger des Lobes oder der Strafe zu sein (Grusec & Mischel, 1966; Mischel & Liebert, 1967).
> 7. Ähnlichkeiten mit dem Modell: Eine Person wird Modell, weil der Beobachter feststellt, daß die Modellperson über Verhaltensweisen verfügt, die ihm ähnlich sind (Hetherington & Frankie, 1967).
> 8. Persönlichkeitszüge: Eine Person wird Modell, weil sie für den Beobachter Modellstatus hat, der sich in Alter, Fertigkeit und Sozialprestige äußert (Bandura, 1968).

Bei all diesen Bedingungsvariablen ist die Zeitdauer des Kontaktes eine außerordentlich bedeutungsvolle veränderliche Größe für die Verhaltensübernahme. Untersuchungen weisen ebenfalls darauf hin, daß eine freundlich-warme Behandlung des Modells die Modellerneffekte des Beobachters fördert.

Weiterhin bedeutsam ist die Frage, welche Persönlichkeitsmerkmale des Beobachters auf den Modellerneffekt Bedeutung haben können. Folgende Charakteristika können auf das Ausmaß und die Qualität des Modellernens Einfluß nehmen: das Niveau der physiologischen Erregung; unmittelbar vorausgegangene Erfahrungen des Scheiterns und der sozialen Isolierung; der jeweilige affektive Zustand; Selbstachtung und Selbsteinschätzung. Genauso bedeutsam ist die Aufmerksamkeit, die der Beobachter dem Modell schenkt: die entsprechende Interpretation des beobachteten Verhaltens und vorhandene Überzeugungen.

Das Erlernen bzw. der Aufbau neuer Verhaltensweisen wird als Beobachtungslerneffekt bezeichnet. Therapeutisches Ziel ist dabei die Modifikation fest ausgebildeter oder schlecht angepaßter Reaktionen sowie die Vermittlung und Aufrechterhaltung neuer sozialer Fertigkeiten. Der positive Effekt des „Lernens am Modell" besteht nach Bandura darin, daß neue, komplexe Verhaltensweisen schnell und verläßlich gelernt werden können. Die Überlegenheit des Modellernens gegenüber den Techniken des operanten Konditionierens liegt zum einen in der Möglichkeit, ökonomischer vorgehen zu können, zum anderen können Verhaltensänderungen auch in Lernsituationen erreicht werden in denen kein Stimulus für die gewünschte Reaktion vorhanden ist. Bandura & McDonald (1963) beschreiben diverse Experimente bei Kindern, die dies verdeutlichen.

Der zweite Effekt des Modellernens bezieht sich auf die Einwirkung von Verhaltensweisen, die bei dem Beobachter gehemmt oder beschränkt sind. Das Verhalten wurde bereits vor der Darbietung des Modellverhaltens vom Beobachter erlernt. Ziel der Modellbeobachtung ist die Erhöhung bzw. die Senkung der Verhaltenshäufigkeit. Dabei spielt die Beobachtung der Konsequenzen, die das Modell als Konsequenz seines Verhaltens erfährt, in der Regel eine bedeutende Rolle. Positiv verstärkte Verhaltensweisen des Modells ziehen ein häufigeres Auftreten dieser Verhaltensweisen beim Beobachter nach sich. Dies wird als hemmender Effekt bezeichnet.

Es kann dann von einem Enthemmungseffekt ausgegangen werden, wenn solche Verhaltensweisen häufiger auftreten, die früher beim Beobachter gehemmt oder eingeschränkt waren. Als Beispiel soll das Aggressionsexperiment dienen, das bereits weiter oben geschildert wurde (Bandura, Ross & Ross, 1963).

Eine Analyse der aggressiven Reaktionen, die nicht genau so wie beim Modell imitiert worden waren, ergab, daß Mädchen und Jungen durch das Verhalten des Modells auf verschiedene Weise beeinflußt wurden. Jungen waren geneigt, Aggressionen einzuschränken, wenn sie ein bestraftes aggressives Modell beobachteten oder ein nicht-aggressives Modell. Die Belohnung aggressiver Modelle führte zu stärkerer Aggression. Im Gegensatz dazu hatte bei den Mädchen das Modell mit den sozial erwünschten Verhaltensweisen den größten hemmenden Effekt auf aggressives Verhalten. Diese Untersuchung zeigte, daß Verhaltenskontrolle zum einen möglich ist durch die Darbietung bestrafter Modelle, zum anderen durch die Darbietung inkompatibler Verhaltensweisen durch Modelle.

In vergleichbaren Experimenten zeigt Bandura (1976), daß die Beobachtung positiver Verhaltenskonsequenzen beim Modell zu Enthemmung beim Beobachter führt.

Viele der klinischen Anwendungen der Grundsätze des Modellernens gehören in die Kategorie der Enthemmungseffekte (vgl. Rachman, 1972) und haben unmittelbare Konsequenzen für die Therapie. Mit Erfolg konnten phobische Störungen behandelt werden. Dabei ist besonders an die Therapie von Phobien bei Kindern, insbesondere Kleinkindern zu denken.

Die dritte Wirkung des Modellernens bezeichnet man als reaktionserleichternden Effekt. Der Einfluß des Modellernens besteht an dieser Stelle nicht darin, daß Verhaltensweisen anwachsen, die bereits erlernt und nicht gehemmt sind. Der Effekt beruht darauf, ein Informationssignal zu geben, das ein ähnliches Verhalten beim Beobachter auslöst. Das Modellverhalten kann als diskriminativer Reiz zur Auslösung des Verhaltens beim Beobachter verstanden werden.

Im alltäglichen Leben stellt das Konzept der „Reaktionserleichterung" wohl die häufigste Konstellation dar, in der Modellernen zum Tragen kommt, ohne daß dies bewußt zu werden braucht. Die Modelleinflüsse sind allerdings schwerer zu erfassen als dies bei Beobachtungslerneffekten oder hemmenden und enthemmenden Effekten der Fall ist.

Bandura nennt als Beispiele für reaktionserleichternde Effekte: sich freiwillig zum Kriegsdienst melden, altruistische Handlungen ausführen, Personen in Not beistehen, Auswahl bestimmter Speisen, Gruppenaktivitäten. Es lassen sich sicherlich weitere Beispiel aus der Arbeit mit Kindern und Jugendlichen finden, die mit dem oben beschriebenen Konzept der Reaktionserleichterung (zumindest teilweise) erklärbar sind.

Die unterschiedlichen Nachahmungstheorien differieren in der Fragestellung, ob „Teilreaktionen an zentraler oder peripherer Stelle des Prozesses in neue Formen integriert werden" (Bandura, 1976).

Klassische Konditionierungstheorien kümmern sich nicht ausreichend um die Frage, wie Individuen neue Reaktionen (in kurzer Zeit) erwerben. Die Theorie des sozialen Lernens geht davon aus, daß Verhalten durch zentrale Integrationsmechanismen, die dem Verhalten vorausgeschaltet sind, gelernt oder organisiert wird. Beobachtet ein Individuum ein gewünschtes Modellverhalten, so gewinnt es eine Vorstellung, wie die Reaktionselemente kombiniert und in welche zeitliche Abfolge sie gebracht werden müssen, damit das neue Verhaltensschema entsteht. Die Steuerung des Verhaltens entsteht durch „symbolische Repräsentation" und nicht so sehr durch die Realisierung des Verhaltens und dessen Verstärkung.

Wie bereits herausgearbeitet wurde, liegt die Zielsetzung einer Theorie des Beobachtungslernens darin, Aufschluß darüber zu geben, wie Beobachter, die ein Modell wahrnehmen, sich neue Reaktionen aneignen können, die sie vorher noch nie gezeigt haben. Daneben muß eine übergreifende Modellerntheorie begründen, wann und wie häufig das Nachahmungsverhalten gezeigt wird, welcher Person es gilt und an welche soziale Einstellung es gewöhnlich gebunden ist.

3.2 Self-efficacy-Theorie von Bandura

Im Rahmen von kognitiven Lernmodellen erfolgt eine Abwendung vor allem von der Annahme automatischer S-R- und R-C-Verknüpfungen; Lernen wird als „komplexe Informationsverarbeitung" (Eelen, 1982) erforscht. Besonders kognitive Lernmodelle veranschaulichen, daß Lernen einen Prozeß bedeutet, dem man nur durch eine Analyse auf mehreren Ebenen gerecht werden kann. Bedeutsame kognitive Komponenten sind:

a) Präferenzen zwischen erwarteten Ergebnissen eines Verhaltens (ein angenehmer Zustand wird einem unangenehmen vorgezogen) und
b) Erwartungen über Folgen eines Verhaltens in einer bestimmten Situation (aufgrund früherer Erfahrungen) (Seligman & Johnston, 1975; Bandura, 1977).

Eine grundlegende Ergänzung für diese kognitiven Bestandteile stellen die emotionalen Zustände des Individuums dar: Ein Klient, der unter schweren Angstzuständen leidet, kann sich kognitiv zwar das angemessene Urteil über die Ungefährlichkeit einer Situation bilden; seine emotionalen Reaktionen werden dadurch aber kaum beeinflußt – sie besitzen eine Art Autonomie. Die emotionalen Reaktionen sind allerdings zugleich durch Lernprozesse veränderbar, diesbezüglich muß der Klient aber die konkrete Erfahrung machen, daß er die Situation bewältigen kann, wie dies in der Therapie hergestellt wird.

In Übereinstimmung mit dem Systemansatz menschlichen Erlebens und Verhaltens (Lang, 1971, 1977) sollten drei Ebenen unterschieden werden: eine subjektiv-kognitive Ebene, eine physiologisch-somatische Ebene und eine Verhaltensebene. Die drei Ebenen stehen zwar in enger Interaktion, verlaufen allerdings nicht synchron; dies erfordert eine Analyse und Therapie von psychischen Störungen auf allen genannten Ebenen.

Kognitive Prozeßmodelle müssen berücksichtigt werden, um den Erwerb, die Aufrechterhaltung und die Veränderung kognitiver Muster bei psychischen Störungen zu beschreiben und zu erklären. Die Relevanz von Modellen der Informationsverarbeitung für die praktische klinische Tätigkeit wurde u.a. von Kanfer (1985) sowie Kanfer & Hagerman (1984) herausgestrichen.

Als ein zentraler kognitiver Faktor für die Modifikation von Verhalten wurde von Bandura (1977) die „self-efficacy" angesehen. Innerhalb verschiedener kognitiver Vermittlungsprozesse hebt Bandura insbesondere die zentrale Rolle einer Klasse kognitiver Vorgänge – die Erwartungen – hervor. Nach dieser Theorie der Selbst-Effizienz entwickeln Menschen zwei Arten von Erwartungen: Im Hinblick auf eine Situation bildet eine Person eine Erwartung darüber, ob und inwiefern sie in der Lage sein wird, mit einem schwierigen Problem umzugehen (Erwartung einer Selbst-Effizienz). Wird ein bestimmtes Verhalten gezeigt, so bildet die Person Erwartungen darüber, welche (positiven) Effekte dieses Verhalten haben wird (Verhaltens-Effektivitäts-Erwartung).

Dies läßt sich an folgendem Schema verdeutlichen:

Abbildung 3: *Das Modell der self-efficacy nach Bandura*

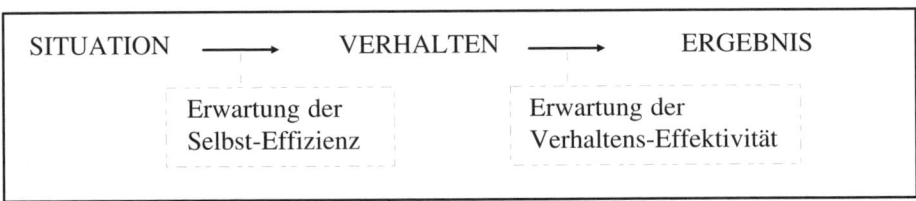

Der Unterschied zwischen diesen beiden Erwartungen besteht also darin, daß Individuen zwar glauben oder wissen können, daß eine Reaktion den erwünschten Zustand herbeiführen kann bzw. wird. Wenn sie aber daran zweifelt, daß ihre Fähigkeiten zur Ausführung der notwendigen Aktivität ausreichen, so wird ihre Erwartung der Verhaltens-Effektivität keinen Einfluß auf das tatsächlich gezeigte Verhalten ausüben. Daraus entwickelt Bandura die Hypothese, daß negative und/oder positive Erwartungen hinsichtlich der Wirksamkeit eigener Aktivitäten darüber bestimmen, ob z.B. in einer angsterzeugenden Situation bewältigendes Verhalten eingeleitet wird, wie viele Anstrengungen aufgewendet werden und wie lange sie aufrechterhalten werden. Die Auswirkung der Erwartung der Selbst-Effizienz auf eine Handlungsausführung muß jedoch noch differenzierter formuliert werden, denn die Effizienz-Erwartung kann in ihrer Größe, Generalisierung und Stärke variieren.

Bandura (1977) ging also davon aus, daß die Erwartung der Selbst-Effizienz für eine potentielle Verhaltensänderung von beträchtlicher Relevanz ist: Die Erwartung, daß man in einer (problematischen) Situation überhaupt in der Lage ist, wirkungsvoll Verhalten zu zeigen, bildet einen wesentlichen kognitiven und motivationalen Mediator für diese Handlungsweisen. Wenn ein Klient der Überzeugung ist, er könne zur Lösung eines Problems nichts beitragen (hier kommen Attributionsvorgänge zum tragen) und sein Verhalten habe keine angemessene Wirkung, so ist es in erster Linie Aufgabe des Therapeuten, diese kognitive Variable zu beeinflussen. Häufig wird dazu auf Beispiele anderer Klienten zurückgegriffen, die eine Veränderbarkeit der ausweglos scheinenden Situation belegen können; in kleinen Schritten zur Modifikation konkreter Verhaltensweisen kann sich der Klient selbst vor Augen führen, daß Situationen durch sein Verhalten in erwünschter Weise zu beeinflussen sind.

Die beiden Formen der Erwartung stehen selbst wiederum in einem reziproken Zusammenhang auf der einen Seite mit der jeweiligen konkreten Situation, in der das Verhalten ausgeführt wird sowie andererseits (der subjektiven Wahrnehmung) der eigenen Aktivität im Moment der Handlungsausführung. Besonders den zweite Aspekt der gegenseitigen Beeinflussung hebt Bandura hervor. Nicht nur gelernte Erwartungen persönlicher Effektivität beeinflussen die Handlungsausführung, sondern auch umgekehrt wirkt sich die letzte – neben einigen anderen noch zu benennenden Faktoren – ständig auf die erwartete self-efficacy aus. Steigerungen der Selbst-Kompetenz und die Reduktion unangemessenen Abwehrverhaltens (z.B. Vermeidung oder Flucht in angstauslösenden Situationen) sind dann zu erwarten, wenn ein Individuum in solchen, subjektiv als bedrohlich eingeschätzten Situationen, die Erfahrung macht, die auftretenden Probleme mit Hilfe des eigenen Verhaltensrepertoires (ohne Flucht bzw. Vermeidung) bewältigt zu haben.

Weiterhin geht Bandura davon aus, das die wahrgenommene Selbst-Effizienz-Erwartung weder eine statische und inneren Kräften entspringende Potenz darstellt, noch als (ererbte) Disposition oder Trieb aufgefaßt werden sollte, sondern als eine in reziproken psychischen Prozessen gelernte Variable, die sowohl in der aktuellen Situation als auch in ihrer langfristigen Entwicklung in Größe, Verallgemeinerung und Stärke modifiziert wird und wirkt. Diese Lern-, Entwicklungs- und Modifikationsprozesse der „expectations of personal efficacy" hängen ab von vier prinzipiellen Informationsquellen eines Individuums. Dies sind:

- die eigenen Handlungsfertigkeiten,
- die über Modellernen erworbenen Erfahrungen,
- von anderen Personen geäußerte Überzeugungen, sowie
- die (körpereigenen) physiologischen Zustände.

Jede der vier Quellen bildet die Grundlage für eine Reihe von Faktoren, die über vermittelnde kognitive Prozesse das flexible Erwartungskonzept einer Person konstituieren.

Die kognitive Komponente der Selbst-Effizienz spielt in allen Stadien des therapeutischen Prozesses eine entscheidende Rolle; Bandura (1977) meinte sogar, daß die Selbst-Effizienz einen der besten Prädiktoren für eine tatsächliche Verhaltensänderung darstellt.

4. Sozialpsychologische Aspekte

Eine therapeutische Intervention findet immer in einem sozialen Kontext statt, dessen Rahmenbedingungen zu berücksichtigen sind, von daher soll an dieser Stelle ein kurzer Blick auf Theorien aus diesem Bereich geworfen werden. Neben lerntheoretischen und kognitionspsychologischen Aspekten wurden diese schon früh thematisiert (vgl. Goldstein & Simonson, 1971).

Welche Bereiche als sozialpsychologische Variablen anzusehen sind, ist deshalb nicht ganz klar, weil sich enge Verbindungen zu anderen psychologischen Disziplinen ergeben: Man bezieht sich häufig auf die Theorie der kognitiven Dissonanz, auf die Attributionstheorie, die Reaktanztheorie und gelegentlich auch auf verschiedene Bereiche der Einstellungsforschung (vgl. Brehm, 1980). Sozialpsychologische Variablen sollen im therapeutischen Kontext etwas enger als diejenigen Bedingungen betrachtet werden, in denen eine menschliche Interaktion (von zumindest zwei Personen) stattfindet.

Mit dem Eingehen einer therapeutischen Interaktion (vgl. auch das Prozeßmodell von Kanfer & Grimm, 1981) werden einige Einflußvariablen sozialer Art wirksam: Zum ersten kann davon ausgegangen werden, daß der Klient dem Therapeuten Einfluß einräumt; dieser soll dem Klienten dabei helfen, mit Problemen besser umzugehen und bestimmte Ziele zu erreichen. Die Einflußmöglichkeit macht den Therapeuten zur Quelle differentieller sozialer Verstärkung: Bestimmte Denkmuster, Verhaltensweisen und Problemlösestrategien beim Klienten werden vom Therapeuten in Gang gesetzt, der Klient wird dazu ermutigt, neue Erfahrungen zu machen, und die therapeutische Situation bildet einen sozialen Rahmen zum Erproben neuen Verhaltens.

In der sozialpsychologischen Literatur wird darauf hingewiesen, daß eine Veränderung von Gewohnheiten und Einstellungen mit Aufwand verbunden ist; auch der Therapeut macht die Erfahrung, daß Klienten an eingefahrenen Verhaltensweisen und Strategien festhalten und daß es ihnen häufig schwerfällt, neue Möglichkeiten der Problemlösung zu akzeptieren und auszuprobieren. Der Widerstand, der dem therapeutischen Einfluß in Richtung auf ein (gemeinsam erstelltes) therapeutisches Ziel entgegengebracht wird, wird als Reaktanz (Brehm, 1980) bezeichnet. Vom Therapeuten ist das Kontinuum von „Compliance" (vgl. DiMatteo & DiNiccola, 1982; Weary & Mirels, 1982), also dem bereitwilligen Befolgen von therapeutischen Anweisungen, bis hin zur Reaktanz, sehr sensibel zu verfolgen und in Betracht zu ziehen.

Therapie als helfende soziale Situation birgt einige Implikationen (vgl. Feldman, 1976; Weary & Mirels, 1982): Der vom Klienten bzw. Therapeuten geleistete Aufwand erfordert eine Rechtfertigung, die im Falle einer Zielerreichung zumindest prinzipiell gegeben ist. Ein Mißerfolg ruft beim Klienten und Therapeuten gleichermaßen eine kognitive Dissonanz hervor: Von beiden Seiten wurde ein hoher Aufwand geleistet, der durch das Ergebnis in keiner Weise gerechtfertigt wird.

Diese, aus sozialpsychologischen Untersuchungen abgeleiteten theoretischen Konzepte, beschreiben derartiges Entscheidungsverhalten präziser als die traditionellen lerntheoretischen Modelle und sind von daher auch zur Erklärung des Entstehens und der Aufrechterhaltung dysfunktionalen Verhaltens geeignet. Drei umfangreiche Gruppierungen theoretischer Konzeptionen sind vor allem von Brehm (1980) für klinisch-psychologische Fragestellungen analysiert worden: die Dissonanz-, die Attributions- und die Reaktanztheorien. Während die Reaktanz- und Attributionstheorien besonders im therapeutischen Bereich als fruchtbare alternative Erklärungskonzepte gelten können, eignen sich die Dissonanztheorien vor allem zur Erklärung der Entstehungsbedingung dysfunktionalen Verhaltens. Die therapeutischen Konsequenzen dieser Theorie unterscheiden sich dagegen nur unwesentlich vom Konzept des operanten Lernens. Es wird daher im folgenden nur auf dissonanztheoretische Überlegungen eingegangen und bezüglich der anderen Theorien auf Brehm (1980) verwiesen.

Festinger (1957) mißt wie alle Dissonanztheoretiker dem Prozeß der „Entscheidung" eine große Bedeutung zu. Dieser Entscheidungsprozeß, der schon früh bei der Informationssammlung über mögliche Handlungsalternativen bei unvereinbaren Kognitionen einsetzt, ruft einen aversiven motivationalen Zustand hervor, der als Angst interpretierbar ist. Festinger bezeichnet diesen Zustand unvereinbarer Kognitionen als „kognitive Dissonanz". Solche Kognitionen können Erkenntnisse und Meinungen über die Welt, die eigene Persönlichkeit und eigenes Verhalten sein und unterliegen durch Erfahrung einer ständigen Veränderung. Festinger sieht Dissonanz als motivierenden Faktor an, der das Individuum dazu veranlaßt, wieder einen konsistenten Zustand herzustellen. Das heißt zum Beispiel in bezug auf Phobien, daß der Phobiker versuchen wird, entweder dissonanzerzeugende Ereignisse (=phobische Situationen) zu meiden oder vorhandene Dissonanz zu reduzieren, indem er zum Beispiel Zeitungsausschnitte sammelt aus denen die Gefährlichkeit des gefürchteten Objekts hervorgeht. Dadurch wird ein Überdenken der einmal getroffenen Entscheidung, das betreffende Objekt zu fürchten, unnötig. Das Bestreben nach Dissonanzreduktion kann aber auch zum Beginnen einer Behandlung führen, wenn zum Beispiel die negativen sozialen Konsequenzen des phobischen Vermeidungsverhaltens zunehmend deutlich bewußt werden oder aber die subjektive Erfolgswahrscheinlichkeit bestimmter Therapiemaßnahmen durch Berichte ansteigt.

Es ergeben sich mehrere Faktoren, die das Ausmaß der erlebten Aversivität bzw. kognitiven Dissonanz bestimmen:
- Je größer die Zahl der Dissonanz erzeugenden kognitiven Elemente ist, desto stärker ist die erlebte Spannung, desto wichtiger wird die Konsistenzerzeugung.
- Je größer die Ausweitung der Dissonanz auf andere Erlebnisbereiche ist, desto stärker ist das aversive Erleben.
- Je stärker die Inkompatibilität der kognitiven Elemente ist, desto eher entsteht Aversion. Das heißt, je weniger kognitive Elemente die jeweiligen Alternativen gemeinsam haben, desto schwieriger ist der Entscheidungsprozeß.
- Je wichtiger die Entscheidung, das heißt, je größer die Ich-Beteiligung ist, desto größer ist die Dissonanz.

Befindet sich ein Individuum in einer Dissonanz erzeugenden Situation, so kann es mit drei verschiedenen Strategien die Dissonanz reduzieren: durch Änderung des Verhaltens, der umwelt- oder der kognitionsbezogenen Elemente. Festinger selbst gibt der kognitiven Konsistenzerzeugung den größten Stellenwert, da zum Beispiel Leugnung dissonanter Elemente einfacher ist als willentliche Verhaltensänderung oder Änderung von Umweltvariablen. Gewählt werden seiner Meinung nach vom Individuum Strategien, die rasch Konsistenz erzeugen, wobei deren Wahl weiterhin von Persönlichkeits- und/oder Situationsvariablen mitbeeinflußt wird. Die unangenehmen affektiven Eigenschaften des Dissonanzerlebens können das Individuum zur Verhaltensänderung motivieren.

Über den Umgang mit kognitiver Dissonanz gibt es in der sozialpsychologischen Forschung eine lange Tradition (vgl. Brehm, 1980). In der Verhaltenstherapie sind die Überlegungen zu sozialpsychologischen Determinanten zu berücksichtigen, damit man diesen wichtigen sozialen Gesichtspunkt der Interaktion von Therapeut und Klient nicht vernachlässigt.

Neben diesem Bereich der sozialen Interaktion von Klient und Therapeut muß darauf hingewiesen werden, daß beide Personen üblicherweise in ein soziales Netzwerk eingebunden sind: Für den Klienten bedeutet dies, daß in Diagnostik und Therapie das soziale Stützsystem (positiv und negativ) nicht vernachlässigt werden darf. Einflüsse der sozialen Umgebung (Arbeitsplatz, Familie usw.) bilden Bedingungen für die Problematik des Klienten; andererseits stellt das Stützsystem auch eine Art „Filter" für die (Selbst-)Wahrnehmung einer Person als „Klient" dar. Der Weg einer Person zur Therapie, die Übernahme einer neuen Rolle wird in hohem Maße durch soziale Faktoren determiniert. Die Einbindung des Therapeuten in das soziale Therapiesystem stellt ebenfalls eine Realität für das therapeutische Setting dar (z.B. Ausbildung, Wertsystem, Rolle in der Institution usw.).

5. Resümee

Verhaltenstherapeuten wandten sich von Beginn an ganz bewußt den beobachtbaren und operationalisierbaren Phänomenen menschlichen Handelns zu und von den verdeckten, innerpsychischen Prozessen samt den philosophisch ausgerichteten Interpretationen ab. Sehr pointiert faßt Metzger (1997) diese Position zusammen. Es ging den „Gründungsvätern" um die Prozesse des Neulernens, Umlernens und Verlernens, also um die zentrale Aspekte bei der Entstehung und Aufrechterhaltung menschlichen Verhaltens. Entsprechend den Zusammenhängen der „klassischen" und „modernen" Lerntheorie geht es dabei bis heute darum, die das Verhalten auslösende und aufrechterhaltende Bedingungen zu analysieren und dadurch zu verändern, daß das Verhalten unter neue bzw. andere kontrollierte Bedingungen gebracht wird (Schulte, 1996; Linden & Hautzinger, 1996; Margraf, 1996).

Im Gegensatz zu den Anfängen werden heute aber auch innere Prozesse des Individuums wie Kognitionen, auch in Form von „Plänen" (Caspar, 1996a) oder auch Systemregeln (Bartling et. al., 1998) berücksichtigt und einer Modifikation zugeführt. Dies bedeutet aber in keinster Weise eine Abkehr von traditionellem verhaltenstherapeutischem Vorgehen, auch wenn Metzgers Interpretationen in diese Richtung gehen (Metzger, 1996, 1997), sondern vielmehr eine Erweiterung des Methodenrepertoirs zugunsten der Komplexität menschlichen Handelns.

Ergebnisse neurowissenschaftlicher Forschung über Lern- und Gedächtnisprozesse bestätigen die nach wie vor gegebene Gültigkeit der zentralen Lerntheorien. Ohne daß an dieser Stelle in der angemessenen Breite darauf eingegangen werden kann, soll doch auf einige Aspekte hingewiesen werden. Das klassische und das operante Konditionieren gehören zur Gruppe des assoziativen Lernens. Hierbei weisen Reiz- sowie Reaktions-Konsequenz-Assoziationen neuronale Korrelate in Form von spezifischen Veränderungen der synaptischen Erregungsübertragung auf (Menzel, 1996; Kandel, 1996). Weitere neuropsychologische Aspekte des Lernens zeigen sich auch in der Unterscheidung zwischen explizitem und implizitem Lernen. Die Unterscheidung betrifft dabei nicht nur die Lerngegenstände, sondern auch die jeweilige neuronale Beteiligung. An explizitem Lernen ist der mediale Bereich des Temporallappens beteiligt. Dieses explizite Lernen ist ein Lernen über die Welt, was bedeutet, daß Wissen über die Menschen, Orte und Dinge im Bewußtsein verfügbar wird. Die Speichermechanismen des impliziten Lernens befinden sich im Gegensatz dazu innerhalb der an der Lernaufgabe beteiligten sensorischen und motorischen Systeme. Dieses Lernen bezieht sich also auf motorische und wahrnehmungsbezogene Fähigkeiten und somit darauf, wie etwas zu tun ist. Dieses sind also nicht bewußte Vorgänge (Kupfermann & Kandel, 1996).

Abschließend ist zu sagen: Jeglichem lerntheoretischen Verständnis ist gemeinsam, daß Lernen immer einen Veränderungsprozeß impliziert, bei dem qualitative Merkmale zu- oder abnehmen. Dies kann sich auf Verhalten im engeren Sinne, komplexe Handlungen, Fertigkeiten, Einstellungen, Kognitionen und Emotionen beziehen. Desweiteren muß eine feststellbare Veränderung immer über einen gewissen Zeitraum hinweg bestehen bleiben. Für dieses Verständnis der Welt bieten die oben ausführlich dargestellten Lerntheorien auch heute noch eine sehr gute Basis.

Literatur

Angermeyer, W.F. (1972). *Kontrolle des Verhaltens.* Berlin: Springer.

Angermeyer, W.F., Bednorz, P & Hursh, S.R. (Hrsg.) (1994). Operantes Lernen. Methoden, Ergebnisse, Anwendungen. München: Reinhard.

Baade, F.-W, Borck, J., Koebe, S. & Zumvenne, G. (1980). *Theorien und Methoden der Verhaltenstherapie.* Tübingen: dgvt- Verlag.

Bandura, A. (1965). Influences of models reinforcement contingencies of the acquisition of imitations responses, *Journal of Personality and Social Psychology 1,* 589-595.

Bandura, A. (1968). Modeling approaches to the modification of phobic disorders. In *The role of Learning in Psychotherapie* (S. 201-217). London: Ciba Foundation Symposium, Churchill.

Bandura, A. (1969). *Principles of behavior modification,* New York: Holt.

Bandura, A. (1971). *Social learning theory.* Morristown, N.J.: General Learning Press.

Bandura, A. (1976). *Lernen am Modell.* Stuttgart: Klett.

Bandura, A. (1977). Self-Efficacy: Towards a unifying theory of behavioral change, *Cognitiv Therapy and Research, 1,* 287-310.

Bandura, A. & Mc Donald, F.J. (1963). The influence of social reinforcement and the behavior of models in shaping children's moral judgement. *Journal of Abnormal and Social Psychology, 67,* 274-281.

Bandura, A., Ross, D. & Ross, S.A. (1963). Transmission of aggression through imitation of aggressiv behavior. *Journal of Abnormal and Social Psychology, 63*, 575-582.

Bartling, G. Echelmeyer, L., Engberding, M. & Krause, R. (1998). *Problemanalyse im therapeutischen Prozeß.* Stuttgart: Kohlhammer.

Bower, G.H. & Hilgard, E.R. (1983). *Theorien des Lernens, Band 1.* Stuttgart: Klett-Cotta.

Bower, G.H. & Hilgard, E.R. (1984). *Theorien des Lernens, Band 2.* Stuttgart: Klett-Cotta.

Brehm, S.S. (1980). *Anwendung der Sozialpsychologie auf die klinische Praxis.* Bern: Huber.

Caspar, F. (1996a). *Beziehungen und Probleme verstehen. Ein Einführung in die psychotherapeutische Plananalyse.* Bern: Huber.

Caspar, F. (1996b). Was ist aus der guten alten Verhaltensanalyse geworden? In Caspar, F., *Psychotherapeutische Problemanalyse* (S.7-43). Tübingen: dgvt-Verlag.

Di Matteo, M.R. & DiNiccola, D.D. (1982). *Archieving patient compliance: The psychology of medical practioner's role.* New York: Pergamon Press.

Eelen, P. (1982). Conditioning and attribution. In Bourlougouris, J. (Hrsg.), *Learning Theory Approaches to Psychiatry* (S.184-217). New York: Wiley.

Essau, C.A. & Petermann, U. (1998). Angststörungen. In Petermann, F. (Hrsg.), *Lehrbuch der klinischen Kinderpsychologie* (S.219-240). Göttingen: Hogrefe.

Feldman, M.P. (1976). Social Psychology and the behavior therapies. In Feldman, M.P. & Boradhurst, A. (Eds.), Theoretical and experimental bases of the behavior therapies (S. 227-268). New York: Wiley.

Festinger, L. (1957). *Theory of cognitiv dissonance.* Evanstone,Ill.: Row & Peterson.

Fiedler, P. (1998). Mythen, Gegenwart und die Zukunft psychologischer Therapie. *Verhaltenstherapie und Verhaltensmedizin, 19*, 39-57.

Foppa, K. (1972). *Lernen, Gedächtnis, Verhalten. Ergebnisse und Probleme der Lernpsychologie.* Köln: Kiepenheuer & Witsch.

Geer, J.H. & Turteltaub, A. (1967). Fear reduction following observation of a modell. *Journal of Personal and Social Psychology, 65*, 327-331.

Goldstein, A.P. & Simonson, N. (1971). Social Psychological approaches to psychotherapy research. In Bergin, A.E. & Garfield, S.L. (Hrsg.), *Handbook of psychotherapy and behavior change. An empirical analysis* (S.368-412). New York: Wiley.

Grusec, J.E. & Mischel, W. (1966). The models characteristics as determinants of social learning. *Journal of Personal and social Psychology, 4*, 211-215.

Guttman, N. & Kalish, H.J. (1956). Discriminability andd stimulus generalization. *Journal of experimental Psychology, 51*, 79-88.

Hetherigton,E.M. & Frankie, G. (1967). Effects of parental dominance, warmth, and conflic on imitation in children. *Journal of Personal and Social Psychology, 6*, 119-125.

Holland, I. & Skinner, B.F. (1971). *Analyse des Verhaltens.* München: Urban & Schwarzenberg.

Kandel, E.R. (1996). Zelluläre Grundlagen von Lernen und Gedächtnis. In Kandel, E.R., Schwartz, J.H. & Jessell, T.H. (Hrsg.), *Neurowissenschaften. Eine Einführung* (S.685-714). Heidelberg: Spektrum.

Kanfer, F.H. (1985). Die Bedeutung von Informationsverarbeitungsmodellen für das diagnostisch-therapeutische Gespräch. *Verhaltensmodifikation, 6*, 3-19.

Kanfer, F.H. & Grimm, L.G. (1981). Bewerkstelligung klinischer Veränderung: Ein Prozeßmodell der Therapie. *Verhaltensmodifikation, 2*, 125-136.

Kanfer, F.H. & Hagerman, S.M., (1984). Behavior Therapy and the Information Processing Paradigm. In Reiss, S. & Bootzin, R.R. (Hrsg.), *Theoretical Issues in Behavior Therapy*. New York: Academic Press.

Kanfer, F.H. & Phillips, J.S. (1975). *Lerntheoretische Grundlagen der Verhaltenstherapie.* München: Kindler.

Karoly, P. (1977). Operante Methoden, In Kanfer, F.H. & Goldstein, A.P. (Hrsg.), *Möglickeiten der Verhaltensänderung* (S.220-260). München: Urban & Schwarzenberg.

Klosterhalfen, S., Stockhorst, U. & Klosterhalfen, W. (1996). Immunmodulation durch Pawlowsche Konditionierungsmethoden und klinsichen Anwendungsaspekte In Ehlers, A. & Hahlweg, K., *Enzyklopädie der Psychologie; Grundlagen der Klinischen Psychologie* (S. 803-831). Göttingen: Hogrefe Verlag für Psychologie.

Kupfermann, J. & Kandel, E.R. (1996). Lernen und Gedächtnis In Kandel, E.R., Schwartz, J.H. & Jessell, T.M. (Hrsg.), *Neurowissenschaften. Eine Einführung* (S. 667-684). Heidelberg: Spektrum.

Lang, P.J. (1971). *The application of psychophysiological methods to the study of psychotherapy and behavior change: An empirical analysis.* New York: Wiley.

Lang, P. (1977). Imagery in therapy: An information processing analysis of fear. *Behavioral Therapist, 8,* 862-886.

Lefkowitz, M.M., Blake, M. & Morton, J.S. (1955). Status factors in pedestrian violation of traffic signals. *Journal of Abnorrmal Psychology, 51,* 704-706.

Levis, D.J. (1990). The experimental and theoretical foundation of behavior modification. In Bellack, A.S., Hersen, M. & Kazdin, A.E. (Eds.)., International handbook of behavior modification and therapy (S. 27-51). New York: Plenum.

Liebert, R.M. & Fernandez, L.E. (1970). Imitation as a function of vicarious and direct reward. *Developmental Psychology, 2,* 230-232.

Linden, M. & Hautzinger, M. (Hrsg.) (1996). *Verhaltenstherapie.* Berlin: Springer.

Margraf, J. (Hrsg.) (1996). *Lehrbuch der Verhaltenstherapie, Band 1: Grundlagen.* Berlin: Springer.

Menzel, R. (1996) Neuronale Plastizität, Lernen und Gedächtnis, In Dudel, J. Menzel, R. & Schmidt, R.F. (Hrsg.), *Neurowissenschaften. Vom Molekül zur Kognition* (S.485-518). Berlin: Springer.

Metzger, R. (1996). *Die Skinnersche Analyse des Verhaltens. Ein integrativer Ansatz für die klinische Psychologie.* Pfaffenweiler: Centaurus.

Metzger, R. (1997). Wohin ist die Verhaltenstherapie getrieben? Eine persönliche Einlassung und ein Vorschlag zur Güte. *Verhaltenstherapie und psychosoziale Praxis, 29,* 149-173.

Miller, G.A., Galanter, E. & Pribram, K.H. (1973). *Strategien des Handelns.* Stuttgart: Klett.

Mischel, W. & Grusec, J. (1960). Detreminants of the rehearsal and transmission of neural and aversive behavior. *Journal of Personal and Social Psychology, 3,* 197-205.

Mischel, W. & Liebert, R.M. (1967). The role of power in the adaption of self-reward patterns. *Child Developement, 38,* 673-683.

Pawlow, L.P. (1927). *Conditioned Reflex.* London: OUP.

Pawlow, L.P. (1953). *Gesammelte Werke, Band III.* Berlin: Akademie-Verlag.

Petermann, U. (1992). *Sozialverhalten bei Grundschülern und Jugendlichen.* Frankfurt a.M.: Peter Lang.

Petermann, U. & Petermann, F. (1997). Grundlagen kinderverhaltenstherapeutischer Methoden, In Petermann, F. (Hrsg.), *Kinderverhaltenstherapie. Grundlagen und Anwendungen* (S.22-63). Baltmannsweiler: Schneider Verlag Hohengehren.

Pickenhain, L. (1959). *Grundriß der Physiologie der höheren Nerventätigkeit*. Berlin: Volk und Gesundheit.

Rachman, S. (1972). Clinicalapplications of observational learning, imagination and modeling. *Behavioural Therapy, 3*, 379-397.

Razran, G. (1939). A qualitative study of meaning by a conditioned salivary technique (semantic conditioning). *Science, 90*, 89-97.

Reinecker, H. (1996). Verhaltenstherapie. In Senf, W. & Broda, M. (Hrsg.), *Praxis der Psychotherapie* (S.140-181). Stuttgart: Georg Thieme Verlag.

Reinecker, H. & Fiedler, P. (Hrsg.) (1997). *Therapieplanung in der modernen Verhaltenstherapie. Eine Kontroverse*. Lengerich: Pabst.

Schneider, S. & Margraf, J. (1998). *Agoraphobie*. Göttingen: Hogrefe Verlag für Psychologie.

Schulte, D. (1996). *Therapieplanung*. Göttingen: Hogrefe.

Seligman, M.E.P. & Johnson, J.C.A., (1975). A cognitve theory of avoidance learning. In McGuigan, F.J. & Lumsden, D.B. (Hrsg.), *Contemporaty approaches to conditioning and learning* (S.84-123). New York: Wiley.

Tolman, E.C. (1932). *Purposive Behavior in Animals and Men*. New York: Appleton-Century Crofts.

Watson, J.B. (1914). Psychology as the behaviorist views it. *Psychological Review, 20*, 158-177.

Watson, J.B. & Rayner, R. (1920). Conditioned emotional reactions. *Journal of experimental Psychology, 3*, 1-14.

Weary, G. & Mirels, H.L. (Hrsg.) (1982). *Integrations of clinical and social psychology*. New York: Oxford University Press.

Wimmer, H. & Perner, J. (1979). *Kognitionspsychologie*. Stuttgart: Kohlhammer.

Entwicklungspsychologische Grundlagen der Kinder- und Jugendlichenpsychotherapie

Michael Borg-Laufs & Hanns Martin Trautner

1. Einführung

Ziel einer Psychotherapie ist die Behebung oder Reduzierung psychischer Störungen und Probleme. Psychotherapeutische Maßnahmen erfolgen unter der Prämisse, daß sich Menschen bzw. deren Verhältnis zu sich und ihrer Umwelt durch Psychotherapie ändern können. Dabei beschäftigt sich die Psychotherapie nicht nur mit den Problemen und Schwächen eines Menschen, sondern auch mit seinen Ressourcen und Stärken sowie mit seinen konkreten Lebensbezügen.

Die meisten psychotherapeutischen Verfahren sind erwachsenenorientiert und nicht speziell mit Blick auf Kinder und Jugendliche entwickelt worden. Sogar die psychoanalytische Entwicklungstheorie von Sigmund Freud entstand aus der therapeutischen Arbeit mit neurotischen Erwachsenen, d.h. der Rekonstruktion der Kindheitserinnerungen von Erwachsenen im therapeutischen Prozeß. Da Psychotherapie mit den Kognitionen, Emotionen, Verhaltensmustern, Motivationen und der Beziehungsfähigkeit ihrer Klientinnen und Klienten arbeitet und diese sich während des Kindes- und Jugendalters auffällig verändern, stellt sich bei der Psychotherapie mit Kindern und Jugendlichen, viel offensichtlicher als bei der Arbeit mit Erwachsenen, die Frage nach dem Entwicklungsstand des Klienten/der Klientin. Aufgrund dieser auffälligen Entwicklungsveränderungen ergeben sich in der Psychotherapie mit Kindern und Jugendlichen einerseits besondere Chancen im Hinblick auf die therapeutisch angezielten Veränderungen, andererseits sind den therapeutischen Maßnahmen durch den jeweils gegebenen Entwicklungsstand des Klienten/der Klientin bestimmte Grenzen gesetzt. Die Tatsache, daß bei Kindern und Jugendlichen Fähigkeiten, Persönlichkeitseigenschaften, Motivationen und Handlungsmuster erst aufgebaut werden und noch im Fluß sind, bietet die Chance, in den laufenden Entwicklungsprozeß eingreifen zu können und so evtl. Entwicklungsstörungen und Verhaltensauffälligkeiten durch psychotherapeutische Intervention zu reduzieren oder zu beheben. Auf der anderen Seite sind sowohl bei der Einschätzung eines Verhaltens als auffällig und behandlungsbedürftig als auch bei der Auswahl und Umsetzung geeigneter psychotherapeutischer Maßnahmen die jeweils gegebenen Entwicklungsvoraussetzungen zu berücksichtigen. Für die Psychotherapie mit Kindern und Jugendlichen bedeutet dies, die therapeutischen Interventionen so zu wählen, daß sie den dem Entwicklungsstand entsprechenden Möglichkeiten angemessen sind und die KlientInnen nicht überfordern. Außerdem hat sich Kinder- und Jugendlichenpsychotherapie vorrangig mit bestimmten Themen zu beschäftigen, die den Entwicklungsaufgaben in einem bestimmten Lebensabschnitt entsprechen. Mit diesen Überlegungen rückt das Konzept der *Entwicklungsangemessenheit* von Psychotherapie in den Vordergrund des Interesses.

Die skizzierten besonderen Merkmale der Psychotherapie mit Kindern und Jugendlichen erfordern eine Betrachtung der Psychotherapie unter entwicklungspsychologischer Perspektive. Als hierfür relevante Punkte werden im folgenden nacheinander behandelt:

- der Entwicklungsbegriff, die Definition von Entwicklungsnormen sowie verschiedene Konzepte der Entwicklungsangemessenheit psychotherapeutischer Methoden (2.);
- die wichtigsten Entwicklungsaufgaben des Kindes- und Jugendalters und ihre Bedeutung für die Kinder- und Jugendlichenpsychotherapie (3.);
- Entwicklungsveränderungen in therapierelevanten Entwicklungsdimensionen (4.);
- die spezifischen entwicklungspsychologischen Voraussetzungen einzelner psychotherapeutischer Methoden (5.).

2. Entwicklungsbegriff, Entwicklungsnormen und Konzepte der Entwicklungsangemessenheit

Nach der klassischen Definition von Thomae (1959) läßt sich Entwicklung definieren „als Reihe von miteinander zusammenhängenden Veränderungen, die bestimmten Orten des zeitlichen Kontinuums eines individuellen Lebenslaufs zuzuordnen sind" (S. 10). Psychotherapie und Entwicklung haben somit gemeinsam, daß es in beiden Fällen um Veränderung geht. Während die durch Psychotherapie zustandekommenden Veränderungen in relativ kurzen Zeiträumen in einem bewußt für dieses Ziel ausgewählten Setting gezielt herbeigeführt werden, finden Entwicklungsveränderungen üblicherweise über einen langen Zeitraum (die Ontogenese) im natürlichen Kontext von Familie, Schule, sozialen Gruppen usw. statt.

Die wesentliche Aufgabe der Entwicklungspsychologie ist nun, ausgehend von individuellen Entwicklungsverläufen, generalisierbare, d.h. für möglichst viele Menschen geltende Entwicklungsverläufe zu beschreiben und zu erklären. Die Entwicklungspsychologie beschäftigt sich aber auch mit den interindividuellen Unterschieden von Entwicklungsverläufen bzw. Verhaltensmerkmalen. Weichen individuelle Entwicklungsverläufe und Verhaltensmerkmale von den üblichen Entwicklungsverläufen und Verhaltensweisen auffällig ab und werden diese Abweichungen als psychisch gestört und/oder sozial problematisch klassifiziert, sieht man u.U. eine psychotherapeutische Behandlung als indiziert. Die Beschäftigung mit solchen klinisch relevanten Abweichungen von den üblichen Entwicklungsverläufen ist Gegenstand der „Entwicklungspsychopathologie" (Achenbach, 1991; Cicchetti, 1989; Lewis & Miller, 1990; Rolf et al., 1990; Sonderheft von *Child Development, 1984 (February)*).

Bei der Anwendung entwicklungspsychologischer Erkenntnisse in der Psychotherapie werden nun diese generalisierten Aussagen wiederum auf einzelne Individuen bezogen, deren Entwicklungsverlauf bzw. deren Verhalten in einzelnen Merkmalen klinisch bedeutsam vom typischen Bild abweicht. Das heißt, das einzelne Kind/der einzelne Jugendliche wird an einer *Entwicklungsnorm* gemessen. Bezugspunkt für derartige Entwicklungsnormen ist meist das chronologische Alter. Der individuelle Entwicklungsstand und das individuelle Verhalten werden daran gemessen, ob sie altersgemäß sind oder nicht. Auffällig ist somit das, was den üblichen altersbezogenen Erwartungen nicht entspricht.

Ein (auch) für die psychotherapeutische Praxis geeigneter „Maßstab" für die Beurteilung des Verhaltens eines Kindes oder Jugendlichen als altersgemäß stellen die von Havighurst (1948) beschriebenen alterstypischen *Entwicklungsaufgaben* dar. Die Bewältigung der einzelnen Entwicklungsaufgaben ist ein wesentliches *Ziel* von Erziehung und Sozialisation (s. dazu 3.). Für die klinische Praxis sind die vorangegangenen Überlegungen in zweierlei Hinsicht von Bedeutung: 1. Entwicklungspsychologisches Wissen läßt sich heranziehen, um die Indikation für eine erforderliche Therapie festzustellen; 2. der individuelle Entwicklungsstand in einzelnen Merkmalen (sei er im üblichen Rahmen oder davon abweichend) ist bei der Auswahl und Durchführung der psychotherapeutischen Maßnahmen zu berücksichtigen. In jedem Fall muß der individuelle Entwicklungsstand festgestellt werden und kann nicht einfach aus dem Lebensalter des Klienten/der Klientin abgeleitet werden. Die in diesem Beitrag geschilderten Zusammenhänge zwischen einem bestimmten Lebensalter und den damit einhergehenden Entwicklungsvoraussetzungen für bestimmte therapeutische Vorgehensweisen sind somit nur als allgemeine Richtwerte zu verstehen und im Einzelfall jeweils erst zu überprüfen.

Für die Umsetzung des Wissens über Entwicklungsnormen in die psychotherapeutische Praxis zentral ist der Begriff der *Entwicklungsangemessenheit* (sowohl eines Verhaltens als auch einer therapeutischen Intervention). Weinert (1979) unterscheidet im Kontext der Pädagogischen Psychologie, d.h. hinsichtlich des Verhältnisses von Entwicklung und Erziehung, drei verschiedene Bedeutungen des Begriffs „Entwicklungsangemessenheit": Entwicklung als *Ziel* der Erziehung, Entwicklung als *Ergebnis* der Erziehung und Entwicklung als *Bedingung* der Erziehung, wobei er jede der drei Bedeutungen noch einmal in jeweils zwei Konzepte unterteilt. Übertragen auf die Entwicklungsangemessenheit psychotherapeutischer Methoden, d.h. auf das Verhältnis von Entwicklung und Therapie, kann entwicklungsangemessen bedeuten: Entwicklung als Ziel, als Ergebnis oder als Bedingung der Psychotherapie. Im Vordergrund dieses Kapitels stehen die entwicklungspsychologischen *Voraussetzungen* der Psychotherapie, die *Entwicklung als Bedingung psychotherapeutischer Maßnahmen* (s. dazu 4. und 5.). Entwicklung als Ziel und Ergebnis von Psychotherapie wird in den Abschnitten 2. und 3. angesprochen.

Damit entwicklungspsychologische Erkenntnisse ihren Niederschlag in der psychotherapeutischen Praxis finden können, müssen sie über den Kreis der Fachleute hinaus bekannt sein. Es gibt aber bei vielen Praktikern langlebige Mythen mit einem hohen Verbreitungsgrad, die dem aktuellen Erkenntnisstand der Entwicklungspsychologie nicht mehr entsprechen und deren Aufrechterhaltung im Sinne einer angemessenen Interventionsplanung als dysfunktional angesehen werden können. Auf einen für die Psychotherapie bei Kindern und Jugendlichen zentralen Mythos, den Mythos von der Determiniertheit der gesamten weiteren Entwicklung durch die frühe Kindheit („was Hänschen gelernt hat, verlernt Hans nimmermehr"), soll hier kurz eingegangen werden, bevor in dem folgenden Abschnitt dieses Artikels die Bedeutung der wichtigsten Entwicklungsaufgaben im Kindes- und Jugendalter näher erläutert wird.

Die Auffassung, daß in der frühen Kindheit die entscheidenden Weichen für die Entwicklung eines Menschen gestellt werden, stammt aus der Psychoanalyse und gelangte von dort in die Psychologie (s. Clarke & Clarke, 1976; Hemminger, 1982). Aus den von erwachsenen Neurotikern produzierten Assoziationen und „Kindheitserinnerungen" zog Freud den Schluß, daß die Grundstruktur der Persönlichkeit eines Menschen und die „Wahl" der späteren Neurose bis zum Ende des Vorschulalters (der sog. *Phallischen Phase*) festgelegt sei (Freud, 1940, 1942). Bis in die 60er Jahre hat sich die Sozialisationsforschung, beeinflußt durch die Psychoanalyse, mit den als entscheidend angenommenen frühen Kindheitserfahrungen im Zusammenhang mit der Fütterungssituation, der Sauberkeitserziehung und der sog. ödipalen Situation und deren Auswirkungen auf die Kindesentwicklung beschäftigt (s. Zigler & Child, 1969). Unter dem Aspekt möglicher langfristiger Folgen für die Entwicklung besonders beachtet wurden die Untersuchungen von Spitz (z.B. 1945), Goldfarb (z.B. 1943), Bowlby (1975) u.a. über die schädlichen Auswirkungen einer vorübergehenden oder andauernden Trennung kleiner Kinder von ihrer Mutter (eine Übersicht gibt Rutter, 1978).

Abgesehen von der fehlenden empirischen Fundierung der zugrunde gelegten psychoanalytischen Konzepte (s. u.a. Bischof, 1985; Roos & Greve, 1996; Pohlen & Bautz-Holzherr, 1995) und methodischen Mängeln der vorgenannten Untersuchungen (s. Ewert, 1978; Hemminger, 1982), geht die Auffassung von den bleibenden Effekten frühkindlicher Erfahrungen von viel zu einfachen, teilweise auch unzutreffenden Annahmen über die Entwicklung beim Menschen aus. Man hat z.B. übersehen, daß *einzelne* Faktoren, wenn überhaupt, nur dann bleibende Wirkungen auf die spätere Entwicklung eines Menschen haben, wenn auch im weiteren Verlauf der Entwicklung gleichgerichtete Entwicklungsbedingungen gegeben sind. Ändern sich später die Entwicklungsbedingungen, kann auch die Entwicklung einen anderen Verlauf nehmen. Ein weiterer Irrtum ist, daß *alle* Kinder auf die gleiche Art und mit der gleichen Intensität auf bestimmte Erfahrungen reagieren. Die Grenzen langfristiger Effekte früher Erfahrungen sind auch darin begründet, daß Individuen mit steigendem Alter ihre Entwicklung zunehmend selbst in die Hand nehmen und sich selbst verändern.

Ein wesentlicher Grund für die Hartnäckigkeit der Überzeugung von den langfristigen und irreversiblen frühkindlichen Entwicklungsbedingungen liegt in einem *methodischen Fehler* der Untersuchungen, die zur Unterstützung dieser Überzeugung herangezogen werden: in den betreffenden Untersuchungen wurde nicht die Entwicklung von Menschen mit bestimmten frühkindlichen Entwicklungsbedingungen über einen längeren Zeitraum *prospektiv* verfolgt; statt dessen ging man von Auffälligkeiten im Erwachsenenalter aus und versuchte *retrospektiv* mögliche Ursachen dafür in der frühen Kindheit aufzufinden. Der Schluß von Wirkungen auf Ursachen ist aber wissenschaftlich unzulässig.

Zieht man die Ergebnisse prospektiver Studien heran, so sind die Zusammenhänge zwischen frühen Entwicklungsbedingungen und der späteren Entwicklung meist gering. So fanden Ernst & von Luckner (1985) in einer umfangreichen Längsschnittuntersuchung, in der sie die Entwicklung von im Heim aufgewachsenen Kindern, die später in Adoptiv- oder Pflegefamilien untergekommen waren, mit der Entwicklung von in Familien aufgewachsenen Kindern verglichen, keine Bestätigung für die Annahme der herausragenden Bedeutung der ersten Lebensjahre. Obwohl die Heimkinder von der sozialen Herkunft ihrer leiblichen Eltern gegenüber den Familienkindern eher benachteiligt waren, unterschieden sie sich kaum von den Familienkindern. Die Untersuchungsergebnisse zeigten außerdem, daß (a) die Auswirkungen des Heimaufenthaltes auf die Entwicklung der Heimkinder sehr unterschiedliche sind, (b) negative Folgen nur bei einer Summierung vieler ungünstiger Faktoren zu erwarten sind, (c) die Effekte vor allem von den *nach* dem frühkindlichen Heimaufenthalt gegebenen Bedingungen abhängen und (d) die vorgefundenen Pflegebedingungen nach dem Heimaufenthalt teilweise mit Merkmalen des aufgenommenen Kindes korrelieren.

Die vorangegangene Einschätzung der Bedeutung der frühkindlichen und kindlichen Entwicklung soll nicht bedeuten, daß diese Entwicklungsphasen ohne jegliche Relevanz für die weitere Entwicklung wären. Selbstverständlich werden durch frühere Entwicklungsverläufe Übergangswahrscheinlichkeiten zu späteren Entwicklungsverläufen gebahnt (vgl. im Überblick Kusch & Petermann, 1995). Allerdings helfen bei der Planung von therapeutischen Interventionen nur solche entwicklungspsychologischen Theorien, die nicht den sich in empirischen Untersuchungen zeigenden tatsächlichen Daten widersprechen.

Eine entscheidende Frage bei der Betrachtung von Entwicklung im Kontext der psychotherapeutischen Praxis betrifft das Verhältnis von exogener und endogener Entwicklungssteuerung. In der Verhaltenstherapie, die als äußerst wirksame Form der Kinder- und Jugendlichenpsychotherapie betrachtet werden kann (vgl. Döpfner, in diesem Band; Borg-Laufs, 1999), spielen die Umweltfaktoren bei der Betrachtung von Entwicklung eine zentrale Rolle, ohne daß der Einfluß von Anlagebedingungen und Reifungsvorgängen geleugnet wird (vgl. Trautner, 1997, zu behavioristischen Entwicklungstheorien). Das Lernen neuer Verhaltensweisen wird nicht nur durch die aktuellen Reizbedingungen und die bisherige Lerngeschichte, sondern auch durch anlage- und reifungsbedingte Einflüsse determiniert (Gewirtz, 1969). Anlage- und Reifungsbedingungen eröffnen Verhaltensmöglichkeiten und beeinflussen den Verstärkungswert von Reizen. Daher ist es auch bei der Anwendung klassischer verhaltenstherapeutischer Interventionen wichtig, den aktuellen Ent-wicklungsstand des Kindes angemessen einzuschätzen. Durch Banduras Beschreibung des „reziproken Determinismus" (Bandura, 1978) wird das Zusammenspiel von Person-, Umwelt- und Verhaltensvariablen verdeutlicht: Die Umwelt prägt nicht nur das Verhalten, sondern sie wird vom Individuum auch aktiv gestaltet, indem z.B. bestimmte Umweltsituationen (und somit Reizkonstellationen) aufgesucht werden, die wiederum die weitere Lerngeschichte beeinflussen.

Daß behavioristische Denktraditionen und entwicklungspsychologische Schulen wie etwa die des strukturgenetischen Konstruktivismus sich nicht ausschließen, verdeutlicht auch Hoppe-Graf (1993, S.313): „Die Kontroverse über die Alternative Entwicklung *oder* Lernen ist ... überholt, denn es kann nicht bestritten werden, daß ‚Welterfahrungen' des Kindes für die kognitive Entwicklung ebenso unverzichtbar sind wie die internen Entwicklungsvoraussetzungen." Beilin (1993) schlägt vor, die verhaltenstheoretische S-R-Formel zu S-(AS)-R umzuformulieren, wobei (AS) „Assimilation an ein Schema" bedeutet. Diese Formulierung impliziert eine mit dem strukturgenetischen Konstruktivismus nach Piaget (z.B. 1981) kompatible Variante des SORKC-Schemas von Kanfer und Saslow (1965). Wenn also in den nachfolgenden Abschnitten entwicklungspsychologische Erkenntnisse in bezug zu verhaltenstherapeutischen Interventionen gesetzt werden, so werden damit durchaus miteinander kompatible Denktradition verbunden.

3. Entwicklungsaufgaben des Kindes- und Jugendalters und ihre Bedeutung für die Psychotherapie mit Kindern und Jugendlichen

In den klassischen Stufen- und Phasenmodellen der menschlichen Entwicklung, etwa von Kroh, Freud oder Erikson, schließt die Beschreibung der einzelnen Entwicklungsstadien bzw. der Übergänge zwischen ihnen bestimmte stadienspezifische Konfliktsituationen oder Krisen ein. Deren Bewältigung ist für eine „gesunde" Entwicklung notwendig und erleichtert die erfolgreiche Auseinandersetzung mit dem Konflikt des nächsten Entwicklungsstadiums.

So beschreibt S. Freud (1905) für die fünf von ihm unterschiedenen psychosexuellen Entwicklungsphasen (orale, anale, phallische, Latenz- und genitale Phase) jeweils darauf bezogene prototypische Konfliktsituationen, die das heranwachsende Individuum vor bestimmte phasentypische Probleme stellt (vgl. Trautner, 1997, S. 72f.). So muß nach Freud der Säugling in der Fütterungssituation mit der Frustration des Abstillens fertig werden, das der Sauberkeitserziehung unterworfene Kleinkind muß sich zwischen Gehorsam und Protest entscheiden, das einen ödipalen Konflikt erlebende Vorschulkind soll diesen Konflikt durch die Aufrichtung des sogenannten Überichs und die Übernahme seiner Geschlechtsrolle lösen.

Erik Erikson (1950) hat das Freudsche Modell der psychosexuellen Entwicklungsstufen aufgegriffen und in Richtung einer detaillierteren Beschreibung der jeweils stufenspezifischen psychosozialen Funktionsweisen und Krisensituationen weiter ausgearbeitet. Wie Freud ist er der Auffassung, daß ein Mißlingen der Bewältigung der stufenspezifischen Krisen zu bleibenden Persönlichkeitsstörungen führt. Für jede Entwicklungsphase hat er das Gelingen und das Mißlingen der Auseinandersetzung mit einer Krisensituation in Form gegensätzlicher Entwicklungsergebnisse ausgedrückt. Charakteristisch für Eriksons Denkweise ist dabei, daß die Entwicklungskrisen nicht nur als Ungleichgewicht im Kind angesehen werden, sondern auch als ein Ungleichgewicht zwischen dem Kind und seiner Umgebung. Nicht nur die innerorganismische Reifung, sondern auch die sich verändernden gesellschaftlichen Erwartungen stellen an das heranwachsende Individuum ständig neue Anforderungen. Insofern ist auch die Umwelt (die Erziehung) mit der Bewältigung von Entwicklungsaufgaben konfrontiert, und erst die wechselseitige Anpassung von beiden Seiten (Individuum und Umwelt) führt zu einem neuen Gleichgewicht.

Die nach Erikson während des Kindes- und Jugendalters auftretenden Konfliktsituationen oder Krisen und die möglichen Folgen ihres Durchlaufens lassen sich nach Montada (1995, S. 64f.) wie folgt zusammenfassen:

Im *ersten Lebensjahr* geht es um die Entwicklung eines günstigen Verhältnisses von *Vertrauen* und *Mißtrauen* gegenüber der Verläßlichkeit und Zuneigung der Pflegepersonen. Wird das Vertrauen bestätigt, entwickelt sich Selbstvertrauen und Sicherheit (eine „sichere Bindung" im Sinne der Bindungstheorie von Bowlby, 1969). Im Vordergrund der Entwicklung im *zweiten* und *dritten* Lebensjahr steht die Auseinandersetzung mit Autoritäten und Regeln, insbesondere im Kontext der Sauberkeitserziehung, was zu Konflikten zwischen *Autonomie* (Selbständigkeitsstreben) und Abhängigkeit führen kann. Das Autonomiestreben wird durch Vertrauen und Gewährenlassen gefördert, durch autoritäre Gehorsamsforderungen gestört. Die Verfolgung eigener Ziele kann mit vorgegebenen Regeln in Konflikt geraten. Wenn Regeln nicht eingehalten werden können oder die eigenen Ziele nicht erreicht werden, können *Scham* und *Zweifel* entstehen. Im *vierten* und *fünften* Lebensjahr steht der Konflikt zwischen *Initiative* und *Schuldgefühlen* im Vordergrund. Einerseits ist dies eine Phase des Machens, der Erkundung der Welt, der Phantasie und Wißbegier sowie der Bildung sozialer Kontakte außerhalb der Familie. Andererseits kommt es im Zusammenhang mit der ödipalen Situation durch die Identifikation mit den Eltern zur Bildung des Gewissens und zur Übernahme der Geschlechtsrolle. Dabei kann die Ausbildung eines ängstlichen und rigiden Gewissens mit der eigenen Initiative und einem starken Ich interferieren. In der *mittleren Kindheit* stehen die schulischen Lernanforderungen und Leistungsbewertungen im Vordergrund. Entweder entwickeln sich Sachinteresse und Leistungsvertrauen *(Wertsinn)* oder Mißerfolgsängstlichkeit und Minderwertigkeitsgefühle *(Minderwertigkeit)*. In der *Adoleszenz* geht es schließlich um die Findung einer *Identität* oder *Rollendiffusion*. Der Jugendliche muß die verschiedenen Facetten seines Selbstkonzepts (z.B. hinsichtlich Geschlecht, Herkunft, moralischen Werten, Fähigkeiten, Berufsperspektiven) aufbauen und integrieren. Versagt er bei dieser Aufgabe, kommt es zu einer Rollendiffusion, die u.a. durch Unverträglichkeiten und Unausgewogenheiten zwischen Haltungen und Werten sowie zwischen Zielen und Möglichkeiten, durch Instabilität von Zielen und einseitigen oder oberflächlichen Haltungen gekennzeichnet ist.

Ähnlich wie Freud und Erikson hat Robert Havighurst (1948) den einzelnen Entwicklungsabschnitten des individuellen Lebenslaufs alterstypische Probleme oder *Entwicklungsaufgaben* (developmental tasks) zugeordnet, deren Bewältigung ein wesentliches Entwicklungsziel darstellt. Anders als in den psychoanalytischen Phasenmodellen stehen bei Havighurst allerdings weniger die mit diesen Problemen verbundenen Krisen- und Gefahrenmomente im Vordergrund als die durch sie gegebenen positiven Möglichkeiten für Entwicklungsfortschritte. Mit seiner Konzeption der Entwicklung und Sozialisation als einer Abfolge von Entwicklungsaufgaben wollte er pädagogisch kompetentes Handeln dadurch verbessern, daß dieses sich auf entwicklungspsychologisches Wissen stützt, d.h. Erziehungsmaßnahmen entwicklungsangemessen sind. Dabei betrachtet er Entwicklungsaufgaben als Lernaufgaben, d.h. Entwicklung wird als ein Lernprozeß aufgefaßt, „der .... im Kontext realer Anforderungen zum Erwerb von Fertigkeiten und Kompetenzen führt, die zur konstruktiven und zufriedenstellenden Bewältigung des Lebens in einer Gesellschaft notwendig sind"

(Oerter & Dreher, 1995, S.326). In Übereinstimmung mit modernen kontextualistischen Entwicklungskonzepten geht Havighurst dabei von einem aktiven Lerner in Interaktion mit einer aktiven Umwelt aus. Mit der zeitlichen Zuordnung von Entwicklungsaufgaben zu bestimmten Entwicklungsabschnitten ist die Annahme verbunden, daß es innerhalb der Lebensspanne besonders geeignete Zeiträume (*sensible Perioden*) für das Erlernen der einzelnen Entwicklungsaufgaben gibt. Das bedeutet allerdings nicht, daß eine Entwicklungsaufgabe nicht auch zu einem früheren oder späteren Zeitpunkt in Angriff genommen werden könnte, der Lernprozeß erfordert dann aber einen größeren Aufwand und läßt sich durch Erziehung weniger leicht beeinflussen. Im Übrigen sind nicht alle Entwicklungsaufgaben zeitlich begrenzt, und einige Entwicklungsaufgaben schließen an frühere Aufgaben an bzw. setzen sie später unter veränderten Anforderungen fort.

Die nach Havighurst für das Kindes- und Jugendalter wichtigsten Entwicklungsaufgaben sind in Tabelle 1 aufgelistet. Die von Havighurst beschriebenen Entwicklungsaufgaben lassen sich nach verschiedenen Aspekten kategorisieren: (a) nach ihrer *Quelle* oder *Determination*, (b) nach ihrem *Verpflichtungsgrad*, (c) nach ihrer *Vorhersehbarkeit* und (d) nach ihrem *zeitlichen Umfang*.

(a) Mögliche Determinanten für Entwicklungsaufgaben sind *physische Reifungsprozesse, gesellschaftliche Erwartungen* sowie *individuelle Ziele und Werte*. Physische Reifungsprozesse liegen kulturübergreifenden, universellen Entwicklungsaufgaben zugrunde, wie z.B. der Kontrolle der Ausscheidungsorgane oder dem Eintritt der Pubertät. Der Schuleintritt, das Erlernen von Lesen und Schreiben oder der Aufbau der Geschlechtsrolle sind eher kulturell determiniert. Insbesondere in welchem Alter welche Anforderungen zu erfüllen sind, variiert kulturell und ist einem historischen Wandel unterworfen. Häufig sind biologische und soziokulturelle Vorgaben miteinander verknüpft (z.B. beim Aufbau einer sozialen Bindung oder bei der Entwicklung der Geschlechtsidentität). Außer den biologisch oder kulturell vorgegebenen Entwicklungsaufgaben, die bei Havighurst wie bereits bei Freud und Erikson im Vordergrund stehen, gibt es (mit dem Aufbau eines Selbstkonzepts über das Lebensalter zunehmend) auch auf individuellen Zielsetzungen und Werten basierende selbstgesetzte Entwicklungsaufgaben (z.B. die Erfüllung bestimmter Leistungsstandards oder bestimmter Qualitäten sozialer Beziehungen).

(b) Die Bewältigung einzelner Entwicklungsaufgaben wird von *allen verlangt*, ihre Nichterfüllung strikt sanktioniert (z.B. gilt dies für die Kontrolle der Ausscheidungsorgane oder regelmäßigen Schulbesuch). Andere Aufgaben sind weniger normativ verpflichtend (z.B. die Akzeptierung der eigenen körperlichen Erscheinung oder die Aufnahme heterosexueller Beziehungen).

(c) Einige Entwicklungsaufgaben sind *langfristig vorhersehbar* und damit *planbar*, d.h. man kann sich auf diese Situationen vorbereiten (z.B. Schulbesuch, Loslösung von den Eltern). Andere Aufgaben hingegen treffen einen plötzlich und unerwartet (z.B. Tod oder Scheidung der Eltern). Letztere Ereignisse werden allerdings eher als nicht-normative Einschnitte in den Lebenslauf betrachtet (als sog. kritische Lebensereignisse, vgl. Filipp, 1990), die zwar ebenfalls eine Neuorientierung und die Bewältigung neuer Anforderungen verlangen, aber über das Konzept der alterstypischen Entwicklungsaufgaben hinausgehen.

Tabelle 1: *Entwicklungsaufgaben des Kindes- und Jugendalters nach Havighurst (1972)*

Entwicklungsperiode	Entwicklungsaufgaben
Frühe Kindheit und Vorschulalter (0 bis 6 Jahre)	- Aufbau einer sozialen Bindung (attachment) - Verständnis der Objektpermanenz - Laufenlernen - Erwerb der Blasen- und Sphinkterkontrolle - Selbständigkeit in alltäglichen Verrichtungen - Erwerb der Muttersprache - Aufbau der Geschlechtsidentität - Entwicklung von Phantasie und Spielkompetenz
Mittlere Kindheit (6 bis 12 Jahre)	- Erlernen körperlicher Geschicklichkeit - Aufbau einer positiven Einstellung zu sich - Lernen, mit Altersgenossen zurechtzukommen - Erlernen geschlechtsangemessenen Rollenverhaltens - Erlernen von Lesen, Schreiben und Rechnen - Erwerb von konkret-operationalen Denkfähigkeiten - Entwicklung von moralischen Urteilen und Werten - Erreichen persönlicher Unabhängigkeit - Entwicklung von Einstellungen gegenüber sozialen Gruppen und Institutionen
Adoleszenz (12 bis 18 Jahre)	- Aufbau neuer und reiferer Beziehungen zu Altersgenossen beiderlei Geschlechts - Übernahme der männlichen/weiblichen Geschlechtsrolle - Akzeptieren der eigenen körperlichen Erscheinung - Emotionale Unabhängigkeit von den Eltern und von anderen Erwachsenen - Vorbereitung auf Ehe und Familienleben - Vorbereitung auf eine berufliche Karriere - Entwicklung von ethischen Werten, die als Leitfaden für eigenes Verhalten dienen - Erstreben und Erreichen sozial verantwortlichen Verhaltens

(d) Mit Oerter (1986) lassen sich Entwicklungsaufgaben außerdem nach ihrem *zeitlichen Umfang* und nach *Bereichen* gruppieren. Vom zeitlichen Umfang her unterscheidet Oerter Aufgaben, die für die gesamte Lebensspanne Gültigkeit haben (z.B. Aufbau und Aufrechterhaltung befriedigender sozialer Beziehungen, Auseinandersetzung mit der Geschlechterdifferenz), von solchen, die für mehr oder weniger große Lebensabschnitte gelten (z.B. Erwerb der grundlegenden Kulturtechniken, Entwicklung moralischer Urteilsfähigkeit und Wertvorstellungen). Schließlich gibt es noch herausgehobene punktuelle Ereignisse (z.B. Einschulung, Menarche). An Bereichen unterscheidet Oerter (1) Gesundheit und körperliches Wohlbefinden, (2) die subjektive Einteilung des Lebenslaufs, (3) Familie, (4) soziales und politisches Leben, (5) Schule, Beruf und Freizeit, sowie (6) Persönlichkeitsentwicklung.

Oerter und Dreher (1995, S. 330): „Entwicklungsaufgaben bieten ... ökologisch valide Zugänge zur Analyse von externen und internen Faktoren für Veränderung, spezifizieren hemmende und unterstützende Umweltbedingungen und identifizieren die Bedeutung *subjektiver Entwicklungstheorien* für die Regulation der eigenen Aktivität .... Ferner fungieren Entwicklungsaufgaben als inhaltlich definierbarer Rahmen für die Nutzung von Konzepten (z.B. Coping, Handlungskontrolle, Kommunikation), die zur Operationalisierung von Anforderungsmerkmalen und Bewältigungsformen im Kontext konkreter Entwicklungsziele dienlich sind..."

In der Psychotherapie mit Kindern und Jugendlichen muß berücksichtigt werden, mit welchen Entwicklungsaufgaben sich der Klient bzw. die Klientin z.Zt. vorrangig auseinandersetzt. Viele Symptome können als unangemessener Versuch verstanden werden, eine bestimmte Entwicklungsaufgabe zu bewältigen. So kann z.B. aggressives Verhalten als mißlungener Versuch der Kontaktaufnahme bzw. der Beziehungsstrukturierung mit Gleichaltrigen gelten. Eine Therapie des aggressiven Verhaltens wird nur dann erfolgreich sein, wenn dabei auch angemessene Verhaltensweisen erlernt werden können, mit denen positiver Kontakt zu Gleichaltrigen hergestellt und somit diese Entwicklungsaufgabe bewältigt werden kann. Eine Anorexie deutet u.a. auf den mißlungenen Versuch, die eigene körperlichen Erscheinung zu akzeptieren. Daher ist ein Teil der Arbeit mit anorektischen Jugendlichen häufig eine kognitive Umstrukturierung bezüglich der eigenen Körperwahrnehmung.

Möglicherweise verhindert auch die Umwelt (z.B. die Eltern) die erfolgreiche Bewältigung von Entwicklungsaufgaben. Eltern behindern häufig die Entwicklung von Autonomie und emotionaler Unabhängigkeit bei ihren Kindern. Die Aufgabe der Therapie ist es dann unter anderem – unabhängig von der konkreten Symptomatik –, das entsprechende elterliche Verhalten zu ändern und das Kind oder den Jugendlichen in der Entwicklung seiner bzw. ihrer Unabhängigkeit und Selbständigkeit zu fördern.

Schließlich ergeben sich aus der Betrachtung der bisherigen Bewältigung von Entwicklungsaufgaben Hinweise auf möglicherweise problematische (*Risikofaktoren*) oder günstige (*Schutzfaktoren*) Umweltbedingungen. So kann bei einer reaktiven Bindungsstörung in der Regel von völlig unangemessenem elterlichen Erziehungsverhalten ausgegangen werden. Sind hingegen viele Entwicklungsaufgaben angemessen bewältigt, handelt es sich bei der aktuellen Problematik wahrscheinlich um ein isoliertes Problemverhalten, für dessen Bewältigung bei dem Kind oder Jugendlichen und in seiner Familie viele Ressourcen vorhanden sind.

4. Entwicklungsveränderungen in therapierelevanten Entwicklungsdimensionen

Nicht jede Dimension menschlicher Entwicklung ist für die Frage, ob Kinder von einer Psychotherapie profitieren können, von Relevanz. Nachfolgend werden zehn Dimensionen der Entwicklung vorgestellt, die – in jeweils unterschiedlichem Ausmaß – für Psychotherapie insgesamt oder für einige verhaltenstherapeutische Methoden von Bedeutung sind. Sie leiten sich z.T. aus den allgemeinen psychotherapeutischen Wirkfaktoren ab (im Überblick: Grawe, 1994), z.T. aber auch direkt aus den offensichtlichen Anforderungen bestimmter therapeutischer Methoden (Selbstbeobachtung, Rollenspiel, etc.). Im Rahmen der Zielrichtung des vorliegenden Artikels, praktisch relevante Entscheidungshilfen anzubieten, können allerdings die Entwicklungsverläufe auf den entsprechenden Dimensionen nur angedeutet werden, und es muß auf einige interessante entwicklungspsychologische Diskussionen verzichtet werden

4.1 (Basale) Lernfähigkeiten

In einer Arbeit zur Anwendbarkeit verhaltenstherapeutischer Methoden dürfen natürlich Anmerkungen zu den in den Lerntheorien vorrangig betrachteten Lernmodi (Klassische Konditionierung, Operante Konditionierung, Lernen am Modell) nicht fehlen (zur Bedeutung dieser Lernarten im Kontext der Entwicklungspsychologie vgl. Trautner, 1992/1997). Dabei ist auch die früheste Kindheit von Bedeutung, da Verhaltens- und Entwicklungsprobleme auch schon bei jüngsten Kindern behandelbar sind (vgl. Brack, 1993).

Die aktuelle Säuglingsforschung hat gezeigt, daß Konditionierungslernen bereits in den ersten Lebenstagen, u.U. bereits gegen Ende der vorgeburtlichen Entwicklung, möglich ist (z.B. Blass, Ganchrow & Steiner, 1984; DeCasper & Sigafoos, 1983). Welche Stimuli sich am leichtesten konditionieren lassen, bis zu welchen zeitlichen Abständen Verknüpfungen hergestellt werden können und wie lange die gelernten Verknüpfungen auch ohne weitere Konditionierungen beibehalten werden, ändert sich im Laufe der Entwicklung aufgrund sensorischer und neuraler Reifungsprozesse (Stevenson, 1970, 1972). *Klassisches Konditionieren* spielt vor allem für die situationsabhängige Entstehung und Modifikation von Gefühlen, Einstellungen und Motiven eine Rolle. Unter klinischen Aspekten relevant sind hier insbesondere Angstentstehung und Angstabbau.

Da die Zahl der (fertig vorgebildeten) respondenten Verhaltensweisen, an denen das klassische Konditionieren ansetzt, weit geringer ist als die Zahl operanter Verhaltensweisen erscheint das Lernen aufgrund situationsspezifischer Verhaltenskonsequenzen (*operantes Konditionieren*) bedeutsamer für die Kindesentwicklung als das ursprünglich an ungelernte Reiz-Reaktions-Verknüpfungen gebundene Klassische Konditionieren. Es sind kaum Verhaltensweisen von Kindern und Jugendlichen denkbar, die nicht durch bestimmte Arten von Verstärkung, Shaping, Extinktion usw. gezielt verändert werden *könnten.* Was unter welchen Bedingungen bei welchem Verhalten verstärkend bzw. bestrafend wirkt (oder nicht), dürfte allerdings über das Alter und von Individuum zu Individuum variieren. Operantes Konditionieren ist beim Säugling ansatzweise ebenfalls bereits in den ersten Lebenstagen zu beobachten, z.B. bei der Saugtätigkeit, die sich in Abhängigkeit vom Erfolg des Saugens verändert. Auch andere Verhaltensweisen sind bei Säuglingen in den ersten Lebenstagen operant konditionierbar (Siqueland, 1968). Sowohl bezüglich der klassischen als auch der operanten Konditionierung bei Neugeborenen ist aufgrund der extrem kurzen Gedächtnisspanne der Kinder eine Konditionierung nur dann möglich, wenn der als Operant oder als unkonditionierter Reiz eingesetzte Stimulus innerhalb von ein bis vier Sekunden nach der Reaktion bzw. dem konditionieren Stimulus gegeben wird (Grossmann, 1994). Ab dem vierten bis fünften Lebensmonat erhöht sich die Möglichkeit des Lernens am Erfolg, wenn die Beziehung zwischen Reaktion und Konsequenz erkannt werden kann. Bei Kindern im Alter von zwei bis sechs Monaten werden operant gelernte Verhaltensweisen allerdings recht schnell – nach einigen Tagen bis zu einer Woche – wieder vergessen, wenn die Lernsituation nicht mehr präsentiert wird (im Überblick Wendt, 1997, S. 160ff.).

Auch imitatives Verhalten, das als Vorläufer des *Lernens am Modell (Beobachtungslernen)* angesehen werden kann, zeigt sich bereits in den Anfängen der Entwicklung (Rauh, 1995). Das *Lernen am Modell* nach Bandura (1979, 1986) vereinigt Prinzipien des Lernens durch *Kontiguität* und des Lernens durch *Verstärkung* und verbindet beides mit kognitiven, motorischen und motivationalen *Vermittlungsprozessen*. Die relevanten Modellreize werden zunächst mehr oder weniger *aufmerksam* beobachtet, symbolisch *kodiert* und *gespeichert*, in Abhängigkeit von ihrer Reproduzierbarkeit *geübt* und schließlich je nach der rückgemeldeten Korrektheit bzw. den jeweiligen *Verstärkungsbedingungen* in offenes Verhalten umgesetzt. Das Imitationslernen ist in hohem Maße von verschiedenen Fähigkeiten des Kindes abhängig und kann immer nur in Abhängigkeit vom Entwicklungsstand des Kindes erfolgen. Eine zu imitierende Handlung muß dem Kind z. B. vorher geistig verinnerlichbar sein, so daß die Komplexität der zu lernenden Handlungen u.a. von den Handlungsfähigkeiten des Kindes abhängt. Erst mit etwa eineinhalb Jahren beginnen Kinder mit verzögerter Imitation, d.h. sie sind nun in der Lage, bei anderen beobachtetes Verhalten zu einem späteren Zeitpunkt zu wiederholen (Cole & Cole, 1989). Lernen am Modell spielt während der gesamten Entwicklung eine wichtige Rolle. Überall wo Personen miteinander agieren bzw. das Verhalten von anderen Personen beobachtet werden kann, findet Beobachtungslernen statt, soweit vom Entwicklungsstand des Kindes die dazu notwendigen Fähigkeiten und Anreizbedingungen zur Beobachtung und Verarbeitung der betreffenden Modellreize vorausgesetzt werden können. Brack (1993) plädiert aus diesem Grund für frühestmögliche therapeutische Interventionen bei Verhaltens- und Entwicklungsproblemen: Je kleiner die Zahl der relevanten Bezugspersonen noch ist – und diese wächst ja mit dem Lebensalter –, desto einfacher ist über die beschriebenen Lernprozesse, insbesondere durch Modellernen das Verhalten des Kindes in die gewünschte Richtung zu beeinflussen, wenn die relevanten Bezugspersonen kooperativ sind.

In der Sozialen Lerntheorie der Entwicklung, die sich im wesentlichen auf die drei zuvor skizzierten Lernarten des Klassischen Konditionierens, des Operanten Konditionierens und des Lernens am Modell stützen, stehen allerdings die allgemeinpsychologischen Gesetzmäßigkeiten des Lernens als Grundlage von Entwicklungsveränderungen im Vordergrund (Entwicklung durch Lernen) und weniger die im Kontext unserer Thematik in erster Linie interessierende Frage der Veränderungen von Lernprozessen im Laufe der Entwicklung (Entwicklung als Voraussetzung für Lernen).

4.2 Kognitive Fähigkeiten (Denken und Gedächtnis)

Die Bedeutung des kognitiven Entwicklungsstandes des Klienten für die Auswahl und Durchführung therapeutischer Interventionen liegt auf der Hand. Die bekannteste und umfangreichste Beschreibung der kognitiven Entwicklung hat Jean Piaget in seinen zahlreichen Schriften vorgelegt (zusammenfassend s. Piaget, 1981, 1983; auch Buggle, 1985; Flavell, 1979). Im Vordergrund steht bei Piaget die Entwicklung des Denkens. Auch wenn Piagets Theorie inzwischen von vielen Seiten kritisiert wurde (Carey, 1990; Donaldson, 1982; Siegler, 1991) so stellt sie – auch für die meisten Kritiker – immer noch den Ausgangspunkt und eine wertvolle Grundlage für die Beschreibung der geistigen Entwicklung im Kindes- und Jugendalter dar und bietet im Sinne der hier angestrebten Praxisnähe wichtige Orientierungspunkte.

Piaget unterscheidet vier Hauptphasen des Denkens: die sensumotorische, die präoperationale, die konkret-operationale und die formal-operationale Entwicklungsphase. Die im folgenden angegebenen phasenspezifischen Charakteristika des Denkens markieren jeweils die obere Leistungsgrenze der betreffenden Phase. Sie müssen nicht immer vollständig oder in allen Situationen realisiert werden. Die Altersangaben sind nur ungefähre Durchschnittswerte.

Während der Phase der *sensumotorischen Intelligenz*, die Piaget bis zum Ende des zweiten Lebensjahrs ansetzt, bilden sich die ersten Vorformen des Denkens heraus. Sie sind noch an die Sukzession und Koordination von Wahrnehmung und Bewegung gebunden. Ein wichtiger Markstein im Alter von ca. sechs bis acht Monaten ist die Entwicklung der Objektpermanenz (des Wissens, daß Dinge weiterexistieren, auch wenn sie aus dem Wahrnehmungsfeld verschwunden sind). Gegen Ende dieser Phase bildet das Kind Vorstellungen aus, die unabhängig von der unmittelbaren Wahrnehmung ein verinnerlichtes Handeln erlauben und es dem Kind ermöglichen, die Ergebnisse seines Handelns zu antizipieren.

Vom zweiten bis etwa zum sechsten Lebensjahr dauert die daran anschließende Phase des *voroperatorischen Denkens*. Piagets Beschreibung dieser Entwicklungsphase stellt vor allem die Einschränkungen und Defizite des kindlichen Denkens heraus. Die Kinder denken ausschließlich unidirektional, d.h. beobachtete Handlungsabläufe können nicht gedanklich umgekehrt werden, Erklärungen werden nur in einer Richtung gesucht. Auch einmal getroffene Differenzierungen können nicht rückgängig gemacht werden, was das Problem der Klasseninklusion verdeutlicht. So kann z.B. ein Kind, das auf einer Abbildung Jungen und Mädchen voneinander unterscheidet und beide auch als Kinder identifiziert hat, die Frage, ob mehr Mädchen oder mehr Kinder zu sehen sind, nicht richtig beantworten. Sind mehr Mädchen als Jungen zu sehen, so wird es sagen, daß mehr Mädchen als Kinder zu sehen sind. Häufig ist auch Animismus zu beobachten, d.h. unbelebten Gegenständen werden Wille und Motive zugeschrieben, um sich deren „Verhalten" (z.B. die Bewegung der Wolken) zu erklären. Es gelingt nur in Ansätzen, Ursache-Wirkungs-Zusammenhänge, prozeßhafte Verläufe sowie die Intentionen anderer Personen zu erkennen. Ein Kind in dieser Phase kann in der Regel mehrere Aspekte einer Situation höchstens nacheinander und unabhängig voneinander, nicht jedoch gleichzeitig und in ihrem wechselseitigen Verhältnis berücksichtigen. Zur Veranschaulichung können die bekannten Aufgaben zur Mengeninvarianz dienen. Das voroperationale

Kind beurteilt die Menge einer Flüssigkeit in einem Behälter ausschließlich anhand einer einzigen Variable, nämlich – meist – der Höhe des Wasserstands im Glas. Wird die Flüssigkeit von einem schmalen Glas in ein breites Glas umgeschüttet, so glaubt ein Kind häufig bis zum sechsten Lebensjahr, in dem breiteren Glas sei weniger Flüssigkeit. Es kann nicht gleichzeitig die Höhe des Wasserstands und die Breite des Glases beachten und deren kompensatorisches Verhältnis erkennen.

Etwa mit sechs bis sieben Jahren erfolgt der Übergang in das Stadium des *konkret-operationalen Denkens*. Im Unterschied zum präoperationalen Kind, das seine Aufmerksamkeit auf einen besonders hervorstechenden Aspekt eines Sachverhalts *zentriert*, kann das ältere Kind nun mehrere Aspekte gleichzeitig beachten, d. h. seine Aufmerksamkeit *dezentrieren*. Es urteilt dabei auch nicht mehr primär aufgrund der wahrgenommenen Erscheinungsform (*Aussehen*), sondern ist in der Lage, die wahren Verhältnisse (*Wirklichkeit*) zu erschließen. Während auf der präoperationalen Stufe die Tendenz besteht, einen Sachverhalt nach seinem gegenwärtigen *Zustand* zu beurteilen und demgegenüber die diesen Zustand hervorrufenden *Transformationen* zu übersehen, berücksichtigt das konkret-operationale Kind auch die zwischenzeitlichen Transformationen. Dabei kann es die beobachteten Abläufe gedanklich umkehren, das Denken ist *reversibel* geworden. Trotz dieser Fortschritte weist das konkret-operationale Denken noch eine Reihe von Begrenzungen auf. Die Denkoperationen beziehen sich immer noch auf Gegenstände, die das Kind sehen kann und auf Handlungen, die es – tatsächlich oder in der Vorstellung – ausführt. Das Kind ist noch nicht in der Lage, seine Denkstrukturen auf abstrakte, hypothetisch deduzierte Beziehungen anzuwenden. Dies ist erst in der nächsten Entwicklungsphase möglich.

Die Entwicklungsphase der *formalen Operationen*, die etwa mit dem zwölften Lebensjahr beginnt, zeichnet sich durch Abstraktionsfähigkeit und die Fähigkeit zum hypothetisch-deduktiven Schlußfolgern aus. Dabei nimmt die Systematisierung und Integration der Denkoperationen zu umfassenderen kognitiven Strukturen weiter zu. Nun ist das Kind bzw. der Jugendliche zur Variablenkontrolle (der systematischen hypothetischen Variation von Faktoren) und zur logischen Verknüpfung von Aussagen (z.B. dem Erkennen von logischen Widersprüchen zwischen Aussagen, unabhängig von ihrem konkreten Inhalt) in der Lage. Das Denken geht nun über das konkret Gegebene hinaus und beschäftigt sich mit dem hypothetisch Möglichen (*was wäre wenn*), wobei die gegebene Wirklichkeit zum Sonderfall der potentiellen Möglichkeiten wird. Schließlich entwickelt sich auch die Fähigkeit zur Perspektivenübernahme weiter, „indem nicht nur die Perspektiven konkreter Personen eingenommen werden können, sondern auch aus der Sicht von Institutionen, Organisationen, Normen, Gesetzen oder Prinzipien geurteilt werden kann" (Lohaus, 1998, S.602).

Abgesehen von der Vernachlässigung bereichsspezifischer Unterschiede des Denkens eines Kindes zeichnet sich Piagets Beschreibung der kognitiven Entwicklung dadurch aus, daß über der Fokussierung auf die strukturellen Aspekte des Denkens die *Inhalte* des Denkens und das *Wissen* des Kindes in den Hintergrund treten. An diesem Kritikpunkt ansetzend nehmen neuere Theorien der kognitiven Entwicklung eine stärkere Bereichsspezifität und Inhaltsgebundenheit von Entwicklungsveränderungen an und verzichten auf die Beschreibung globaler Entwicklungsstadien im Sinne Piagets (s. dazu Sodian, 1995). Entsprechend interessieren hier die jeweils vorhandenen Informationsverarbeitungsfähigkeiten, der Umfang des vorhandenen Wissens und die Art seiner Organisation, sowie die gegebenen sog. metakognitiven Fähigkeiten (Wissen über kognitive Fähigkeiten und Prozesse). Einige Informationsverarbeitungs-Theoretiker gehen davon aus, daß nach dem Vorschulalter keine wesentlichen Verbesserungen der mentalen Grundfunktionen mehr stattfinden und daß die besseren kognitiven Leistungen älterer Kinder und Jugendlicher vor allem auf das Anwachsen des sog. *deklarativen* und *prozeduralen Wissens* (Wissen über Sachverhalte, auf das bewußt zugegriffen werden kann, und Fertigkeiten, die eher automatisiert ablaufen), sowie des Wissens über Verfahren und Strategien zum Wissensaufbau und zur Wissensspeicherung (*metakognitive Fähigkeiten*) zurückzuführen sind.

Von zentraler Bedeutung für die aktuellen Informationsverarbeitungsansätze sind hierbei die verschiedenen *Gedächtnisfunktionen* und ihre Entwicklung (s. hierzu Knopf, 1998; Schneider & Büttner, 1995; Schneider & Pressley, 1989). Die verschiedenen Aspekte des Gedächtnisses entwickeln sich im Verlaufe des Kindes- und Jugendalters ganz unterschiedlich.

Nach den vorliegenden Befunden gilt u.a.: Einfaches Wiedererkennen von vorher bereits gesehenen Objekten stellt auch kleine Kinder vor keine besonderen Probleme und verbessert sich mit zunehmendem Alter nur unwesentlich. Ähnliches gilt für implizite Gedächtnisleistungen, für das beiläufige, automatische Speichern von Reizen bzw. Reiz-Reaktions-Verknüpfungen. Hingegen findet man für explizite Gedächtnisleistungen (das deklarative Gedächtnis, dessen Funktion es ist, Informationen zu speichern, auf die bewußt zugegriffen werden soll) sowie den Erwerb von angemessenen Gedächtnisstrategien, d.h. wenn das Behalten das eigentliche Ziel der Aktivität ist, und für das Wissen von Kindern über ihre eigenen Gedächtnisprozesse (Metagedächtnis) eine starke Altersvariation, d.h. eine auffällige Zunahme im Laufe des Kindes- und Jugendalters. „Deklarative Gedächtnisleistungen sind abhängig vom Umfang und der Nutzung des Welt- oder bereichsspezifischen Wissens, von der Verfügbarkeit und Nutzung von Lern- und Erinnerungsstrategien, vom Wissen über Lernen und Gedächtnis und der Nutzung dieses gedächtnisbezogenen Wissens (Metagedächtnis)" (Knopf, 1998, S.541f.). Auch die Gedächtniskapazität (Gedächtnisspanne oder Arbeitsgedächtnis), also die Menge der Information, die direkt verfügbar gehalten und bearbeitet werden kann, nimmt im Laufe des Kindes- und Jugendalters zu. Dies dürfte ebenfalls eine wesentliche Ursache für die altersabhängig unterschiedliche Leistungsfähigkeit des deklarativen Gedächtnisses darstellen.

Schließlich ist die Entwicklung des Gedächtnisses eng verknüpft mit dem Erwerb von Wissen (Knopf, 1998). Kleine Kinder sind in diesem Sinne universelle Novizen („Unwissende"). Mit zunehmendem Wissen (Expertise) wächst auch die Gedächtnisleistung. Das Anwachsen des Wissens führt dazu, daß ein bedeutungsvoller Kontext für Informationen geschaffen wird, die ansonsten bedeutungslos und damit schwer zu behalten wären. Mehr Wissen erlaubt dem Kind, Schlußfolgerungen zu ziehen, die über die ihm gebotenen Informationen hinausgehen, was wiederum den Prozeß des Behaltens erleichtert.

In welchem Umfang und auf welche Weise in der Therapie vermittelte Inhalte von dem Klienten behalten werden können, ist sicherlich von großem Interesse. So ist nach den vorangegangenen Ausführungen davon auszugehen, daß die Strategien des Einprägens neuer Informationen (z.B. therapeutische Selbstinstruktionen) sich im Entwicklungsverlauf ändern. Pressley (1982) verweist z.B. darauf, daß bereits vierjährige Kinder auf Anleitung erlernen können, Gedächtnisinhalte durch Elaboration (bildhafte oder verbale Verknüpfungen) besser zu erinnern, wobei Kinder im Vorschulalter vor allem von verbalen Elaborationen profitieren. Interessant erscheint auch, daß eine uns Erwachsenen ganz selbstverständlich erscheinende Strategie zum Behalten von Informationen, nämlich die Wiederholung des Inhalts, Kindern mit acht Jahren nur bedingt geläufig ist, während Zwölfjährige sie bereits standardmäßig anwenden (Ornstein, Stone, Medlin & Naus, 1985). Die entwicklungsangemessene Unterstützung der Kinder beim Behalten therapeutisch relevanter Inhalte erscheint also durchaus angezeigt.

4.3 Aufmerksamkeit

Die Aufmerksamkeit des Kindes ist bei vielen therapeutischen Interventionen von Bedeutung. So ist die Aufmerksamkeit für das Modellverhalten und seine Konsequenzen der erste notwendige Schritt beim Modellernen (vgl. 4.1). Aufmerksamkeit ist allerdings keine einheitliche Funktion, sondern umfaßt nach Oerter (1995) je nach der Handlungskomponente (orientierendes, explorierendes oder exekutives Handeln) und dem Handlungsziel (Entwerfen bzw. Auswählen eines Handlungsplans oder Ausführung eines Handlungsplans) unterschiedliche Steuerungsleistungen.

Bei kleineren Kindern wird die Aufmerksamkeit vornehmlich unwillkürlich gesteuert, sie hängt von der Attraktivität der dargebotenen Reize ab, während willkürliche Aufmerksamkeit sich dadurch auszeichnet, daß ohne externe Auslösung die Aufmerksamkeit absichtlich auf eine Sache gerichtet ist. Bis zum Eintritt in die Grundschule herrscht bei Kindern die unwillkürliche Aufmerksamkeit vor und willkürliche Aufmerksamkeit ist schwer herzustellen (vgl. Oerter, 1995). Die Schule beansprucht dann immer mehr die willkürliche Aufmerksamkeit. Auch die Aufmerksamkeitsspanne ist in hohem Maße entwicklungsabhängig und steigt mit dem Alter stetig an (Ljublinskaja, 1977).

4.4 Vorstellungs- und Imaginationsfähigkeit

Für einige verhaltenstherapeutische Techniken, etwa Rollenspiele und Entspannungsverfahren, ist die Fähigkeit des Kindes, sich nicht-vorhandene Dinge und Situationen vorstellen zu können, von zentraler Bedeutung. Aber auch generell ist die Problemaktualisierung ein wichtiger Wirkfaktor in der Therapiesituation (Grawe, 1994; 1998). Da in der Therapiesituation die reale Problemsituation des Kindes oft nicht hergestellt werden kann, ist daher auch diesbezüglich die Frage der kindlichen Vorstellungsfähigkeit nicht-vorhandener Situationen von Bedeutung.

Mit Beginn des zweiten Lebensjahres beginnen Kinder, Spielobjekte als Symbole für andere Objekte zu benutzen und ihre Spielhandlungen dementsprechend auszurichten (Oerter, 1995). Die Häufigkeit des Symbolspiels steigert sich bis zum Schuleintritt und nimmt dann wieder ab (Fein, 1981). Beginnend mit dem dritten Lebensjahr ist das kindliche Spiel, auch das Rollenspiel, immer weniger an reale

Gegenstände gebunden, vierjährige Kinder gehen im Rollenspiel häufig mit nichtvorhandenen, gedachten Gegenständen um (McLoyd, 1983).

In einer Studie von Lohaus (1986) wurde Vorschulkindern per Video eine Spielsequenz vorgeführt, die sie entweder rein verbal, im Rollenspiel oder in Form eines Puppenspiels fortsetzen sollten. Puppenspiel und – etwas weniger – Rollenspiel mit ihrem hohen Anteil an spielerischen Elementen kam den Kindern dieses Altersbereichs eher entgegen als die rein verbale Darstellung. Allerdings wurden unter der verbalen Bedingung realitätsnähere Handlungsausgänge gewählt als beim Puppenspiel und Rollenspiel. Letztere sprachen offenbar stärker die Phantasie der Kinder an, was mit einer größeren Realitätsferne der gewählten Handlungsausgänge einherging.

4.5 Sprachliche und kommunikative Fähigkeiten

Bei der sprachlich-kommunikativen Entwicklung muß unterschieden werden zwischen dem Sprachverständnis des Kindes und seiner aktiven Sprachproduktion. Das Sprachverständnis geht der Sprachproduktion im Regelfall zeitlich voraus. Kinder verstehen sowohl Worte als auch grammatische Strukturen, bevor sie sie selbst aktiv produzieren können.

In der *vorsprachlichen Phase* kommuniziert die soziale Umwelt zwar bereits sprachlich mit dem Kind, und das Kind versteht bereits einiges von den sprachlichen Äußerungen der Umwelt, insbesondere unter Nutzung prosodischer Hinweise sowie Mimik und Gestik der Interaktionspartner. Nach Grimm (1998) bildet dies den ersten Einstieg in das Grammatiksystem der Sprachumwelt. Dieser Anfang bzw. die Vorbereitung des eigentlichen Spracherwerbs ist nach Grimm (1998) affektivkommunikativ motiviert (durch das Grundbedürfnis des Kindes nach kommunikativem Austausch) und gewinnt erst später eine kognitive Dimension. Dabei erfolgt der eigentliche Spracherwerbsprozeß nach Locke (1993) innerhalb von biologischen Zeitfenstern und findet mit ca. fünf Jahren seinen ersten wichtigen Abschluß.

Ein Meilenstein der frühen Sprachentwicklung ist die Äußerung des ersten bedeutungshaltigen Wortes im Alter von etwa 10 bis 13 Monaten. Nachdem der Erwerb neuer Wörter anfänglich recht langsam vonstatten geht und die meisten Kinder im Alter von 20 Monaten über einen aktiven Wortschatz von rund 50 Wörtern verfügen, wächst der Wortschatz mit der Entdeckung der Nenn- und Darstellungsfunktion der Sprache (alle Dinge haben einen Namen) nun explosionsartig an. Allmählich fangen die Kinder auch an, Zweiwortsätze zu produzieren. Vom dritten bis zum sechsten Lebensjahr wächst der Wortschatz dann im Durchschnitt auf über 20.000 Wörter. Außerdem werden nun eine Reihe von Morphemen (grammatischen Markern) und Satzstrukturen erworben, die mittlere Satzlänge wird zunehmend größer, und es können allmählich auch komplexere Satzstrukturen gebildet und verstanden werden.

Die weitere Entwicklung der Sprache im Schulalter ist dann eher durch den Ausbau und die Verbesserung der bereits früher erworbenen Sprachfähigkeiten gekennzeichnet als durch den Erwerb neuer Fähigkeiten. Allmählich werden auch sprachliche Doppeldeutigkeiten, Metaphern, Sprachwitze, Sprichwörter, Ironie, Sarkasmus u.ä. verstanden. Das heißt, es werden metalinguistische Fähigkeiten erworben. Bilbow (1975) beschreibt, daß Kinder das konkret-operationale Entwicklungsstadium erreicht haben müssen, um Ähnlichkeitsmetaphern zu verstehen (z.B. Beine wie Besenstiele haben) und daß zum Verständnis von Analogie-Metaphern (z.B. ein Gedächtnis wie ein Schweizer Käse haben) sogar das formal-operatorische Stadium erreicht sein muß (vgl. auch McGhee, 1974). Diese Erkenntnisse lassen die Verwendung von Metaphern beim Einsatz von Imaginationstechniken erst bei Kindern ab dem Alter von acht bis zehn Jahren oder sogar später geraten erscheinen. Wenn das Kind derartige Metaphern noch nicht bewußt verarbeiten kann, kann es sie auch nicht unbewußt verstehen und verarbeiten.

Für den Fortgang eines therapeutischen Gesprächs ist wichtig, inwieweit Kinder als Klienten in der Lage sind, ein Gespräch in Gang zu halten. In Ansätzen sind dazu bereits zweijährige Kinder in der Lage, allerdings nur in Form der Beantwortung einfacher Fragen Erwachsener (Bloom, Rocissano & Hood, 1976). Zur aktiven Aufrechterhaltung eines umfangreichen Gesprächs oder Dialogs sind Kinder erst mit ca. fünf Jahren fähig (Shatz, 1983).

4.6 Fähigkeit zum Aufbau sozialer Beziehungen

Die Bedeutung der therapeutischen Beziehung ist heute weitgehend unstrittig. Auch in der Kinder- und Jugendlichenpsychotherapie muß daher der Beziehungsaufbau in besonderem Maße berücksichtigt werden. Die therapeutische Beziehung unterscheidet sich in mancherlei Hinsicht von einer privaten Beziehung, sie enthält neben dem grundlegenden Charakteristikum einer guten Beziehung, dem Vertrauen der beteiligten Interaktionspartner, einige Besonderheiten, etwa die Einseitigkeit der Selbstöffnung (nur der Klient bzw. die Klientin äußert seine bzw. ihre Probleme und Gefühle).

An dieser Stelle sollen die Einzelheiten des Beziehungsaufbaus in der Kinder- und Jugendlichenpsychotherapie nicht behandelt werden (vgl. Mackowiak, in diesem Band). Von Interesse ist aber die Entwicklung der Beziehungsfähigkeit, also z.B. die Frage, ab welchem Alter ein Kind in der Lage ist, eine vertrauensvolle Beziehung zu einem/einer Erwachsenen aufzubauen und inwieweit die Bedingungen für einen angemessenen Beziehungsaufbau systematisch mit dem Alter des Kindes variieren.

Aus den Ergebnissen der Bindungsforschung ist abzuleiten, daß – unter günstigen Entwicklungsbedingungen – vertrauensvolle Beziehungen zu Erwachsenen bereits in den ersten Lebensjahren aufgebaut werden und daß die individuell vorherrschende Bindungsqualität (sichere Bindung, unsicher-vermeidende oder ambivalent-unsichere Bindung) sich auch auf die Aufnahme weiterer sozialer Beziehungen auswirkt (Bowlby, 1975). Inwieweit die für den Aufbau sozialer Beziehungen zu Erwachsenen relevanten Faktoren systematisch mit dem Alter des Kindes variieren, ist bisher wenig erforscht.

Rotenberg (1980) führte eine interessante Untersuchung durch, die sich mit dem Vertrauensaufbau von Kindern zu einer anderen Person beschäftigt. Unter anderem führte er den Kindern variierte Filme vor, in denen eine Person jeweils etwas unterschiedliches versprach (ein Spielzimmer ganz, etwas oder gar nicht aufzuräumen), stets aber das gleiche Verhalten zeigte: Es räumte das Zimmer nur etwas auf. Sechsjährige Kinder bewerteten die Person als am vertrauenswürdigsten, die das größte Versprechen abgab, während acht- und zehnjährige Kinder derjenigen Person am meisten vertrauten, deren Verhalten konsistent mit ihrem Versprechen war. Das bedeutet aus ethischen Gründen und um langfristig ungünstige Lernprozesse zu vermeiden selbstverständlich nicht, daß der Therapeut oder die Therapeutin ein kleines Kind belügen sollte. Aber es legt nahe, im Gespräch mit jüngeren Kindern die Erfolgsaussichten der Therapie und die positiven Konsequenzen besonders deutlich herauszuarbeiten (vgl. z.B. zum Beziehungsaufbau bei Säuglingen Sarimski, 1993).

Generell kann davon ausgegangen werden, daß mit Kindern jeden Alters eine tragfähige therapeutische Beziehung aufgebaut werden kann, wenn die entsprechenden vertrauensbildenden Maßnahmen (vgl. Mackowiak, in diesem Band) altersgemäß angewandt werden. Zuwendung, Aufmerksamkeit, das altersentsprechende übertragen von Verantwortung und klares verständliches Handeln muß jeweils dem Verständnis des Kindes angepaßt werden.

4.7 Motivation und Handlungssteuerung

Bereits bei Kleinstkindern kann beobachtet werden, daß es Ihnen Freude bereitet, aktiv zu sein. Schon im ersten Lebensjahr ist dabei die Freude am Effekt zu erkennen, d.h. Kinder beginnen ohne äußeren Anstoß intrinsisch motiviert mit der Ausführung von Handlungen. Gegen Ende des ersten Lebensjahres wächst vor allem die Freude am selbst herbeigeführten Effekt (Erleben von Selbstwirksamkeit), Kinder empfinden neben der Freude Stolz über das selbst Erreichte (Heckhausen, 1980). In einer Untersuchung von Heckhausen und Roelofsen (1962) zeigten Kinder erst ab dem Alter von zwei Jahren und drei Monaten deutliche Anzeichen der Attribuierung von Erfolg und Mißerfolg bei einer Wettkampf-Aufgabe auf das eigene Handeln. Ab dem Alter von dreieinhalb Jahren verstanden alle Kinder auch die Wettkampfsituation und haben offensichtliche emotionale Probleme, bei einem solchen Wettkampf zu verlieren. Mit viereinhalb Jahren können die Kinder die Wettkampfsituation besser verarbeiten, erst ab dem Alter von fünfeinhalb Jahren versuchten Kinder, Mißerfolge durch vermehrte Anstrengung zu vermeiden.

Eine wichtige Frage – auch für Verstärkungsmöglichkeiten in der Therapie – besteht darin, ab welchem Alter Kinder willens und in der Lage sind, ihre Bedürfnisbefriedigung aufzuschieben, d.h. das Erreichen eines zeitlich weiter entfernt liegenden Zieles dem sofortigen Lustgewinn vorzuziehen. Kinder zeigen mit steigendem Alter häufiger die Tendenz, sofortigen Lustgewinn zugunsten höherer Ziele zurückzustellen. Von großer Bedeutung für dieses Verhalten sind allerdings die bisherigen Lernerfahrungen der Kinder. Wenn sie aufgrund ihrer bisherigen Erfahrungen davon ausgehen können, daß angekündigte Belohnungen auch erfolgen (Verläßlichkeit der Eltern) und wenn sie am Modell der Eltern sehen, daß diese einer sofortigen Befriedigung zugunsten späterer Befriedigungen widerstehen können, dann neigen auch Kinder eher dazu, sich auf spätere Bedürfnisbefriedigung einlassen zu können (Mischel, 1974).

Eine Präferenz für die spätere, wertvollere Belohnung bildet sich erst mit etwa zehn Jahren heraus. Jüngeren Kindern fällt es im Vergleich zu älteren Kindern, Jugendlichen oder Erwachsenen schwerer, Belohnungen aufzuschieben, da sie (a) häufig weniger Vertrauen haben, die spätere Belohnung tatsächlich zu erhalten, (b) vielleicht öfter erfahren haben, später doch nichts zu bekommen, (c) den Wertunterschied eventuell geringer einschätzen als er tatsächlich ist und (d) über keine Strategien verfügen, die Wartezeit erfolgreich durchzustehen (ebd.).

Für den Aufbau eines geeigneten therapeutischen Arbeitsbündnisses muß in der Regel auch davon ausgegangen werden, daß die KlientInnen Motivation zur Veränderung des eigenen Verhaltens aufbauen können. Wie weiter oben geschildert, sehen fünfeinhalbjährige Kinder bereits deutlich den Zusammenhang zwischen eigenem Handeln und dem Erfolg und versuchen, ihr Handeln entsprechend zu verändern. Prinzipiell ist es also Kindern ab diesem Alter sicherlich auch möglich, eine auf ihr Problemverhalten bezogene Änderungsmotivation aufzubauen, wenn es dem Therapeuten bzw. der Therapeutin gelingt, dem Kind den Zusammenhang zwischen seinem Verhalten und den entsprechenden negativen Konsequenzen (Streit mit Freunden oder in der Familie, etc.) zu verdeutlichen. Mempel (1989) konnte in Interviews mit 9- bis 13jährigen z.T. aggressiven, z.T. ängstlichen und z.T. stotternden Kindern herausfinden, daß die Kinder aller drei Gruppen als häufigste Verursacher für ihre Probleme tatsächlich sich selber (und nicht andere Kinder oder ihre Eltern) nannten und daß sie als Lösungsmöglichkeiten für das Problem eindeutig eine eigene Verhaltensänderung nennen.

4.8 Selbstbeobachtung und Selbstkontrolle

Harter (1982) schildert, daß nach ihren Untersuchungen Kinder ab einem Alter von sechs bis acht Jahren willens und in der Lage sind, sich selbst als Objekt differenzierter Beobachtung und Bewertung zu erleben.

Von besonderer Bedeutung für verhaltenstherapeutische Interventionen, die auf dem Prinzip der Selbstkontrolle beruhen, ist die Frage, ab welchem Alter Kinder zu effektiver Selbststeuerung in der Lage sind. Diese Frage läßt sich allerdings kaum allgemein beantworten, da die Kompetenz und Performanz der Selbstkontrolle mit der Art der Aufgabe bzw. den Anforderungen an die Selbstkontrolle und den gegebenen Anreizbedingungen systematisch variieren.

Luria (1961) beschäftigte sich mit der Frage, ab welchem Alter Kinder mittels sprachlicher Reize fremd- und selbstgesteuert einfache Handlungen ausführen können. Er beobachtete, daß bereits Kinder im Alter von ein bis zwei Jahren sprachliche Aufforderungen (z.B. in die Hände klatschen) ausführen können. Allerdings konnten sprachliche Reize zwar ein bestimmtes Verhalten auslösen, es aber nicht unterdrücken; z.B. würde die Aufforderung „nicht klatschen" ebenfalls die Reaktion „klatschen" auslösen. Im Alter von drei bis vier Jahren gelten dieselben Ergebnisse dann in bezug auf sprachliche Selbststeuerung: Kinder können nun durch selbstgegebene verbale Reize eine einfache Aktivität ausführen, aber wiederum in der bereits beschriebenen Weise nicht regulieren. Erst mit fünf bis sechs Jahren steuert die inhaltliche Bedeutung verbaler Stimuli das Verhalten der Kinder.

Von Bedeutung für Selbstkontrolltechniken ist auch, ab wann Kinder zu Selbststeuerung durch verdecktes Sprechen in der Lage sind. Meichenbaum (1975) führte einen Versuch durch, bei dem Kinder die Geschwindigkeit des eigenen Fingertippens durch das offene oder verdeckte Sprechen von „Langsamer" oder „Schneller" kontrollieren sollten. Während Kinder im Vorschulalter die Geschwindigkeit ihres Fingers nur durch offenes Sprechen kontrollieren konnten, waren Kinder einer ersten Grundschulklasse in der Lage, ihr diesbezügliches Verhalten auch durch verdecktes Sprechen zu kontrollieren (vgl. auch Zivin, 1979).

4.9 Soziale Perspektivenübernahme

Im Stadium des vor-operatorischen Denkens (siehe Abschnitt 4.2) ist es Kindern noch nicht möglich, sich Sachverhalte aus der Perspektive eines anderen Menschen bzw. aus unterschiedlichen Perspektiven vorzustellen. Sehr bekannt und anschaulich ist in diesem Zusammenhang der vielzitierte Drei-Berge-Versuch von Piaget: Wenn ein Kind ein Modell mit drei unterschiedlichen Bergen von einer bestimmten Perspektive aus betrachtet, so wird es diese Perspektive auf Bildern, die das Modell aus verschiedenen Perspektiven zeigt, erkennen können. Wenn man ein vierjähriges Kind fragt, welche Abbildung wohl der Ansicht eines Menschen entspricht, der das Modell von einer anderen Seite aus betrachtet, so wird es allerdings wieder die Abbildung mit der (aktuellen) eigenen Perspektive wählen. Häufig wird es diesen Fehler auch dann weiter machen, wenn es in der Zwischenzeit Gelegenheit hatte, sich das Modell von anderen Standpunkten aus anzusehen und dann wieder an seine ursprüngliche Position zurückkehrt.

Eine fehlende Perspektivenübernahme kann sich auch darin zeigen, daß man nicht weiß bzw. im eigenen Handeln nicht berücksichtigt, welche Informationen einer anderen Person zugänglich sind und welche nicht (fehlende referentielle Kommunikationskompetenz). So erzählt ein Kind im Vorschulalter z.B. häufig Geschichten so, daß es den Kenntnisstand des Gesprächspartners bzw. der Gesprächspartnerin nicht berücksichtigt, weil ihm gar nicht in den Sinn kommt, daß der Gesprächspartner bestimmte Informationen, die es selbst hat, nicht haben könnte (Wimmer & Perner, 1983). Selbst ältere Kinder tun sich mit dieser Anforderung, den offensichtlichen Informationsmangel einer Person zu erkennen und im Gespräch zu berücksichtigen, noch sehr schwer. Le Mare und Rubin (1985) berichten, daß 80 Prozent der von ihnen untersuchten Kinder aus der dritten Grundschulklasse sich diesbezüglich noch unangemessen verhalten (vgl. auch Flavell, Botkin, Fry, Wright & Jarvis, 1975). Bei einer einfachen Objektidentifizierungsaufgabe waren allerdings schon dreijährige Kinder zur Perspektivenübernahme fähig (Maratsos, 1973).

Zu referentiellem Wissen zählt auch, daß ein Sprecher Rückmeldungen des Zuhörers, die anzeigen, ob dieser etwas verstanden hat oder nicht, bemerkt und angemessen darauf reagiert. Auf der Seite des Zuhörers zeigt sich referentielles Wissen darin, daß dieser für Unzulänglichkeiten und Zweideutigkeiten einer Mitteilung sensibel ist und durch geeignete Rückfragen oder Rückmeldungen an den Sprecher eine Klarstellung herbeiführen kann. Derartige Fähigkeiten entwickeln sich aber erst im Laufe des Schulalters und können bei komplexen kommunikativen Situationen bis ins Erwachsenenalter hinein defizitär sein (Flavell, 1979).

Selman (1980) postuliert aufgrund seiner Untersuchungen folgende Entwicklungsabschnitte der sozialen Perspektivenübernahme, die jedes Individuum in dieser zeitlichen Reihenfolge, jedoch mit unterschiedlichem Altersbeginn, durchläuft: Etwa zwischen dem Alter von vier und neun Jahren wird Kindern bewußt, daß Menschen unterschiedliche Ansichten und Meinungen vertreten, weil sie sich in unterschiedlichen Situationen befinden. Irgendwann in der Altersspanne von sechs bis zwölf Jahren sind Kinder dazu in der Lage, die Perspektive anderer bei der Bewertung des eigenen Verhaltens einzunehmen. Mit neun bis fünfzehn Jahren werden sich Kinder bewußt, daß beide Interaktionspartner gleichzeitig die jeweils andere Perspektive einnehmen können und frühestens mit zwölf Jahren gelingt es Kindern bzw. Jugendlichen, die Normen und Werte sozialer Bezugsgruppen bewußt zu übernehmen.

4.10 Moralische Entwicklung

Häufig haben Verhaltensauffälligkeiten von Kindern negative Folgen für andere Beteiligte (v.a. bei aggressivem Verhalten, vgl. Borg-Laufs, 1997) und es könnte von Bedeutung sein, wie Kinder ihr eigenes Verhalten moralisch beurteilen, da mit einem negativen Urteil über die eigene Person bzw. das eigene Verhalten einerseits eine bessere Therapiemotivation zu erwarten ist und Veränderungen leichter erscheinen, andererseits natürlich die moralische Selbstabwertung zu begleitenden Selbstwertproblemen bis hin zu einer depressiven Störung führen können.

Von Interesse ist daher für therapeutische Interventionen u.U. auch eine Einschätzung des moralischen Entwicklungsstandes eines Kindes. Kohlberg (1958) hat bezüglich des von ihm und MitarbeiterInnen entwickelten bekannten Stufenkonzeptes der moralischen Entwicklung gezeigt, daß noch im Alter von 10 Jahren fast 70 Prozent der untersuchten Kinder auf der niedrigsten und zweitniedrigsten Stufe seines sechsstufigen Modelles, also zu zwei Dritteln noch auf der Stufe des präkonventionellen Urteilsniveaus stehen. Auf der untersten Stufe (heteronome Moralität) ist dies hauptsächlich gekennzeichnet durch das Befolgen von Geboten und Verboten zur Vermeidung von Bestrafung durch Autoritäten. Gehorsam ist ein Wert an sich. Auf der nächsthöheren Stufe (Individualismus) werden Gebote und Verbote befolgt, soweit es den unmittelbaren Interessen der handelnden Personen dient und ein fairer Austausch zwischen den Beteiligten stattfindet (s. Colby & Kohlberg, 1978). Mit 13 Jahren hingegen argumentiert fast die Hälfte der Kinder entsprechend der Stufen drei und vier, d.h. auf einem konventionellen Urteilsniveau. Auf der niedrigeren Stufe (interpersonelle Konformität) orientiert man sich an den Erwartungen anderer (nahestehender) Personen hinsichtlich „guten" Verhaltens und an der Aufrechterhaltung sozialer Beziehungen auf der Grundlage von gegenseitiger Wertschätzung, Dankbarkeit und Vertrauen. Auf der höheren Stufe (soziales Gewissen) orientiert man sich an den herrschenden Gesetzen, soweit sie den sozialen Verpflichtungen und den gesellschaftlichen Interessen entsprechen und das Funktionieren der gesellschaftlichen Institutionen gewährleisten.

Krebs und Gillmore (1982) haben sich in einer Untersuchung mit dem Zusammenhang von kognitiver Entwicklung, Rollenübernahmefähigkeit und moralischer Entwicklung beschäftigt. Sie untersuchten die These, daß ein bestimmter moralischer Entwicklungsstand nur dann erreicht werden kann, wenn ein ausreichendes kognitives Niveau und eine ausreichende Rollenübernahmefähigkeit zu beobachten ist. Die Ergebnisse ihrer Untersuchung waren weniger eindeutig als erwartet. Zwar ergaben sich hoch signifikante Zusammenhänge zwischen den jeweiligen Entwicklungsdimensionen, dennoch zeigten viele Kinder eine Merkmalskombination, die den theoretischen Erwartungen widersprach, so daß die *Notwendigkeit* eines bestimmten kognitiven Entwicklungsstandes für das Erreichen einer bestimmten moralischen Entwicklungsstufe mit dieser Untersuchung nicht belegt werden konnte.

5. Entwicklungspsychologische Voraussetzungen einzelner psychotherapeutischer Methoden

Im folgenden sollen nun einzelne verhaltenstherapeutische Methoden daraufhin untersucht werden, welche Voraussetzungen sie an die entwicklungsabhängigen Ressourcen der Kinder stellen. Bezüglich einzelner therapeutischer Methoden gilt es zu klären, ab welchem Alter sie ggf. mit welchen Modifikationen in der Kinder- und Jugendlichenpsychotherapie einsetzbar sind (zum Überblick über die Durchführung der einzelnen Methoden vgl. Borg-Laufs, 1999).

5.1 Graduierte Konfrontation (Systematische Desensibilisierung)

Die graduierte Konfrontation wird normalerweise bei eher respondent ausgelösten Ängsten eingesetzt. In der Regel umfaßt sie folgende Teilkomponenten:

- Erstellen einer Angsthierarchie, d.h. zusammen mit dem Klienten oder der Klientin werden unterschiedliche angstauslösende Situationen gesammelt und in einer Rangreihe bezüglich der Stärke der durch sie ausgelösten Angst dargestellt. Idealerweise werden angstauslösende Items gesucht, die z.B. auf der angenommenen Ordinalskala eines Angstthermometers von 1-100 äquidistant Werte besetzen (0-10-20-30 ... 100).

- Gleichzeitig gehört zu einer systematischen Desensibilisierung klassischerweise das Erlernen eines Entspannungsverfahrens (PMR, AT, o.ä.). Allerdings gibt es Beispiele aus der Kinderpsychotherapie, bei denen auf die Vermittlung eines Entspannungsverfahrens verzichtet wurde (Lazarus & Abramowitz, 1962) und statt dessen angenehme Gegenvorstellungen aufgebaut wurden oder andere Verhaltensweisen gewählt wurden, die mit der Angst inkompatible Emotionen auslösen (spielen u.a.).

- Die klassische Durchführung einer systematischen Desensibilisierung entspricht dann folgendem Ablauf: Es wird eine Entspannungsinduktion durchgeführt, anschließend kommt es zu einer Konfrontation in sensu mit den angstauslösenden Objekten/Situationen, beginnend mit dem am wenigsten angstbesetzten Item. Wenn der Klient oder die Klientin diese Imagination angstfrei erleben kann, wird mit der Vorstellung des nächsten Items fortgefahren. Wenn Angst auftritt, gibt der Klient bzw. die Klientin ein Zeichen und die Vorstellung wird beendet und die Entspannung wieder hergestellt. Anschließend wird erneut die Vorstellung mit dem angstauslösenden Item dargeboten. Die abwechselnde Darbietung von Entspannungsinduktion und angstauslösendem Item wird so lange fortgesetzt, bis dem Klienten oder der Klientin die angstfreie Vorstellung des Items gelingt. Auf diese Weise wird die Angsthierarchie im Verlauf mehrerer Stunden bis zum schwierigsten Item durchgearbeitet.

Bei einer graduierten Konfrontation in vivo wird nach Erstellen der Angsthierarchie der Klient oder die Klientin mit den Items der Angsthierarchie nach der gleichen Systematik wie bei der Konfrontation in sensu konfrontiert. Auch in vivo wird zum nächstschwierigeren Item übergegangen, wenn eine Item auf der vorhergehenden Stufe angstfrei bewältigt werden konnte.

Wolpe (1965) hat die Systematische Desensibilisierung als praktische Anwendung der klassischen Konditionierung konzipiert. Aus heutiger Sicht muß die SD als vielschichtigerer Lernvorgang betrachtet werden (vgl. Brack, 1993; Sinz, 1993), bei dem unter anderem operante und klassische Konditionierung eine Rolle spielen. Die prinzipielle Möglichkeit zur klassischen und auch zur operanten Konditionierung kann bei Kindern jeden Alters erwartet werden (vgl. 4.1). Allerdings erfordern die beschriebenen Vorgehensweisen im Detail bestimmte entwicklungsmäßige Voraussetzungen:

- Das Kind muß die kognitive Fähigkeit besitzen, eine Angsthierarchie erstellen zu können. Das heißt, es muß zu Selbstbeobachtung in der Lage sein und dazu, diese eigene Gefühlslage in Zusammenhang mit der Reizbedingung zu bringen. Erwartet werden kann dies von Kindern erst mit Erreichen des Grundschulalters (vgl. Abschnitte 4.2 und 4.9). Alternativ ist es natürlich möglich, daß der Therapeut oder die Therapeutin durch die bei der Elternexploration oder bei eigenen Beobachtungen gemachten Erfahrungen alleine eine Angsthierarchie erstellt. Deren Validität dürfte allerdings geringer sein, als eine mit dem Klienten bzw. der Klientin zusammen erarbeitete Angsthierarchie.

- Für die klassische Durchführungsart muß das Kind sich in der therapeutischen Situation in Entspannung versetzen können oder können lassen (vgl. 4.4). Auch dies ist offensichtlich allerdings nicht zwingend notwendig, denn es können auch auf andere Art positive Gegenemotionen hergestellt werden.

- Um eine Desensibilisierung in sensu durchführen zu können, muß eine entsprechende Imaginationsfähigkeit gegeben sein, d.h. das Kind muß in der Lage sein, die von Therapeut oder Therapeutin dargebotenen verbalen Äußerungen in Imaginationen umzusetzen. Bei Vorschulkindern wird dies häufig an der mangelnden Aufmerksamkeitsspanne der Kinder für willkürliche Aufmerksamkeit scheitern (vgl. 4.3). Die Imaginationsfähigkeit selber kann schon bei drei- bis vierjährigen Kindern vorausgesetzt werden (vgl. 4.4).

- Das Kind sollte zur Selbstbeobachtung in der Lage sein, um das Angsterleben dem Therapeuten oder der Therapeutin in der Darbietungsphase anzeigen zu können – auch dazu ist das Erreichen des Grundschulalters in der Regel vorauszusetzen. Ist dies nicht gegeben, kann der Therapeut oder die Therapeutin die Angst nur aus dem beobachtbaren Verhalten in der Situation ableiten.

- Schließlich muß das Kind die kommunikativen Fähigkeiten besitzen, seinen wahrgenommenen Gefühlszustand auch mitzuteilen, sofern nicht, wie oben beschrieben, der Therapeut bzw. die Therapeutin nur auf ihre Beobachtungen angewiesen sein soll. Die entsprechenden kommunikatorischen Fähigkeiten dürften allerdings in der Regel vor der notwendigen Selbstbeobachtungsfähigkeit entwickelt werden (vgl. 4.5).

Zusammenfassend scheint für die regelrechte Durchführung einer SD also das Erreichen des Grundschulalters die Voraussetzung zu sein. Bei jüngeren Kindern müssen Variationen des Vorgehens gewählt werden. So muß z.B. die Angsthierarchie ohne den Klienten bzw. die Klientin erarbeitet werden (durch Verhaltensbeobachtung oder Exploration der Eltern) und möglicherweise muß die Selbstbeobachtung das Angsterleben betreffend durch Fremdbeobachtung ersetzt werden. Um Entspannung und Imagination aufrechterhalten zu können, sollten für Kinder ansprechende Entspannungsgeschichten gewählt werden, möglicherweise ist die Entspannung auch durch andere Maßnahmen zu ersetzen.

5.2 Konfrontation und Reaktionsverhinderung

Die auch bei Kindern erfolgreiche Behandlung von Zwängen durch graduierte oder massierte Reizkonfrontation mit Reaktionsverhinderung setzt die gleichen entwicklungspsychologischen Bedingungen voraus wie die unter 5.1 beschriebene Desensibilisierung bzw. die unter 5.3 genannte massierte Konfrontation. Die hinzukommende Reaktionsverhinderung stellt an die Kinder keine wesentlichen zusätzlichen Anforderungen. Auch bei einer Konfrontation mit Reaktionsverhinderung muß eine Angsthierarchie erstellt werden, die in sensu und in vivo durchgearbeitet werden muß (vgl. Döpfner, 1993). Da Zwangserkrankungen bei Kindern erst ab dem elften Lebensjahr zu beobachten sind (Toro, Cervera, Oseja & Salmero, 1993), kann die Konfrontation mit Reaktionsverhinderung problemlos durchgeführt werden.

5.3 Massierte Konfrontation

Die massierte Konfrontation in sensu oder in vivo unterscheidet sich von der graduierten Konfrontation (5.1) dadurch, daß der Klient bzw. die Klientin nach der entsprechenden Vorbereitung direkt mit dem maximal anstauslösenden Stimulus konfrontiert wird. Entscheidend ist dann, daß die Klientin oder der Klient solange dem Stimulus ausgesetzt bleibt, bis die Angst sich verringert. Um die Kinder nicht unnötig zu belasten, wird in der Verhaltenstherapie mit Kindern weitgehend auf massierte Reizkonfrontation verzichtet (Essau & Petermann, 1995). Daß Kinder weniger belastbar sind als Erwachsene, scheint zunächst einmal eine unbewiesene These zu sein. Sicherlich verlangt eine massierte Reizkonfrontation aber eine hohe Motivation und auch eine hohe Aufmerksamkeitsleistung, damit der Klient oder die Klientin sich dem Stimulus nicht kognitiv durch Ablenkung mittels abschweifender Gedanken entzieht. Hier sind sicherlich entwicklungsbedingte Einschränkungen zu machen (vgl. 4.8 und 4.3). Daher ist es sicherlich sinnvoll, erst bei Jugendlichen mit massierter Konfrontation zu arbeiten.

5.4 Operante Verfahren

Bei den operanten Therapiemethoden können verschiedene Verfahren unterschieden werden, die alle entsprechend den Lernprinzipien der operanten Konditionierung funktionieren, d.h. die Auftretenswahrscheinlichkeit erwünschten Verhaltens wird durch geeignete Verstärkungsbedingungen erhöht, die Auftretenswahrscheinlichkeit unerwünschten Verhaltens ebenfalls durch systematische Variation der Verstärkungsbedingungen verringert (vgl. Merod, in diesem Band). Zu den wichtigsten operanten Methoden zählen:

- Shaping, der schrittweise Verhaltensaufbau durch Verstärkung kleiner Verhaltenseinheiten bis ein komplexes Gesamtverhalten erlernt wurde, z.B. in der Sprachtherapie;
- Verstärkungspläne (Token-Pläne), mit denen entweder in der Therapiestunde oder im Lebensumfeld (mit Hilfe von Mediatoren) systematisch gewünschtes Verhalten verstärkt wird;
- Soziale Verstärkung, d.h. Lob und andere soziale Verstärkung für erwünschtes Verhalten;
- Response-Cost-Verfahren, bei denen z.B. zur Verringerung einer Tic-Symptomatik bereits gewährte Verstärker für genau bezeichnete unerwünschte Verhaltensweisen entzogen werden;
- Auszeit (Time-out), die Beendigung einer Situation mit vollständigem Verstärkerentzug;
- Bestrafungsverfahren, die nur bei schwer selbstschädigendem Verhalten, das auf anderem Weg nicht abbaubar ist, eingesetzt werden.

Operante Konditionierung, insbesondere im Sinne positiver Verstärkung ist schon bei Kleinstkindern eine geeignete Maßnahme zur Verhaltensmodifikation (vgl. 4.1). Zu berücksichtigen ist dabei, daß bei sehr jungen Kindern aufgrund der kurzen Gedächtnisspanne nur solche Methoden einsetzbar sind, bei denen die Verstärkung zeitlich unmittelbar auf das zu verstärkende Verhalten erfolgt. Auch bei älteren Kindern muß die Fähigkeit zum Bedürfnisaufschub, die in Abhängigkeit von der bisherigen Lerngeschichte interindividuell sehr verschieden sein kann, berücksichtigt werden (vgl. 4.8). Der Einsatz von Token kann natürlich nur dann in Erwägung gezogen werden, wenn die Kinder zum Verständnis des Token-Systems in der Lage sind. Dies ist auch schon bei Kindern im Vorschulalter möglich, wenn eine möglichst einfache Darstellungsform für den Tokenplan gewählt wird (z.B. eine anschauliche „Punkteschlange", vgl. Döpfner, Schürmann & Frölich, 1997). Kinder verstehen etwa ab viereinhalb Jahren durchaus die „Wettkampf"-Situation und werden sich bemühen, möglichst viele Punkte zu erhalten (vgl. 4.8). Daß ein Token bzw. die Vollendung der Punkteschlange (o.ä.) in andere Belohnungen umgetauscht werden kann, ist Kindern im Vorschulalter ebenfalls vermittelbar, denn sie sind bereits dazu in der Lage, die Symbolhaftigkeit von Gegenständen z.B. beim Spiel von sich aus zu nutzen (vgl. 4.4).

Für die Praxis stellt sich die Frage, wann der Einsatz operanter Methoden in der Therapiestunde sinnvoll ist und wann eher an die Eltern als Mediatoren einer operanten Intervention in der häuslichen Umgebung gedacht werden sollte. Generell gilt, daß die systematische Verstärkung in der natürlichen Lebensumwelt geeigneter ist, da dadurch nicht erst mühsam am Alltagstransfer gearbeitet werden muß. Außerdem ist gerade bei jungen Kindern eine kontinuierliche Verstärkung notwendig (vgl. 4.1), die nur in der natürlichen Umgebung erfolgen kann und nicht bei z.B. wöchentlichen Therapieterminen. Falls der Therapeut oder die Therapeutin direkt mit dem Kind (und nicht über Mediatoren) mit sozialer Verstärkung arbeiten will, so muß seine Beziehung zu dem Kind so sein, daß er oder sie überhaupt als Quelle sozialer Verstärkung in Frage kommt (vgl. Mackowiak, in diesem Band).

5.5 Lernen am Modell

Modellernen ist bei jeder Psychotherapie ein Motor der Veränderung, auch wenn keine explizit auf diesem Lernprinzip basierenden therapeutischen Methoden angewendet werden, da der Therapeut bzw. die Therapeutin mit seinem Verhalten in der Therapiestunde als Modell zur Verfügung steht.

Die Wirkungsmechanismen des Modellernens werden in der Kinderpsychotherapie häufig genutzt. Bei der Sprachtherapie oder beim Selbstinstruktionstraining agiert der Therapeut bzw. die Therapeutin als Modell, bevor das Kind das gezeigte Verhalten nachahmen soll. Bei aggressiven und ängstlichen Kindern können Video-Modelle (Petermann & Petermann, 1996) angemessenes Verhalten in Konfliktsituationen zeigen, das die Kinder von diesen Modellen imitieren und bei Rollenspielen mit dem Therapeuten oder der Therapeutin oder in einer Gruppentherapie mit anderen Kindern wird vom Verhalten der Modelle in der Therapiesituation gelernt.

Beim Modellernen müssen nach Bandura (1978, 1986) verschiedene Teilprozesse beachtet werden: Das Modell muß zunächst *Aufmerksamkeit* hervorrufen und das Kind muß die Aufmerksamkeit auch halten. Das vom Modell vorgeführte Verhalten muß sodann im *Gedächtnis* behalten werden, damit das Verhalten später wieder ausgeführt werden kann. Um das Verhalten tatsächlich zeigen zu können, muß das Kind auch *motorisch* in der Lage sein, das Verhalten in allen Teilen nachzuahmen. Schließlich muß das am Modell gelernte Verhalten auch *verstärkt* werden, wenn es häufig gezeigt werden soll (vgl. 4.1).

Während die notwendigen motorischen Fähigkeiten – da dies offensichtlich ist – hier nicht weiter zu diskutiert werden brauchen und die Verstärkungsprozesse im letzten Abschnitt (5.4) behandelt wurden, müssen die Anforderungen an die Aufmerksamkeit und an das Gedächtnis aus entwicklungspsychologischer Perspektive bedacht werden. Die erforderlichen Gedächtnisleistungen können schon bei sehr jungen Kindern, etwa mit eineinhalb Jahren, vorausgesetzt werden (vgl. 4.2). Hingegen bedeutet die geringe willkürliche Aufmerksamkeitsleistung von Kindern im Vorschulalter (vgl. 4.3) eine Einschränkung der Möglichkeiten des Modellernens für die Kinderpsychotherapie. Je jünger die Kinder sind, desto wichtiger ist, daß das Modell unwillkürlich Aufmerksamkeit auf sich zieht, für das Kind also interessant ist. Die zu modellierenden Verhaltenssequenzen sollten zudem kurz sein, um die Aufmerksamkeitsspanne des Kindes nicht zu überschreiten. Der Therapeut bzw. die Therapeutin muß also gerade die Aufmerksamkeitsprozesse beim Kind in der therapeutischen Situation gut beobachten.

Für die Durchführung eines Rollenspiels müssen noch die diesbezüglichen entwicklungspsychologischen Erkenntnisse bedacht werden. Schon vierjährige Kinder spielen von sich aus Rollenspiele (vgl. 4.4) und können dies auch in der therapeutischen Situation tun. Beim Rollenspiel können Kinder in die Lage versetzt werden, die Perspektiven anderer Menschen direkt zu erfahren, allerdings muß bei den nachfolgenden Gesprächen der Transfer des Gelernten vom Therapeuten oder von der Therapeutin gründlich erarbeitet werden, denn wie der 3-Berge-Versuch von Piaget zeigt (vgl. 4.7), berücksichtigen Kinder im Vorschulalter die Erfahrungen, die sie aus der anderen Perspektive gemacht haben, im folgenden nicht unbedingt, sondern fallen wieder vollständig in ihre alte Sichtweise zurück. Allerdings kann dies durch die häufigere Übung des Perspektivenwechsels und durch geeignete therapeutische Gespräche aufgefangen werden.

5.6 Kognitive Umstrukturierung

Der Begriff ‚Kognitive Umstrukturierung' beschreibt keine klar abgrenzbare einzelne therapeutische Technik. Vielmehr drückt er den angenommenen Wirkmechanismus verschiedener Therapiemethoden aus. Zu unterscheiden wäre hier:

- Kognitive Umstrukturierung vermittels *rationaler Disputation (sokratischer Dialog)* nach dem Therapiekonzept von Ellis (1977). Mithilfe eines sokratischen Dialoges soll den KlientInnen ermöglicht werden, zu erkennen, daß ihre Gefühle nicht durch auslösende Situationen, sondern durch ihre eigenen irrationalen Gedanken in diesen Situationen verursacht werden. Der Therapeut bzw. die Therapeutin erarbeitet die irrationalen Kognitionen der KlientInnen und stellt sie konsequent in Frage, wobei er bzw. sie so vorgeht, daß durch seine/ihre Gesprächsführung die KlientInnen selbst die Irrationalität ihrer Gedanken erkennen;
- Kognitive Umstrukturierung durch *Arbeit mit kindgerechten Materialien*, die neue Verarbeitungsmodi ermöglichen (kognitiv-emotionale Auseinandersetzung mit Photogeschichten, Comics, Bildern, Videogeschichten, Problemlöseaufgaben, 5-Spalten-Technik usw., vgl. z.B. die Materialien bei Döpfner, Schürmann & Frölich, 1997 oder Petermann & Petermann 1996, 1997).
- Kognitive Umstrukturierung durch *operante Verstärkung funktionaler Verbalisierungen* (vgl. DeVoge, 1979).

Die kognitive Umstrukturierung vermittels operanter Verstärkung funktionaler Verbalisierungen funktioniert nach den gleichen Prinzipien wie andere operante Methoden auch und die entwicklungspsychologischen Voraussetzungen sind daher entsprechend (vgl. 5.4). Allerdings muß der sprachliche Entwicklungsstand des Kindes bereits so differenziert sein, daß klar erkennbare emotive Verbalisierungen auftreten, d.h. daß bei Kleinkindern vor dem Kindergartenalter eine solche therapeutische Maßnahme nicht angezeigt ist.

Die Arbeit mit kindgerechten Materialien ist oft an sprachliche Fähigkeiten, sogar an das Beherrschen der Schriftsprache gekoppelt. Bei solchen Materialien ergibt sich von selbst, daß sie erst etwa ab der zweiten oder dritten Grundschulklasse eingesetzt werden können, wenn die schriftsprachlichen Fähigkeiten in ausreichendem

Maße vorhanden sind. Allerdings gibt es auch Materialien, wie etwa Bilder- oder Videogeschichten, die keine Schriftsprache voraussetzen. Die Art der erwarteten Auseinandersetzung mit den Materialien setzt sicherlich mindestens den Übergang zum konkret-operatorischen kognitiven Entwicklungsniveau voraus (vgl. 4.2). Einfachste kognitive Neubewertungen können auch bei Kindern zum Ende des Kindergartenalters evoziert werden, wenn durch die Therapie Denkoperationen auf konkret-operationalem Niveau angeregt werden, die das Kind von sich aus ohne Anleitung möglicherweise noch nicht zeigen würde. Allerdings muß auch hier wieder die geringe Aufmerksamkeitsleistung der Kinder (4.3) in Rechnung gestellt werden. Die gezielte Auseinandersetzung mit den eigenen Kognitionen, das Erkennen mehrerer Möglichkeiten, das Erkennen von Widersprüchen im eigenen Denken und Verhalten setzt sicherlich in der Regel mindestens das konkret-operatorische Denkniveau voraus. Die Beschäftigung mit konkret vorliegenden Materialien verringert im Vergleich zum alleinigen therapeutischen Gespräch die notwendigen kognitiven Leistungen, so daß das Erreichen des formal-operatorischen Niveaus zwar vorteilhaft, aber nicht unbedingt notwendig für kognitive Veränderungen ist (vgl. dazu auch 5.10).

Die höchste kognitive Anforderung stellt an die Kinder sicherlich die rationale Disputation. Da keine Unterstützung durch anschauliche Materialien gegeben wird, müssen die sprachlichen, kommunikatorischen und kognitiven Fähigkeiten der Kinder hinreichend hoch sein, um von dieser Art des therapeutischen Gesprächs profitieren zu können. Allerdings liegt es auch am Geschick des Therapeuten bzw. der Therapeutin, durch möglichst einfache Sprache und anschauliche Beispiele den kognitiven Möglichkeiten der Kinder entgegenzukommen. Wenn es gelingt, die Sprache einfach und die Themen sehr lebensnah zu halten und ohne Abstraktionen auszukommen, so kann auch schon mit Kindern, die ein konkret-operationales kognitives Entwicklungsniveau vorweisen, in der entsprechenden Weise gearbeitet werden, denn die grundsätzlichen Fähigkeiten, mehrere Aspekte gleichzeitig zu beachten und logische Schlüsse nachzuvollziehen und auch Abläufe gedanklich zu verändern, liegen auf dieser Entwicklungsstufe vor. Einfacher und vielseitiger einsetzbar ist eine rationale Disputation sicherlich mit Kindern auf der formal-operatorischen Entwicklungsstufe. Logische Widersprüche, die bei der rationalen Disputation eine große Rolle spielen, können nun selbständig erkannt werden und das Denken ist nicht mehr nur an gegebene Informationen gebunden (vgl. 4.2).

Die für die rationale Disputation notwendigen entwicklungspsychologischen Voraussetzungen die Kommunikationsfähigkeit von Kindern betreffend können bei vier- bis fünfjährigen Kindern – und damit zeitlich vor den kognitiven Fähigkeiten – vorausgesetzt werden (vgl. 4.5).

5.7 Selbstkontrollmethoden

Selbstkontrollmethoden sind Interventionen, bei denen ein hohes Maß an Verantwortung bei den KlientInnen liegt, denn sie müssen diese Methoden – nach einer Einweisung durch den Therapeuten oder die Therapeutin – selbst durchführen. Genannt seien an dieser Stelle:

- *Selbstbeobachtung* als Technik, die häufig sowohl diagnostischen als auch therapeutischen Charakter hat. KlientInnen müssen ausgewählte eigene Verhaltensweisen selbst beobachten und in der Regel auch protokollieren;
- *Selbstverbalisationstraining*, bei dieser therapeutischen Intervention wird versucht, Verhaltensabläufe dadurch zu ändern, daß die KlientInnen ihre automatischen Selbstverbalisationen verändern. Nachdem der Therapeut oder die Therapeutin die Methode als Modell vorgeführt hat, sollen die KlientInnen zunächst laut, dann leise und schließlich verdeckt sprechend handlungssteuernde Selbstverbalisationen äußern;
- *Gedankenstop*, eine Methode, bei der – nach anfänglichem Gedankenstop durch lautes Rufen des Therapeuten bzw. der Therapeutin – die KlientInnen durch die Vorstellung eines irritierenden Reizes (z.B. ein weit geöffneter Mund brüllt „Stop!") ihren automatischen dysfunktionalen Gedankenfluß unterbrechen sollen.

Alle drei Methoden setzen sowohl die Fähigkeit zur Selbstbeobachtung als auch Aufmerksamkeit und hohe Motivation voraus. Kinder sind erst ab dem Grundschulalter daran interessiert, sich selbst zum Beobachtungsobjekt zu machen (vgl. 4.9). Die erste Hürde für die Anwendung dieser Methoden in der Kinderpsychotherapie liegt also darin, bei den Kindern ein Interesse an der Selbstbeobachtung zu wecken. Auch die erforderliche willkürliche Aufmerksamkeit für solche Aufgaben kann erst ab dem Grundschulalter erwartet werden (4.3).

Das regelmäßige Protokoll der Ergebnisse der Selbstbeobachtung (z.B. mit Hilfe der „Detektivbögen" bei Petermann & Petermann 1996, 1997) erfordert hohe Motivation, zumal Kindern im Vorschulalter auch die Bedeutung der Selbstbeobachtung schwer zu vermitteln ist. Darüber hinaus müssen Kinder in der Regel zur Protokollierung auch mit einfachen kindgerechten Protokollbögen zumindest ansatzweise die Schriftsprache beherrschen.

Für die Durchführung eines Selbstverbalisationstrainings müssen die Kinder ebenfalls das Grundschulalter erreicht haben, da sonst nicht in hinreichendem Maße von der verhaltenssteuernden Wirkung verdeckten Sprechens ausgegangen werden kann (vgl. 4.9).

Die für die Durchführung eines Gedankenstops notwendige Imaginationsfähigkeit ist zwar im Vorschulalter gegeben, aber dennoch ist die Durchführung aufgrund der hohen Anforderungen an die Selbst-Aufmerksamkeit nicht möglich. Auch diese therapeutische Intervention kann daher erst ab dem Grundschulalter eingesetzt werden.

5.8 Entspannungsverfahren

In der Kinderpsychotherapie werden im wesentlichen zwei Entspannungsverfahren eingesetzt. Zum einen wird mit kindgerechten Adaptionen der Progressiven Muskel-Relaxation gearbeitet (siehe z.B. Klein-Häßling & Lohaus, 1998) oder aber mit kindgerechten Umschreibungen des Autogenen Trainings (Petermann & Petermann, 1997). Beide Verfahren setzen auf imaginative Geschichten, in die die wichtigen Formulierungen zur Muskelanspannung und -entspannung bzw. zur Ruhe, Schwere und Wärme eingebettet sind.

Damit Kinder von diesen Maßnahmen profitieren können, müssen sie in der Lage sein auf verbale Fremdsteuerung bzw., falls sie die Übungen auch selbst durchführen sollen, auf verbale Selbststeuerung adäquat zu reagieren. Darüber hinaus müssen sie die notwendige Aufmerksamkeit halten können, denn sie müssen sich intensiv auf die Geschichten konzentrieren und sie müssen die nötigen Vorstellungsfähigkeiten besitzen.

Während die notwendige Vorstellungsfähigkeit schon bei sehr jungen Kindern vorliegen kann, sind die Anforderungen an Aufmerksamkeit und Selbststeuerung beträchtlich. Die Aufmerksamkeit von Kindern im Vorschulalter kann nur dann erwartet werden, wenn die Geschichten für die Kinder interessant genug gestaltet und erzählt werden (4.3). Die Regulierung des Erlebens und Verhaltens durch verbale Reize kann ebenfalls erst gegen Ende des Vorschulalters erwartet werden (vgl. 4.8). Die Durchführung eines Entspannungstrainings wird mit Kindern im Vorschulalter daher nur in Einzelfällen oder mit hohem Einfühlungsvermögen des Therapeuten bzw. der Therapeutin möglich sein, in der Regel sind die vorauszusetzenden Aufmerksamkeits- und Handlungssteuerungsfähigkeiten erst im Grundschulalter zu erwarten.

5.9 Verhaltensorientierte Familientherapie

Bei der verhaltensorientierten Familientherapie nach Heekerens (1993) sind komlexe kognitive Leistungen der Kinder bzw. Jugendlichen notwendig. Die Kinder müssen dazu in der Lage sein, ein sach- und problemorientiertes Gespräch zu führen und – zumindest wenn sie von den Gesprächen im vollen Maße profitieren wollen – auch rein verbal induzierte kognitive Umstrukturierungen zu vollziehen. Analog zu der rational-emotiven Therapie muß daher mindestens das Erreichen des konkret-operationalen Entwicklungsniveaus vorausgesetzt werden, sinnvoller erscheint diese therapeutische Intervention vor allem bei Jugendlichen eingesetzt zu werden können, die das formal-operationale kognitive Entwicklungsniveau erreicht haben.

5.10 Komplexe multimodale Verhaltenstrainings

Bei der Durchführung komplexer multimodaler Verhaltenstrainings werden verschiedene Einzelmethoden (Token, kognitive Methoden, Selbstkontrollmethoden, Rollenspiel, Modellernen) planvoll (und aufeinander aufbauend) kombiniert (z.B. bei Störungen des Sozialverhaltens). Idealerweise sollte also davon ausgegangen werden, daß Kinder, die an solchen Trainings teilnehmen, die entwicklungspsychologischen Voraussetzungen für alle Bestandteile des Trainings erfüllen. In der Regel dürfte dies mit Erreichen des konkret-operationalen kognitiven Entwicklungsniveaus gegeben sein (vgl. Borg-Laufs, 1996). Eine Anwendung mit Kindern im Vorschulalter ist aus entwicklungspsychologischer Perspektive nur mit Einzelelementen der Trainings sinnvoll. Bezüglich kognitiv-verhaltenstherapeutischer Therapien mit aggressiven Kindern konnten Durlak, Fuhrman und Lampman (1991) bei ihrer metaanalytischen Auswertung verschiedener Untersuchungen bereits bei Kindern ab fünf Jahren signifikante Effekte ermitteln; die Effektstärke unterschied sich nicht zwischen der Gruppe der fünf- bis siebenjährigen Kinder und der Grupper der sieben- bis elfjährigen Kinder. Bei der Therapie elf- bis dreizehnjähriger Kinder (formal-operationales Stadium) konnten allerdings wesentlich höhere Effekte erzielt werden.

6. Ausblick

Mit der Verankerung des Kinder- und Jugendlichenpsychotherapeuten im kürzlich verabschiedeten Psychotherapeuten-Gesetz wird es noch wichtiger als schon bisher, daß sich Klinische Psychologen und Verhaltenstherapeuten mit den entwicklungspsychologischen Grundlagen psychotherapeutischer Behandlungsmaßnahmen beschäftigen. Genauso kommt es darauf an, daß sich die Entwicklungspsychologie verstärkt für die Fragen aus der klinischen Praxis öffnet und (auch) zu einer Angewandten Entwicklungspsychologie wird. Der wünschenswerte wechselseitige Austausch zwischen der Klinischen Psychologie und Psychotherapie auf der einen Seite und der Entwicklungspsychologie auf der anderen Seite sollte dabei möglichst dem aktuellen Stand der beiden Disziplinen entsprechen, d.h. sich darauf stützen, was gegenwärtig als empirisch gesicherte Erkenntnis angesehen werden kann.

Übergeordnetes Ziel der Anwendung entwicklungspsychologischer Erkenntnisse in der Psychotherapie sollte immer die optimale Passung der Planung und Durchführung von Behandlungsmaßnahmen und der jeweiligen Entwicklungsgegebenheiten sein. Die Kenntnis der im vorliegenden Beitrag überblicksartig dargestellten Entwicklungsveränderungen in therapierelevanten Entwicklungsdimensionen und der spezifischen entwicklungspsychologischen Voraussetzungen der einzelnen verhaltenstherapeutischen Behandlungsmethoden soll dem in der Praxis tätigen Kinder- und Jugendlichenpsychotherapeuten helfen, dieses Ziel soweit wie möglich zu erreichen.

Literatur

Achenbach, T.M. (1991). The derivation of taxonomic constructs: A necessary stage in the development of developmental psychopathology. In D. Cicchetti & S.L. Toth (eds.), *Rochester symposium on developmental psychopathology, Vol. 3* (S. 43-74). Hillsdale: Erlbaum.

Bandura, A. (1978). The self system in reciprocal determinism. *American Psychologist, 33,* 344-358.

Bandura, A. (1979). *Aggression. Eine sozial-lerntheoretische Analyse.* Stuttgart: Klett-Cotta.

Bandura, A. (1986). *Social foundations of thought and action: A social cognitive theory.* Englewood Cliffs, NJ: Prentice Hall.

Bischof, N. (1985). *Das Rätsel Ödipus: Die biologischen Wurzeln des Konfliktes von Intimität und Autonomie.* München: Piper.

Beilin, H. (1993). Konstruktivismus und Funktionalismus in der Theorie Jean Piagets. In W. Edelstein & S. Hoppe-Graf (Hrsg.), *Die Konstruktion kognitiver Strukturen* (S. 28-67). Bern: Huber.

Bilbow, R.M. (1975). A cognitive developmental study of metapher comprehension. *Developmental Psychology, 11,* 415-423.

Blass, E.M., Ganchrow, J.R. & Steiner, J.E. (1984). Classical conditioning in newborn humans 2-48 hours of age. *Infant behavior and development, 7,* 223-235.

Bloom, L., Rocissano, L. & Hood, L. (1976). Adult-child discourse: Developmental interaction between information processing and linguistic knowledge. *Cognitive Psychology, 8,* 521-552.

Borg-Laufs, M. (1996). *Das Training mit aggressiven Kindern aus der Perspektive der Selbstmanagementtherapie. Eine Praxisstudie.* Frankfurt: Lang.

Borg-Laufs, M. (1997). Aggressives Verhalten. Mythen und Möglichkeiten. Tübingen: dgvt-Verlag.

Borg-Laufs, M. (1999). Verhaltenstherapie mit Kindern und Jugendlichen: Grundlagen, Methoden, Entwicklungen. In H. Reinecker unter Mitarbeit von M. Borg-Laufs, U. Ehlert, D. Schulte, H. Sorgatz & H. Vogel, *Lehrbuch der Verhaltenstherapie* (S.455-484). Tübingen: dgvt-Verlag.

Bowlby, J. (1969/1975). *Attachment and loss, Vol. 1: Attachment.* New York: Basic Books. (Deutsche Ausgabe: *Bindung. Eine Analyse der Mutter-Kind-Beziehung.* München: Kindler.)

Bowlby, J. (1980/1983). *Attachment and loss, Vol. 3: Loss, sadness, and depression.* New York: Basic Books. (Deutsche Ausgabe: *Verlust.* Frankfurt/M.: Fischer.)

Brack, U.B. (1993). Verhaltensmodifikation in der Entwicklungsrehabilitation. In U.B. Brack (Hrsg.), *Frühdiagnostik und Frühtherapie* (2te Auflage, 74-96). Weinheim: PVU.

Buggle, F. (1985). *Die Entwicklungspsychologie Jean Piagets.* Stuttgart: Kohlhammer.

Carey, S. (1990). Cognitive development. In D.N. Osherson & E.E. Smith (eds.), *An invitation to cognitive science, Vol. 3: Thinking* (S. 147-172). Cambridge, M.A.: MIT-Press.

Child Development, Special Issue (1984, No. 1, February). *Developmental Psychology.*

Cicchetti, D. (ed.). (1989). *Rochester symposium on developmental psychopathology, Vol. 1.* Hillsdale: Erlbaum.

Clarke, A.M. & Clarke, A.B.D. (eds.) (1976). *Early experience: Myth and evidence.* New York: Free Press.

Colby, A. & Kohlberg, L. (1978). Das moralische Urteil: Der kognitionszentrierte entwicklungspsychologische Ansatz. In G. Steiner (Hrsg.), *Die Psychologie des 20. Jahrhunderts (Bd. VII, Piaget und die Folgen)* (S. 348-365). Zürich: Kindler.

Cole, M. & Cole, S.R. (1989). *The Development of Children.* New York: Freeman.

DeCasper, J. & Sigafoos, A.D. (1983). The intrauterine heartbeat: A potent reinforcer for newborns. *Infant Behaviorand Development, 9,* 133-150.

DeVoge, C. (1979). Ein verhaltenstherapeutischer Ansatz zur Vermittlung von rational-emotiven Prinzipien bei Kindern. In A. Ellis & R. Grieger (Hrsg.), *Praxis der rational-emotiven Therapie* (S. 279-285). München: Urban & Schwarzenberg.

Döpfner, M. (1993). Zwangsstörungen. In H.-C. Steinhausen & M. von Aster (Hrsg.), *Verhaltenstherapie und Verhaltensmedizin bei Kindern und Jugendlichen* (S. 267-318). Weinheim: PVU.

Döpfner, M., Schürmann, S. & Frölich, J. (1997). *Therapieprogramm für Kinder mit hyperkinetischem und oppositionellem Problemverhalten – THOP.* Weinheim: PVU.

Donaldson, M. (1982). *Wie Kinder denken.* Bern: Huber.

Durlak, J.A., Fuhrman, T. & Lampman, C. (1991). Effectiveness of cognitive-behavior therapy for maladapting children: A Meta-Analysis. *Psychological Bulletin, 110,* 204-214.

Ellis, A. (1977). *Die rational-emotive Therapie. Das innere Selbstgespräch bei seelischen Problemen und seine Veränderung.* München: Pfeiffer.

Erikson, E.H. (1950). *Childhood and society.* New York: Norton. (Deutsche Ausgabe 1961: *Kindheit und Gesellschaft.* Stuttgart: Klett).

Ernst, C. & von Luckner, N. (1985). *Stellt die Frühkindheit die Weichen?* Stuttgart: Enke.

Essau, C.A. & Petermann, U. (1995). Angststörungen. In F. Petermann (Hrsg.). *Lehrbuch der Klinischen Kinderpsychologie* (S. 219-240).

Ewert, O. (1978). Über die Bedeutsamkeit frühkindlicher Erfahrungen für die menschliche Entwicklung. In R. Dollase (Hrsg.), *Handbuch der Früh- und Vorschulpädagogik, Band 2* (S. 67-78). Düsseldorf: Schwann.

Fein, G.G. (1981). Pretend play in childhood: An integrative review. *Child Development, 52,* 1095-1118.

Filipp, S.H. (Hrsg.) (1990). *Kritische Lebensereignisse.* München: Urban & Schwarzenberg.

Flavell, J.H. (1979). *Kognitive Entwicklung.* Stuttgart: Klett-Cotta.

Flavell, J., Botkin, P., Fry, C., Wright, J. & Jarvis, P. (1975). *Rollenübernahme und Kommunikation bei Kindern.* Weinheim: Beltz.

Freud, S. (1905/1942). *Drei Abhandlungen zur Sexualtheorie.* In *Werke aus den Jahren 1904-19 05.* (Ges. Werke, Band V, S. 27-145). London: Imago.

Freud, S. (1940). *Neue Folgen der Vorlesungen zur Einführung in die Psychoanalyse.* (Ges. Werke, Band XV). London: Imago.

Gewirtz, J.L. (1969). Mechanisms of social learning: Some roles of stimulation and behavior in early human development. In D.A. Goslin (ed.), *Handbook of socialization theory and research* (S. 57-212). Chicago: Rand McNally.

Goldfarb, W. (1943). The effects of early institutional care on adolescent personality. *Journal of Experimental Education, 12,* 106-129.

Grawe, K. (1994). Psychotherapie ohne Grenzen. Von den Therapieschulen zur Allgemeinen Psychotherapie. *Verhaltenstherapie und psychosoziale Praxis, 26,* 357-370.

Grawe, K. (1998). *Psychologische Therapie.* Göttingen: Hogrefe.

Grimm, H. (1998). Im Zentrum steht das Wort. In H. Keller (Hrsg.), *Lehrbuch Entwicklungspsychologie* (S. 445-473). Bern: Huber.

Grossmann, K.E. (1994). Längsschnittliche Konsequenzen von Bindungsunsicherheit und Bindungssicherheit in der frühen Mutter-Kind-Interaktion. *Vortrag im Psychologischen Colloquium am 23.6.1994.* Kiel: Institut für Psychologie. (zit. nach Wendt, D., *Entwicklungspsychologie.* Stuttgart: Kohlhammer, 1997).

Harter, S. (1982). A developmental perspective on some parameters of self-regulation in children. In P. Karoly & F.H. Kanfer (eds.), *Self management and behavior change* (S. 165-204). New York: Pergamon Press.

Havighurst, R.J. (1948). *Developmental tasks and education* (3rd edition 1972). New York: McKay.

Heckhausen, H. (1980). *Motivation und Handeln.* Berlin: Springer.

Heckhausen, H. & Roelofson, I. (1962). Anfänge und Entwicklung der Leistungsmotivation: (1) Im Wetteifer des Kleinkindes. *Psychologische Forschung, 26,* 313-397.

Heekerens, H.-P. (1993). Verhaltensorientierte Familientherapie. In H.-C. Steinhausen & M. von Aster (Hrsg.), *Verhaltenstherapie und Verhaltensmedizin bei Kindern und Jugendlichen* (S. 601-626). Weinheim: PVU.

Hemminger, H.J. (1982). *Kindheit als Schicksal?* Reinbek: Rowohlt.

Hoppe-Graf, S. (1993). Perspektiven des strukturgenetischen Konstruktivismus. In W. Edelstein & S. Hoppe-Graf (Hrsg.), *Die Konstruktion kognitiver Strukturen* (S. 297-317). Bern: Huber.

Kanfer, F.H. & Saslow, G. (1965): Behavioral Analysis: An alternative to diagnostic classification. *Archives of General Psychiatry, 12,* 529-538.

Klein-Häßling, J. & Lohaus, A. (1998). *Bleib locker. Ein Streßpräventionsprogramm für Kinder im Grundschulalter.* Göttingen: Hogrefe.

Knopf, M. (1998). Gedächtnisentwicklung im Verlauf der Lebensspanne. In H. Keller (Hrsg.), *Lehrbuch Entwicklungspsychologie* (S. 517-545). Bern: Huber.

Kohlberg, L. (1958). *The development of modes of moral thinking and choice in the years 10 to 16.* Unpublished doctoral dissertation: University of Chicago.

Krebs, D. & Gillmore, J. (1982). The relationship among the first stages of cognitive development, role-taking abilities, and moral development. *Child Development, 53,* 877-886.

Kusch, M. & Petermann, F. (1995). Konzepte und Ergebnisse der Entwicklungspsychopathologie. In F. Petermann (Hrsg), *Lehrbuch der Klinischen Kinderpsychologie* (S. 53-94). Göttingen: Hogrefe.

Lazarus, A.A. & Abramowitz, A. (1962). The use of ‚Emotive Imagery' in the treatment of children´s phobias. *Journal of Mental Science, 108,* 191-195.

Le Mare, L. & Rubin, K.H. (1985). *Structure and content in perspective taking: Further empirical analyses.* Waterloo (Ont.): University of Waterloo.

Lewis, M. & Miller, S. (eds.) (1990). *Handbook of developmental psychopathology.* New York: Plenum Press.

Locke, J.L. (1993). *The child´s path to spoken language.* Cambridge, MA: Harvard University Press.

Lohaus, A. (1986). Datenerhebung bei Vorschulkindern: Ein Vergleich von Rollenspiel, Puppenspiel und Interview. *Psychologie in Erziehung und Unterricht, 33,* 196-204.

Lohaus, A. (1998). Begriffe von Gesundheit und Krankheit bei Kindern. In H. Keller (Hrsg.), *Lehrbuch Entwicklungspsychologie* (S. 599-613). Bern: Huber.

Lublinskaja, A. (1977). *Kinderpsychologie.* Berlin/DDR: Volk und Wissen.

Luria, A.R. (1961). Experimentelle Analyse der Entwicklung willensmäßiger Handlungen bei Kindern. In J.C. Brengelmann & H.P. David (Hrsg.), *Perspektiven der Persönlichkeitsforschung* (S. 107-115). Bern: Huber.

Maratsos, M. (1973). Non-egocentric communication abilities in preschool children. *Child Development, 44,* 697-700.

McGhee, P.E. (1974). Cognitive mastery and children´s humor. *Psychological Bulletin, 81,* 721-730.

McLoyd, V.C. (1983). The effects of the structure of play objects on the pretend play of low-income preschool children. *Child Development, 54,* 626-635.

Meichenbaum, D. (1975). Theoretical and treatment implications of developmental research on verbal control of behavior. *Canadian Psychological Report, 16,* 22-27.

Mempel, S. (1989). Therapiemotivation bei Kindern: Ergebnisse einer empirischen Untersuchung. *Praxis der Kinderpsychologie und Kinderpsychiatrie, 38,* 146-151.

Mischel, W. (1974). Process of delay of gratification. In L. Berkowitz (ed.), *Advances in experimental social psychology, Vol. 7* (S. 249-292). New York: Academic Press.

Montada, L. (1995). Fragen, Konzepte, Perspektiven. In R. Oerter & L. Montada (Hrsg.), *Entwicklungspsychologie* (S. 1-83). Weinheim: PVU.

Oerter, R. (1986). Developmental tasks through the life-span: A new approach to an old concept. In P.B. Baltes, D.L. Featherman & R.M. Lerner (eds.), *Life-span development and behavior, Vol. 7* (S. 233-271). Hillsdale, NJ: Erlbaum.

Oerter, R. (1995). Entwicklung der Motivation und Handlungssteuerung. In R. Oerter & L. Montada (Hrsg.), *Entwicklungspsychologie* (3te, völlig überarbeitete Auflage, S. 758-822). Weinheim: PVU.

Oerter, R. & Dreher, E. (1995). Jugendalter. In R. Oerter & L. Montada (Hrsg.), *Entwicklungspsychologie* (S. 758-822). Weinheim: PVU.

Ornstein, P.A., Stone, B.P., Medlin, R.G. & Naus, M.J. (1985). Retrieving for rehearsal: An analysis of active rehearsal in children´s memory. *Developmental Psychology, 21,* 633-641.

Petermann, F. & Petermann, U. (1997). *Training mit aggressiven Kindern* (8te, überarbeitete Auflage). Weinheim: PVU.

Petermann, F. & Petermann, U. (1996). *Verhaltensgestörte Kinder. Videogeschichten zum Training mit aggressiven und sozial unsicheren Kindern.* Essen: Elvikom.

Petermann, U. & Petermann, F. (1996). *Training mit sozial unsicheren Kindern* (6te, veränderte Auflage). Weinheim: PVU.

Piaget, J. (1981). *Jean Piaget über Jean Piaget.* München: Kindler.

Piaget, J. (1983). *Jean Piaget: Meine Theorie der geistigen Entwicklung.* Frankfurt/M.: Fischer.

Pohlen, M. & Bautz-Holzherr (1995). *Psychoanalyse – Das Ende einer Deutungsmacht.* Reinbek: Rowohlt.

Pressley, M. (1982). Elaboration and memory development. *Child Development, 53,* 296-309.

Rauh, H. (1995). Frühe Kindheit. In: R. Oerter & L. Montada (Hrsg.), *Entwicklungspsychologie* (3te, völlig überarbeitete Auflage, S. 167-248). München: PVU.

Rolf, J., Masten, A.S., Cichetti, D., Nuechterlein, K.H. & Weintraub, S. (eds.) (1990). *Risk and protective factors in the development of psychopathology.* Cambridge: Cambridge University Press.

Roos, J. & Greve, W. (1996). Eine empirische Überprüfung des Ödipuskomlexes. *Zeitschrift für Entwicklungspsychologie und Pädagogische Psychologie, 28,* 295-315.

Rotenberg, K.J. (1980). A promise kept, a promise broken: Developmental bases of trust. *Child Development, 51,* 614-617.

Rutter, M. (1978). *Bindung und Trennung in der frühen Kindheit.* München: Juventa.

Sarimski, K. (1993). Spezielle Probleme der Untersuchung und Behandlung. In: U.B. Brack (Hrsg.), *Frühdiagnostik und Frühtherapie* (2te Auflage, S. 232-237). Weinheim: PVU.

Schneider, W. & Büttner, G. (1995). Entwicklung des Gedächtnisses. In R. Oerter & L. Montada (Hrsg.), *Entwicklungspsychologie* (3. Aufl., S. 654-704). Weinheim: PVU.

Schneider, W. & Pressley, M. (1989). *Memory development between 2 and 20.* New York: Springer.

Selman, R.L. (1980). *The growth of interpersonal understanding.* New York: Academic Press.

Shatz, M. (1983). Communication. In P.H. Mussen (ed.), *Handbook of child psychology* (4th ed., Vol. III, S. 841-889). New York: Wiley.

Siegler, R.S. (1991). *Children´s thinking.* Eaglewood Cliffs, NJ: Prentice Hall.

Sinz, R. (1993). Einige neuropsychologische Grundlagen der Verhaltenstherapie. In U.B. Brack (Hrsg.), *Frühdiagnostik und Frühtherapie* (2te Auflage, S. 23-36). Weinheim: PVU.

Siqueland, E.R. (1968). Reinforcement patterns and extinction in human newborns. *Journal of Experimental Child Psychology, 6,* 431-432.

Sodian, B. (1995). Entwicklung bereichsspezifischen Wissens. In R. Oerter & L. Montada (Hrsg.), *Entwicklungspsychologie* (3. Aufl., S. 622-653). Weinheim: PVU.

Spitz, R.A. (1945). Hospitalism. *Psychoanalytical Study of the Child, 1,* 53-74.

Stevenson, H.W. (1970). Learning in children. In P.H. Mussen (ed.). *Carmichael´s Manual of Child Psychology, Vol. 1* (S. 849-938). New York: Wiley.

Stevenson, H.W. (1972). *Children´s learning.* New York: Appleton.

Thomae, H. (1959). Entwicklungsbegriff und Entwicklungstheorie. In H. Thomae (Hrsg.), *Handbuch der Psychologie, Band 3: Entwicklungspsychologie* (S. 3-20). Göttingen: Hogrefe.

Toro, J., Cervera, M., Oseja, E. & Salamero, M. (1993). Obessive and compulsive disorder in childhood and adolescence: A clinical study. *Journal of Child Psychology and Psychiatry, 33,* 1025-1037.

Trautner, H.M. (1992). *Lehrbuch der Entwicklungspsychologie. Band 1: Grundlagen und Methoden.* Göttingen: Hogrefe.

Trautner, H.M. (1997). *Lehrbuch der Entwicklungspsychologie. Band 2: Theorien und Befunde.* Göttingen: Hogrefe.

Weinert, F.E. (1979). Über die mehrfache Bedeutung des Begriffes „entwicklungsangemessen" in der pädagogisch-psychologischen Therorienbildung. In J. Brandtstädter, G. Reinert & K. Schneewind (Hrsg.), *Pädagogische Psychologie: Probleme und Perspektiven* (S. 181-207). Stuttgart: Klett-Cotta.

Wendt, D. (1997). *Entwicklungspsychologie. Eine Einführung.* Stuttgart: Kohlhammer.

Wimmer, H. & Perner, J. (1983). Beliefs about beliefs: Representation and constraining function of wrong beliefs in young children´s understanding of deception. *Cognition, 13,* 103-128.

Wolpe (1965). *Verhaltenstherapie.* Bern: Huber.

Zigler, E. & Child, I.L. (1969). Socialization. In G. Lindzey & E. Aronson (eds.), *The handbook of social psychology, Vol. 3* (S. 450-589). Reading, MA: Addison Wesley.

Zivin, G. (1979). Removing common confusions about egocentric speech, private speech and self-regulation. In G. Zivin (ed.), *The Development of Self-Regulation through Private Speech.* New York: Wiley.

Modelle psychischer Störungen des Kindes- und Jugendalters

Albert Lenz

Modellvorstellungen gelten im wissenschaftstheoretischen Diskurs als Grundbestandteile von Paradigmen. Unter dem umfassenderen Begriff des Paradigmas werden theoretische Modell, Metaphern, Analogien und Perspektiven gefaßt, die wissenschaftliche Grundanschauungen, Forschungsergebnisse und -praktiken einer Disziplin vereinigen. „Ein Paradigma stellt für eine Wissenschaft eine Plattform dar, auf der ihre Grundfragen eine – vorläufig – befriedigende Lösung erfahren haben, die es einer Forschergemeinschaft ermöglicht, einen bestimmten Gegenstand in gemeinsamen Begriffen und Denkfiguren abzubilden" (Keupp, 1974a, S.119). Ein Paradigma wirkt damit wie ein Filter, der die Dimensionen eines Forschungsobjektes festlegt, Fragestellungen als wissenschaftlich und unwissenschaftlich definiert und die WissenschaftlerInnen auf ein bestimmtes Handeln und Denken verpflichtet.

Paradigmen haben ihrer Natur nach immer nur vorläufigen Charakter. Im Verlaufe der Wissenschaftsentwicklung kommt es zwangsläufig zur Auseinandersetzung mit starr gewordenen Konzeptionen, die zu ihrer Ablösung führen, weil sie keine neuen Perspektiven für die Theoriefindung mehr eröffnen können. Mit den Begriffen Paradigma, Paradigmakrise und Paradigmawechsel hat Thomas S. Kuhn (1976) die Etappen der Wissenschaftsentwicklung beschrieben, die dieser immanent sind und nichts mit einer moralischen Höherentwicklung zu tun haben.

Die Klinische Psychologie ist, wie die Psychiatrie und die Sozialwissenschaften, eine Disziplin, die von verschiedenen, teilweise konkurrierenden Paradigmen geprägt ist, also eine polyparadigmatische Struktur aufweist (vgl. Falk, 1977). Die paradigmatische Entwicklung scheint in diesen Disziplinen nach einem anderen chronologischen Schema abzulaufen. Nicht die Wahrnehmung von Anomalien, sondern erst die Etablierung eines neuen Paradigmas, ruft bei den VertreterInnen des alten Paradigmas ein gewisses Krisenbewußtsein hervor. Durch das neue Paradigma „stirbt" nun das alte nicht ab, wie es Thomas S. Kuhn mit seinem Begriff des Paradigmawechsels für die Entwicklung der Naturwissenschaften beschrieben hat, sondern es kommt nach einer mehr oder weniger heftigen Auseinandersetzung zwischen den Repräsentanten der konkurrierenden Paradigmen zu einer „pragmatisch-theoretischen Segmentierung" und „einer Art stillschweigender Arbeitsteilung", in dem man versucht, die verschiedenen Modelle nebeneinander stehen zu lassen und jedem einen gewissen Erkenntniswert zuzusprechen (Falk, 1977). Beispielsweise wird allmählich dem lerntheoretischen, psychoanalytischen und humanistischen Modell von der „weiteren WissenschaftlerInnen-Gemeinschaft" in einzelnen Bereichen eine eigenständige Bedeutung zuerkannt. Aus pragmatischen Erwägungen heraus wird diese Arbeitsteilung durch eine „Amalgierung" teilweise immer wieder aufgehoben. Dies zeigt sich insbesondere in neueren und neu überarbeiteten Lehrbüchern der Klinischen Psychologie, in denen ätiologische Theorien und Therapieverfahren, die aus den verschiedenen, zumindest partiell inkompatiblen, Paradigmen nebeneinander ohne einen Integrationsversuch aufgeführt werden. Die Koexistenz dieser konkurrierenden Forschungsprogramme wird kaum als unbefriedigend betrachtet, sondern im Gegenteil meist sogar als nützlich und fortschrittsfördernd angesehen.

Eine weitere wichtige Besonderheit der Klinischen Psychologie, die sie beispielsweise mit der Medizin und den Naturwissenschaften teilt, ist ihre pragmatische Orientierung. „Die pragmatische Dimension einer Disziplin bezieht sich auf Präferenzen, Zielsysteme und Strategien für die Generierung von Problemdefinitionen, für die Generierung relevanten Wissens, insbesondere aber für die Benutzung dieses Wissens" (Falk, 1977, S.297). Jedes Forschungsprojekt, auch die sogenannte Grundlagenforschung, erwächst aus der Praxis und zielt auf die Effektivitätssteigerung der konkreten Arbeit ab.

Die Diskussion über die Modelle und Leitkonzeptionen besitzt daher in einer anwendungsbezogenen Disziplin, wie der Klinischen Psychologie, nicht nur eine theoretisch-wissenschaftliche Bedeutung, sondern darüber hinaus auch eine ganz entscheidende praxisanleitende Funktion. Die vorherrschenden Paradigmen prägen das professionelle Selbstverständnis im psychologisch-therapeutischen Handeln, indem sie den Rahmen und die Grundorientierung für das Einordnen und das Verstehen von Problemen festlegen und damit die Diagnose und die Behandlung einer individuellen Störung bestimmen.

In meinem Beitrag möchte ich die Entwicklung der polyparadigmatische Struktur der Klinischen Psychologie im Kindes- und Jugendalter mit ihren jeweiligen Auswirkungen auf die Praxis nachzeichnen. Münden wird die Darstellung der Paradigmen in einen Integrationsversuch der verschiedenen Teilaspekte in ein multidimensionales Verlaufsmodell psychischer Störungen, das auf der Sozialisationstheorie als konzeptionellem Rahmen basiert.

Traditionelle Modelle psychischer Störungen – Kritik und Weiterentwicklungen

Die verschiedenen traditionenellen Deutungsmuster betonen jeweils in isolierter Form biomedizinische und lebensgeschichtliche bzw. psychische Konzepte und Perspektiven. Durch ihre relative Fixierung auf einzelne Faktoren erfassen die in sich stimmigen Ansätze aber immer nur begrenzte Ausschnitte der Phänomene.

Das biomedizinische Paradigma

Das „medizinische Krankheitsmodell" entsprang dem naturwissenschaftlichen Paradigma, das in der zweiten Hälfte des 19.Jahrhunderts – nicht zuletzt durch die großen Erfolge in der Behandlung der zu der Zeit dominierenden Infektionskrankheiten wie Tuberkulose – Einzug in die Medizin gehalten hat (vgl. dazu ausführlich Faltermaier, 1994). Die Funktionen des menschlichen Organismus unterliegen in dieser Sichtweise streng determinierten physikalischen und biochemischen Prozessen, die durch naturwissenschaftliche Methoden analysierbar und beschreibbar sind. Jede Krankheit ist in diesem Sinne ein Indikator für eine „nicht-normale" Funktionsweise des Organismus, deren Ursache sich mit geeigneten Diagnoseverfahren objektiv bestimmen lassen.

In die Psychiatrie hat Emil Kraepelin am konsequentesten die naturwissenschaftliche Perspektive eingeführt und damit ganz wesentlich zu ihrer Verwissenschaftlichung beigetragen (Dörner, 1975). Kraepelin hat – unter gleichzeitiger Berücksichtigung des klinischen Zustandsbildes sowohl im Querschnitt als auch im Längsschnitt, seiner therapeutischen Beeinflußbarkeit sowie seiner pathologisch-anatomischen und ätiologischen Grundlagen – Krankheitseinheiten aufgestellt und in einem System vereinigt. Die Hauptgruppen der Krankheiten wurden von ihm nach ursächlichen Faktoren eingeteilt, die er analog der damaligen Erkenntnisse der inneren Medizin in verschiedenen Stoffwechselstörungen, ausgelöst durch „äußere und innere Giftsubstanzen", sah. Die heute gebräuchlichen nosologischen Klassifikationen in der Psychiatrie beruhen im wesentlichen immer noch auf der von Kraepelin um die Jahrhundertwende aufgebauten Systematisierung (vgl. Möller, 1992).

Das Begriffssystem der Psychopathologie, in dem psychische Störungen in Analogie zu organmedizinischen Pathologievorstellungen gesehen werden, läßt sich durch folgende grundlegende Merkmale und Annahmen kennzeichnen:

- Im Sinne einer Diskontinuitätsannahme besteht zwischen Krankheit und Gesundheit eine qualitative Differenz. Jede gesundheitliche Beeinträchtigung und jede von der Normalität abweichende Auffälligkeit ist an spezifischen Symptomen erkennbar, die Zeichenfunktion besitzen. Dieser symptomatischen Oberflächenstruktur kann durch einen Kausalschluß eine festumrissene Krankheitseinheit zugeordnet werden, die selbst nicht direkt beobachtbar ist.
- Der Krankheitsprozeß läuft innerhalb des Organismus ab und läßt sich in seinem Verlauf beschreiben und auf der Basis biologischer Kenntnisse vorhersagen.
- Man nimmt eine spezifische Ursache für den Krankheitsverlauf an, die sich durch eine Grundschädigung identifizieren läßt, die im wesentlichen auf physikalischen, biochemischen, physiologischen und genetischen Faktoren beruht.
- Die Maßnahmen und Interventionen müssen an der erschlossenen Krankheitseinheit, der dem pathologischen Kern zugrundeliegenden Ursache ansetzen. Sie sollten idealerweise die Ursache der Störung im Organismus beseitigen.

Auch in der Kinder- und Jugendpsychiatrie bildet das biomedizinische Paradigma nach wie vor einen tragenden Pfeiler für das Verständnis der Ursachen, Verläufe und der Behandlung von psychischen Auffälligkeiten und Verhaltensstörungen. So steht beispielsweise für Helmut Remschmidt, einem prominenten Vertreter dieser Disziplin, außer Zweifel, „daß ein Krankheitsbegriff, der auf einer nachgewiesenen Ätiologie aufbauen kann, der befriedigendste und weitreichendste ist" (1990, S.143). Die große Bedeutung der körperlichen und psychosozialen Entwicklungsvorgänge auf allen Altersstufen führe allerdings bei Kindern und Jugendlichen zu einer stärkeren Variabilität der Krankheitserscheinungen, so daß neben einen Kernbereich schwerwiegender Erkrankungen, zahlreiche „übersteigerte Varianten des Normalverhalten" auffindbar seien. Die Kinder- und Jugendpsychiatrie geht also im Gegensatz zum Kraepelinschen Modell sowohl von einem kategorialen als auch von einem dimensionalen Krankheitsbegriff aus. Ersterer basiert auf der klassischen Diskontinuitätsannahme von der qualitativen Andersartigkeit psychischer Störungen, während letzterer von einer Kontinuität, das heißt von fließenden Übergängen der Verhaltensweisen ausgeht, die im allgemeinen noch als normal angesehen werden, zu solchen, die bereits pathologisch definiert werden müssen.

Das biomedizinische Paradigma mit seiner naturwissenschaftlichen Grundorientierung und Suchhaltung führte in den letzten Jahrzehnten zu deutlichen Fortschritten in einigen Bereichen der Psychiatrie. So erlauben beispielsweise die mittlerweile sehr verfeinerten medizinisch-diagnostischen Methoden eine differenzierte Abklärung und Identifizierung organisch bedingter psychischer Störungen. Die Psychopharmakatherapie, die lange Zeit mehr oder weniger auf Zufallsentdeckungen beruhte, wie unter anderem die „Entdeckung" des Ritalins für die Kinder- und Jugendpsychiatrie zeigte, ist ebenfalls wesentlich verbessert worden. Durch die Möglichkeiten einer spezifischen Dosierung sind die Medikamente heute in der Lage, wirkungsvoll und gezielt quälende Unruhe und Ängste, tiefe depressive Gefühle oder psychotische Schübe abzumildern, zu beseitigen und massive Rückfälle zu verhindern.

Andererseits impliziert das medizinische Denken und Handeln die große Gefahr der Klinifizierung und Medikalisierung von abweichendem Verhalten. Bestimmte Reaktionen und Verhaltensmuster werden nicht als solche, sondern immer nur als Zeichen einer zugrundeliegenden Krankheitseinheit betrachtet und mit einem ätiologisch orientierten psychopathologischen Begriff belegt. In den modernen multiaxialen Klassifikationssystemen geht man sicherlich von einer reinen Kategorisierung nach Symptomen ab und beschreibt die Auffälligkeiten auf festgelegten Achsen bzw. Dimensionen. Der mehr zuschreibende und weniger beschreibende diagnostische Prozeß bleibt aber dabei unverändert. Ein unruhiges, schnell beleidigtes, unvorsichtiges Kind, mit einer kurzen Aufmerksamkeitsspanne beim Spielen und bei allen Arbeiten wird auch in den neuen Schemata in die Rubrik „hyperkinetisches Syndrom", „Hyperaktivität" oder „minimale cerebrale Dysfunktion" eingeordnet. Mit dieser Kategorisierung setzt ein Prozeß der sozialen Etikettierung ein, der im Kindes- und Jugendalter besonders leicht die Weichen stellt für ein Wechselspiel von Diskriminierung, also Stigmatisierung durch die Umwelt und Selbstdiskriminierung, das in einer Übernahme und Stabilisierung einer „Krankenrolle" mündet (vgl. dazu ausführlich den Abschnitt über die Labeling-Perspektive).

Weitgehend unberücksichtigt bleiben in diesem Paradigma die ganz zentralen Einflüsse der makrosozialen, ökologischen Bedingungen, also Schicht und sozialer Status, Armut und Wohnverhältnisse, aber auch der mikrosozialen Bedingungen wie belastende Lebensereignisse und alltagsweltliche Anforderungen auf die Entstehung von psychischen Auffälligkeiten sowie die Rekonstruktion der subjektiven, lebensgeschichtlich-familiären Bedeutung der Störung für die betroffene Person und ihr soziales Beziehungsnetzwerk (vgl. Keupp, 1974).

Zu Beginn der 60er Jahre wurde die Kritik am biomedizinischen Krankheitskonzept in der Psychiatrie immer lauter und heftiger. So bezeichnet der amerikanischen Arzt Thomas S. Szasz (1961; dt. 1972) in einem provokanten Aufsatz die von Emil

Kraepelin am konsequentesten formulierten seelischen Krankheitseinheiten und nosologischen Systematisierungen als einen „Mythos", der den psychischen Störungen zugrundeliegenden Lebensprobleme und ihren gesellschaftlichen Kontext letztlich nur verdeckt.

Die Kritik am medizinischen Paradigma ist von verschiedenen Seiten wiederholt formuliert worden und konnte inzwischen durch eine Fülle von empirischen Befunden untermauert werden (vgl. Keupp, 1972). Die sehr heftig geführten Debatten, die bis heute andauern, sind nicht ohne Wirkung geblieben. Sie haben dazu geführt, daß im Sog des medizinischen Paradigmas verschiedene Denkmodelle – insbesondere aus der Psychologie – in eine fiktive Ergänzungsreihe eingefädelt wurden, ohne den Stellenwert der einzelnen Aspekte in einen komplexen System theoretischer Aussagen eindeutig zu bestimmen. Von solchen mehrdimensionalen Modellen verspricht man sich ein ganzheitliches Verständnis für das Phänomen psychischer Störung und differenzierte Ansatzpunkte für die Entwicklung von angemessenen Handlungsformen zur wirksamen Bearbeitung der Probleme und Auffälligkeiten.

Der amerikanische Sozialmediziner George L. Engel (1979) leistete einen der ersten Versuche, die biomedizinische und sozialwissenschaftliche Perspektive psychischer Störungen in ein Gesamtmodell zu integrieren. Ausgehend von einer grundlegenden Kritik am Reduktionismus des medizinischen Denkmodells, schlug er eine Erweiterung dieses Modells um die in diesem Rahmen nicht berücksichtigten sozialen, psychologischen und verhaltensmäßigen Faktoren vor und formulierte ein „biopsychosoziales Modell" als Alternative:

- Der Nachweis einer biochemischen Abweichung stellt eine notwendige, aber keine hinreichende Bedingung für das Erleben von Krankheit dar. „Der biochemische Defekt ist nur ein Faktor unter vielen, deren komplexe Interaktion dann schließlich in aktiver Krankheit oder manifestem Leiden kulminieren kann" (Engel, 1979, S.71). Psychologische, soziale und kulturelle Faktoren müssen berücksichtigt werden, um Krankheit und psychische Auffälligkeiten verstehen zu können.

- „Eine Untersuchung des Zusammenhangs zwischen klinischen und Labordaten erfordert nicht nur reliable Methoden der klinischen Datenerhebung, vor allem besondere Fertigkeiten im Interview, sondern auch ein grundlegendes Verständnis der psychologischen, sozialen und kulturellen Determinanten davon, wie Patienten Krankheitssymptome mitteilen" (s.o. S.72). In der klinischen Praxis wird aber den technischen Untersuchungen und biochemischen, anatomischen oder physiologischen Parametern oft mehr vertraut als den verbalen Berichten der PatientInnen und deren subjektiver Bedeutung.

- Psychosoziale Variablen haben einen bedeutsamen Einfluß auf die Ätiologie und den Verlauf einer Krankheit.

- Biochemische Abweichungen bestimmen sicherlich verschiedene Charakteristika einer Krankheit. Psychologische und soziale Faktoren entscheiden aber letztlich, ob und wann Menschen „sich selbst als krank betrachten oder von anderen so betrachtet werden" (s.o. S.73).

- Der Erfolg einer Therapie hängt selbst bei einem nachgewiesenen biochemischen Defekt wesentlich von psychologischen und sozialen Faktoren ab.

- „Selbst bei der Anwendung zweckmäßiger Therapien beeinflußt das Verhalten des Arztes und die Arzt-Patient-Beziehung in starkem Maße das therapeutische Ergebnis, im guten und im schlechten Sinne" (s.o. S.74). Psychologische Mechanismen wirken unmittelbar auf die Krankheitserfahrung und indirekt auf die zugrundeliegenden biochemischen Prozesse.

Das „biopsychosoziale Modell" hat großes Aufsehen ausgelöst, weil es über das erweiterte medizinische Paradigma hinausgeht und nicht nur verschiedene Konzepte unter einem Dach „sammelt" und ohne einen Integrationsversuch nebeneinander stellt. Das biopsychomedizinische Modell stellt einen ersten konsequenten Versuch dar, eine multifaktorielle Perspektive zu entwerfen, in dem die somatischen, psychischen und sozialen Faktoren bei der Entstehung psychischer Störungen eine gleichermaßen wichtige Bedeutung zuerkannt wird, wobei ihre gegenseitige Wechselwirkung und Gewichtung jeweils unterschiedlich sein wird.

Psychologische Paradigmen

Im medizinischen Modell richtet sich der Blick also auf das Geschehen innerhalb des Organismus. Alle Formen von Krankheit und psychischer Abweichung werden letztlich als Störung zugrundeliegender biochemischer, physiologischer und physikalischer Mechanismen sowie als Produkt der genetischen Ausstattung verstanden. „Der kranke Mensch ist dabei nur die Instanz eines pathogenen Prozesses: Er ist der (passive) Träger einer Krankheit und wird in der Folge zum Objekt einer Behandlung" (Faltermaier, 1994, S.21). Psychische wie soziale Faktoren werden vom eigentlichen Krankheitsverlauf abgekoppelt und nur als Randbedingungen in den Erklärungsansatz einbezogen.

Die psychologischen Paradigmen heben – bei aller Unterschiedlichkeit in ihren einzelnen Denkfiguren – die Bedeutung individueller Wahrnehmungs- und Denkprozesse, subjektiver Erfahrungen und lebensgeschichtlicher Bedingungsfaktoren bei der Entstehung psychischer Auffälligkeiten und Störungen hervor. Sie erweitern damit die Perspektive und tragen zur Überwindung eines organischen Reduktionismus bei.

Psychoanalytisches Paradigma

In den hundert Jahren ihres Bestehens hat die Psychoanalyse so vielfältige Formen angenommen, daß man nicht von einem einheitlichen psychoanalytischen Paradigma sprechen kann. Sigmund Freud selbst hat in seinen Schriften diese Entwicklung wesentlich beeinflußt, indem er immer wieder dazu aufgefordert hat, sich auf einen Weg des Suchen und Findens zu begeben, also die Theorie nicht für abgeschlossen zu erklären, sondern für neue Ideen offen zu bleiben und weiter an der Ausgestaltung von Theorie und Praxis zu arbeiten. So konnte es auch nicht ausbleiben, daß seine NachfolgerInnen und SchülerInnen unterschiedliche Konzepte und Überlegungen aus seinem umfangreichen und in sich durchaus widersprüchlichem Werk aufgriffen, weiterformulierten und dabei ganz eigene Akzente setzten. Bei aller Vielfalt und Heterogenität existiert in der Pyschoanalyse aber ein Grundgerüst eines Denkmodells, dem sich bis auf wenige Ausnahmen, alle prominenten VertreterInnen verpflichtet fühlen.

Seit ihren Anfängen sucht die Psychoanalyse nach den verdrängten Anteilen der Menschen. Sie geht von der Vorstellung aus, daß nur ein Teil unseres Seelenleben, unserer Gefühle und Wünsche bewußt ist. Alles was nicht „ zulässig" ist, wird in das Unbewußte abgeschoben. Dort bleibt es wirksam, und zwar gerade dadurch, daß es „offiziell" nicht mehr zugelassen ist, sondern „aus dem Untergrund agiert" (Bauriedl, 1994). Gegenstand der Psychoanalyse ist also der intrapsychische und interpsychische Konflikt zwischen ursprünglichen Bedürfnissen und Wünschen des Individuums, die vom Es vertreten werden, und den Bedürfnissen und Interessen der Außenweltobjekte, also der elterlichen und gesellschaftlichen Normen, die das Über-Ich bilden. In den „Verhandlungen" zwischen dem Es und dem Über-Ich entwickelt das Ich als ein System von Funktionen, die der Anpassung an die Umwelt dienen, Kompromisse zwischen den beiden Kontrahenten, die je nach Stärke dieses Vermittlers, die innere und äußere Freiheit der Person mehr oder weniger einschränken.

Auch ein „gesundes" Ich ist also ständig damit beschäftigt, Abwehrmechanismen einzusetzen, um aus der Vielzahl aller möglichen Wahrnehmungen und Reaktionsweisen die der Situation und seinem eigenen Zustand angemessensten auszuwählen (Bauriedl, 1980). Abwehr stellt im psychoanalytischen Verständnis eine notwendige Schutzfunktion für das Ich dar. Thea Bauriedl (1994) beschreibt das Grundprinzip der Abwehr als das der Selektion. Das heißt, das Ich ist ständig vor die Aufgabe gestellt zu entscheiden, was für das subjektive Erleben „gut" und „schlecht" ist, was erwünscht und bedrohlich ist, was zugelassen und ausgehalten oder nicht beachtet, unterdrückt, also abgewehrt wird. Diese Selektionsmechanismen, die durch das Über-Ich verstärkt werden, haben die Funktion einer intrapsychischen Normbildung. Die Normen können im Sinne eines adäquaten Rahmens einer Person Sicherheit und Freiheit bieten und dadurch Angst ersparen. Sie können aber auch einen zu engen Rahmen abstecken und für das Individuum in erster Linie Einschränkung, also innere Freiheit und Lebendigkeit kosten.

So gibt es Konfliktlösungen, das heißt Kompromißbildungen zwischen den Wünschen und der vom Ich entwickelten Abwehr, in der die Person eine Seite des Konflikts, etwa Triebwünsche, abgespalten hat und sie auf diese oder jene Weise nicht mehr wahrnimmt. Der „kleine Hans" in Freuds berühmter Fallgeschichte, beispielsweise verschiebt die eigentlich auf den Vater gerichteten Triebwünsche und die damit verbundene Angst auf das Pferd. Symptome, in diesem Fall die Tierphobie, sind im psychoanalytischen Verständnis nur Ausdrucksformen für solche mißlungenen Verarbeitungs- und Lösungsversuche der zugrundeliegenden, unbewußten Konfliktkonstellationen, die in aller Regel durch eine bestimmte auslösende Situation aktiviert wurden (vgl. Mertens, 1992).

Die psychoanalytische Therapie setzt daher nicht primär an der Behandlung eines Symptoms an, sondern fördert die diesem Symptom zugrundliegende Konfliktsituation zutage. Auf diese Weise kann das Symptom überflüssig werden. Wenn der zugrundeliegende Konflikt wirklich durchgearbeitet ist, besteht nicht mehr die Gefahr, daß er sich neue Ausdrucksformen, also ein neues Symptom sucht. Hinzu kommt, daß in der psychoanalytischen Betrachtungsweise Symptome immer eine Vielzahl von Bedeutungen haben, das heißt, sie tragen möglicherweise zur Stabilisierung vieler verschiedener Konfliktsituationen bei. Alle diese Bedeutungen und

Beziehungen des Symptoms sind wichtig und müssen unter Umständen aufgedeckt werden, bevor das den verborgenen Konflikt anzeigende Symptom verschwinden kann.

Lernpsychologische Paradigmen

Die lerntheoretischen Paradigmen gehen von der grundlegenden Annahme aus, daß abweichendes Verhalten im wesentlichen auf denselben Lernprinzipien beruht wie jedes funktionale und sozial erwünschte Verhalten. Ob ein bestimmtes Verhalten als abweichend zu betrachten ist, setzt daher immer eine genaue Analyse des sozialen Kontextes voraus, in dem es steht. Es ist also beispielsweise wichtig, die vorausgehenden und nachfolgenden Reizbedingungen zu identifizieren, die Stärke und Frequenz von Reaktionen und ihre Latenzen festzuhalten sowie die Beziehungen zwischen Reizen, Reaktionen und deren Konsequenzen genau zu analysieren (Davison & Neale, 1988; vgl. auch Walter & Menzel, in diesem Band).

In der klassischen Konditionierungstheorie, die von Iwan Pawlow und seinen MitarbeiterInnen im Rahmen ihrer Untersuchungen zum Verdauungstrakt formuliert wurde, steht die Verknüpfung von Reizen im Mittelpunkt. Pawlow entdeckte in Tierexperimenten, daß ein neutraler Reiz, wie ein Glockenton, wenn er mehrere Male zeitgleich mit dem unkonditionierten Reiz, wie Nahrungsdarbietung, auftritt, schließlich die gleiche Reaktion auslöste, nämlich Speichelfluß. Aus der ursprünglich unkonditionierten, also ohne vorheriges Lernen ablaufende Reaktion ist damit eine konditionierten Reaktion geworden, die auf den konditionierten Reiz Glockenton folgt. Wenn die beiden Reize allerdings immer weniger verknüpft werden, also dem Glockenton wiederholt kein Fleischpulver folgt, beobachtete Pawlow, tritt allmählich eine Löschung der konditionierten Reaktion ein.

Ergebnisse aus einigen Untersuchungen, wie unter anderem das berühmte Experiment mit dem kleinen Albert und der weißen Ratte von John Watson und Rosalie Rayner (1920), verweisen auf die mögliche Bedeutung von klassischen Konditionierungsprozesse bei der Herausbildung von Angststörungen, speziell von Phobien. Diese Annahme wurde allerdings auch kritisiert, weil sich Phobien trotz der wiederholten Erfahrung mit konditionierten Reizen ohne Assoziation mit den unkonditionierten Reizen, die dann für sich genommen, eigentlich ohne Folgen blieben, nicht löschen ließen (Petermann, 1995).

Etwa zur gleichen Zeit, als Iwan Pawlow das klassische Konditionierungsmodell entwickelte, formulierte Edward L. Thorndike das zweite grundlegende Lernprinzip, das Gesetz des Effektes. Es besagt, daß Lernen durch seine Konsequenzen kontrolliert wird. Verhaltensweisen, deren Konsequenzen für den Organismus befriedigend sind, werden beibehalten, während die Häufigkeit eines Verhaltens bei unangenehmen oder negativen Folgen abnimmt. Burrhus F. Skinner hat das Gesetz des Effektes übernommen, aber dabei in seinen Überlegungen den Schwerpunkt von der Verbindung zwischen Reizen und Reaktionen stärker auf die Beziehung zwischen Reaktionen und ihren Konsequenzen, also den unterschiedlichen Kontingenzen des Verhalten verlagert. Reize sind nach Überzeugung Skinners nicht so eng an Reaktionen gebunden. Vielmehr lernen wir, wann eine bislang erfolgreiche Reaktion auszuführen ist und wann nicht, indem wir lernen, die Signale zu erkennen, die angeben, ob eine verstärkende Kontingenz auftreten wird, falls wir eine Reaktion ausführen. Er bezeichnet diese Signalreize, die künftige Reaktionen verstärken können, als diskriminative Reize. Skinner spricht daher auch nicht mehr vom Gesetz des Effektes, sondern vom Prinzip der Verstärkung oder operanten Konditionieren und unterscheidet zwischen positiven und negativen Verstärkern, als zwischen Reizen, die zu einem Anstieg der Auftretenswahrscheinlichkeit einer Reaktion führen, wenn sie zu einer Situation hinzutreten oder aus der Situation herausgenommen werden (Reinecker et al., 1998).

Lewinsohn hat das operante Konditionierungsmodell zur Erklärung depressiver Störungen herangezogen. Er geht davon aus, daß Depression durch ein niedriges Verstärkungsniveau im Umfeld ausgelöst wird.

Hobart Mowrer verknüpft in dem Modell des Vermeidungslernens die klassische und die operante Konditionierungstheorie, indem er vermittelnde Prozesse für Lernen und Verhalten einbezieht. Der Ansatz des mediatorischen Lernens besagt, daß offene, beobachtbare Reaktionen nicht unmittelbar von Umweltreizen, sondern auch durch zwischengeschaltete Prozesse, sogenannte innere Reaktionen, ausgelöst werden können. Angst ist für Mowrer ein Beispiel für eine innere Reaktion. Ein Kind lernt in einem ersten Schritt durch klassisches Konditionieren, den konditionierten Reiz, beispielsweise eine bestimmte soziale Situation, zu fürchten. Durch operantes Konditionieren erwirbt es ein offenes Verhalten, um sich dem konditionierten Reiz zu entziehen und so die Angst abzuschwächen. Dieses Vermeidungsverhalten verhindert erfolgreich ein Umlernen bzw. die Löschung der Angst oder Phobie (Reinecker et al., 1998).

Dieses stellvertretende oder mediatorische Lernen bildet eine wichtige Grundlage für das dritte zentrale Lernprinzip, das Modell- bzw. Beobachtungslernen. Lernen tritt in Situationen auf, in denen nach den beiden klassischen Lerntheorien kein Lernen zu erwarten wäre, weil die Person keine offene Reaktion gezeigt hat und auch keine sichtbare Verstärkung erfahren hat. Sie hat lediglich gesehen, wie andere Personen für Verhaltensweisen belohnt oder bestraft worden sind und übernimmt oder unterläßt das gleiche dann später, wie Albert Bandura und seine MitarbeiterInnen in zahlreichen Experimenten eindrucksvoll demonstrieren konnten. Beobachtungslernen oder Lernen durch Nachahmung liegt also vor, wenn eine Person Beobachtungen des Verhaltens und der Verhaltenskonsequenzen bei einer anderen Person nutzt, um später ihr eigenes Verhalten danach zu gestalten. Es geht also um ein Lernen durch die Beobachtung und Imitation bestimmter Modelle. Bandura gelang es, eine Reihe von Variablen zu identifizieren, von denen es abhängt, welche Modelle mit großer Wahrscheinlichkeit nachgeahmt werden. Er stellt fest, daß das beobachtete Verhalten dann übernommen wird, wenn das Modell verstärkt als positiv wahrgenommen wird, es Ähnlichkeiten zwischen Eigenschaften und Charakteristika des Modells und der Beobachterin/des Beobachters gibt, wenn verstärkt wird, daß die Beobachterin/der Beobachter dem Modell Aufmerksamkeit schenkt und es vor allem in ihrer/seiner Kompetenz liegt, das Verhalten des Modells zu übernehmen.

Modellernen wird von vielen bei der Entstehung vieler Verhaltensauffälligkeiten im Kindes- und Jugendalter als wichtiger Faktor betrachtet, beispielsweise bei aggressiven und dissozialen Symptomen, bei Angststörungen sowie bei Suizid bzw. Suizidversuchen und depressiven Verhaltensmustern (vgl. Petermann, 1995).

Humanistisches Paradigma

Das humanistische Denkmodell, das Carl Rogers, Rollo May und Abraham Maslow geprägt haben, geht im wesentlichen von der Vorstellung aus, daß Menschen weder von unbewußten Triebkräften und intrapsychischen Konflikten getrieben, noch durch bestimmte Umweltdeterminanten beeinflußt werden. Sie sind vielmehr aktive Wesen, die fähig sind, ihren eigenen Weg zu wählen. Sie streben nach seelischem Wachstum und Verwirklichung ihrer Möglichkeiten, sie suchen nach Veränderungen, planen ihr Leben und versuchen ihm eine innere Struktur zu geben, um eine optimale Selbstverwirklichung zu erreichen. Abraham Maslow sieht in dem Bedürfnis nach Selbstverwirklichung das grundlegende Motiv des Menschen.

In ihren Analysen stellt die humanistische Psychologie nicht einzelne Komponenten und Prozesse, sondern lebensgeschichtliche Muster der Menschen und ihr Handeln in der Alltagswelt in den Mittelpunkt. Ziel ist es dabei, den inneren Bezugsrahmen des Menschen, seine phänomenale, subjektiv erlebte Welt wahrzunehmen, ihn also so zu sehen, wie er sich selbst sieht und alle Wahrnehmungen, die unter dem Gesichtspunkt des äußeren Bezugsrahmens eines externen Beobachters gemacht werden, möglichst zur Seite zu stellen.

Als gestört betrachtet die humanistische Psychologie eine Person, wenn bestimmte Erfahrungen und Wahrnehmungen in ihrem Selbstkonzept keinen Platz erhalten und, weil sie gefährlich und schmerzhaft für das Handeln sein können, verleugnet werden müssen. Die Verleugnung führt zu einem inneren Konflikt, der Spannung und Angst erzeugt. Zugleich lernt die Person durch eine solche Entwicklung, sich selbst und den eigenen Erfahrungen als Maßstab für Handlungen zu mißtrauen. Der Weg aus einer Störung führt über ein allmähliches Entdecken, Verstehen und Ertragenlernen der verleugneten Gefühle und Erfahrungen in ihren Zusammenhängen und Hintergründen. Dieser Prozeß der Selbstexploration setzt eine Atmosphäre des Verständnisses und der Sicherheit, ein vollständiges und bedingungsfreies Akzeptieren durch die TherapeutIn, ihre/seine Echtheit und Kongruenz sowie ein sensibles und präzises einfühlendes Verstehen voraus. „Diese Einstellungen, die dem Klienten wirksam vermittelt und von ihm wahrgenommen werden müssen, werden als Faktoren betrachtet, die für den Therapieverlauf und für konstruktive Veränderungen innerhalb der Persönlichkeit von ausschlaggebender Bedeutung sind" (Rogers, 1981, S.19).

Kognitives Paradigma

Im kognitiven Denkmodell wird der Lernprozeß nicht als ein passives Herstellen von Reiz-Reaktions-Verknüpfungen oder eine Übernahme von Modellen, sondern als ein komplexer Prozeß begriffen, in dem Menschen Situationen bewußt interpretieren, aktiv strukturieren und in ihre Erfahrungen integrieren. Der Lernende nimmt Informationen und Umweltreize auf und transformiert sie in seine kognitive Schemata, die er durch seine Erfahrungen in der Vergangenheit ausgebildet hat. Widersprechen neue Informationen kognitiven Strukturen, dann werden diese in dem erforderlichen Ausmaß neu organisiert. Die kognitive Psychologie versteht Lernen als dynamisches Wechselspiel von Assimilation und Akkommodation, in dem fortwährend Prozesse des Wahrnehmens, Erkennens, Einschätzens und Bewertens und des Schlußfolgerns und Neubewertens ablaufen (Reinecker et al., 1999).

Psychische Störungen werden in diesem Modell als Ergebnis fehlerhafter Informationsverarbeitung, verzerrter Wahrnehmungen, irrationalen Gedanken und Überzeugungen gesehen. Aaron Beck (1995) hat eine kognitive Theorie der Depression entwickelt, die sich auch auf Störungen im Kindes- und Jugendalter übertragen läßt. Beck sieht die Entstehung und Aufrechterhaltung von depressiven Symptomen im Zusammenhang mit negativen Einstellungen der Person über sich selbst, die Welt an sich und die Zukunft. Diese kognitive Triade ist eingebettet in stabile, negative Gedankenmuster, die einen entscheidenden Einfluß darauf ausüben, wie eine Person soziale Informationen dekodiert und wie sie sich Situationen stellt, sie bewertet und organisiert. Die depressiven Schemata enthalten nach Beck in erster Linie Wahrnehmungsstrukturen, die sich auf Verlust und Bedrohung des Selbstwertgefühls beziehen. Kognitive Irrtümer, wie willkürliche Schlüsse, selektive Abstraktionen, Übergeneralisierungen, Über- oder Untertreibungen und dichotomes Denken führen zur einer fortgesetzten verzerrten Verarbeitung der Alltagserfahrungen. Diese Formen der Wahrnehmung und Informationsverarbeitung verfestigen die negativen Ansichten der Person über sich selbst, über ihre Umwelt und Zukunft und stabilisiert ihre depressiven Schemata.

Bei der kognitiven Therapie werden Kinder oder Jugendliche veranlaßt, fehlerhafte Denkmuster wahrzunehmen und zu korrigieren, indem sie beispielsweise positive Selbstinstruktionen erlernen. Um diese aufzubauen, werden sie trainiert, Selbstgespräche zu führen, die ihre Kompetenz betreffen und angeleitet Verhaltensweisen zu beschreiben, die zur Bewältigung angstauslösender Situationen führen.

Das systemische Modell – ein Paradigmawechsel in der Klinischen Psychologie?

Die beziehungsgeschichtlich-biographische Dimension des Verstehens erweitert den Blick auf Probleme wesentlich. In ihren Grundorientierungen bleiben die psychologischen Paradigmen allerdings in den Prinzipien des medizinischen Denkens und Handelns verfangen. Die zentralen Bedingungsfaktoren bei der Entstehung psychischer Störungen bilden zwar nicht mehr biochemische und physiologische Prozesse, sie werden aber weiterhin im Individuum vermutet. So richtet sich die Aufmerksamkeit in erster Linie auf intrapsychische Konflikte, erlerntes, fehlangepaßtes Verhalten, verzerrte Wahrnehmungen und Bewertungen oder auf Inkongruenzen in der organisierten Selbststruktur, also auf interne Mechanismen. Die sozialen Lebenswelten der Menschen und ihre Beziehungsnetze, in denen ihr Alltag abläuft, ihre Belastungen und Notlagen, ihre sozialen und materiellen Ressourcen spielen in diesen Modellen lediglich eine abstrakte Rolle. Sie werden, wie etwa in der Lerntheorie, reduziert auf Reiz-Reaktionen-Verbindungen, Verstärkerquellen und Verhaltenskontingenzen. Wie stark die Übernahme medizinischer Denkmodelle ist, läßt sich beispielsweise an der Strukturierung der Lehrbücher der Klinischen Psychologie nach Störungsbildern aufzeigen. Die störungsspezifische Klinische Psychologie sucht kaum noch nach störungsübergreifenden Ansätzen, in denen das individuelle Erleben und die Reaktion auf soziale Gegebenheiten und gesellschaftlicher Veränderungsprozesse sowie andererseits die sozialen Reaktionen auf diese Phänomene berücksichtigt, untersucht und bearbeitet werden.

Einen möglichen Weg aus dieser Medikalisierung weist der systemische Denkansatz. Ob in diesem Zusammenhang von einem Paradigmawechsel gesprochen werden kann, sei einmal dahin gestellt. Sicherlich richtig ist aber, daß durch die systemische Perspektive bestimmte selbstverständliche Erklärungsmuster und Grundannahmen in Frage gestellt werden (Kriz, 1994).

Eines dieser fraglich gewordenen Konzepte ist die übliche lineare Kausalität, die von der Annahme ausgeht, daß alles eine oder mehrere Ursachen habe. Dem steht eine zirkuläre Betrachtungsweise gegenüber, bei der die einzelnen Elemente in den komplex vernetzten Prozeß, meist unter Einbeziehung weitere Elemente, aufeinander einwirken. In aller Regel sind diese Systeme dynamisch konzipiert, das heißt es geht um Veränderungen in der Zeit, wobei jede Einwirkung eines Elementes auf andere wiederum auf ersteres zurückwirkt. Aufgrund dieser vielfältigen Rückkopplungen und Vernetzungen entwickeln Systeme eine spezifische Eigendynamik, die anpassungsfähig sind und ihre Strukturen selbst verändern können. Aus derartigen Interaktionen entstehen neue, komplexe Systeme mit veränderten, emergenten Eigenschaften, die zu neuen Konstruktionen individueller und sozialer Wirklichkeiten führen (Schiepek, 1996). Diese Fähigkeit zur Selbstorganisation bezeichnen Humberto Maturana & Francisco Varela (1987) als ‚Autopoiese'.

Die systemische Betrachtungsweise schafft Ansatzpunkte für ein besseres Verständnis für die Handlungsspielräume und Gestaltungsnotwendigkeiten, mit denen Individuen in ihrem Alltag konfrontiert werden als die traditionellen Denk- und Analyseschemata mit ihren linearen Kausalitätsketten. Sie schärft beispielsweise den Blick für die immer auch gegenläufigen Tendenzen, die zu einer Aufrechterhaltung der kindlichen Symptomatik beitragen. Wenn die Symptomatik des Kindes die psychische Stabilität der Familie und damit auch die der Eltern fördert, dann ist nicht zu erwarten, daß sie an deren Auflösung ‚eindeutig' interessiert sind. Andererseits zieht das Kind seinerseits bei allen psychischen Kosten, die damit verbunden sind, als Symptomträger immer auch einen sekundären Gewinn, ist daher nicht unbedingt so einfach bereit, etwa seine Rolle als Partnersubstitut aufzugeben. Die systemische Perspektive beschränkt sich dabei nicht auf das „System Familie", sondern bezieht weitergehende Strukturen und andere Metasysteme ein (von Schlippe & Schweitzer, 1996). Da Systeme in ihrer Umwelt wiederum andere Systeme vorfinden, geht es in weiteren Schritten um das spezifische Verhältnis zur Umwelt und die Interaktionen zwischen den Systemen und um emergenzfähige Inter-System-Prozesse. Allerdings geraten in diesem Entwurf einer System-Umwelt-Interaktion die sozialökologische Dimensionen, also die Lebensbedingungen, ihre konkrete Lebenslage und jene Zusammenhänge, in denen sich ihr gesellschaftlicher Alltag strukturiert und vollzieht (Keupp, 1987), ähnlich wie in den übrigen psychologischen Paradigmen, zumindest in der psychotherapeutischen Praxis auf ein Nebengleis.

Sozialwissenschaftliche Modelle

Angestoßen unter anderen auch durch die grundsätzliche Kritik am medizinischen Krankheitsmodell, wie sie die internen Psychiatriekritiker Thomas S. Szasz und vor allem die beiden englischen Psychiater David Cooper und Ronald D. Laing aus einer existentialistischen Position sehr eindrucksvoll formulierten hatten, entwickelten Sozialpsychologen und Soziologen sozialwissenschaftliche Modelle (vgl. ausführlich Keupp, 1972, 1974, 1976). Zentraler Ausgangspunkt in diesen Ansätzen ist die auch empirisch vielfach belegte Annahme, daß psychische Störungen nur ausreichend verstanden werden können, wenn man sie im Kontext makrosozialer Faktoren und mikrosozialer Belastungen alltäglicher Lebensbedingungen sowie der komplexen gesellschaftliche Formierung- und Definitionsprozesse betrachtet.

Die Labeling-Perspektive

Psychische Störungen sind nach der Labeling-Perspektive nicht in erster Linie über individuelle Defizite, Charaktermerkmale oder lebensgeschichtliche bzw. familiäre Konfliktkonstellationen erklärbar, sondern sie etablieren sich erst dann als abweichendes Verhalten, wenn sie so definiert und behandelt werden (vgl. Scheff, 1981; Waxler, 1981). Somatische oder psychische Faktoren spielen eine wichtige Rolle bei der Erklärung, warum einzelne Verhaltens-, Denk- und Wahrnehmungsweisen oder emotionale Reaktionen einer Person zu einem bestimmten Zeitpunkt nicht den alltäglichen Normalitätserwartungen und Regeln entsprechen. Ihre prägende Gestalt nehmen psychische Auffälligkeiten – so lautet die Grundthese dieses Ansatzes – erst durch die sozialen Reaktions- und Interpretationsmuster, die der betroffenen Person in der Interaktion mit Mitgliedern ihres primären Netzwerks und mit Institutionen in ihrem lebensweltlichen Kontext vermitteln werden, an.

Abweichendes Verhalten ist also keine Qualität der Handlung einer Person, sondern vielmehr eine Konsequenz der Wahrnehmung von Regelverletzungen durch andere (Becker, 1973). Von entscheidender Bedeutung bei dem Prozeß des Wahrnehmens und Definierens einer psychischen Störungen sind die sogenannten residualen Regeln. Thomas J. Scheff (1981) meint damit alle Formen der Normalitätserwartungen und alltäglichen Routinen, der verbalen und nonverbalen Kommunikationsmuster, die im familiären und sozialen Zusammenleben als selbstverständlich, als stillschweigend vorausgesetzt werden. So wird beispielsweise von einer Person erwartet, daß sie zu ihrer GesprächspartnerIn Blickkontakt aufnimmt, nicht auf den Boden starrt und eine angemessene räumliche Distanz einhält. Ein Kind soll sich allmählich nach außen orientieren, sich zeitweise von Eltern trennen, Interesse an Gleichaltrigen entwickeln und sich schließlich emotional ablösen und Autonomie und Selbständigkeit entwickeln. Es soll in der Lage sein, zuzuhören und Arbeitsaufträge konzentriert auszuführen.

Die Mehrzahl der Verletzungen solcher residualer Regeln werden im Alltag nicht als Symptome einer Verhaltensstörung wahrgenommen, sondern entweder völlig ignoriert bzw. geleugnet oder normalisiert, das heißt auf situative, zeitlich begrenzte Bedingungen, wie Müdigkeit, Stress und aktuelle äußere Belastungen, zurückgeführt. Edwin E. Lemert (1951) hat diese Formen der Abweichung von sozialen Erwartungen, die sich auch zu vorübergehenden Problemen entwickeln können, als „primäre Abweichung" bezeichnet. Erst wenn Verhaltensweisen, emotionale Ausdrucksmuster oder Kommunikationsformen nicht mehr auf situationsgebundene, transitorische Verletzungen von Rollenerwartungen und Konventionen zurückführbar erscheinen, weil sie beispielsweise immer häufiger und massiver auftreten und zu Beeinträchtigungen in den schulischen Leistungen oder im Kontaktbereich führen, setzen Reaktionen und soziale Definitionsprozesse ein, die die „primäre Abweichung" stabilisieren, ihr einen dauerhaften devianten Status verleihen. Die primäre Regelabweichung wird mit dem Etikett „psychische Störung" oder „Verhaltensauffälligkeit" belegt. In der Terminologie von Edwin E. Lemert ist aus der „primären Abweichung" eine „sekundäre Abweichung" geworden. Diese Wahrnehmung setzt Aktivitäten in Gang, die auf eine Behebung dieser Störung abzielen.

Die ersten Definitionen und Bewältigungsversuche gehen dabei meist von der Familie und dem primären Netzwerk aus. Basierend auf biographischen Erfahrungen und dem erworbenen Wissen über Normalität, Gesundheit und Krankheit sowie impliziten Vorstellungen über normale psychische, physische und soziale Zustände suchen die Eltern oder auch Verwandte und FreundInnen nach Erklärungen für die Regelverletzungen ihrer Kinder und nach geeigneten Lösungswegen (vgl. Lenz, 1990). Insbesondere primäre Abweichungen im psychischen Bereich fallen für viele Menschen aus dem vertrauten Wahrnehmungsrahmen und lösen vielfach große Unsicherheit aus. Die einzelnen Definitionsversuche konkurrieren gegeneinander, werden nacheinander verworfen oder gleichzeitig als unzutreffend betrachtet. Nicht selten kommt es zu jahrelangen, belastend und bedrohlich erlebten, definitionslosen Phasen. Soziale Reaktionen in Gestalt von Fremddefinitionen durch ExpertInnen spielen daher in diesen Feldern in aller Regel eine wichtige Rolle. Die „Diagnose" der Erzieher und Erzieherinnen oder Lehrer und Lehrerinnen, der SozialarbeiterInnen im Jugendamt, der KinderärztInnen oder PsychologInnen und PsychotherapeutInnen wirken nach einer erfolglosen eigene Suche nach Erklärungen manchmal sogar entlastend. Sie vermittelt für die Beteiligten ein gewisses Maß an Sicherheit und Strukturierung und eröffnet vor allem auch neue Hoffnung und Zuversicht. Das betroffene Kind in diesem offenen, „unorganisierten" Stadium rutscht schnell in eine tiefe, verwirrende Krise, die es äußerst suggestibel macht und die Bereitschaft erhöht, jene Rolle anzunehmen, die durch das Etikett „Verhaltensstörung" vorgezeichnet ist. Die mit der Annahme der KlientInnen-Rolle verknüpften gezielten psychologisch-therapeutischen Aktivitäten und die vielschichtig „bemühte" Aufmerksamkeit durch das soziale Umfeld, wie Familie und Schule, wirken unter Umständen so prägend, daß ein Aussteigen aus der abweichenden Rolle immer schwerer wird. Durch die verschiedenartigen sozialen Reaktionen und klaren Verhaltenserwartungen besteht sogar die Gefahr einer Stabilisierung dieser Rolle in einer „abweichenden Identität", die in einer „abweichenden Karriere" ihren vorläufigen Abschluß finden kann.

Thomas J. Scheff (1973) hat diese Ereigniskette als einen verhängnisvollen zirkulären Lernprozeß beschrieben. Je mehr die abweichende Person in die Rolle des „psychisch Auffälligen" eintritt, um so mehr wird sie von den andern als solche definiert, und je mehr sie als „psychisch auffällig" definiert wird, um so vollständiger übernimmt sie die Rolle. Die in den Lehrbüchern der Psychopathologie und Klinischen Psychologie beschriebenen Störungs- bzw. Krankheitsbilder stellen, so Scheff, letztlich die Produkte dieses Rollenlernens dar.

Die Labeling-Perspektive schwimmt gegen den Strom der traditionellen ätiologischen Erklärungsansätze in der Psychopathologie und ist sicherlich nicht ganz frei von gewissen Verkürzungen. Heiner Keupp (1991) spricht von einer „trotzige(n), sozialwissenschaftliche(n) Gegenposition, die nicht selten von einer Haltung des kontrapunktischen Reduktionismus getragen wurde" (S.64). Sie liefert andererseits aber wichtige Einsichten und Problemformulierungen für ein differenziertes Verständnis und eine ganzheitliche „Behandlung" der psychischen Störungen. So stellt die Labeling-Perspektive die Objektivierung und Klassifizierung devianten, also nicht mehr tolerierbaren, psychisch auffälligen Verhaltens bzw. Erlebens grundsätzlich in Frage und holt es in den Kontext alltäglicher Interaktionen zurück. Normalität und Abweichung sind danach keine dem Verhalten und Erleben inhärente Qualitäten, das heißt keine natürlichen, beobachterunabhängigen Gegebenheiten oder Dinge, sondern Resultat eines subjektiven und sozialen Beobachtungs- und Konstruktionsprozesses (vgl. Berger, 1995). Sie sind, wie alle menschlichen Phänomene, als soziale Schöpfungen zu betrachten, „die in den und durch die definierenden Aktivitäten miteinander interagierenden Personen hervorgebracht werden" (Blumer, 1973, S.83). Die Definition und „Diagnose" psychischer Störungen ist also eingebettet in einen soziokulturellen und normativen Rahmen und wird in den institutionellen Feldern des psychosozialen Dienstleistungssystems oder des Gesundheitswesens auf der Grundlage wissenschaftlicher Sichtweisen von den einzelnen Berufsgruppen praktisch vollzogen.

Die Labeling-Perspektive, deren Denktradition in den konstruktivistischen Positionen der Systemtheorie und -therapie weitergeführt worden ist, macht also insbesondere auf die sozialen Prozesse aufmerksam, die in ihrer spezifischen Form das „soziale Schicksal" (Keupp, 1976) des abweichenden Verhaltens, entscheidend prägen. Sie ermöglicht damit einen anderen Zugang zu den Problemen von Kindern und Jugendlichen, in dem sie den Blick stärker auf die lebensweltlichen Bedingungen lenkt, unter denen sie auffällig geworden sind und sensibilisiert für die subjektiven Bedeutungen, die die Probleme für das Individuum, seine Familie und für die Menschen in seiner Alltagswelt besitzen.

Die Belastungsperspektive

Die Belastungsperspektive geht von der grundsätzlichen Fragestellung aus, in welcher Weise die psychische Befindlichkeit der Menschen von sozialstrukturellen und ökologischen Lebensbedingungen beeinflußt wird und welches Ausmaß an Belastungen zu Auffälligkeiten führen. Untersucht werden dabei sowohl makrosoziale Faktoren wie ökonomische Situation, soziale Schicht, Geschlecht, urbaner und ländlicher Kontext als auch mikrosoziale Faktoren wie alltägliche externe Belastungen, kritische Lebensereignisse und Dauerbelastungen (vgl. dazu auch Keupp, 1991).

Den Ausgangspunkt für solche sozialätiologischen Modellvorstellungen bilden sozialepidemiologische Untersuchungen. Die Sozialepidemiologie fragt gezielt nach Auswirkungen spezifischer sozialer Lebenslagen auf das Wohlbefinden der Menschen. „Sie versucht Zusammenhänge zwischen Häufigkeitsbildern psychischen Leidens und Merkmalen gesellschaftlicher Strukturen aufzuspüren. Methodisch bildet sie solche Zusammenhänge in Korrelationsstatistiken ab" (Keupp & Rerrich, 1982, S.23).

Für den Bereich des Erwachsenenalters liegen einige umfangreiche Studien sowohl zur ‚behandelten Prävalenz', die auf einer administrativ-statischen Basis (vgl. Hollingshead & Redlich, 1958) als auch zur ‚wahren Prävalenz' vor, die auf repräsentativen Bevölkerungsstichproben beruhen (vgl. Srole et al., 1962 und für den deutschen Sprachraum Dilling, Weyerer & Castell, 1984). Die verschiedenen Studien kommen übereinstimmend zu dem Ergebnis, daß die Häufigkeit und die Schwere psychischer Störungen signifikant mit der Schichtzugehörigkeit variiert. Angehörige der unteren sozialen Schichten leiden häufiger an psychischen Auffälligkeiten als Personen aus den höheren Sozialschichten. Bei der Berechnung der Prävalenzraten für einzelne Störungsbilder zeigte sich darüber hinaus auch eine inverse Beziehung zwischen der Höhe des sozialen Status und der Schwere psychischer Auffälligkeiten.

Dieser zentrale Befund der Sozialepidemiologie, also der enge Zusammenhang von „Armut und psychischen Störungen, von Not und Leid" (Keupp, 1991, S.66) gilt als einer der am besten belegten Befunde in den Sozialwissenschaften. Gesellschaftliche Ungleichheit findet ihren Niederschlag auch in den sozialen Verteilungsmustern psychischer Störungen im Kindes- und Jugendalter. So konnten in der sozialwissenschaftlichen Gesundheitsforschung die Wirkungen von Armut auf individuelle Leistungsbereiche wie Sprach- und Intelligenzentwicklung, aber auch auf das Sozialverhalten und das emotionale Erleben der Kinder- und Jugendlichen eindeutig nachgewiesen werden (vgl. Hurrelmann & Klocke, 1998).

Vielfach empirisch untermauert sind desweiteren auch die geschlechtsspezifischen Unterschiede bei der Häufigkeit psychischer Störungen. Die sozialepidemiologischen Daten zeigen deutlich auf, daß sich Frauen und Mädchen in ihrer körperlichen und seelischen Befindlichkeit häufiger beeinträchtigt fühlen und weisen insbesondere darauf hin, daß sie offensichtlich mit ihren Störungen und Krankheiten anders umgehen als Männer und Jungen.

Eine Interpretation dieser vielfach untermauerten Befunde zielt auf die tragende Rolle der geschlechtsspezifischen Sozialisation ab (vgl. Bilden, 1991). Mädchen werden stärker zur Passivität und Abhängigkeit erzogen und von ihrer Umwelt dazu ermutigt, über ihre Gefühle und Probleme zu reden, Schwäche und Hilfsbedürftigkeit auszudrücken. Die Jungen dagegen werden mehr zur aktiven Auseinandersetzung mit den Dingen der Welt angehalten, zugleich werden ihre Autonomie- und Selbständigkeitsbestrebungen unterstützt und Stärke, Aktivität und Leistungsorientiertheit gefördert. Aufgrund dieses gesellschaftlich tief verankerten Geschlechtsrollenstereotyps ist es – so diese Annahme – Frauen und Mädchen mehr erlaubt ihr Leiden zu veröffentlichen, während Männer und Jungen gelernt haben, ihre Beschwerden als Zeichen von Schwäche zu betrachten und zu verbergen. Oberflächlich gesehen, würden daher Frauen und Mädchen als kränker und vulnerabler erscheinen. In Wirklichkeit sei das hohe Maß an Offenheit und Selbstoffenbarung ein wichtiger Schutzfaktor, der viele Belastungen abmildere und so die Entstehung schwerwiegender Störungen und Krankheiten vereiteln könne. Die Verleugnungen und Bagatellisierungstendenzen bei Symptomen und Konflikten lasse dagegen Männer gerade für gravierende, lebensbedrohliche Erkrankungen anfälliger werden.

Einige sozialepidemiologische Daten unterstützen diese These. Die umfangreichen Ergebnisse über die Häufigkeitsraten etwa bei Depressionen, psychosomatischen Beschwerden und funktionellen Störungen verweisen allerdings eindeutig darauf, daß Frauen und Mädchen ihr offenes Hilfesuchverhalten nicht vor Leid und Krankheit schützt. Sie leiden – so lautet der wohl umfassendere Interpretationsansatz – nicht deshalb mehr als Männer und Jungen, weil sie Belastungen und Probleme besser ausdrücken können oder eher dürfen, sondern weil sie aufgrund ihrer sozialen Lebensbedingungen, die von starken Ambivalenzen und Widersprüchen gekennzeichnet ist, auch mehr Veranlassung dazu haben (Maschewsky-Schneider, 1994; Ochel, 1989). Untersuchungen zur administrativen bzw. behandelten Prävalenz im Kindes- und Jugendalter stützen diese Interpretation zusätzlich. So stellen nahezu alle Befunde über die Inanspruchnahmepopulation von Erziehungsberatungsstellen, psychotherapeutischen Praxen, kinder- und jugendpsychiatrischen Ambulanzen und Kliniken bis zur Pubertät ein Überwiegen der Jungen in ihrem Klientel fest, wobei die Prozentangaben für das männliche Geschlecht zwischen 58 Prozent und 69 Prozent schwankt. Mit zunehmendem Alter, insbesondere für Jugendliche nach der Pubertät, verschiebt sich dann aber die Geschlechterrelation immer eindeutiger zu Lasten der Mädchen (vgl. Remschmidt, 1995).

Die Wissensbestände der Streß- und Life event-Forschung haben wesentlich zur Weiterentwicklung der klassischen Sozialepidemiologie beigetragen. Seit den 70er Jahren werden in den Studien die relativ groben sozialen Indikatoren wie Armut und Geschlecht spezifischer gefaßt und verstärkt die Zusammenhänge zwischen der Entstehung von Auffälligkeiten und belastenden Lebensereignissen untersucht.

Belastende Lebensereignisse sind raumzeitlich relativ umgrenzte Erfahrungen und Geschehen im Alltag, die das aufgebaute Passungsgefüge zwischen der Person und ihrer Umwelt erschüttern und ihr bisheriges Leben in irgendeiner Weise verändern. Überschreiten die daraus resultierenden Belastungen und Konsequenzen in einem Zeitraum einen kritischen Wert, so steigt das Risiko für psychische wie für somatische Störungen sprunghaft an (vgl. Filipp, 1990). Beispiele für belastende Lebensereignisse sind biographische Veränderungen wie Trennung und Scheidung, Tod einer nahen Bezugsperson, Krankheit, Schwangerschaft oder Übergangssituationen, wie Einschulung, Umzug, berufliche Veränderungen sowie normale, erwartbare Krisen.

In einer Reihe von Studien konnte beispielsweise aufgezeigt werden, daß das kritische Lebensereignis Trennung und Scheidung für alle Beteiligten einen schweren Stressor darstellt, der akute, vorübergehende, aber auch länger andauernde psychische, organische und psychosomatische Störungen bzw. Beschwerden hervorrufen kann (vgl. dazu Argyle & Henderson, 1985; Kahlenberg, 1993). Die Form und Intensität der symptomatischen Reaktion der Kinder auf die Trennungssituation hängt ganz wesentlich von ihrem Alter, Geschlecht sowie ihrem sozial-emotionalen Entwicklungsstand ab (vgl. dazu etwa Reich, 1991; Bauers, 1993). Jüngere Kinder sind danach dem Krisengeschehen und den ungelösten Nachscheidungskonflikten der Eltern weitgehend ungeschützt ausgesetzt und dadurch verletzbarer als etwa Jugendliche. Jungen reagieren typischerweise mit externalisierten, ‚lärmenden', Mädchen dagegen überwiegend mit introvertierten, ‚stillen' Störungen, was auf den ersten Blick den Anschein erweckt, als ob Jungen von den Auswirkungen der Scheidung stärker betroffen seien als Mädchen.

Insgesamt wurde eine große Variationsbreite der manifesten Symptome von Kindern, die die Trennung ihrer Eltern erleben, beobachtet. Sie reicht von dissozialen

Verhaltensweisen, schweren Kontaktstörungen, Schul- und Leistungsproblemen bis hin zu depressiven Verstimmungen und psychosomatischen Beschwerden (vgl. Bauers, 1993). Einige Studien betonten auch die gravierenden psychosozialen Folgen, die Scheidung gerade auch für heranwachsende Kinder in der Adoleszenz haben kann (vgl. Emery, 1988; Wallerstein & Blakeslee, 1989).

Die anfänglich hohen Erwartungen an die Erklärungskraft dieser differenzierteren sozialepidemiologischen Ansätze erfüllten sich allerdings nur teilweise. So eindrucksvoll die Zusammenhänge zwischen kritischen Lebensereignissen und psychischen Auffälligkeiten auf den ersten Blick erscheinen mögen, so erweisen sie sich bei genauerer Betrachtung durchgängig als eher schwach und vor allem unspezifisch (Kolip, 1993). Die insgesamt sogar enttäuschenden Ergebnisse führten neben Verbesserungen der Erhebungsmethoden (vgl. beispielsweise Filipp, 1990) zu einer stärkeren Berücksichtigung einzelner Typen belastender Lebensereignisse. So wird inzwischen genauer zwischen „akuten" und „chronischen" Belastungen sowie alltäglichen Ereignissen und Ärgernissen unterschieden.

Trotz dieser weiteren Differenzierungen, die Analysen noch engerer zeitlicher Zusammenhänge mit dem Auftreten von Auffälligkeiten und Störungen erlauben sowie der Einbeziehung psychosozialer Vermittlungsprozesse, gelingt es der Sozialepidemiologie auch weiterhin nicht die Frage ausreichend zu beantworten, warum ähnlich gelagerte Belastungen und annähernd vergleichbare Lebensereignisse, wie Trennung und Scheidung, bei einigen Individuen zu psychischen Störungen führen und bei anderen nicht.

Auch in ihren erweiterten Modellen bleibt die sozialepidemiologische Forschung in ihren relativ mechanistischen sozialätiologischen Erklärungsprinzipien gefangen, „insofern sie das Subjekt und seine psychosozialen Probleme auf die externen (makro- und mikrosoziale, A.L.) Belastungsfaktoren reduziert und insofern die aktive Rolle des Subjekts negiert" (Keupp, 1994, S.53). Der Mensch ist kein passives Wesen, sondern ein handelndes Subjekt, das die Widersprüche und Belastungen in seiner Alltagswelt deutet, sich aktiv mit den Lebensbedingungen auseinandersetzt, sie bearbeitet und so weit wie möglich verändert. Psychische Störungen können daher nicht als ein Bündel von Reaktionen begriffen werden, das auf bestimmte belastende Reizkonstellationen folgt. In welcher Weise belastende Lebensumstände zu psychischen Auffälligkeiten führen, hängt vielmehr vom Umfang und der Qualität der Handlungsressourcen ab, die eine Person in einer spezifischen Belastungssituation mobilisieren kann. Sie formen die Bewältigungsmuster, die zur Bearbeitung der Belastungen eingesetzt werden und beeinflussen in entscheidender Weise auch den Erfolg oder Mißerfolg der Bewältigungsversuche (Gleiss, 1980).

Die Handlungsressourcen eines Individuums umfassen sowohl personale Ressourcen als auch soziale Ressourcen. Personale Ressourcen beinhalten die Fertigkeiten und Fähigkeiten eines Menschen, die sich im Verlaufe der Lebensgeschichte zu den persönlichen Handlungskompetenzen und Verarbeitungsstilen eines Individuums zusammenfügen. Diese personalen Ressourcen sind biogenetisch und psychisch vorgezeichnet und werden durch Sozialisationserfahrungen und die kontinuierliche Auseinandersetzung mit der inneren und äußeren Realität immer wieder verändert und weiterentwickelt (Ulich, 1987). Hans Thomae (1968) bezeichnet die individuellen Wahrnehmungs-, Verarbeitungs- und Handlungsmuster mit deren Hilfe Kinder bereits früh lernen, bedeutsamen Lebensereignissen und Erfahrungen zu begegnen sowie ihrer Umwelt und ihrem Tun Sinn zu verleihen, als Daseinstechniken. Copingreaktionen stellen eine spezifische Form der personalen Ressourcen dar, in deren Mittelpunkt die Bemühungen einer Person stehen, mit Anforderungen und Krisensituationen fertig zu werden, die ihre verfügbaren Kompetenzen und Bewältigungsmöglichkeiten stark beanspruchen oder überfordern (Lazarus & Folkman, 1984).

Soziale Ressourcen werden durch das soziale Netzwerk einer Person gebildet. Darunter versteht man das Geflecht von sozialen Beziehungen zu Familienmitgliedern, Freunden, Bekannten, Nachbarn und anderen Personen (Keupp, 1987; Röhrle, 1994). Befunde aus der Netzwerkforschung zeigen, daß außerfamiliäre Netzwerksysteme nicht nur für Jugendliche, sondern auch für Kinder eine wichtige Rolle spielen (Schmidt-Denter, 1988). Ein ressourcenreiches Netzwerk bietet ein zusätzliches Sozialisationsmilieu und wirkt sich ganz generell positiv auf das psychische Wohlbefinden von Kindern und Jugendlichen aus. Darüber hinaus dient es als Schutzschild gegenüber Bedrohungen, Belastungen und Konflikten (vgl. Kolip, 1993; Lenz, 1998). Soziale Netzwerke dämpfen einerseits also als Puffer Streßreaktionen und unangenehme Folgen von Belastungen, andererseits üben sie einen direkten Einfluß auf das körperliche und seelische Wohlbefinden aus. Unabhängig von Belastungen und Beeinträchtigungen vermitteln soziale Beziehungen ein gewisses Maß an Sicherheit, Nähe und Anerkennung. Soziale Unterstützung erfüllt also ein menschliches Grundbedürfnis und stabilisiert unmittelbar die Selbstwertgefühle, fördert das Selbstbewußtsein und die Widerstandsressourcen.

Die besondere Stärke sozialer Netzwerke liegt in der Vielfalt und Alltagsnähe der im einzelnen geleisteten Unterstützungsformen, angefangen von der emotionalen über die instrumentelle und informelle bis hin zu motivationaler Unterstützung und Modellfunktion (Diewald, 1991). Eingebettet in das Alltagshandeln von Menschen umfassen die Unterstützungsleistungen Einfühlung, Fürsorge, Gefühle der Geborgenheit, aber auch konkrete Dienstleistungen, materielle Hilfe, Vermittlung von Einsicht, Anregungen, Ratschläge und Informationen, Aufzeigen von Alternativen und Herausforderung

Die personalen und sozialen Ressourcen stehen in einem engen Zusammenhang und bedingen sich gegenseitig. Sie bilden gemeinsam das Potential der Lebensbewältigung, über das eine Person verfügt (Böhnisch & Schefold, 1984).

Bei aller berechtigter Kritik an der fehlenden Subjektebene und dem alten linearen Denken, das relativ mechanistische Ursache-Wirkungs-Prinzipien verwendet, bietet die Belastungsperspektive einen unverzichtbaren Rahmen für eine differenzierte, den Menschen als soziales Wesen erfassende psychologisch-beraterische und psychotherapeutische Praxis. Sie bemüht sich um eine Sichtweise, die Problemlagen von Kindern, Jugendlichen und deren Familien vor dem Hintergrund spezifischer objektiver Lebensbedingungen und alltagsweltlicher, sozialökologischer Strukturen verständlich zu machen. Psychische Störungen und Auffälligkeiten werden stärker in das Spannungsfeld zwischen subjektiven Bedürfnissen, Deutungen, Problemerfahrungen und sozialstrukturellen Gegebenheiten, die das Leben entscheidend mit prägen, gestellt.

Die Belastungsperspektive stellt damit ein notwendiges Korrektiv „zu allen Formen des psychologischen Reduktionismus und des klinischen Blickes dar" (Keupp,

1991, S.75), in denen ausschließlich der psychische oder familiäre Erlebensraum als bedeutsam erachtet wird.

Neuere sozialpsychologische Paradigmen

Die Lückenhaftigkeit der traditionellen Form der Belastungsperspektive führte zu einer Weiterentwicklung sozialwissenschaftlicher Modelle, in denen der Mensch als Subjekt noch stärker in den Mittelpunkt der Betrachtung gerückt wird. Diese Modelle nehmen Impulse aus der Streßforschung auf und gehen von der Kernannahme einer aktiven und produktiven Auseinandersetzung des Individuums mit seiner inneren und äußeren Realität, mit seinen Lebens- und Umweltbelastungen aus. Sie versuchen also, das Individuum in seinem sozialen, ökologischen und lebensweltlichen Gesamtkontext zu verstehen. Diese Sichtweise trug auch dazu bei, die Seite der Ressourcen und Widerstandskräfte wahrzunehmen, die einem Individuum selbst oder in seiner sozialen Umwelt zur Verfügung stehen, um Lebensereignisse bzw. alltägliche Belastungen zu bewältigen. Um die Wirkung der belastenden Lebensbedingungen angemessen verstehen zu können, muß man demnach zwei Dinge untersuchen: die vom Individuum herangezogenen Deutungsmuster und die ihm verfügbaren und von ihm genutzten Bewältigungsmuster.

Belastungs-Bewältigungs-Paradigma

Historisch gesehen entwickelte sich das Belastungs-Bewältigungsparadigma als „Fußnote zur Streßtheorie" (Lazarus & Folkman, 1980, S.45), wurde dann aber in den neueren Streßkonzeptionen bzw. im erweiterten Streßmodell zu einem wesentlichen Bestandteil. Es wurde in der Folge zur Erklärung der Verarbeitung kritischer Lebensereignisse ebenso verwendet, wie der von normativen Entwicklungsaufgaben und Alltagsbelastungen und gewann daher auch in der Entwicklungspsychologie eine immer größere Bedeutung (vgl. Filipp, 1990).

Ausgangspunkt des Modells sind die Belastungen und Risiken mit denen das Individuum konfrontiert ist. Damit sind nicht nur einzelne Ereignisse gemeint sondern auch das Zusammenwirken von Ereignissen und komplexen Dauerbelastungen in ihrem zeitlichen Verlauf. Toni Faltermaier (1987) spricht hier von Lebensereignis-Komplexen. Das Modell berücksichtigt nun den Entstehungszusammenhang dieser Belastungen, indem es die sozialen, kulturellen und ökonomischen gesellschaftlichen Bedingungen auf der einen Seite sowie psychische Strukturen und Erfahrungen der Person auf der anderen Seite mit einbezieht.

Ob Anforderungen zu Belastungen werden bzw. ob die Person einen positiven Bewältigungsprozeß beginnen kann, hängt von den Handlungskompetenzen sowie den sozialen, materiellen und individuellen Ressourcen der Person ab. Ziel des Bewältigungshandelns ist es, ein gestörtes Passungsgefüge zwischen Person und Umwelt, zwischen den eigenen Fähigkeiten und Wünschen sowie den psychosozialen Anforderungen wiederherzustellen (Filipp, 1990). Ist der Bewältigungsprozeß nicht erfolgreich verlaufen, kommt es zu Symptomen der Nichtbewältigung in Form von psychischen Störungen und körperlichen Krankheiten, aber auch zu riskanten Verhaltensformen, wie Drogenkonsum. Verläuft der Bewältigungsprozeß erfolgreich, kommt es zu positiven Folgen für die Gesundheit und für die Persönlichkeitsentwicklung. Bewältigung wird demnach als Transaktion begriffen, bei der ein Stimulus oder eine Anforderung stets ein zum Teil von einer Person mitgestalteter Stimulus bzw. eine von ihr mitgestaltete Anforderung ist.

Von entscheidender Bedeutung für das Erleben von Streß und Belastung sind dabei bewußte und bewußtseinsfernere kognitive Einschätzungsprozesse. Lazarus & Folkman (1984) unterscheiden drei verschiedene, ebenfalls wechselseitig aufeinanderbezogene, in keiner prinzipiellen zeitlichen Abfolge stehende Bewertungsvorgänge: die primäre und sekundäre Einschätzung („primary und secondary appraisal") sowie die Neubewertung („reappraisal").

Im „primary appraisal" schätzt die Person die Bedeutung einer Situation oder eines bestimmten Lebensereignisses für sich ein. Werden die Belastungen als gering oder die Bewältigungsmöglichkeiten als ausreichend betrachtet, dann endet dieser Prozeß bereits an dieser Stelle. Wird dagegen eine Situation als stark beanspruchend oder sogar überfordernd erlebt, setzen bei der betroffenen Person Überlegungen darüber ein, welche Bewältigungsmöglichkeiten zur Verfügung stehen, welche Formen der Bewältigungsversuche zur streßbelastenden Situation überhaupt passen, und welche Konsequenzen damit jeweils verbunden sein könnten. Diese kognitiven Prozesse der Beurteilung, Planung und eventuellen Ausführung von Coping-Handlungen bezeichnen Lazarus und seine MitarbeiterInnen als „secondary appraisal". Rückmeldungen über die eigenen Reaktionen und deren Folgen sowie neue Informationen können zu Veränderungen der ursprünglichen Einschätzung führen. Solche Neubewertungen („reappraisal") werden auch im Falle eines Scheiterns der Bewältigungsversuche, des Bestehenbleibens der Belastungen oder ihrer Verschlimmerung vorgenommen. Mißerfolge und krisenhafte Zuspitzungen lösen in der Regel eine Suche nach neuen Perspektiven und Bewältigungsmöglichkeiten aus. Der gesamte Prozeß wird zumeist mehrmals durchlaufen, wobei allerdings nicht immer alle Stadien gleichermaßen vorkommen müssen.

Wesentliches Merkmal des Belastungs-Bewältigungs-Konzeptes ist also dessen prozessuales Verständnis. So hat das „vorläufige Ergebnis" dieses Bewältigungsprozesses nun wieder Auswirkungen auf die Eingangsbedingungen, auf die objektiven Lebensbedingungen und die Lebenswelt oder aber auf die Person selbst. Das Verhältnis zwischen den Belastungsbedingungen und dem Bewältigungsprozeß ist dabei als Wechselwirkungsprozeß zu verstehen. Die Bewältigungsbemühungen wirken auf die Belastungsbedingungen oder aber auch auf ihre Bewertung ein und passen sich dann aber immer wieder neu diesen Bedingungen an

Ein angemessenes Coping-Verhalten muß nach Lazarus (1981) im wesentlichen zwei Funktionen erfüllen:

- Es sollte einmal darauf ausgerichtet sein, die belastende oder bedrohliche Situation zu verändern. Damit wird die instrumentelle Funktion angesprochen.

- Zum andern sollte es dazu führen, die mit der streßreichen Situation einhergehenden Gefühle zu verringern, es sollte also zugleich eine affektregulierende Funktion ausüben.

Lazarus & Launier (1981) haben vier Bewältigungsformen herausgearbeitet, von denen jede diese beiden grundlegenden Funktionen erfüllt, das sind die Informationssuche, die direkte Aktion und Aktionshemmung sowie intrapsychische Prozesse:

- Die Informationssuche umschreibt alle Aktivitäten, die dazu dienen, Wissen und Material als Grundlage für die Entscheidung zu bestimmten Copingstrategien oder zur Neueinschätzung von Ereignissen bzw. Situationen zu sammeln.
- Unter direkte Aktion fallen alle Verhaltensreaktionen und sichtbaren Bemühungen, mittels derer eine Person versucht, mit einer belastenden Situation fertig zu werden. Direkte Aktionen können beispielsweise die Flucht aus der Umgebung, das Ausleben des Ärgers, die Suche nach Rache oder die Einnahme von Tabletten sein.
- Aktionshemmung beschreibt die Unterdrückung eines Handlungsimpulses, der der Situation nicht gerecht werden oder sogar Schaden anrichten könnte.
- In die Kategorie der intrapsychischen Bewältigungsformen sind alle kognitiven Prozesse einzuordnen, die der Regulierung von Gefühlen dienen. Darunter fallen die Mechanismen der Selbsttäuschung, Abwehrmechanismen wie Verleugnung, Projektion und Reaktionsbildung sowie Vermeidung und Versuche der Distanzierung.

Psychoanalytisch orientierte ForscherInnen haben das in der kognitiven Psychologie formulierte Coping-Konzept aufgegriffen und es durch die stärkere Einbeziehung der Ich-Prozesse und insbesondere der unbewußten Abwehrvorgänge konstruktiv weitergeführt.

Steffens & Kächele (1988) fassen unter Abwehr alle unbewußten Mechanismen, die das Ich vor inkompatiblen Strebungen, und insbesondere vor der Reaktivierung von ihrer Genese her infantiler Konflikte, bewahrt. Die Abwehrprozesse schützen das Ich damit vor einem traumatischen Verlust der basalen Sicherheit und Kohärenz. Copingstrategien beziehen sich dagegen auf den situativen Kontext, also auf äußere und reale Konflikte. Sie gewährleisten einen flexiblen Umgang mit den vielfältigen Anforderungen des alltäglichen Lebens. Erst das Ineinandergreifen dieser beiden grundlegenden Prozesse eröffnet einer Person Möglichkeiten zu einer konstruktiven Verarbeitung und Bewältigung kritischer, belastender Lebensereignisse und -bedingungen. Die durch eine Krise oder traumatische Situation ausgelösten unbewußten Abwehrprozesse können einmal eine Auseinandersetzung mit der Problemkonstellation anregen, die in mehr oder weniger zielgerichteten, pragmatisch oder kognitiv orientierten Bewältigungsversuchen münden. Zugleich werden Vorgänge einsetzen, um den unbewußten, inneren Konflikt, der durch das einschneidende Ereignis wieder aktualisiert wurde, abzuwehren, um das Ich vor der Gefahr einer emotionalen Überflutung und Fragmentierung zu schützen. Werden die unbewußten Abwehrprozesse jedoch über das Andauern des realen Konfliktes hinaus beibehalten, so beeinträchtigen sie die Wahrnehmungsfähigkeit einer Person und schränken die Anwendungsmöglichkeiten adäquater Copingstrategien ein.

Steffens & Kächele zufolge sichern Abwehr- und Copingprozesse gemeinsam die Anpassungs- und Entwicklungsmöglichkeit des Individuums. Die Abwehrmechanismen unterscheiden sich allerdings hinsichtlich des Ausmaßes ihrer Förderung von Bewältigungsvorgängen. So werden etwa Verleugnung, Projektion oder Regression, also Mechanismen, die die Wahrnehmung und Auseinandersetzung mit der Realität beeinträchtigen, die Copingstrategien abschwächen oder hemmen, also insgesamt verschlechtern.

Pearlin & Schooler (1978) stellten in ihrer Studie fest, daß die Entscheidung einer Person, auf welche Form des Bewältigungshandeln sie in einer streßreichen, belastenden Situation zurückgreift, in hohem Maße von dem Lebens- und Rollenbereich abhängt, in dem das Problem angesiedelt ist.

So dürften bei Belastungen im schulischen und beruflichen Bereich kognitive Einschätzungsprozesse besonders wichtig sein, weil sie die Bedeutung des Problems verändern helfen und damit eine gewisse Distanzierung ermöglichen, aus der heraus sich am ehesten neue Perspektiven eröffnen können. Im Familienbereich dagegen verhindern in erster Linie die Strategien die Entstehung dauerhafter Konflikte und eine destruktive Eskalation der Belastungen, die eine emotionale Auseinandersetzung und zwischenmenschliches Engagement fördern. Intrapsychische Bewältigungsformen wie das selektive Ignorieren und Verleugnen oder Versuche der Distanzierung und Vermeidung dürften sich dagegen in allen Rollenbereichen beobachten lassen.

Aus diesen Befunden läßt sich ableiten, daß Menschen mit ihren Alltagsbelastungen wohl dann am besten fertig werden, wenn sie über verschiedenartige Bewältigungmöglichkeiten und vielfältige Reaktionsmuster verfügen. Die Verfügbarkeit von personalen Ressourcen hängt aber eng mit lebensgeschichtlichen Erfahrungen und sozialstrukturellen Gegebenheiten zusammen. So besitzen Angehörige unterer sozialer Schichten in aller Regel ein geringeres Repertoire an Bewältigungstechniken, um psychischen Streß und psychosoziale Probleme zu verhindern oder zu kontrollieren. „Nicht nur sind die Lebensprobleme unter den sozialen Gruppen und Gemeinschaften ungleich verteilt, sondern es ist offensichtlich, daß die Fähigkeit, mit diesen Problemen umzugehen, ähnlich ungleich verteilt ist" (Pearlin & Schooler, 1978, S.17).

Bewältigung ist zugleich ein Prozeß, der wesentlich mitbestimmt wird durch die Teilnahme von Mitgliedern des sozialen Netzwerks, also von Verwandten, FreundInnen oder Bekannten und ArbeitskollegInnen, an den Bemühungen einer Person, mit Belastungen und Krisen umzugehen. Peggy Thoits (1994) bezeichnet soziale Unterstützung deshalb auch als „coping assistance". Coping und soziale Unterstützung weisen für sie eine Reihe von Gemeinsamkeiten auf. Sowohl das individuelle Bewältigungshandeln als auch die soziale Unterstützung zielen im wesentlichen auf die Veränderung der Umwelt oder der belastenden Situation durch problemorientierte und instrumentelle Strategien sowie auf die Milderung der unangenehmen Gefühle durch emotionszentriertes Verhalten. Der Unterschied liegt Thoits zufolge lediglich darin, daß die Copingversuche von der betroffenen Person vorgenommen werden, während die sozialen Unterstützungen durch andere angeboten und geleistet werden.

Das soziale Netzwerk bildet über seine sozialen Unterstützungsleistungen und über den sozialen Rückhalt auch für Kinder und Jugendliche so etwas wie ein soziales Immunsystem. Die Familie ist der Kern des sozialen Immunsystems (vgl. Lenz, 1990). Sie vermittelt ihnen im allgemeinen ein hohes Maß an emotionaler Sicherheit und stellt die wichtigste informelle Hilfequelle dar. Dieses engmaschige Netz ist geprägt von einem starken Gefühl der Zusammengehörigkeit und der verbindlichen

Verpflichtung sowie der raschen Verfügbarkeit ihrer Mitglieder, speziell der Eltern, in Krisen und Problemsituationen. Hilfen erfolgen in diesem System in der Regel verläßlich und wie selbstverständlich, ohne daß das Kind darum explizit nachsuchen muß. Die sich überlappenden intensiven Bindungen eröffnen aber wenig Raum für strukturelle Manöver, die sich beispielsweise in Veränderungskrisen und Phasen der Neuorientierung oder auch in akuten Belastungssituationen als hilfreich erweisen können. So kommt es in der Familie zwar zu einer umgehenden Mobilisierung aller vorhandenen Hilfsressourcen, diese sind aber in solchen Problemfeldern oftmals begrenzt und werden vor allem im Verlauf immer redundanter, das heißt, es gelangen schließlich keine neuen Unterstützungsleistungen und Hilfen mehr hinzu. Einfach überfordert sind die Eltern meist, wenn die Auffälligkeiten und Probleme der Heranwachsenden in einem Zusammenhang mit dem familiären Beziehungssystem, seiner Dynamik und Struktur stehen. Wenn also beispielsweise Eltern unbewußt zu ihrer Entlastung das Kind durch Übertragung ursprünglicher Beziehungskonstellationen oder durch narzißtische Projektion in intrapsychische bzw. interpersonelle Konflikte hineinziehen (vgl. Richter, 1963).

Die weitmaschigeren und lockeren außerfamiliären Netzwerke eröffnen einen breiteren Handlungsspielraum als die Familie mit ihrem eher festgefügten Normen- und Regelgefüge. Sie vermitteln auch für Kinder vielfältige Zugänge zu Unterstützungs- und Hilferessourcen, die außerhalb des engeren sozialen Kreises liegen und fördern den Blick auf Optionen. Marc Granovetter (1982) beschreibt diese schwachen Bindungen als Brücken zu neuen Ressourcen, sozialen Kontakten und Perspektiven, die Entfaltungs- und Entlastungsmöglichkeiten schaffen und das Bewältigungshandeln erweitern. Darüber hinaus sind die schwachen, lockeren Beziehungen im Gegensatz zu den familiären und verwandtschaftlichen Bezügen frei gewählt und beruhen daher auf einer gewissen Ähnlichkeit von Werten, Einstellungen und Normvorstellungen. Sie enthalten daher eine starke selbstbekräftigende Wirkung und erhöhen das Selbstwertgefühl und das generelle Wohlbefinden.

Judith Roos et al. (1995) verglichen die sozialen Netzwerke von 6- bis zwölfjährigen Kindern, die kinderpsychiatrisch behandelt wurden mit einer unauffälligen Kontrollgruppe. Dabei zeigte sich, daß die Großeltern insgesamt einen wichtigen Beitrag zu den sozialen Erfahrungen von Kindern leisten. In der klinischen Teilstichprobe stellen sie darüber hinaus eine bedeutsame Unterstützungsressource für ihre Enkelkinder dar. Sie geben Hilfestellung und Rückhalt bei ihren Problemen und Konflikten.

Besonders deutlich unterscheiden sich die beiden Gruppen im Subsystem Gleichaltrige. Die sozialen Netzwerke der nichtklinischen Kinder wiesen eindeutig mehr Gleichaltrigenbeziehungen auf. Die unauffälligen Kinder haben damit zum einen mehr Gelegenheiten, sozial kompetentes Verhalten wie Kooperation, Konfliktfähigkeit und Kompromißbereitschaft zu lernen. In den weitgehend von Gleichheit und Symmetrie getragenen Beziehungen entwickelten sich zum andern besondere Unterstützungsformen, die helfen, Belastungen abzupolstern und abzumildern. Zudem vermitteln sie Rückmeldung, Zuneigung und Anerkennung und stärken das Selbstwertgefühl, was sich als ein zentraler Schutzfaktor vor drohenden Problemen erweist. Auch andere Studien unterstreichen die Bedeutung von Gleichaltrigen als soziales Unterstützungssystem. So stellen Michael Lewis et al. (1984) fest, daß Kinder mit einem ausgedehnten Gleichaltrigennetzwerk signifikant weniger Verhaltensauffälligkeiten zeigen.

Das Konzept der Salutogenese

Aaron Antonovsky (1987) integriert in seine Konzeption die Ergebnisse der Streßtheorie und der Belastung-Bewältigungs-Forschung, setzt dabei aber insofern neue Akzente, in dem er explizit die Frage der Gesundheit in den Mittelpunkt seines Erkenntnisinteresses stellt. Dieses „salutogenetische Modell" geht von der Prämisse aus, daß Menschen ständig mit belastenden Lebenssituationen konfrontiert werden. Es liegt in der Natur der menschlichen Existenz, daß streßreiche Ereignisse allgegenwärtig sind. Gleichwohl gibt es Menschen, die mit belastenden, widrigen und widersprüchlichen Lebenserfahrungen produktiv umgehen können, während andere auf Stressoren mit einem Spannungszustand reagieren und krank bzw. auffällig werden.

Antonovsky versucht in seinem Modell der Salutogenese eine Antwort darauf zu finden, wie es Individuen gelingt, gesund zu bleiben und keine Auffälligkeiten oder Krankheiten zu zeigen, obwohl sie Stressoren und Belastungen ausgesetzt sind. Er fragt also nach den Bedingungen und Kräften unter denen sich Gesundheit entwickelt und unter denen sie gefördert werden kann, nach Bedingungen also, die er als salutogen bezeichnet.

Gesundheit betrachtet Antonovsky als eine dynamische Interaktion zwischen belastenden und entlastenden bzw. schützenden Faktoren. Das Gesundheitsniveau ist Resultat der jeweils gegebenen veränderlichen und beeinflußbaren Balance zwischen Risiko- und Schutzfaktoren, die sowohl innerhalb als auch außerhalb der Person liegen und jeweils ihre eigene Geschichte und damit auch unterschiedliche Stabilität haben können. Gesundheit oder Krankheit sind das Ergebnis dieser Auseinandersetzung mit Belastungen, wobei in diese Auseinandersetzung sowohl der soziale Lebenskontext als auch die Biographie der Person mit eingehen.

Es sind die Widerstandsressourcen gegenüber Belastungen, die darüber entscheiden, ob sich Belastungen in mehr oder weniger starken Symptomen und in der Beeinträchtigung des Wohlbefindens niederschlagen. Eine erfolgreiche Bewältigung der, wie Aaron Antonovsky es formuliert, in der Lebenspraxis von Menschen allgegenwärtigen streßreichen Ereignisse ist um so wahrscheinlicher, je größer die allgemeinen Widerstandsressourcen einer Person sind.

Zu den Widerstandsressourcen zählt Antonovsky organismisch-biochemische, materielle, kognitiv-emotionale, soziale und makrostrukturelle Faktoren:

- Mit *organismisch-biochemischen Widerstandsquellen* sind alle medizinisch relevanten Potentiale des Körpers gemeint, die gegen Krankheitserreger und Stressoren immun machen.
- Unter *materielle Ressourcen* faßt Antonovsky die Verfügbarkeit über Geld, Arbeit und Wohnung, die eine Voraussetzung für Sicherheit, Schutz, Kleidung, gute Ernährung etc. bilden.
- Die *kognitiv-emotionalen Widerstandsquellen* sind das symbolische Kapital, also Intelligenz, Wissen und Bildung sowie Ich-Stärke und Flexibilität im Bewältigungshandeln.

- Mit den *sozialen Widerstandskräften* sind die sozialen Unterstützungspotentiale in den verschiedenen Dimensionen gemeint, die das Netzwerk einer Person zur Verfügung stellt.

- Mit den *makrostrukturellen Widerstandsressourcen* ist der Grad der kulturellen Integration gemeint. Antonovsky geht es hier darum, ob die Gesellschaft ein Orientierungssystem bereit stellt, das jeder Person eine Position im sozialen Gefüge sowie ein Gefühl von Geachtetheit und Sinnfälligkeit des eigenen Handelns vermittelt.

Antonovsky zeigt auf, daß die Mobilisierbarkeit und Wirksamkeit dieser Widerstandsressourcen letztlich von einer zentralen subjektiven Kompetenz abhängt, die er als Kohärenzsinn bezeichnet. Dieser Kohärenzsinn ist eine innere Kraft, die darüber entscheidet, ob und inwieweit ein Mensch in der Lage ist, seine Widerstandsressourcen situationsadäquat und flexibel zum Ausbalancieren von Belastungen einzusetzen.

Er beschreibt den Kohärenzsinn als eine affektiv-kognitive Orientierung, die sich auf die persönliche Fähigkeit bzw. das Gefühl eines Individuums bezieht, die Welt zu verstehen (comprehensibility), in ihr zurechtzukommen (manageability) und das eigene Handeln als sinnvoll (meaningfulness) zu begreifen, und daß es sich lohnt sich dafür zu engagieren. Antonovsky (1987, S. 10) definiert ihn als „eine globale Orientierung, die das Ausmaß ausdrückt, in dem jemand ein durchgängiges, überdauerndes, zugleich dynamisches Gefühl der Zuversicht hat, daß seine inneren und äußeren Umwelten vorhersagbar sind und eine hohe Wahrscheinlichkeit besteht, daß sich die Angelegenheiten so gut entwickeln, wie vernünftigerweise erwartet werden kann". Der Kohärenzsinn ist damit konzeptualisiert als ein Bewältigungsmechanismus, der charakterisiert ist durch die Tendenz, das Leben als vorhersehbar und bewältigbar zu sehen. Eine Person mit einem starken Kohärenzsinn wird wahrscheinlich weniger stressreiche Ereignisse als bedrohend und angstauslösend betrachten, als eine mit einem schwach ausgeprägten.

Antonovsky geht davon aus, daß die Höhe des Kohärenzsinns die gesundheitliche Befindlichkeit beeinflußt. In empirischen Arbeiten zeigen sich auch klare Zusammenhänge in dieser Richtung. So konnte beispielsweise in einer Public Health-Studie über Gesundheitsrisiken und Gesundheitsbewußtsein nachgewiesen werden, daß Heranwachsende umso mehr psychosomatische Beschwerden und Demoralisierungssymptome nennen, je niedriger die gemessenen Werte für den Kohärenzsinn sind (Keupp, 1997). Wenn Menschen keine sinnhafte Ordnung in ihrem Leben finden oder herstellen können, dann wirkt sich das in dem Phänomen der Demoralisierung aus. „Dieses Muster beinhaltet Einstellungen und Grundhaltungen, die durch ein geringes Selbstwertgefühl, Hilflosigkeit, Hoffnungslosigkeit, unbestimmte Zukunftsängste und allgemein gedrückter Grundstimmung geprägt sind" (Keupp, 1997, S. 18). Diese Personengruppen sind großen psychischen Belastungen ausgesetzt und zeigen ein hohes Maß an klinisch auffälligen Symptomen wie auch ein hohes Risikoverhalten, etwa durch den Konsum härterer Drogen. Sie verfügen offensichtlich nicht über ausreichende Widerstandsressourcen, um mit Lebensproblemen und Krisen produktiv umgehen zu können. Sie begegnen vielmehr den alltäglichen Stressoren und Lebensereignissen fatalistisch und resignativ, weil sie nicht mehr glauben, daß sie wirksam etwas dagegen unternehmen könnten. Die Untersuchungen zeigen eine inverse Beziehung zwischen Kohärenzsinn und Demoralisierung, das heißt je stärker dieses Gefühl der Demoralisierung ausgeprägt ist, desto geringer ist der Kohärenzsinn entwickelt.

Der Kohärenzsinn erweist sich als eine generalisierte Ressource, der unter den gegenwärtigen gesellschaftlichen Modernisierungsprozessen eine besondere Rolle bei der Entwicklung von Kindern und Jugendlichen bzw. bei der Bewältigung von Entwicklungsaufgaben zukommt. Kinder und Jugendliche wachsen in eine Welt hinein, die an Eindeutigkeiten und Klarheit verloren hat. Dies bedeutet zwar einerseits eine Befreiung von vorgegebenen, einengenden Modellen und Lebensformen. Andererseits erfordern die erweiterten Möglichkeiten und Freiheitsgrade ein hohes Maß an Reflexivität, Selbstverantwortung und Eigenaktivität. Die Heranwachsenden werden immer stärker zu Entscheidungsträgern ihrer eigenen Lebenswege und -führung, ihrer Orientierungen, Beziehungsgestaltung und Rollenmuster (Beck, 1986; Beck-Gernsheim, 1994). Das Nebeneinander vielfältiger Lebensstile, die Entscheidungsmöglichkeiten und Entscheidungsnotwendigkeiten wie die gesellschaftlich erwünschten und selbst gewählten hohen und mobilen Leistungsanforderungen machen andere Formen des Bewältigungs- und Copinghandelns notwendig. Unter den gegebenen Bedingungen des Aufwachsens sind vor allem Fähigkeiten und Kompetenzen gefragt, die den Kindern und Jugendlichen helfen, Entscheidungen autonom treffen zu können, eine Übersicht auch über unübersichtliche Prozesse zu gewinnen, Ambivalenz und Offenheit auszuhalten und produktiv zu verarbeiten. Hinzu kommen insbesondere soziale Kompetenzen des Aushandelns, des Verknüpfens und Kommunizierens (vgl. Keupp, 1996). Je mehr an diesen Kompetenzen und Fähigkeiten den Kinder und Jugendlichen zur Verfügung steht, desto größer sind ihre Chancen, auch in Zeiten raschen gesellschaftlichen Wandels die spezifischen Entwicklungsaufgaben zu bewältigen. Je weniger sie darüber verfügen, umso eher kommt es zu Auffälligkeiten und Störungen.

Der Kohärenzsinn vermittelt als basale Ressource bei der Bewältigung der gestellten Anforderung unter den veränderten Bedingungen des Aufwachsens ein positives Bild der eigenen Handlungsfähigkeit, ein Gefühl der Bewältigbarkeit und Gestaltbarkeit von externen und internen Lebensbedingungen sowie eine Gewißheit der Selbststeuerungsfähigkeit (Keupp, 1997). Er unterstützt die Selbstorganisationsprozesse und befähigt die Heranwachsenden, für sich selbst Sicherheit herzustellen, Ambivalenzen und Offenheit nicht so sehr als Problem, sondern auch als Herausforderung zu verstehen und für sich einen Lebenssinn zu konstruieren, also die Lebensbedingungen in Einklang mit den eigenen Wünschen und Bedürfnissen zu bringen.

Ein multdimensionales Verlaufsmodell – Skizze eines Integrationsversuchs der medizinischen, psychologischen und sozialwissenschaftlichen Paradigmen

In den Gesundheitswissenschaften zeichnen sich in den letzten Jahren Entwicklungen ab, die Begrenzungen der Denkmodelle aus der Psychiatrie und Sozialmedizin, der Psychologie und der Soziologie zu überwinden und sie in ein erweitertes Gesamtmodell zu integrieren (vgl. Hurrelmann, 1990, 1991). Die Sozialisationstheorie ist in der Lage, die unterschiedlichen wissenschaftlichen Ansätze aufzunehmen und einen theoretischen Rahmen für ein multidimensionales Synthesemodell aufzuspannen. Klaus Hurrelmann hebt hervor, daß gerade die neueren sozialisationstheoretischen Konzepte von einer aktiven und produktiven Auseinandersetzung des Individuums mit seiner inneren und äußeren Realität ausgehen und die Entwicklung der Persönlichkeit als ein komplexes Wechselspiel von physiologischen, psychischen und sozialen Faktoren darstellen. Sie erweisen sich daher „als tauglich für die Analyse des Zusammenhangs zwischen belastenden Lebensbedingungen, individuellen Bewältigungsstrategien und sozialen Unterstützungsnetzwerken auf der einen Seite und physiologischen, psychologischen und sozialen Symptomen der ‚Gesundheit' einer Person auf der anderen Seite" (Hurrelmann, 1991, S.189).

Ein umfassendes sozialisationstheoretisches Verlaufsmodell der Entstehung von Abweichung, Verhaltensauffälligkeit und gesundheitlicher Beeinträchtigung muß zunächst die somatischen und biogenetischen Dimensionen berücksichtigen. „Jedes Individuum verfügt über ein bestimmtes biogenetisches Potential, und im Verlauf der Ontogenese ist mit dem Wirksamwerden entsprechender Entwicklungsprogramme zu rechnen" (Hurrelmann, 1991, S.206). Auf der anderen Seite ist der Mensch ein psychisches Wesen. Seine Lebensgeschichte, Sozialisation und Lernerfahrungen prägen die Persönlichkeit. Auffälligkeiten nehmen häufig ihren Anfang in innerpsychischen Spannungen, familiären Konflikten und gestörten Eltern-Kind-Interaktionen, die sich negativ auf die sozial-emotionale Entwicklung auswirken.

Die biophysiologischen und psychischen Kräfte befinden sich in einer permanenten Wechselwirkung mit der sozialen Umwelt und den ökonomischen und kulturellen Lebensbedingungen, in die der Mensch als soziales Wesen eingebunden ist. Aus der Lebenslage ergeben sich nach Hurrelmann „kritische Lebensereignisse, dauerhafte Überforderungen, Lebensübergänge usw., die Einschnitte in den alltäglichen Lebensablauf darstellen, punktuelle Herausforderungen für die Anpassungskapazität bedeuten und/oder über einen längeren Zeitraum zu erheblichen Risiken und Belastungen der Lebensführung und der weiteren Persönlichkeitsentwicklung werden" (1990, S.81).

Die Verfügbarkeit und Mobilisierbarkeit personaler und sozialer Ressourcen entscheiden maßgeblich darüber, ob sich Lebens- und Umweltbelastungen in Symptomen für auffälliges Verhalten ausdrücken oder ob ein positiver Bewältigungsprozeß einsetzt. Die personalen und sozialen Ressourcen bilden in dem sozialisationstheoretischen Gesamtmodell zwei wichtige moderierende Faktoren, die das Selbstkonzept einer Person ganz wesentlich beeinflussen. Selbstkonzept definiert Klaus Hurrelmann als ein „strukturiertes Gefüge von Selbstwertgefühl, Selbstwirksamkeitsüberzeugung und Selbststeuerungsfähigkeit", von dem es weitgehend abhängt, „ob belastende Lebensanforderungen in einer für die Persönlichkeitsentwicklung förderlichen Form bewältigt und abgearbeitet werden können oder nicht" (Hurrelmann, 1991, S. 208). Stehen produktive Handlungskompetenzen und Bewältigungsstrategien zur Verfügung und kann das Individuum auf ein ressourcenreiches soziales Netzwerk und aktivierbares Unterstützungspotential zurückgreifen, ist mit einem günstigen weiteren Verlauf der Persönlichkeitsentwicklung zu rechnen. Andernfalls kann es zum Auftreten von Verhaltensauffälligkeiten und psychischen Störungen kommen.

Wesentliches Merkmal dieses integrierten Belastungs-Bewältigungs-Modells ist sein prozessuales Verständnis. So hat das „vorläufige Ergebnis" des Bewältigungsprozesses wieder Auswirkungen auf die sozialen Lebensbedingungen, die alltägliche Lebenswelt oder auf die Person selbst. Das Verhältnis zwischen den Belastungen und dem Bewältigungsvorgang ist dabei als ein Wechselwirkungsprozeß zu verstehen, das heißt die Bewältigungsbemühungen wirken auf die belastenden Bedingungen aber auch auf ihre Bewertungen ein und passen sich der Neuorganisation wieder an. Dieses Synthesemodell muß daher dynamisch, als eine Kette von sich immer wiederholenden Rückkopplungsschleifen verstanden werden.

Die Aufmerksamkeit gilt in diesem integrierenden Verlaufsmodell also den sozialen, psychischen und körperlichen Bedingungen, die es dem Individuum erleichtern oder erschweren mit spezifischen Konstellationen von Alltagsbelastungen umzugehen. Erfolgreiche Bewältigung bzw. deren Mißlingen wird dabei immer als ein Mischverhältnis von Person-Umweltbedingungen betrachtet. Die Ziele von Interventionsansätzen müssen aus dieser Perspektive der Aufbau, die Förderung und Stärkung sowohl der personalen als auch der sozialen Ressourcen sein. Damit rücken neben den vertrauten medizinischen und psychotherapeutischen Maßnahmen verstärkt auch lebensweltorientierte und präventive, gesundheitsfördernde Methoden in den Mittelpunkt, wie sie nicht zuletzt von der Gemeindepsychologie formuliert und entwickelt worden sind (vgl. Lenz & Straus, 1998).

Literatur

Antonovsky, A. (1987). *Unraveling the mystery of health. How people manage stress and stay well.* San Francisco: Jossey Bass.

Argyle, M. & Henderson, M. (1985). *The anatomy of relationship.* Oxford: Pinguin Books.

Bauers, B. (1993): Psychische Folgen von Trennung und Scheidung für Kinder. In Menne, K., Schilling, H. & Weber M. (Hrsg.), *Kinder im Scheidungskonflikt. Beratung von Kindern und Eltern bei Trennung und Scheidung* (S. 39-62). Weinheim/München: Juventa.

Bauriedl, T. (1980). *Beziehungsanalyse. das dialektisch-emanzipatorische Prinzip der Psychoanalyse und seine Konsequenzen für die psychoanalytische Familientherapie.* Frankfurt: Suhrkamp.

Bauriedl, T. (1994). *Auch ohne Couch.* Stuttgart: Verlag Internationale Psychoanalyse.

Beck, A.T. & Freeman, A. (1995): *Kognitive Therapie der Depression.* München: PVU.

Beck, U. (1986). *Risikogesellschaft. Auf dem Weg in eine andere Moderne.* Frankfurt a.M.: Suhrkamp.

Beck-Gernsheim, E. (1994). Individualisierungstheorie: Veränderungen des Lebenslaufs in der Moderne. In Keupp, H. (Hrsg.), *Zugänge zum Subjekt. Perspektiven einer reflexiven Sozialpsychologie* (S. 125-146). Frankfurt: Suhrkamp.

Becker, H.S. (1973). *Außenseiter. Zur Soziologie abweichenden Verhaltens.* Frankfurt: Fischer.

Berger, H. (1995). Konstruktivistische Perspektiven in der Sozialpsychologie. Schizophrenie als andere Seite der Normalität. In Keupp, H. (Hrsg.), *Zugänge zum Subjekt. Perspektiven einer reflexiven Sozialpsychologie* (S. 186-225). Frankfurt a.M.: Suhrkamp.

Bilden, H. (1991). Geschlechtsspezifische Sozialisation. In Hurrelmann, K. & Ulich, D. (Hrsg.), *Handbuch der Sozialisationsforschung* (S. 127-163). Weinheim: Beltz.

Blumer, H. (1973). Der methodologische Standort des symbolischen Interaktionismus. In Arbeitsgruppe Bielefelder Soziologen (Hrsg.), *Alltagswissen, Interaktion und gesellschaftliche Wirklichkeit* (S. 80-146). Reinbek: Rowohlt.

Böhnisch, L. & Schefold, W. (1984). *Lebensbewältigung. Soziale und pädagogische Verständigungen an den Grenzen der Wohlfahrtsgesellschaft.* Weinheim: Juventa.

Davison, G.C. & Neale, J.M. (1988). *Lehrbuch der Klinischen Psychologie.* Weinheim: PVU.

Diewald, M. (1991). *Soziale Beziehungen: Verlust oder Liberalisierung? Soziale Unterstützung in informellen Netzwerken.* Berlin: Edition Sigma.

Dilling, H., Weyerer, S. & Castell, T. (1984). *Behandelte und nicht behandelte psychiatrische Morbidität in der Bevölkerung.* Stuttgart: Enke.

Dörner, K. (1975). *Diagnosen der Psychiatrie.* Frankfurt/New York: Campus.

Emery, R.E. (1988). *Marriage, divorce, and children`s adjustment. Developemental Clinical Psychology and Psychiatry.* New York: Academic Press.

Engel, G.L. (1979). Die Notwendigkeit eines neuen medizinischen Modells. Eine Herausforderung der Biomedizin. In Keupp, H. (Hrsg.), *Fortschritte der Klinischen Psychologie. Normalität und Abweichung* (S. 63-86). München-Wien-Baltimore: Urban & Schwarzenberg.

Falk, G. (1977). Das Psychopathologiemodell auffälligen und abweichenden Verhaltens. Zur Genese, Struktur, Pragmatik und methodologischen Kritik eines psychiatrischen Forschungsprogrammes. In Freisitzer, K. & Haller, R. (Hrsg.), *Probleme des Erkenntnisfortschritts in den Wissenschaften* (S. 289-333). Wien: vwgö.

Faltermaier, T. (1987). *Lebensereignisse und Alltag.* München: Profil.

Faltermaier, T. (1994). *Gesundheitsbewußtsein und Gesundheitshandeln.* München: PVU.

Filipp, S.H. (1990) (Hrsg.). *Kritische Lebensereignisse.* München: PVU.

Gerstel, N. (1987). Divorce and Stigma. *Social Problems, 34,* 172-186.

Gleiss, I. (1980). *Psychische Störungen und Lebenspraxis. Entwurf einer psychologischen Theorie sozialer Epidemiologie.* Weinheim: Beltz.

Granovetter, M.S. (1982). The strength of weak ties. A network theory revisited. In Marsden, P.V. & Lin, N. (Hrsg.), *Social structure ant network analysis* (S. 221-245). Beverly Hills: Sage.

Hollingshead, A.B. & Redlich, F.C. (1958). *Social class and mental illness.* New York: Wiley.

Hurrelmann, K. (1988). *Sozialisation und Gesundheit.* Weinheim: Juventa.

Hurrelmann, K. (1990). *Familienstreß, Schulstreß, Freizeitstreß. Gesundheitsförderung für Kinder und Jugendliche.* Weinheim: Beltz.

Hurrelmann, K. (1991). Gesundheitswissenschaftliche Ansätze in der Sozialisationsforschung. In Hurrelmann, K. & Ulich, D. (Hrsg.), *Handbuch der Sozialisationsforschung* (S. 189-213). Weinheim: Beltz.

Hurrelmann, K. & Klocke, A. (1998) (Hrsg.). *Kinder und Jugendliche in Armut.* Weinheim: Juventa.

Kahlenberg, E. (1993). *Die Zeit allein heilt keine Wunden. Der Einfluß sozialer Unterstützung auf den Prozeß der Trennungsbewältigung bei Frauen.* Pfaffenweiler: Centaurus.

Keupp, H. (1972). *Psychische Störungen als abweichendes Verhalten. Zur Soziogenese psychischer Störungen.* München, Berlin, Wien: Urban & Schwarzenberg.

Keupp, H. (1974a). Modellvorstellungen von Verhaltensstörungen: ‚Medizinisches Modell' und mögliche Alternativen. In Kraiker, C. (Hrsg.), *Handbuch der Verhaltenstherapie* (S. 117-148). München: Kindler.

Keupp, H. (1974) (Hrsg.). *Verhaltensstörungen und Sozialstruktur: Epidemiologie. Empirie, Theorie und Praxis.* München: Urban & Schwarzenberg.

Keupp, H. (1976). *Abweichung und Alltagsroutine. Die Labeling-Perspektive in Theorie und Praxis.* Hamburg: Hoffmann und Campe.

Keupp, H. & Rerrich, D. (1982) (Hrsg.). *Psychosoziale Praxis – gemeindepsychologische Perspektiven. Ein Handbuch in Schlüsselbegriffen.* München: Urban & Schwarzenberg.

Keupp, H. (1987). Soziale Netzwerke – eine Metapher des gesellschaftlichen Umbruchs? In Keupp, H. & Röhrle, B. (Hrsg.), *Soziale Netzwerke* (S. 11-54). Frankfurt a.M.: Campus.

Keupp, H. (1991). Sozialepidemiologie. Zur gesundheitspolitischen Hypothek der Klassengesellschaft. In Hörmann, G. & Körner, W. (Hrsg.), *Klinische Psychologie. Ein kritisches Handbuch* (S. 62-88). Reinbek: Rowohlt.

Keupp, H. (1993). Aufrecht gehen lernen. In einer Welt riskanter werdender Chancen: eine Empowermentperspektive für die Arbeit mit Kindern und Jugendlichen. *Blätter der Wohlfahrtspflege, 140,* 52-54.

Keupp H. (1994). *Psychologisches Handeln in der Risikogesellschaft – Gemeindepsychologische Perspektiven.* München: Quintessenz.

Keupp, H. (1996). Psychosoziales Handeln nach dem Ende der Eindeutigkeiten. *Gruppendynamik, 3,* 239-257.

Keupp, H. (1997). Von der (Un-)Möglichkeit Erwachsen zu werden – Jugend zwischen Multioptionalität und Identitätsdiffusion. *Gemeindepsychologie Rundbrief, 3,* 10-25.

Kolip, P. (1993). *Freundschaften im Jugendalter. Der Beitrag sozialer Netzwerke zur Problembewältigung.* Weinheim/München: Juventa.

Kriz, J. (1994). *Grundlagen der Psychotherapie.* Weinheim: PVU.

Kuhn, T.S. (1976). *Die Struktur wissenschaftlicher Revolution.* Frankfurt a.M.: Suhrkamp.

Lazarus, R.S. (1981). Streß und Streßbewältigung – Ein Paradigma. In Filipp, S.H. (Hrsg.), *Kritische Lebensereignisse* (S. 75-93). München: Urban & Schwarzenberg.

Lazarus, R.S. & Launier, R. (1981). Streßbezogene Transaktionen zwischen Person und Umwelt. In Nitsch, J.R. (Hrsg.), *Streß: Theorien, Untersuchungen, Maßnahmen* (S. 213-259). Bern: Huber.

Lazarus, R.S. & Folkman, S. (1984). *Stress, appraisal and coping.* New York: Springer.

Lemert, E.M. (1951). *Social Pathology.* New York: McGraw-Hill.

Lenz, A. (1990). *Ländlicher Alltag und familiäre Probleme. Eine qualitative Studie über Erziehungs- und Familienprobleme auf dem Land.* München: Profil.

Lenz, A. (1998). Netzwerkorientierte Trennungs-. und Scheidungsberatung. In Körner, W. & Hörmann, G. (Hrsg.), *Handbuch der Erziehungsberatung* (S. 179-217). Göttingen: Hogrefe.

Lenz, A. & Straus, F. (1998). Gemeindepsychologische Perspektiven in der Erziehungsberatung. In Hörmann, G. & Körner, W. (Hrsg.), *Handbuch der Erziehungsberatung* (S.435-454). Göttingen: Hogrefe.

Lewis, M., Feiring, C., McGoffog, C. & Jaskir, J. (1984). Predicting psychopathology in six years olds from early social relations. *Child Development, 55*, 123-136.

Maschewsky-Schneider, U. (1994). Frauen leben länger als Männer – sind sie auch gesünder? *Zeitschrift für Frauenforschung, 4*, 28-38.

Maturana, H. & Varela, F. (1987). *Der Baum der Erkenntnis.* Bern: Hans Huber.

Mertens, W. (1992). *Psychoanalytische Therapie. Band 1: Grundlagen.* Stuttgart: Kohlhammer.

Möller, H.-J. (1992). *Lehrbuch der Psychiatrie.* Stuttgart: Kohlhammer.

Ochel, A. (1989). *Hausfrauenarbeit. Eine qualitative Studie über Alltagsbelastungen und Bewältigungsstrategien von Hausfrauen.* München: Profil.

Pearlin, L. & Schooler, C. (1978). The structure of coping. *Journal of health and social behavior, 19*, 2-21.

Petermann, F. (1995) (Hrsg.). *Lehrbuch der Klinischen Kinderpsychologie.* Göttingen: Hogrefe.

Reich, G. (1991). Kinder in Scheidungskonflikten. In Krabbe, H. (Hrsg.), *Scheidung ohne Richter. Neue Lösungen für Trennungskonflikte* (S. 59-85). Reinbek: Rowohlt.

Reinecker, H. unter Mitarbeit von Borg-Laufs, M., Ehlert, U., Schulte, D., Sorgatz, H. & Vogel, H. (1999). *Lehrbuch der Verhaltenstherapie.* Tübingen: dgvt-Verlag.

Remschmidt, H. (1990). *Lehrbuch der Kinder- und Jugendpsychiatrie. Bd. 1.* Stuttgart: Thieme-Verlag.

Remschmidt, H. (1995). Grundlagen psychiatrischer Klassifikation und Psychodiagnostik. In Petermann, F. (Hrsg.), *Lehrbuch der Klinischen Kinderpsychologie* (S. 3-38). Göttingen: Hogrefe.

Remschmidt, H. (1997). *Psychotherapie im Kindes- und Jugendalter.* Stuttgart: Thieme-Verlag.

Richter, H.E. (1963). *Eltern, Kind und Neurose. Die Rolle des Kindes in der Familie.* Reinbek: Rowohlt.

Richter, H.E. (1969). *Eltern, Kind und Neurose.* Reinbek: Rowohlt.

Röhrle, B. (1994). *Soziale Netzwerke und soziale Unterstützung.* Weinheim: PVU.

Rogers, C.R. (1981). *Therapeut und Klient. Grundlagen der Gesprächspsychotherapie.* München: Kindler.

Roos, J., Lehmkuhl, C., Berger, C. & Lenz, K. (1995). Erfassung und Analyse sozialer Beziehungsstrukturen von Kindern in der klinischen Praxis und Forschung: ‚Soziales Beziehungsverfahren für Kinder (SOBEKI)'. *Zeitschrift für Kinder- und Jugendpsychiatrie, 23*, 255-266.

Scheff, T.J. (1973). *Das Etikett ‚Geisteskrankheit'. Soziale Interaktion und psychische Störung.* Frankfurt: Fischer.

Scheff, T.J. (1981). The labeling theory paradigma. In Eisdorf, C. (Ed.), *Models for clinical psychopathology* (S. 27-41). Jamaica, N.Y.: Spektrum.

Schiepek, G. (1991). *Systemtheorie der Klinischen Psychologie.* Braunschweig: Vieweg.

Schiepek, G. (1997). Ausbildungsziel: Systemkompetenz. In Reiter, L., Brunner, E.J. & Reiter-Theil, S. (Hrsg.), *Von der Familientherapie zur systemischen Perspektive* (S. 181-215). Berlin, Heidelberg: Springer Verlag.

Schlippe, A.v. & Schweitzer, J. (1996). *Lehrbuch der systemischen Therapie und Beratung.* Göttingen: Vandenhoeck & Ruprecht.

Schmidt-Denter, U. (1988). *Soziale Entwicklung. Ein Lehrbuch über soziale Entwicklung im Laufe des menschlichen Lebens.* München/Weinheim: PVU.

Srole, L., Langner, S.T., Michael, M.D. & Opler, T.A. (1962). *Mental health in metropolis: The Midtown Manhattan study.* New York: Wiley.

Steffens, G. & Kächele, H. (1988). Abwehr und Bewältigung – Mechanismen und Strategien. Wie ist eine Integration möglich? In Kächele,H. & Steffens, G. (Hrsg.), *Bewältigung und Abwehr. Beiträge zur Psychologie und Psychotherapie schwerer körperlicher Krankheiten* (S. 12-42). Berlin: Springer.

Szasz, T.S. (1972). Der Mythos von der seelischen Krankheit. In Keupp, H. (Hrsg.), *Der Krankheitsmythos in der Psychopathologie* (S. 113-118). München: Urban & Schwarzenberg.

Thoits, P. (1994). Stressors and Problem-solving: The individual as psychological activist. *Journal of Health and Social behavior, 35,* 143-159.

Thomae, H. (1968). *Das Individuum und seine Welt.* Göttingen: Hogrefe.

Ulich, D. (1987). *Krise und Entwicklung. Zur Psychologie der seelischen Gesundheit.* München: PVU.

Wallerstein, J. & Blakeslee, S. (1989). *Gewinner und Verlierer. Frauen, Männer, Kinder nach der Scheidung.* München: Droemer & Knaur.

Wambach, M.M. (1981). Kinder als Gefahr und Risiko. Zur Psychiatrisierung und Therapeutisierung von Kindheit. In Hengst, H., Köhler, M., Riedmüller, B. & Wambach, M.M. (Hrsg.), *Kindheit als Fiktion* (S. 191-241). Frankfurt: Suhrkamp.

Watson, J.B. & Raynor, R. (1920). Conditioned emotional reactions. *Journal of Experimental Psychology, 3,* 1-14.

Waxler, N.E. (1981). The social labeling perspective on illnes and medical practice. In Eisenberg, L. & Kleinman (Hrsg.), *The relevance of social science for medicine* (S. 283-306). Dordrecht: Reidel.

Epidemiologie psychischer Störungen des Kindes- und Jugendalters

Martina Pitzer & Martin H. Schmidt

1. Epidemiologische Methodik

Die Epidemiologie befaßt sich mit Häufigkeitsverteilungen und auslösenden bzw. aufrechterhaltenden Faktoren von Krankheiten, „um dieses Verständnis als Basis für Prävention und Therapie zu nutzen" (Costello & Angold, 1995, S.23). Als Schwerpunkte epidemiologischer Forschung wurden zum einen wissenschaftliche Untersuchungen über Erklärungs- und Verursachungsmodelle psychischer Störungen und zum anderen anwendungsorientierte Studien zur Versorgungsplanung im Gesundheitswesen definiert (Earls, 1980). In diesen Untersuchungen sind Angaben über die Häufigkeitsverteilung von Krankheiten ein wesentlicher Bestandteil. Zwei wichtige Maße hierfür sind *Prävalenz* und *Inzidenz:*

Die *Prävalenz* beschreibt, wie viele Personen einer Population zu einem bestimmten Zeitpunkt erkrankt sind. Meistens wird sie als Jahres- oder Vierteljahresprävalenz genannt. Die *Inzidenz* gibt an, wie viele Personen einer Population innerhalb eines definierten Zeitraums (meist eines Jahres) neu erkranken.

Diese beiden Maße sind über die Dauer der Erkrankung verknüpft; bei kurzzeitigen Erkrankungen verhalten sich Prävalenz und Inzidenz ähnlich, während bei chronischen Krankheiten die Prävalenzraten höher sind.

Angaben zur Häufigkeit kinder- und jugendpsychiatrischer Störungsbilder sind meist Prävalenzraten, da die Inzidenz vieler Störungsbilder – um nicht Verfälschungen aufgrund von Erinnerungslücken bei der Anamneseerhebung in Kauf zu nehmen – nur durch wiederholte Untersuchungen in einer Längsschnittstudie hinreichend genau erfaßt werden kann. Bei psychischen Erkrankungen, die fast immer bei dem ersten Auftreten zu einer psychiatrischen Behandlung führen (z.B. Psychosen), kann die Inzidenz aber auch über die Inanspruchnahme von Behandlungseinrichtungen ermittelt werden. Längsschnittstudien bieten gegenüber Querschnittstudien den weiteren Vorteil, daß auch Aussagen über Bedingungsgefüge und Stabilität psychiatrischer Erkrankungen getroffen werden können. Sie sind aber wesentlich zeit- und kostenaufwendiger, da für eine zuverlässige Analyse mindestens drei Untersuchungszeitpunkte notwendig sind.

1.1 Klassifikationssysteme

Die Diagnostik von (psychischen) Krankheiten anhand der standardisierten Leitlinien eines Klassifikationsschemas soll eine bessere Vergleichbarkeit von Diagnose und Therapie über die Grenzen von Behandlungseinrichtungen und im Idealfall über Sprach- und Kulturgrenzen hinaus ermöglichen. Seit 1991 liegt von der WHO die 10. Revision der Internationalen Klassifikation der Krankheiten (ICD-10) in deutscher Bearbeitung vor (Dilling, Mombour & Schmidt, 1991). Im fünften Kapitel mit dem Kennbuchstaben F sind die psychischen Störungen in zehn diagnostischen Kategorien von F0 bis F9 behandelt. Von besonderem Interesse für die Kinder- und Jugendpsychiatrie sind die Abschnitte F7 Intelligenzminderungen, F8 Entwicklungsstörungen und F9 Verhaltens- und emotionale Störungen mit Beginn in der Kindheit und Jugend, es können jedoch grundsätzlich Störungsbilder aus allen diagnostischen Kategorien im Kindes- und Jugendalter auftreten.

Von der American Psychiatric Association herausgebracht liegt als weiteres Klassifikationsschema das Diagnostische und Statistische Manual Psychischer Störungen in Gestalt von *DSM-IV* vor. Die deutsche Übersetzung erschien 1996 (Saß, Wittchen & Zaudig). Zwischen ICD-10 und DSM-IV gibt es viele Ähnlichkeiten und in DSM-IV wird jeweils auf die entsprechende diagnostische Kategorie der ICD-10 verwiesen, es existieren jedoch auch Unterschiede. So werden die diagnostischen Kriterien teilweise unterschiedlich definiert und vor allem beinhaltet die ICD-10 im Gegensatz zu DSM-IV auch komorbide Diagnosen (z.B. Hyperkinetische Störung mit Störung des Sozialverhaltens).

Um dem Entwicklungsaspekt und der Bedeutung psychosozialer Umstände in der Kinder- und Jugendpsychiatrie gerecht zu werden, wurde von Rutter und Mitarbeitern auf der Grundlage der ICD ein Multiaxiales Klassifikationsschema für psychiatrische Erkrankungen im Kindes- und Jugendalter entwickelt, das für den deutschen Sprachraum überarbeitet wurde (Remschmidt & Schmidt, 1994). Hierbei wird auf der ersten Achse das klinisch-psychiatrische Störungsbild beschrieben, auf der zweiten Achse werden evtl. spezifische Entwicklungsverzögerungen eingetragen, die dritte Achse beinhaltet das Intelligenzniveau, auf der vierten Achse werden zusätzliche körperliche Erkrankungen nach ICD-10 verschlüsselt und mit Hilfe der fünften Achse können abnorme psychosoziale Umstände beschrieben werden. Zusätzlich ist auf der sechsten Achse eine globale Beurteilung des Funktionsniveaus bezogen auf Familie, Schule und Peers möglich. Diese erweiterte Diagnostik bietet für epidemiologische Fragestellungen die Möglichkeit, Aussagen über Begleitumstände psychischer Erkrankungen wie z.B. Komorbidität mit körperlichen Krankheiten oder psychosoziale Belastung zu machen. Auch in DSM-IV gibt es die Möglichkeit der multiaxialen Diagnostik, jedoch nicht spezifisch für das Kindes- und Jugendalter.

1.2 Kategoriale vs. Dimensionale Falldefinition

Bevor Prävalenz- oder Inzidenzraten bestimmt werden können, muß psychische Auffälligkeit oder Krankheit definiert werden. Eine solche Falldefinition muß testtheoretischen Anforderungen entsprechen, d.h. sie muß objektiv (nachvollziehbar), reliabel (genau zu messen) und valide (inhaltlich gültig) sein. Fälle können über Symptomlisten (*dimensional*) identifiziert werden, wobei die Setzung eines cut-off für die als auffällig erachtete Symptomsumme Probleme bei der Validierung aufwirft, da die Häufigkeitsverteilung von Symptomsummen selten einen „natürlichen" Grenzwert nahelegt und die Gleichsetzung der Schwere einer psychischen Erkrankung mit der Anzahl der Symptome fraglich ist (Detzner & Schmidt, 1988). Auch läßt die Breite der erfragten Symptomatik es oft sinnvoller erscheinen, von psychiatrisch interessanten Verhaltensweisen als von Symptomen zu sprechen (Leighton, 1979). Generell führen Studien auf der Basis von Symptombelastungsscores zu höheren Prävalenzraten (Detzner & Schmidt, 1988). Eine Ausnahme stellt die Untersuchung einer Population mit einer höheren Rate schwerwiegender Störungen dar (z.B. Frühgeborene), da die selteneren schweren Störungen durch Symptomlisten nicht gut erfaßt werden. Eine verfeinerte Möglichkeit der dimensionalen Falldefinition ist die statistische Auswertung einer Symptomliste mittels Faktorenanalyse. Dies führt zu empirischen Krankheitsgruppen im Gegensatz zu theoretisch beeinflußten Störungsmodellen in den gebräuchlichen Klassifikationsschemata. Eine weit verbreitete Anwendung dieses Ansatzes ist die Child Behavior Checklist (CBCL), die von Achenbach und Edelbrock entwickelt wurde (Achenbach & Edelbrock, 1983). Sie definiert acht verschiedene Cluster. Für diesen Ansatz wird eine höhere Objektivität und Reliabilität beschrieben (Achenbach, 1980) (vgl. auch Döpfner, Borg-Laufs & Walter, in diesem Band).

Die Fallidentifikation über psychiatrische Diagnosen (*kategorial*) erfolgt mit Hilfe von Klassifikationssystemen (s.o.) und bedarf der Beurteilung durch einen erfahrenen Kliniker. Die eher niedrige Reliabilität (Remschmidt, Schmidt & Goebel, 1983) kann durch Schulung der Beurteiler und Rückgriff auf übergeordnete diagnostische Einheiten verbessert werden. Validität und Objektivität sind schwer einschätzbar wegen fehlender Außenkriterien bzw. von Patient zu Patient unterschiedlich gewichteter Informationen.

1.3 Stichprobengewinnung

Da es nur in Ausnahmefällen bei geographisch gut abgrenzbaren kleinen Populationen möglich ist, Daten von der gesamten Bevölkerung zu erheben (z.B. Isle-of-Wight-Studie: Rutter, Tizard, Yule, Graham & Whitmore, 1977), werden meistens Aussagen über den Gesundheitszustand einer Population aufgrund der Untersuchung einer repräsentativen Stichprobe getroffen. Hierbei ist es wichtig, zunächst genau die Abgrenzung der interessierenden Population z.B. nach geographischen oder ethnischen Gesichtspunkten zu definieren. Für kinder- und jugendpsychiatrische Fragestellungen müssen darüber hinaus auch das Alter bzw. der Entwicklungsstand eingegrenzt werden, denn viele standardisierte Untersuchungsverfahren sind nur auf eine bestimmte Altersspanne anwendbar. Will man einen breiteren Altersbereich untersuchen, kommen z.B. je nach Alter oder Schulklasse unterschiedliche testpsychologische Verfahren oder neurologische Untersuchungsmethoden zum Einsatz, was Probleme bei dem Vergleich der Daten untereinander ergeben kann.

Die Ziehung der repräsentativen Stichprobe erfolgt idealerweise z.B. als Zufallsstichprobe aus einem Gesamtverzeichnis der Population. In der Praxis wird jedoch auch häufig die sogenannte Klumpenauswahl durchgeführt, bei der ganze Schulklassen, Straßenzüge o.ä. untersucht werden. Je nach Auswahlkriterium kann hierbei jedoch ein nicht unerheblicher systematischer Fehler auftreten. Für Untersuchungen über Ursachen und Begleitumstände seltener Erkrankungen kann es auch sinnvoll sein, anstatt einer für die Allgemeinheit repräsentativen Gruppe eine mit Erkrankten angereicherte Stichprobe zu untersuchen. Dies ist über die Untersuchung einer Teilpopulation mit erhöhtem Risiko für die Erkrankung, eines Screenings über Eltern- und/oder Lehrerinformationen oder Meldung von Verdachtsfällen über Ärzte, Kliniken etc. an den Untersucher als Schlüsselinformation möglich. Häufig wird auch ein zweizeitiges Vorgehen angewandt, bei dem aus einer größeren Zufallsstichprobe z.B. mittels Fragebogenscreening auffällige Probanden herausgefiltert werden und in einem zweiten Schritt eine kleinere Stichprobe aus diesen auffälligen sowie einem Teil der unauffälligen Probanden ausführlicher untersucht wird.

Je nachdem in welchem Kontext und auf welche Art (persönlich, brieflich) Familien oder Lehrer auf ihr Mitwirken bei einer epidemiologischen Untersuchung angesprochen werden, kommen unterschiedlich hohe Verweigererraten zustande. Bei einem größeren Anteil an Verweigerern stellt sich die Frage, inwieweit hierdurch die Aussagekraft der Untersuchung eingeschränkt wird. In der Literatur werden sowohl höhere Raten psychischer Störungen (Cox, Rutter, Yule & Quinton, 1977) als auch unveränderte Zahlen im Vergleich zur übrigen Stichprobe (Allehoff, Esser, Schmidt & Hennicke, 1983) beschrieben. Auf jeden Fall sollte bei epidemiologischen Untersuchungen eine Angabe über die Verweigererquote gemacht werden.

1.4 Informationsquellen (Eltern – Kind – Lehrer)

Symptomkataloge oder diagnoserelevante Informationen können auf unterschiedliche Art und Weise gewonnen werden. Von nicht unerheblicher Bedeutung ist, *von wem* die Informationen erfragt werden. Gerade in der Kinder- und Jugendpsychiatrie werden Angaben zum großen Teil nicht vom Betroffenen selbst, sondern von Eltern oder Erziehern/Lehrern erhoben. Diese verschiedenen Informationsquellen zeigen häufig unterschiedliche Einschätzungen; Eltern berichten häufiger Leistungsstörungen, Lehrer hingegen expansive Störungen, und die Kinder und Jugendlichen selbst schildern am besten emotionale Störungen (vgl. Detzner & Schmidt, 1988; Cederblad, 1996; Kuosa & Aronen, 1997). In einer Untersuchung 13- bis 18jähriger in den Niederlanden ergaben sich bei Befragung der Eltern einerseits oder der Jugendlichen andererseits zwar vergleichbare Prävalenzraten psychischer Störungen, die Rate der von den Eltern und den Jugendlichen übereinstimmend berichteten psychischen Störungen war jedoch gering (Verhulst, van der Ende, Ferdinand & Kasius, 1997). Weiter wird beschrieben, daß Jugendliche mehr psychische Störungen schildern als Kinder (Costello & Angold, 1995), aber schon im Alter von zehn bis elf Jahren die selbstgeschilderte Depressivität den besten Prädiktor für spätere psychiatrische Auffälligkeiten darstellt (Kuosa & Aronen, 1997).

1.5 Diagnostische Instrumente (Interviews, Fragebogen und Verhaltensbeobachtung)

Bei der Interpretation der Untersuchungsergebnisse muß außerdem das *wie* der Befragung berücksichtigt werden. Mögliche Erhebungsinstrumente sind die direkte Verhaltensbeobachtung, Fragebogenverfahren oder Interviews (bzw. eine Kombination der Verfahren). Die Verhaltensbeobachtung wird selten angewandt wegen der Schwierigkeiten, die Beobachtungssituation zu standardisieren. Dies läßt sich durch den Einsatz von Videotechniken (Aufteilung in kurze Handlungssequenzen, Zeitlupe) verbessern. Mithilfe videogestützter Untersuchungen kann z.B. die Mutter-Kind-Interaktion beurteilt werden (Esser, Laucht & Schmidt, 1995). Fragebögen sind in der Anwendung ökonomisch und können gut als Screeninginstrumente verwandt werden. Allerdings ist es schwierig, eindeutige Formulierungen der Fragen zu finden, was unzureichend oder gar nicht ausgefüllte Bögen zur Folge haben kann. Symptomscores werden häufig über Fragebögen erhoben. Werden Krankheitsfälle über psychiatrische Diagnosen bestimmt, kommen meist Interviews zur Anwendung. Diese sollten möglichst hoch strukturiert sein (d.h. mit standardisierten Fragen), um eine gute Reliabilität zu erzielen. Auf der anderen Seite werden die gleichen Fragen nicht von jedem in der gleichen Weise interpretiert und Verhaltensauffälligkeiten, die nicht im Fragerepertoire vorgesehen sind, können unentdeckt bleiben. Aus diesem Grund werden auch Interviews angewandt, bei denen zunächst detaillierte Verhaltensbeschreibungen gewonnen werden, die der Untersucher in einem weiteren Schritt gemäß operationalisierter Kriterien kodiert. Hierzu werden jedoch gut trainierte Interviewer benötigt und die Reliabilität ist geringer als bei hochstrukturierten Interviews (Rutter, 1989). Bei dem Vergleich der Ergebnisse von Fragebögen und Interviews zeigte sich, daß Mütter in Fragebögen mehr Verhaltensauffälligkeiten angaben, was dafür spricht, an ein Fragebogenscreening ein Interview anzuschließen (vgl. Detzner & Schmidt, 1988).

Bei Anwendung des Multiaxialen Klassifikationsschemas kann die Intelligenz mit einem standardisierten testpsychologischen Verfahren relativ unkompliziert bestimmt werden. Die Diagnose körperlicher Begleiterkrankungen erfordert eine ärztliche Untersuchung und wird deswegen selten oder nur für den Bereich zerebraler Beeinträchtigungen einbezogen. Die psychosozialen Bedingungen, die auf der Achse V kodiert sind, werden gemäß der Operationalisierung in der ICD-10 erfragt (Poustka, 1994).

2. Häufigkeit psychischer Störungen im Kindes- und Jugendalter

In Tabelle 1 sind überwiegend aus den letzten zehn Jahren einige Untersuchungen zu Prävalenzangaben psychischer Auffälligkeiten insgesamt in westlichen Industrieländern aufgelistet. Zusätzlich sind zwei frühere Studien aus Deutschland und die historische Isle-of-Wight-Untersuchung angeführt. Wie man sieht, schwanken die Prävalenzraten zwischen 5% bis 30%, wobei die häufigsten Angaben zwischen 15% bis 20% liegen.

Tabelle 1: *Prävalenzangaben kinder- und jugendpsychiatrischer Störungen*

Autor(en)	Stichprobe (N)		Falldefinition	Alter (Jahre)	Prävalenz
Rutter et al. 1975	Isle of Wight London	N=1279 N=1689	Diagnostische Kategorien	10-11	12% 25%
Castell et al. 1981	Deutschland / Land	N=358	ICD-9-Diagnosen	3-14	20%
Steinhausen u. Remschmidt 1982	Deutschland / Stadt Deutsche Griechen	N=51 N=70	ICD-9-Diagnosen	8-11	29% 13%
Esser u. Schmidt 1987	Deutschland / Stadt	N=216 N=191	ICD-9-Diagnosen	8 13	16%[*] 18%[*]
Andersson et al. 1987	Neuseeland / Stadt	N=925	DSM-III-Diagnosen	11	12%[*]
McGee et al. 1990	Neuseeland / Stadt	N=925	DSM-III-R-Diagnosen	15	10%[*]
Offord et al. 1987	Kanada / Stadt / Land	N=1648 N=1031	DSM-III-Diagnosen	4-16	20%[*] 15%[*]
Kashani et al. 1987	USA / Stadt	N=150	DSM-III-Diagnosen	14-16	19%[*]
Costello et al. 1988	USA / Stadt	N=300	DSM-III-Diagnosen	7-11	22%
Bird et al. 1988	Puerto Rico	N=386	DSM-III-Diagnosen	4-16	18%[*]
Nylander et al. 1989	Schweden / Stadt	N=452	DSM-III-Diagnosen	4-6	m 22% w 37%
Cederblad u. Höök 1991 (zit. nach Cederblad, 1996)	Schweden	N=345	Symptomsummen Elterninterview[1] Symptomliste[2]	3 6 9 12 15	16% 11% 36% 13% 10%
Jeffers u. Fitzgerald 1991	Irland / Stadt	N=190	ICD-9-Diagnosen	10-11	25%
Fergusson et al. 1993	Neuseeland / Land	N=986	DSM-III-R-Diagnosen	15	27%
Fombonne 1994	Frankreich	N=217	ICD-9-Diagnosen	6-11	6%
Gustafsson 1995	Schweden	N=350	Symptomsummen (PBCL)[3]	2-6	m 18% w %
Lavigne et al. 1996	USA / Stadt	N=510	DSM-III-R-Diagnosen	2-5	m 11%[*] w 7%[*]
Thompson et al. 1996	Großbritannien	N=1047	Symptomsummen (BCL)[4]	3	13%
Verhulst et al. 1997	Niederlande	N=780	DSM-III-R-Diagnosen	13-18	E[5] 6%[*] K 5%[*] O 8%[*] U 2%[*]

* Diagnostische Kriterien erfüllt und Beeinträchtigung des psychosozialen Funktionsniveaus
1 Jonsson & Kälvesten (1964)
2 Rutter et al. (1974)
3 Preschool Behavior Checklist (McGuire & Richman, 1986)
4 Behaviour Checklist (Richman et al., 1982)
5 Information von E: Eltern, K: Kindern, O: Eltern oder Kindern, U: Eltern und Kindern

3. Pathogenese und das Störungsbild beeinflussende Faktoren

3.1 Multifaktorielle Genese

Ein heute allgemein anerkanntes Konzept psychischer Störungen ist das der multifaktoriellen Genese. Psychiatrische Störungen werden zumeist nicht auf eine Ursache zurückgeführt, sondern auf die Verknüpfung verschiedener Risikofaktoren bzw. prädisponierender Anlagen i.S. einer Vulnerabilität. Selbst bei anscheinend klar kausal zuzuordnenden Störungen wie z.B. einem Hirnorganischen Psychosyndrom nach Gehirnverletzung variiert das Ausmaß und Erscheinungsbild der psychischen Störung interindividuell, was die hohe Bedeutung der individuellen Lern- bzw. Entwicklungsgeschichte betont. Bei psychiatrischen Erkrankungen im Kindes- und Jugendalter ist zusätzlich der Entwicklungsaspekt von Bedeutung. Die normale kindliche Entwicklung und der Krankheitsverlauf können sich wechselseitig beeinflussen oder der Einfluß von Risikofaktoren wird durch das Alter des Kindes moduliert. Z.B. werden die ersten Lebensmonate als kritische Periode für die Entwicklung der Bindungsfähigkeit angesehen, in denen mütterliche Depressivität besonders nachteilige und langanhaltende Folgen für die Beziehungsfähigkeit der Kinder haben kann (Costello & Angold, 1995). Das Alter ist eine so wichtige Einflußvariable, weil es viele verschiedene Aspekte umfaßt wie biologische Reife, kognitive Entwicklung, soziale Stellung sowie Umfang und Inhalt persönlicher Erfahrung, die auch differenziert betrachtet werden sollten (Rutter, 1988). Größere Diskrepanzen zwischen den einzelnen Entwicklungsaspekten, z.B. zwischen biologischer und kognitiver Reifung können sich unter Umständen negativ auf soziale Interaktionen auswirken und bei bestehenden psychischen Störungen aggravierend wirken. So kann die verzögerte Pubertätsentwicklung eines gehemmt-selbstunsicheren Jugendlichen eine weitere Zunahme sozialer Unsicherheit hervorrufen während dieselbe Konstellation bei einem sozial kompetenteren Jugendlichen u.U kaum Auswirkungen auf dessen soziale Interaktionen zeigt.

Bei einigen psychiatrischen Störungen sind die für dieses Krankheitsbild charakteristischen Verhaltensweisen auch nicht per se pathologisch, sondern die Persistenz über ein bestimmtes Entwicklungsalter hinaus oder die Ausprägung der Symptomatik begründet den Störungscharakter. So ist Trennungsängstlichkeit in einem bestimmten Entwicklungsabschnitt als normal anzusehen, während dieselbe Symptomatik zu einem späteren Zeitpunkt als emotionale Störung diagnostiziert würde. Auch für die Remission psychischer Störungen spielt das Alter eine wichtige Rolle. Dies gilt besonders für Symptome, deren Persistenz über ein bestimmtes Alter hinaus als Entwicklungsverzögerung angesehen wird, unter der Annahme, daß diese am extremen Ende der Normalverteilung der Entwicklung liegen (Rutter, 1988). Die alleinige Beurteilung einer nicht altersgemäßen Entwicklung als lediglich zeitlich verzögert ist jedoch zu einfach, wie Rutter am Beispiel der Enuresis ausführt. Zwar steigt mit zunehmendem Alter die Anzahl der Kinder, die trocken werden, aber die Wahrscheinlichkeit der Spontanremission bleibt zwischen dem 5. und 11. Lebensjahr ungefähr gleich bei 15%. Bei der Annahme einer verzögerten Entwicklung müßte die

Remissionsrate mit zunehmendem Alter jedoch ansteigen, so daß neben dem Entwicklungsaspekt die Existenz weiterer Einflußfaktoren angenommen werden muß.

3.2 Alter

Für sehr junge Kinder unter drei Jahren existieren fast keine Häufigkeitsangaben über psychische Störungen. Ansonsten wird für die Prävalenzrate psychischer Störungen insgesamt bis ins Alter eine psychobiologische Konstante von 15% bis 20% vermutet (Detzner & Schmidt, 1983). In einigen Untersuchungen waren jedoch psychische Störungen im mittleren Altersbereich von sechs bis elf Jahren am häufigsten (Bird & al., 1988; Östgöta-Studie s. Cederblad, 1996; Steinhausen & al., 1997). Für einzelne kinder- und jugendpsychiatrische Diagnosen bestehen aber durchaus altersabhängige Vorkommenshäufigkeiten. So kommt es z.B. mit zunehmendem Alter zu einer Abnahme von Störungen der Ausscheidungsfunktionen, suizidale Handlungen kommen im Vorschulalter praktisch nicht vor – da das kognitive Verständnis des Todes noch fehlt – und nehmen in der Pubertät deutlich zu, und psychosomatische Symptome, Anorexien oder depressive Störungen treten ebenfalls vermehrt in der Adoleszenz auf (Detzner & Schmidt, 1988; Rutter, 1988; Cohen & al., 1993).

3.3 Geschlecht

Psychiatrische Diagnosen im Schulalter sind bei Jungen etwa 2-3 mal häufiger als bei Mädchen. Auf Symptomebene wird hingegen nicht immer eine Jungenlastigkeit gefunden (Cohen & al., 1993; Cederblad, 1996). Unter 10- bis 11jährigen Kindern mit multiplen psychiatrischen Diagnosen – vorwiegend externalisierende Störungen, aber auch Ängste und Depressionen – fanden Bird und Mitarbeiter einen Jungenanteil von 90% (Bird & al., 1988). Als Brückenschlag zum Erwachsenenalter mit Überwiegen von Angst/Depression bei Frauen beschreiben Cohen und Mitarbeiter ein ausgeglichenes Geschlechterverhältnis einer oder mehrerer psychiatrischer Diagnosen in der späten Kindheit und Adoleszenz.

Wenn man einzelne Störungsbilder betrachtet, finden sich bis weit in die Adoleszenz deutliche Geschlechtsdifferenzen. Generell werden bei Jungen mehr externalisierende und bei Mädchen mehr internalisierende Störungen gefunden (Cohen & al., 1993; Cederblad, 1996). Im interkulturellen Vergleich mit Hilfe der Symptomsummen der Child Behavior Checklist (CBCL) ermittelter Verhaltensauffälligkeiten zeigte sich wiederholt auf Symptomebene eine Jungenlastigkeit von Aufmerksamkeitsproblemen und ein Überwiegen der Mädchen bei somatischen Beschwerden (Übersicht bei Verhulst & Achenbach, 1995). Am ausgeprägtesten ist die Knabenwendigkeit bei hyperkinetischen Störungen, aber auch bei Sozialverhaltensstörungen, Teilleistungsschwächen oder Autismus sind Jungen überrepräsentiert. Psychosomatische Beschwerden, Ängste und Depressionen treten häufiger bei Mädchen auf und tragen aufgrund der Altersabhängigkeit (s.o.) dann auch zu dem Verschieben der Geschlechterratio psychiatrischer Störungen in der Adoleszenz bei. Eine deutliche Geschlechtsabhängigkeit zuungunsten der Mädchen liegt bei der Anorexia nervosa vor, die bei Mädchen etwa 10- bis 20mal häufiger auftritt.

3.4 Umfeldbedingungen und psychosoziale Risiken

Bei einem Vergleich der Isle-of-Wight mit London fanden sich für die Stadtbewohner doppelt so hohe Prävalenzraten kinderpsychiatrischer Auffälligkeiten (Rutter, Tizard, Yule, Graham & Whitmore, 1977). Diese wurden überwiegend aber nicht ausschließlich durch höhere psychosoziale Belastungen erklärt. Ähnliche Unterschiede zwischen Stadt- und Landbevölkerung wurden für ein norwegisches Holzfällergebiet vs. Oslo beschrieben (Lavik, 1977). Eine Übertragung der Ergebnisse dieser Extremvergleiche auf einen generellen Stadt-Land-Unterschied in entwickelten Ländern wird jedoch bezweifelt (Detzner & Schmidt, 1988). Eine rasche Urbanisierung in Entwicklungsländern wurde eindeutig mit vermehrten psychiatrischen Auffälligkeiten bei Kindern in Zusammenhang gebracht (Rahim & Cederblad, 1984).

Bei Ausländerkindern wurde aufgrund psychosozialer Belastungen durch die Migration eine höhere Rate psychischer Auffälligkeiten vermutet, aber ausgenommen unmittelbar nach der Migration fand sich im Vergleich zu deutschen Kindern keine erhöhte Prävalenz psychischer Störungen (Steinhausen & Remschmidt, 1982; Poustka, 1984).

Auch die Vermutung eines klaren Zusammenhanges zwischen sozialer Schicht und psychischen Störungen, der in der Erwachsenenpsychiatrie für einige Störungsbilder (z.B. Schizophrenien, Persönlichkeitsstörungen, Substanzabusus) beschrieben wurde (Dohrenwend & Dohrenwend, 1981), ließ sich nicht eindeutig belegen. Sheperd und Mitarbeiter fanden in einer repräsentativen Stichprobe 5- bis 15jähriger Schüler keinen Zusammenhang zwischen dem Ausmaß der psychopathologischen Auffälligkeiten und dem Beruf des Vaters (Sheperd, Oppenheim & Mitchell, 1973). Ebenso beschrieb Thalmann (1974) bei einer repräsentativen Stichprobe 7- bis 10jähriger Jungen keine signifikanten Unterschiede der Symptombelastung in Bezug auf verschiedene Sozialgruppen, eingeteilt nach dem Beruf des Familienversorgers. Findet sich ein Zusammenhang zwischen der Zugehörigkeit zu einer niedrigen sozioökonomischen Schicht und häufigerem Vorkommen psychischer Störungen, stellt sich die Frage nach der Kausalität, d.h. ob ungünstige soziale Verhältnisse das Auftreten psychischer Störungen begünstigen („sozialer-Stress-Hypothese") oder ob das Vorhandensein einer psychischen Störung zum Absinken des sozialen Status führt („Selektions- oder Drift-Hypothese"). Welche dieser Hypothesen zutrifft, bzw. ob diese bei verschiedenen Störungsbildern beide in unterschiedlichem Ausmaß Gültigkeit besitzen ist noch Gegenstand der wissenschaftlichen Diskussion (Dohrenwend, 1990). Ein Beispiel für die Selektionshypothese sind die Schizophrenien (Dohrenwend, 1990), was besonders deutlich bei schizophrenen Störungen mit Beginn in der Jugend wird. Bei einem 12-Jahres follow-up schizophrener Patienten mit Krankheitsbeginn vor dem Alter von 18 Jahren hatten nur 1.7% einen höheren sozioökonomischen Status (SES) als der Vater, bei 24.1% entsprach der SES dem ihres Vaters und bei 74.1% der Patienten lag der SES niedriger als bei ihrem Vater (Lay, Schmidt, Hartmann & Blanz, unveröff.).

Bei epidemiologischen Untersuchungen psychopathologischer Auffälligkeiten im Kindesalter wird dem Risiko einer familiären Belastung, v.a. durch sogenannte „proximale" Variablen, die das Kind unmittelbar betreffen (z.B. mütterliche Responsivität, anregende stimulierende Umgebung), eine höhere Bedeutung zugemessen als der Zugehörigkeit zu einer bestimmten sozialen Schicht (Allehoff, Esser, Voll & Schmidt, 1983; Bendersky & Lewis, 1994). Als für die kindliche Entwicklung bedeutsame Belastungen wurden u.a. elterliche Disharmonie, niedriges Bildungsniveau der Eltern, beengte Wohnverhältnisse, psychische Störung der Eltern, Kriminalität und Herkunft aus zerrütteten Familien der Eltern, frühe Elternschaft, unerwünschte Schwangerschaft, ausgeprägte chronische Schwierigkeiten der Eltern, mangelnde Bewältigungsfähigkeiten und mangelnde soziale Unterstützung definiert (Rutter & Quinton, 1977; Esser & al., 1990; Blanz, Schmidt & Esser, 1991; Zeahnah, Boris & Larrieu, 1997). Hierbei ist ein wesentlicher Faktor das Zusammentreffen mehrerer dieser Belastungsfaktoren, da die Anzahl der vorhandenen Belastungen am besten das Ausmaß der familiären Belastung beschreibt (Rutter & Quinton, 1977). Höhere Raten kindlicher Verhaltensauffälligkeiten bei solchen psychosozialen Belastungen werden in mehreren Studien beschrieben (vgl. Laucht & al., 1992; Castell, Biener, Artner & Dilling, 1981).

Da Risikofaktoren meistens nicht isoliert auftreten, muß in epidemiologischen Untersuchungen die Anzahl und Schwere der Risiken und deren mögliche Interaktion berücksichtigt werden. Die einzelnen Risikofaktoren sind nicht unabhängig voneinander, sondern bedingen sich teilweise. So ist z.B. die Wahrscheinlichkeit für eine Mangelernährung als organisches Risiko höher bei Vorliegen finanzieller Schwierigkeiten. Ebenso ist beschrieben, daß die Entwicklung frühgeborener Kinder wesentlich von der psychosozialen Risikobelastung abhängt und von dem mütterlichen Bildungsniveau mitbestimmt wird (vgl. Zeahnah, Boris & Larrieu, 1997). Umgekehrt sind ungünstige soziale Bedingungen auch häufiger mit organischen Risikobelastungen assoziiert. Rauchen in der Schwangerschaft – als eine Determinante von Frühgeburtlichkeit – ist häufiger bei Frauen mit niedrigem Bildungsniveau anzutreffen (Keller, 1981). Costeff und Kulikowski führten die von ihnen gefundenen schmaleren Kopfumfänge (als Funktion der Gehirngröße) bei israelischen Kindern einer niedrigen sozioökonomischen Schicht auf vermehrte schädliche Einflüsse während der Schwangerschaft (Mangelernährung, körperliche Gewalt, Genußgifte) zurück (Costeff & Kulikowski, 1996).

3.5 Komorbidität mit somatischen Erkrankungen und andere organische Risiken

Bei körperlichen Erkrankungen mit zerebraler Beteiligung, bei Epilepsien oder nach einer Gehirnverletzung finden sich erhöhte Prävalenzraten psychischer Störungen (Rutter, 1977; Rutter, Chadwick & Shaffer, 1983; Lehmkuhl, Detzner & Poustka, 1985). Aber auch bei Erkrankungen ohne direkte Beteiligung des Zentralnervensystems, z.B. bei chronischen Erkrankungen wie Diabetes mellitus ist die Rate psychischer Auffälligkeiten erhöht (Blanz, 1991). In einer repräsentativen Querschnittsuntersuchung 3- bis 14jähriger Kinder in Südostbayern fanden Castell und Mitarbeiter unter Kindern mit chronischen körperlichen Erkrankungen dreimal mehr psychische Störungen (Castell, Biener, Artner & Dilling, 1981).

Neben den eindeutigen Auswirkungen schwerer organischer Schädigungen, die mit Intelligenzminderungen und/oder neurologischen Behinderungen assoziiert sind wurde bereits in den fünfziger Jahren eine vermehrte Belastung mit Schwangerschafts- und Geburtskomplikationen bei verhaltensauffälligen Kindern beschrieben (Pasamanick, Rogers & Lilienfeld, 1956). Neben dem Befund einer höheren Rate psychischer Auffälligkeiten sowie kognitiver und neurologischer Beeinträchtigungen in Zusammenhang mit einem sehr niedrigen Geburtsgewicht unter 1500 Gramm (Klein, 1988; Ohrt, Riegel & Wolke, 1995) fanden andere Untersucher nur schwache Auswirkungen prä- und perinataler Komplikationen (vgl. Esser, Laucht & Schmidt, 1995). Organische Risiken (z.B. EPH-Gestose, niedriges Geburtsgewicht, Frühgeburtlichkeit und neonatale Komplikationen wie Atemnotsyndrom, cerebrale Krampfanfälle oder Sepsis) wirken sich vor allem auf reifungsabhängige Funktionen (motorische Entwicklung) aus während erfahrungsabhängige Entwicklungsfunktionen eher durch psychosoziale Risiken beeinträchtigt werden (Laucht & al., 1992; Laucht & al. 1996). Mit zunehmendem Alter wird der Einfluß organischer Risikofaktoren jedoch immer weniger wirksam (Laucht & al., 1992; Laucht & al. 1996); darüber hinaus werden deren Auswirkungen durch die Qualität der Eltern-Kind-Interaktion modifiziert (Field, Demsey & Shuman, 1981; Sigman, Cohen & Forsythe, 1981); eine überdurchschnittlich gelungene Mutter-Kind-Interaktion kann bei Kindern mit hohem organischen Risiko die Wahrscheinlichkeit für eine spätere neuropsychiatrische Störung um das zwei- bis vierfache mindern (Esser & al., 1993).

3.6 Komorbidität mit anderen psychiatrischen Erkrankungen

Im Bereich der Kinder- und Jugendpsychiatrie besteht eine hohe psychiatrische Komorbidität. U.a. das gemeinsame Vorkommen von Sozialverhaltensstörungen mit Hyperkinetischen Störungen oder Drogenabusus, von Depression mit Drogenabusus, Sozialverhaltensstörung, Angststörungen oder Eßstörungen, von Zwangsstörungen mit Depression oder Angststörungen, verschiedener Angststörungen untereinander sowie von Ticstörungen mit Depression, Zwängen oder Hyperkinetischem Syndrom wurde beschrieben (vgl. Rutter, 1989; Robertson, 1994). Auch das Vorliegen von spezifischen Entwicklungsverzögerungen (sogenannten Teilleistungsschwächen) erhöht die Wahrscheinlichkeit gleichzeitig oder später psychiatrische Auffälligkeiten zu zeigen (Übersicht bei Detzner & Schmidt, 1988; Castell, Biener, Artner & Dilling, 1981; Rutter, 1989; Esser, Schmidt & Woerner, 1990). Caron und Rutter fanden in einer Metaanalyse epidemiologischer Studien etwa doppelt so häufig komorbide Diagnosen, wie per Zufall erwartet, wobei wegen Zusammenfassung von Einzeldiagnosen in Kategorien die Komorbiditätsrate eher unterschätzt wurde (Caron & Rutter, 1991). Eine höhere Rate als bei zufälligem Zusammentreffen wurde auch für die Komorbidität von Depression mit anderen psychischen Störungen (Angold & Costello, 1993), Angststörungen mit externalisierenden Störungen (Russo & Beidel, 1994) und Hyperkinetischen Störungen mit emotionalen Störungen (McArdle, OBrien & Kolvin, 1997) beschrieben. Bei der Untersuchung 4- bis 16jähriger Kinder in Puerto Rico (Bird & al., 1988; Bird, 1994) fand sich unter den Kindern mit Diagnosen aus einer der folgenden vier Gruppen: Affektive Störung, Sozialverhaltensstörung, Hyperkinetische Störung oder Angststörung (83.4% der Kinder mit psychiatrischen Diagnosen fielen in eine dieser Kategorien) eine Rate von 51.1% mit mehr als einer Diagnose. Hierunter waren vor allem Kinder mit Störung des

Sozialverhaltens, und die höchste Komorbidität bestand wechselseitig zwischen Störung des Sozialverhaltens und Hyperkinetischem Syndrom. Wie oben erwähnt (s. 3.2) zeigte sich in der puerto-ricanischen Studie bezüglich der Komorbidität eine deutliche Knabenwendigkeit. Auch in anderen Untersuchungen ergab sich eine Geschlechtsabhängigkeit der Komorbiditätsraten zwischen internalisierenden und externalisierenden Störungen ohne jedoch den durchgängigen Befund zuungunsten der Jungen: In einer Übersicht über Komorbidität von Angststörungen mit externalisierenden Störungen weisen Russo und Beidel (1994) neben Untersuchungen, die eine höhere Komorbidität bei Jungen fanden, auch auf Studien hin, die im Gegensatz dazu vermehrte Ängstlichkeit und Stimmungsschwankungen bei Mädchen beschrieben. Auch Alterseinflüsse auf die Gesamtkomorbidität werden diskutiert (Russo & Beidel, 1994).

Ein Teil der hohen kinder- und jugendpsychiatrischen Komorbidität kann auf Probleme bei der Konzeptualisierung psychiatrischer Störungen zurückgeführt werden. Caron und Rutter beschreiben diesen Punkt ausführlich und diskutieren Diagnostik in Krankheitskategorien vs. Verhaltensdimensionen, überlappende diagnostische Kriterien, künstliche Unterteilung von Syndromen, Störungen als Vorläufer anderer Störungen und Störungen als Teil einer anderen Störung (Caron & Rutter, 1991). Als mögliche Ursachen der echten Komorbidität wird an gleicher Stelle aufgezählt: Gemeinsame oder überlappende Risikofaktoren (z.B. Temperamentseigenschaften wie Überaktivität, kurze Aufmerksamkeitsspanne und Impulsivität als Risiko für Sozialverhaltensstörung und Lesestörungen), ein gegenüber der bloßen Addition der Störungen qualitativ unterschiedliches Syndrom (Hyperkinetisches Syndrom mit Angststörung s.u.) und erhöhtes Risiko für eine Störung bei Vorliegen einer anderen (Substanzmißbrauch als Folge einer Sozialverhaltensstörung).

Das Entstehen qualitativ veränderter Krankheitsbilder bei komorbidem Auftreten einer weiteren psychiatrischen Störung stellt eine wichtige klinische Implikation psychiatrischer Komorbidität dar. So wird z.B. ein vermindertes Ansprechen hyperkinetischer Kinder auf Stimulantienmedikation bei komorbider Angststörung beschrieben (Literaturangabe bei Caron & Rutter, 1991; Russo & Beidel, 1994). Bei hyperkinetischen Kindern wird weiterhin diskutiert, daß sich Subgruppen nicht nur bezüglich des pharmakologischen Ansprechens sondern auch Risikofaktoren und Verlauf betreffend anhand der Komorbidität mit anderen psychiatrischen Störungen unterscheiden lassen (Biederman, Newcorn & Sprich, 1991). Bei gleichzeitigem Vorkommen einer Störung des Sozialverhaltens ist der Verlauf der Hyperkinetischen Störung deutlich ungünstiger.

3.7 Genetische Faktoren

Für eine Reihe psychiatrischer Erkrankungen sind genetische Belastungen beschrieben. In Anbetracht der multifaktoriellen Entstehung psychischer Störungen sind genetische Belastungen als erhöhte Vulnerabilität bzw. Prädisposition für die Entwicklung einer Störung zu verstehen, die im Zusammenwirken mit Umweltfaktoren zur Pathogenese beitragen. Bei Kindern mit der familiären Belastung für eine psychiatrische Erkrankung ist die Wahrscheinlichkeit des Auftretens je nach Störungsbild gegenüber der Normalbevölkerung mehr oder weniger erhöht, eine ausschließlich hereditäre Entstehung wird jedoch für keine psychiatrische Störung beschrieben. Bei einigen Krankheitsbildern wird die genetische Belastung indirekt aus Zwillings- und Adoptionsuntersuchungen abgeleitet während für andere Störungsbilder durch humangenetische Untersuchungen bereits Genorte, denen besondere Bedeutung für die Krankheitsentstehung zugeschrieben wird, bekannt sind. Z.B. konnten solche Genorte bei der Enuresis identifiziert werden, wobei auch auf Genomebene von einer multifaktoriellen Genese gesprochen werden kann, da Veränderungen an verschiedenen Genorten oder vielleicht auch das Zusammentreffen mehrerer Mutationen zu dem Phänotyp des Störungsbildes führen können. Die Gründe, warum eine genetische Belastung bei dem einen Kind zum Auftreten des Krankheitsbildes führt und bei einem anderen nicht, sind im wesentlichen unbekannt. Sicher spielt der Einfluß der oben beschriebenen organischen und psychosozialen Risiken eine Rolle, er kann jedoch diese Frage nicht vollständig klären. Kompliziert wird die Betrachtung außerdem durch den Umstand, daß sich genetische Belastungen auch auf ein Spektrum verschiedener Krankheiten beziehen können. So sind vermehrtes Vorkommen von Ticstörungen und Zwangsstörungen innerhalb der gleichen Familien zu beobachten, was mit der unterschiedlichen phänotypischen Ausprägung der vermuteten genetischen Veränderung erklärt wird (Robertson, 1994). Ggf. erhöhte Prävalenzraten bei familiärer Belastung sowie störungsspezifische Befunde werden bei der speziellen Epidemiologie der einzelnen Störungsbilder besprochen, soweit dazu Angaben vorliegen.

4. Spezielle Epidemiologie häufiger Störungsbilder

4.1 Hyperkinetisches Syndrom

Hyperkinetische Störungen stellen einen großen, wenn nicht den größten, Anteil der kinder- und jugendpsychiatrischen Krankheitsbilder. Die Prävalenz wird in verschiedenen Studien zwischen etwa 2% bis 10% geschätzt mit einem Überwiegen der Jungen. Bei 2- bis 5jährigen Kindern wurden 2% Hyperkinetische Störungen (1.5% schwere Störungen) gefunden mit einer Prävalenz von 2.4% (1.8%) für Jungen und 1.3% (0.1%) für Mädchen (Lavigne & al., 1996). Ähnliche Raten wurden für ältere Kinder und Jugendliche gefunden (Esser & al., 1990; Verhulst, van der Ende, Ferdinand & Kasius, 1997). Die höchsten Prävalenzraten von 8% bis 10% wurden für das Grundschulalter beschrieben (Esser & Schmidt, 1987; Bird & al., 1988). Im Gegensatz hierzu fand Costello (1989) bei 7- bis 11jährigen Kindern nur 2.2% Hyperkinetische Störungen.

Ätiologisch wird eine multifaktorielle Verursachung sowohl infolge psychosozialer Belastungen als auch prä-, peri- und postnataler Risiken angenommen. Weiterhin gilt eine genetische Komponente als gesichert. Erstgradige Verwandte haben z.B. ein bis zu fünffach erhöhtes Erkrankungsrisiko (Übersicht bei Lombroso, Pauls & Leckman, 1994), wobei diskutiert wird, daß Subtypen wie die Kombination mit Störungen des Sozialverhaltens eine ausgeprägtere genetische Belastung aufweisen (Silberg et al., 1996).

4.2 Störungen des Sozialverhaltens

Für diese Störungsbilder liegen die Prävalenzangaben wie bei den Hyperkinetischen Störungen, zu denen eine hohe wechselseitige Komorbidität besteht, zwischen etwa 2% bis über 10%. Jungen sind ca. dreimal so häufig betroffen wie Mädchen. bei 2- bis 5jährigen Kindern wurde ein Geschlechterverhältnis von 10% Jungen zu 5.6% Mädchen gefunden (Lavigne & al., 1996). Cohen und Mitarbeiter beschrieben ein Verhältnis von 16% zu 3.8% zuungunsten der Jungen im Altersbereich von 10 bis 13 Jahren, während sie bei 17- bis 20jährigen eine fast ausgeglichene Ratio mit 9.5% Jungen und 7.1% Mädchen fanden. Für Störungen mit oppositionellem Trotzverhalten war der Geschlechterunterschied auch im Alter von 10 bis 13 Jahren mit 14.2% Jungen zu 10.4% Mädchen weniger ausgeprägt (Cohen & al., 1993).

In der Ätiologie wird ebenfalls neben dem Einfluß psychosozialer Risiken eine genetische Disposition angenommen. Es wird vermutet, daß in der Kindheit vor allem psychosoziale Faktoren von Bedeutung sind und zum Erwachsenenalter hin die genetischen Einflüsse stärker zum Tragen kommen, z.B. ein Jugendlicher mit erhöhter Impulsivität und sensation-seeking eher die Möglichkeit hat, sich gleichgesinnten Peers zuzuwenden als ein noch stärker durch elterliche Einflüsse bestimmtes jüngeres Kind (Lyons & al., 1995). Im Gegensatz hierzu sahen Cadoret und Mitarbeiter bei Adoptionsstudien noch bei Erwachsenen mit antisozialer Persönlichkeitsstörung deutliche Zusammenhänge mit dem familiären Milieu der Adoptivfamilie. Eine Wechselwirkung beider Faktoren in dem Sinne, daß bei genetischer Belastung die Sensitivität für ungünstige psychosoziale Umstände zunimmt, wurde beschrieben (Cadoret & al., 1995). Moffitt (1993) unterscheidet zwei Typen dissozialen Verhaltens in der Adoleszenz. Sie vermutet einen kleinen (ca. 5%) Anteil der Jungen bzw. Männer, die von der Kindheit an lebenslang massiv dissoziales Verhalten zeigen, für die sie ätiologisch sich wechselseitig verstärkende neuropsychiatrische Defizite und psychosoziale Risiken annimmt. Für einen größeren Teil dissozialer Jugendlicher sieht Moffitt eine vorübergehende delinquente Phase im Zusammenhang mit der Ablösungs- und Autonomieproblematik der Adoleszenz.

In lerntheoretischen Erklärungsansätzen zur Aggressionsentstehung werden v.a. Verstärkungs- und Modellernen beschrieben. Für das Modellernen ist die stellvertretende Erfahrung und Verstärkung des Kindes z.B. am Modell aggressiver Eltern maßgeblich (Bandura, 1979; Überblick bei Borg-Laufs, 1997)). Bei dem Verstärkungslernen unterscheiden Ross und Petermann (1987) positive Verstärkung, negative Verstärkung und Duldung (nicht zu verwechseln mit Ignorieren).

4.3 Depressive Störungen

Die Prävalenzangaben für ausgeprägte depressive Störungen (Major depression) schwanken zwischen 0.4% bis 2.5% bei Kindern und 0.4% bis 8.3% bei Jugendlichen (Birmaher & al., 1996). In der Adoleszenz wird auch ein größerer Mädchenanteil (2:1) beschrieben, während in der Kindheit das Geschlechterverhältnis ausgeglichen ist. Nicht ganz im Einklang hiermit stehen Untersuchungen von Cohen und Mitarbeitern, die zwar bei 14- bis 16jährigen im Gegensatz zu 10- bis 13jährigen einen deutlich höheren Mädchenanteil sahen (7.6% Mädchen zu 1.6% Jungen gegenüber 2.3% zu 1.8%), dies aber bei den 17- bis 20jährigen nicht mehr fanden; hier wiesen beide Geschlechter eine Prävalenz von 2.7% auf (Cohen & al., 1993).

Deutlich erhöhte Prävalenzraten wurden bei familiärer Belastung beschrieben (Birmaher et al., 1996). Kinder depressiver Eltern haben demnach ein life-time Risiko depressiv zu erkranken von 15% bis 45%. Umgekehrt wurden auch unter erstgradigen Verwandten depressiver Kinder in 20% bis 40% depressive Störungen diagnostiziert. Neben genetischen Faktoren wurden auch eine Reihe neurochemischer Befunde in Zusammenhang mit depressiven Störungen beschrieben z.B. Störungen im Neurotransmitterstoffwechsel oder auf hormoneller Ebene. Weiter sind auch belastende Lebensereignisse für die Krankheitsentstehung von Bedeutung. Lerntheoretisch wurden verschiedene Modelle der Depression beschrieben. Eines der bekanntesten, aus dem heraus auch ein Therapieprogramm entwickelt wurde, ist die kognitive Theorie der Depression nach Beck (1967). Beck beschreibt die Depression als kognitive Störung, wobei er inhaltliche und formale Aspekte unterscheidet. Inhaltlich imponieren negative Bewertungen von selbst, Umwelt und Zukunftsperspektive mit einer Versagens-/Mißerfolgserwartung. Formal werden „kognitive Verzerrungen" wie z.B. Übergeneralisierung, Fixierung an Details und negative Bewertung neuer Informationen beschrieben, die depressive Symptome auslösen und verstärken.

4.4 Angststörungen

In der Kindheit überwiegen die für diese Altersgruppe spezifischen Angststörungen wie Trennungsangst, Überängstlichkeit und einfache Phobien deutlich und fast alle Prävalenzangaben beziehen sich auf diese Störungsbilder. Für Panikattacken oder Agoraphobie, die auch bei Jugendlichen nach der Pubertät auftreten, existieren kaum Häufigkeitsangaben.

Für 13- bis 18jährige Jugendliche wurde je nach Informationsquelle 0.6% bis 4.1% Angststörungen insgesamt berichtet (Verhulst & al., 1997). Deutlich höhere Prävalenzen fanden Benjamin und Mitarbeiter (vgl. Bernstein, Borchardt & Perwien, 1996) mit 15% Angststörungen im Altersbereich von 7 bis 11 Jahren. Einen mittleren Wert ergaben Untersuchungen 14- bis 16jähriger Jugendlicher mit einer Prävalenz von 8.7% (Kashani & al., 1987). Prävalenzangaben für einzelne Störungsbilder schwanken für Überängstlichkeit zwischen 0.7% (2 bis 5 Jahre/Lavigne & al., 1996) und 15.4% (10- bis 13jährige Mädchen/Cohen & al., 1993). Für Jungen der gleichen Altersgruppe fanden Cohen und Mitarbeiter eine Prävalenz von 12.5%. Im Alter von 14 bis 16 Jahren und 17 bis 20 Jahren blieb in dieser Studie die Prävalenz für Mädchen etwa gleich, währen sie für Jungen auf 5.4% abnahm. Die Häufigkeit von Trennungsängstlichkeit wird zwischen 0.5% und ca. 12% angegeben mit den häufigsten Werten von 3% bis 4.5%. Trennungsängstlichkeit ist die Angststörung mit dem frühesten Beginn, die Geschlechterverteilung ist in etwa gleich und die Prävalenz nimmt zur Adoleszenz hin deutlich ab (Bernstein, Borchardt & Perwien, 1996; Cohen & al., 1993). Für einfache Phobien schließlich wird eine Prävalenz zwischen 0.5% bis 9.2% berichtet. Auftreten von Panikattacken wurde erst nach der Pubertät beschrieben; ein enger Zusammenhang mit der sexuellen Reifung wurde angenommen (vgl. Bernstein, Borchardt & Perwien, 1996).

Als mögliche Einflußfaktoren für die spätere Entstehung von Angststörungen werden Temperamentsauffälligkeiten in der frühen Kindheit (Vermeiden ungewohnter Situationen) oder Bindungsqualität diskutiert. In Follow-up Studien werden hohe Remissionsraten von bis zu 80% berichtet, davon die meisten im ersten Jahr nach Erkrankungsbeginn, andererseits berichten Erwachsene mit Panikstörungen in über 50% der Fälle rückblickend über Angststörungen als Kind (Bernstein, Borchardt & Perwien, 1996).

Lerntheoretisch werden klassische Konditionierung (v. a. bei einfachen Phobien), operantes Lernen z. B. das Vermeidungslernen, bei dem durch Meiden der angstbesetzten Situation keine Realitätsprüfung mit nachfolgender Löschung erfolgen kann (Mowrer, 1947) und auch Modellernen (Kind lernt von ängstlicher Mutter) diskutiert.

4.5 Zwangsstörungen

Die Prävalenz von Zwangserkrankungen im Erwachsenenalter lag in einem internationalen Vergleich zumeist zwischen 1% bis 2% (Weissman & al., 1994), Raten bis zu 4% werden angenommen (Samuels & Nestadt, 1997). Bei einem Drittel bis der Hälfte der Betroffenen begann die Störung bereits in der Kindheit (March & Leonard, 1996). Prävalenzangaben für Kinder und Jugendliche werden zwischen 1.9% bis 4.1% (Samuels & Nestadt, 1997) bzw. bei 0.5% (March & Leonard, 1996) geschätzt, wobei in der letzteren Arbeit eine Unterschätzung der tatsächlichen Prävalenz u. a. aufgrund krankheitsspezifischer Dissimulationstendenzen angenommen wird (March & Leonard, 1996). Das mittlere Erkrankungsalter liegt etwa bei 10 Jahren, Jungen erkranken meist früher und weisen eine höhere familiäre Belastung auf, während Mädchen eher in der Adoleszenz erkranken.

Genetische Faktoren in der Ätiologie werden seit den 30er Jahren vermutet. Die Prävalenzrate für erstgradige Verwandte beträgt ca. 7% bis 15% und wird für Verwandte erkrankter Kinder auf bis zu 20-30% angegeben (Samuels & Nestadt, 1997). Eine hohe Komorbidität besteht für Ticstörungen; Verwandte von Zwangskranken haben ebenfalls eine erhöhte Prävalenz für dieses Störungsbild. Ätiologisch werden weiterhin Subtypen diskutiert, z. B. ein Zusammenhang einiger Erkrankungsfälle mit der Infektion durch ß-hämolytische Streptokokken.

Mowrer beschreibt in seiner Zweifaktorentheorie (Mowrer, 1947; Emmelkamp, 1987) ein lerntheoretisches Modell von Zwangsstörungen, bei dem katastrophale Szenarien enthaltende Zwangsgedanken (z. B. schwerwiegende Erkrankung durch Verschmutzung) Ängste hervorrufen, die wiederum Zwangshandlungen (z. B. Händewaschen) zur Angstreduktion bewirken. Angstreduktion wirkt demnach als negative Verstärkung der Zwangshandlungen und die Zwangshandlungen führen, wegen der nichterfolgten Realitätsprüfung der Zwangsgedanken, zur Verstärkung der Zwangsgedanken.

4.6 Ticstörungen

Einfache meist motorische Ticstörungen sind im Schulalter nicht selten. Bei 8jährigen Kindern fanden sich in einer Zufallsstichprobe eines halben Geburtsjahrganges bei 9.3% der Jungen und 4.6% der Mädchen mäßig ausgeprägte Tics oder

Stereotypien; stark ausgeprägte Symptome zeigten 1.9% der Jungen und 0% der Mädchen (Esser & Schmidt, 1987). In einer älteren Untersuchung wurde das Vorhandensein von irgendwelchen Ticsymptomen bei 6- bis 8jährigen Kindern mit 10% und bei 9- bis 12jährigen Kindern mit 14% angegeben (Lapouse & Monk, 1964). Im Altersbereich von 13 bis 18 Jahren fanden Verhulst und Mitarbeiter 0.4% bis 0.9% Tics, die mit einer deutlichen sozialen Beeinträchtigung einhergingen, ohne das Kriterium der Beeinträchtigung erhöhte sich die Prävalenz auf 1.7% bis 4%. Generell sind Tics häufiger bei Jungen als bei Mädchen. Es besteht ein fließender Übergang von vorübergehenden, wenig bis nicht beeinträchtigenden Tics bis zu schwer ausgeprägten sozial behindernden Störungsbildern. Viele Kinder mit milden Tics werden gar nicht behandelt und die Symptomatik wird allenfalls nebenbefundlich bei Vorstellungen aus anderen Anlässen registriert. Prävalenzangaben für das Gilles-de-la-Tourette Syndrom, eine schwere beeinträchtigende Störung liegen deutlich niedriger bei 0.5 bis 10.5/1000 für Jungen und 0.3 bis 1.3/1000 für Mädchen (Robertson, 1994). Wie oben (s. 4.5) geschildert besteht eine Komorbidität von Tics mit Zwangsstörungen und auch häufig mit hyperkinetischen Störungen.

Genetische Faktoren wurden aufgrund familiärer Häufungen schon länger vermutet und durch genetische Untersuchungen konnten auch einige Kandidatengene identifiziert werden. Wahrscheinlich sind mehrere Gene an der Entstehung der Störung beteiligt. Daneben werden wie bei den Zwangsstörungen einige Störungsbilder auch mit der Infektion durch ß-hämolysierende Streptokokken assoziiert.

4.7 Enuresis/Encopresis

Prävalenzangaben für Enuresis, die am häufigsten als Enuresis nocturna (nächtliches Einnässen) auftritt, liegen zwischen 0.7% (Lavigne & al., 1996) bis 10% (Arnell & al., 1997; v. Gontard, Eiberg, Hollmann, Rittig & Lehmkuhl, 1997). Am häufigsten werden Prävalenzen um 5% angegeben. Die Häufigkeit nimmt bis zu der Pubertät stetig ab und nähern sich Prävalenzangaben für Erwachsene von ca. 1% an. Jungen sind häufiger betroffen und die wenigen erkrankten Erwachsenen sind fast ausschließlich Männer. Bezgl. Encopresis existieren fast keine Angaben, die Prävalenz wird auf etwa 1% bis 3% geschätzt (Chaney, 1995; Saß, Wittchen & Zaudig, 1996).

Ätiologisch werden für die Enuresis heute nicht mehr rein psychodynamische Faktoren angenommen. Sekundäres Einnässen tritt zwar häufig in Belastungssituationen wie z.B. der Geburt eines Geschwisters auf, bei längeren Verläufen treten jedoch wahrscheinlich andere störungsaufrechterhaltende Faktoren hinzu. Es gilt auch inzwischen als gesichert, daß in der diagnostischen Kategorie unterschiedliche – auch genetisch verschiedene – Störungsbilder vereinigt sind. Bei der Enuresis nocturna werden mindestens drei Chromosomen (Chromosom 8, 12 und 13) für eine klinische und genetische Heterogenität verantwortlich gemacht (Arnell & al., 1997; v.Gontard & al., 1997). In einer spanischen Untersuchung 6- bis 7jähriger Kinder fand sich eine Erkrankungsrate von bis zu 40%, falls bei einem erstgradigen Verwandten eine Enuresis in der Anamnese bestand, gegenüber einer allgemeinen Prävalenz von 8.5% (Gutierrez Sanz Gadea & Hidalgo Pardo, 1996). Umgekehrt wurde auch eine erhöhte Prävalenz für Geschwister betroffener Kinder von 62.9% gegenüber 20.9% bei Geschwistern der Kontrollen angegeben.

4.8 Eßstörungen

Angaben über Anorexia nervosa beziehen sich zumeist auf Mädchen, da diese Störung beim weiblichen Geschlecht ca. zehnmal häufiger auftritt. Die Prävalenz in der Adoleszenz wird zwischen 0.1% bis 0.3% (Bryant-Waugh & Lask, 1995; Verhulst & al., 1997) bis 1% (Rastam, 1990) angegeben. Kindliche Anorexien sind seltener und es wird bei Kindern auch ein höherer Jungenanteil von 19% bis 30% diskutiert (Bryant-Waugh & Lask, 1995). Seit den 60er Jahren wird eine deutliche Zunahme von Krankheitsfällen in Behandlungseinrichtungen gesehen (Bryant-Waugh & Lask, 1995; Wakeling, 1996). Ursächlich werden ein gewachsenes Bewußtsein für die Störung in der Bevölkerung und eine reale Zunahme der Inzidenz angenommen, wobei letzeres jedoch bisher nicht durch sorgfältige Studien belegt werden konnte.

Die Anorexie ist eine schwere chronische Erkrankung mit Beginn meist um die Pubertät, die im langfristigen Verlauf im jungen Erwachsenenalter trotz intensiver therapeutischer Bemühungen eine *Mortalitätsrate* von ca. 9% aufweist (Moller-Madsen, Nystrup & Nielsen, 1996; Herzog, Deter, Fiehn & Petzold, 1997).

Mit einer Konkordanz von 56% bei eineiigen Zwillingen gegenüber 5% bei zweieiigen Zwillingen und einer ca. achtfach erhöhten Prävalenz weiblicher Verwandter anorektischer Patientinnen gegenüber der Allgemeinbevölkerung (Holland & al., 1988; Strober, 1991) finden sich deutliche Hinweise auf eine genetische Komponente. An biologischen Einflüssen werden außerdem Virusinfekte diskutiert. Bezüglich psychosozialer Risiken werden das Schlankheitsideal der Gesellschaft (Anorexia nervosa ist eine Zivilisationskrankheit und kommt in Ländern der Dritten Welt seltener vor) oder spezifische familiäre Beziehungskonstellationen für die Krankheitsentstehung mitverantwortlich gemacht. Auslösende Risikofaktoren können eine Diät oder Gewichtsverlust im Rahmen eines Infektes sein.

Die Prävalenzangaben für Bulimia nervosa in der Adoleszenz liegen zwischen 0.3% bis 7% (Ledoux, Choquet & Flament, 1991; Santonastaso & al., 1996; Verhulst & al., 1997). Extreme Angaben finden sich bei Rahner und Messner (1993), die bei 11- bis 20jährigen Schülerinnen einer Kleinstadt keinen einzigen klinischen Fall sahen sowie bei Pope und Mitarbeitern (1984), die für drei verschiedenen Studentenpopulationen mit einem Durchschnittsalter von 22 bzw. 17 Jahren eine Prävalenz von 6.5% bis 18.6% angaben. In einer Übersichtsarbeit stellten Fairburn und Beglin (1990) eine relativ konsistente Prävalenzrate von etwa 1% bei Adoleszentinnen und jungen Frauen fest. Es wird eine wachsende Inzidenz registriert (Pagsberg & Wang, 1994) und eine Zunahme der Übergänge von anorektischen zu bulimischen Störungen wird diskutiert (Bryant-Waugh & Lask, 1995). In der Vorgeschichte bulimischer Patientinnen findet sich auch häufiger eine anorektische Episode. Außer mit Anorexia nervosa wurde auch eine erhöhte Komorbidität mit Alkoholismus, Angststörungen und Depression beschrieben (Kendler & al., 1991). Wie bei der Anorexie wird auch eine – aber schwächere – genetische Komponente angenommen; Kendler und Mitarbeiter (1991) fanden in einer Zwillingsstudie eine Konkordanz von 22.9% bei eineiigen und von 8.7% bei zweieiigen Zwillingen.

4.9 Autistische Störungen

Der frühkindliche Autismus ist eine sehr seltene Störung. Die Prävalenzraten wird meist auf etwa 4/10000 geschätzt mit einer Geschlechterratio von 2-6:1 zuungunsten der Jungen (Steffenburg & Gillberg, 1986; Fombonne & du Mazaubrun, 1992; Klauck & al., 1997). Bei der Untersuchung einer Geburtskohorte in Japan ab dem Alter von 18 Monaten bis zum Alter von fünf Jahren fanden sich eine kumulative Inzidenz von 16.2/10000 und eine Punktprävalenz von 21.1/10000 mit fünf Jahren (Honda & al., 1996).Eine höhere Prävalenz mit ca. 1/1000 wird von Rapin (1997) beschrieben, wobei sie eine sehr weite Definition des Störungsbildes anwendet. Bei etwa zwei Dritteln der autistischen Kinder besteht eine geistige Behinderung und ca. 22% leiden an Epilepsie. Im Gegensatz zu dieser in den meisten Studien gefundenen Mehrzahl geistig behinderter Kinder beschrieben Honda und Mitarbeiter (1996) bei fast der Hälfte der von ihnen untersuchten Autisten einen sogenannten „high-functioning autism" mit einem IQ>70.

Ätiologisch wurden u.a. perinatale Schädigungen und neurologische Störungen diskutiert und aufgrund von Familien- und Zwillingsuntersuchungen ergaben sich deutliche Hinweise auf genetische Einflüsse. Mit einer Prävalenz von ca. 3% für Geschwister autistischer Kinder (August & al., Angaben bei Lombroso, Pauls & Leckman, 1994; Rapin, 1997) ist angesichts der niedrigen Prävalenz in der Allgemeinbevölkerung das Erkrankungsrisiko deutlich erhöht. Bei eineiigen Zwillingen wurde eine Konkordanzrate bis zu 90% beschrieben (Lombroso, Pauls & Leckman, 1994). Aufgrund des Jungenüberschuß wurde eine X-chromosomale Vererbung vermutet. Eine angenommene Assoziation mit dem für das Syndrom des Fragilen X-Chromosoms verantwortlichen Gendefekt konnte in einer humangenetischen Untersuchung vor kurzem ausgeschlossen werden (Klauck & al., 1997). Eine Beteiligung mehrerer Gene an der Krankheitsentstehung wird diskutiert und auf einigen Chromosomen (4, 7, 10, 16, 19 und 22) konnten mittels molekulargenetischer Untersuchungen sogenannte Susceptibilitäts-Loci (vermutlich für die Pathogenese des Störungsbildes mitverantwortliche Genorte) identifiziert werden (International Molecular Genetic Study of Autism Consortium, 1998).

Die Prävalenz des Asperger-Syndroms wird zwischen 0.26% bis 0.36% geschätzt mit einem viermal häufigeren Auftreten bei Jungen (Ehlers & Gillberg, 1993; Dilling, Mombour & Schmidt, 1991). Bei Einschluß von Verdachtsfällen erhöht sich die Prävalenz auf etwa 0.7% und der Knabenüberschuß sinkt etwas auf die 2.3fache Häufigkeit (Ehlers & Gillberg, 1993).

4.10 Psychosen

Neben den exogenen, d.h. durch äußere Einflüsse wie z.B. Hirnverletzungen ausgelösten, Psychosen und den extrem seltenen sogenannten frühkindlichen Psychosen sind hier im wesentlichen die Schizophrenien einzuordnen. Die typischen schizophrenen Psychosen des Erwachsenenalters sind ab der Pubertät zunehmend zu beobachten. Das in zahlreichen interkulturellen Untersuchungen festgestellte Lebenszeitrisiko für Schizophrenien beträgt konstant etwa 0.8% bis 1%. Von allen Erkrankungen treten ca. 4% vor dem 15. Lebensjahr auf und etwa 10% im Alter von 14 bis 20 Jahren (Remschmidt, 1992).Unterschiedliche Zahlen ergeben sich je nach Definition des Krankheitsbeginns (erste Klinikaufnahme, erste psychotische Symptome oder erste Anzeichen psychischer Störung), da jahrelange unspezifische Prodromalsymptome auftreten können. Der Prozentsatz schizophrener Ersterkrankungen vor dem Alter von 21 Jahren an allen während einer 2-Jahresperiode erstmals stationär behandelten Patienten einer definierten geographischen Region lag je nach Definition des Krankheitsbeginns bei 12% (Krankheitsbeginn=erste Klinikaufnahme), 21% (Krankheitsbeginn=erste psychotische Symptome) oder 47% (Krankheitsbeginn=erste Anzeichen psychischer Störung) (Häfner & Nowotny, 1995). Bei Erwachsenen liegt der Krankheitsbeginn für Männer im Durchschnitt etwa 4 bis 5 Jahre früher als für Frauen; dieser Geschlechtsunterschied konnte jedoch für Ersterkrankungen in der Adoleszenz mit einer Gleichverteilung von Jungen und Mädchen nicht nachgewiesen werden (Blanz, Schmidt, Detzner & Lay, 1994). Als mögliche Erklärung wird ein spezieller Subtyp der Schizophrenien mit Beginn in der Adoleszenz vermutet, der mit höherer familiärer Belastung und schlechterer Prognose einhergeht (Blanz, Schmidt, Detzner & Lay, 1994). Kindliche Schizophrenien sind extrem selten, Kolvin und Mitarbeiter nennen in ihrer Übersicht ca. 200 Fälle in der gesamten Weltliteratur (Kolvin, Berney & Yoeli, 1990).

Ätiologisch wird allgemein eine multifaktorielle Genese beschrieben. Eine gesicherte genetische Komponente zeigt sich in einem höheren Erkrankungsrisiko für Verwandte schizophrener Patienten. Darüber hinaus werden eine Anzahl weiterer biologischer und psychosozialer Risiken als mitauslösend angenommen.

4.11 Umschriebene Entwicklungsstörungen

Bei den Entwicklungsstörungen bzw. Teilleistungsstörungen sind verbale Fähigkeiten betreffende Störungen am häufigsten. Bei Sprachentwicklungsstörungen werden expressive und rezeptive Sprachstörungen unterschieden. Die Prävalenz expressiver Sprachstörungen wird von der American Psychiatrists Association auf 3-5% beziffert, rezeptive Sprachstörungen sind dieser Quelle nach etwas seltener (Saß, Wittchen & Zaudig, 1996). In einer deutschen Studie ergab sich für die Prävalenz rezeptiver Sprachstörungen bei achtjährigen Kindern eine Häufigkeit von 4.6% (Esser, 1990). Prävalenzangaben für Lese- bzw. Rechtschreibstörungen sind nicht ohne weiteres auf unseren Sprachraum zu übertragen, da z.B. im anglo-amerikanischen Raum ganz überwiegend die Lesestörung im Vordergrund steht, während im deutschsprachigen Raum eher Probleme mit der Rechtschreibung bestehen (Klicpera & al., 1993). Prävalenzangaben für Lesestörungen liegen bei 4% bis 6% für den anglo-amerikanischen Sprachraum (Rutter & al., 1977; Lewis, Hitch & Walker, 1994), für den deutschen Sprachraum fand sich eine ähnliche Prävalenz von 3.7% bei Achtjährigen (Esser, 1990).

Sprachentwicklungsstörungen sind nicht selten Vorläufer späterer Lese- und Rechtschreibstörungen, auch familiär sieht man Häufungen beider Störungen. Für Lesestörungen werden bei einer Prävalenz von 30% bis 40% bei erstgradigen Verwandten genetische Einflüsse vermutet. Es werden jedoch für die sprachbezogenen umschriebenen Entwicklungsstörungen auch Zusammenhänge mit psychosozialen Belastungen in der frühen Kindheit beschrieben (Esser, 1990). Mit Hyperkinetischen Störungen besteht eine Komorbidität. Während die sprachbezogenen umschriebenen Entwicklungsstörungen eine ungünstigere Prognose vor allem im Hinblick auf die schulische und berufliche Laufbahn haben, ist die Prognose motorischer Entwicklungsstörungen oder von Artikulationsstörungen wesentlich günstiger. Deren Häufigkeit wurde in einer Zufallsstichprobe achtjähriger Kinder mit 5.6% Artikulationsstörungen und 1.4% umschriebene Entwicklungsstörungen der motorischen Funktionen angegeben (Esser, 1990).

Im langfristigen Verlauf sprachbezogener umschriebener Entwicklungsstörungen kommt es neben dem schon angesprochenen schulisch-beruflichen Versagen auch häufiger zu psychiatrischen, v.a. dissozialen Auffälligkeiten (Esser & Schmidt, 1993).

4.12 Prävalenzangaben bestimmter kinder- und jugendpsychiatrischer Störungen

In Tabelle 2 auf der nachfolgenden Seite findet sich eine Übersicht über Prävalenzangaben kinder- und jugendpsychiatrischer Störungsbilder aus verschiedenen epidemiologischen Untersuchungen.

Tabelle 2: *Prävalenzraten einzelner Störungen*

	Prävalenz	Alter (Jahre)	Autor(en)
Hyperkinetische Störungen	2%	2 - 5	Lavigne et al., 1996
	2.2%	7 - 11	Costello, 1989
	9.5%	4 - 16	Bird et al., 1988
	8.3% (m)	8	Esser & Schmidt, 1987
Störungen des Sozialverhaltens	10% (m)		
	5.6% (w)	2 - 5	Lavigne et al., 1996
	16% (m)		
	3.8% (w)	10 - 13	Cohen et al., 1993
Depressive Störungen	0.4% - 2.5%	Kinder	
	0.4% - 8.3%	Jugendliche	Birmaher et al., 1996
	1.8% (m)		
	2.3% (w)	10 - 13	
	1.6% (m)		
	7.6% (w)	14 - 16	Cohen et al., 1993
Angststörungen	0.6% - 4.1%	13 - 18	Verhulst et al., 1997
	15.4%	7 - 11	Benjamin et al., 1990 (zit. in Bernstein et al., 1996)
	8.7%	14 - 16	Kashani et al., 1987
Zwangsstörungen	1.9% - 4.1%	keine Angabe	Samuels & Nestadt, 1997
	0.5%	Kdr. u. Jgdl.	March & Leonard, 1996
Ticstörungen	9.3% (m)		
	4.6% (w)	8	Esser & Schmidt, 1987
	10 %	6 - 8	
	14%	9 - 12	Lapouse & Monk, 1964
	1.7% - 4%	13 - 18	Verhulst et al., 1997
Enuresis	0.7%	2 - 5	Lavigne et al., 1996
	10%	6	Arnell et al., 1997
	10%	7	v. Gontard et al., 1997
Enkopresis	1%	5	Saß et al., 1996
	1% - 3%	Schulalter	Chaney, 1995
Anorexia nervosa	0.1% - 0.2%	Jugendliche	Bryant-Waugh & Lask, 1995
	0.2% - 0.3%	13 - 18	Verhulst et al., 1997
Bulimia nervosa	0.3%	13 – 18	Verhulst et al., 1997
	0.5%	15 – 20	Santonastaso et al., 1996
	7%	12 - 19	Ledoux et al., 1991
Autistische Störungen	4.9 / 10 000	9 bzw. 13	Fombonne & Mazaubrun, 1991
	4 / 10 000	keine Angabe	Klauck et al., 1997
	21.1 / 10 000	5	Honda et al., 1996
Lesestörungen	4%	9 - 11	Rutter et al., 1977
	6.2%	9 - 10	Lewis et al., 1994
	3.7%	8	Esser, 1990

Literatur

Achenbach, T.M. (1980). What is child psychiatric epidemiology the epidemiology of? In Earls, F. (Hrsg.), *Studies of children* (S. 96-116). New York: Prodist.

Achenbach, T.M. & Edelbrock, C.S. (1983). *Manual for the Child Behavior Checklist and Revised Child Behavior Profile.* University of Vermont: Burlington.

Allehoff, W.H., Esser, G., Schmidt, M.H. & Hennicke, K. (1983). Die Bedeutung der Informations- und Kooperationsverweigerung für die Interpretetionsreichweite einer mehrstufigen kinderpsychiatrisch- epidemiologischen Untersuchung. *Social Psychiatry, 18*, 29-36.

Allehoff, W.H., Esser, G., Voll, R.E. & Schmidt, M.H. (1983) Social class, social mobility and status differences in marriage: relevant for child psychiatry? *Social Psychiatry, 18*, 103-112.

Anderson, J., Williams, S., McGee, R. & Silva, P. (1987). DSM-III disorders in preadolescent children. *Archives of General Psychiatry, 44*, 69-76.

Angold, A. & Costello, E.J. (1993). Depressive comorbidity in children ans adolescents: Empirical, theoretical, and methodological issues. *American Journal of Psychiatry, 150* (12), 1779-1791.

Arnell. H., Hjalmas, K., Jagervall, M., Lackgren, G., Stenberg, A., Bengtsson, B., Wassen, C., Emahazion, T., Anneren, G., Petterson, U., Sundvall, M. & Dahl, N. (1997). The genetics of primary nocturnal enuresis: inheritance and suggestion of a second major gene on chromosome 12g. *Journal of Medical Genetics, 34* (5), 360-365.

Beck, A.T. (1967). *Depression: Courses and Treatment.* Philadelphia: University of Pennsylvania Press.

Bendersky, M. & Lewis, M. (1994) Environmental risk, biological risk, and developmental outcome. *Developmental Psychology, 30* (4), 484-494.

Bernstein, G.A., Borchardt, C.M. & Perwien, A.R. (1996). Anxiety disorders in children and adolescents: A review of the past 10 years. *Journal of the American Academy of Child and Adolescent Psychiatry, 35* (9), 1110-1119.

Biederman, J., Newcorn, J. & Sprich, S. (1991). Comorbidity of attention deficit hyperactivity disorder with conduct, depressive, anxiety, and other disorder. *American Journal of Psychiatry, 148* (5), 564-577.

Bird, H., Canino, G., Rubio-Stipec, M., Gould, M. S., Ribera, J., Sesman, M., Woodbury, M., Huertas- Goldman, S., Pagan, A., Sanchez-Lacay, A. & Moscoso, M. (1988). Estimates of the prevalence of childhood maladjustment in a community survey in Puerto Rico. *Archives of General Psychiatry, 45*, 1120-1126.

Bird, H. (1994). Erratum. *Archives of general Psychiatry, 51*, 429.

Birmaher, B., Ryan, N.D., Williamson, D.E., Brent, D.A., Kaufman, J., Dahl, R.E., Perel, J. & Nelson, B. (1996). Childhood and adolescent depression: A review of the past 10 years. Part I. *Journal of the American Academy of Child and Adolescent Psychiatry, 35* (11), 1427-1439.

Blanz, B. (1991). *Psychiatrische Auffälligkeit und Determinanten der Stoffwechseleinstellung Jugendlicher mit Diabetes mellitus.* Universität Heidelberg: Habilitationsschrift.

Blanz, B., Schmidt, M.H., Detzner, U. & Lay, B. (1994). Is there a sex-specific difference in onset age of schizophrenia that started before age 18? *European Child and Adolescent Psychiatry, 3* (4), 267-276.

Blanz, B., Schmidt, M.H. & Esser, G. (1991). Familial adversities and child psychiatric disorders. *Journal of Child Psychology and Psychiatry and Allied disciplines, 32* (6), 939-950.

Borg-Laufs, M. (1977). *Aggressives Verhalten – Mythen und Möglichkeiten.* Tübingen: dgvt-Verlag.

Bryant-Waugh, R. & Lask, B. (1995). Annotation: Eating disorders in children. *Journal of Child Psychology and Psychiatry, 36,* 191-202.

Cadoret, R.J., Yates, W.R., Troughton, E., Woodworth, G. & Stewart, M.A. (1995). Genetic-environmental interaction in the genesis of aggressivity and conduct disorders. *Archives of General Psychiatry, 52,* 916-924.

Caron, C. & Rutter, M. (1991). Comorbidity in child psychopathology: Concepts, issues and research strategies. *Journal of Child Psychology and Psychiatry, 32,* 1063-1080.

Castell. R., Biener, A. Artner, K. & Dilling, H. (1981). Häufigkeit von psychischen Störungen und Verhaltensauffälligkeiten bei Kindern und ihre psychiatrische Versorgung. *Zeitschrift für Kinder- und Jugendpsychiatrie, 9,* 115-125.

Cederblad, M. (1996). Fifty years of epidemiologic studies in child and adolescent psychiatry in Sweden. *Nordisk Journal of Psychiatry, 50* Suppl. 36, 55-66.

Chaney, C.A. (1995). A collaborative protocol for encopresis management in school-aged children. *Journal of School and Health, 65* (9), 360-364.

Cohen, P., Cohen, J., Kasen, S., Noemi Velez, C., Hartmark, C., Johnson, J., Rojas, M., Brook, J. & Streuning, E. L. (1993). An epidemiological study of disorders in late childhood and adolescence – I. Age- and gender-specific prevalence. *Journal of Child Psychology and Psychiatry, 34,* 851-867.

Costeff, H. & Kulikowski, Z. (1996). The developmental profile of disadvantaged 6 year old children. *The British Journal of Developmental Disabilities, 42* (1), 45-53.

Costello, E.J. (1989). Developments in child psychiatric epidemiology. *Journal of the American Academy of Child ans Adolescent Psychiatry, 28,* 836-841.

Costello, E.J. & Angold, A. (1995). Developmental epidemiology. In Cicchetti, D. & Cohen, D.J. (Hrsg.), *Developmental psychopathology,* Bd.1 (S. 23-56). New York: Wiley.

Costello, E.J., Costello, A.J., Edelbrock, C., Burns, B., Dulcan, M.K., Brent, D. & Janizewski, S. (1988). Psychiatric disorders in pediatric primary care: Prevalence and risk factors. *Archives of General Psychiatry, 45,* 1107-1116.

Cox, A., Rutter, M., Yule, B. & Quinton, D. (1977). Bias resulting from missing information. *Journal of Epidemiology and Community Health, 31,* 131-136.

Detzner, M. & Schmidt, M.H. (1988). Epidemiologische Methoden. In Remschmidt, H. & Schmidt, M.H. (Hrsg.), *Kinder- und Jugendpsychiatrie in Klinik und Praxis* (S. 320-337). Stuttgart: Thieme-Verlag.

Dilling, H., Mombour, W. & Schmidt, M.H. (1991). *Internationale Klassifikation psychischer Störungen.* Bern Göttingen Toronto: Huber.

Dohrenwend, B.P. (1990) Socioeconomic status (SES) and psychiatric disorders. Are the issues still compelling? *Social Psychiatry and Psychiatric Epidemiology, 25,* 41-47.

Dohrenwend, B.P. & Dohrenwend, B.S. (1981) Socioenvironmental factors, stress, and psychopathology. *American Journal of Community Psychology, 9,* 128-164.

Earls, F. (1980). Epidemiological methods for research in child psychiatry. In Earls, F. (Hrsg.), *Studies of children* (S. 1-33). New York: Prodist.

Ehlers, S. & Gillberg, C. (1993). The epidemiology of Asperger syndrome. A total population study. *Journal of Child Psychology and Psychiatry, 34,* 1327-1350.

Emmelkamp, P.M. (1987) Obsessive compulsive disorders. In Michelson, L. & Ascher, L. M. (Hrsg.), *Anxiety and stress disorders* (S. 310-331). New York: Guilford Press.

Esser, G. (1990). *Bedeutung und langfristiger Verlauf umschriebener Entwicklungsstörungen.* Universität Heidelberg, Habilitationsschrift.

Esser, G., Dinter, R., Jörg, M., Villalba, P., Laucht, M. & Schmidt, M. H. (1993). Bedeutung und Determinanten der frühen Mutter-Kind-Beziehung. *Zeitschrift für Psychosomatische Medizin, 39,* 246- 264.

Esser, G., Laucht, M. & Schmidt, M.H. (1995). Der Einfluß von Risikofaktoren und der Mutter-Kind-Interaktion im Säuglingsalter auf die seelische Gesundheit des Vorschulkindes. *Kindheit und Entwicklung,* 4, 33-42.

Esser, G., Laucht, M., Schmidt, M., Löffler, W., Reiser, A., Stöhr, R.-M., Weindrich, D. & Weinel, H. (1990). Behaviour problems and developmental status of 3-months-old infants in relation to organic and psychosocial risks. *European Archives of Psychiatry and Neurological Sciences, 239,* 384-390.

Esser, G. & Schmidt, M.H. (1993) Die langfristige Entwicklung von Kindern mit Lese-Rechtschreibschwäche. *Zeitschrift für Klinische Psychologie, 22,* 100-116.

Esser, G. & Schmidt,M.H. (1987). Epidemiologie und Verlauf kinderpsychiatrischer Störungen im Schulalter – Ergebnisse einer Längsschnittstudie. *Nervenheilkunde,* 6, 27-35.

Esser, G., Schmidt, M.H. & Woerner, W. (1990). Epidemiology and course of psychiatric disorders in school-aged children – results of a longitudinal study. *Journal of Child Psychology and Psychiatry, 31,* 243-263.

Fairburn, C.G. & Beglin, S.J. (1990). Studies of the epidemiology of bulimia nervosa. *American Journal of Psychiatry, 147,* 401-408.

Fergusson, D.M., Horwood, L.J. & Lynskey, M.T. (1993). Prevalence and comorbidity of DSM-III-R diagnoses in a birth cohort of 15-year-olds. *Journal of the American Academy of Child and Adolescent Psychiatry, 32,* 1127-1134.

Field, T.M., Dempsey, J.R. & Shuman, H.H. (1981). Developmental follow-up of pre- and postterm infants.In Friedman, S.L. & Sigman, M. (Hrsg.), *Preterm Birth and Psychological Development* (S. 3-15). New York: Academic Press.

Fombonne, E. & du Mazaubrun, C. (1992). Prevalence of infantile autism in four french regions. *Social Psychiatry and Psychiatric Epidemiology, 27,* 203-210.

Gustafsson, P.A. (1995). Behavioural problems in preschool children: an epidemiologic study at Swedish day-care centres. *Nordish Journal of Psychiatry, 49,* 55-61.

Gutierrez Sanz Gadea, C. & Hidalgo Pardo, O. (1996). [Importance of family history in enuresis]. *Actas Urol. Esp., 20* (5), 437-442.

Häfner, H. & Nowotny, B. (1995). Epidemiology of early-onset schizophrenia. *European Archives of Psychiatry and Clinical Neurosciences, 245,* 80-92.

Herzog, W., Deter, H.C., Fiehn, W. & Petzold, E. (1997). Medical findings and predictors of long-term physical outcome in anorexia nervosa: A prospective, 12-year follow-up study. *Psychological Medicine, 27* (2), 269-279.

Holland, A.J., Sicotte, N. & Treasure, J.L. (1988). Anorexia nervosa: Evidence for a genetic basis. 31st annual conference of the Society for Psychosomatic Research (1987, London, England). *Journal of Psychosomatic Research, 32* (6), 561-571.

Honda, H., Shimizu, Y., Misumi, K., Niimi, M. & Ohashi, Y. (1996). Cumulative incidence and prevalence of childhood autism in Japan. *British Journal of Psychiatry, 169* (2), 228-235.

International Molecular Genetic Study of Autism Consortium (1998). A full genome screen for autism with evidence for linkage to a region on chromosome 7q. *Human Molecular Genetics*, *7* (3), 571-578.

Jeffers, A. & Fitzgerald, M. (1991). *Irish Families Under Stress, Vol. 2.* Dublin: Eastern Health Board.

Kashani, J.H., Beck, N.C., Hoeper, E.W., Fallahi, C., Corcoran, C.M., McAllister, J.A., Rosenberg, T.K. & Reid, J.C. (1987). Psychiatric disordes in a community sample of adolescents. *American Journal of Psychiatry*, *144*, 584-589.

Keller, C.A. (1981). Epidemiological characteristics of preterm births. In Friedman, S.L. & Sigman, M. (Hrsg.), *Preterm Birth and Psychological Development* (S. 3-15). New York: Academic Press.

Kendler, K.S., MacLean, C., Neale, M., Kessler, R.C., Heath, A. & Eaves, L. (1991). The genetic epidemiology of bulimia nervosa. *American Journal of Psychiatry*, *148* (12), 1627-1637.

Klauck, S.M., Münstermann, E., Bieber-Martig, B., Rühl, D., Lisch, S., Schmötzer, G., Poustka, A & Poustka, F. (1997). Molecular genetic analysis of the FMR-1 gene in a large collection of autistic patients. *Human Genetics*, *100*, 224-229.

Klein, N. (1988). Children who were very low birtweight: Cognitive abilities and classroom behavior at five years of age. Special issue: Early intervention for infants with handicaps and their families. *Journal of Special Education*, *22* (1), 41-54.

Klicpera, C., Schabmann, A. & Gasteiger-Klicpera, B. (1993). Lesen- und Schreibenlernen während der Pflichtschulzeit: Eine Längsschnittuntersuchung über die Häufigkeit von Lese- und Rechtschreibschwierigkeiten in einem Wiener Schulbezirk. *Zeitschrift für Kinder- und Jugendpsychiatrie*, *21*, 214-225.

Kolvin, I., Berney, T.P. Yoeli, J. (1990). Schizophrenia in childhood. In Hersen, M. &Last, C.G. (Hrsg.), *Handbook of child and adult psychopathology* (S.99-113). New York: Pergamon.

Kuosa, M. & Aronen, E.T. (1997). Psychiatric symptoms at age 10-11 as predictors of mental state in adolescence. *Psychiatria Fennica*, *28*, 171-182.

Lapouse, R. & Monk, M.A. (1964). Behavior deviations in a representative sample of children: variation by sex, age, race, social class and family size. *American Journal of Orthopsychiatry*, *34*, 436-446.

Laucht, M., Esser, G., Schmidt, M.H., Ihle, W., Löffler, W., Stöhr, R.-M., Weindrich, D. & Weinel, H. (1992). Risikokinder": Zur Bedeutung biologischer und psychosozialer Risiken für die kindliche Entwicklung in den beiden ersten Lebensjahren. *Praxis der Kinderpsychologie und Kinderpsychiatrie*, *41*, 274-285.

Laucht, M., Esser, G., Schmidt, M.H., Ihle, W., Marcus, A., Stöhr, R.-M. & Weindrich, D. (1996). Viereinhalb Jahre danach: Mannheimer Risikokinder im Vorschulalter. *Zeitschrift für Kinder- und Jugendpsychiatrie*, *24*, 67-81.

Lavik, N.J. (1977). Urban-rural differences in rates of disorders. In Graham, P.J.(Hrsg.), *Epidemiological Approaches in Child Psychiatry* (S. 223-251*).* London: Academic Press.

Lavigne, J.V., Gibbons, R.D., Kaufer Christoffel, K., Arend, R., Rosenbaum, D., Binns, H., Dawson, N., Sobel, H. Isaacs, C. (1996). Prevalence rates and correlates of psychiatric disorders among preschool children. *Journal of the American Academy of Child and Adolescent Psychiatry*, *35* (2), 204-214.

Ledoux, S., Choquet, M. & Flament, M. (1991). Eating disorders in an unselected French population. *International Journal of Eating Disorders*, *10* (1), 81-89.

Lehmkuhl. G., Detzner, M. & Poustka, F. (1985). Epilepsie, antikonvulsive Behandlung und kinderpsychiatrische Auffälligkeit. *Zeitschrift für Kinder- und Jugendpsychiatrie, 13*, 199-211.

Leighton, A.H. (1979). Research directions in psychiatric epidemiology. *Psychological Medicine, 9*, 235-247.

Lewis, C., Hitch, G.J. & Walker, P. (1994). The prevalence of specific arithmetic difficulties and specific reading difficulties in 9- to 10-year old boys and girls. *Journal of Child Psychology and Psychiatry and Allied Disciplines, 35* (2), 283-292.

Lombroso, P.J., Pauls, D.L. & Leckman, J.F. (1994). Genetic mechanisms in childhood psychiatric disorders. *Journal of the American Academy of Child and Adolescent Psychiatry, 33* (7), 921-938.

Lyons, M.J., True, W.R., Eisen, S.A., Goldberg, J., Meyer, J.A., Faraone, S.V., Eaves, L.J. & Tsuang, M.T. (1995). Differential heritability of adult and juvenile antisocial traits. *Archives of General Psychiatry, 52*, 906-915.

March, J.S. & Leonard, H.L. (1996). Obsessive-compulsive disorder in children and adolescents: A review of the past 10 years. *Journal of the American Academy of Child and Adolescent Psychiatry, 35* (10), 1265-1273.

McArdle, P., OBrien, G. & Kolvin, I. (1997). Is there a comorbid relationship between hyperactivity and emotional psychpathology? *European Child & Adolescent Psychiatry, 6*, 142-150.

McGee, R., Feehan, M., Williams, S. M., Partridge, F., Silva, P. A. & Kelly, J. (1990). DSM-III disorders in a large sample of adolescents. *Journal of the American Academy of Child and Adolescent Psychiatry, 29*, 611-619.

Moffitt, T.E. (1993). Adolescence-limited and life-course-persistent antisocial behavior: a developmental taxonomy. *Psychological Review, 100* (4), 674-701.

Moller-Madsen, S., Nystrup, J. & Nielsen, S. (1996). Mortality in anorexia nervosa in Denmark during the period 1970-1987. *Acta Psychiatrica Scandinavica, 94* (6), 454- 459.

Mowrer. O.H. (1947) On the dual nature of learning – a reinterpretation of „conditioning" and „problemsolving". *Harvard Educational Review*, 17, 102-148.

Nylander, I., Rydelius, P.A., Nordberg, L., Aurelius, G. & Zetterström, R. (1989). Infant health and development in relation to the family situation. A review of a longitudinal prospective study in a new Stockholm suburb. *Acta Paediatrica Scandinavica, 78*, 1-10.

Offord, D.R., Boyle M.H., Szatmari, P., Rae-Grant, N.I., Links, P.S., Cadman, D.T., Byles, J.A., Crawford, J.W., Blum, H.M., Byrne, C., Thomas, A. & Woodward, C.A. (1987). Ontario child health study. II. Six-month prevalence of disorder and rates of service utilisation. *Archives of General Psychiatry, 44*, 832-836.

Ohrt, B., Riegel, R. & Wolke, D. (1995). Langzeitprognose sehr kleiner Frühgeborener. *Archives of Gynecology and Obstetrics, 257* (1-4), 480-492.

Pagsberg, A.K. & Wang, A.R. (1994). Epidemiology of anorexia nervosa and bulimia nervosa in Bornholm County, Denmark, 1970-1989. *Acta Psychiatrica Scandinavica, 90* (4), 259-265.

Pasamanick, B., Rogers, M.E. & Lilienfeld, A.M. (1956). Pregnancy experience and the development of behavior disorder in children. *American Journal of Psychiatry, 112*, 613-618.

Pope, H.G., Hudson, J., Yurgelun-Todd, D. & Hudson, M. S. (1984). Prevalence of anorexia nervosa and bulimia in three student populations. *International Journal of Eating Disorders, 3* (3), 45-51.

Poustka, F. (1984). *Psychiatrische Störungen bei Kindern ausländischer Arbeitnehmer.* Stuttgart: Enke.

Poustka, F. (1994). *Assoziierte aktuelle abnorme Umstände. Achse fünf des Multiaxialen Klassifikationsschemas für psychische Erkrankungen im Kindes- und Jugendalter. Glossar der WHO in deutscher Übersetzung.* Frankfurt a.M.: SwetsTest.

Rahim, S.J.A. & Cederblad, M. (1984). Effects of rapid urbanisation on child behaviour and health in a part of Khartoum, Sudan. *Journal of Child Psychology and Psychiatry, 25*, 629-641.

Rahner, G. & Messner, K. (1993). Detection of eating disorders in a small rural towm: An epidemiological study. *Psychological Medicine, 23* (1), 175-184.

Rapin, I. (1997). Autism. *New England Journal of Medicine, 337*, 97-104.

Rastam, M. (1990). *Anorexia nervosa in Swedish urban teenagers.* University of Gothenburg: Dissertation.

Remschmidt, H. (1992). *Psychiatrie in der Adoleszenz.* Stuttgart, New York: Thieme.

Remschmidt, H. & Schmidt, M.H. (1994). *Multiaxiales Klassifikationsschema für psychische Störungen des Kindes- und Jugendalters nach ICD-10 der WHO.* Bern, Göttingen, Toronto: Huber

Remschmidt, H., Schmidt, M.H. & Goebel, D. (1983). Erprobungs- und Reliabilitätsstudie zum multiaxialen Klassifikationsschema für psychiatrische Erkrankungen. In Remschmidt, H. & Schmidt, M. H. (Hrsg.), *Multiaxiale Diagnostik in der Kinder- und Jugendpsychiatrie* (S. 43-75). Bern: Huber.

Robertson, M.M. (1994). Annotation: Gilles de la Tourette syndrome – an update. *Journal of Child Psychology and Psychiatry, 35*, 597-611.

Ross, A.O. & Petermann, F. (1987). *Verhaltenstherapie mit Kindern und Jugendlichen.* Göttingen: Hogrefe.

Russo, M.F. & Beidel, D.C. (1994). Comorbidity of childhood anxiety and externalizing disorders: Prevalence, associated characteristics, and validation issues. *Clinical Psychological Review, 14* (3), 199-221.

Rutter, M. (1977). Brain damage syndromes in childhood: concepts and findings. *Journal of Child Psychology and Psychiatry, 18*, 1-21.

Rutter, M. (1988). Epidemiological approaches to developmental psychopathology. *Archives of General Psychiatry, 45*, 486-495.

Rutter, M. (1989). Isle of Whight revisited: Twenty-five years of psychiatric epidemiology. *Journal of the American Academy of Child and Adolescent Psychiatry, 28*, 633-653.

Rutter, M., Chadwick, O. & Shaffer, D. (1983). Head injury. In Rutter, M. (Hrsg.), *Developmental Neuropsychiatry* (S. 83-111). New York: Guilford.

Rutter, M., Cox, A., Tupling, C., Berger, M. & Yule, W. (1975). Attainment and adjustment in two geographic areas. I. The prevalence of psychiatric disorder. *British Journal of Psychiatry, 126*, 493-509.

Rutter, M., Tizard, J., Yule, W. & Whitmore, K. (1977). Epidemiologie in der Kinderpsychiatrie – die Isle of Whight Studien 1964-1974. *Zeitschrift für Kinder- und jugendpsychiatrie, 5*, 238-279.

Rutter, M. & Quinton, D. (1977). Psychiatric disorder – Ecological factors and concepts of causation. In McGurk, H. (Hrsg.), *Ecological factors in human development* (S. 173-187). Amsterdam New York Oxford: North-Holland.

Samuels, J. & Nestadt, G. (1997). Epidemiology and genetics of obsessive-compulsive disorder. *International Review of Psychiatry, 9*, 61-71.

Santonastaso, P., Zanetti, T., Sala, A. & Favaretto, G. (1996). Prevalence of eating disorders in Italy: a survey on a sample of 16-year-old female students. *Psychotherapy and Psychosomatics, 65* (5), 158-162.

Saß, H., Wittchen, H.-U. & Zaudig, M. (1996). *Diagnostisches und Statistisches Manual Psychischer Störungen DSM-IV.* Göttingen: Hogrefe.

Sheperd, M., Oppenheim, B. & Mitchell, S. (1973) *Auffälliges Verhalten bei Kindern.* Göttingen: Vandenhoek & Ruprecht.

Sigman, M., Cohen, S.E. & Forsythe, A.B. (1981). The relation of early infant measures to later development. In Friedman, S.L. & Sigman, M. (Hrsg.), *Preterm Birth and Psychological Development* (S. 3-15). New York: Academic Press.

Silberg, J.L., Rutter, M., Meyer, J., Maes, H., Hewitt. L., Simonoff, E., Pickles, A., Loeber, R. & Eaves, L. (1996). Genetic and environmental influences on the covariation between hyperactivity and conduct disturbance in juvenile twins. *Journal of Child Psychology and Psychiatry and Allied Disciplines, 37* (7), 803-816.

Steffenburg, S. & Gillberg, C. (1986). Autism and autistic-like conditions in Swedish rural and urban areas: a population study. *British Journal of Psychiatry, 149*, 81-87.

Steinhausen, H.-C. & Remschmidt, H. (1982). Migration und psychische Störungen. ein Vergleich von Kindern griechischer Gastarbeiter" und deutschen Kindern in West- Berlin. *Zeitschrift für Kinder- und Jugendpsychiatrie, 10*, 344-366.

Steinhausen, H.-C., Winkler Metzke, C., Meier, M. & Kannenberg, R. (1997). Behavioral and emotional problems reported by parents for ages 6 to 17 in a swiss epidmiological study. *European Child and Adolescent Psychiatry, 6*, 136-141.

Strober, M. (1991). Family-genetic studies of eating disorders. Annual meeting of the American Psychiatric Association Symposium: Recent advances in Bulimia nervosa (1991, New Orleans, Louisiana). *Journal of Clinical Psychiatry, 52* (Suppl.), 9-12.

Thalmann, H.-C. (1974) *Verhaltensstörungen bei Kindern im Grundschulalter.* 2. Aufl. Stuttgart: Klett.

Thompson, M.J. J., Stevenson, J., Sonuga-Barke, E., Nott, P., Bhatti, Z., Price, A. & Hudswell. M. (1996). Mental health of preschool children and their mothers in a mixed urban/rural population I. Prevalence and ecological factors. *British Journal of Psychiatry, 168*, 16-20.

Verhulst, F.C., van der Ende, J., Ferdinand, R.F. & Kasius, M. (1997). The prevalence of DSM-III-R diagnoses in a national sample of Dutch adolescents. *Archives of General Psychiatry, 54*, 329-336.

Verhulst, F.C. & Achenbach, T.M. (1995). Empirically based assessment and taxonomy of psychopathology: cross-cultural applications. *European Journal of Child and Adolescent Psychiatry, 4*, 61-76.

von Gontard, A., Eiberg, H., Hollmann, E., Rittig, S. & Lehmkuhl, G. (1997). Genetic heterogeneity in nocturnal enuresis. *American Journal of Psychiatry, 153* (6), 885.

von Gontard, A., Hollmann, E., Eiberg, H., Benden, B., Rittig, S. & Lehmkuhl, G. (1997). Clinical enuresis phenotypes in familial nocturnal enuresis. *Scandinavian Journal of Urology and Nephrology Supplement, 183*, 11-16.

Wakeling, A. (1996). Epidemology of anorexia nervosa. *Psychiatry Research, 62*, 3-9.

Weissman, M.M., Bland, R.C., Canino, G.J., Greenwald, S., Hwu, H.-G., Kyoon Lee, C., Newman, S. C., Oakley-Browne, M.A., Rubio-Stipec, M., Wickramaratne, P.J.,Wittchen, H.-U. & Yeh, E.-K. (1994). The cross national epidemiology of obsessive compulsive disorder. *Journal of Clinical Psychiatry, 55* (3) suppl., 5-10.

Zeahnah, C.H., Boris, N. W. & Larrieu, J.A. (1997). Infant development and developmental risk: A review of the past 10 years. *Journal of the Americam Academy of Child and Adolescent Psychiatry, 36* (2), 165-178.

Ergebnisse der Therapieforschung zur Verhaltenstherapie mit Kindern und Jugendlichen

Manfred Döpfner

1. Zur Bedeutung von Psychotherapieforschung bei Kindern und Jugendlichen

Psychotherapieforschung ist nicht nur ein spannendes, sondern auch ein mühsames Geschäft, ein Unterfangen, das Kazdin (1988) zu einem Rückgriff auf die griechische Mythologie veranlaßt hat: Angesichts der Vielzahl der Interventionstechniken, die es bei den unterschiedlichen Diagnosegruppen mit mehreren relevanten Erfolgsmaßen zu prüfen gilt, muß man von einer Herkules-Arbeit sprechen, die zum größten Teil noch vor uns liegt. Kazdin zählt rund 230 Interventionsmethoden, davon gut die Hälfte aus dem verhaltenstherapeutischen Spektrum. Bedenkt man dann noch, daß verschiedene Erfolgsmaße allein in einer einzigen Studie zu unterschiedlichen Schlußfolgerungen führen können, dann kann man Kazdin nur zustimmen, daß Sysiphus wohl der passendere griechische Mythos ist. Häufig ist jedoch auch die Komplexität des Forschungsgegenstandes eine beliebte Waffe, die gegen jede Form empirischer Psychotherapieforschung ins Feld geführt wird. Psychotherapeutische Versorgung alleine genügt jedoch nicht; es kommt darauf an angemessen und effektiv zu behandeln. Alle, die Therapie betreiben, müssen sich die Frage gefallen lassen, wie wirksam ihre Behandlungsmethode ist, wie ihre Wirksamkeit im Vergleich zu anderen Methoden ist, bei welcher Indikation sie am besten eingesetzt wird und unter welchen Bedingungen sie weniger zu empfehlen, unökonomisch oder gar unwirksam ist. Wer (zurecht) hohe Anforderungen an die Erprobung von Psychopharmaka stellt, muß dies in gleichem Maße auch bei der Einführung von Psychotherapiemethoden tun (vgl. auch Grawe, 1992; Remschmidt & Schmidt, 1986; Schmidt & Remschmidt, 1989; Döpfner, 1997a).

Eine Vielzahl von Mythen, Halbwahrheiten und Therapie-Klischees stellen die Nützlichkeit und Relevanz von Therapieforschung in Frage. Vorstellungen, wie „Therapie ist zu komplex", „Therapie ist eine Kunst" und „jeder ist ein einmaliges Individuum" helfen nicht weiter und verstellen den Blick auf Ergebnisse von Therapieevaluation, die einen erheblichen Einfluß auf die Praxis haben müßten (vgl. Kazdin, 1988). „Das Nichtzurkenntnisnehmen des Ergebnisstandes der Psychotherapieforschung hat in weiten Teilen der Psychotherapieszene gegenwärtig noch nicht einmal den Charakter eines Kavaliersdeliktes. Es gilt vielmehr geradezu als Praktiker-Tugend, die Verbundenheitsgefühle stiftet gegenüber Forschern und universitären Theoretikern, denen pauschal Realitätsferne unterstellt wird. Die Irrelevanz der Psychotherapieforschung für die Psychotherapiepraxis ist eines der bestgepflegten Stereotype der Psychotherapieszene." Diese von Grawe (1992, S. 135f) für den Bereich der Psychotherapie von Erwachsenen konstatierte Situation läßt sich ohne Abstriche auf die Psychotherapie von Kindern und Jugendlichen übertragen.

Die Diskussion über die Wirksamkeit von verschiedenen Formen der Psychotherapie bei Erwachsenen, die in Deutschland durch die Publikationen der Arbeitsgruppe um Grawe (Grawe et al. 1990, 1994; Grawe, 1992) ausgelöst wurde (z.B. Hoffmann, 1992; Hellhammer, 1992) ist für den Bereich der Psychotherapie mit Kindern und Jugendlichen bislang nicht aufgenommen worden, obwohl mehrere Übersichtsarbeiten und Meta-Analysen hinreichend Anlaß zu einer solchen Diskussion geben. Allerdings zwingt die nun glücklicherweise auch in Deutschland begonnene Diskussion über Qualitätsstandards in der Psychotherapieversorgung und über Leitlinien zur Therapie psychisch auffälliger Kinder und Jugendlicher (vgl. Döpfner & Lehmkuhl, 1993, 1998; Lehmkuhl et al., 1998) dazu, auf der Basis der vorhandenen Erkenntnisse der Psychotherapieforschung Standards zu definieren, an denen die Qualität der Therapieversorgung bemessen werden kann.

Dies zeigen beispielsweise die von der American Academy of Child and Adolescent Psychiatry (1997a) beschlossenen Leitlinien für die Diagnostik, Behandlung und Verlaufskontrolle von hyperkinetischen Störungen, in denen nur wenige Therapieverfahren empfohlen werden. Für einzelne psychotherapeutische Interventionen werden umschriebene Indikationen vorgegeben:

- Interventionen in der Schule inklusive Plazierung, Beratung der Lehrer und verhaltenstherapeutischer Programme.
- Elterntraining zur Entwicklung angemessener und konsistenter Grenzsetzungen und Verhaltensmodifikationsprogramme zur Verminderung von Verhaltensstörungen in der Familie.
- Familientherapie bei Störungen der Familienbeziehungen.
- Soziales Kompetenztraining bei Störungen in den Beziehungen zu Gleichaltrigen.

Neben diesen psychotherapeutischen Verfahren wird die medikamentöse Therapie empfohlen. Viele andere Methoden, die auch im deutschen Sprachraum zur Behandlung hyperkinetischer Störungen häufig eingesetzt werden, werden nicht erwähnt, etwa Mototherapie oder autogenes Training. Für die ebenfalls sehr häufig durchgeführte tiefenpsychologisch fundierte oder nondirektive Spieltherapie wird ausschließlich eine Indikation bei der Verminderung von komorbiden Störungen (z.B. geringem Selbstwertgefühl) gesehen, jedoch keine Indikation bei der Behandlung der hyperkinetischen Kernsymptomatik. Und auch die kognitive Therapie (Selbstinstruktionstraining) wird als nicht hinreichend wirkungsvoll eingeschätzt. Vergleichbare Empfehlungen wurden auch von einer europäischen Arbeitsgruppe gegeben (Taylor et al., 1998).

In solche Behandlungsempfehlungen werden nur jene Psychotherapiemethoden Eingang finden können, für die hinreichende Belege dafür vorliegen, daß sie bei dem entsprechenden Störungsbild wirksam sind. Jene Therapieverfahren, für die keine Studien vorliegen oder die sich in den vorliegenden Studien nicht als hinreichend erfolgreich erwiesen haben, werden nicht in die Behandlungsempfehlungen aufgenommen werden können. Allerdings beteiligen sich die unterschiedlichen Therapierichtungen nicht gleichermaßen an der empirischen Prüfung ihrer Effektivität. Während für die Verhaltenstherapie bei Kindern und Jugendlichen eine Vielzahl auch methodisch zufriedenstellender Untersuchungen vorliegt, trifft dies für alle anderen Therapierichtungen – für die psychoanalytisch, die psychodynamisch, die non-direktiv und auch die familientherapeutisch orientierten Verfahren nicht zu (vgl. auch Shapiro, 1989). Wie kraß das Mißverhältnis von behavioraler und nicht verhaltensorientierter Therapieforschung ist, zeigt beispielsweise die von Kazdin und Mitarbeitern (1990) publizierte Analyse von 223 Studien zur Wirksamkeit von Psychotherapie bei Kindern und Jugendlichen, die zwischen 1970 und 1989 veröffentlicht wurden. Danach stammen dreiviertel der Studien aus dem verhaltenstherapeutischen Spektrum: klassische Verhaltenstherapie, kognitive Verhaltenstherapie und rational-emotive Therapie. Alle anderen Therapieformen – Psychoanalyse, psychodynamisch oder individualpsychologisch orientierte Behandlung, Familientherapie, klientenzentrierte, spieltherapeutische oder eklektische Therapie – liegen deutlich unter fünf Prozent. Lediglich die gruppendynamisch orientierten Methoden sind etwas stärker vertreten.

Die Prinzipien, auf denen verhaltenstherapeutische Interventionen basieren, werden allerdings zunehmend heterogener und stammen längst nicht mehr ausschließlich aus den Lerntheorien sondern in zunehmendem Maße aus der Sozial- und der Entwicklungspsychologie, der kognitiven Psychologie und den Neurowissenschaften. Der gegenwärtige Zustand ist das Ergebnis einer Entwicklung, welche die Verhaltenstherapie wegführte von der einseitigen Betonung von Lernprinzipien hin zu einer pragmatischen Suche nach effektiven Behandlungen weitgehend unabhängig von ihren theoretischen Ursprüngen. Bereits vor mehr als 15 Jahren stellte Ross (1982) fest, daß der Prüfstein für eine verhaltenstherapeutische Intervention ist, ob sie objektive, beobachtbare Ankerpunkte enthält, die es erlauben, sie einer empirischen Prüfung zu unterziehen und nicht ob die Intervention in das Prokrustesbett der einen oder anderen angestammten Theorie paßt. Die Anwendung verhaltenstherapeutischer Methoden spannt sich inzwischen tatsächlich über das gesamte Spektrum psychischer Auffälligkeiten im Kindes- und Jugendalter, von hochgradig spezifischen Techniken beispielsweise bei der Autismustherapie (vgl. Kusch & Petermann, 1991; Campbell et al., 1996) bis hin zu kognitiven Trainings bei psychotischen Patienten, wobei Störungsformen, die von anderen Therapieformen kaum beachtet werden, z.B. geistige Behinderung, ebenfalls im Blickpunkt sind. Sie weist darüber hinaus über den engeren Bereich psychischer Auffälligkeiten hinaus in den Bereich der Verhaltensmedizin, beispielsweise bei der Schmerzbehandlung oder der Bewältigung chronischer körperlicher Erkrankungen (Breuker et al., 1996; Petermann & Wiedebusch, 1996).

Neben den kindzentrierten Behandlungsformen, waren eltern- und familienzentrierte sowie kindergarten- bzw. schulzentrierte Interventionen von Anfang an im Blickfeld der Verhaltenstherapie. Erinnert sei nur an die einflußreichen Arbeiten von Patterson über Interventionen in Familien mit aggressiven Kindern (Patterson,

1974, Patterson et al., 1982). Eine Erweiterung dieses elternzentrierten Ansatzes erfolgte durch behaviorale Familientherapien, beispielsweise die funktionelle Familientherapie von Alexander und Parsons (1982), die vor allem bei aggressiv-dissozialen Jugendlichen erfolgreich eingesetzt wird und andere kognitiv-behaviorale Familientherapien (z.B. Falloon, 1988). In diese behavioralen Formen der Familientherapie werden auch zunehmend Elemente anderer Familientherapien (beispielsweise der systemischen Therapie) aufgenommen.

Angesichts dieser Entwicklung läßt sich zurecht die Frage stellen, ob Verhaltenstherapie bei Kindern und Jugendlichen überhaupt noch als eine abgrenzbare Einheit erkennbar ist oder ob es nicht einfach um die Entwicklung und Suche nach effektiven Behandlungsformen geht. Seit geraumer Zeit ist also eine Entwicklung weg von einer schulenzentrierten hin zu einer störungszentrierten Orientierung zu beobachten. Verhaltenstherapeutische Verfahren bilden die Hauptsäule dieser empirisch fundierten *störungs- und problemzentrierten Kinder- und Jugendlichenpsychotherapie*, wobei andere Verfahren (z.B. systemische Familientherapie, nondirektive Verfahren) vermehrt einbezogen werden, soweit ihre Wirksamkeit belegt ist (vgl. Döpfner, 1997b).

2. Ergebnisse von Meta-Analysen zur Wirksamkeit von Verhaltenstherapie bei Kindern und Jugendlichen

Zur generellen Wirksamkeit von Psychotherapie bei Kindern und Jugendlichen liegen vier große Meta-Analysen vor, die in Tabelle 1 kurz charakterisiert werden. In diesen Analysen werden für jede einzelne Studie Effektstärken berechnet, welche die Mittelwert-Differenzen zwischen Therapie- und Kontrollgruppe bei Behandlungsende in Beziehung zur Standardabweichung setzt. Eine Effektstärke von 0.5 besagt also, daß sich die Therapiegruppe bei Behandlungsende von der Kontrollgruppe im Mittelwert um eine halbe Standardabweichungseinheit unterscheidet. Diese Effektstärken werden über die verschiedenen Studien hinweg zusammengefaßt (gemittelt).

Tabelle 1: *Übersicht über Meta-Analysen zur Wirksamkeit von Psychotherapie bei Kindern und Jugendlichen.*

Autoren	Altersbereich	Anzahl der Therapiegruppen	Publikationszeitraum	Effektstärke
Casey & Berman (1985)	3 – 12	64	1952-1983	0.71
Weisz et al.(1987)	4 – 18	163	1958-1984	0.79
Kazdin et al. (1990)	4 – 18	223	1970-1988	0.88[1]
				0.77[2]
Weisz et al. (1995)	1,5 – 17,6	244	1967-1993	0.71

[1] Effektstärke beim Vergleich von Therapiegruppe mit unbehandelter Kontrollgruppe
[2] Effektstärke beim Vergleich von Therapiegruppe mit aktiver Kontrollgruppe (Diskussionsgruppe, Aufmerksamkeits-Placebogruppe)

Tabelle 1 zeigt, daß sich die vier bislang publizierten Studien im untersuchten Altersbereich, im Publikationszeitraum der analysierten Studien und in der Anzahl der analysierten Therapiegruppenvergleiche unterscheiden. Die Meta-Analysen von Casey und Berman (1985), von Weisz und Mitarbeitern (1987) und von Kazdin und Mitarbeitern (1990) überlappen sich hinsichtlich der analysierten Studien, während in der neuesten Analyse von Weisz et al. (1995) nur Studien aufgenommen wurden, die nicht bereits in den Arbeiten von Weisz et al. (1987) und Casey und Berman (1985) analysiert wurden. In dieser neuesten Meta-Analyse werden 150 Studien untersucht, in denen insgesamt 244 Therapiegruppen verglichen wurden. Hauptsächlich handelt es sich dabei um Studien, die zwischen 1983 bis 1993 publiziert wurden. Kazdin und Mitarbeiter (1990) berechneten lediglich Effektstärken für alle Psychotherapieformen insgesamt, während die anderen Meta-Analysen spezifischere Berechnungen für einzelne Therapieformen und für verschiedene Störungsbilder durchführten. Wie Tabelle 2 zeigt, liegen die mittleren (ungewichteten) Effektstärken über alle Therapieformen hinweg mit Werten zwischen 0.71 und 0.88 sehr nahe beieinander. Aus diesen Analysen lassen sich global für Psychotherapie generell und für Verhaltenstherapie im besonderen folgende Schlußfolgerungen ziehen (vgl. Döpfner, 1997b; 1998):

Tabelle 2: *Ergebnisse der Meta-Analysen zur Wirksamkeit einzelner Therapieverfahren bei Kindern und Jugendlichen*

Therapiemethoden	Casey & Berman (1985)		Weisz et al. (1987)		Weisz et al. (1995)	
	ES	$N_{vergleiche}$	ES	$N_{vergleiche}$	ES	$N_{vergleiche}$
Behavioral	0.91	(37)	0.88	(126)	0.76	(197)
• operante Methoden			0.78	(39)	1.69	(19)
• respondente Methoden			0.75	(17)	0.70	(31)
• Modell-Lernen			1.19	(25)	0.73	(12)
• Soziale Kompetenz-Train.			0.90	(5)	0.37	(23)
• kognitiv-behavioral	0.81	(14)	0.68	(10)	0.67	(38)
• Elterntraining					0.56	(36)
• Methodenkombinationen			1.04	(10)	0.86	(35)
• andere					0.38	(3)
nicht behavioral	0.40	(29)	0.42	(28)	0.35	(27)
• klientenzentriert	0.49	(20)	0.56	(20)	0.15	(6)
• einsichtsorientiert	0.21	(5)	0.01	(3)	0.31	(9)
• Diskussionsgruppen			0.18	(4)	0.48	(10)
• andere					0.38	(2)
kombinierte Verfahren					0.55	(20)

a) *Psychotherapie von Kindern und Jugendlichen ist wirkungsvoll.* Entsprechend der Klassifikation von Cohen (1977) werden Effektstärken zwischen 0.20 und 0.50 als gering, zwischen 0.50 und 0.80 als mittel und über 0.80 als groß eingeschätzt. Danach liegen die ermittelten Effektstärke mit rund 0.80 an der Grenze von mittleren zu starken Effekten. Eine Effektstärke von 0.80 besagt, daß die behandelten Patienten im Durchschnitt weniger auffällig sind als 79 Prozent der Patienten aus der unbehandelten Kontrollgruppe.

b) *Psychotherapie mit Kindern und Jugendlichen ist ähnlich wirkungsvoll wie die Psychotherapie mit Erwachsenen.* Vergleicht man diese Werte mit jenen Effektstärken, die in den Meta-Analysen über Psychotherapie bei Erwachsenen ermittelt wurden (Smith & Glass, 1977; Smith et al., 1980: Effektstärken zwischen 0.68 und 0.84), so läßt sich global feststellen, daß die Psychotherapie von Kindern und Jugendlichen ebenso wirkungsvoll ist, wie die Psychotherapie mit Erwachsenen.

c) *Generell lassen sich durch verhaltenstherapeutische Verfahren bei Kindern und Jugendlichen mittlere bis starke Effekte erzielen.* Wie Tabelle 3 zeigt, liegen die Effektstärken für behaviorale Interventionen zwischen 0.76 und 0.91. Sie sind damit vergleichbar zu den Effekten von Verhaltenstherapie, die in den Meta-Analysen über Psychotherapie bei Erwachsenen ermittelt wurden (Smith & Glass, 1977; Smith et al., 1980). In der Schlußfolgerung stimmen diese Ergebnisse auch mit der Analyse von Grawe et al. (1994) bei Erwachsenen überein. Zwischen den einzelnen verhaltenstherapeutischen Interventionsverfahren lassen sich Unterschiede in den Effektstärken erkennen, die jedoch insgesamt schwer interpretierbar sind. Diese Analysen erlauben jedoch nur sehr globale Aussagen, weil die Effekte von Studien einfach zusammengezählt und miteinander verglichen werden, die zwar möglicherweise vergleichbare Methoden angewandt haben, dies aber in unterschiedlicher Intensität und vor allem in sehr differierenden Patientenpopulationen. Die in Tabelle 2 dargestellten hohen Effekte von Modell-Lernen in der Analyse von Weisz et al. (1987) basieren, um nur ein Beispiel zu nennen, hauptsächlich auf den von O'Connor (1969, 1972) durchgeführten Studien über die Auswirkungen eines 23minütigen Modell-Filmes auf sozial unsichere Kindergartenkinder, während die Studien über operante Verfahren auch Untersuchungen zur Wirkung von Verstärkersystemen bei schwer retardierten autoaggressiven Kindern und Jugendlichen enthalten.

d) *Durch nicht behaviorale Verfahren lassen sich bei Kindern und Jugendlichen generell geringe bis mittlere Effekte erzielen.* Die Effektstärken liegt fast durchweg unter 0.50 (siehe Tabelle 2), was nach Cohen (1977) überwiegend auf geringe Effekte hinweist. Diese Werte liegen damit eher unter den Effekten von nicht behavioralen Verfahren, die in den Meta-Analysen über Psychotherapie bei Erwachsenen ermittelt wurden (Smith & Glass, 1977; Smith et al., 1980). Die Frage, ob die behavioralen Verfahren den nicht behavioralen Methoden überlegen sind oder nicht, ist Gegenstand heftiger Kontroversen (vgl. Shirk & Russel, 1992). Casey & Berman (1985) zeigten in ihrer Meta-Analyse zunächst, daß behaviorale Methoden den nicht behavioralen überlegen sind. Wenn jedoch Studien ausgeschlossen wurden, bei denen sich die Erfolgsmaße mit dem Therapieinhalten sehr stark überschnitten (beispielsweise bei einem Selbstinstruktionstraining an Materialien, die auch zur Therapiekontrolle eingesetzt wurden), dann reduzierte sich der Unterschied zwischen behavioralen und nicht behavioralen Verfahren auf ein Minimum. Bei Anwendung der gleichen Methode konnten Weisz und Mitarbeiter in ihren beiden Meta-Analysen (1987, 1995) jedoch weiterhin deutliche Unterschiede zwischen behavioralen und nicht behavioralen Verfahren nachweisen. Auch bei der Berücksichtigung von Nachuntersuchungen bleibt dieser Unterschied vorhanden, d.h. behaviorale und nicht behaviorale Verfahren unterschieden sich nicht in der Stabilität der Ergebnisse (Weisz et al., 1995).

Interessanter als ein Vergleich der Wirksamkeit verschiedener verhaltenstherapeutischer Methoden ist der Vergleich der Effekte von Verhaltenstherapie bei verschiedenen Störungen. Tabelle 3 gibt eine Übersicht über die Ergebnisse der beiden Meta-Analysen der Arbeitsgruppe um Weisz (1987; 1995) hinsichtlich der Wirksamkeit von Psychotherapie bei verschiedenen Störungsbildern (ungewichtete Effektstärken). Da in die Meta-Analysen vor allem Studien zur Wirksamkeit von Verhaltenstherapie eingehen, spiegeln die Ergebnisse hauptsächlich die Effekte von Verhaltenstherapie wieder. In beiden Meta-Analysen wurden keine bedeutsamen Unterschiede in der Wirksamkeit von Psychotherapie bei internalen und bei externalen Störungen festgestellt. Das überrascht, da externale Störungen generell als schwerer zu behandeln gelten. Unter den externalen Störungen lassen sich bei oppositionellen Verhaltensstörungen nach der Meta-Analyse von Weisz et al. (1987) die stärksten Effekte erzielen. Dies entspricht auch klinischem Konsens; allerdings wurde dieses Ergebnis in der neueren Meta-Analyse nicht repliziert.

Tabelle 3: *Ergebnisse der Meta-Analysen zur Wirksamkeit von Psychotherapie bei Kindern und Jugendlichen mit verschiedenen Störungsbildern*

Therapiemethoden	Weisz et al. (1987)		Weisz et al. (1995)	
	ES	$N_{vergleiche}$	ES	$N_{vergleiche}$
externale Störungen	**0.79**	**(76)**	**0.62**	**(59)**
• Delinquenz	0.66	(19)	0.42	(7)
• Oppositionelles Verhalten	1.33	(9)	0.42	(4)
• Hyperaktivität/Impulsivität	0.75	(31)	0.87	(18)
• Aggression.	0.75	(17)	0.34	(11)
• multipel external			0.67	(19)
internale Störungen	**0.88**	**(67)**	**0.69**	**(40)**
• Phobie/Angst	0.74	(39)	0.57	(16)
• sozialer Rückzug	1.07	(28)	0.71	(4)
• Depression			0.67	(6)
• multipel internal			0.40	(1)
• somatisch (Kopfschmerz)			0.86	(13)
andere Parameter				
• Leistung	0.43	(9)	0.22	
• Akzeptanz durch Gleichaltrige			1.03	(4)
• Soziale Beziehungen			1.12	(11)
• Persönlichkeit			0.53	(5)
• Zusätzliche andere Parameter			1.18	(12)
• multiple andere Parameter			0.66	(23)

Wie komplex die Beziehungen sein können, zeigen die weitergehenden Analysen von Weisz et al. (1995). Danach lassen sich bei älteren Mädchen deutlich stärkere Effekte nachweisen als bei jüngeren Kindern und bei gleichaltrigen männlichen Jugendlichen (siehe Abbildung 1).

Abbildung 1: *Alters- und Geschlechtseffekte in der Wirksamkeit von Psychotherapie bei Kindern und Jugendlichen (nach Weisz et al., 1995)*

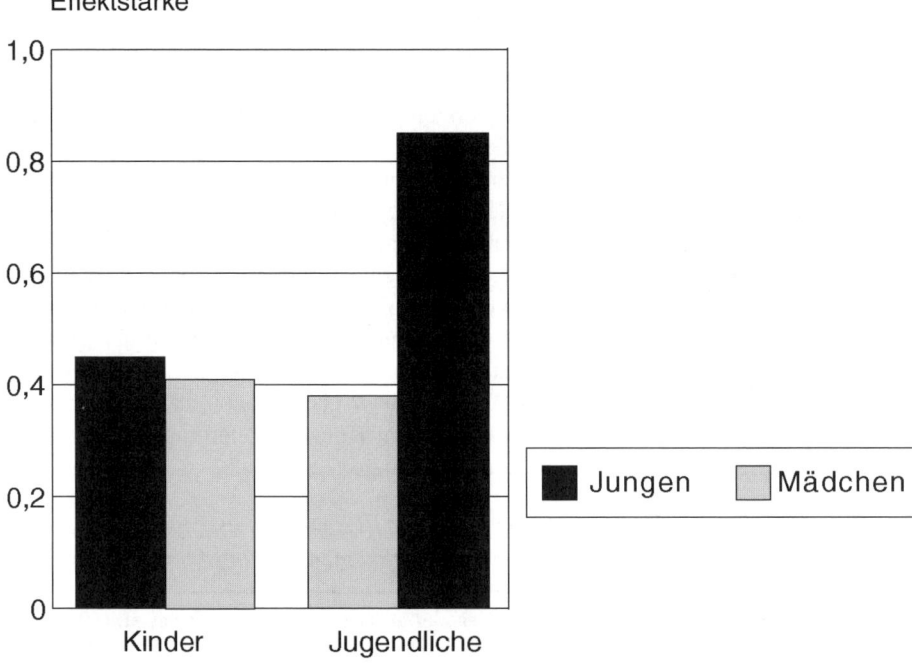

Weisz et al. (1995) konnten auch Interaktionseffekte zwischen der Art der behandelten psychischen Störung und den Erfolgsmaßen nachweisen, wie Abbildung 2 zeigt. Danach lassen sich positive Behandlungseffekte bei internalen Störungen im wesentlichen durch Selbsturteile der Kinder oder Jugendlichen und durch die Einschätzungen von Gleichaltrigen nachweisen, während die Effekte bei externalen Störungen in erster Linie durch die Beurteilungen von Lehren, durch Beobachter oder durch Verhaltenstests belegt werden.

Weitere Erkenntnisse, die über die globalen Feststellungen zur Wirksamkeit von psychotherapeutischen Verfahren hinausgehen, können in Meta-Analysen gewonnen werden, bei denen Patientenpopulationen besser vergleichbar sind oder einzelne Methoden genauer analysiert werden. Die Meta-Analyse von Durlak und Mitarbeitern (1991) an 64 Studien zur Wirksamkeit kognitiver Verhaltenstherapie bei Kindern und Jugendlichen zeigt, daß diese Methode vor allem bei Kindern im Alter von elf bis 13 Jahren wirkungsvoll ist und daß bei jüngeren Kindern (vermutlich aufgrund des niedrigeren kognitiven Entwicklungsniveaus) deutlich geringere Effekte erzielt werden (siehe Abbildung 3).

Abbildung 2: *Einfluß der Art der Störung und des Erfolgsmaßes auf die Effekte von Psychotherapie bei Kindern und Jugendlichen (nach Weisz et al., 1995)*

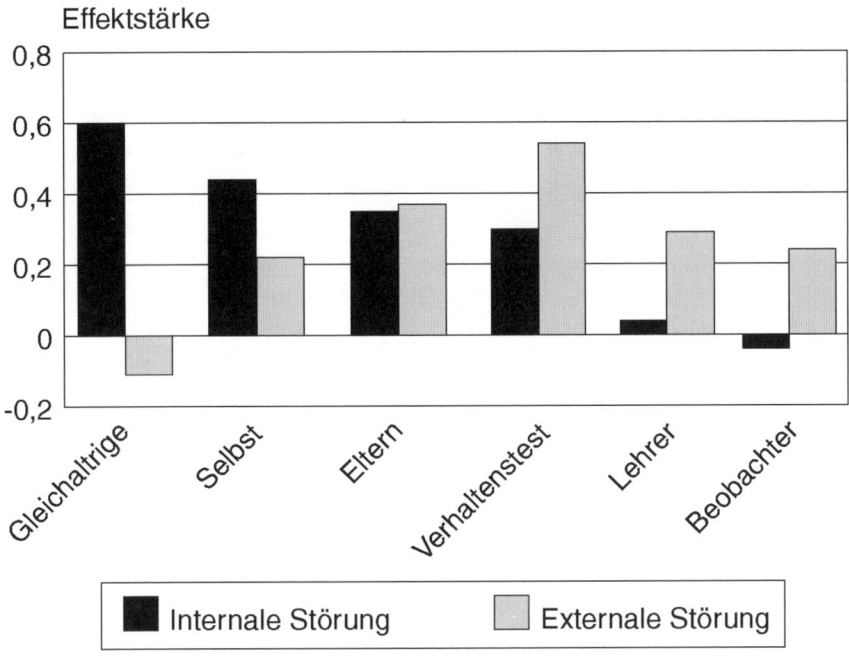

Abbildung 3: *Ergebnisse der Meta-Analyse von Durlak et al. (1991) zur Wirksamkeit kognitiver Verhaltenstherapie bei Kindern und Jugendlichen im Alter von fünf bis 13 Jahren (aus Döpfner, 1997b).*

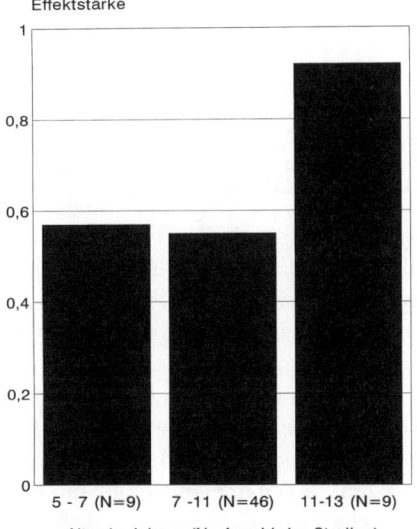

Dush und Mitarbeiter (1989) können in einer Meta-Analyse von 48 Studien über die Wirksamkeit von Interventionen zur Modifikation von Selbstaussagen (z.B. Selbstinstruktionstraining, Problemlösetraining) bei Kindern und Jugendlichen nachweisen, daß, wie Abbildung 4 zeigt, mit dieser Methode hauptsächlich kurzfristige Effekte erzielt werden können, die jedoch nach mehr als drei Monaten nicht mehr feststellbar sind.

Abbildung 4: *Ergebnisse der Meta-Analyse von Dush et al. (1989) über die Wirksamkeit von Therapien zur Modifikation von Selbstaussagen bei Kindern und Jugendlichen (aus Döpfner, 1997b).*

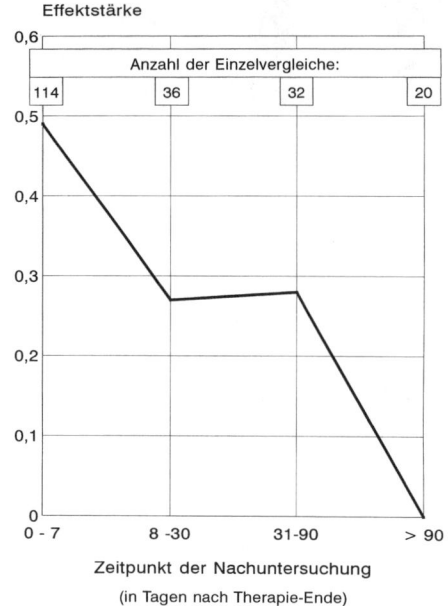

3. Beispiele für empirisch begründete verhaltenstherapeutische Verfahren

Therapieevaluation beschäftigt sich mit der Frage der Effektivität von Therapie, doch die beliebte globale Frage, der in Meta-Analysen häufig nachgegangen wird: Ist Verhaltenstherapie wirksam oder vielleicht sogar die wirksamste? ist nicht hinreichend differenziert und ihre Beantwortung wirft viele andere Fragen auf. Es ist daher notwendig, die Fragestellung zu spezifizieren, die, bis heute gültig, von Paul (1967, S.111) wie folgt formuliert wurde: „What treatment, by *whom*, is most effective for this individual with *that* specific problem, in *which* set of circumstances?"

Meta-Analysen können inhaltliche Übersichten und Zusammenfassungen von Therapiestudien nicht ersetzen, in denen Gewichtungen vorgenommen und klinische Aspekte besser herausgearbeitet werden können. Außerdem gehen in die Meta-Analysen ausschließlich Kontrollgruppenstudien ein, während Verlaufsanalysen und Einzelfallstudien, die häufig klinisch bedeutsame Ergebnisse erbringen, ausgeschlossen bleiben. In einem vielbeachteten Artikel schlagen Chambless und Hollon (1998) Kriterien für eine inhaltliche Bewertung des Grades der empirischen Bewährung einer Therapie vor. Danach muß die Wirksamkeit der Therapie im Vergleich zu keiner Behandlung, einer Placebotherapie oder einer alternativen Behandlung in einem randomisierten Kontrollgruppendesign, in einer Einzelfallstudie oder in einer Zeitreihenanalyse statistisch signifikant belegt sein. Die Studien müssen in einer Stichprobe von Patienten mit eindeutig definierten und reliabel erfaßten Störungen durchgeführt werden. Die Interventionen müssen durch ein Therapiemanual oder durch eine äquivalente Form spezifiziert sein und es müssen reliable und valide Erfolgsmaße eingesetzt werden. Die einzelnen Grade der empirischen Bewährung sind wie folgt definiert:

- Eine Intervention wird als *vermutlich effektiv* beurteilt, wenn sie sich in einer Studie (bei Einzelfallstudien in einer Stichprobe von mindestens n=3) als wirkungsvoll erwiesen hat und wenn keine widersprüchlichen Studien vorliegen.
- Eine Intervention wird als *effektiv* beurteilt, wenn sie sich in mindestens zwei von unabhängigen Forschungsgruppen durchgeführten Studien (bei Einzelfallstudien in einer Stichprobe von mindestens n=3 pro Studie) als wirkungsvoll erwiesen hat. Wenn widersprüchliche Ergebnisse vorliegen, müssen die besser kontrollierten Studien die Wirksamkeit unterstützen.
- Eine Intervention wird als *spezifisch effektiv* beurteilt, wenn sie sich in mindestens zwei von unabhängigen Forschungsgruppen durchgeführten Studien (bei Einzelfallstudien in einer Stichprobe von mindestens n=3 pro Studie) im Vergleich zu medikamentöser bzw. psychologischer Placebobehandlung oder zu einer Alternativtherapie als wirkungsvoll erwiesen hat. Wenn widersprüchliche Ergebnisse vorliegen, müssen die besser kontrollierten Studien die spezifische Wirksamkeit unterstützen.

Für eine Vielzahl von psychischen Störungen liegen Ergebnisse von Therapiestudien vor, welche verhaltenstherapeutische Interventionen empirisch fundiert als wirkungsvolle Studien belegen (vgl. Kazdin & Weisz, 1998).

Kognitive Verhaltenstherapie bei Kindern und Jugendlichen mit Angststörungen. Die hohe Wirksamkeit von Expositionsbehandlung ist bei erwachsenen Patienten mit Agoraphobie und Panikattacken in einer Vielzahl von Studien gut belegt worden. Im Durchschnitt werden 75-80% der Patienten bei Behandlungsende als deutlich oder stark gebessert eingeschätzt und die Therapieeffekte erweisen sich über Jahre hinweg als weitgehend stabil (vgl. Margraf, 1990). Auch im Kindes- und Jugendalter ist diese Methode ausgesprochen wirkungsvoll. Die Kognitive Verhaltenstherapie bei Kindern und Jugendlichen mit verschiedenen Phobien und Angststörungen besteht in der Regel aus einer kognitiven/psychoedukativen Komponente und einer Expositionsbehandlung. Im Rahmen der kognitiven Interventionen lernen die Patienten die eigenen körperlichen Reaktionen auf einen angstauslösenden Reiz und die begleitenden Kognitionen zu identifizieren. Sie lernen, die körperliche Erregung und die dysfunktionalen Kognitionen zu bewältigen, indem sie beispielsweise

Entspannungstechniken oder kognitive Methoden (z.B. Selbstinstruktionen) einsetzen. Die zweite Hauptkomponente besteht in der Expositionsbehandlung, bei der sich die Patienten üblicherweise in einer graduierten Form den ängstigenden Reizen aussetzen und die aufkommende Angst erfolgreich bewältigen.

In mehreren randomisierten Kontrollgruppenstudien konnten sowohl unmittelbare Effekte dieser Interventionen als auch deren Stabilität über einen Zeitraum von einem Jahr bis zu drei Jahren belegt werden (Barrett et al., 1996; Kendall, 1994; Kendall et al., 1996, 1997). Positive Effekte konnten sowohl anhand von Selbsteinschätzungen der Patienten, als auch im Urteil der Eltern, der Lehrer, in diagnostischen Einschätzungen und in Verhaltensbeobachtungen nachgewiesen werden. Insgesamt kann diese Therapie nach den Kriterien von Chambless & Hollon (1998) als effektiv bewertet werden.

Kognitiv-behaviorale Interventionen bei Kindern und Jugendlichen mit Zwangsstörungen. Gute Erfolgsquoten werden bei erwachsenen Patienten mit Zwangsstörungen durch Exposition plus Reaktionsverhinderung in relativ kurzen aber sehr intensiven Therapien erzielt. Nach Foa und Mitabeitern (1985) läßt sich durch die Behandlung bei 51% der erwachsenen Patienten eine weitgehende Symptomminderung oder Symptomfreiheit und bei weiteren 39% eine deutliche Symptomminderung erzielen; lediglich 10% der Patienten profitieren nicht von der Behandlung. Diese Therapieeffekte stabilisieren sich größtenteils. Bei bis zur Hälfte der erwachsenen Patienten mit einer Zwangsstörung beginnt die Störung im Kindes- und Jugendalter. Verhaltenstherapeutische Verfahren mit familienzentrierten Interventionen zur Verminderung familiärer Bedingungen, die zur Aufrechterhaltung der Symptomatik beitragen und Exposition plus Reaktionsverhinderung stellen die wichtigsten psychologischen Behandlungsverfahren im Kindes- und Jugendalter dar (vgl. Döpfner, 1999a,b).

Im Kindes- und Jugendalter fehlen methodisch aufwendige Kontrollgruppenstudien bislang weitgehend, wenngleich in den letzten Jahren mehrere Studien auf die Wirksamkeit von Expositionsbehandlung mit Reaktionsverhinderung hinweisen. Die überwiegende Mehrzahl dieser Studien belegt, daß die verhaltenstherapeutischen Interventionen Zwangssymptome erfolgreich vermindern können (vgl. March, 1995, March & Leonard, 1996). Die meisten Arbeiten sind Einzelfallberichte oder Einzelfallstudien. Von der eigenen Arbeitsgruppe wurden drei kontrollierte Einzelfallstudien publiziert, in denen Exposition und Reaktionsverhinderung erfolgreich durchgeführt wurden (Breuer & Döpfner, 1998; Döpfner, 1997a; Döpfner & Breuer, 1997). In einem Fall wurde die Behandlung frühzeitig abgebrochen und die Therapieeffekte konnten sich nicht stabilisieren (Döpfner, 1997a). March und Mitarbeiter (1994) berichten von einem offenen Behandlungsversuch, mit dem bei neun von 15 Patienten eine zumindest fünfzigprozentige Symptomreduktion erreicht werden konnte, die sich in einer Nachuntersuchung bis zu 18 Monate nach Behandlungsende stabilisierte. Bei sechs Patienten konnte eine bereits vor Beginn der Verhaltenstherapie begonnene medikamentöse Therapie beendet werden. Scahill und Mitarbeiter (1996) konnten bei sieben Kindern und Jugendlichen durch Exposition plus Reaktionsverhinderung (durchschnittlich 14 Sitzungen) eine durchschnittliche Symptomreduktion von 60% erreichen, die sich über einen Zeitraum von drei Monaten als stabil erwies.

Noch höhere Erfolgsraten berichten Franklin und Mitarbeiter (1998). Danach zeigten 12 von 14 Patienten eine zumindest fünfzigprozentige Symptomminderung, die sich in einer Nachuntersuchung neun Monate nach Behandlungsende weitgehend stabilisierte. In einer Studien der eigenen Arbeitsgruppe (Hastenrath, 1998; Döpfner & Hastenrath, 1999) wurde die Wirksamkeit von familienzentrierten Interventionen und Expositionsbehandlung mit Reaktionsverhinderung bei zehn Kindern und Jugendlichen im Alter von neun bis 19 Jahren untersucht. Bei allen Patienten konnte eine deutliche Verminderung der Zwangssymptomatik erreicht werden, wobei sechs von zehn Patienten unmittelbar nach Beendigung der Intensivphase aufgrund klinischer Einschätzung keine oder nur noch leichte Zwangssymptomatik zeigten und die anderen vier nur noch „mäßige" Zwangssymptome hatten. DeHaan und Mitarbeiter (1998) konnten beim Vergleich von Verhaltenstherapie gegenüber Pharmakotherapie (Clomipramin) auf mehreren Ergebnisparametern nachweisen, daß Verhaltenstherapie entweder die gleichen Effekte wie Pharmakotherapie hat oder dieser überlegen ist. Insgesamt kann diese Therapie nach den Kriterien von Chambless & Hollon (1998) als effektiv beurteilt werden.

Kognitiv-behaviorale Interventionen bei Kindern und Jugendlichen mit Depression. Die Behandlung von Depression im Kindes- und Jugendalter ist lange in der Forschung vernachlässigt worden. Allerdings liegen im angloamerikanischen Sprachraum mittlerweile mehrere Therapieprogramme vor, die bei Kindern und Jugendlichen eingesetzt werden können (Lewinsohn et al., 1990; Stark et al., 1987; Wilkes et al., 1994; Mufson et al., 1993). Obwohl die Programme in Abhängigkeit vom Alter der Patienten variieren, lassen sich doch wesentliche Gemeinsamkeiten feststellen:

- Identifikation und Modifikation kognitiver Schemata und Attributionen, die Depressionen auslösen können.
- Soziales Problemlösetraining und soziales Kompetenztraining zur Verbesserung sozialer Interaktionen.
- Progressive Muskelentspannung zur Reduktion von Anspannungen.
- Strukturierte Erfahrungen bei der Auswahl und der Aufnahme von Aktivitäten, welche die Häufigkeit positiver Verstärkungen erhöhen und die Stimmung verbessern können.

Die bislang vorliegenden Studien, die in mehreren aktuellen Übersichtsarbeiten zusammengefaßt sind (Lewinsohn et al., 1996; Stark et al., 1996), belegen die Wirksamkeit dieser Verfahren, wobei die Effekte bei Jugendlichen größer zu sein scheinen als in jüngeren Altersgruppen. Die Studien mit Jugendlichen zeigen, daß sich die Effekte bis zu zwei Jahren nach Behandlungsende stabilisieren. Allerdings liegen auch Studien vor, die zeigen, daß wesentlich einfacher strukturierte Programme, beispielsweise Entspannungsverfahren die gleichen Effekte haben können (Reynolds & Coats, 1986).

Elterntraining bei Kindern mit oppositionellen Verhaltensauffälligkeiten. Zu den am besten untersuchten psychotherapeutischen Verfahren zählen Elterntrainings, die auf die Verminderung von oppositionellen Verhaltensauffälligkeiten bei Kindern abzielen (vgl. Kazdin, 1993, 1997; Serketich & Dumas, 1996, Offord & Benett, 1994, Miller & Prinz, 1990, Döpfner & Lehmkuhl, 1995). Im angloamerikanischen

Sprachraum stehen mehrere Manuale zur Verfügung (z.B. Forehand & McMahon, 1981, Sanders & Dadds, 1993; Forgatch & Patterson, 1989) und auch Videomaterial liegt für die Anwendung vor (Webster-Stratton, 1996). Im deutschen Sprachraum wurde das Therapieprogramm für Kinder mit hyperkinetischem und oppositionellem Problemverhalten (THOP) entwickelt (Döpfner et al., 1998), das zur Behandlung von Kindern mit hyperkinetischen Störungen, mit oppositionellen Verhaltensstörungen und mit der Kombination beider Störungen, den hyperkinetischen Störungen des Sozialverhaltens eingesetzt werden kann. Der Altersbereich umfaßt drei bis etwa zwölf Jahre. THOP besteht hauptsächlich aus dem Eltern-Kind-Programm, das auf die Verminderung von hyperkinetischen und oppositionellen Verhaltensstörungen in der Familie abzielt und das Eltern und Kind anleitet, Problemsituationen in der Familie zu bewältigen. Die zweite Säule von THOP stellen die Interventionen im Kindergarten/in der Schule dar, durch die hyperkinetische und oppositionelle Verhaltensstörungen im Kindergarten bzw. in der Schule unmittelbar vermindert werden sollen. Eine dritte Säule sind die primär kindzentrierten Bausteine (Selbstinstruktion, Selbstmanagement, Spieltraining), die in das Eltern-Kind-Programm integriert sind.

Das Eltern-Kind-Programm besteht aus 21 Behandlungsbausteinen, in denen zwei Interventionsformen miteinander verknüpft sind: die familienzentrierten Interventionen und die kindzentrierten Interventionen. Die kindzentrierten Interventionen und die familienzentrierten Interventionen eines jeden Therapiebausteins sind aufeinander bezogen und werden miteinander kombiniert. Bei den familienzentrierten Interventionen steht die Arbeit mit den Eltern im Mittelpunkt und das Kind wird je nach Behandlungsbaustein, Problematik und Alter unterschiedlich stark integriert. Je älter das Kind ist, umso stärker wird es generell in die familienzentrierten Interventionen einbezogen. Einige Behandlungsbausteine werden in der Regel ausschließlich mit den Eltern durchgeführt. Bei den kindzentrierten Interventionen steht die therapeutische Arbeit mit dem Kind im Mittelpunkt, die Eltern werden jedoch auch hier integriert. Die 21 Therapiebausteine des Eltern-Kind-Programmes sind in sechs Themenkomplexen gruppiert:

- Die ersten vier Einheiten dienen der Problemdefinition, der Entwicklung eines Störungskonzeptes und der Behandlungsplanung.
- Die beiden folgenden Bausteine zielen auf die Förderung positiver Eltern-Kind-Interaktionen ab.
- Die nächsten fünf Therapiebausteine sollen den Eltern helfen, impulsives und oppositionelles Verhalten durch pädagogisch-therapeutische Interventionen besser zu bewältigen. Die Eltern werden beispielsweise angeleitet, ihrem Kind wirkungsvolle Aufforderungen zu geben, sich bei angemessenem Verhalten des Kindes ihm positiv zuzuwenden und bei problematischem Verhalten angemessene negative Konsequenzen zu setzen.
- In vier weiteren Einheiten werden spezielle operante Methoden eingeführt, insbesondere Tokensysteme (Münzverstärkungsprogramme), Response-Cost Systeme (Verstärker-Entzug) und Auszeit (Time-out).
- Interventionen zur Verminderung von spezifischen Verhaltensproblemen werden im fünften Block zusammengefaßt.

Elterntrainings gehören zu den am besten untersuchten psychotherapeutischen Verfahren im Kindes- und Jugendalter (vgl. Kazdin, 1997). Auf einer Vielzahl von Erfolgsmaßen, wie Elternurteilen, Lehrerurteilen und Verhaltensbeobachtungen konnten klinisch bedeutsame Verminderungen des Problemverhaltens nachgewiesen werden. Häufig konnte belegt werden, daß das Verhalten der Kinder sich nicht mehr von dem der Gleichaltrigen unterscheidet. In einer Meta-Analyse von 26 kontrollierten Studien ermittelten Serketich & Dumas (1996) in Abhängigkeit vom Erfolgsmaß Effektstärken von ES=0,73 bis ES=0,85 für die Verminderungen des Problemverhaltens (siehe Abbildung 5). Damit wird das Problemverhalten der Kinder, deren Eltern sich an der Therapie beteiligen, von den Eltern bei Behandlungsende besser beurteilt als von etwa 80% der Eltern in der Kontrollgruppe.

Abbildung 5: *Wirksamkeit von Elterntrainings bei Kindern mit oppositionellen Verhaltensauffälligkeiten nach Serketich & Dumas (1996)*

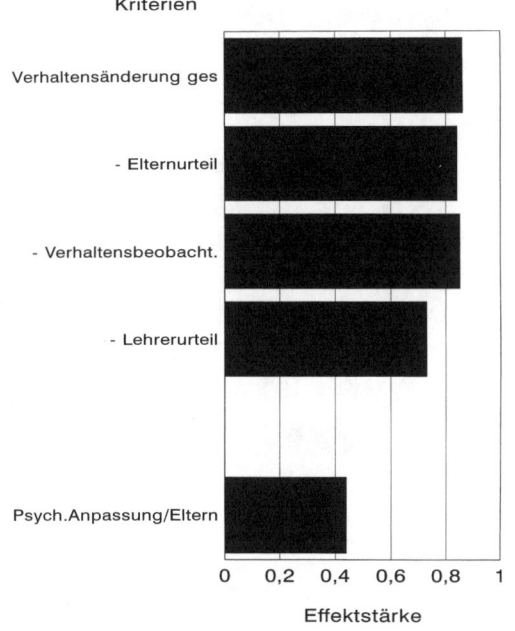

Die Behandlungseffekte lassen sich noch ein bis drei Jahre nach Behandlungsende nachweisen, in einer Studie waren Behandlungseffekte sogar noch 10 bis 14 Jahre später nachweisbar (Long et al., 1994). Elterntrainings wurden als Einzeltherapie und als Gruppentherapie durchgeführt und sie wurden auch als Präventionsprogramme erfolgreich eingesetzt (Cunningham et al., 1995; Thompson et al., 1996; Conduct Problems Prevention Research Group, 1992). Zu dem Therapieprogramm THOP sind bislang ausschließlich Einzelfallstudien publiziert worden (Döpfner et al., 1996, 1997a, b). Publikationen mit gruppenstatistischen Vergleichen sind in Vorbereitung.

Psychoedukative Familientherapie bei Jugendlichen und jungen Erwachsenen mit Schizophrenie. Psychoedukative Therapieprogramme (behaviorale Familientherapie), die bei jugendlichen und überwiegend jungen erwachsenen schizophrenen Patienten auf die Reduktion des Ausmaßes an feindseligen und kritisierenden Reaktionen der Eltern/Familienmitglieder und ihrer emotionalen Überbeteiligung (Expressed Emotions) sowie auf die Verbesserung der Bewältigungsfähigkeiten in der Familie abzielen, führen gegenüber einer ausschließlich medikamentösen Rückfallprophylaxe zu einer erheblichen Verminderung der Rückfallquoten, wie Diamond und Mitarbeiter (1996) in einer Übersichtsarbeit zusammenfassen. Wie Abbildung 6 zeigt, liegen mindesten fünf Untersuchungen vor, in denen dieser Befund bestätigt werden konnte (Goldstein et al., 1978; Leff et al., 1982; Falloon et al., 1982; Hogarty et al., 1986; Tarrier et al., 1988). Im deutschen Sprachraum haben Hahlweg und Mitarbeiter (1995) ein entsprechendes Therapieprogramm vorgelegt, das auch bei entsprechenden Adaptationen auf jugendliche Patienten und ihre Familien anwendbar ist.

Abbildung 6: *Ergebnisse von Studien zur Wirksamkeit behavioraler (psycho-edukativer) Familientherapie bei der Rückfallprophylaxe für schizophrene Patienten nach Diamond et al., (1996, aus Döpfner, 1997b).*

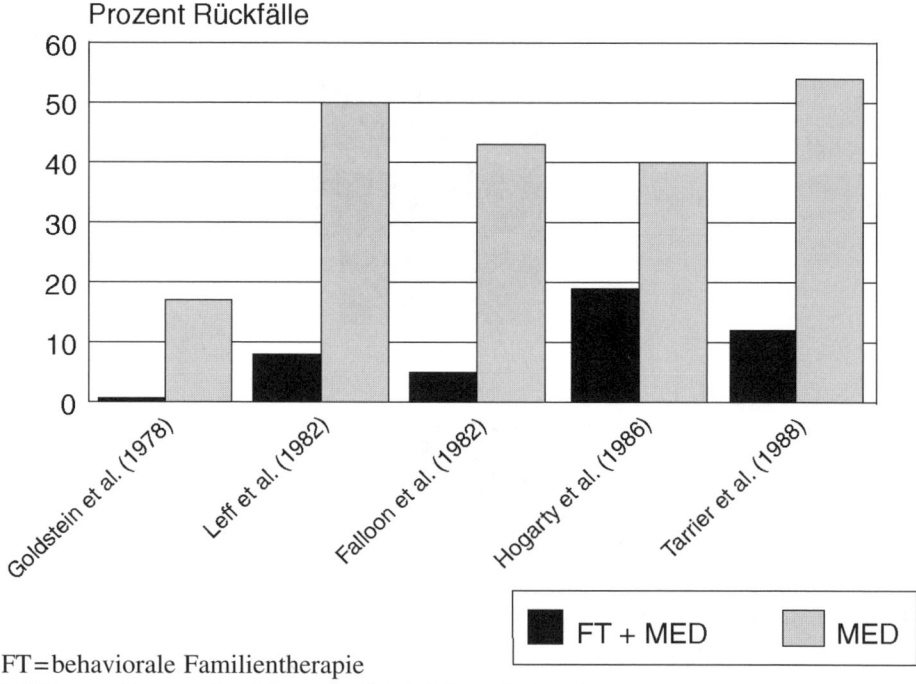

FT=behaviorale Familientherapie
MED=medikamentöse Therapie (Rückfallprophylaxe)

4. Probleme der Verhaltenstherapieforschung bei Kindern und Jugendlichen

Die Probleme, die sich in der Therapieforschung ergeben sind vielfältig, vor allem dann, wenn man sich nicht mit der globalen Frage, nach der Wirksamkeit von Verhaltenstherapie zufrieden geben, sondern differenzierter nachfragen will, wie dies in der bereits zitierten Formulierung von Paul (1967) der Fall ist. Noch weiter ausdifferenziert wird die Fragestellung der Therapieforschung exemplarisch in einer groß angelegten US-amerikanischen multizentrischen Therapiestudie zur multimodalen Behandlung von Kindern mit hyperkinetischen Störungen (Richters et al., 1995):

- *Unter welchen Bedingungen* (z.B. komorbiden Auffälligkeiten, Alter, Geschlecht, familiären Bedingungen)
- *haben welche Behandlungskombinationen* (medikamentöse Therapie, Verhaltenstherapie, Elterntraining, schulzentrierte Interventionen),
- *welche Effekte* (Verbesserung, Stabilisierung, Verschlechterung),
- *auf welche Funktionsbereiche des Kindes* (kognitive Funktionen, Schulleistungen, Verhalten, körperliche Funktionen, Gleichaltrigenbeziehungen, Familienbeziehungen),
- *für wie lange* (kurzzeitig, langfristig),
- *in welchem Ausmaß* (Effektstärke, Anteil der Kinder im unauffälligen versus pathologischen Bereich),
- *und warum?* (Therapieprozeß)

Bei der Beantwortung dieser Frage wird die Therapieforschung mit mehreren methodischen Problemen konfrontiert, von denen vier herausgegriffen werden sollen (vgl. Döpfner, 1997b):

1. das Problem der Stichprobenselektion,
2. das Problem der Erfolgskriterien,
3. das Problem der Erfolgsmaße,
4. das Problem der Therapie-Intensität.

4.1 Das Problem der Stichprobenselektion

Wenn Verhaltenstherapieforschung eine Auswirkung auf die klinische Praxis haben soll, dann sollte sie überwiegend auch an klinischen Stichproben durchgeführt werden und genau hier liegt das erste Problem. Bei drei Viertel aller von Kazdin und Mitarbeitern (1990) untersuchten Studien (inklusive der nicht verhaltenstherapeutischen Studien) werden die Kinder oder Jugendlichen nicht aus einer klinischen Inanspruchnahmestichprobe gezogen, sondern gezielt für die Studie eingeworben, beispielsweise über ein Screening oder per Zeitungsannoncen. Die Strategie ist verständlich, da es schwierig ist, zu einem bestimmten Zeitpunkt eine hinreichend große homogene Stichprobe aus einer Inanspruchnahmepopulation zu ziehen, doch können sich beide Gruppen hinsichtlich vielfältiger relevanter Merkmale unterscheiden, beispielsweise hinsichtlich der Therapiemotivation, dem Schweregrad der Störung oder der Komorbidität. Deshalb sind vor allem Studien an klinischen Stichproben notwendig, auch wenn die bislang vorliegenden meta-analytischen Vergleiche zwischen Studien an Inanspruchnahmestichproben und an eingeworbenen Stichproben bisher keine Unterschiede zwischen beiden Gruppen erkennen lassen (vgl. Weiss & Weisz, 1990). Allerdings konnten Weisz & Weiss (1989) in einer Studie über die Wirksamkeit von Psychotherapie bei Kindern und Jugendlichen, die in klinischen Ambulanzen behandelt wurden, keine Therapieeffekte feststellen. Der Therapiealltag unterscheidet sich doch wohl erheblich von Therapien, wie sie im Rahmen von wissenschaftlichen Studien durchgeführt werden.

Bei der Stichprobenselektion müssen außerdem die Ein- und Ausschlußkriterien operationalisiert werden und die Anzahl sowie die Merkmale jener Patienten, die das Behandlungsangebot nicht angenommen oder vorzeitig abgebrochen haben müssen dokumentiert werden. Welche Patienten innerhalb einer Inanspruchnahmepopulation mit Therapieangeboten erreicht und nicht erreicht werden, und vor allem welche Interventionen zum Aufbau einer Behandlungsmotivation hilfreich sind, bzw. ob sich verschiedene Interventionsformen in ihrer Akzeptanzrate unterscheiden, das sind Fragestellungen, denen sich die Psychotherapieforschung insgesamt bisher kaum zugewandt hat.

So zeigen mehrere Studien, daß ein nicht unbeträchtlicher Anteil der Eltern von Kindern mit oppositionellen und aggressiven Verhaltensstörungen sich durch mangelnde Kooperation während der Therapie auszeichnet (z.B. Rapport et al., 1982; Firestone et al., 1981) und die Behandlung vorzeitig beendet – Kazdin (1990b) berichtet von einer Abbruchquote von 25% bei kindzentrierten und familienzentrierten Interventionen für aggressiv auffällige Kinder. Die Abbrecher sind im Vergleich zu den Patienten, welche die Behandlung beenden, eher stärker aggressiv und dissozial gestört, ihre Mütter klagen stärker über Stress in der Beziehung zum Kind, aber auch hinsichtlich der eigenen Rolle und allgemeiner Lebensereignisse, und sie beschreiben sich selbst als stärker psychisch auffällig. Außerdem stammen die Abbrecher häufiger aus sozial benachteiligten Familien. Alleinerziehende Eltern mit geringem Bildungsgrad haben die größten Schwierigkeiten bei der Durchführung verhaltenstherapeutischer Interventionen (Firestone & Witt, 1982; Patterson, 1974; Wahler, 1980). Die Merkmale, die das Risiko zu einem vorzeitigen Behandlungsabbruch erhöhen, überschneiden sich stark mit jenen Merkmalen, welche die Stabilität der Behandlungseffekte bei beendeten Therapien ungünstig beeinflussen: alleinerziehender Elternteil, Depressivität der Mutter, sozial benachteiligte und isolierte Familien und Partnerschaftskonflikte der Eltern (Webster-Stratton, 1990; Miller & Prinz, 1990). Damit besteht die Gefahr, daß jene Patientengruppen mit dem höchsten Chronifizierungsrisiko durch die Therapien am wenigsten erreicht werden. Der Analyse von Therapiemißerfolgen und von mangelnder Compliance der Patienten oder der Bezugspersonen kommt deshalb zukünftig eine besondere Bedeutung zu (vgl. Döpfner & Lehmkuhl, 1996).

4.2 Das Problem der Erfolgskriterien

Bei der Beurteilung des Therapieerfolges können verschiedene Erfolgskriterien herangezogen werden, die unterschiedliche Funktionsbereiche erfassen. Wichtigstes Kriterium ist, daß die psychischen Auffälligkeiten des Kindes oder Jugendlichen, derentwegen eine Behandlung begonnen wurden, nach der Behandlung weniger stark ausgeprägt sind als vorher, also Symptomminderung. Die meisten der von Kazdin und Mitarbeitern (1990) untersuchten Studien haben deshalb auch die psychischen Auffälligkeiten der Kinder oder Jugendlichen als Kriterium für den Therapieerfolg erfaßt, wie Abbildung 7 zeigt.

Abbildung 7: *Relative Häufigkeit, mit der verschiedene Erfolgskriterien in Psychotherapiestudien mit Kindern und Jugendlichen verwandt wurden nach Kazdin et al. (1990, aus Döpfner, 1997b)*

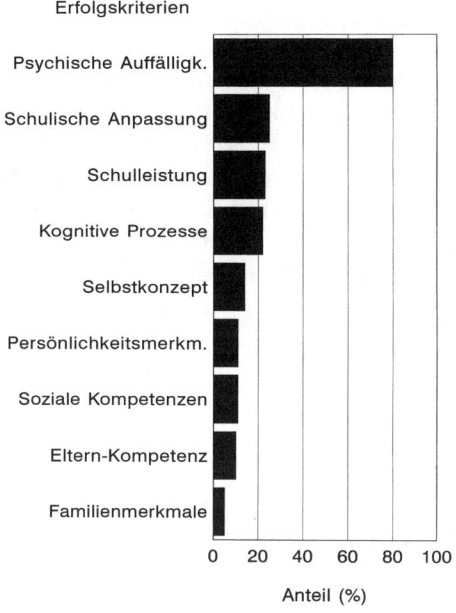

Psychische Störungen können sich auf der kognitiven, der affektiven und der Verhaltensebene manifestieren, meist auf allen dreien. Diese Ebenen kovariieren allerdings nicht so eng miteinander, wie dies gelegentlich angenommen wird und deshalb ändern sie sich auch nicht unbedingt gleichsinnig. Zu den recht durchgängigen Ergebnissen verhaltenstherapeutischer Therapieevaluation zählt, daß sich primär jene Ebene der Psychopathologie beeinflussen läßt, auf die eine Intervention abzielt: Problemlösetrainings mit aggressiven Kindern verändern in erster Linie Problemlösefähigkeiten, aber nicht unbedingt auch das aggressive Verhalten. Ähnliches ist von Depressionsbehandlungen bekannt oder aus Therapiestudien mit Anorexie-Patientinnen: Körpergewicht, Eßverhalten und Einstellung gegenüber dem Essen verändern sich in der Regel nicht gleichförmig. Man könte meinen, dies sei ein Problem des eng symptomorientierten Vorgehens in der Verhaltenstherapie. Das scheint aber zumindest nicht ganz zu stimmen, da bei den meisten Studien, die verhaltenstherapeutische Interventionen mit stärker verbal orientierten Verfahren verglichen, ähnliches zutage trat. Tiefenpsychologisch oder nondirektiv orientierte Interventionen sind bei Veränderungen auf der affektiven Ebene gelegentlich ebenso effektiv wie Verhaltenstherapie, aber bei der Veränderung von beobachtbarem Verhalten häufig weniger wirkungsvoll. So konnte beispielsweise in einer Therapie-Vergleichsstudie zur Wirksamkeit von sozialem Kompetenztraining und nondirektiver Spieltherapie bei sozial ängstlichen Kindern gezeigt werden, daß durch beide Interventionen die subjektive soziale Angst in gleicher Weise vermindert wurde, das Interaktionsverhalten aber nur durch das soziale Kompetenztraining (Döpfner et al., 1981).

Therapieerfolge können nicht nur nach der Symptomminderung bemessen werden. Je nach Störungsform können das schulische Funktions- und Leistungsniveau, die kognitive Funktionsfähigkeit, das Selbstkonzept, allgemeine Persönlichkeitsmerkmale oder die sozialen Kompetenzen der Patienten als weitere Erfolgskriterien von außerordentlicher Bedeutung sein, die, wie Abbildung 7 zeigt, in den vorliegenden Psychotherapiestudien leider relativ selten erhoben wurden. Erst in den letzten Jahren werden die Auswirkungen verhaltenstherapeutischer Interventionen auf andere Familienmitglieder und auf familiäre Beziehungen untersucht. So verglichen Wells & Egan (1988) die Effekte von Elterntrainings und von systemischer Familientherapie bei oppositionell aggressiven Kindern. Sie fanden beide Therapieformen bei der Veränderung von psychischen Störungen der Mütter und bei der Verminderung von Partnerschaftskonflikten als gleichermaßen wirkungsvoll. Das Elterntraining erwies sich darüber hinaus bei der Veränderung des Erziehungsverhaltens der Eltern und der Verhaltensauffälligkeiten der Kinder als die wirkungsvollere Methode.

4.3 Das Problem der Erfolgsmaße

Die einzelnen Erfolgskriterien können über verschiedene Erfolgsmaße erfaßt werden. Dabei können verschiedene Methoden zur Anwendung kommen, vor allem direkte Beobachtungen, Fragebogen oder Interviews oder direkte Testleistungen (z.B. Konzentrationstestverfahren). Jede dieser Methoden hat spezifische Vorteile und spezifische Fehlerquellen und – wiederum – sie kovariieren nicht sehr eng miteinander. So konnten beispielsweise Forehand und Mitarbeiter (1980) bei der Überprüfung der Wirksamkeit ihres Elterntrainings bei oppositionell-aggressiven auffälligen Kindern zeigen, daß die bei Behandlungsende per Verhaltensbeobachtung erfaßten Verhaltensänderungen in der Familie stärker waren als die von der Mutter im Fragebogen berichteten. Zwei Monate später entsprachen sich jedoch Verhaltensbeobachtung und Elternbeurteilung – die Mütter brauchten etwas länger, um die tatsächlichen Verhaltensänderungen auch wahrnehmen zu können.

Beurteilungen in Fragebögen und auch Verhaltensbeobachtungen können über verschiedene Informanten erfolgen. In den von Kazdin und Mitarbeitern (1990) untersuchten Studien wurden neben den Beobachtern (für Verhaltensbeobachtung) vor allem die Patienten selbst, die Eltern und die Lehrer befragt (siehe Abbildung 8). Unglücklicherweise ergibt sich auch hier die gleiche Situation: die verschiedenen Beurteiler stimmen, wenn sie das Gleiche gefragt werden, relativ wenig miteinander überein. Dabei spielen Reliabilitätsprobleme eine Rolle, die jedoch längst nicht alles erklären können; auch Validitätsprobleme sind im Spiel – z.B. Dissimulationstendenzen der Jugendlichen. Aber vieles spricht dafür, daß sich ein erheblicher Anteil der nicht aufgeklärten Varianz durch die Situationsspezifität von Verhalten erklären läßt: Kinder und Jugendliche verhalten sich in der Familie, in der Schule und gegenüber Gleichaltrigen unterschiedlich. (vgl. Döpfner & Lehmkuhl, 1997; Döpfner & Borg-Laufs, in diesem Band). Nötig ist daher eine *multiple Therapiekontrolle*, die psychische Auffälligkeiten auf mehreren Ebenen (der kognitiven, der affektiven und der Verhaltensebene) erfaßt und auch andere relevante Funktionsbereiche (z.B. Schulleistung, Familien-, Gleichaltrigenbeziehung, kognitive Funktionen) unter Anwendung mehrerer Erfassungsmethoden (Selbsturteil, Elternurteil, Verhaltensbeobachtung, Testleistung usw.) erhebt. Dabei müssen Veränderungen in verschiedenen Lebensbereichen – in der Familie, der Schule und in der Gleichaltrigengruppe – erfaßt werden und auch eine Kontrolle der Veränderung der individuellen Probleme, wie sie der Patient, die Eltern oder Lehrer beschreibt ist notwendig, weil sich die individuellen Schwierigkeiten mitunter nur unvollständig in standardisierten Meßinstrumenten widerspiegeln.

Abbildung 8: *Relative Häufigkeit, mit der verschiedene Beurteiler in Psychotherapiestudien mit Kindern und Jugendlichen herangezogen wurden nach Kazdin et al. (1990, aus Döpfner, 1997b)*

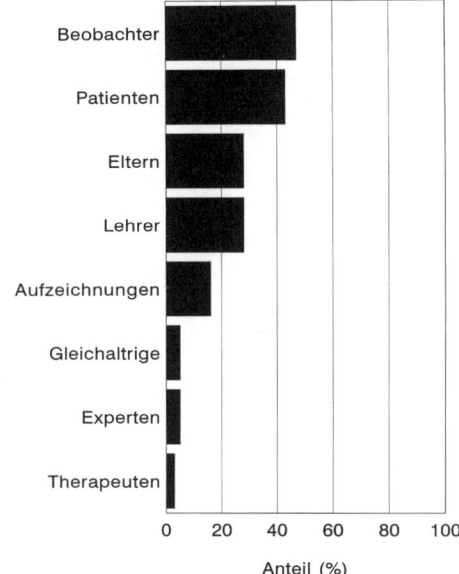

4.4 Das Problem der Therapie-Intensität

Die meisten Therapiestudien sind so angelegt, daß eine wirklich potente Behandlung nicht evaluiert wird. Das sieht man ganz deutlich an der Anzahl der Therapiekontakte in den von Kazdin und Mitarbeitern (1990) analysierten Studien: sie liegt im Durchschnitt bei zehn Sitzungen. In der klinischen Praxis sind jedoch Therapien von zehn Sitzungen eher die Ausnahme und in der Erwachsenenpsychotherapie konnte eine deutlicher Zusammenhang zwischen der Behandlungsintensität und dem Therapieerfolg nachgewiesen werden (Howard et al., 1986). Eine alternative Forschungsstrategie stellt eine Evaluation von Intensiv-Therapien dar, bei denen alle potentiellen Wirkungsgrößen maximiert werden. Interessant ist ein solches Modell vor allem bei Störungen, bei denen sich die bisherigen Therapieerfolge im Rahmen halten, beispielsweise beim Autismus, bei Delinquenz, bei aggressiven oder bei hyperkinetischen Verhaltensstörungen.

Ein zugegebenermaßen extremes aber auch sehr beeindruckendes Beispiel einer solchen Evaluation einer Intensiv-Therapie ist die Studie von Lovaas (1987) mit autistischen Kindern unter vier Jahren, die mit 40 Stunden pro Woche über zwei Jahre hinweg und länger durch angelernte Studenten im Schichtdienst in 1:1 Relation im natürlichen Milieu nach verhaltenstherapeutischen Prinzipien behandelt wurden. Nach zwei Jahren erreichten 47% der Kinder im Vergleich zu 2% in der Kontrollgruppe mit Standardbehandlung einen durchschnittlichen IQ und konnten in die erste Klasse einer Regelschule eingeschult werden, die sie dann ohne weitere Intensivtherapie erfolgreich besuchten.

In einer eigenen Studie wurde die Wirksamkeit einer teilstationären Intensivbehandlung von ausgeprägt verhaltensauffälligen und meist auch entwicklungsretardierten Kindern im Alter von vier bis sieben Jahren untersucht (Döpfner et al. 1989, Döpfner, 1993). 67% der Kinder wurden als external (hyperkinetisch und/oder aggressiv) auffällig und 29% als internal (emotional) auffällig diagnostiziert. 91% der Kinder zeigten bei Behandlungsbeginn Entwicklungsdefizite. Das Aufnahmealter lag im Median bei 5,2 Jahren. Die Behandlungsdauer reichte von fünf bis zu 40 Monaten und lag im Median bei 16 Monaten. Für 78% der Kinder lag die Behandlungsdauer zwischen sieben Monaten und zwei Jahren. Die Kinder wurden 6,5 Stunden täglich an fünf Tagen pro Woche behandelt und betreut.

Der Anteil der Kinder mit Defiziten im Gesamt-Entwicklungsstand (Summe aus visuellem und verbal-kognitivem Entwicklungsstand) reduzierte sich von 50% bei Behandlungsbeginn auf 23% bei Behandlungsende und massive Entwicklungsdefizite, die zuvor 11% der Kinder aufwiesen, traten nicht mehr auf. Der Anteil der im Erzieherurteil als verhaltensauffällig eingeschätzten Kinder sank von 67% bei Behandlungsbeginn auf 48% bei Behandlungsende und, was besonders bedeutsam ist, der Anteil der stark verhaltensauffälligen halbierte sich von 30% auf 15%. Im Elternurteil waren ebenfalls knapp zwei Drittel der Kinder bei Behandlungsbeginn im Gesamtwert verhaltensauffällig, bei Behandlungsende waren es weniger als die Hälfte (44%), und der Anteil der stark verhaltensauffälligen Kinder halbierte sich von anfangs 25% auf 13% bei Behandlungsende.

Die Kombination einzelner Interventionsformen zu einer *multimodalen Behandlung* ist neben der Intensität einzelner Interventionen ausschlaggebend für den klinischen Erfolg einer Therapie. Bei der Behandlung von psychisch auffälligen Kindern und Jugendlichen sind wir häufig mit Störungen konfrontiert, bei denen viele Bereiche des Lebens beeinträchtigt sind, beispielsweise bei Kindern mit hyperkinetischen Störungen, die meist nicht nur an Konzentrationsstörungen, sondern auch an Motivationsstörungen, Schulleistungsdefiziten, aggressiven Verhaltensstörungen und emotionalen Auffälligkeiten leiden und deren Funktionsniveau in der Familie, in der Schule und in Gleichaltrigengruppen beeinträchtigt ist. Man kann bei solch umfassenden Problemen nicht erwarten, daß durch eine einzelne Interventionsform alle Probleme erfolgreich behandelt werden können – sei es Selbstinstruktionstraining, soziales Kompetenztraining, Elterntraining oder Interventionen in der Schule. Denn eines hat die Verhaltenstherapieforschung der letzten Jahrzehnte klar gezeigt: daß nämlich eine Generalisierung von Behandlungserfolgen vom einen auf den anderen Lebensbereich von selbst im allgemeinen nicht stattfindet und daß die Veränderung einer Störung, beispielsweise die Verminderung der Ablenkbarkeit, nicht automatisch auf andere Störungen, z.B. die Impulsivität oder die Aggressivität, generalisiert. Deshalb ist ein wichtiges Grundprinzip, daß die Behandlung dort ansetzt, wo auch die Probleme liegen – in dem entsprechenden Lebensbereich – in der Schule, in der Familie, in der Gleichaltrigengruppe – und auch bei der spezifischen Störung – der mangelnden Ausdauer, der Impulsivität oder der Aggressivität usw. Breitbandinterventionen sind also gefragt. Es ist aber weder sinnvoll noch praktikabel, alle Interventionen bei allen Kindern durchzuführen. Notwendig sind modular aufgebaute Behandlungsprogramme, um dann beim einzelnen Patienten entsprechend der individuellen Problemkonstellation eine individuelle Behandlung aus verschiedenen Therapiebausteinen zusammenzustellen.

Ein Beispiel für ein solches modular aufgebautes Behandlungsprogramm ist das bereits dargestellte Therapieprogramm für Kinder mit hyperkinetischem und oppositionellem Problemverhalten (THOP) (Döpfner et al., 1998). Dieses multimodale Interventionsprogramm verbindet verhaltenstherapeutische Interventionen in der Familie (Eltern-Kind-Programm) mit Interventionen im Kindergarten bzw. in der Schule und mit Interventionen beim Kind selbst (kindzentrierte Interventionen im Rahmen des Eltern-Kind-Programmes). Ergänzend kann für hyperkinetische Kinder bei entsprechender Indikation eine medikamentöse Therapie durchgeführt werden.

Ein weitere Beispiel für einen solchen multimodalen Behandlungsansatz sind Interventionen bei oppositionellen Verhaltensstörungen und Störungen des Sozialverhaltens. Bei schweren Ausprägungsformen von Störungen des Sozialverhaltens sind singuläre Therapieansätze in der Regel nicht hinreichend effektiv, auch hier ist die Kombination verschiedener Behandlungsansätze, eine multimodale Therapie, die Methode der Wahl (American Academy of Child and Adolescent Psychiatry, 1997b). Abbildung 9 beschreibt einen Entscheidungsbaum, der die Indikationen für einzelne Interventionsformen wiedergibt (vgl. Döpfner & Lehmkuhl, 1995; Döpfner, 1998).

Liegen komorbide hyperkinetische Störungen vor, dann sind zunächst Interventionen zur Behandlung dieser hyperkinetischen Symptomatik indiziert, weil die hyperkinetische Störung als die basale Störungen betrachtet wird, die zur Aufrechterhaltung aggressiver Auffälligkeiten beiträgt. In diesem Zusammenhang können auch pharmakologische Interventionen indiziert sein.

Bei machen Kindern mit aggressiven Verhaltensauffälligkeiten lassen sich Defizite in der sozial-kognitiven Problemlösefähigkeit feststellen, die auf verschiedenen Ebenen auftreten können (Dodge, 1986; Döpfner, 1989). Aggressiv auffällige Kinder nehmen gehäuft soziale Situationen falsch wahr und machen fehlerhafte Interpretationen (Fehlwahrnehmung). Ihnen fallen fast nur aggressive Lösungsmöglichkeiten ein (Entwicklung aggressiver Lösungen) und sie beachten mögliche Handlungskonsequenzen nicht, vor allem nicht die langfristigen. Sie schreiben aggressiven Lösungen hohe Erfolgschancen zu (Erfolgserwartung für aggressive Lösung) und sie schätzen sozial kompetente Lösungen als nicht erfolgversprechend ein. Schließlich trauen sich aggressiv auffällige Kinder auch zu, die aggressive Handlung auszuführen, was bei sozial kompetenten Lösungen nicht der Fall ist (Kompetenzvertrauen für aggressive Handlung). Letztlich kommt es zur aggressiven Handlung und der Kreislauf beginnt von neuem.

Abbildung 9: *Differentialtherapeutischer Entscheidungsbaum für Störungen des Sozialverhaltens im Kindes- und Jugendalter (aus Döpfner, 1998)*

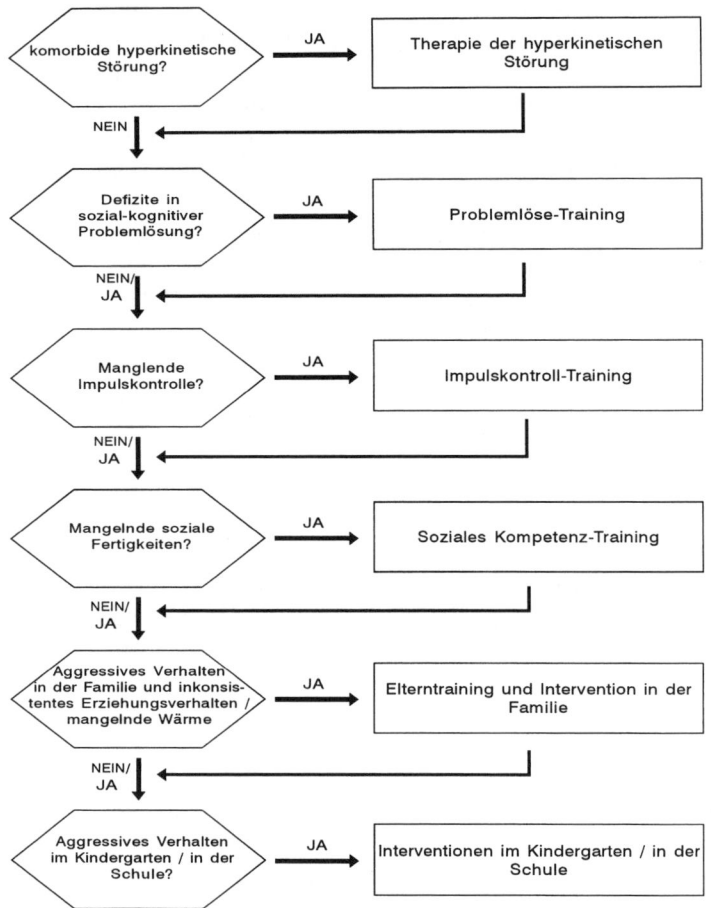

Liegen solche Problemlösedefizite vor, dann ist ein *Problemlösetraining* indiziert, bei dem vor allem fünf Problemlöseschritte eingeübt und auf den Alltag übertragen werden sollen. Zunächst müssen erste Handlungsimpulse gestoppt werden und das Kind wird angehalten erst einmal über die Situation nachzudenken („Stop! Was ist mein Problem?"), indem es verschiedene Handlungsmöglichkeiten bedenkt („Was kann ich tun?") und dabei die Konsequenzen der einzelnen Alternativen berücksichtigt („Was wird passieren?"), um sich schließlich für eine Alternative zu entscheiden („Was mache ich?") und nach der Handlungsausführung sich selbst zu bewerten („Gut gemacht?") (Shure, 1992).

Viele aggressiv auffällige Kinder sind allerdings hervorragende Problemlöser, wenn sie in der Therapiesituation danach befragt werden. In der Realsituation werden sie aber von Ärger überschwemmt und können nicht mehr „klar denken". Deshalb ist im nächsten Schritt zu überprüfen, ob das Kind in diesen Situationen sehr viel Wut und Ärger entwickelt. Ist dies der Fall, dann können Selbstkontrolltrainings (Ärger-Kontrolltrainings) hilfreich sein, in denen dem Kind Möglichkeiten an die Hand gegeben werden, den eigenen Ärger unter Kontrolle zu bringen. Beim *Ärger-Kontroll-Training* soll das Kind/der Jugendliche zunächst in der konkreten Situation die eigene Anspannung, den aufkommenden Ärger erkennen; dann den Auslöser (das Grinsen des Mitschülers über ein Ungeschick) feststellen, den negativen, den Ärger schürenden Gedanken erkennen („Der Idiot hält mich für unendlich dämlich!"), diesen Gedanken prüfen und ihn schließlich ändern („Vielleicht lacht er nur, weil es so komisch aussieht."). Dazu werden Entspannungstechniken, z.B. einfache Atemtechniken und Selbstinstruktionen (z.B.: „Ruhig bleiben ist stark!") kombiniert (Döpfner & Lehmkuhl, 1995; Lochman, 1992).

Schließlich können Kinder daran scheitern, daß es ihnen an sozial kompetentem Interaktionsverhalten im engeren Sinne mangelt, daß sie nicht in der Lage sind, sich selbst zu behaupten, ohne aggressiv zu werden, Freundschaften anzuknüpfen usw. Dann sind *soziale Kompetenztrainings* indiziert, in denen anhand von Rollenspielen und anderer Techniken sozial kompetentes Verhalten vor allem in Konfliktsituationen eingeübt wird.

Defizite in der Problemlösefähigkeit, in der Ärger-Kontrolle oder in sozial kompetentem Verhalten können aggressive Verhaltensweisen verursachen, sie sind jedoch auch bei vielen aggressiv auffälligen Kindern nicht nachweisbar und sie können auch nur eine von mehreren Ursachen darstellen. Die Wirksamkeit solcher Trainings sind zwar in mehreren kontrollierten Studien bewiesen worden, doch scheinen ihre isolierte Anwendung häufig nicht ausreichend zu sein. Deshalb sollten diese patientenzentrierten Interventionen in der Regel nicht alleine, sondern in Kombination mit familien- und schulzentrierte Interventionen durchgeführt werden. Bei jüngeren Kindern scheinen kindzentrierte Maßnahmen weniger erfolgreich zu sein, während Elterntrainings sich als besonders wirkungsvoll erwiesen haben.

Außerdem sind auch bei einem erheblichen Anteil der älteren Kindern und Jugendlichen entsprechende Defizite nicht oder nur begrenzt erkennbar. In diesen Fällen sind Interventionen im unmittelbaren familiären oder schulischen Umfeld von besonderer Bedeutung. Tritt das aggressive Verhalten in der Familie auf und ist ein inkonsistentes Erziehungsverhalten und eine mangelnde Wärme in den Eltern-Kind-Beziehungen festzustellen, dann sind bei aggressiv auffälligen Kindern Elterntrainings indiziert. Bei Jugendlichen sind spezifische auf das Alter und die besondere Problematik im Jugendalter zugeschnittene Interventionen angezeigt. Dazu gehören beispielsweise das Eltern-Jugendlichen Konfliktlöseprogramm von Robin & Foster (1989) oder die funktionelle Familientherapie von Alexander & Parsons (1982). Treten aggressive oder dissoziale Auffälligkeiten im Kontext der Schule auf, dann sind entsprechende Interventionen auf dieser Ebene angezeigt.

5. Schlußfolgerungen

In der Verhaltenstherapie von Verhaltensstörungen bei Kindern und Jugendlichen wurden in den beiden letzten Jahrzehnten erhebliche Fortschritte gemacht. Dies gilt sowohl für die Entwicklung von Interventionen als auch für die empirische Überprüfung ihrer Wirksamkeit. In den sich gegenwärtig in Entwicklung befindlichen Leitlinien werden verhaltenstherapeutische Methoden einen besonderen Stellenwert haben. Die Fähigkeit zur Integration von einzelnen Interventionen und Konzeptionen aus anderen Behandlungsansätzen stellt eine gute Voraussetzung für die Entwicklung einer störungs- und problemzentrierten multimodalen Psychotherapie für Kinder und Jugendliche dar. Allerdings steht die Forschung vor großen Herausforderungen, von denen abschließend nur einige genannt werden sollen (vgl. Döpfner, 1998):

- Überprüfung der unmittelbaren Effekte von einzelnen Interventionen und von multimodalen Behandlungsprogrammen.
- Überprüfung von Langzeiteffekten, vor allem der multimodalen Behandlungsprogramme.
- Entwicklung und Überprüfung von Indikationskriterien für einzelne Interventionen im Rahmen multimodaler Programme.
- Analyse von Behandlungsmißerfolgen und Untersuchung von Prädiktoren für Behandlungseffekte.

Es ist tatsächlich eine Sysiphus-Arbeit, die noch vor uns liegt. Die Fortschritte der letzten Jahrzehnte machen jedoch Mut.

Literatur

Alexander, J.F. & Parsons, B.V. (1982). *Functional family therapy.* Monterey: Brooks & Cole.

American Academy of Child and Adolescent Psychiatry (1997a). Practice Parameters for the assessment and treatment of children, adolescents, and adults with attention-deficit / hyperactivity disorder. *Journal of the American Academy of Child and Adolescent Psychiatry 36, supplement,* 85S-121S.

American Academy of Child and Adolescent Psychiatry (1997b). Practice Parameters for the assessment and treatment of children and adolescents with conduct disorder. *Journal of the American Academy of Child and Adolescent Psychiatry 36, supplement,* 122S-139S.

Barrett, P.M., Dadds, M.R., & Rapee, R.M. (1996). Family treatment of childhood anxiety: A controlled trial. *Journal of Consulting and Clinical Psychology, 64,* 333-342.

Breuer, B. & Döpfner, M. (1998). Die Behandlung von Zwangsstörungen bei Kindern und Jugendlichen – eine Fallbeschreibung. *Psycho, 24,* 43-45.

Breuker, D., Mühlig, S. & Petermann, F. (1996). Schmerz. In Petermann, F. (Hrsg.), *Lehrbuch der klinischen Kinderpsychologie* (2. korrigierte und ergänzte Auflage, S. 587-625). Göttingen: Hogrefe.

Campbell, M., Schopler, E., Cueva, J.E. & Hallin, A. (1996). Treatment of autistic disorder. *Journal of the American Academy of Child and Adolescent Psychiatry, 35,* 134-143.

Casey, R.J. & Berman, J.S. (1985). The outcome of psychotherapy with children. *Psychological Bulletin, 98*, 388-400.

Chambless, D.L. & Hollon, S.D. (1998). Defining empircally supported therapies. *Journal of Consulting and Clinical Psychology, 66*, 7-18.

Cohen, J. (1977). *Statistical power analysis für the behavioral sciences* (2nd. ed.). New York: Academic Press.

Conduct Problems Prevention Research Group (1992). A developmental and clinical model for the prevention of conduct disorder: The FAST Track Program. *Developmental Psychopathology, 4*, 509-527.

Cunningham, C.E., Bremner, R., & Boyle, M. (1995). Large group community-based parenting programs for families of preschoolers at risk for disruptive behaviour disorders: Utilization, cost effectiveness and outcome. *Journal of Child Psychology and Psychiatry, 36*, 1141-1159.

DeHaan, E., Hoogduin, K.A., Buitelaar, J.K. & Keijsers, G.P. (1998). Behavior Therapy versus clomipramine for the treatment of obsessive-compulsive disorder in children and adolescents. *Journal of the American Academy of Child and Adolescent Psychiatry, 37*, 1022-1029.

Diamond, G.S., Serrano, A.C., Dickey, M. & Sonis, W. (1996). Current status of family-based outcome and process research. *Journal of the American Academy of Child and Adolescent Psychiatry, 35*, 6-16.

Dodge, K.A. (1986). A social information processing model of social competence in children. In N. Perlmutter (Ed.), *Minnesota symposium on child psychology, Vol. 18* (S. 77-125). Hillsdale: Earlbaum.

Döpfner, M. (1993). Wirksamkeit teilstationärer Behandlung. In M. Döpfner & M. Schmidt (Hrsg.), *Kinderpsychiatrie – Vorschulalter* (S. 165-183). München: Quintessenz.

Döpfner, M. (1997a). Verhaltenstherapeutische Behandlung eines Jugendlichen mit Zwangsstörungen. *Kindheit und Entwicklung, 6*, 90-97.

Döpfner, M. (1997b). Verhaltenstherapie mit Kindern und Jugendlichen – Konzepte, Ergebnisse und Perspektiven der Therapieforschung. In F. Petermann (Hrsg.), *Kinderverhaltenstherapie, Grundlagen und Anwendungen* (S. 331-366). Baltmannsweiler: Schneider Verlag Hohengehren.

Döpfner, M. (1998). Verhaltenstherapie bei Verhaltensstörungen im Kindes- und Jugendalter. *Verhaltenstherapie und Verhaltensmedizin, 19*, 171-206.

Döpfner, M. (1999a). Zwangsstörungen. In F. Petermann (Hrsg.), *Lehrbuch der klinischen Kinderpsychologie*, 4. Auflage. Göttingen: Hogrefe (im Druck).

Döpfner, M. (1999b). Zwangsstörungen. In H.-C. Steinhausen & M. von Aster (Hrsg.), *Handbuch Verhaltenstherapie und Verhaltensmedizin bei Kindern und Jugendlichen*, 2. Auflage (S. 276-328). Weinheim: PVU.

Döpfner, M., Berner, W. & Schmidt, M.H. (1989). Effekte einer teilstationären Behandlung verhaltensauffälliger und entwicklungsrückständiger Vorschulkinder. *Zeitschrift für Kinder- und Jugendpsychiatrie, 17*, 131-139.

Döpfner, M. & Breuer, B. (1997). Zwangsstörungen. In F. Petermann (Hrsg.), *Fallbuch der klinischen Kinderpsychologie* (S. 85-108). Göttingen: Hogrefe.

Döpfner, M. & Hastenrath, B. (1999). Cognitive-behavioral treatment cf children with obsessive compulsive disorder – an open clinical trial. *Paper, submitted for publication.*

Döpfner, M. & Lehmkuhl, G. (1993). Zur Notwendigkeit von Qualitätsstandards in der Kinder- und Jugendpsychiatrie. *Zeitschrift für Kinder- und Jugendpsychiatrie, 21*, 188-193.

Döpfner, M. & Lehmkuhl, G. (1995). Unterschiedliche Interventionsansätze bei aggressivem Verhalten. In M.H. Schmidt, A. Holländer, & H. Hölzl, (Hrsg.), *Psychisch gestörte Jungen und Mädchen in der Jugendhilfe* (S. 75-97. Freiburg: Lambertus.

Döpfner, M. & Lehmkuhl, G. (1996). Mißerfolgs- und Widerstandsanalyse in der Verhaltenstherapie am Beispiel eines Eltern-Kind-Programmes zur Behandlung von hyperkinetisch und oppositionell auffälligen Kindern. *Praxis der Kinderpsychologie und Kinderpsychiatrie, 45*, 10-19.

Döpfner, M. & Lehmkuhl, G. (1997). Von der kategorialen zur dimensionalen Diagnostik. *Praxis der Kinderpsychologie und Kinderpsychiatrie, 46*, 519-547.

Döpfner, M. & Lehmkuhl, G. (1998). Entwicklung von Leitlinien für die Diagnostik und Therapie psychischer Störungen bei Kindern und Jugendlichen am Beispiel der hyperkinetischen Störung. In K. Schmeck, F. Poustka & H. Katschnig (Hrsg.), *Qualitätssicherung und Lebensqualität in der Kinder- und Jugendpsychiatrie* (S. 139-147). Wien: Springer.

Döpfner, M., Lehmkuhl, G. & Schürmann, S. (1996). Das Therapieprogramm für Kinder mit hyperkinetischem und oppositionellem Problemverhalten (THOP) – Aufbau und Einzelfall-Evaluation. *Zeitschrift für Kinder- und Jugendpsychiatrie und Psychotherapie, 24*, 145-163.

Döpfner, M., Schlüter, S. & Rey, E.-R. (1981). Evaluation eines sozialen Kompetenztrainings für selbstunsichere Kinder im Alter von neun bis zwölf Jahren – ein Therapievergleich. *Zeitschrift für Kinder- und Jugendpsychiatrie, 9*, 233-252.

Döpfner, M., Schürmann. S. & Frölich, J. (1998). *Das Therapieprogramm für Kinder mit hyperkinetischem und oppositionellem Problemverhalten (THOP)* (2. korrigierte Auflage). Weinheim: PVU.

Döpfner, M., Schürmann, S., Frölich, J., Quast, C., Wolff Metternich, T. & Lehmkuhl, G. (1997b). THOP – das Therapieprogramm zur Behandlung von Kindern mit hyperkinetischem und oppositionellem Problemverhalten. *Kindheit & Entwicklung, 6*, 230-246.

Döpfner, M., Schürmann, S & Lehmkuhl, G. (1997a). Hyperkinetische Störungen. In F. Petermann (Hrsg.), *Fallbuch der klinischen Kinderpsychologie* (S. 35-58). Göttingen: Hogrefe.

Durlak, J.A., Fuhrman, T. & Lampman, C. (1991). Effectiveness of cognitive-behavior therapy for maladapting children: A meta-analysis. *Psychological Bulletin, 110*, 204-214.

Dush, D.M. Hirt, M.L. & Schroeder, H.E. (1989). Self-statement modification in the treatment of child behavior disorders: A meta-analysis. *Psychological Bulletin, 106*, 97-106.

Falloon, I.R.H. (1988). *Handbook of behavioral family therapy*. New York: Brunner/Mazel.

Falloon, I.R.H., Boyd, J.L., McGill, C.W., Razani, J., Moss, H.B. & Gilderman, A.M. (1982). Family management in the prevention of exacerbations of schiziophrenia: A controlled study. *New England Journal of Medicine, 306*, 1437-1440.

Firestone, P. & Witt, J.E. (1982). Characteristics of families completing and prematurely discontinuing a behavioral parent-training program. *Journal of Pediatric Psychology, 7*, 209-222.

Firestone, P., Kelly, M.J., Goodman, J.T. & Davey, J. (1981). Differential effects of parent training and stimulant medication with hyperactives. *Journal of the American Academy of Child Psychiatry, 20*, 135-147.

Foa, E.B., Steketee, G.S., Ozarow, B.J. (1985). Behavior therapy with obsessive-compulsives: From theory to treatment. In: M. Mavissakaliam, S.M. Turner, L. Michelson (Eds.), *Obsessive-compusive disorder. Psychological and pharmacological treatment*, (S. 49-129) New York: Plenum.

Forehand, R., & McMahon, R. J1. (1981). *Helping the noncompliat child: A clinician's guide to parent training.* New York: Guilford Press.

Forehand, R., Wells, K.C. & Griest, D.L. (1980). An examination of the social validity of a parent training program. *Behavior Therapy, 11,* 594-600.

Forgatch, M., & Patterson, G. (1989). *Parents and adolescents linving together-Part 2: Family problem solving.* Eugene, OR: Castalia.

Franklin, M.E., Kozak, M.J., Cashman, L.A., Coles, M., Rheingold, A.A. & Foa, E. (1998). Cognitive-behavioral treatment of pediatric obsessive-compulsive disorder: an open clinical trial. *Journal of the American Academy of Child and Adolescent Psychiatry, 37,* 412-419.

Goldstein, M.J., Rodnick, E.H., Evans, J.R., Philip, R.A., May, R.A. & Steinberg, M.R. (1978). Drug and family therapy in ther aftercare of acute schizophrenics. *Archives of General Psychiatry, 25,* 1169-1177.

Grawe, K. (1992). Psychotherapieforschung zu Beginn der neunziger Jahre. *Psychologische Rundschau, 43,* 132-162.

Grawe, K., Bernauer, F. & Donati, R. (1990). Psychotherapie im Vergleich: Haben wirklich alle einen Preis verdient? *Zeitschrift für Psychologie, Psychosomatik und medizinische Psychologie, 40,* 102-114.

Grawe, K., Donati, R. & Bernauer, F. (1994). *Psychotherapie im Wandel. Von der Konfession zur Profession.* Göttingen: Hogrefe.

Hahlweg, K., Dürr, H. & Müller, U. (1995). *Familienbetreuung schizophrener Patienten.* Weinheim: PVU.

Hastenrath, B. (1998). *Evaluation von Expositionsbehandlung mit Reaktionsverhinderung bei Kindern und Jugendlichen mit Zwangsstörungen.* Dissertation, Universität Köln.

Hellhammer, D. (1992). Wie wissenschaftlich ist die Psychotherapieforschung? *Psychologische Rundschau, 43,* 168-170.

Hoffmann, S.O. (1992). Bewunderung, etwas Scham und verbliebene Zweifel. Anmerkungen zu Klaus Grawes „Psychotherapieforschung zu Beginn der neunziger Jahre". *Psychologische Rundschau, 43,* 163-167.

Hogarty, G.E., Anderson, C.M. & Reis, D.J. (1986). Family education, social skills training, and maintainance chemotherapy in the aftercare of schizophrenia. *Archives of General Psychiatry, 43,* 633-642.

Howard, K.I., Kopta, S., Krause, M.S. & Orlinsky, D.E. (1986). The dose-effect relationship in psychotherapy. *American Psychologist, 41,* 159-164.

Kazdin, A.E. (1988). *Child Psychotherapy. Developing and identifying effective treatments.* New York: Pergamon Press.

Kazdin, A.E. (1990a). Effectiveness of Psychotherapy with children and adolescents. *Journal of Consulting and Clinical Psychology, 59,* 785-798.

Kazdin, A.E. (1990b). Premature termination from tratment among children referred for antisocial behavior. *Journal of Child Psychology and Psychiatry, 31,* 415-425.

Kazdin, A.E. (1993). Treatment of conduct disorder: Progress and directions in psychotherapy research. *Development and Psychopathology, 5,* 277-310.

Kazdin, A.E. (1997). Practitioner Review: Psychosocial treatments for conduct disorder in children. *Journal of Child Psychology and Psychiatry, 38,* 161-178.

Kazdin, A.E., Bass, D., Ayres, W.A. & Rodgers, A. (1990). Empirical and clinical focus of child and adolescent psychotherapy research. *Journal of Consulting and Clinical Psychology, 58*, 729-740.

Kazdin, A.E. & Weisz, J.R. (1998). Identifying and developing empirically supported child and adolescent treatments. *Journal of Consulting and Clinical Psychology, 66*, 19-36.

Kendall, P.C. (1994). Treating anxiety disorders in children: Results of a randomized clinical trial. *Journal of Consulting and Clinical Psychology, 62*, 100-110.

Kendall, P.C., Flannery-Schroeder. E., Panichelli-Mindel, S. M., Southam-Gerow, M.A., Henin, A., & Warman, M. (1997). Therapy for youths with anxiety disorders: A second randomized clinical trial. *Journal of Consulting and Clinical Psychology, 65*, 366-380.

Kendall, P.C., & Southam-Gerow, M.A. (1996). Long-term follow-up of a cognitive-behavioral therapy for anxiety-disordered youth. *Journal of Consulting und Clinical Psychology, 64*, 724-730.

Kusch, M. & Petermann, F. (1991). *Entwicklung autistischer Störungen* (2. erw. Aufl.). Bern: Huber.

Leff, J., Kuipers, L., Berkowitz, R., Eberlein-Vries, R. & Sturgeon, D. (1982). A controled trial of social intervention in the families of schizophrenia patients. *British Journal of Psychiatry, 141*, 121-134.

Lehmkuhl, G., Schmidt, M.H., Döpfner, M. & Deget, F. (1998). Differentialdiagnostische und differentialtherapeutische Entscheidungsbäume am Beispiel von Leitlinien für die Diagnostik und Behandlung von Störungen des Sozialverhalten. In K. Schmeck, F. Poustka & H. Katschnig (Hrsg.), *Qualitätssicherung und Lebensqualität in der Kinder- und Jugendpsychiatrie* (S. 149-161). Wien: Springer.

Lewinsohn, P.M., Clarke, G.N., Rohde, P., Hops, H., & Seeley, J.R. (1996). A course in coping: A cognitive-behavioral approach to the treatment of adolescent depression. In E.D. Hibbs & P.S. Jensen (Eds.), *Psychosocial treatments for child und adolescent disorders: Empirically based strategies for clinical practice* (S. 109-135). Washington. DC: American Psychological Association.

Lewinsohn. P.M., Clarke, O.N., Hops, R., & Andrews, J. (1990). Cognitive-behavioral treatment for depressed adolescents. *Behavior Therapy, 21*, 385-401.

Lochman, J.E. (1992). Cognitive-behavioral intervention with aggressive boys. Three year follow up and preventive effects. *Journal of Consulting and Clinical Psychology, 60*, 426-432.

Long, P., Forehand, R., Wierson, M., & Morgan, A. (1994). Does parent training with young noncompliant children have long-term effects? *Behaviour Research and Therapy, 32*, 101-107.

Lovaas, O.I. (1987). Behavioral treatment and normal educational and intellekctual functioning in young autistic children. *Journal of Consulting and Clinical Psychology, 55*, 3-9.

March, J.S. (1995). Cognitive-behavioral psychotherapy for children and adolescents with OCD: A review and recommendations for traetment. *Journal of the American Academy of Child and Adolescent Psychiatry, 34*, 7-18.

March, J.S. & Leonard, H.L. (1996). Obsessive-compulsive disorder in children and adolescents: A review of the past 10 years. *Journal of the American Academy of Child and Adolescent Psychiatry, 35*, 1265-1273.

March, J.S., Mulle, K. & Herbel, B. (1994). Behavioral psychotherapy for children and adolescents with obsessive-compulsive disorder: An open trial of a new protocol driven treatment package. *Journal of the American Academy of Child and Adolescent Psychiatry, 33*, 333-341.

Margraf, J. (1990). Panic and agoraphobia: Behaviour therapy. In M. Hersen & A.S. Bellack (Eds.), *Handbook of comparative treatments for adult disorders* (S. 144-175). New York: Wiley.

Miller, G. E., & Prinz. R. J. (1990). Enhancement of social learning family interventions for child conduct disorder. *Psychological Bulletin, 108*, 291-307.

Mufson, L., Moreau, D., Weissman, M.M. & Klerman, G.L. (1993). *Interpersonal psychotherapy for depressed adolescents.* New York: Guilford.

O'Connor, R.D. (1969). Modification of social withdrawal through symbolic modeling. *Journal of Applied Behavior Analysis, 2*, 15-22.

O'Connor, R.D. (1972). Relative efficacy of modeling, shaping and the combined procedures for modification of social withdrawal. *Journal of Abnormal Psychology, 79*, 327-334.

Offord, D.R. & Bennett, K.J. (1994). Conduct disorder: Long-term outcomes and intervention effectiveness. *Journal of the American Academy of Child and Adolescent Psychiatry, 33*, 1069-1078.

Patterson, G.R. (1974). Interventions for boys with conduct problems: Multiple settings, treatments, and criteria. *Journal of Consulting and Clinical Psychology, 42*, 471-481.

Patterson, G.R., Chamberlain, P. & Reid, J. (1982). A comparative evaluation of a parent training program. *Behavior Therapy, 13*, 638-650.

Paul, G.L. (1967). Outcome research in psychotherapy. *Journal of Consulting and Clinical Psychology, 31*, 109-118.

Petermann, F. & Wiedebusch, S. (1996). Interventionsverfahren bei chronisch kranken Kindern. In F. Petermann (Hrsg.), *Lehrbuch der klinischen Kinderpsychologie*, 2. korrigierte und ergänzte Auflage (S. 555-586). Göttingen: Hogrefe.

Rapport, M.D., Murphy, A. & Bailey, J.S. (1982). Ritalin versus response cost in the control of hyperactive children: A within-subject comparison. *Journal of Applied Behavior Analysis, 15*, 20-31.

Remschmidt, H. & Schmidt M. (Hrsg.) (1986). *Therapieevaluation in der Kinder- und Jugendpsychiatrie.* Stuttgart: Enke.

Reynolds, W., & Coats, K. I. (1986). A comparison of cognitive-behavioral therapy and relaxation training for the treatment of depression in adoleseents. *Journal of Consulting and Clinical Psychology, 54*, 653-660.

Richters, J.E., Arnold, L.E., Jensen, P.S., Abikoff, H., Conners, C.K., Greenhill, L.L., Hechtman, L., Hinshaw, S.P., Prelham, W.E. & Swanson, J. (1995). NIMH collaborative multisite mutlimodal tratment study of children with ADHD: I. Background and rationale. *Journal of the American Academy of Child and Adolescent Psychiatry, 32*, 987-1000.

Robin, A.L. & Foster, S.L. (1989) *Negotiating parent-adolescent conflict: A behavioral family systems approach.* New York: Guilford Press.

Ross, A.O. (1982). *Psychische Störungen bei Kindern: Ihre Erforschung, Diagnostizierung und Behandlung.* Stuttgart: Hippokrates.

Sanders, M.R., & Dadds, M.R. (1993). *Behavioral family intervention.* Needham Heights, MA: Allyn & Bacon.

Scahill, L., Vitulano, L.A., Brenner, E.M., Lynch, K.A. & King, R.A. (1996). Behavioral therapy in children and adolescents with obsessive-compulsive disorder: A pilot study. *Journal of Child and Adolescent Psychopharmacology, 6*, 191-202.

Schmidt, M.H. & Remschmidt, H. (Eds.) (1989). *Needs and prospects of child and adolescent psychiatry.* Toronto: Hogrefe & Huber.

Serketich, W. J., & Dumas, J.E. (1996). The effectiveness of behavioral parent training to modify antisocial behavior in children: A meta analysis. *Behavior Therapy; 27,* 171-186.

Shapiro, T.H. (1989). The psychodynamic formulation in child and adolescent Psychiatry. *Journal of the American Academy of Child and Adolescent Psychiatry, 28,* 675-680.

Shirk, S.R. & Russel, R.L. (1992). A reevaluation of estimates of child therapy effectiveness. *Journal of the American Academy of Child and Adolescent Psychiatry, 31,* 703-710.

Shure, M.B. (1992). *I can problem solve (ICPS): an interpersonal cognitive problem solivin program.* Champaign: Research Press.

Smith, M.L. & Glass, G.V. (1977). Meta-analysis of psychotherapy outcome studies. *American Psychologist, 32,* 542-760.

Smith, M.L., Glass, G.V. & Miller, T.I. (1980). *The benefits of psychotherapy.* Baltimore: John Hopkins University Press.

Stark, K.D., Reynolds, W.M., & Kaslow, N.J. (1987). A comparison of the relative efficacy af self-control therapy and a behavioral problem-solving therapy for depression in children. *Journal of Abnormal Child Psychology, 15,* 91-113.

Stark, K.D. Swearer; S., Kurowski, C ,Sommer D., & Bowen, B. (1996). Targeting the child and the family: A holistic approach to treating child and adolescent depressive disorders. In E.D. Hibbs & P.S. Jensen (Eds.), *Psychosocial treatments for child und adolescent disorders: Empirically based strategies for clinical practice (S.* 207-238). Washington, DC: American Psychological Association.

Tarrier, N., Barrowclough, C., Vaughn, C. (1988). The community management of schizophrenia: a controlled trial of behavioral intervention with families to reduce relapse. *British Journal of Psychiatry, 153,* 532-542.

Taylor, E., Sergeant, J., Döpfner, M., Gunning, B., Overmeyer, S., Möbius, H. & Eisert, H.G. (1998). Clinical guidelines for hyperkinetic disorder. *European Child & Adolescent Psychiatry, 7,* 184-200.

Thompson, R. W., Ruma, P.R., Schuchmann, L.F. & Burke, R.V. (1996). A cost-effectiveness evaluation of parent training. *Journal of Child and Family Studies, 5,* 415-429.

Wahler, R.G. (1980). The insular mother: Her problems in parent-child treatment. *Journal of Applied Behavioral Analysis, 13,* 207-219.

Webster-Stratton, C. (1990). Long-term follow-up of families with young conduct problem children: From preschool to grade school. *Journal of Clinical Child Psychology, 19,* 144-149.

Webster-Stratton, C. (1996). Early intervention with videotape modelling: Prognosis for families of children with oppositional defiant disorder or conduct disorder. In E.D. Hibbs & P. Jensen (Eds.), *Psychosocal treatment research of child and adolescent disorders: Empirically based strategies for clinical practice* (S. 435-474). Washington, D.C.: American Psychological Association.

Weiss, B. & Weisz, J.R. (1990). The impact of methodological factors on child psychotherapy outcome research: A meta-analysis for researchers. *Journal of Abnormal Child Psychology, 18,* 639-670.

Weisz, J.R. & Weiss, B. (1989). Assessing the effects of clinic-based psychotherapy with children and adolescents. *Journal of Consulting and Clinical Psychology, 57,* 741-746.

Weisz, J.R., Weiss, B., Alicke, M.D. & Klotz, M.L. (1987). Effectiveness of psychotherapy with children and adolescents: A meta-analysis for clinicians. *Journal of Consulting and Clinical Psychology, 55,* 542-549.

Weisz, J.R., Weiss, B., Han, S.S., Granger, D.A. & Morton, T. (1995). Effects of Psychotherapy with children and adolescents revisited: A meta-analysis of treatment outcome studies. *Psychological Bulletin, 117*, 450-468.

Wells, K.C. & Egan, J. (1988). Social learning and systems family therapy for childhood oppositional disorder: Comparative Treatment Outcome. *Comprehensive Psychiatry, 29*, 138-146.

Wilkes, T.C., Belsher, G., Rush, A.J., Frank, E. (Eds.) (1994) *Cognitive therapy for depressed adolescents.* New York: Guilford.

Gesellschaftliche Rahmenbedingungen

Die gesellschaftliche Konstruktion von Kindheit

Holger Wyrwa

Zur Geschichte der Kindheit

Die Trennung zwischen Kindheit und Erwachsenheit ist eine willkürliche Trennung. Kindheit ist ein soziokulturelles Produkt und als ein solches – historisch betrachtet – noch ein recht junges Produkt. Die Idee, Kindern einen Schonraum zu erschaffen, in welchem sie „unbeschwert" aufwachsen können, entwickelte sich erst allmählich im 17. Jahrhundert. In den darauffolgenden drei Jahrhunderten kam es zu einer immer weitergehenden Spezifizierung dieses Schonraums und damit der Besonderheit „Kindheit". Dies bedeutete jedoch nicht, daß es vor dem 17. Jahrhundert keine Vorstellung von Kindheit gab (Ariès, 1980; Shahar, 1993). Doch war der „natürliche" Schonraum im Mittelalter auf das zarteste Kindesalter beschränkt, wo Kinder ohne die Hilfe der Erwachsenen nicht fähig waren zu existieren. Sobald Kinder laufen und arbeiten konnten, wurden sie in die Welt der Erwachsenen integriert. Ihre Kleidung unterschied sich nicht von der Erwachsenenkleidung. Die Umgangsweise mit dem Kind war die gleiche wie die der Erwachsenen untereinander. Selbst die Art und Weise des Denkens unterschied sich nur unwesentlich von der der Erwachsenen. Im magischen Denken verhaftet, das sich u.a. durch Aberglauben, der Furcht vor Gespenstern auszeichnete, war das Denken der Erwachsenen selbst recht kindlich (Ariès, 1980). Worin sich Kinder von Erwachsenen unterschieden, war die Körpergröße.

Was die allgemeine Beziehungsstruktur zwischen Erwachsenen und Kindern betraf, entwarfen u.a. Rutschky (1977), DeMouse (1980) und Badinter (1984) ein düsteres Bild, das aus heutiger Sicht von Gleichgültigkeit, Grausamkeit, Zwang und Unterdrückung gegenüber dem Kind gekennzeichnet zu sein scheint. Sie beschreiben in ihren Büchern das ausgenützte, unterdrückte und vernachlässigte Kind.

Der Wandel im Verständnis von Kindheit setzte – wie bereits erwähnt – im 17. Jahrhundert ein. Ariès berichtet bezüglich der Entwicklungsgeschichte der Kindheit von zwei grundlegenden Einstellungen gegenüber Kindern. Die erste Einstellung äußerte sich im Gehätschel des Kindes, das sich innerhalb der Familie abspielte. Die Quelle der zweiten Einstellung lag außerhalb der Familie bei den Männern der Kirche, des Rechts und bei den Moralisten. Sie waren es, die Richtlinien im Umgang mit Kindern aufstellten und deutlich machten, wie Kinder erzogen werden sollten.

Im Laufe der Zeit wurde die Familie zum unabdingbaren Ort affektiver Verbundenheit zwischen Ehegatten und zwischen Eltern und Kindern. Eltern begannen sich im 19. und 20. Jahrhundert zunehmend für ihre Kinder zu interessieren. Im Rahmen gesellschaftlicher und individueller Veränderungsprozesse organisierte sich die Familie um das Kind, welches mehr und mehr den Mittelpunkt der Familie bildete. Im Mittelalter lagen die gefühlsmäßigen Bindungen und die sozialen Kontakte außerhalb der Familie, in den Kontakten mit Nachbarn, Freunden, Greisen, Dienern (Ariés, 1980). Ein Familiensinn als Familiengefühl heutiger Prägung war im Mittelalter nach Ariés unbekannt. Dieser Familiensinn entstand erst im 15. und 16. Jahrhundert und setzte sich endgültig im 17. Jahrhundert durch und zeigte sich in der wachsenden Verbindung zwischen Eltern und Kindern. Hierbei bedeutete eine Familie zu sein jedoch noch nicht, sich von der Umwelt zurückzuziehen. Das Soziale spielte sich vorwiegend in der Öffentlichkeit ab und ließ der Familie kaum einen Raum für Privatheit. Dies änderte sich erst als sich durch die Verbesserung ökonomischer Verhältnisse Möglichkeiten ergaben, sich u.a. den Luxus der Zurückgezogenheit, die Privatheit des Lebens, die Beschäftigung mit dem eigenen Ich zu erlauben (Ariès & Duby, 1989-1993).

Doch trotz aller gesellschaftlicher und individueller Veränderungen hielt sich die Auffassung von der kurzen Kindheit insbesondere in den unteren Schichten. Erst mit der Etablierung der Schule als eines öffentlichen Ortes des Lernens gelang es mit der Zeit, die Auffassung von der langen Kindheit durchzusetzen. Der Schonraum „Kindheit" war zu einem unabdingbaren Muß für die Gesellschaft geworden.

Rosenbaum beschreibt in diesem Zusammenhang exemplarisch das Verhältnis zum Kind in der deutschen Gesellschaft des 19. Jahrhundert für verschiedene Subkulturen, wie der Bauernfamilie, der Handwerkerfamilie, der Heimarbeiterfamilie und der Bürgerfamilie. In allen diesen Subkulturen veränderte sich der Begriff von Kindheit nicht zeitgleich, sondern war abhängig von den materiellen und intellektuellen Möglichkeiten, die in diesen Subkulturen herrschten. Für Rosenbaum ist Kindheit gekennzeichnet durch den wachsenden Sinn für die Eigentümlichkeit und Besonderheit des Kindes, durch die zunehmende räumliche Separierung von Eltern und Kindern und durch die intensive emotionale Beziehung zwischen Eltern und Kindern (Rosenbaum, 1982). Das Bürgertum war die fortschrittlichste Subkultur innerhalb der deutschen Gesellschaft des 19. Jahrhunderts. Hier setzten sich paradigmatisch die Kennzeichnungen der Kindheit durch. Doch für den Großteil der Kinder gab es im 19. Jahrhundert Kindheit noch nicht (Wagner-Winterhager & Stopper, 1981). Erst im 20. Jahrhundert wurde Kindheit schließlich allgemein als ein Lebensabschnitt betrachtet, der frei von Arbeit sein sollte. Dieser Schonraum war jedoch nicht nur auf die Freistellung von Arbeit bezogen, sondern auch durch den Ausschluß jeglicher verantwortlicher Teilnahme am gesellschaftlichen Leben. Die zeitliche Dauer der Kindheit wurde durch den Lebensabschnitt Schule definiert. Die Verschiebung des Kindes in den Schonraum pädagogischer Institutionen schützte vor Willkür und extremer Vernachlässigung, führte aber auch zu einem Verlust der Teilhabe an wesentlichen Bereichen des Lebens, nämlich der Arbeit, der Geselligkeit, aber auch Krankheit, Geburt und Alter.

Kindheit wurde zu einem labilen und fragwürdigen Zustand. Kinder bedurften deshalb der besonderen Pflege und Aufmerksamkeit. Sie mußten von der Welt der

Erwachsenen getrennt und erst allmählich – Schritt für Schritt – in diese Welt eingeführt werden. Für Kinder bedeutete dies, die „Geheimnisse", die das Erwachsenenleben umgab eines nach dem anderen zu lösen, was sich u.a. auf das Verstehen von Sexualität, Erwachsenenrituale, Weltgeschehen bezog. Der Siegeszug des empirischen und rationalen Denkens über das magische Denken baute eine weitere Trennungslinie zwischen Erwachsenen und Kindern auf. Kinder mußten langsam an das Denken der Erwachsenen durch die Bildung ihres Intellektes herangeführt werden.

Zur Kindheit der Gegenwart

Die historisch gewachsene Trennungslinie zwischen Erwachsenenwelt und Kinderwelt löst sich in unseren heutigen modernen bzw. postmodernen Gesellschaftssystemen zunehmend auf. Angesichts massiver gesellschaftlicher (z.B. wirtschaftlicher, politischer, medialer) und individueller (z.B. Orientierungslosigkeit, Verunsicherung) Veränderungsprozesse hat das Kind in unseren heutigen Gesellschaften westlicher Prägung kaum noch einen Sonderstatus. Die Trennung zwischen Kindern und Erwachsenen wird obsolet. Die Schonräume werden durch oben genannte Veränderungen aus dem Weg geräumt. Einige Faktoren, die zu diesen Veränderungen führten, sollen im folgenden kurz angerissen werden.

Kindern kann im medialen und informationszentrierten Zeitalter kaum noch etwas vorenthalten werden (Bochumer Arbeitsgruppe, 1993), da sie u.a. und vorwiegend über das Medium Fernsehen mit allem konfrontiert werden, was die Welt der Erwachsenen zu bieten hat. Die Geheimnisse der Erwachsenen sind längst keine mehr. Kinder müssen nichts mehr in einem langsamen Prozeß entdecken, erfahren und durchdenken. Sie müssen lediglich fernsehen. Von Hentig spricht in diesem Zusammenhang von der Fernsehkindheit (von Hentig, 1980). Postman (1987) spricht vom Gleichmacher Fernsehen, der Erwachsene und Kinder vereint, indem sie Teil an der gleichen Welt haben, die gleichen Informationen erhalten, sie allerdings kognitiv anders verarbeiten. Durch ihren im Vergleich zu Erwachsenen kleinen Erfahrungshorizont werden Kinder durch optische und akustische Reize ständig überstimuliert.

Ein weiterer wichtiger Veränderungspunkt, der auf den Phänomenbereich „Kindheit" einwirkt, ist die sich modifizierende Familie. Sie hat sich – mit den klassischen (idealen) Strukturelementen wie z.B. der Ehe auf Lebenszeit, des Vaters als Ernährer der Familie und der Frau, die genügend Zeit dafür hat, ihre Kinder zu erziehen – weitestgehend aufgelöst. Immer mehr Kinder sind von vollzogenen oder drohenden Scheidungen ihrer Eltern betroffen, werden nur noch von einem Elternteil erzogen, der oft berufstätig ist oder sie wachsen in Familien auf, in denen beide Elternteile berufstätig sind (vg. Hoepner-Stamos & Hurrelmann, in diesem Band).

Die wachsenden Leistungserwartungen der Eltern und die wachsenden Leistungsanforderungen in den Schulen sind zusätzliche Faktoren, die das Leben von Kindern erschweren. Hinzu kommen Ängste vor aggressiven Mitschülern, Zukunftssorgen und Freizeitstreß.

Der Schonraum Kindheit war gedacht als ein „Ort" relativ unbeschwerter Entwicklungen. Doch auch dieser letzte Flecken „Paradies" wird durch die Realität eingeholt. Kinder müssen sich mehr und mehr mit den sie umgebenden Welten auseinandersetzen. Sie erfahren nur noch in begrenztem Maße kognitive Sicherheit, die ihnen Geborgenheit, Orientierung und Sinn gibt (Wyrwa, 1996). Kinder befinden sich permanent in „Überforderungssituationen". Dort, wo ihre Deutungsmöglichkeiten noch begrenzt, die Orientierung und Bezugssysteme schwach ausgeprägt sind, erlebt sich das heutige Kind in eine Welt gesetzt, die einen bedrohlichen und alles andere als einen schonraumähnlichen Charakter hat.

Hurrelmann (1991) kommt zu dem Schluß, daß der Schonraum seit den 90er Jahren kaum noch anzutreffen ist. Rotthaus (1998) postuliert, daß der Schonraum – wenn überhaupt – möglicherweise nur noch in begrenzten Maße für Grundschulkinder, für ältere Kinder nur noch in Form von Schule zutrifft. Postman spricht des weiteren vom Verschwinden der Kindheit (Postman, 1987), Hengst (1981) von der Liquidierung der Kindheit. Parallel dazu konstatieren einige Autoren, daß auch die Erwachsenenwelt sich in einem Auflösungsprozeß befindet und sich zunehmend infantilisiert, was es zusätzlich erschwert, Kindheit von Erwachsenheit zu trennen (Postman, 1988; Bly, 1997; Bruckner, 1997).

Die kognitive Überforderung von Kindern in einer Welt permanenten Wandels und der Orientierungslosigkeit führt zu einer höheren Streßanfälligkeit. Auch hierbei unterscheiden sich Erwachsene von Kindern nur noch unwesentlich. Der Sozialpsychologe Heiner Keupp macht darauf aufmerksam, daß die Morbiditätsraten fast aller Altersgruppen rückläufig sind, daß aber bei den Zehn- bis Fünfundzwanzigjährigen gegenläufige Trends zu verzeichnen sind, die sich in einer Erhöhung chronischer Krankheiten, psychosomatischer Störungen und Suchtkrankheiten zeigen (Keupp, 1997). Die Ursachen dafür sind nach Keupp in einem tiefgreifenden soziokulturellen Umbruch zu sehen, der sich in massiven Verunsicherungen ausdrückt. Diese Verunsicherungen zeigen sich in der Auflösung von Sinn, Tradition, sicherem Wissen, Orientierungen, Normen und Werten. So leiden Kinder zunehmend an Beeinträchtigungen ihrer Gesundheit, die bisher in der Regel nur für Erwachsene galten, wie Erschöpfungszustände, Konzentrationsschwierigkeiten, Überforderungen, psychischen Störungen, Konsum von Arzneimitteln, etc. (Hurrelmann, 1991).

Die verwischenden Grenzen zwischen Kindheit und Erwachsenheit führen fast zwangsläufig zu einer veränderten Sichtweise, wie Kinder in unseren Gesellschaftssystemen zu betrachten sind. Die alten Konstruktionen von Kindheit, die sich in einem langen historischen Prozeß mühsam entwickelten, sind für die gegenwärtigen gesellschaftlichen Verhältnisse kaum noch aufrechtzuerhalten.

Im nächsten Abschnitt soll der Frage nachgegangen werden, wie die oben skizzierten Veränderungen in der Auffassung von Kindheit sich durch gesellschaftliche Modifizierungsprozesse haben entwickeln können.

Zum gesellschaftlichen Konstruktionsprozeß von Kindheit

Kindheit ist kein Natur-, sondern ein Kunstprodukt. Es hat im Laufe der Geschichte keinen zwangsläufigen, logischen oder „natürlichen" Entwicklungsschritt zu einem besonderen und eindeutigen Kindheitsverständnis gegeben. Das Kunstprodukt „Kindheit" geht in der heutigen Zeit möglicherweise sogar seinem Niedergang, auf jeden Fall jedoch seiner inhaltlichen Veränderung entgegen. Dieses Kunstprodukt ist das Ergebnis des Zusammenwirkens und Sich-Vernetzens von historischen, politischen, ökonomischen, soziologischen und psychologischen Prozessen. Unter anderen Ausgangsbedingungen bzw. Zwischenbedingungen hätten sich andersartige Vorstellungen im Umgang mit Kindern ergeben (können). Ausgehend von diesen Koningenzerfahrungen der Vieldeutigkeit – die typisch für postmoderne Gesellschaftsstrukturen sind – hat sich Kindheit im Zuge gesellschaftlicher Entwicklungen konstruiert. In diesem Zusammenhang spreche ich in den folgenden Ausführungen von der Konstruktion bzw. von der gesellschaftlichen Konstruktion von Kindheit.

Gesellschaftliche Konstruktion soll hier als die Bildung (Erzeugung), Aufrechterhaltung (Etablierung) und Stabilisierung (Institutionalisierung/Tradierung) eines interpsychischen und intersubjektiven Regelwerkes verstanden werden. Es besteht u. a. aus Normen, Verhaltensweisen und -anweisungen, Ein-Stellungen etc., welche von den Mitgliedern und Institutionen eines Gesellschaftssystems weitestgehend akzeptiert und gestützt werden. Dieses Regelwerk ist das Produkt von gesellschaftlichen und individuellen Entwicklungsprozessen, die zur Konstruktion eines Phänomenbereichs – hier Kindheit – geführt haben.

Es sind und waren gesellschaftliche und individuelle Veränderungsprozesse nötig, um die Bildung, Aufrechterhaltung und Stabilisierung eines zunehmend differenzierteren Verständnisses von Kindheit zu ermöglichen. Sie waren und sind Ausdruck historischer, ökonomischer, psychischer, sozialer und politischer Veränderungen. So war es – über die Verbesserung der ökonomischen Strukturen innerhalb der Neuzeit – insbesondere dem sich entwickelnden Bürgertum/Großbürgertum möglich, der physischen und psychischen Entwicklung von Kindern eine größer werdende Aufmerksamkeit zu schenken. Parallel dazu begann sich das Bewußtsein der Menschen derart zu modifizieren, daß statt der Wir-Identität – die vorwiegend im Mittelalter und der beginnenden Neuzeit aktuell war – die Ich-Identität (als Ausdruck von Individualisierung) zum Gegenstand der vermehrten Betrachtung wurde (Elias, 1994; Bruner, 1997; Ariès & Duby, 1989-1993). Die ebenfalls einsetzenden Veränderungen bezüglich der sich entwickelnden Isolierung der Familie von der Öffentlichkeit und der Entstehung privater Räume und allgemein des privaten Lebens (Ariès & Duby, 1989-1993) schufen weitere Möglichkeiten, den Prozeß der differenzierteren Wahrnehmung von Kindern voranzutreiben. Die herrschende Klasse wandte ihre Aufmerksamkeit ebenfalls zunehmend den Kindern zu. Badinter beschreibt am Beispiel der Entstehung der Mutterliebe den Prozeß der schleichenden Veränderung in der diesbezüglichen Einstellung zum Kind. Erst ab ca. dem 18. Jahrhundert veränderte sich die allgemeine Gleichgültigkeit der Mütter gegenüber ihren Kindern. Zuvor war das Verhältnis zu Kindern eher Ausdruck von Last und Unglück. Kinder wurden ausgesetzt, verwahrlosten, wurden getötet. Der Tod des Kindes wurde eher als ein banaler Zwischenfall angesehen. Zwar streitet Badinter nicht ab, daß es „liebende" Mütter im Einzelfall gegeben hat, doch bestreitet sie die „Mutterliebe" als eine universelle Haltung. (Badinter, 1984). Sie beschreibt, daß im letzten Drittel des 18. Jahrhunderts vermehrt Publikationen auftauchten, die Mütter dazu aufforderten, sich mehr um ihre Kinder zu kümmern. Kinder wurden für den Staat interessanter. Je mehr Untertanen es gab, um so eher vermehrte sich der

Reichtum des Staates, erhöhten sich die Steuereinnahmen und die Vergrößerungsmöglichkeiten der Streitkräfte. Männer wie Rousseau propagierten vehement die Fürsorge des Kindes nicht nur als Trieb, sondern als moralische Pflicht der Mutter. Man versuchte, den Müttern die Pflege und Aufzucht von Kindern schmackhaft zu machen. Dieser Prozeß der Konstruktion eines Muttergefühls führte schließlich zur heute für natürlich angesehenen Mutterliebe und ist bis heute erhalten geblieben (Badinter, 1984).

Daß sich die Mutterliebe schließlich bei den Müttern einstellte, die Besonderheit des Kindes allgemein akzeptiert, der „Schonraum" Kindheit als notwendig erachtet und die Trennung zwischen Erwachsenen und Kinderwelt als selbstverständlich betrachtet wurde, war nicht das Ergebnis eines ausgeklügelten Plans oder zwangsläufiger psychischer oder sozialer Entwicklungen. Das „Ereignis" Kindheit „ereignete" sich, weil individuelle und gesellschaftliche Faktoren zusammentrafen, welche die Konstruktion eines solchen Phänomenbereichs ermöglichten. Im Zusammenwirken und Sich-Vernetzen weiter oben erwähnter Faktoren wird ein neuer Phänomenbereich kreiert, der zwar Anschlußmöglichkeiten an bereits bestehende Phänomenbereiche haben muß, der aber nicht von Einzelpersonen, Gruppen oder Institutionen geplant werden kann. Gesellschaftliche Konstruktionen bilden sich u.a. aufgrund eigendynamischer Prozesse, die einen überindividuellen Charakter haben. Dies bedeutet: Ökonomische Verbesserungen waren in der Neuzeit nicht geplant. Die Entwicklung einer Ich-Identität war nicht geplant. Die Strukturierung des privaten Lebens war nicht geplant. Kindheit war nicht geplant. Diese Phänomenbereiche entwickelten sich aufgrund der Wechselbeziehungen zwischen schon bestehenden Phänomenbereichen. Anders ausgedrückt: Eigendynamische Entwicklungen resultieren aus dem mehr oder weniger zufälligen Zusammentreffen von Faktoren, die neue Strukturen auf der Basis alter Strukturen bilden.

Gesellschaftliche Konstruktionen bilden sich jedoch nicht aus dem Nichts heraus. Sie basieren auf individuellen Konstruktionen von Personen oder Personengruppen, die als Motoren für Neuerungen, Veränderungen, Weiterentwicklungen fungieren und dann zu gesellschaftlichen Konstruktionen werden, wenn sie von der Gesellschaft akzeptiert und institutionalisiert werden. Bevor Kindheit zu einer gesellschaftlichen Konstruktion wurde, wurde sie von Einzelpersonen angedacht. Die Männer der Kirche, des Rechts, die Moralisten, die Bürger propagierten einen anderen Umgang mit dem Kind. Ihre Überlegungen fanden Anschlüsse an die vorherrschenden gesellschaftlichen Strukturen, so daß sie sich verbreiten konnten. Mit der Unterstützung von „Zensoren", welche weitestgehend die Zugänge zur Öffentlichkeit kontrollierten (Adel, Klerus), vereinfachte dieser Umstand die Verbreitung einer „neuen" Idee wie die der Kindheit.

Ist eine bestimmte Sichtweise – über die Selektionsmechanismen eines Gesellschaftssystems – akzeptiert, institutionalisiert und tradiert, wirken diese überindividuellen gesellschaftlichen Konstruktionen in Form von Regeln real auf die Bevölkerung im allgemeinen und auf Einzelpersonen im speziellen ein bzw. zurück. Dies geschieht z.B. in Form von Konstruktionen wie Erziehungsideologien, Erziehungsmythen, Mutterliebe (Wyrwa, 1998c). Die bestehenden Konstruktionen bzw. konstruierten Strukturen legen im allgemeinen den Einzelnen und Gruppen in ihren jeweiligen Handlungsmöglichkeiten fest. Das Individuum geht in den Strukturen unter, die es geschaffen hat. Sie bestimmen ihn in seinem Denken und Fühlen (Foucault, 1991). Denn individuelle Konstruktionen – in der Bildung, Etablierung und Stabilisierung von Ein-Stellungen, Werten, Normen, etc. – basieren immer auch auf gesellschaftlichen Konstruktionen. Denn letztere bilden die Folien, auf denen Individuen ihre Konstruktionen erst schreiben können. Es kann nur das gedacht, gesagt und geschrieben werden, wofür die jeweilige Kultur auf der Basis ihrer Traditionen sensibilisiert ist. Beispielsweise ist der im Buddhismus vorkommende Terminus „Nichts" nicht einfach Leere im Sinne von nichts, sondern Ausdruck von Fülle im Sinne der buddhistischen Lehre. Dieses „Nichts" zu verstehen – ohne das diskursive Denken des Westeuropäers zu benutzen – dürfte für die meisten Westeuropäer enorme Schwierigkeiten bereiten (vgl. Wyrwa, 1994). Sind keine Anschlußmöglichkeiten z.B. in Form von bekannten ähnlichen westeuropäischen Konzeptionen vorhanden, prallt die jeweilige Konstruktion an der Gesellschaft und ihren Mitgliedern ab. Hier zeigt sich deutlich, daß das Denken, Fühlen und Handeln eines Individuums auf den gesellschaftlichen Vorgaben eines Gesellschaftssystems basiert, das zwar von einem Individuum erweitert, aber in der Regel nicht verlassen werden kann. Gesellschaftliche Konstruktionen stehen in einer ständigen Wechselwirkung mit individuellen Konstruktionen (Berger & Luckmann, 1984).

Gesellschaftliche Konstruktionen sind des weiteren nicht Ausdruck einer objektiven, von Subjekten unabhängigen Wahrheit, sondern sind Ausdruck von Intersubjektivitäten und entsprechen aktuell vorherrschenden sozio-kulturellen Rahmenbedingungen, die für eine bestimmte Sichtweise sensibilisieren. Sie sind Übereinkünfte, konsensuelle Bereiche, die unter anderen gesellschaftlichen Rahmenbedingungen und Kontexten vollständig anders aussehen würden. Sie verkörpern lediglich *eine* Möglichkeit der Weltbetrachtung. Sie konstruieren sich auf der Basis ihrer Historizität und setzen dabei Sinnmarkierungen oder Leitlinien, an denen Individuen sich in ihrem Denken, Fühlen und Handeln orientieren können.

Die retrospektiven Betrachtungen beispielsweise eines Ariès, DeMouse, einer Rutschky oder Badinter über Kinder und Kindheit sind zwar differenzierte Interpretationen, aber dennoch Interpretationen. Die Auffassungen eines Erasmus von Rotterdam, eines Jean Jaques Rousseau, von Wissenschaftlern vergangener und heutiger Zeit über Kinder und Kindheit spiegeln nicht die Wirklichkeit wieder – wie sie unabhängig vom erkennenden Subjekt im ontologischen Sinne ist – sondern sind perspektivistische Auffassungen, die möglicherweise nur einen kleinen Ausschnitt eines beobachteten Bereichs erhellen und andere zwangsläufig im Dunkel lassen.

Die französische Historikerin Perrot formuliert für die Erforschung des privaten Lebens Überlegungen, die auch für die Erforschung der Kindheit und anderer Phänomene zutreffen:

„Dennoch bleibt die Schwierigkeit, etwas anderes zu entdecken als das äußere und öffentliche Gesicht des privaten Lebens. Es ist unmöglich, hinter den Spiegel zu gelangen. Hier schafft das Sagbare das Unsagbare, Licht erzeugt Dunkelheit. Das Ungesagte, das Unbekannte, das, was wir niemals kennen werden, bewegt sich im selben Maße voran wie unser Wissen, das vor unseren Füßen Geheimnisse aufreißt. Es bleibt die ungreifbare Undurchsichtigkeit des Gegenstands, sobald man über eine Sozialgeschichte des privaten Lebens hinausgehen und jenseits von Gruppen und Familien die Geschichte der Individuen mit ihren Vorstellungen und Emotionen erfassen möchte: die Geschichte der Handlungs- und Lebensformen, der Art zu fühlen und zu lieben, der Regungen des Herzens und des Körpers, der Flugbahnen der Träume und Phantasien" (Perrot, 1992, S. 10f).

Zur gesellschaftlichen Konstruktion des Denkens

Gesellschaftliche Konstruktionen sind Vereinbarungen, Perspektiven, wie ein Phänomen betrachtet, erklärt, verstanden, bewertet werden kann und bilden keine Wahrheit in einem absolutistischen oder ein-deutigen Sinne ab.

Hinter allen gesellschaftlichen und individuellen Konstruktionen steht jedoch eine – ebenfalls gesellschaftliche und individuelle – Basiskonstruktion, die sich nur erkenntnistheoretisch fassen läßt. Sie beeinflußt entscheidend die Sichtweise von Kindheit. Denn die jedem Gesellschaftssystem zugrundeliegende Denk-Kultur bestimmt letztlich, wie Kindheit überhaupt wahrgenommen, beschrieben und verändert wird bzw. werden kann. Diese Denk-Kultur ist ein Produkt aus dem Zusammenwirken der ordnungsherstellenden Funktionsweise des Gehirns und damit des Denkens, Fühlens und Handelns von Individuen und Gruppen von Individuen, ebenso von Erziehungs- und Sozialisationsfaktoren, der Sprache und historischer Entwicklungsverläufe.

In den folgenden Ausführungen soll in diesem Zusammenhang aufgezeigt werden wie eine Denk-Kultur die Entstehung individueller und gesellschaftlicher Konstruktionen von Kindheit beeinflußt und prägt. Hierbei wird insbesondere auf die Notwendigkeit der Flexibilisierung von Kindheitsvorstellungen in unserer postmodernen Zeit eingegangen.

Die Struktur des Gehirns bestimmt die Struktur des Denkens und damit des Fühlens und Handelns. Das Gehirn läßt sich diesbezüglich grob in zwei Funktionsbereiche einteilen. Das Gehirn funktioniert zum einen als ein ordnungsherstellendes System. Es konstruiert auf physikalischer Ebene Invarianzen, Regularitäten, Schemata, die über ihre Stabilisierung und Habitualisierung für den jeweiligen Organismus zur erkennbaren Wirklichkeit werden. Auch bei der Konstruktion unterschiedlichster individuell und sozial erzeugter Wirklichkeiten arbeitet das Gehirn komplexitätsreduzierend, indem es stabile Ordnungen bzw. Wirklichkeiten errechnet bzw. konstruiert. Diese Ordnungen werden vom reflektierenden Ich-Bewußtsein in der Regel als Ein-Deutigkeiten interpretiert. Sie manifestieren sich zu mehr oder weniger absolut verstandenen Ein-Stellungen in Bezug auf Glaubens- und Wissenssätze, auf Überzeugungen, Meinungen, etc. Dies ermöglicht Menschen die praktikable Illusion zu gestalten, Wirklichkeit abbilden und erkennen zu können. Ein solches Denken kann als ein monozentristisches bzw. zustandsorientiertes Denken bezeichnet werden (Wyrwa, 1996). Es immunisiert sich weitestgehend gegen die vielfältigen Möglichkeiten, in die das Denken noch driften könnte (Festinger, 1978; Berger & Luckmann, 1984). Die Komplexitätsreduktion erleichtert den Umgang mit der Welt, schränkt ihn aber auch ein. Im Monotheismus der christlichen Religion oder in der Monokausalität der traditionell wirklichkeitserkennenden Wissenschaften (Dörner, 1983) manifestiert sich dieses auf Monozentrismen ausgerichtete Denken.

Die basale Denk-Struktur des Menschen ist von Beginn seiner Geburt und über weite Strecken seiner kognitiven Entwicklung monozentristisch ausgerichtet. Es vollzieht sich im Herstellen klarer und einfacher Ordnungen, die für das physische und psychische Überleben des Menschen von entscheidender Bedeutung sind. Das Wirklichkeit konstruierende und ordnende Gehirn bedient sich hierbei zunächst eines einfachen binären Codes. Das Neugeborene trifft die empfindende Unterscheidung Lust/Unlust. Das Kleinkind trifft die sprachliche Unterscheidung Ja/Nein. Diese entwickelt sich wiederum zur kategorialen Unterscheidung Wahr/Unwahr. Gemeinsam ist diesen Unterscheidungen ihre absolute Zwei-Wertigkeit in der Fest-Stellung von Ein-Deutigkeiten und im weitestgehenden Fehlen von Schattierungen, Übergängen, Einschränkungen, Relativierungen.

Zu Beginn seiner kognitiven Entwicklung orientiert sich ein Kind bei der binär codierten Konstruktion seiner Ein-Stellungen ausschließlich an den diesbezüglichen Konstruktionen von signifikanten Personen (insbesondere den Eltern). Auf deren verbale und nonverbale Orientierungsangebote – die sich u.a. auf die Vermittlung von Werten, Normen, Lebens-Ein-Stellungen, Emotionalität beziehen – greift es zurück, um für sich dementsprechende eigene individuelle Ordnungen bilden und aufrechterhalten zu können.

Wird ein Kind nun im Prozeß seiner Bildung von Ein-Stellungen über Orientierungsangebote in zahllosen Variationen und diesbezüglichen Wiederholungen in seinem Lebensraum mit einer monozentristischen Denk-Struktur permanent konfrontiert, kann es auf diese Weise indirekt dazu instruiert werden, generell selbst monozentristische Ein-Stellungen zu bilden (Wyrwa, 1996). Da sich das Kind zunächst nur an den Denk-Strukturen seiner signifikanten Personen orientieren kann, hat es diesbezüglich keine andere Wahl, da es sich – um stabilisierte Ordnungen (Wirklichkeiten) bilden zu können – an etwas orientieren muß. Hat sich eine solche zustandsorientierte Struktur bei einem Individuum erst einmal etabliert, so beeinflußt diese als basaler Modus alle anderen gehirninternen Operationen bei der Errechnung von Wirklichkeiten, in dem noch zu bildende Ein-Stellungen in diesem Modus des Monozentrismus konstruiert werden. Die Aufrechterhaltung dieses basalen Modus wird über die ordnende Funktion des Gehirns hinaus durch die einschränkenden Bedingungen der Sprache, durch die Macht der Gewohnheit, der Kultur, der Sozialisation, der Erziehung und durch die darauf basierenden persönlich gemachten Erfahrungen eines Individuums gestützt. Auch die historische Dimension darf hierbei nicht vergessen werden. Denn es ist die Autorität der Geschichte, welche als jahrtausendealte Denk-Kultur und Denk-Tradition verkündet hat – ob nun naiv oder kritisch formuliert – daß die eine wahre Wirklichkeit erkennbar ist. Im Fahrwasser dieser wirklichkeitsfeststellenden Faktoren entwickelte sich historisch gesehen die zweiwertige Logik, die Ontologie, die Auffassung von der linearen Kausalität, die Subjektunabhängigkeit von Erkenntnis und die Idee von der Objektivität.

Die monozentristische Denkstruktur – im Denken des Einen – war über weite Strecken der Menschheitsgeschichte kompatibel mit den jeweils vorherrschenden Gesellschaftsstrukturen. Auch sie waren weitestgehend monozentristisch strukturiert. Magien, religiöse Systeme, wissenschaftliches Denken wurden in der Regel als Absolutismen und als allgemeingültige Verbindlichkeiten betrachtet. Auch das 20. Jahrhundert ist durch den Glauben geprägt, allgemeingültige Wahrheiten zu finden bzw. Erkenntnisse nach klar definierten Kriterien wissenschaftlich unter Ausschluß subjektabhängiger Faktoren objektivieren zu können. So haben in der Geschichte der Menschheit Veränderungen von Ein-Stellungen und Wissensbeständen schwerpunktmäßig nur in der Verschiebung von einer Ein-Deutigkeit zu einer anderen Ein-Deutigkeit stattgefunden. Die Denk-Inhalte veränderten sich, aber nur im bloßen Austausch von Denk-Inhalten (z.B. Normen, Glaubens- und Wissenssätze). So wurde im Laufe der Jahrhunderte das Wesen des Kindes zwar aus unterschiedlichen Perspektiven betrachtet, doch vorwiegend nur in der Verschiebung von Denk-Inhalten unter Beibehaltung der monozentristischen Basis-Perspektive. Je nach Epoche, nach dem jeweils aktuellen Gesellschaftssystem, nach ökonomischen und kulturellen Verhältnissen, nach anthropologischen, psychologischen, philosophischen, theologischen Anschauungen wandelte sich das Bild vom Kind. So wurde das Kind u.a. in der Antike für unvollkommen angesehen, als ein Wesen, das sich im Stadium der Verkehrtheit befand und deshalb noch kein vollwertiger Menschen war. Im Mittelalter wurde es z.B. als ein eigenständiges Wesen betrachtet, daß mehr oder weniger gleichberechtigt mit den Erwachsenen zusammenlebte. Das Kind war im Mittelalter auch mit der Erbsünde behaftet und wurde in diesem Zusammenhang als böse angesehen. Dann wiederum wurde es zu einem Wesen der Unschuld hochstilisiert. Ausgehend vom Milieuoptimismus John Lockes war es schließlich eine tabula rasa, auf der der Mensch erst geschrieben werden mußte. Des weiteren bezeichnete man Kinder als träge Geschöpfe, die erzogen und angetrieben werden mußten. Schließlich steckte in ihnen ein natürliches Potential, das sich in geeigneter Umgebung entfalten sollte. Dieser milieupessimistischen Sichtweise huldigte beispielsweise Rousseau. In den folgenden Zeiten entwickelten sich mehr und mehr unterschiedliche Wesensbestimmungen und Erziehungsideologien.

Obwohl in ihren Denk-Inhalten unterschiedlich, waren sie bezüglich der diesen Denk-Inhalten zugrundeliegenden Denk-Struktur gleich, da monozentristisch orientiert. Kindheit wurde als ein-deutig und absolut fixiert.

Als Erben der monozentristischen Denk-Struktur beeinflußt diese auch heute noch unsere Vorstellungen, wie Kindheit zu sein hat oder ist. So ist die monozentristische Denk-Kultur auch weiterhin ein prägender Faktor bei der Betrachtung und Einschätzung von Kindheit inklusive der daraus resultierenden Umgangsweise mit Kindern und Jugendlichen. Sie ist eine gesellschaftliche und individuelle Basiskonstruktion mit hohem Einfluß, die Blickwinkel fixiert und damit einschränkt. Kindheit aus einer monozentristischen Perspektive zu betrachten, bedeutet, von vornherein zu wissen, wie Kinder wirklich sind, daß u.a. Schonräume für Kinder unumgänglich sind, die Trennung zwischen Erwachsenen- und Kinderwelt unerläßlich ist, Abweichungen schlecht sind und behoben werden müssen.

Die monozentristische Denk-Struktur als Ausdruck einer sozio-historisch gewachsenen Denk-Kultur prägt die Sichtweise – nicht nur – von Kindheit. Kindheit wird hierbei heute oft gesehen als ein zu bewahrender Zustand, der so wie er existiert richtig bzw. gesund bzw. normal ist und sich folgerichtig von der Erwachsenenwelt unterscheidet. So befindet sich Kindheit „in Gefahr", droht „zu zerfallen", sich „aufzulösen". Dieser Zerfallsprozeß muß aufgehalten werden, um den alten Zustand wieder herbeizuführen oder den jetzigen Zustand wenigstens zu stabilisieren. Es wird von einer (fiktiven) Normalkindheit, Normalbiographie, Normalentwicklung ausgegangen (Hörmann, 1991), die als Maßstab für Korrekturen gilt, obwohl der Maßstab nicht im Natürlichen, sondern im Geschaffenen liegt und damit im jeweiligen Auge des Betrachters oder Beobachters. Die etablierte und tradierte Denk-Kultur wirkt – nicht zuletzt durch die determinierenden Bedingungen der Sprache – auf die Individuen zurück, die auf ihrer Basis Sichtweisen von Kindheit produzieren, die nicht nur nicht mehr zeitgemäß sind, sondern darüber hinaus auch nicht mehr reproduzierbar, da die gesellschaftlichen Verhältnisse sich permanent verändern. Die Denk-Kultur des Monozentrismus wird von „aktuellen" und „permanenten" gesellschaftlichen und individuellen Veränderungsprozessen ad absurdum geführt, da sie nicht mehr kompatibel mit der gewohnheitsmäßigen monozentristischen Denk-Struktur von Individuen und der traditionell vorherrschenden gesellschaftlichen Denk-Kultur ist.

Wir denken und handeln mit dem Instrumentarium des Monozentrismus, das nicht mehr zu den aktuellen gesellschaftlichen Rahmenbedingungen passend ist (Wyrwa, 1996). Individuelles monozentristisches Denken und die traditionelle gesellschaftliche Konstruktion der monozentristischen Denk-Kultur bewegen sich nicht mehr synchron mit den aktuellen gesellschaftlichen Bedingungen. So befindet sich eine zu den gesellschaftlichen Umständen passende Denk-Kultur erst in der Phase ihrer Entwicklung bzw. lokalen Etablierung. Systemtheoretische und/oder konstruktivistische Verfahren, der Ansatz der Synergetik, Chaostheorien sind – erkenntnistheoretisch gesehen – Alternativen zu monozentristischen Denkformen, die jedoch noch nicht als eine tradierte und institutionalisierte gesellschaftliche Konstruktion zu bezeichnen sind. Sie sind noch vorwiegend individuelle und gruppenspezifische Auffassungen einzelner Wissenschaftler bzw. Wissenschaftlergemeinden.

Doch auch in einer sich bildenden Gegenkultur zur monozentristischen Denk-Kultur liegt prinzipiell die Gefahr zu einem versteckten Monozentrismus. So darf einem Monozentrismus nicht ein Prozessualismus gegenüberstehen, der nur wiederum ein verkappter Monozentrismus wäre (im Sinne einer festzustellenden Eindeutigkeit), sondern ein Polyzentrismus, der eine Verknüpfung zwischen Zustandsdenken und Prozeßdenken auf einem Kontinuum zwischen diesen beiden Extrempolen anstrebt, und je nach temporären und situativen Bedingungen (Wyrwa, 1996) zwischen beiden Polen oszilliert. Kindheit als ein gesellschaftliches Phänomen zu betrachten, daß eindeutig fixiert werden kann, erübrigt sich hierbei ebenso sehr wie Kindheit als einen ständigen Prozeß zu sehen. Ersteres engt das Verständnis hierüber ein, letzteres macht das Erklären wie das Verstehen von Kindheit zu einer Unmöglichkeit. Denn was sich in einem fortwährenden Prozeß befindet, kann nicht angehalten werden. Für eine wissenschaftliche Betrachtungsweise wie für das menschliche Denken im allgemeinen führte dies zu einer gänzlichen Unerkennbarkeit eines zu untersuchenden Phänomens. So kann eine einseitige Prozeßbetrachtung nicht die Lösung sein. Diese entspricht auch nicht der Funktionsweise des menschlichen Gehirns, das sowohl zustands- als auch prozeßorientiert operiert (Wyrwa, 1996, 1998a).

So geht es darum, beide Funktionsweisen – Zustand und Prozeß – zusammenzuführen, wobei sich die Entwicklungslinie verschiebt. Traditionellerweise wurde im Laufe der Menschheitsgeschichte in relativ langen temporären Abständen aus einem etablierten Zustand ein Prozeß, der sich wieder zu einem Zustand entwickelte, der lange Zeit stabil blieb. Jahrhundertelang verliefen gesellschaftliche und individuelle Modifizierungen nach dem Ablauf-Schema von Zustand – Prozeß – Zustand. Durch eklatante Wissensvermehrung und daraus resultierender Informationsüberflutung hat sich das Ablauf-Schema umgekehrt von Prozeß – Zustand – Prozeß. Wichtig ist in diesem Zusammenhang, daß das Prozessuale im polyzentristischen Denkansatz nicht als eine Übergangsphase verstanden wird, die wieder zu einem Zustand führt, so wie etwa ein Christ zu einem Atheist und dann zu einem Buddhist wird und damit letztlich nur Denk-Inhalte unter Beibehaltung der monozentristischen Denk-Struktur ausgetauscht werden. Vielmehr ist – aus der polyzentristischen Perspektive – der Zustand der Übergang zum Prozeß, der zum Zustand und dann wieder zum Prozeß wird in einem unendlichen rekursiven Prozeß. In unserer gegenwärtigen Zeit bleiben Zustände nur kurzfristig Zustände und werden schnell wieder in Prozesse überführt. Dies ist m. E. der entscheidende erkenntnistheoretische Wandel, der sich im letzten Drittel dieses Jahrhundert allmählich vollzieht. Denn letzterer Blickwinkel macht nicht den Zustand zum Ziel oder den Prozeß, sondern die ständige Oszillation zwischen Zustand und Prozeß.

So kann Kindheit heute nicht mehr als ein fixierter bzw. zu fixierender Zustand beschrieben werden. Man kann nicht einmal mehr – wenn überhaupt jemals – von *der* Kindheit sprechen. Kindheit war und ist schon immer ein vager und dynamischer Begriff gewesen. Er war es nicht, wo der Glaube an die Ein-Deutigkeit unserer Erkenntnisse vorherrschend war und im erkenntnistheoretischen Reduktionismus das wissenschaftliche Heil zu finden möglich war. Je komplexer ein Gesellschaftssystem wird, um so schwieriger wird es, diesen „Erkennbarkeitsmythos" aufrechtzuerhalten. Kindheit heute zu beschreiben, ist fast unmöglich. Es gibt so viele Kindheiten wie es Kinder gibt. Durch die Pluralisierung, Individualisierung, Prozessualisierung, Globalisierung, Komplexitätssteigerung, multikulturelle Entwicklungstendenzen unserer westlichen Gesellschaftssysteme lösen sich Zustandsbeschreibungen zunehmend auf. Wo versucht wird, einseitig durch reduktionistische Vorgehensweisen und unter Mißachtung der Vernetzung u. a. von Lebensbereichen, von Phänomenen, Wissenssegmenten Kindheit zu beschreiben, erhalten wir keinen „aktuellen Stand" gesellschaftlicher Realitäten. Kindheit spielt sich heute auf Kontinua unterschiedlichster Abstufungen ab, die sich lediglich noch in ihren Extrempositionen annähernd klar voneinander unterscheiden lassen, wie z. B. extreme Verwöhnung vs. extreme Vernachlässigung.

Die Vielfältigkeit der Betrachtungsweisen, was Kindheit ist, zieht sich quer durch die wissenschaftlichen Disziplinen mit ihren jeweils unterschiedlichen Instrumentarien der „Wirklichkeitserkennung". Die Wissenschaft, der Journalismus, die Medien im allgemein sind die „Konstrukteure" von diversen Kindheitsbegriffen, die alle nicht mehr unter einem Oberbegriff von Kindheit subsummierbar sind. Sie stehen mehr oder weniger gleichberechtigt nebeneinander. Die sich bildende gesellschaftliche Konstruktion von Kindheit zeigt sich heute in der Bereitstellung von Vielheit, die Ausdruck unserer jetzigen gesellschaftlichen Entwicklung ist (vgl. Reich, 1998). Sie ist den Individuen – obwohl von diesen in Wechselwirkung mit gesellschaftlichen Veränderungsprozessen geschaffen – einen Schritt voraus. Sie präsentiert sich aus der Struktur der Vielheit und nicht mehr aus der Struktur der Einheit, in dessen Bahnen wir zu denken noch gewohnt sind. Dies gilt es zu berücksichtigen, wenn heute von Kindheit gesprochen wird. Die Aufrechterhaltung bzw. Wiederherstellung der prinzipiellen Trennung der Kindheit von der Erwachsenheit –

des Schonraumes – ist ein nicht unter allen Umständen wieder herzustellender bzw. zu konservierender Zustand. Eine derartige Fixierung auf vergangene Strukturen geht an den sich verändernden gesellschaftlich geschaffenen Realitäten vorbei. Statt dessen sollte vielmehr gelten, Kinder in die Erwachsenenwelt zu integrieren, sie mehr auf die verantwortliche Teilhabe am gesellschaftlichen Leben vorzubereiten, ihnen Möglichkeiten bieten, die sie für den adäquaten Umgang mit Pluralisierung, Individualisierung, Prozessualisierung und Komplexität befähigen (Wyrwa, 1996, 1997, 1998a,b).

Es mag sein, daß es wieder eine Zeit geben wird, wo sich die gesellschaftliche Konstruktion von Kindheit erneut verändert und dann möglicherweise wiederum eine Trennung zwischen Kindern und Erwachsenen und/oder die Errichtung von Schonräumen nötig sein kann. Doch die gegenwärtigen gesellschaftlichen Konstruktionen sprechen eine andere Sprache.

Zu einem postmodernen Psychotherapieverständnis

Es würde den Rahmen dieses Beitrages sprengen über die Implikationen des hier Dargestellten auf die Kinder- und Jugendpsychotherapie umfassend einzugehen. Doch einige grundsätzliche Überlegungen seien an dieser Stelle gestattet.

Eines der vordringlichsten psychischen Probleme der nächsten Jahrzehnte wird für Jugendliche und zu einem nicht unwesentlichen Teil auch für Kinder in hochdifferenzierten Gesellschaftssystemen die intrapsychische Bewältigung einer pluralistischen, komplexen und damit ständig sich modifizierenden Gesellschaft sein. An der Vielfalt und der Vieldeutigkeit der Welt durch Überforderung nicht zu scheitern, bedeutet, ein Höchstmaß an Bewältigungskompetenz, an Selbstwertgefühl, Disziplin und Selbstreflexionsfähigkeit entwickeln zu können. Gelingt es Kindern und Jugendlichen nicht, diesem Problem gerecht zu werden, kann eine diesbezügliche Desorientierung früher oder später zu psychischen Auffälligkeiten und Stö-rungen und zu psychosomatischen Erkrankungen führen (Hurrelmann, 1991, 1994) Somit könnten u.a. Ich-Stabilisierung im Wechsel mit Ich-Flexibilisierung als Form der Identitätsarbeit (Keupp, 1988, 1997), Persönlichkeitsentwicklung, adäquater Umgang mit Pluralität, Prozessualität, Komplexität (Wyrwa, 1996) originärer Bestandteil von Psychotherapie oder Erziehungsberatung werden.

Dies wiederum bedeutet für die PsychotherapeutInnen im Umgang mit Patienten bzw. Klienten ihre therapeutischen Einstellungen und Vorgehensweisen zunehmend zu flexibilisieren, zu prozessualisieren und zu individualisieren (Wyrwa, 1998b), um auf komplexe und sich ständig modifizierende Probleme und Anforderungen angemessen reagieren zu können.

Literatur

Ariès, Ph. (1980). *Geschichte der Kindheit* (3. Aufl.). München: dtv.

Ariès, Ph. & Duby, G. (Hrsg.) (1989-1993). *Geschichte des privaten Lebens.* 5 Bände. Frankfurt a.M.: Fischer.

Badinter, E. (1984). *Die Mutterliebe. Geschichte eines Gefühls vom 17. Jahrhundert bis heute.* München: dtv.

Bly, R. (1997). *Die kindliche Gesellschaft. Über die Weigerung erwachsen zu werden.* München: Kindler.

Berger, P. & Luckmann, Th. (1984). *Die gesellschaftliche Konstruktion der Wirklichkeit. Eine Theorie der Wissenssoziologie.* Frankfurt a.M.: Fischer.

Bochumer Arbeitsgruppe für Sozialen Konstruktivismus und Wirklichkeitsprüfung (in Zusammenarbeit mit der Arbeitsgruppe für Kulturphysiognomik) (1993). *Zur Kulturphysiognomik von Romantik, Moderne und Postmoderne. Arbeitspapier Nr. 11.* Ruhr-Universität Bochum, Fakultät für Psychologie.

Bruckner, P. (1997). *Ich leide also bin ich. Die Krankheit der Moderne. Eine Streitschrift* (2. Aufl.). Weinheim, Berlin: BeltzQuadriga.

Bruner, J. (1997). *Sinn, Kultur und Ich-Identität. Zur Kulturpsychologie des Sinns.* Heidelberg. Carl-Auer-Systeme.

DeMouse, L. (Hrsg.) (1980). *Hört ihr die Kinder weinen. Eine psychogenetische Geschichte der Kindheit.* Frankfurt a.M.: Suhrkamp.

Dörner, D. et al. (1983). *Lohausen. Vom Umgang mit Unbestimmtheit und Komplexität.* Bern: Huber.

Elias, N. (1994). *Die Gesellschaft der Individuen* (2. Aufl.). Frankfurt a.M.: Suhrkamp.

Festinger, L. (1978). *Die Theorie der kognitiven Dissonanz.* Bern: Huber.

Foucault, M. (1991). *Die Ordnung der Dinge.* Frankfurt a.M.: Suhrkamp.

Hengst, H. (1981). Tendenzen zur Liquidierung von Kindheit. In H. Hengst (Hrsg.), *Kindheit als Fiktion.* Frankfurt a.M.: Suhrkamp.

Hörmann, G. (1991). Verhaltensstörungen im frühen Lebensalter. In Hörmann, G., Körner, W. (Hrsg.), *Klinische Psychologie. Ein kritisches Handbuch. Reinbek bei Hamburg* (S. 259-279). Reinbek bei Hamburg: Rororo.

Hurrelmann, K. (1991). *Sozialisation und Gesundheit. Somatische, psychische und soziale Risikofaktoren im Lebenslauf* (2. Aufl.). Weinheim, München: Juventa.

Hurrelmann, K. (1994). Die alten Kinder. *Psychologie Heute, 10,* 72-77.

Keupp, H. (1988). *Riskante Chancen. Das Subjekt zwischen Psychokultur und Selbstorganisation. Sozialpsychologische Studien.* Heidelberg: Asanger.

Keupp, H. (1997). *Ermutigung zum aufrechten Gang.* Tübingen: dgvt-Verlag.

Lassahn, R. (1983). *Pädagogische Anthropologie. Eine historische Einführung.* Heidelberg: UTB.

Neumann, K. (Hrsg.) (1981). *Kindsein. Zur Lebenssituation von Kindern in modernen Gesellschaften.* Göttingen. Vandenhoeck & Ruprecht.

Perrot, M. (1992). Einleitung. In Ariès & Duby (Hrsg.), *Geschichte des privaten Lebens. Von der Revolution zum Großen Krieg. Band 4* (S.7-11). Frankfurt a.M.: Fischer.

Postman, N. (1987). *Das Verschwinden der Kindheit.* Frankfurt a.M.: Fischer.

Postman, N. (1988). *Wir amüsieren uns zu Tode . Urteilsbildung im Zeitalter der Unterhaltungsindustrie.* Frankfurt a. M.: Fischer.

Postman, N. (1995). *Keine Götter mehr. Das Ende der Erziehung.* Berlin: Berlin Verlag.

Reich, K. (1998). Die Kindheit neu erfinden. *Familiendynamik, 1*, 6-24.

Rosenbaum, H. (1982). *Formen der Familie. Untersuchungen zum Zusammenhang von Familienverhältnissen, Sozialstruktur und sozialem Wandel in der deutschen Gesellschaft des 19. Jahrhunderts.* Frankfurt a. M.: Suhrkamp.

Rotthaus, W. (1998). *Wozu erziehen? Entwurf einer systemischen Erziehung.* Heidelberg: Carl-Auer-Systeme Verlag.

Rousseau, J.J. (1983). *Emil oder Über die Erziehung* (6. unv. Aufl.). Paderborn, München, Wien, Zürich: UTB.

Rutschky, K. (Hrsg.) (1977). *Schwarze Pädagogik. Quellen zur Naturgeschichte der bürgerlichen Erziehung.* Frankfurt a.M., Berlin: Ullstein.

Shahar, Sh. (1993). *Kindheit im Mittelalter.* Reinbek bei Hamburg: Rowohlt.

von Hentig, H. (1980). Vorwort. In Ariès, Philippe, *Geschichte der Kindheit* (S. 7-44) (3. Aufl.) München: dtv.

Wagner-Winterhager, L. & Stopper, H. (1981). Kindheit – eine eigene Welt? – Historische und gegenwärtige Bedingungen von Kindheit. In Neumann, K. (Hrsg.), *Kindsein. Zur Lebenssituation von Kindern in modernen Gesellschaften* (S. 55-61). Göttingen: Vandenhoeck & Ruprecht.

Wyrwa, H. (1994). *Zen und Konstruktivismus. Zur konstruktivistischen Prozeß-Erfahrung und zur Satori-Erfahrung im Zen. In Bochumer Arbeitsgruppe für Sozialen Konstruktivismus und Wirklichkeitsprüfung.* Bochumer Berichte. Heft 2. Ruhr-Universität Bochum. Fakultät für Psychologie.

Wyrwa, H. (1996). *Pädagogik, Konstruktivismus und kognitive Sicherheit. Zur kognitiven Autonomie in pluralistischen Gesellschaftssystemen. Entwurf einer konstruktivistischen Denkerziehung.* Aachen: Mainz-Verlag.

Wyrwa, H. (1997). Wenn die Schule erst 'mal laufen lernt, dann gibt es kein Halten mehr. Systemisch-konstruktivistische Perspektiven zur Zukunft der Schule. Ein Überblick. *System Schule, 1*, 20-24.

Wyrwa, H. (1998a). Die Schule im Zeitalter der Postmoderne. Systemisch-konstruktivistische Überlegungen zur Zukunft der Schule. In Voß, R. (Hrsg.), *Schul-Visionen. Theorie und Praxis systemisch-konstruktivistischer Pädagogik* (S. 297-310). Heidelberg: Carl-Auer-Systeme-Verlag.

Wyrwa, H. (1998b). Supervision in der Postmoderne. Systemisch-konstruktivistische Selbst-Erfahrung für SupervisorInnen. In Neumann-Wirsig, H., Kersting, H.J. (Hrsg.), *Supervision in der Postmoderne. Systemische Ideen und Interventionen in der Supervision und Organisationsberatung* (S. 13-30). Aachen: IBS-Verlag.

Wyrwa, H. (1998c). *Die Schlaraffenlandkinder.* Weinheim. BeltzQuadriga.

Kindliche Lebenswelten:
Familie, Schule und Freizeit[1]

Friederike Hoepner-Stamos & Klaus Hurrelmann

Einleitung

Erfolgreiche therapeutische Tätigkeit erfordert nicht nur eine Berücksichtigung der individuellen Merkmale sondern auch eine Kenntnis der Lebenswelt des Klienten. Das gilt auch für die Altersgruppe der Kinder und Jugendlichen, auf die sich dieser Beitrag bezieht. Gegliedert nach den drei Lebenswelten *Familie, Schule* und *Freizeit* gibt er einen Überblick über die Lebenssituation der 5- bis 20jährigen in den 90er Jahren, wobei im Mittelpunkt der Aufmerksamkeit die Bereiche stehen, in denen sich Veränderungen deutlich abzeichnen. Daß hierbei Kinder und Jugendliche als eine Altersgruppe betrachtet werden, ergibt sich aus dem politischen Hintergrund dieses Bandes, nämlich der Schaffung eines Berufsstandes des Psychotherapeuten für Kinder und Jugendliche. Aus wissenschaftlicher Sicht ist eine solche Zusammenfassung nicht unbedingt sinnvoll, da sich die Lebenswelten von Kindern und Jugendlichen erheblich voneinander unterscheiden: So hat für Kinder beispielsweise die Familie eine wesentlich größere Bedeutung als für Jugendliche, und entsprechend wirkt sich der Familienstatus auch auf beide Altersgruppen ganz unterschiedlich aus. Wir werden daher in den einzelnen Abschnitten immer wieder auf die Unterschiede zwischen den beiden Gruppen hinweisen, wobei die Altersgrenze zwischen Kindern und Jugendlichen zwischen dem zehnten und dem zwölften Lebensjahr gezogen wird (vgl. Hurrelmann, 1995; Oerter, 1995; Oerter & Dreher, 1995).

1. Veränderung der Lebenswelten von Kindern und Jugendlichen

Charakteristisch für die Lebenswelt von Kindern und Jugendlichen ist die zunehmende Ausdifferenzierung und Pluralisierung von möglichen Lebensformen sowie von -verläufen (Freisetzung), die einhergeht mit dem Abbau von festen Strukturen und

---

[1] Dank geht an die Teilnehmerinnen und Teilnehmer des Seminars „Veränderte Lebenswelten von Kindern und Jugendlichen" der Gesamthochschule Kassel für die anregenden Diskussionen.

dem Verlust eines Gefühls für das Gesamtgefüge (Entzauberung), wobei gleichzeitig eine neue Art der sozialen Einbindung erfolgt (Reintegration bzw. Kontrolle). Dies gilt natürlich nicht nur für das Kindes- und Jugendalter sondern geschieht vor dem Hintergrund einer gesamtgesellschaftlichen Individualisierungstendenz, wie sie von Beck beschrieben wird (Beck, 1996, S. 206). Im Zuge dieses Individualisierungsprozesses ist gesamtgesellschaftlich – also auch für Kinder und Jugendliche – die Verwirklichung persönlicher Wünsche und Bedürfnisse immer mehr in den Mittelpunkt des Lebens gerückt. Kinder und Jugendliche wollen mehr und mehr Lebensbereiche selbstbestimmt organisieren mit der Folge, daß diese Lebensbereiche immer weiter auseinanderdriften, quasi zu Lebenswelten werden, die weniger und weniger miteinander zu tun haben.

Gleichzeitig nehmen die Anforderungen in den einzelnen Lebenswelten ständig zu: Familie erwartet adäquates Familienverhalten (Zugewandtheit, Mithilfe, gemeinsame Aktivitäten für ein gutes Familienklima), Schule erwartet Leistung (gute Noten, qualifizierte Abschlüsse für gute Berufsaussichten) und Freizeit erwartet adäquates Freizeitverhalten (sportliche Betätigung für soziale Anerkennung, Geld für Freizeitaktivitäten).

So stehen Kinder und Jugendliche vor der großen Aufgabe, sich in den verschiedenen Lebenswelten zurechtzufinden, aus der Vielzahl an Möglichkeiten die jeweils individuell beste herauszufinden und ein mögliches Scheitern zu verhindern, wobei ein Scheitern im Wege der Selbstzuschreibung dem Einzelnen zur Last gelegt wird (Schröder, 1995). Hierbei bleibt dann unberücksichtigt, daß die gesellschaftlich postulierten Versprechungen und Zielsetzungen (z. B. die Vielfalt an Ausbildungsmöglichkeiten) mit den strukturellen Gegebenheiten und Möglichkeiten (z. B. die Stellenangebote auf dem Arbeitsmarkt) nicht übereinstimmen (Mansel, 1995), d. h. die Verantwortung für Mißerfolg bei der persönlichen Lebensplanung und anderen Entscheidungen wird heute vermehrt beim Einzelnen gesucht, so daß bereits auf Kindern und Jugendlichen ein erheblicher Erfolgsdruck bei gleichzeitig immer weniger werdenden Sicherheiten in allen Lebensbereichen lastet.

2. Lebenswelt Familie

Während im Mittelalter die Familie für den „Fortbestand des Lebens, der Besitztümer und der Namen" (Ariès, 1976, S. 559) sorgte, also von großer Wichtigkeit für die Existenz war, spricht man heute von der „Verhandlungsfamilie auf Zeit, in der sich verselbständigende Individuallagen ein widerspruchsvolles Zweckbündnis zum geregelten Emotionalitätsaustausch auf Widerruf eingehen" (Beck, 1986, S. 118). Wenn auch beide Sichtweisen sicherlich etwas überspitzt formuliert und auch nicht unumstritten sind, so machen sie doch deutlich, daß in der Lebenswelt Familie ein Funktionswandel stattgefunden hat. Aus der patriarchalisch geprägten Ehe- und Familienstruktur wurde eine zunehmend partnerschaftlich geprägte Form des Zusammenlebens (Bundesministerium für Familie und Senioren, 1994), die mehr und mehr eine Option und keine Notwendigkeit mehr darstellt, von der also auch zunehmend einfacher „zurückgetreten" werden kann: So ist die zusammengefaßte Scheidungsrate von 15,7% im Jahre 1950 auf 37,0% im Jahre 1994 (alte Bundesländer) angestiegen (Lenz & Tillmann, 1997). Etwa jede dritte Ehe wird also wieder geschieden. Bezogen auf Kinder und Jugendliche läßt sich daraus die Vermutung ableiten, daß die Sicherheit, die die Institution Familie früher vermitteln konnte, abgenommen hat, d.h. Kinder und Jugendliche heute wachsen mit der Möglichkeit der Scheidung auf und sind sich dessen auch bewußt.

Mit einer solchen Betrachtungsweise sollen jedoch nicht die vielfältigen Aufgaben übersehen werden, die die Familie nach wie vor erfüllt: Immer noch vermittelt sie besonders Kindern die materielle und seelische Sicherheit, die es ihnen ermöglicht, die eigene Persönlichkeit zu entwickeln. Im Jugendalter bildet sie die stabile Grundlage, auf der aufbauend Jugendliche die innere Sicherheit entwickeln können, mehr und mehr den eigenen Lebensweg zu gehen und sich von der Familie zu entfernen. So gilt die Familie nach wie vor als das Modell des Zusammenlebens, an dem Kinder und Jugendlichen sich orientieren können, auch wenn heute die Familie nicht mehr zwangsläufig aus „Vater, Mutter und Kind(ern)" besteht, sondern beispielsweise auch aus Einelternfamilien oder Paaren, die unverheiratet zusammenleben.

2.1 Familienstand

Die meisten Kinder werden ehelich geboren, wenn auch die Tendenz zum „nichtehelichen Kind" deutlich zugenommen hat: So wurden 1960 noch 93,7% aller Lebendgeborenen als ehelich registriert, während dies 1995 nur noch 87,1% (alte Bundesländer) waren (Bundesministerium für Familie, Senioren, Frauen und Jugend, 1997). Auch wachsen nach wie vor die meisten Kinder bei zwei Erwachsenen auf (Eltern oder Stiefeltern). Tabelle 1 zeigt die Entwicklung dieser Zahlen im Zeitraum zwischen 1991 und 1995 für Deutschland.

Tabelle 1: *Bei Ehepaaren oder einem Elternteil lebende ledige Kinder unter 18 Jahren nach Familienstand der Mütter und Väter 1991 und 1995 (Angaben in Prozent)*

Familienstand der Bezugsperson*	1991			1995		
	BRD	Alte Bl.	Neue Bl.	BRD	Alte Bl.	Neue Bl.
Zusammenlebendes Ehepaar	86,9	88,6	81,2	84,8	86,9	76,6
Mit Mutter (ledig, getrenntlebend, geschieden oder verwitwet)	11,5	9,8	16,7	13,1	11,2	21,0
Mit Vater (ledig, getrenntlebend, geschieden oder verwitwet)	1,7	1,6	2,1	2,1	2,0	2,5
Insgesamt (100%), in Tausend	15339 Tsd.			15696 Tsd.		

Quelle: Statistisches Bundesamt; Mikrozensus – Bevölkerung am Familienwohnsitz
* Bei unverheiratet und getrenntlebenden Müttern und Vätern kann auch der andere Elternteil im selben Haushalt leben.

Die Aufsplittung nach alten und neuen Bundesländern zeigt, daß erheblich weniger Kinder und Jugendliche in den neuen Bundesländern bei einem zusammenlebenden Ehepaar aufwuchsen und aufwachsen als in den alten Bundesländern. Die Pluralisierung der Lebensformen scheint dort schneller stattzufinden. Die Zahlen zeigen jedoch gleichzeitig, daß die klar erkennbare Entwicklungstendenz in beiden Teilen Deutschlands trotz unterschiedlicher absoluter Zahlen die gleiche ist: Weniger Kinder und Jugendliche wachsen bei Ehepaaren auf, auch wenn dies 1995 immer noch mehr als 80% waren. Für Kinder und Jugendliche bedeutet dies nicht nur, daß die Selbstverständlichkeit, mit der früher davon ausgegangen werden konnte, daß jemand mit Mutter und Vater lebt, im Schwinden begriffen ist, sondern zugleich, daß die Lebensform, in die sie hineingeboren werden, Veränderungen unterworfen sein kann, mit denen sie sich arrangieren müssen, ohne daß sie einen spürbaren Einfluß auf diese Veränderungen haben: Zusammenleben, Heirat, Scheidung, Wiederverheiratung, d.h. für Kinder das Aufwachsen mit einem Stiefelternteil mit oder ohne elterliche Rechte. Diese Pluralisierung der Lebensform wirkt sich aber nicht nur auf die Kinder und Jugendlichen aus, die von ihr betroffen sind. Auch diejenigen, die in sogenannten stabilen Familien leben, müssen sich damit auseinandersetzen, daß – anders als früher – ihre Situation sich verändern könnte, selbst wenn dies real nie geschieht.

2.2 Finanzielle Situation

Kinder sind teuer: Je nach Art der Berechnung werden die monatlichen Kosten für ein Kind heute zwischen 698 DM und 835 DM geschätzt. Diese Kosten können nicht vollständig durch öffentliche (Erziehungsgeld, Kindergeld, steuerliche Entlastungen) oder private (ökonomische und materielle Unterstützung des sozialen Umfeldes) aufgefangen werden. Hinzu kommt, daß in vielen Familien Frauen, die bisher gearbeitet haben, mit der Geburt eines Kindes beruflich pausieren oder sich ganz aus dem Berufsleben zurückziehen, was eine zusätzliche finanzielle Belastung für die Familie darstellt. In einer für Deutschland repräsentativen Paneluntersuchung, bei der etwa 1.500 Erstehen sechs Jahre lang fortlaufend begleitet wurden, zeigte sich, daß im Befragungszeitraum das Einkommen kinderloser Paare um 62% stieg, während sich das Einkommen der Familien mit Kindern nur um 32% erhöhte. In absoluten Zahlen bedeutete dies, daß Familien ohne Kindern im Durchschnitt etwa 1100 DM mehr monatlich zur Verfügung stehen als Familien mit Kindern. Dies wird zum einen auf den bereits genannten Berufsausstieg der Mütter und zum anderen auf die größere Konzentration auf die Karriere bei kinderlosen Paaren zurückgeführt (Bundesministerium für Familie, Senioren, Frauen und Jugend, 1996).

Angesichts der hohen Arbeitslosenquote läßt diese Diskrepanz zwischen dem realen Einkommen und den durch Kinder verursachten Kosten Familien mit Kindern heute immer häufiger unter die Armutsgrenze rutschen: So gelten von Familien mit drei und mehr Kindern in den westlichen Bundesländern 22% und in den östlichen Bundesländern 42% als arm (Hanesch, Adamy, Martens et al., 1993). Bei Einelternfamilien, die etwa 20% aller Familien mit Kindern ausmachen, wird von einem Drittel ausgegangen, das an der Armutsgrenze lebt (Bundeszentrale für politische Bildung, 1994). Hinzu kommt, daß sich der Anteil der Haushalte mit einem verfügbaren monatlichen Einkommen von über 10.000 DM zwischen 1982 und 1992 in den westlichen Bundesländern vervierfacht hat (Vesper, 1995), d.h. Kindern und Jugendlichen, die an der Armutsgrenze leben, stehen vermehrt sozial sehr viel besser gestellte Gleichaltrige gegenüber, mit denen sie sich vergleichen können. Daß dies eine psychische Belastung darstellt, die zu Scham bezüglich der eigenen finanziellen Verhältnisse, Rückzug aus sozialen Kontakten, in denen man nicht mithalten kann, und psychosozialen Befindlichkeitsstörungen führen kann, hat Klocke an einer Stichprobe von über 6000 Kindern und Jugendlichen im Alter von 10 bis 17 Jahren nachgewiesen (1996).

2.3 Anzahl der Kinder sowie Geschwisterposition

Es werden immer weniger Kinder geboren. Die zusammengefaßte Geburtenziffer[2] betrug 1960 noch 2.37 und lag im Jahr 1995 für die alten Bundesländer bei 1.34 Kindern (Bundesministerium für Familie, Senioren, Frauen und Jugend, 1997). Hatte von allen 1935 geborenen Frauen nur etwa jede zehnte kein Kind, so gilt für den Jahrgang 1958, daß vermutlich jede fünfte Frau kinderlos bleiben wird. Für das Aufwachsen von Kindern und Jugendlichen bedeutet dies, daß insgesamt weniger Gleichaltrige als Spielpartner und Orientierungshilfen zur Verfügung stehen. Das ungeplante „Spielen auf der Straße" wird immer schwieriger, es müssen Verabredungen getroffen werden, um andere Kinder und Jugendliche zu sehen.

Parallel dazu ist ein Trend zu weniger Kindern pro Familie zu beobachten: Am Ende des 19. Jahrhunderts lebten in der deutschen Durchschnittsfamilie fünf Kinder. Zu Beginn des Zweiten Weltkrieges waren es nur noch drei (Kasten, 1986), heute kommen auf jede Frau des Geburtsjahrganges 1958 noch etwa anderthalb Kinder (Birg, Filip & Flöthmann, 1990). Tabelle 2 gibt einen Überblick über die Kinderzahl verschiedener Geburtsjahrgänge.

Tabelle 2: *Entwicklung der Kinderzahl nach den Geburtsjahrgängen 1935 bis 1958 in den alten Bundesländern*

Geburtsjahrgänge der Frauen	Von 100 Frauen, die im Verlauf ihres Lebens Kinder bekommen, haben ... Kinder (%)		
	1	2	3 und mehr
1935	28,3	32,9	38,8
1940	29,5	38,1	32,3
1945	35,0	39,9	25,2
1950	35,8	41,2	23,1
1955	35,6	42,9	22,0
1958	36,2	43,6	20,1

---

[2] Summe der altersspezifischen Geburtenziffern aller Frauen zwischen 15 und 44 Jahren.

Die Tabelle zeigt, daß Ein- und Zweikinderfamilien zugenommen haben, während Drei- und Mehrkinderfamilien abgenommen haben. Besonders das Aufwachsen als Einzelkind hat dabei Folgen für die psychische Entwicklung, wobei die Forschung inzwischen eindrücklich belegt, daß diese nicht negativ sind: Einzelkinder weisen eine stärkere internale und eine schwächere externale Handlungskontrolle auf als Kinder mit Geschwistern, haben also ein größeres Gefühl persönlicher Kontrolle über die Ergebnisse ihrer Handlungen (Falbo, 1981). Ebenso konsumieren Einzelkinder signifikant weniger Alkohol, Nikotin und Drogen als älteste und jüngste Geschwister (Ernst & Angst, 1983). Bereits 1978 berichtete Falbo, daß Einzelkinder häufiger Führungspositionen in Peergroups und Jugendorganisationen einnehmen. Bezogen auf Geschwister zeigt sich, daß gleichgeschlechtliche Geschwister eher in Gefahr stehen, sich in Konkurrenz zueinander zu sehen als gegengeschlechtliche Geschwisterpaare, bei denen die Abgrenzung voneinander bereits durch das Geschlecht vorgegeben und dadurch vereinfacht wird (Klagsbrun, 1993). Bei Geschwisterbeziehungen ist auch immer der zeitliche Abstand zwischen beiden Kindern zu berücksichtigen. Der Entwicklungsstand des älteren Kindes zum Zeitpunkt der Geburt des Geschwisters dürfte einen entscheidenden Einfluß auf seine Reaktion auf diese Veränderung haben: Während bei älteren Kindern die Geburt eines weiteren Kindes beispielsweise den Ablösungsprozeß von der Mutter positiv beeinflussen kann, kann es bei jüngeren Kindern eher zu Neid und Eifersucht kommen, da in diesem Alter die Eltern noch mehr beansprucht werden. Grundsätzlich gilt aber, daß der Einfluß von Geburtsrangplatz oder Geschwisterposition für sich genommen immer überlagert wird von Einflußgrößen wie dem sozialen Hintergrund, von der Familiensituation und der Befindlichkeit und Fähigkeit der Eltern (Unverzagt, 1995).

2.4 Beziehungen zwischen Eltern und Kindern bzw. Jugendlichen

In den Beziehungen zwischen Eltern und Kindern läßt sich ein großer Wandel feststellen: Während früher das Familienleben um die Bedürfnisse und Wünsche der Eltern herum organisiert wurde, spricht man heute von einer Kindorientierung im Zusammenleben von Familien. Nicht mehr die Interessen der Erwachsenen stehen im Vordergrund des Familienlebens, sondern das, was die Kinder wollen bzw. das, was die Eltern für ihre Kinder für richtig und notwendig halten. In der überwiegenden Zahl von Familien ist dabei das Ziel, die Kinder möglichst früh zu möglichst viel Selbständigkeit zu erziehen. Aus der Sicht der Kinder und Jugendlichen stellt sich dies häufig als eine „Ambivalenz zwischen pädagogischen Zugeständnissen (mehr Rücksichtnahme auf das Kind und Ernstnehmen kindlicher Ansprüche) und elterlichen Erwartungen (höhere Anforderungen an die kindliche Handlungssouveränität)" dar (Büchner & Fuhs, 1996, S. 180).

In ihrer Befragung von 10- bis 15jährigen Kindern und Jugendlichen zu verschiedenen Beziehungsaspekten konnten sie zeigen, daß sich trotz der Vielfalt heutiger Eltern-Kind-Beziehungen die Verhandlungsfamilie, in der die Erziehung zur Selbständigkeit oberste Priorität hat, als Norm in immerhin rund zwei Drittel bis drei Viertel aller befragten Familien durchgesetzt hat. Sie unterscheiden zusätzlich zwischen einer eher normgeleiteten Kindorientierung, bei der die Eltern sich in ihrem erzieherischen Handeln am allgemeinen Kindeswohl orientieren, und einer subjektbezogenen Kindorientierung, die sich an den Wünschen, Bedürfnissen und Interessen des jeweiligen Kindes orientiert.[3]

Unabhängig davon, ob normorientert oder subjektbezogen, wird deutlich, daß Kindern und Jugendlichen mit einer solchen Haltung auf Seiten der Eltern innerhalb der familiären Beziehungen wesentlich mehr Raum für eigene Entscheidungen – und sei es auch nur zwischen verschiedenen, von den Eltern vorgegebenen Alternativen – zugestanden wird. Dies erweitert ihren Handlungsspielraum und wird in der Regel auch mit Zufriedenheit mit der häuslichen Situation, mit den Eltern (Lang, 1985) und mit der Vornahme, die eigenen Kinder genauso oder ähnlich zu erziehen, beantwortet (Büchner & Fuhs, 1996). Es kann aber auch zu Überforderung der Kinder führen (Bründel & Hurrelmann, 1996), die sich wiederum auf das elterliche Verhalten auswirken kann, da die Beziehungen zwischen Kindern und Eltern eine zirkuläre Struktur aufweisen (Schneewind, 1995): So kann ein Kind, das sich überfordert fühlt, mit Rückzug reagieren. Dies kann von den Eltern als mangelnde Selbständigkeit interpretiert werden, woraufhin sie ihre Bemühungen, das Kind zur Selbständigkeit zu erziehen, verdoppeln, was wiederum die wahrgenommene Überforderung des Kindes bestätigt und verschlimmert.

Mit dem Übergang zum Jugendalter, dessen Beginn inzwischen bereits ab dem 10. Lebensjahr verortet werden kann, verändern sich die Beziehungen zwischen Kindern und Eltern. Die Wichtigkeit der Eltern als Ratgeber und Modell nimmt ab, während die Orientierung an der Gleichaltrigengruppe kontinuierlich zunimmt (Hurrelmann, 1995). Dies führt zwar zu Konflikten, da die Jugendlichen sich von ihren Eltern abgrenzen wollen und müssen (Büchner & Fuhs, 1996), es führt aber insgesamt nicht zu einer grundsätzlichen Abkehr von Eltern und Familie: So sind beispielsweise die von uns befragten 16jährigen Jugendliche einer bundesweit repräsentativen Stichprobe von 2330 Jugendlichen zwischen 12 und 16 Jahren noch zu über 60% zufrieden bzw. sehr zufrieden mit der Beziehung zu ihren Eltern.

3. Lebenswelt Schule

Neben der Familie ist die Schule die wichtigste Sozialisationsinstanz im Leben von Kindern und Jugendlichen, d.h. Schule ist mehr und mehr zu einem Ort geworden, an dem Kinder gesellschaftliches Wissen vermittelt bekommen, das die Existenz der Gesamtgesellschaft sichern soll. Aus der Perspektive von Kindern und Jugendlichen lassen sich hierbei für Grund- und weiterführende Schulen unterschiedliche Schwerpunkte ausmachen: Während in der Grundschulzeit neben den (auch hier bereits

---

[3] Wenn von der Verhandlungsfamilie und der vermehrten Erziehung zu Selbständigkeit gesprochen wird, dann darf dies nicht darüber hinwegtäuschen, daß sich die Mittel zur Durchsetzung dieser Erziehungsziele in vielen Familien nicht wesentlich geändert haben. So haben 81,2% aller Jugendlichen zwischen 12 und 16 Jahren bereits einmal eine Ohrfeige von ihren Eltern erhalten, 43,5% sogar mindestens einmal eine deftige Ohrfeige und knapp ein Drittel (30,6%) der befragten Jugendlichen hat bereits einmal eine „Tracht Prügel" bekommen (Horn, 1996).

vorhandenen) Leistungsaspekten großer Wert auf soziale Prozesse, die Stärkung der sozialen Kompetenz und die Vermittlung sozialverträglichen Verhaltens gelegt wird, rückt im Verlauf der weiterführenden Schule mehr und mehr der Leistungsaspekt verbunden mit der Notwendigkeit, möglichst hochwertige Abschlüsse zu machen, in den Vordergrund. Kinder und Jugendliche quittieren dies mit einer deutlichen Abnahme der Lernfreude bereits im Verlauf der Grundschule (Helmke, 1993), aber auch die generelle Schulfreude nimmt bereits in dieser Altersgruppe ab (Lang, 1985). Insgesamt bewerten die von Lang befragten 8- bis 10jährigen Kinder Schule im Vergleich zu Familie und dem Zusammensein mit Gleichaltrigen am negativsten. Auch in dem von uns durchgeführten Bielefelder Kindergesundheitssurvey, bei dem wir 1875 Viertklässler befragten, gaben nur 31,2% an, gern zur Schule zu gehen. 29,6% der Kinder finden Schule bereits in dieser Altersstufe anstrengend und ein Viertel aller Kinder hat Angst vor einer negativen Bewertung durch die Lehrerinnen und Lehrer (Hoepner-Stamos, 1998). Diese Entwicklung zu einer eher negativen Einschätzung von Schule konnte Schröder für Jugendliche bestätigen: Auch in dieser Altersgruppe geben 1991 nur 32% der Jugendlichen an, gerne zur Schule zu gehen, während dies 1983 noch von 43% und 1962 sogar von 73% angegeben wurde (1995, S.81).

3.1 Dauer der Schulzeit

Der Begriff Schulzeitdauer umfaßt zum einen die konkrete Anzahl von Stunden, die sich Kinder täglich oder wöchentlich in der Schule aufhalten und zum anderen die Lebenszeit, die insgesamt Schule gewidmet wird. Betrachtet man zunächst die konkrete Aufenthaltsdauer von Kindern und Jugendlichen, so zeigt sich, daß diese im Schnitt bis zu 30 Stunden wöchentlich in der Schule verbringen. Dies entspricht bereits etwa einer Dreiviertelstelle im Berufsleben. Rechnet man noch Hausaufgaben und Lernzeit hinzu (ein bis zwei Stunden täglich nach einer Untersuchung von Eder, Felhofer & Muhr-Arnold 1994), so kommt man bei einer Fünftagewoche schnell auf die übliche Berufsarbeitszeit von 38,5 Stunden wöchentlich, d.h. der Zeitaufwand, den Kinder für schulische Belange aufbringen müssen, entspricht dem eines normal Berufstätigen. Es wird deutlich, daß Schule damit tatsächlich zu einer eigenen Lebenswelt im Leben von Kindern und Jugendlichen wird, in der den Aufgaben sowie den sozialen Kontakten eine große Wichtigkeit zukommt. Vor diesem Hintergrund wird verständlich, zu welcher Belastung ein leistungsmäßiges Versagen oder schlechte Beziehungen zu Lehrerinnen und Lehrern oder zu Mitschülerinnen und Mitschülern werden kann. Gleichzeitig wird aber auch deutlich, welche Einflußmöglichkeiten in der Institution Schule allein von ihrem zeitlichen Umfang her liegen, um Kinder und Jugendliche auf sinnvolle Weise auf das Erwachsenenleben vorzubereiten.

Nicht weniger aufschlußreich ist die Betrachtung der Schulzeitdauer bezogen auf das gesamte Leben. Abbildung 1 zeigt den Schulbesuch dreizehnjähriger Jungen und Mädchen des früheren Bundesgebietes im Zehnjahresvergleich von 1960 bis 1990.

Abbildung 1: *Schulbesuch der 13jährigen im früheren Bundesgebiet (Quelle: Statistisches Bundesamt, 1992, nach Hurrelmann, 1995)*

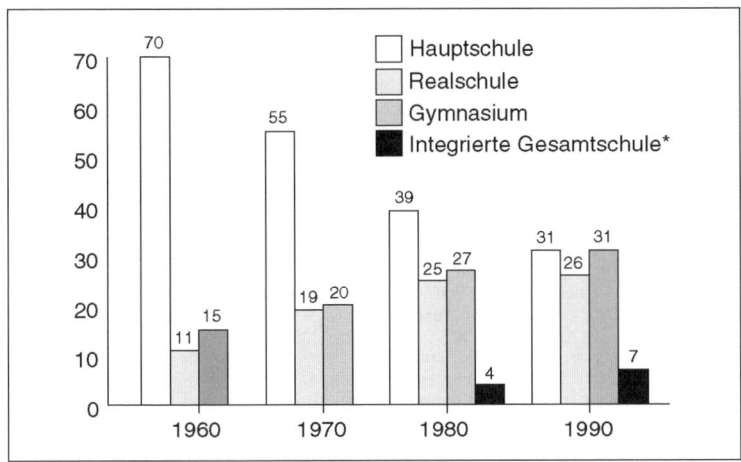

* einschließlich Freier Waldorfschulen

Die Grafik zeigt die kontinuierliche Abnahme an dreizehnjährigen, die eine Hauptschule besuchen von 70% im Jahr 1960 auf 31% im Jahr 1990. Gleichzeitig sind die Quoten aller übrigen Schultypen gestiegen und die Gesamtschulen hinzugekommen, so daß wir im Jahr 1990 von einer Drittelung aller Kinder bezogen auf die einzelnen Schultypen ausgehen können. Damit haben sich nicht nur die angestrebten Abschlüsse verändert, sondern mit dem veränderten Abschluß verlängert sich auch automatisch die Schulzeitdauer. Es läßt sich bildhaft von einer „Verschulung" des Jugendalters sprechen, weitergehende Theorien beschäftigen sich damit, daß Jugend nicht mehr wie bisher ein „Übergangsmoratorium" vom Kindes- zum Erwachsenenstatus darstellt, sondern ein eigenständiges „Bildungsmoratorium" geworden ist, in dem Jugendliche sozusagen auf Zeit von den Bindungen des Erwachsenenlebens (Berufstätigkeit, Familiengründung, usw.) freigestellt werden, um sich „kulturelles Kapital allgemein und Bildungskapital in Form von Bildungstiteln im Besonderen anzuzeigen" (Zinnecker, 1991, S. 10). Während früher ein Großteil aller Jugendlichen einen Lehrberuf ergriff, um sich auf den Erwachsenenstatus des Berufstätigen vorzubereiten, geht heute ein Großteil der Jugendlichen noch zur Schule, um Bildung zu erwerben, die nur indirekt im Zusammenhang mit der späteren Berufstätigkeit steht, indem sie höher dotierte Tätigkeiten verspricht oder den Zugang zu bestimmten Berufsausbildungen erst ermöglicht (z.B. Studium) oder erleichtert (Lehrberufe).

3.2 Qualifikationsdruck

Eng verbunden mit der verlängerten Schulzeitdauer ist der gewaltige Qualifikationsdruck, der heute auf vielen Jugendlichen und teilweise bereits auch auf Kindern lastet. Abbildung 2 zeigt zunächst die Zunahme höher qualifizierter Schulabschlüsse wiederum im Zehnjahresvergleich zwischen 1950 und 1990.

Abbildung 2: *Schulabgänger nach Art des Abschlusses in Prozent der 15- bzw. 18-jährigen Wohnbevölkerung der BRD (Schätzung)*

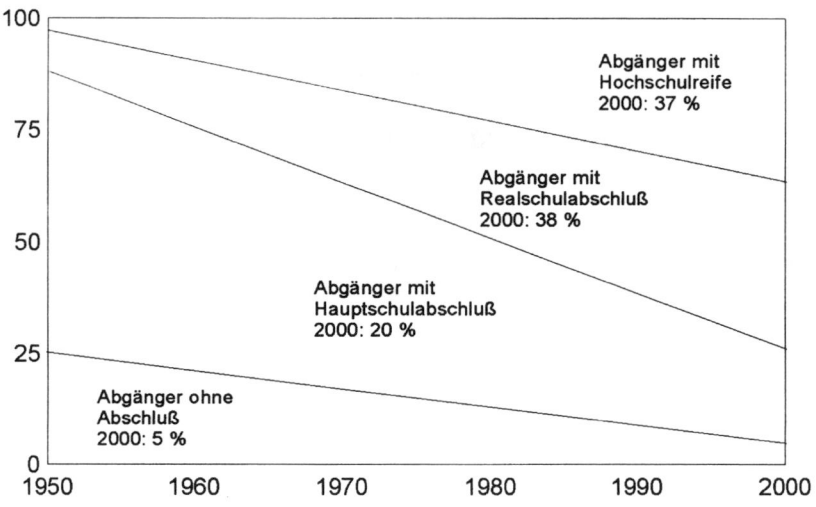

Die Abbildung zeigt, daß vor allen Dingen der Anteil an Abgängern mit Hochschulreife und mit einem Realschulabschluß zugenommen hat: Während diese 1950 nur etwas mehr als ein Viertel aller Abgänger ausmachte, sind es im Jahr 2000 über zwei Drittel. Diese verdrängen nicht nur den Hauptschulabschluß, wie in der Abbildung sichtbar, sondern sie vermindern auch die Chancen von Hauptschulabgängern auf dem Arbeits- und Ausbildungsmarkt. Damit ist der Qualifikationsdruck bereits während der Schulzeit gestiegen: „Schule ist zum Feld der ‚Vorsortierung' der heranwachsenden Generation geworden" (Fend, 1988, S.152). Diese Vorsortierung geschieht teilweise bereits im Verlauf der Grundschulzeit, wenn über die weiterführende Schule entschieden wird, so daß auch hier schon Qualifikationsdruck zu spüren ist. In der von uns befragten Stichprobe von Viertklässlern gaben 14% der Kinder an, ein- oder mehrmals wöchentlich Nachhilfe zu erhalten, und 78% gaben an, daß ihnen jemand manchmal (11%) oder ständig (67%) bei den Hausaufgaben helfe (Settertobulte, Hoepner-Stamos, Palentien & Hurrelmann, 1998). In der von Eder, Felhofer & Muhr-Arnold befragten Stichprobe von österreichischen Kindern der vierten Jahrgangsstufe gaben sogar 34,7% an, Nachhilfe zu bekommen, davon 11,1% immer (1994). Im Bielefelder Jugendgesundheitssurvey gaben 9,4% der befragten 12- bis 16jährigen Jugendlichen an, Nachhilfeunterricht zu bekommen. Wenn wir heute also Kinder und Jugendliche erleben, die stark unter schulischem Leistungsdruck stehen, so ist dies nicht ausschließlich ein in der Person oder den Erwartungen der Eltern liegendes Fehlverhalten, sondern beruht immer gleichzeitig auf realen gesellschaftlichen Gegebenheiten, die bereits frühzeitig das Aufwachsen von Kindern und Jugendlichen beeinflussen und auf die sowohl diese als auch ihre Eltern mit den ihnen zu Verfügung stehenden Mitteln zu reagieren versuchen.

3.3 Schule als Ort sozialer Kontakte

Bei der Betrachtung von Schule als Institution, deren Hauptaufgabe in der Vermittlung von Wissen besteht, wird häufig die Bedeutung vernachlässigt, die Schule als „Ort sozialer Kontakte" für Kinder und Eltern hat. Kontakte und Freundschaften, die in der Schule geschlossen werden, bleiben oft noch weit in das Erwachsenenleben hinein von Bedeutung und haben daher einen ganz erheblichen Einfluß auf die Entwicklung des Einzelnen. Aber auch für die Eltern ist Schule ein Ort sozialer Kontakte, bei dem besonders die Lehrerinnen und Lehrer eine wichtige Rolle spielen: Nach dem Ansprechpartner für Probleme des Kindes befragt, gaben 18,1 % der befragten Eltern des Bielefelder Kindergesundheitssurveys an, mit dem Lehrer oder der Lehrerin darüber zu sprechen. Damit lagen die Lehrerinnen und Lehrer gleich hinter dem Partner bzw. der Partnerin (22,5 %) (Settertobulte, Hoepner-Stamos, Palentien & Hurrelmann, 1998).

Die sozialen Kontakte in der Schule sind vielfältiger Natur und ermöglichen so das Einüben verschiedenster Anpassungs- und Einordnungsleistungen auf Seiten der Kinder: Mit den Lehrerinnen und Lehrern stehen die Kinder – und später die Jugendlichen – einer Autoritätsperson gegenüber, der sie sich unterordnen müssen. Die Lehrerin oder der Lehrer sind nicht nur Wissensvermittler und Benoter, sondern sind auch weitestgehend für das Klassenklima verantwortlich, das sie durch das Aufstellen von Regeln, durch die Organisation des Klassenlebens und ihr eigenes Verhalten beeinflussen. Gleichzeitig gibt es aber besonders in der Grundschule ganz individuelle Beziehungen zu Lehrern und Lehrerinnen, was darin zum Ausdruck kommt, daß viele Kinder mit ihren Lehrern auch über Dinge sprechen, die nicht zum Unterricht gehören. In der Befragung von Eder, Felhofer und Muhr-Arnold wurde dies immerhin von einem Viertel der Kinder angegeben, und 16 % der Kinder gaben an, sich bei Problemen „oft" an den Lehrer zu wenden. Umgekehrt bedeutet dies, daß eine schlechte Beziehung zur Lehrerin oder zum Lehrer unabhängig von den Leistungen für ein Kind oder einen Jugendlichen zu einer erheblichen Belastung werden kann, die nicht unterschätzt werden sollte: Ein Kind, das eine Lehrerin oder einen Lehrer als Person ablehnt, wird diesen nur schwer als Wissensvermittler oder Autoritätsperson akzeptieren. Man kann also davon ausgehen, daß Störungen in einem Bereich häufig zu Störungen in den anderen Bereichen führen.

Dies gilt auch für die Beziehungen zu Gleichaltrigen: Gleichaltrige sind gleichzeitig Leidensgenossen, Konkurrenten und können darüber hinaus auch als Freunde und Feinde wahrgenommen werden. Auch wenn Gleichaltrige von der überwiegenden Zahl aller Kinder und Jugendlichen als positiv erlebt werden und sie sich von ihnen akzeptiert und unterstützt fühlen, so kann man doch von 10 bis 15 % aller Kinder und Jugendlichen ausgehen, für die dies nicht so ist. Diese fühlen sich abgelehnt, dürfen an Pausenaktivitäten nicht teilnehmen und haben das Gefühl, daß im Notfall kaum jemand zu ihnen hält (Eder, Felhofer & Muhr-Arnold, 1994). Das Entscheidende an den Beziehungen zu Gleichaltrigen in der Schule – im Gegensatz zur Freizeit – ist, daß diese nicht uneingeschränkt frei gewählt werden können. Zwar kann man sich in seiner Klasse und in seiner Schule diejenigen, mit denen man sich befreunden möchte, aussuchen, aber die anderen kann man nicht vollständig ignorieren. Auch im Streitfall kann man Freunden im Rahmen des Schulalltages nicht so aus dem Weg gehen, wie das in der Freizeit möglich wäre. So kann Schule dazu beitragen, daß Kinder und Jugendliche lernen, auch mit Gleichaltrigen, die ihnen nicht sympathisch sind, einen Status quo aufzubauen, auf dem eine friedliche Koexistenz möglich ist.

Ein weiteres Übungsfeld für soziale Interaktionen in der Schule stellt der Umgang mit dem übrigen Personal (Sekretärin, Hausmeister, Putzfrauen) dar. Hier können Schülerinnen und Schüler erleben, wie verschiedene Interessenlagen miteinander kollidieren und wie Konflikte auf diesen Ebenen gelöst werden. Auch wenn solche Situationen selten explizit besprochen werden, beobachten Kinder und Jugendliche doch sehr genau, wie hier die verschiedenen Berufsgruppen miteinander und mit ihnen selbst umgehen, so daß man davon ausgehen kann, daß alle Beteiligten und ihre Verhaltensweisen Modellcharakter aufweisen, an dem sie sich orientieren.

4. Lebenswelt Freizeit

Neben Familie und Schule ist die Freizeit der dritte große Lebensbereich, in dem Kinder und Jugendliche wichtige Sozialisationserfahrungen machen. Auch in diesem Lebensbereich haben in den letzten Dekaden Veränderungen stattgefunden, die aus der Freizeit eine eigene „Lebenswelt" gemacht haben. Freizeit ist schon lange keine freie Zeit mehr, in der Kinder und Jugendliche raus auf die Straße gehen, um Freunde zu treffen und spontan gewählten Aktivitäten nachzugehen. Dies liegt sicherlich zum einen daran, daß aufgrund der rückläufigen Geburtenziffern die Wahrscheinlichkeit, andere Kinder oder Jugendliche draußen zu treffen, gesunken ist. Zum anderen ist der Aufenthalt auf der Straße durch das gewachsene Verkehrsaufkommen und durch einen von ökonomischen Bedingungen geprägten Städtebau eingeschränkt (Bundesministerium für Familie und Senioren, 1994). Statt dessen ist Freizeit für Kinder und Jugendliche zu einem zentralen Ort der Selbstverwirklichung geworden, mit dem sie „hohe Erwartungen und einen Raum verbinden, in dem sie, weitgehend der Kontrolle ihrer Eltern und Lehrer entzogen, das eigene Ich verwirklichen und ihren Interessen und Bedürfnissen nachgehen können" (Bründel & Hurrelmann, 1996, S.204). Hierfür stehen ihnen eine große Vielfalt an Aktivitäten zur Verfügung, die von Lesen, Fernsehen oder Computerspielen über künstlerische und musische Aktivitäten, sportliche Betätigung bis hin zu Verabredungen mit Freunden und Freundinnen zu Parties, gemeinsamem Musikhören oder anderen Aktivitäten reicht. Eine Untersuchung des Deutschen Jugendinstitutes aus dem Jahre 1992 konnte bestätigen, daß die Aktivitäten von Kindern und Jugendlichen immer noch eine großes Spektrum verschiedenen Betätigungen umfaßt und sich nicht in einsamem Fernsehen oder Computerspielen erschöpfen (Deutsches Jugendinstitut, 1992).

Gleichzeitig erfordern die Ansprüche, die Kinder und Jugendliche heute an ihre Freizeitgestaltung stellen, ein hohes Maß an Entscheidungsfähigkeit, an Organisation der Freizeit, an Unterstützung durch die Eltern und nicht zuletzt an finanziellen Ressourcen. Hier wird deutlich, wie anstrengend die Freizeitgestaltung für Kinder und Jugendliche werden kann, und daß es hierfür Fähigkeiten bedarf, über die teilweise nicht einmal Erwachsene verfügen (Zeiher & Zeiher, 1991).

4.1 Monetäre Kosten von Freizeit

Freizeit heute kostet Geld: Damit sind zum einen die direkten Kosten gemeint, die Freizeitaktivitäten verursachen, z.B. Reit- oder Tennisunterricht, Rollerblades, Tanzschulkurse, etc. Zum anderen sind damit auch die Kosten gemeint, die für die entsprechenden Ausrüstungen der verschiedenen Freizeitaktivitäten benötigt werden. Hier setzt heute bereits im Kindesalter eine sichtbare Konkurrenz um die besten Marken und die kostspieligste Ausrüstung ein. Bründel und Hurrelmann schätzen, daß etwa 20% der Kinder nur sehr geringe Möglichkeiten haben, ihre Freizeitinteressen zu verwirklichen. Sie führen dies unter anderem auf die finanziellen Möglichkeiten dieser Kinder und ihrer Familien zurück. Solche Kinder und Jugendliche fühlen sich mit zunehmendem Alter ihrer Gleichaltrigengruppe gegenüber benachteiligt und stehen in Gefahr, durch delinquentes Verhalten oder den Konsum von Suchtmitteln den scheinbaren Makel wettmachen zu wollen.

Freizeitkosten entstehen aber nicht nur aufgrund von angestrebten Aktivitäten, die finanziert werden müssen, sondern auch aufgrund der Ablösungsprozesse vom Elternhaus, die im Jugendalter stattfinden: Hier gilt es, sich durch selbstgewählte Kleidung, einen eigenen Lebensstil und Musikgeschmack demonstrativ von den Eltern abzugrenzen, auch wenn dies nicht immer notwendigerweise konflikthaft geschehen muß. Dieser Wunsch nach Eigenständigkeit, der sich auch (aber nicht nur) in materiellen Unterschieden manifestiert, wird von der Industrie geschickt ausgenutzt, indem entsprechende Artikel recht schnell durch den nächsten Trend ersetzt werden, so daß aus der Angst, die eigene Persönlichkeit nicht mehr angemessen darstellen und infolgedessen möglicherweise ausgegrenzt zu werden, ein permanenter Konsumdruck entsteht. Solche Konsumbedürfnisse mit Hilfe des Taschengeldes zu erfüllen, ist nicht allen Kindern und Jugendlichen möglich. Eine Längsschnittstudie von Engel und Hurrelmann (1993) über vier Jahre, die im Alter von 12 bis 13 Jahren einsetzte, zeigte zudem, daß die Streuung der Taschengeldbeträge mit zunehmendem Alter größer wird, d.h. während sich bei den 12jährigen das Taschengeld noch eher eng um einen Betrag herum bewegt, wird der Unterschied zwischen Jugendlichen mit viel Taschengeld und Jugendlichen mit wenig Taschengeld mit zunehmendem Alter größer, was zu Gefühlen von Unzufriedenheit und Benachteiligung führen kann. Das bestätigen auch Befunde aus dem Jugendgesundheitssurvey, wonach Jugendliche mit zunehmendem Alter unzufriedener mit ihren finanziellen Ressourcen sind (Kolip, 1997).

Es ist daher nicht erstaunlich, daß von den Jugendlichen der gymnasialen Oberstufe 20% bezahlte Ferienarbeiten verrichten. 23% nehmen gelegentlich Jobs und Aushilfsarbeiten wahr, und 13% übernehmen regelmäßig neben der Schule Arbeiten, um eigenes Geld zu verdienen (Mansel & Hurrelmann, 1991). In einer anderen Bielefelder Befragung von überwiegend 16jährigen Schülern aller Schultypen zeigte sich zudem, daß diese das Geld, daß sie mit Neben- oder Ferienjobs verdienten, überwiegend für Freizeitaktivitäten ausgeben: 70% gaben an, das Geld „ganz" oder „zum großen Teil" hierfür zu verwenden (Engel & Hurrelmann, 1993).

4.2 Organisierte Freizeit

Freizeit von Kindern und Jugendlichen wird auf zweierlei Weise organisiert. Zum einen führt der o.g. Rückgang des spontanen Spiels draußen und auf der Straße dazu, daß schon ab der Kindergartenzeit Verabredungen mit Freunden und Freundinnen getroffen werden müssen. Diese Verabredungen werden oft im Kindergarten oder in der Schule vorbesprochen und anschließend telefonisch bestätigt. Kinder organisieren sich also diesen Aspekt ihrer Freizeit selbständig, geraten aber gleichzeitig dadurch in ein Dilemma: Zwar entwickeln sie frühzeitig Fähigkeiten zur Entscheidung, Planung und Koordination ihrer Freizeitaktivitäten, werden also früher selbständig, sind jedoch gleichzeitig, was die tatsächliche Ausführung solcher Verabredungen angeht, vielfach vollständig von den Eltern abhängig, da diese für Fahrdienste zur Verfügung stehen müssen (Bründel & Hurrelmann, 1996), d.h. Kinder sind – anders als früher – für die Verwirklichung vieler Freizeitaktivitäten auf die Mithilfe ihrer Eltern angewiesen. Da, wo die Beziehung zwischen Kindern und Eltern überwiegend positiv ist und die Prozesse des Aushandelns solcher Fahrdienste und anderer Hilfestellungen funktionieren, kann man von einer Erweiterung des Handlungsspielraumes der Kinder ausgehen. Da, wo solche Prozesse nicht funktionieren, wo Eltern ihre Kinder aus materiellen, sozialen oder in der Person liegenden Gründen nicht unterstützen, hat dies aber umso weitreichendere Folgen auch für den Freizeitbereich, in dem die Kinder dann frühzeitig benachteiligt sind und weniger Möglichkeiten zur Selbstverwirklichung und zum Selbständigkeitstraining haben als ihre Altersgenossen.

Der zweite Aspekt der Organisation von Freizeit besteht in der zunehmenden Institutionalisierung der Freizeit, d.h. mehr und mehr Kinder und Jugendliche verbringen ihre Freizeit in Vereinen und anderen Institutionen. Nach einer Untersuchung von Büchner, Fuhs und Krüger (1992) waren in den alten Bundesländern zu diesem Zeitpunkt über 90% aller 10- bis 14jährigen Jugendlichen Mitglied in mindestens einem Verein. Dies hat mehrere Folgen: Zum einen schränken auch diese vereinsgebundenen Aktivitäten die echte freie Zeit ein, so daß hier sicher ein weiterer Grund für abnehmende spontane Freizeitaktivitäten zu sehen ist. Zum zweiten sind auch Vereinsaktivitäten meist ohne Mithilfe der Eltern nicht möglich, so daß auch auf diesem Sektor Verhandlungs- und Auseinandersetzungsbedarf und Konfliktpotential mit den Eltern entsteht, was weitreichende Folgen für das Aufwachsen der Kinder und Jugendlichen haben kann. Zum dritten entsteht durch diese Institutionalisierung der Freizeit jedoch das, was die Soziologen „Verinselung der Kindheit" (Zeiher & Zeiher, 1991) nennen: Freizeitaktivitäten finden in verschiedenen Kontexten, die überwiegend nicht miteinander in Beziehung stehen, statt. Die Gruppe von Kindern und Jugendlichen, die sich beispielsweise im Handballclub findet, ist eine vollständig andere, als die Gruppe, die sich auf der Schulebene zum Blockflötenspielen zusammenfindet. Einzige Schnittmenge ist häufig das Kind oder der Jugendliche, der beide Einrichtungen besucht. Dadurch entstehen „Freizeitinseln", auf denen Kinder und Jugendliche landen, eine gewissen Zeit verbringen und diese dann wieder verlassen, ohne daß das hier Erlebte notwendigerweise eine Verbindung zu anderen Aspekten ihres Lebens aufweist. Im Kindesalter wird diese Verinselung auf der Beziehungsebene noch durch eine Verinselung auf der räumlichen

Ebene ergänzt: Kinder betreiben mit Hilfe Ihrer Eltern und deren Autos ein wahres „Island-Hopping", da ihnen durch die Autofahrt jede Möglichkeit genommen wird, den Weg von einer Insel zur anderen bzw. zu ihrem Heim als eine nachvollziehbare Strecke zu erleben, wie es beispielsweise zu Fuß oder mit dem Fahrrad zurückgelegte Wege sind.

Dennoch handelt es sich bei dieser organisierten Freizeit keineswegs um übergriffige Aktionen ehrgeiziger Eltern, die permanenten Druck auf ihre Kinder ausüben, Vereinen beizutreten oder sich in anderen Institutionen aufzuhalten, wie Untersuchungen von Ledig (1992) und Nissen (1992) zeigen konnten: Die meisten Kinder sind mit ihren Freizeitaktivitäten einverstanden, jedenfalls klagen sie nicht öfter über Zeitmangel als diejenigen Kinder, die keine entsprechenden Angebote wahrnehmen. Fast alle Kinder bejahen die Frage, ob sie noch genügend Zeit zum Spielen hätten, so daß man davon ausgehen kann, daß die überwiegende Zahl der Kinder mit der Organisation ihrer Freizeit einverstanden ist und diese eher positiv erlebt.

Abbildung 3: *Freizeitaktivitäten von Viertklässlern (Quelle: Nagl & Kirchler, 1994)*

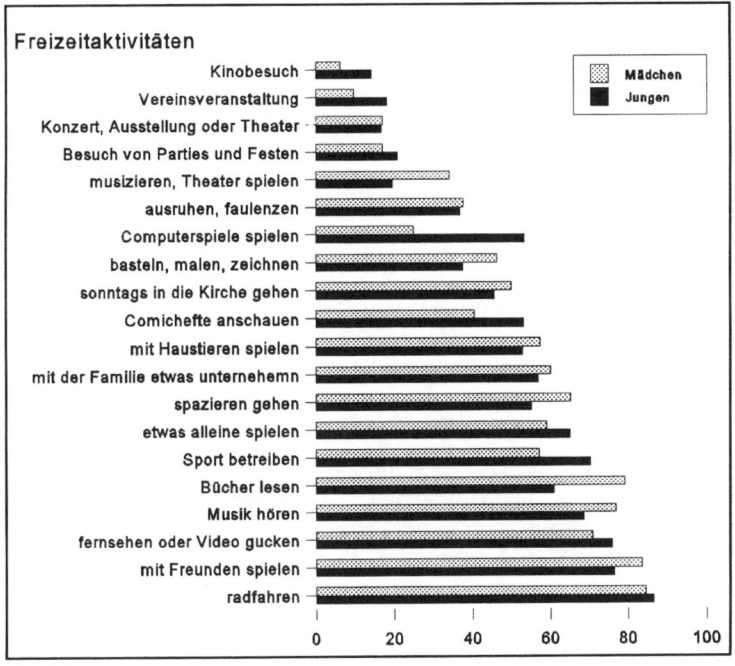

4.3 Medien

Medien spielen in unser aller Leben – also auch in dem unserer Kinder und Jugendlichen – eine zunehmend größere Rolle. Zu den weiterhin sehr stark genutzten konventionellen Medien gehören die Druckmedien wie Bücher, Comics, Zeitungen und Zeitschriften, zu den Hörmedien zählen Radio, Walkman und CD-Player und zu den teilweise neuen, interaktiven Medien gehören das Fernsehgerät (mit Bildschirmtext), der PC (Personal-Computer mit möglicherweise Internetanschluß) und Computerspiele wie Gameboys oder fernsehkompatible Systeme (z.B. Sega, Nintendo, Sony Play Station).

Grundsätzlich gilt – allen Unkenrufen zum Trotz –, daß es weder Fernsehen noch Computer bislang gelungen ist, andere Medien, z.B. Bücher, oder andere Spiele, z.B. Fahrradfahren oder Spielen mit Freunden, vollständig zu verdrängen. Abbildung 3 zeigt die Antworten einer repräsentativen Befragung von 2.680 österreichischen Viertklässlern (1.346 Jungen und 1.334 Mädchen) auf die Frage, welche der vorgegebenen Aktivitäten sie in den letzten 14 Tagen unternommen hätten.

Zwar ist bei der Interpretation der Abbildung zu berücksichtigen, daß nicht gefragt wurde, wie lange sie die jeweilige Tätigkeit ausgeübt hätten, dennoch zeigt sich, daß das Spielen mit Freunden und das Radfahren eindeutig noch vor dem Fernsehen liegt, während der Computer sich grundsätzlich mehr im Mittelfeld bewegt. Interessant ist sicherlich auch der große Geschlechtsunterschied, was die Computernutzung angeht: Jungen geben weitaus häufiger eine Computernutzung an als Mädchen, die häufiger lesen und häufiger mit Freunden oder Freundinnen spielen. In einer anderen Untersuchung des Deutschen Jugendinstitutes (1992) gaben insgesamt zwei Drittel der 8- bis 12jährigen Kinder an, regelmäßig, d.h. täglich bzw. mehrmals in der Woche, außerhalb der schulischen Pflichtlektüre zu lesen.

Eine verstärkte Hinwendung zu den neuen, interaktiven Medien ist offensichtlich. Diese scheint mit dem allgemeinen Trend der Computerisierung verschiedenster gesellschaftlicher Teilbereiche einherzugehen. Wenn sich heute in jedem Amt, jeder Schule, jedem Krankenhaus und jeder Arztpraxis sowie in vielen Läden Computer befinden und zur Regelung der Interaktionen benutzt werden, wäre es überraschend, wenn sich diese Entwicklung nicht auch in den Kinderzimmern wiederfände. Entscheidender ist da die Frage, wie sich dies auf das Freizeitverhalten auswirkt. Hier läßt sich der Wissenstand dahingehend zusammenfassen, daß jede einseitige Hypothese, wie z.B. das Computerspielen schaffe unsoziale Einzelgänger oder der Fernseher gewalttätige Monster, dem komplexen Zusammenspiel von Inhalten, Persönlichkeits- und Situationsmerkmalen nicht gerecht wird. Nimmt man beispielsweise die vor dem Computer verbrachte Zeit von Kindern und Jugendlichen, so stellt sich die Frage, ob dies lediglich als Ursache sozialer Defizite angesehen werden darf oder ob nicht übermäßiger Computerkonsum an sich bereits die Folge sozialer Defizite sein kann, weil beispielsweise Alternativen fehlen. Bezüglich des Themas „Gewalt in den Medien" hat Kunczik (1993) den Stand der Forschung zusammengefaßt. Die Auswirkungen von Gewaltdarstellungen sind demnach abhängig von:

- dem Inhalt der Sendung (der dramaturgischen Gestaltung, dem Handlungskontext, der Art und Weise der Gewaltdarstellung),
- der Persönlichkeit des Kindes (Alter, Geschlecht, Intelligenz, soziale Integration, Freundeskreis, schon vorhandene Aggressivität),
- der Situation, in der das Kind fernsieht (allein, mit Freunden oder Geschwistern, mit Eltern) und
- der Motivation, aus der heraus es fernsieht (Langeweile, Frustration, Ärger, Interesse, Freude).

Es gilt also, bei der Beurteilung der Medienkindheit oder Medienjugend vorschnelle monokausale Erklärungsmodelle durch fundierte wissenschaftliche Erkenntnisse zu ersetzen. Medien an sich sind nicht „gefährlich", sondern in ihnen steckt immer zugleich die Chance zur positiven Veränderung wie auch die Gefahr der negativen Entwicklung. Welche Komponente sich durchsetzt, hängt von Persönlichkeit und sozialer Umwelt des Kindes oder Jugendlichen ab.

4.4 Beziehungen zu Gleichaltrigen

Die Beziehungen zu den Gleichaltrigen sind in Kindheit und Jugend gleichermaßen wichtig, wenn sich auch die Bedeutung mit dem Heranwachsen ändert: In der Kindheit sind Gleichaltrige überwiegend Spielkameradinnen und -kameraden, sie ermöglichen erste Vergleichsprozesse und das Einüben sozialen Verhaltens in einer Gruppe Gleichberechtigter. Kinder können durch den sozialen Kontakt in Gruppen viel darüber lernen, wer sie selber sind, sie können sich einen Platz in der Gruppe erobern und soziale Kompetenzen erwerben. Dennoch geben in der bereits zitierten Studie des Deutschen Jugendinstitutes 11% aller Kinder an, daß sie meistens allein spielen. Diese Kinder finden sich in allen Schichten, Familien und Geschwisterkonstellationen, und es läßt sich nicht belegen, daß diese Kinder gleichzeitig einsam und isoliert sind. Zwar sind sie weniger aktiv im körperorientierten Bereich, dafür mehr im musisch-kreativen Bereich. Es scheint so zu sein, daß diese Kinder einfach frühzeitig Präferenzen für ein Spiel allein entwickeln, ohne daß dies notgedrungen zu Unselbständigkeit und Konfliktvermeidungsverhalten führen muß. Je älter Kinder werden, desto mehr nimmt die Beliebtheit von Draußenspielen zu (Bründel & Hurrelmann, 1996). Damit wird bereits gegen Ende der Kindheit auch räumlich deutlich, was sich in der Jugend fortsetzt, nämlich die Ablösung von den Eltern und die zunehmende Orientierung an der Gleichaltrigengruppe.

Entwicklungspsychologen sehen in der Gleichaltrigengruppe – auch häufig Peergruppe genannt – den Übergang von den Eltern zur Partnerschaft. Die Peergruppe bewältigt „das Kunststück, Unabhängigkeit (independence) und wechselseitige Abhängigkeit (interdependance) zu integrieren" (Oerter & Dreher, 1995, S.370). So vermittelt sie im wesentlichen die Kenntnisse, die später für das Gelingen einer Partnerschaft unabdingbar sind.

5. Schlußbemerkung

Kindheit und Jugend müssen aus heutiger Sicht als eigenständige Lebensabschnitte betrachtet werden, die weitaus mehr darstellen als eine Übergangsphase auf dem Weg ins Erwachsenendasein. Parallel zu gesellschaftlichen Entwicklungen, beispielsweise im wirtschaftlichen Bereich, zeigt sich dabei, daß die verschiedenen Lebensbereiche (Familie, Schule, Freizeit) immer mehr zu unabhängigen Lebenswelten werden, in denen Kinder und Jugendliche lernen müssen, sich zurechtzufinden. Grundsätzlich stehen ihnen in allen Lebenswelten wesentlich mehr Möglichkeiten zur Selbstverwirklichung zur Verfügung. Die Kehrseite dieser Chancen, die Risiken, liegen in der Verinselung ihres gesamten Lebensraumes, der nicht mehr ganzheitlich sondern nur noch bruchstückhaft, Insel für Insel, erlebt wird, sowie in einer ständigen Überforderung und Überreizung aufgrund der vielfältigen Angebote, die von überall her auf sie einströmen.

Entscheidend bei der Betrachtung und Beurteilung dieser Situation von Kindern und Jugendlichen ist, dies nicht ausschließlich aus der Erwachsenenperspektive zu tun. Kinder und Jugendliche können nur innerhalb ihres eigenen Bezugssystems angemessen verstanden werden: Was Erwachsenen unvorstellbar unerträglich erscheint (z.B. die ständige „Berieselung" durch Musiksender im Fernsehen), wird von Kindern und Jugendlichen vollständig anders wahrgenommen und bewertet und wirkt sich möglicherweise lange nicht so schädlich aus, wie Erwachsene aufgrund ihrer Herangehensweise erwarten.

Literatur

Ariès, P. (1976). *Die Entdeckung der Kindheit.* München: Deutscher Taschenbuch Verlag.

Beck, U. (1986). *Risikogesellschaft.* Frankfurt a.M.: Suhrkamp.

Birg, H., Filip, D. & Flöthmann, E.-J. (1990). *Paritätsspezifische Kohortenanalyse des generativen Verhaltens in der Bundesrepublik Deutschland nach dem 2. Weltkrieg.* IBS-Materialien Nr. 30. Bielefeld.

Bründel, H. & Hurrelmann, K. (1996). *Einführung in die Kindheitsforschung.* Weinheim: Beltz.

Büchner, P. & Fuhs, B. (1996). Der Lebensort Familie. In P. Büchner, B. Fuhs & H. Krüger (Hrsg.), *Vom Teddybär zum ersten Kuß* (S. 159-200*).* Opladen: Leske + Budrich.

Büchner, P., Fuhs, B. & Krüger, H. (1992). *Aufwachsen hüben und drüben – außerschulisches Kinderleben im deutsch-deutschen Vergleich.* Opladen: Leske + Budrich.

Bundesministeriuem für Familie und Senioren (Hrsg.) (1994). *Familien und Familienpolitik im geeinten Deutschland.* Fünfter Familienbericht. Bonn: Bundesministerium für Familie und Senioren.

Bundesministerium für Familie, Senioren, Frauen und Jugend (Hrsg.) (1996). *Optionen der Lebensgestaltung junger Ehen und Kinderwunsch.* Stuttgart: Kohlhammer.

Bundesministerium für Familie, Senioren, Frauen und Jugend (Hrsg.) (1997). *Die Familie im Spiegel der amtlichen Statistik.* Bonn: Bundesministerium für Familie, Senioren, Frauen und Jugend.

Bundeszentrale für politische Bildung (Hrsg.) (1994). *Datenreport.* Bonn: Bundeszentrale für politische Bildung.

Deutsches Jugendinstitut (Hrsg.) (1992). *Was tun Kinder am Nachmittag? Ergebnisse einer empirischen Studie zur mittleren Kindheit.* München: DJI-Verlag.

Eder, F., Felhofer, G. & Muhr-Arnold, S. (1994). Schule als Lebenswelt. In L. Wilk & J. Bacher (Hrsg.), *Kindliche Lebenswelten* (S. 197-251). Opladen: Leske + Budrich.

Engel, U. & Hurrelmann, K. (1993). *Was Jugendliche wagen.* Weinheim: Juventa.

Ernst, C. & Angst, J. (1983). *Birth Order.* Berlin: Springer.

Falbo, T. (1978). Only children and interpersonal behavior. An experimental and survey study. *Journal of Applied Sozial Psychology, 8*, 244-253.

Falbo, T. (1981). Relationships between birth category, achievement and interpersonal orientation. *Journal of Personality and Social Psychology, 41*, 121-130.

Fend, H. (1988). *Sozialgeschichte des Aufwachsens.* Frankfurt: Suhrkamp.

Hanesch, W., Adamy, W., Martens, R. et al. (1993). *Armut in Deutschland. Der Armutsbericht des DGB und des Paritätischen Wohlfahrtsverbandes.* Reinbek: Rowohlt.

Helmke, A. (1993). Die Entwicklung der Lernfreude vom Kindergarten bis zur 5. Klassenstufe. *Zeitschrift für Pädagogische Psychologie, 7 (2-3)*, 77-86.

Hoepner-Stamos, F. (im Druck). Gestreßte Kinder – was tun? In U. Geiling (Hrsg.), *Pädagogik auch für Kinder in Not.* Opladen: Leske + Budrich.

Horn, W. (1996). Umgang mit familialer Gewalt. In J. Mansel (Hrsg.), *Glückliche Kindheit – Schwierige Zeit?* (S. 113-127). Opladen: Leske + Budrich.

Hurrelmann, K. (1995). *Lebensphase Jugend.* Weinheim: Juventa.

Kasten, H. (1986). Geburtsrangplatz und Geschwisterposition. *Zeitschrift für Sozialisationsforschung und Erziehungssoziologie, 6 (2)*, 321-327.

Klagsbrun, F. (1993). *Der Geschwisterkomplex.* Frankfurt: Eichborn.

Klocke, A. (1996). Aufwachsen in Armut. *Zeitschrift für Sozialisationsforschung und Erziehungssoziologie, 16 (4)*, 390-409.

Kolip, P. (1997). *Geschlecht und Gesundheit im Jugendalter.* Opladen: Leske + Budrich.

Kunczik, M. (1993). Gewalt im Fernsehen. *Media-Perspektiven, 3*, 98-107.

Lang, S. (1985). *Lebensbedingungen und Lebensqualität von Kindern.* Frankfurt: Campus.

Ledig, M. (1992). Vielfalt oder Einfalt – Das Aktivitätsspektrum von Kindern. In Deutsches Jugendinstitut (Hrsg.), *Was tun Kinder am Nachmittag?* (S. 31-74). München: Deutsches Jugendinstitut.

Lenz, M. & Tillmann, K.-J. (1997). Zerfall oder neue Vielfalt. *Pädagogik, 7-8*, 11-15.

Mansel, J. (1995). *Sozialisation in der Risikogesellschaft.* Neuwied: Luchterhand.

Mansel, J. & Hurrelmann, K. (1991). *Jugendliche im Alltagsstreß. Probleme des Statusübergangs Schule – Beruf.* Weinheim: Juventa.

Nagl, R. & Kirchler, E. (1994). Kinderfreundschaften und Freizeitgestaltung. In L. Wilk & J. Bacher (Hrsg.), *Kindliche Lebenswelten* (S. 295-348). Opladen: Leske + Budrich.

Nissen, U. (1992). Raum und Zeit in der Nachmittagsgestaltung von Kindern. In Deutsches Jugendinstitut (Hrsg.), *Was tun Kinder am Nachmittag?* (S. 127- 170). München: Deutsches Jugendinstitut.

Oerter, R. & Dreher, E. (1995). Jugendalter. In R. Oerter & L. Montada (Hrsg.), *Entwicklungspsychologie* (S. 310-395). 3. Auflage. Weinheim: Beltz.

Oerter, R. (1995). Kindheit. In R. Oerter & L. Montada (Hrsg.), *Entwicklungspsychologie* (S. 249-309). 3. Auflage. Weinheim: Beltz.

Schneewind, K. (1995). Familienentwicklung. In R. Oerter & L. Montada (Hrsg.), *Entwicklungspsychologie* (S. 128-166). 3. Auflage. Weinheim: Beltz.

Schröder, H. (1995). *Jugend und Modernisierung.* Weinheim: Juventa.

Settertobulte, W., Hoepner-Stamos, F., Palentien, C. & Hurrelmann, K. (1998). *Gesundheit von Kindern im Grundschulalter.* Abschlußbericht eines Forschungsprojektes des Nordrhein-Westfälischen Forschungsverbundes Public Health. Universität Bielefeld.

Statistisches Bundesamt (Hrsg.) (1996). *Fachserie 1: Bevölkerung und Erwerbstätigkeit, Reihe 3: Haushalte und Familien.* Wiesbaden: Metzler-Pöschel.

Statististisches Bundesamt (1992). *Datenreport.* Wiesbaden: Statistisches Bundesamt.

Unverzagt, G. (1995). Geschwister. Die Brücke zwischen Vergangenheit und Gegenwart. *Psychologie heute, 22 (8),* 34-37.

Vesper, D. (1995). Steuern, Staatsausgaben und Umverteilung. *PROKLA Zeitschrift für kritische Sozialwissenschaft, 25 (2),* 165-192.

Zeiher, H. & Zeiher, H. (1991). Wie Kinderalltage zustandekommen. In C. Berg (Hrsg.), *Kinderwelten* (S. 243-269). Frankfurt a.M.: Suhrkamp.

Zinnecker, J. (1991). Jugend als Bildungsmoratorium. In W. Melzer, W. Heitmeyer, L. Liegle & J. Zinnecker (Hrsg.), *Osteuropäische Jugend im Wandel* (S. 9-24). Weinheim: Juventa.

Der psychotherapeutische Prozeß

Der Prozeß der Kinder- und Jugendlichenpsychotherapie

Michael Borg-Laufs & Heiko Hungerige

„In the dynamic dance of client in process,
learn both to lead and to follow."

Michael J. Mahoney

1. Einleitung

Wir begreifen unsere Welt in Metaphern.[1] Zur Beschreibung des psychotherapeutischen Prozesses wird gerne auf die Metapher des *Tanzes* zurückgegriffen (z.B. Mahoney & Patterson, 1992; vgl. auch Hörmann, 1993). Die moderne Verhaltenstherapie ist aus dieser Perspektive am ehesten als *genau choreographierter Paar- (oder Gruppen-)Tanz* beschreibbar, der allerdings noch genügend Raum für Improvisationen und Kreativität bieten muß.

Was bedeutet es, im therapeutischen Kontext von „Choreographie" zu sprechen? Das griechische Wort *chorós* wird im allgemeinen mit „Tanz, Reigen; tanzende Schar" übersetzt (vgl. Drosdowski, 1989, S.111). „Choreographie" bedeutet somit schlicht „Beschreibung des Tanzes". In Abhängigkeit vom „Auflösungsgrad" der Beschreibung kann sich aber das Beschriebene höchst unterschiedlich darstellen: Zunächst erscheint ein beliebiger Tanz als „geschlossene Gestalt" – er hat einen Anfang, ein Ende und kann als „Tango", „Walzer" oder ähnliches bezeichnet werden. Bei genauerer Betrachtung löst sich diese Gestalt in Figuren auf, diese lassen sich in einzelne Schrittfolgen oder Schritte segmentieren, und diese wiederum sind als Kombination einzelner Bewegungen beschreibbar. Schreitet die Auflösungsgenauigkeit der Beschreibung weiter fort, sind bald einzelne Muskelgruppen Gegenstand der Analyse – ein Ende ist kaum abzusehen. Erschwerend kommt hinzu, daß zumindest bei den modernen Standardtänzen i.d.R. nicht ein, sondern zwei Partner tanzen. Eine genaue Beschreibung des Tanzes erfordert es daher, nicht nur die *Bewegungen einer Person* präzise zu beschreiben, sondern auch die *Interaktionen zwischen den Tanzenden*, die wiederum auf den verschiedenen Auflösungsebenen analysiert werden können. So betrachtet, erscheint der einfachste Walzer als hochkomplexer Interaktionsprozeß.

---

[1] Vgl. Ortony (1979), Leary (1990), Lakoff und Johnson (1998), Hungerige und Hillebrandt (in Druck).

Übernimmt man nun die von Mahoney vorgeschlagene Metaphorisierung des therapeutischen Prozesses als „dynamic dance", wird deutlich, daß auch der Therapieprozeß auf verschiedenen Ebenen, mit Hilfe unterschiedlicher Begrifflichkeiten und unter mehreren Zielsetzungen analysiert werden kann. Ein Blick in die aktuelle Literatur der Psychotherapie(prozeß)forschung macht darüber hinaus deutlich, daß diese atomistische Betrachtungsweise dort zunehmend an Bedeutung gewinnt – ja sogar (neben zahlreichen Versuchen, möglichst „umfassende" Therapieprozeßmodelle zu entwerfen) das derzeit populärste Paradigma zu sein scheint.

Hauptanliegen des vorliegenden Artikels ist es, den Prozeß der Kinder- und Jugendlichenpsychotherapie aus einer verhaltenstherapeutischen Perspektive möglichst konkret zu beschreiben. In Kapitel 2 geben wir zunächst einen kurzen Einblick in die aktuelle Psychotherapie(prozeß)forschung. Aufgrund der bereits angedeuteten Komplexität des Untersuchungsgegenstandes und der Vielzahl vorliegender Untersuchungen beschränken wir uns auf die Darstellung zweier Taxonomien, die im Sinne „heuristischer Perspektiven" einerseits die Vielschichtigkeit des therapeutischen Geschehens anschaulich machen, andererseits aber auch der zunehmenden Zersplitterung des Forschungsfeldes entgegenwirken sollen. So kann erstens unter einer *zielorientierten Perspektive* danach gefragt werden, *wozu* Psychotherapieforschung überhaupt betrieben werden soll (vgl. dazu auch Döpfner, in diesem Band). Zur Beantwortung dieser Frage bietet sich eine von Grawe (1992) vorgeschlagene Taxonomie der „vier wichtigsten Fragestellungen" (Grawe, 1992, S. 132) oder „Paradigmen" der Psychotherapieforschung an. Zweitens kann aus einer *prozeßorientierten Perspektive* die Frage gestellt werden, *welche Analyseebenen* des therapeutischen Prozesses überhaupt zur Verfügung stehen bzw. sinnvoll sind. Denn ebenso wie der zu Beginn erwähnte Walzer kann auch der „therapeutische Tanz" in immer kleinere Einheiten und Segmente zerlegt werden. Ein von Schindler (1996) vorgeschlagenes sechsstufiges Analyseschema bietet hier eine erste Orientierung. Im Anschluß daran versuchen wir, diese Taxonomien in ein gemeinsames Schema zu integrieren, mit dessen Hilfe der therapeutische Prozeß unter verschiedenen Blickwinkeln beschreibbar wird.

Eine weitere Möglichkeit, den psychotherapeutischen Prozeß zu strukturieren, bieten sogenannte *Psychotherapieprozeßmodelle,* auf die wir im 3. Kapitel kurz eingehen und damit zum 4. Kapitel überleiten.

Eine Darstellung des Prozesses der Kinder- und Jugendlichenpsychotherapie unter Berücksichtigung aller im 2. Kapitel beschriebenen Aspekte würde den Rahmen dieses Artikels ohne Frage sprengen. Statt dessen unternehmen wir im 4. Kapitel den Versuch, diesen Prozeß mit Hilfe eines bewährten und umfassenden Therapiemodells zu beschreiben und dieses, soweit es die Besonderheiten der Therapie mit Kindern und Jugendlichen notwendig machen, entsprechend zu modifizieren. Als besonders geeignet erscheint uns dafür das sog. „7-Phasen-Modell der Psychotherapie", das von Kanfer, Reinecker und Schmelzer (1996) im Rahmen ihres Selbstmanagement-Ansatzes vorgestellt wurde. In Kapitel 4.1 erläutern wir dieses Modell in seinen Grundzügen und erweitern bzw. ergänzen es jeweils im Hinblick auf die oben genannte Zielsetzung. Dabei greifen wir auf eigene Vorarbeiten ebenso zurück wie auf verschiedene Artikel anderer Autoren. In Kapitel 4.2 beschreiben wir mit Rückgriff auf die von Kanfer, Reinecker und Schmelzer (1996) vorgeschlagene

Therapiestundenstrukturierung den Ablauf einer Therapiesitzung mit Kindern und Jugendlichen aus der Perspektive der Selbstmanagementtherapie. Schließlich benennen wir in Kapitel 4.3 einige Voraussetzungen, die für eine erfolgreiche Durchführung des Selbstmanagement-Ansatzes gegeben sein müssen.

Jeder Tanz gerät mal ins Stocken, auch der therapeutische. Kapitel 5 befaßt sich deswegen mit den verschiedenen Möglichkeiten einer „Störfall-Analyse" und stellt eine *Therapieprozeß-Checkliste* vor, mit dessen Hilfe der psychotherapeutische Prozeß optimiert werden kann.

2. Zum aktuellen Stand der Psychotherapie(prozeß)-forschung: „Unordnung und frühes Leid"[2]

Mit diesem Titel einer Novelle Thomas Manns läßt sich der aktuelle Stand der Psychotherapie(prozeß)forschung treffend beschreiben. So resümiert Sabbouh (1998) schon zu Beginn seines Forschungsüberblicks vorsichtig:

„[D]ie Bemühungen, dem Zersplittern und Fraktionieren des Feldes durch integrative Ansätze zu begegnen (Grawe, 1994), lassen die Notwendigkeit einer Reduzierung von Komplexität, die mit Psychotherapie und ihrer Erforschung verbunden ist (Becker, 1989; Borgen, 1992), erahnen" (Sabbouh, 1998, S.5).

Dabei beruft er sich auf verschiedene Autoren; so z.B. auf Wampold und Poulin (1992), die konstatieren, „daß die aktuelle Prozeßforschung im therapeutisch-beraterischen Bereich von einer verwirrenden Vielfalt verschiedenster Methoden, Strategien und Ziele gekennzeichnet ist, die nur schwer miteinander in Einklang zu bringen sind" (Sabbouh, 1998, S.7).

Welche Möglichkeiten bestehen nun, diese Vielfalt zu ordnen und zu systematisieren? Prinzipiell können verschiedene Perspektiven eingenommen werden, unter denen sich sowohl der Therapieprozeß selbst als auch die Bemühungen seiner Erforschung strukturieren lassen.

Einen ersten Ordnungsversuch unternimmt Grawe (1992), der aus einer zielorientierten Perspektive vier „Paradigmen" der Psychotherapieforschung in Form forschungsleitender Fragen formuliert: Die *Frage der Wirksamkeit von Psychotherapie* (1) „bezieht sich darauf, ob der Psychotherapie als Behandlungsform überhaupt ein wirksamer und wünschenswerter Effekt zu attestieren ist" (Sabbouh, 1998, S.7). Sie kann schon seit langem eindeutig positiv beantwortet werden (z.B. Grawe, 1994; Döpfner, in diesem Band). Die *Frage der vergleichenden Wirkung von Psychotherapie* (2) ist mit dem Anspruch verbunden, verschiedene therapeutische Ansätze hinsichtlich ihres Erfolgs zu differenzieren. Grawes Versuch, diese Frage mittels einer umfangreichen Meta-Analyse zu klären (Grawe, 1994; eine kurze Ergebnisübersicht bietet Borg-Laufs, 1995), sorgt noch immer für heftige Kontroversen (vgl. zum Beispiel die Kritik von Fäh & Fischer, 1998; vgl. auch Diepgen, 1993; Eysenck, 1993). Etwas weniger brisant ist die *Frage der differentiellen Indikation* (3). Damit ist das

---

[2] Wir orientieren uns bei der folgenden Darstellung im wesentlichen an dem ausgezeichneten Überblick in Sabbouh (1998).

Problem angesprochen, inwieweit therapeutische Angebote auf spezifische Merkmale der Klienten abgestimmt sein müssen. Doch auch hier ist keineswegs eine erfolgreiche Klärung in Sicht: Betonen Forscher wie Grawe, „daß ein Therapeut in seinem Beziehungsangebot grundsätzlich möglichst flexibel sein und es auf die besonderen Voraussetzungen des Patienten abstimmen" (Grawe, 1992, S. 150) sollte, verweisen andere auf die Erfolge eher standardisierter Therapie- und Beziehungsangebote (z.B. Schulte, Künzel, Pepping & Schulte-Bahrenberg, 1991; vgl. auch Schulte, 1996). Die „wohl mit dem größten Ehrgeiz" (Sabbouh, 1998, S. 8) verbundene *Frage* ist schließlich die *nach der Wirkungsweise von Psychotherapie* (4). In besonderer Weise wird hier der prozedurale Charakter von Psychotherapie akzentuiert.

Die von Grawe formulierten forschungsleitenden Fragen ordnen die Bemühungen der Psychotherapieforschung hinsichtlich spezifischer Ziele. Sie differenzieren die globale Fragestellung: „Psychotherapieforschung – wozu überhaupt?"

Jede dieser Fragen kann nun auf verschiedenen Ebenen beantwortet werden, die sich hinsichtlich ihres „Auflösungsgrades" (und damit auch hinsichtlich ihrer theoretischen Konzeptualisierung sowie des verwendeten methodischen Instrumentariums) unterscheiden. So läßt sich beispielsweise die Frage nach der Wirksamkeit von Psychotherapie sowohl in bezug auf den *gesamten Therapieprozeß* („Geht es Person A am Ende der Therapie besser als zu Beginn?") als auch im Hinblick auf *eine einzelne Stunde* bzw. eine *abgrenzbare Interaktionssequenz* (z.B. eine spezifische Intervention) stellen. Ebenso kann die Frage nach der Wirkungsweise von Psychotherapie auf ganz unterschiedlichen Analyseebenen beantwortet werden. So extrahierte Grawe (1994) aus den Untersuchungen von Grawe, Donati und Bernauer (1994) sowie Orlinsky, Grawe und Parks (1994) vier allgemeine Wirkfaktoren psychotherapeutischen Handelns: 1) Aktive Hilfe zur Problembewältigung, 2) Klärungsarbeit, 3) Problemaktualisierung und 4) Ressourcenaktivierung. Dagegen bewegen sich Forscherinnen und Forscher, die z.B. einzelne Sprechäußerungen (sog. „Sprechakte") oder „Episoden" aus dem therapeutischen Prozeß isolieren und hinsichtlich ihrer therapeutischen Wirkungsweise untersuchen, auf einer viel konkreteren und differenzierteren Beschreibungsebene (z.B. Willutzki, Neumann & Bertelmann, 1997; Sabbouh, 1998).[3]

So gesehen ordnen die von Grawe vorgeschlagenen Fragen nicht nur das Feld der Psychotherapieforschung, sondern lassen sich auch auf den therapeutischen Prozeß selbst beziehen. Mögliche Fragestellungen auf dieser *konkreten* Ebene sind zum Beispiel:

1. Habe ich als Therapeut/Therapeutin Veränderungen anregen können? War diese Intervention zielführend? War die Stunde erfolgreich? („Wirksamkeit")

---

[3] Damit soll nicht behauptet werden, die genannten Forscherinnen und Forscher beschränkten sich ausschließlich auf diese unterschiedlich differenzierten Ebenen; Beziehungen zwischen den Analyseebenen werden von allen Autorinnen und Autoren aufgezeigt. Dennoch ist es eine andere Schwerpunktsetzung, ob zur Erklärung des therapeutischen Outcomes globale Konzepte wie „Ressourcenaktivierung" (Grawe, 1994) oder Konzepte wie „Aufdeckungsspezifische Interventionen" (z.B. Thematisierung von Familienbeziehungen, Sexualität, Gefühlen etc.; vgl. auch Willutzki et al., 1997) herangezogen werden.

2. Welches Vorgehen wähle ich? Welche Intervention? Welches Therapieprogramm? („Vergleichende Wirkung")
3. Was muß ich bei dieser Person berücksichtigen? Worauf muß ich achten? Was darf ich auf keinen Fall tun? Welche Intervention wird bei dieser Person am ehesten hilfreich sein? Was ist in diesem Fall das geeignete Setting? („Differentielle Indikation")
4. Was genau hat gewirkt? Was war hilfreich? („Wirkungsweise")

Schindler (1996) schlägt nun sechs nach ihrem „Auflösungsgrad" geordnete Beschreibungs- und Analyseebenen des therapeutischen Prozesses vor: So kann der Fokus der Aufmerksamkeit erstens auf den *Gesamtverlauf* der Therapie, zweitens auf einzelne *Phasen* des therapeutischen Prozesses, drittens auf die einzelne *Sitzung*, viertens auf unterscheidbare *Episoden* einzelner Sitzungen, fünftens auf die *Sprechakte* einer Person und sechstens auf *individuelle kognitive Prozesse* gerichtet sein.

Kombiniert man das von Schindler (1996) zur Diskussion gestellte Analyseschema mit der Taxonomie forschungsleitender Fragen nach Grawe (1992), ergibt sich eine zweidimensionale Matrix, die eine detaillierte Beschreibung des psychotherapeutischen Prozesses ermöglicht. Die noch „freie" dritte Dimension dieser Matrix kann je nach Erkenntnisinteresse flexibel mit verschiedenen Variablen besetzt werden; mit Bezug auf das Anliegen dieses Artikels ist es nützlich, die Altersvariable als dritte, ordnende Dimension zu wählen und grob zwischen Kindern, Jugendlichen und Erwachsenen zu unterscheiden.[4] Abbildung 1 zeigt eine Darstellung dieses so gewonnenen Schemas.

Das in Abbildung 1 dargestellte Schema erfüllt verschiedene Funktionen: Es ist *heuristisch* in dem Sinne, als sich daraus Fragen ableiten lassen, die sowohl dabei helfen, den Therapieprozeß selbst zu optimieren, als auch konkrete Forschungshypothesen, die im Rahmen der Psychotherapieforschung überprüft werden können.

So kann beispielsweise zur *Prozeßoptimierung* während der Therapie mit einem achtjährigen Mädchen, das unter einer Spezifischen Phobie vor Hunden und Katzen leidet (Altersgruppe c: Kinder) vor einer Sitzung (Analyseebene 4) danach gefragt werden, ob eher eine Reizkonfrontation oder eine Systematische Desensibilisierung als Methode geeignet ist (der Schwerpunkt liegt hierbei auf der 3. Frage nach der differentiellen Indikation). Oder aber es kann bei einem Jugendlichen (Altersgruppe b) im Hinblick auf eine bestimmte Therapiephase wie „Aufbau von Änderungsmotivation" (Analyseebene 5) überlegt werden, wie sich dies mit dem Ziel einer Optimierung des Therapieerfolgs am besten bewerkstelligen läßt (Schwerpunkte: 1. und 2. Frage).

---

[4] Eine andere Möglichkeit wäre es, statt des Alters das Setting als ordnende Dimension zu wählen und z.B. zwischen Einzel-, Familien- und Gruppentherapie zu unterscheiden oder nach spezifischen Störungen (nach DSM-IV; ICD-10) bzw. Störungsgruppen (wie sie z.B. durch die CBCL gebildet werden können; vgl. Arbeitsgruppe Deutsche Child Behavior Checklist, 1993a, 1993b) zu klassifizieren. Die Implikationen dieser Schemata können an dieser Stelle nicht ausgeführt werden.

Abbildung 1: *Schema zur Beschreibung des Prozesses der Psychotherapie mit Kindern, Jugendlichen und Erwachsenen, differenziert nach den Analyseebenen von Schindler (1996) und mit Bezug auf die forschungsleitenden Fragen der Psychotherapieforschung nach Grawe (1992)*

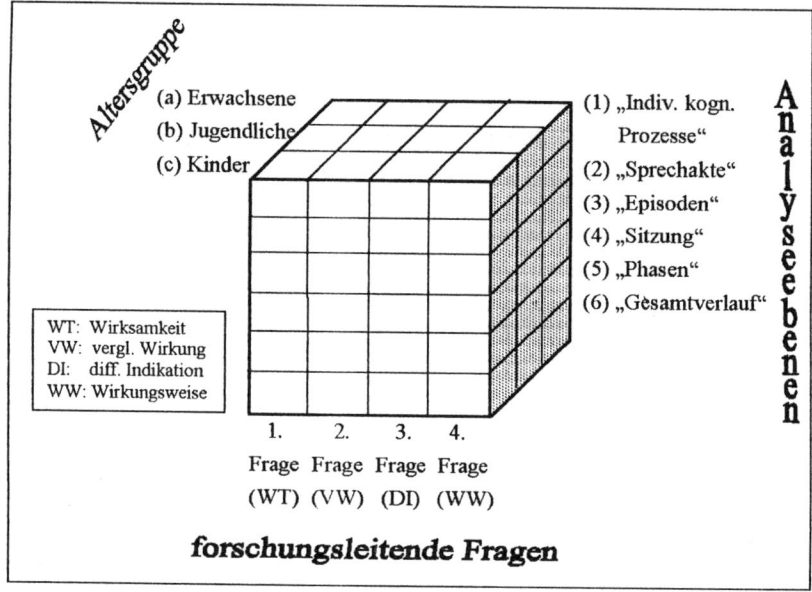

Ebenso kann es aber auch als *Forschungsheuristik* verwendet werden: Zunächst stellt sich die Frage, unter welchem forschungsleitenden Paradigma die Analyse durchgeführt werden soll. Angenommen, ich entscheide mich dafür, die *Wirkungsweise von Psychotherapie* (4. Frage) genauer zu untersuchen. Als nächstes muß geklärt werden, auf welches Klientel (bzw. welches Setting, welche Störungen etc.; vgl. Fußnote 4) ich mich dabei beziehen will. Die dritte Entscheidung legt nun fest, auf welcher Analyseebene ich dies tun will. So kann ich z.B. die Ebene individueller kognitiver Prozesse oder die der Sprechakte wählen. Diese Entscheidung determiniert dann wieder die zur Auswahl stehenden Methoden und so weiter.

Konkrete Forschungsfragen ergeben sich somit als unmittelbare Konsequenz einer hierarchisch strukturierten Entscheidungskaskade. Je nachdem, welche Dimension als Ausgangspunkt dieses Prozesses gewählt wird und mit welcher Variable die zunächst freie dritte Dimension besetzt wird, lassen sich vielfältige und differenzierte Forschungsfragen generieren.[5]

Zusätzlich zu den heuristischen Funktionen erfüllt das Schema auch eine *ordnende Funktion*: So können bereits vorhandene Untersuchungen den einzelnen Dimensionen zugeordnet werden. Die bereits mehrfach zitierte Arbeit von Sabbouh

---

[5] Es wäre eine interessante Frage, welche „Kombinationen" in der bisherigen Psychotherapieforschung besonders präferiert wurden – und wo noch Forschungsbedarf besteht. Dies kann aber an dieser Stelle nicht geleistet werden.

(1998) ließe sich z. B. durch die folgenden „Koordinaten" charakterisieren: „4. Frage (Wirkungsweise)/2. Analyseebene (Sprechakte)/Altersgruppe a (Erwachsene)".[6]

Natürlich ist auch ein solches Schema nicht in der Lage, *alle* relevanten Aspekte von Psychotherapie adäquat zu berücksichtigen. Abschließend sei deswegen zumindest auf eine Schwierigkeit eines solchen Ordnungsversuchs hingewiesen. Sie betrifft vor allem die von Schindler (1996) vorgeschlagene Taxonomie und bezieht sich auf das Problem, in welchem Verhältnis die einzelnen Analyseebenen – und damit auch die dort jeweils relevanten Konzepte und Methoden – zueinander stehen.

Wie oben ausgeführt, stellt sich der therapeutische Prozeß in Abhängigkeit von der gewählten Analyseebene ganz unterschiedlich dar: Auf jeder Ebene wird durch die Beschreibung und Analyse ein „Phänomenbereich" generiert, der durch spezifische theoretische Konzepte sowie postulierte Wirkmechanismen charakterisiert ist, die zunächst unverbunden nebeneinander stehen.

Ein *Beispiel* soll das verdeutlichen: Analysiert man den therapeutischen Prozeß auf der zweiten Ebene (also auf der Ebene der „Therapiephasen"), ist z. B. das Konzept „Änderungsmotivation" von entscheidender Bedeutung – so zumindest im Selbstmanagement-Ansatz nach Kanfer, Reinecker und Schmelzer (1996), die „Aufbau von Änderungsmotivation" als zweite von insgesamt sieben Phasen ihres Therapieprozeßmodells postulieren (vgl. Kap. 4.1). Ohne einen gelungenen Aufbau von Änderungsmotivation bei der Klientin oder dem Klienten können nachfolgende Phasen (z. B. die Vereinbarung therapeutischer Ziele) nicht oder nur unzureichend realisiert werden. Wechselt man nun von der zweiten auf die fünfte Analyseebene nach Schindler (also die Ebene individueller „Sprechakte"), wird unmittelbar deutlich, daß einem so globalen Konzept wie Änderungsmotivation dort keinerlei deskriptive oder explanative Bedeutung zukommt. Statt dessen finden auf dieser Ebene z. B. theoretische Konzepte wie „Änderungsimpuls", „Passung" oder „Aufnahmebereitschaft" Verwendung (vgl. Sabbouh, 1998), mit deren Hilfe sich zwar *in summa* über einen ge- oder mißlungenen Aufbau von Änderungsmotivation spekulieren läßt – genaueres dazu läßt sich aber kaum sagen.

Unklar bleibt also, ob und inwieweit die so gewonnenen ebenenspezifischen Prozeßbeschreibungen im Rahmen eines reduktionistischen Paradigmas aufeinander bezogen bzw. voneinander abgeleitet werden können, oder ob auf den verschiedenen Analyseebenen „emergente Phänomene" generiert werden, die nicht auf basalere Prozesse zurückgeführt werden können. Um auf die eingangs erwähnte Metapher des Tanzes zurückzukommen: Eine exakte Beschreibung einzelner Muskelbewegungen mag detaillierte Hinweise auf die notwendigen anatomischen Voraussetzungen eines Tanzes geben – *wie* man aber konkret tanzt, erfährt man dadurch nicht.

3. Psychotherapieprozeßmodelle

Abgesehen von der in Kapitel 2 dargestellten Möglichkeit, durch Schemata, Taxonomien u. ä. den Bereich der Psychotherapieforschung, aber auch den therapeutischen Prozeß selbst zu strukturieren, eignen sich *Modelle* in besonderer Weise dazu,

---

[6] Als Notation schlagen wir die Kurzbezeichnung „4/2/a" vor.

die zahlreichen Vernetzungen und rekursiven Beziehungen einzelner Komponenten des therapeutischen Prozesses übersichtlich darzustellen. Diese Modelle lassen sich allgemein danach unterscheiden, ob sie den Akzent eher auf eine *strukturelle* oder eine *inhaltlich-chronologische* Darstellungsweise setzen – obwohl in der Regel zumeist beide Aspekte Berücksichtigung finden.

Ein Beispiel für ein eher die *Struktur* des therapeutischen Prozesses darstellenden Modells ist das *Generic Model of Psychotherapy* (GMP) von Orlinsky und Howard (1987; vgl. auch Orlinsky, Grawe & Parks, 1994). Dabei handelt es sich wohl um das bisher umfassendste Therapiemodell, dessen heuristisches Potential trotz seiner zunehmenden Popularität noch bei weitem nicht ausgeschöpft ist. Der chronologische Aspekt wird durch die Einführung dreier Phänomenbereiche berücksichtigt, die, entsprechend der noch immer beliebten Computermetapher, als „Input", „Process" und „Output" bezeichnet werden. Auf der *Input-Ebene* werden Aspekte thematisiert, die dem eigentlichen therapeutischen Prozeß zeitlich vorgeordnet sind, wie etwa die Ausbildung des Therapeuten, soziodemographische Merkmale des Klienten wie Alter, Geschlecht und sozialer Status, „aber auch so grundlegende Aspekte wie die für die jeweilige Sprachgemeinschaft gültigen kulturellen Überzeugungs- und Wertemuster" (Sabbouh, 1998, S. 15).

Auf der *Prozeß-Ebene* werden sechs rekursiv miteinander verknüpfte Wirkfaktoren postuliert, deren interaktives Zusammenspiel darauf abzielen sollte, den Therapieerfolg auf der *Output-Ebene* zu maximieren.[7] Dieser wird wiederum über kurz- und langfristige „Outcome-Variablen" operationalisierbar.

Strukturmodelle wie das von Orlinsky und Howard (1987) vermitteln einen guten Einblick in die komplexe *Dynamik* des therapeutischen Geschehens und eignen sich daher in besonderer Weise dafür, die Frage nach der Wirkungsweise von Psychotherapie auf den verschiedenen Analyseebenen zu klären. Sie sind jedoch weniger geeignet, den Therapieprozeß auf einer *inhaltlichen Ebene* und unter Berücksichtigung seines *zeitlichen Verlaufs* konkret zu beschreiben. Hier bieten sich sogenannte „Phasen-Modelle" an, die den therapeutischen Prozeß primär auf der fünften von Schindler (1996) vorgeschlagenen Ebene zu beschreiben versuchen, dabei aber auch die übrigen Analyseebenen nicht unberücksichtigt lassen.

Beispiele hierfür sind das auf sozialpsychologische Modellvorstellungen aufbauende „3-Phasen-Modell" von Strong und Claiborn (1982), das „7-Stufen-Modell" von Kanfer und Grimm (1980), das darauf bezugnehmende „OPTIMIZE-Modell" von Schmelzer (1986) oder das die drei zuletzt genannten Ansätze integrierende „7-Phasen-Modell" von Kanfer, Reinecker und Schmelzer (1996).[8]

Dieses soll nun im folgenden Kapitel detaillierter dargestellt sowie den besonderen Bedingungen der Therapie mit Kindern und Jugendlichen angepaßt werden. In Kapitel 4.1 werden zunächst die einzelnen Phasen des Modells kurz skizziert und

---

[7] So umfaßt beispielsweise der Wirkfaktor „therapeutic contract" die Aspekte der Rollendefinition von Therapeut und Klient, der Zielfestlegung und des Settings (Einzel-, Familien- und Gruppentherapie, Anzahl und Abstand der Sitzungen etc.). Eine kurze Darstellung der einzelnen Wirkfaktoren gibt Sabbouh, 1998, S. 15-17.

[8] Zum Wandel allgemeiner Modellvorstellungen während der letzten 30 Jahre vgl. auch Kanfer (1989) und Reinecker und Schmelzer (1996).

hinsichtlich der Arbeit mit Kindern und Jugendlichen konkretisiert (Ebene 5 und 6 nach Schindler). In Kapitel 4.2 wird der Aufbau einer Therapiesitzung mit Kindern und Jugendlichen beschrieben (4. Analyseebene). Abschließend werden in Kapitel 4.3 notwendige Voraussetzungen benannt, die für eine konkrete Umsetzung des Selbstmanagement-Ansatzes in der Kinder- und Jugendtherapie gegeben sein müssen.

4. Der Selbstmanagement-Ansatz in der Therapie mit Kindern und Jugendlichen[9]

Das „therapeutische System" in der Erwachsenentherapie umfaßt in der Regel mindestens zwei „Subsysteme": Einerseits das Subsystem „Therapeut/Therapeutin", andererseits das System „Klient/Klientin". In der Therapie mit Kindern und Jugendlichen ist es oft der Fall, daß diese Anzahl von Systemen verdoppelt wird: Neben „Therapeut/Therapeutin" und „Kind/Jugendlicher" kommen noch die Subsysteme „Familie", d.h. vor allem die Eltern, aber auch Geschwister, Großeltern, Verwandte usw. und „beteiligte Institutionen" hinzu. Unter letzteren verstehen wir Einrichtungen aller Art: Kindergärten, Horte, Schulen oder Jugendämter.

Die Therapie mit Kindern und Jugendlichen findet also in der Regel nicht isoliert statt; es gilt aus therapeutischer Sicht zahlreiche und zum Teil divergierende Problemsichten, Wünsche, Zielvorstellungen und Lösungsideen, aber auch Ängste, Befürchtungen und Sorgen in einen dynamischen und kreativen Prozeß zu integrieren, der zielgerichtet und lösungsorientiert sein sollte. Angestrebt wird dabei stets eine Einflußnahme nach dem Minimax-Prinzip: Möglichst minimale therapeutische Interventionen sollen eine maximale „Hilfe zu Selbsthilfe" mit dem Ziel einer besseren Lebensqualität aller im therapeutischen Prozeß involvierten Personen – insbesondere der Kinder und Jugendlichen – bieten. „Hilfe zur Selbsthilfe" als grundlegendes Prinzip der Selbstmanagementtherapie ist nur unter einer möglichst weitgehenden Wahrung der *Autonomie* einzelner am Prozeß beteiligter Personen realisierbar – eine Forderung, die im therapeutischem Alltag nicht immer einzulösen ist und damit eine Vielzahl ethischer Probleme nach sich zieht (vgl. hierzu Hungerige und Päßler, in diesem Band).

Die in der Therapie mit Kindern und Jugendlichen zu leistende „Integrationsarbeit" ist also nicht zu unterschätzen. Was ist nun darunter genauer zu verstehen? Glücklicherweise nicht eine „Nivellierung" oder „Vereinheitlichung" der oben genannten Faktoren. Dies wäre wohl auch ein kaum zu leistendes Unterfangen. Zwar ist es hilfreich, sich mit der Familie z.B. auf eine gemeinsame „Problemdefinition" zu einigen – notwendig ist dies aber keineswegs. So kann es z.B. Problem der Eltern sein, ein „aggressives", „aufsässiges" Kind zu haben. Für das Kind selbst dagegen muß sein aggressives Verhalten durchaus nicht problematisch sein. Im Ge-

---

[9] Dieses Kapitel ist eine Erweiterung der Vorarbeiten von Borg-Laufs (vgl. Borg-Laufs, 1993; 1996; 1997a) und bezieht sich vor allem auf Kinder- und Jugendlichentherapie in einem ambulanten Setting.

genteil, vielleicht hat es aggressive Verhaltensweisen als effektive und oft unmittelbar erfolgreiche Zielerreichungsstrategie schätzen gelernt. Aus Sicht des Kindes ist nicht sein Verhalten das Problem, sondern die damit (manchmal) verbundenen negativen Konsequenzen: schimpfende Eltern, sanktionierende Lehrerinnen und Lehrer, der soziale Rückzug anderer Kinder. Für den therapeutischen Prozeß ist es nun nicht unbedingt notwendig (auch wenn es hilfreich wäre und unter Berücksichtigung altersbedingter Grenzen durchaus versucht werden kann[10]) dem Kind die moralische Problematik seines Verhaltens vor Augen zu führen; oft reicht es aus, beide Problemdefinitionen *unter einer zielführenden Perspektive parallel zu nutzen*. So könnte z. B. mit den Eltern oder Erzieherinnen an den Fragen „Wie muß ich mich verhalten, um die Auftretenswahrscheinlichkeit aggressiver Verhaltensweisen des Kindes zu reduzieren?" oder „Was kann ich tun, um erwünschtes Verhalten zu fördern?" gearbeitet werden, mit dem Kind dagegen an den Fragen „Was kann ich tun, damit meine Eltern weniger mit mir schimpfen?" oder auch „Was muß ich tun, um nicht mehr hierher zu müssen?".

„Integrationsarbeit" bedeutet hier vor allem das *Bündeln* und *Harmonisieren* unterschiedlicher Interessen und Wünsche unter einer zielführenden Perspektive mit verhaltenstherapeutischen Mitteln. Wie die Beispiele zeigen, ist diese Integrationsarbeit auf unterschiedlichen Ebenen zu leisten.

Auf einer *emotionalen Ebene* sind Befürchtungen und Ängste aller beteiligten Personen möglichst zu reduzieren. Insbesondere Kinder, aber auch viele Jugendliche, erleben das therapeutische Setting zunächst als Bedrohung oder weitere Strafmaßnahme. Ängste sind aber auch bei den Eltern und Erziehern weit verbreitet – sie befürchten den Vorwurf (bzw. machen ihn sich schon selbst), bei der Erziehung „versagt" zu haben (vgl. Borg-Laufs & Januszewski, 1997). Komplementär dazu muß darüber hinaus eine möglichst „wohlwollende" Atmosphäre hergestellt werden, in der entspanntes, aber auch intensives, lösungszentriertes Arbeiten möglich wird (vgl. Kap. 4.1).

Ebenso muß auf einer *kognitiv-motivationalen Ebene* eine *Harmonisierung* (und nicht unbedingt, wie bereits erwähnt, eine *Homogenisierung*) der unterschiedlichen Problemsichten, Lösungsideen, Änderungswünsche, Interessen und Zielvorstellungen angestrebt werden. Und schließlich muß auf der konkreten *Verhaltensebene* inkompatibles Handeln minimiert werden: So kann z. B. nicht mit dem Kind daran gearbeitet werden, Verantwortung für sein Verhalten zu übernehmen, während mit den Eltern ein von ihnen durchzuführendes Tokenprogramm mit dem Kind erarbeitet wird.

Die Notwendigkeit dieser sich über den gesamten Therapieverlauf erstreckenden Harmonisierungsbemühungen läßt sich auch auf der Ebene einzelner Therapiephasen (2. Analyseebene nach Schindler) veranschaulichen: Gelingt es z. B. der Therapeutin bzw. dem Therapeuten in der Anfangsphase der Therapie nicht oder nur unzureichend, eine tragfähige und stabile Beziehung zu den Eltern aufzubauen, hat dies

---

[10] Wir beabsichtigen mit dieser Formulierung nicht, die zahlreichen Möglichkeiten „kognitiver Arbeit" mit Kindern zu schmälern; oft ist es aber so (vor allem bei jüngeren Kindern), daß die von den Eltern so sehr gewünschte „Einsicht" ihrer Kinder von diesen zwar verbal reproduziert wird, nicht aber unbedingt auch vorhanden ist. Kinder lernen schnell – vor allem das zu sagen, was Erwachsene hören wollen.

i.d.R. einen massiven Einfluß auf die Gestaltung der Beziehung zwischen Therapeut und Kind – z.B. dann, wenn das Kind zu Hause abwertende Bemerkungen der Eltern über den Therapeuten/die Therapeutin hört. Andererseits kann im Falle einer „Kampfbeziehung" (vgl. Wyrwa, 1998) zwischen Eltern und Kind ein „zu erfolgreicher" Beziehungsaufbau mit den Eltern den Beziehungsaufbau zum Kind gefährden: Hört das Kind beispielsweise, wie die Eltern zu Hause den Therapeuten/die Therapeutin loben, so wird es ihn oder sie möglicherweise als Verbündeten der Eltern erleben und nicht kooperieren. Ebenso verhindert ein mangelhafter Aufbau von Änderungsmotivation bei den Eltern mit nicht zu vernachlässigender Wahrscheinlichkeit erfolgreiche Interventionen beim Kind usw. (vgl. Mackowiak, in diesem Band).

Das von Kanfer et al. (1996; vgl. dort Abb. 21) vorgeschlagene Modell ist prinzipiell in der Lage, diesen interaktiven Prozeß adäquat (wenn auch natürlich nur selektiv; vgl. Kanfer et al., 1996, S.143) zu beschreiben. Es muß aber so modifiziert werden, daß die therapeutische Zusammenarbeit mit den Eltern und beteiligten sozialen Institutionen in angemessener Weise berücksichtigt wird. Wie wir versucht haben zu zeigen, kann dies nicht geschehen, indem das Phasen-Modell jeweils *separat* auf die Arbeit mit Kindern bzw. Jugendlichen, deren Eltern und evtl. zusätzlich involvierten sozialen Einrichtungen angewendet wird; die komplexen Zusammenhänge zwischen den einzelnen Phasen der therapeutischen Arbeit mit dem Kind und der therapeutisch-beraterischen Arbeit mit Eltern und Pädagogen gingen verloren. Abbildung 2 veranschaulicht diese Zusammenhänge in schematischer Form. Die integrative und harmonisierende Funktion der Therapeutin bzw. des Therapeuten bezieht sich dabei prinzipiell auf alle Phasen der Therapie (wie alle nicht vertikalen Pfeile deutlich machen sollen); darüber hinaus halten wir die Einführung *explizit vollzogener* Integrationsphasen als Abschluß der dritten und vierten Therapiephase („Verhaltensanalyse und funktionales Bedingungsmodell" und „Vereinbaren therapeutischer Ziele") für notwendig und sinnvoll. Dies, sowie die Bedeutung der einzelnen Phasen für die konkrete Arbeit mit dem Kind, den Eltern und den beteiligten Einrichtungen soll im nächsten Kapitel detaillierter erläutert werden.

4.1 Das 7-Phasen-Modell in der Therapie mit Kindern und Jugendlichen

Kanfer und Mitarbeiter unterscheiden sieben rekursiv miteinander verknüpfte Therapiephasen:

1. Phase: Schaffung günstiger Ausgangsbedingungen
2. Phase: Aufbau von Änderungsmotivation und vorläufige Auswahl von Änderungsbereichen
3. Phase: Verhaltensanalyse und funktionales Bedingungsmodell
4. Phase: Vereinbaren therapeutischer Ziele
5. Phase: Planung, Auswahl und Durchführung spezieller Methoden
6. Phase: Evaluation therapeutischer Fortschritte
7. Phase: Erfolgsoptimierung und Abschluß der Therapie

Abbildung 2: *Die sieben Phasen der Selbstmanagementtherapie mit Kindern und Jugendlichen, modifiziert nach Kanfer, Reinecker und Schmelzer (1996)*

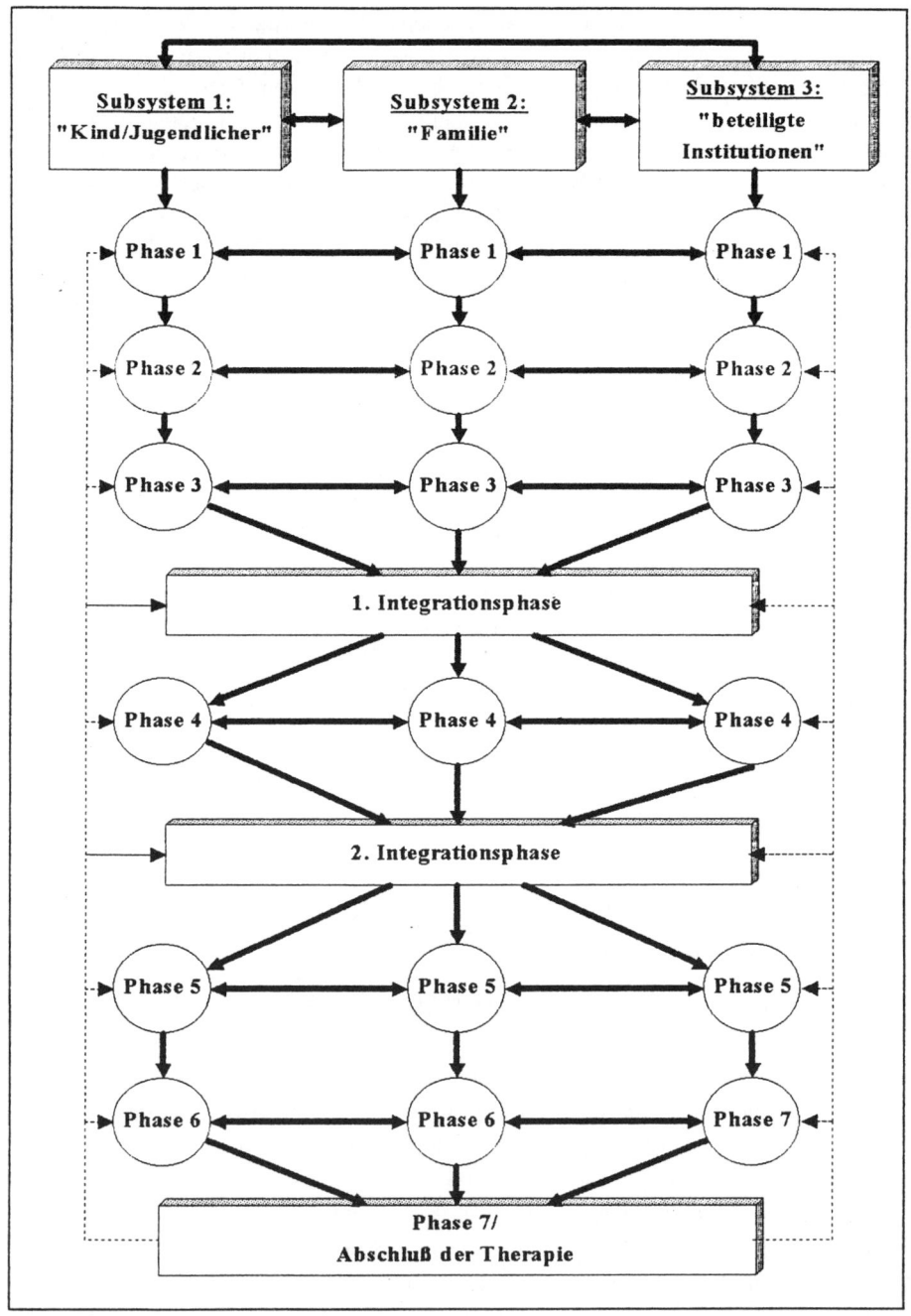

Sie charakterisieren ihr Phasenmodell durch zehn Punkte (Kanfer et al., 1996, S. 138-142), die sich auf das in Abbildung 2 dargestellte modifizierte Modell übertragen lassen:

1. Es ist ein *Problemlösemodell*, das sich an der aus der kognitiven Psychologie bekannten Grundstruktur orientiert. Auch in der Arbeit mit Kindern und Jugendlichen hat sich die Betrachtung des therapeutischen Prozesses als *Problemlöseprozeß* bewährt – nicht zuletzt deswegen, weil auch schon jüngere Kinder ein durchaus komplexes Problemlöseverhalten zeigen (vgl. Mackowiak, 1998; vgl. auch Kap. 4.3).

2. Es ist ein *heuristisches Rahmenmodell*, das als *Vorschlag* zur Arbeitshilfe und Handlungsanweisung für den Therapeuten gedacht ist (Kanfer et al., 1996, S. 142), lediglich der Orientierung dient und nicht als realitätsgenaue Abbildung des therapeutischen Prozesses gedacht ist.

3. Es ist ein *Prozeßmodell*, weil es sich weniger mit den Inhalten einer konkreten Therapie, sondern mit *prinzipiellen Abläufen* beschäftigt. Inhaltliche Vorschläge zur konkreten Arbeitsweise lassen sich eher Therapiemanualen wie denen von Petermann und Petermann (1992, 1994, 1997), Lauth und Schlottke (1997), Grosse (1986), Jacobi, Thiel und Paul (1996) oder Döpfner, Schürmann und Frölich (1997) entnehmen.

4. Es ist ein *rekursives Modell*, das die Möglichkeit offenläßt, zu früheren Phasen zurückzukehren (wie die gestrichelten Pfeile in Abbildung 2 deutlich machen sollen), sofern bestimmte Kriterien nicht erfüllt werden und Schwierigkeiten in der Therapie auftreten (vgl. dazu die in Kap. 5 vorgeschlagene „Therapieprozeß-Checkliste"). Gerade in der Arbeit mit Kindern und Jugendlichen erweist sich dieses rekursive Vorgehen (allein schon wegen der unterschiedlichen Informationsquellen) oft als notwendig.

5. Es ist ein *selektives Modell*, da es im therapeutischem Geschehen bestimmte Aspekte hervorhebt, andere dagegen vernachlässigt: „Trotz der Bemühungen um eine möglichst engmaschige Erfassung der Vorgänge bleibt reale Therapie immer ‚mehr' als die zu ihrer Beschreibung verwendeten Variablen" (Kanfer et al., 1996, S. 143). Wie Abbildung 2 veranschaulicht, ist eine solche Aufmerksamkeitslenkung auf bestimmte, für die Selbstmanagementtherapie mit Kindern und Jugendlichen besonders relevante Parameter mit dem Ziel einer Komplexitätsreduktion von entscheidender Bedeutung.

6. Es ist ein *pragmatisches Modell*: Nicht die Beantwortung der Frage „wahr oder falsch?" ist Kriterium für die Berechtigung dieses Modells, sondern seine *Nützlichkeit* im Hinblick auf die Organisation des diagnostisch-therapeutischen Prozesses und die Realisierung vereinbarter Zielvorstellungen.

7. Es ist ein *zielorientiertes Modell* in dem Sinne, als sich der Abschluß einer einzelnen Phase durch die Erreichung klar formulierter Teilziele erkennen läßt (vgl. dazu die phasenbezogenen Kriterien-Checklisten in Kanfer et al., 1996).

8. Ebenso ist es ein *Mehrfachhandlungsmodell*, „da im therapeutischen Kontext vielfach gleichzeitig an multiplen Zielen auf unterschiedlichen Ebenen gearbeitet werden muß" (Kanfer et al., 1996, S. 143). Kanfer und Mitarbeiter unterscheiden hier zwischen Erhaltungs-, Schwerpunkt- und Vorbereitungszielen (siehe dort).

9. Es ist ein *methodenoffenes Modell*, in dem nicht nur verhaltenstherapeutische Standardmethoden (vgl. Fliegel, Groeger, Künzel, Schulte & Sorgatz, 1994) Anwendung finden können, sondern auch Verfahren anderer Therapieschulen, wenn ihre Wirksamkeit hinsichtlich der Erreichung bestimmter Ziele gewährleistet ist.
10. Und schließlich ist es ein *praxisnahes Modell*, „und ausdrücklich *anwendungsorientiert* für den Kontext klinisch-psychologischer Problemstellungen geplant" (Kanfer et al., 1996, S. 144).

Die einzelnen Phasen des so charakterisierten Modells sollen im folgenden näher erläutert werden.

1. Eingangsphase: Schaffung günstiger Ausgangsbedingungen

Der Schwerpunkt liegt hier auf der Bildung einer sowohl vertrauensvollen als auch arbeitsorientierten „therapeutischen Allianz". Da die verschiedenen an der Therapie beteiligten Personen darin unterschiedliche Rollen einnehmen, müssen diese zunächst strukturiert und geklärt werden. Der Therapeut übernimmt die Rolle des „professionellen Helfers" und sorgt durch sein verbales und nonverbales Verhalten dafür, daß Kommunikationsmuster des Alltags durch spezifisch therapeutische Interaktionen ersetzt werden. Er versucht eine Atmosphäre zu schaffen, die durch Akzeptanz, Vertrauen und Wohlwollen gekennzeichnet ist und dient während des gesamten Therapieprozesses als Modell erfolgreicher Problembewältigung. Von dem Kind wird ebenso wie von den Eltern und den beteiligten Institutionen (z.B. Schulen) eine *aktive Mitarbeit* und die *Bereitschaft zur Übernahme von Verantwortung* erwartet. (Daß diese Bereitschaft oft nicht in dem gewünschten Maß gezeigt zu werden scheint, ändert nichts daran, daß die Erwartung des Therapeuten bzw. der Therapeutin deutlich benannt werden sollte. – Möglichkeiten des Beziehungs- und Motivationsaufbaus zeigt Mackowiak, in diesem Band, auf.) Diese aktive Mitarbeit kann beispielsweise die Erhebung einer „Baseline" des problematischen Verhaltens sein, die sowohl vom Kind selbst als auch von dessen Eltern und/oder dem Lehrpersonal (sofern das Verhalten im schulischen Kontext überhaupt auftritt) erhoben wird, das Bearbeiten diagnostischer Fragebögen (wie z.B. der *Child Behavior Checklist* (CBCL; Arbeitsgruppe Deutsche Child Behavior Checklist, 1993a, 1993b), die in verschiedenen Versionen für die einzelnen Zielgruppen vorliegt) oder das gemeinsame Erarbeiten eines Tokenprogramms.

Gleichzeitig wird in dieser Phase mit einer *ersten Sammlung problembezogener Informationen* begonnen. Dieses „Screening" von Eingangsbeschwerden und -erwartungen ist zunächst nur vorläufig, dennoch können hieraus erste therapeutische Ansatzpunkte abgeleitet werden. Obwohl es i.d.R. die Eltern sind, die den ersten Kontakt aufnehmen, sollte dieses Screening nach Möglichkeit nicht auf die Gespräche mit den Eltern beschränkt bleiben. Das Kind selbst kann als „Experte" für die häusliche oder schulische Situation ebenso wichtige Hinweise für künftige Interventionen geben, wie Erzieherinnen und Lehrer. Zur Entlastung des Therapeuten kann bei dieser ersten Informationssammlung auf standardisierte Fragebögen, wie sie z.T. in den mehrfach genannten Therapiemanualen enthalten sind (vgl. auch z.B. Unnewehr, Schneider & Margraf, 1995; Döpfner & Lehmkuhl, 1997), zurückgegriffen werden; das persönliche Gespräch können sie aber in keinem Fall ersetzen.

Ein dritter Schwerpunkt dieser Phase liegt auf einer möglichst *günstigen Gestaltung der äußeren Therapiesituation* („Setting"). So erleben Kinder und Jugendliche die therapeutische Einrichtung oft als bedrohlich, betrachten sie als „Irrenhaus" oder „Strafanstalt", in die sie (oft gegen ihren Willen) gebracht werden. (Zur ethischen Dimension dieses Problems vgl. Hungerige und Päßler, in diesem Band.) Ein erster Rundgang durch die Institution und der Hinweis, nach den Gesprächen jeweils Zeit zum Spielen zu haben (vgl. Kap. 4.2), reduzieren diese Ängste oft erheblich. Aber auch die *frühzeitige Klärung organisatorischer Fragen* ist notwendig, um die Therapiesituation zu optimieren. So sind z.B. Zeiten abzusprechen, in denen Lehrerinnen und Lehrer telefonisch erreichbar sind. Ebenso muß geklärt werden, ob das Kind die Institution selbständig aufsuchen kann oder gebracht werden muß, ob die Therapiestunde während der Schulzeit des Kindes bzw. der Arbeitszeit der Eltern stattfinden kann oder ob ein späterer Zeitpunkt günstiger ist und vieles mehr.

Grundlegend ist jedoch, daß sowohl Eltern als auch das Kind den Therapeuten bzw. die Therapeutin insofern als Vertrauensperson akzeptieren können, daß sie bereit sind, sich mit seiner bzw. ihrer Unterstützung an die Bearbeitung ihrer Schwierigkeiten zu machen. Konnten darüber hinaus ein erster Überblick über diese Schwierigkeiten gewonnen und organisatorische Fragen geklärt werden, kann die Eingangsphase abgeschlossen werden.

2. Phase: Aufbau von Änderungsmotivation und vorläufige Auswahl von Änderungsbereichen

In dieser Phase werden zwei verschiedene Ziele fokussiert: Erstens der *Aufbau von Änderungsmotivation* und zweitens die *vorläufige Auswahl von Änderungsbereichen*. Das in der ersten Phase begonnene Problemscreening verdichtet sich in dieser Therapiephase in der Form, daß die Verhaltensbereiche ausgewählt werden, in denen Veränderungen am ehesten erreichbar und wünschenswert erscheinen. Diese Auswahl erfolgt aufgrund der in Phase 1 gewonnenen *kontextspezifischen* Informationen. So kann es sein, daß ein Kind zwar den Sport- und Kunstunterricht, nicht aber die übrigen Unterrichtsstunden stört oder in der Wohnung keine problematischen Verhaltensweisen zeigt, wohl aber auf dem Spielplatz.

Von entscheidender Bedeutung ist in dieser Phase der Aufbau der Motivation, in der Therapie aktiv mitzuarbeiten. Die Ausgangsbedingungen für einen gezielten Beziehungs- und Motivationsaufbau scheinen in der therapeutischen Arbeit mit Kindern und Jugendlichen zunächst eher ungünstig zu sein. Denn erstens kommt das Kind i.d.R. nicht auf eigenen Wunsch; häufig wird es sogar gegen seinen Willen gebracht. Zweitens ist die Beziehung zwischen Therapeut und Kind asymmetrischer als die Beziehung zwischen Therapeut und einem erwachsenen Klienten: Nicht nur, daß der Therapeut als Vertreter einer Einrichtung und „Experte" einen hohen Status hat, durch den Status als Erwachsener hat er darüber hinaus zwangsläufig einen ungleich „höheren Rang". Und drittens teilen Therapeut und Kind nicht die gleiche Lebenswelt. In einer Welt rasch wechselnder Modethemen („Dinosaurier", „Tamagochi" etc.), ebenso schnell auf- wie absteigender Fernseh- und Musikstars sowie oft variierender Spielzeugvorlieben, sind die eigenen Kindheitserinnerungen weit von der Lebenswelt auch nur zwanzig Jahre jüngerer Kinder entfernt. Zudem fällt Erwachsenen die Erinnerung an kindliche Vorstellungs- und Erlebenswelten oft schwer.

Dennoch ist der Aufbau einer guten Beziehung zwischen Kind und Therapeut/ Therapeutin durchaus möglich. Borg-Laufs (1996) fand sogar, daß Therapeuten die Realisierung dieser Therapiephase als nicht allzu problematisch empfinden (vgl. auch Borg-Laufs, 1997a). Vertrauensbildende Maßnahmen seitens der Therapeutin oder des Therapeuten können auf fruchtbaren Boden fallen, denn die Beziehung zwischen ihm oder ihr und dem Kind kann für letzteres eine positive Überraschung darstellen. Kinder sind häufig gewohnt, nicht ernst genommen zu werden. Ihre Eltern und andere Erwachsene versuchen sie zu belehren, hören ihnen aber kaum zu. Auch für angenehme Dinge bleibt in vielen Familien wenig Zeit, gemeinsame Spiele kommen kaum vor.

Hier kann der Therapeut nun eine andere Erfahrung vermitteln: Er nimmt das Kind ernst, will genau wissen, wie es selber über die Probleme denkt, was ihm ge- oder mißfällt. Über Probleme, Hobbys, Vorlieben und Abneigungen unterhält er sich ruhig und ernsthaft mit dem Kind – und kann sich auch später daran erinnern! Er droht oder schimpft nicht, versucht nicht, seinen Standpunkt als den von vornherein besseren darzustellen, und er hält seine Versprechen ein, die Gespräche und auch die gemeinsamen Spiele betreffend. Neben der Verwirklichung der therapeutischen Basisvariablen Echtheit, Akzeptanz und Kongruenz ist in der Psychotherapie mit Kindern ein klares, durchschaubares und strukturiertes Handeln von großer Bedeutung. Kinder machen mit Erwachsenen leider oft die Erfahrung, daß diese nicht verläßlich sind: Versprechungen werden gemacht, aber nicht eingehalten, Konsequenzen angedroht, aber nicht durchgesetzt (vgl. Borg-Laufs, 1997b). Im therapeutischen Kontakt sollen Kinder hingegen sicher sein können, daß der Therapeut bzw. die Therapeutin zu seinen/ihren Worten steht. Viele Kinder sind von dieser Erfahrung beeindruckt und kommen mit großer Freude wieder (vgl. weitere Hinweise zur Beziehungsgestaltung in der Kinderpsychotherapie bei Petermann, 1996).

Eine „Initialmotivation" läßt sich bei Kindern oft mit Hilfe eines gut angepaßten Tokenprogramms erreichen, die die Kinder bis zum ersten Erleben von Selbstwirksamkeit und positiver Konsequenzen ihres geänderten Verhaltens durch den therapeutischen Prozeß „trägt". Durch dieses Erleben wird das die Veränderungsbereitschaft zunächst initialisierende Tokenprogramm über kurz oder lang nicht mehr notwendig sein. In der Praxis wird der Aufbau von Änderungsmotivation beim Kind darüber hinaus vor allem durch eine Besprechung der Ziele und Perspektiven des Kindes sowie eine schrittweise Übertragung von Verantwortung für den Veränderungsprozeß realisiert (vgl. Borg-Laufs, 1996).

Diese motivationale Aufbauarbeit muß jedoch nicht nur beim Kind, sondern auch bei den Eltern und Lehrerinnen geleistet werden. Praktikerinnen und Praktiker erleben es als sehr viel schwieriger, *den Eltern* die Einsicht zu vermitteln, daß auch sie ihr Verhalten grundlegend ändern müssen (vgl. Borg-Laufs, 1996, 1997a). Denn oft ist das problematische Verhalten des Kindes nur eine optimale Anpassung an den inkonsequenten Erziehungsstil der Eltern (vgl. z.B. Clemens & Bean, 1995; Wyrwa, 1998). Die Schwierigkeit ergibt sich nun daraus, daß Eltern professionelle Hilfe in der Regel erst dann beanspruchen, wenn sie zu der Auffassung gelangt sind, bereits „alles Mögliche" getan zu haben. Hier ist es nun von besonderer Bedeutung, der „Demoralisierung" und Resignation der Eltern durch den gezielten Einsatz spezieller Motivierungsstrategien (vgl. Kanfer et al., 1996, S. 205-215; Schmelzer, 1983) entgegenzuwirken. Erste Ansätze einer *Ziel- und Wertklärung* (ZWK) helfen in dieser Therapiephase dabei, „daß Klienten allmählich eine klarere Vorstellung von zukünftigen positiven Lebenssituationen entwickeln und motivationale Anreize entdecken, die ihnen den Änderungsprozeß erleichtern" (Kanfer et al., 1996, S. 215). Dennoch bleibt der Aufbau von Änderungsmotivation bei den Eltern für viele Praktikerinnen und Praktiker eine der größten Schwierigkeiten (Borg-Laufs, 1996). Die Frage nach weiteren Möglichkeiten zur Erhöhung der Elternmotivation bedarf dringend weiterer Klärung.

Unproblematischer ist es dagegen, *Erzieherinnen, Lehrerinnen und Lehrer* zur Mitarbeit zu bewegen; sie nehmen beraterische Angebote i.d.R. gerne an. Da sich verhaltenstherapeutisch orientierte Maßnahmen gut in den schulischen Alltag integrieren lassen und die beraterische Situation oft eher den Charakter eines kollegialen Gesprächs aufweist, genügt häufig ein deutlicher Hinweis auf die Notwendigkeit des geplanten Vorgehens, um eine kooperative Zusammenarbeit zu gewährleisten.

3. Phase: Verhaltensanalyse und funktionales Bedingungsmodell

Ziel dieser Phase ist eine weitere Präzisierung und Konkretisierung der bisher noch immer vorläufigen Problembereiche. Die dafür notwendige *Verhaltensanalyse* und *Erstellung eines funktionalen Bedingungsmodells* kann auf einer situativen Ebene (d.h. klassisch-verhaltenstheoretisch, z.B. nach Schulte, 1996) und/oder einer kontextuellen Ebene (etwa in Form einer Plananalyse nach Grawe et al. 1996; Caspar, 1996) durchgeführt werden.

Die Untersuchung von Borg-Laufs (1996) unterstreicht die Bedeutsamkeit der Durchführung von Verhaltensanalysen auf beiden Ebenen. In der Praxis wird (wenn überhaupt) zumeist die klassische Mikro-Verhaltensanalyse durchgeführt; Plananalyse oder andere Analyseverfahren finden kaum Verwendung. Es ist plausibel, daß eine möglichst klare Strukturierung der erhobenen Daten zu einer erhöhten diagnostischen Sicherheit führt. So fand Borg-Laufs (1996), daß diejenigen Therapeutinnen und Therapeuten, die eine schriftliche Mikro-Verhaltensanalyse durchführten, sich als sicherer bezüglich der Einschätzung der funktionalen Zusammenhänge erlebten als diejenigen, die dies unterließen. Auch die Durchführung *mehrerer* Analysen (etwa eine zusätzliche Plananalyse, biographische Analyse, Analyse der Familiendynamik oder systemischer Zusammenhänge) erhöhte im Mittel die Sicherheit der Therapeutinnen und Therapeuten. Die explizite Auswertung von aus Verhaltensanalysen gewonnenen Daten darf also nicht nur Anfängerinnen und Anfängern, sondern auch erfahrenen Kinder- und JugendlichenpsychotherapeutInnen empfohlen werden.

Relevante „funktionale" Bedingungen werden darüber hinaus in ein „hypothetisches Bedingungsmodell" integriert, das entscheidende Anhaltspunkte für die Therapieplanung liefert, „da es auf solche Faktoren (= ‚Bedingungen') hinweist, deren Veränderung auch eine Änderung der problematischen Ausgangssituation zur Folge haben müßte" (Kanfer et al., 1996, S. 140).

Wie Abbildung 2 deutlich macht, bestehen zwischen den bisher beschriebenen Phasen der therapeutischen Arbeit mit dem Kind, den Eltern und sozialen Einrichtungen komplexe Zusammenhänge. So kann beispielsweise ein erstes Problemscreening während des Elterngesprächs Hinweise auf problematische Verhaltensweisen des Kindes geben, deren Relevanz für den schulischen Kontext in einem Gespräch mit den Lehrern gezielt überprüft werden kann. Bereits in der ersten Phase der Therapie ist eine wichtige Aufgabe des Therapeuten, die aus den verschiedenen Quellen gewonnenen Informationen zu strukturieren, daraus Hypothesen zu entwickeln und diese sodann in weiteren Gesprächen zu überprüfen. Während der dritten Therapiephase stellt sich diese Aufgabe nun in besonderer Weise, da möglichst alle der in den verschiedenen Kontexten relevanten funktionalen Beziehungen in das hypothetische Bedingungsmodell integriert werden sollten, um über die so gefundenen Gemeinsamkeiten und Unterschiede Hinweise auf effektive Interventionsmaßnahmen ableiten zu können. Wir tragen der besonderen Bedeutung der therapeutischen Integrationsarbeit in dieser Phase des therapeutischen Prozesses dadurch Rechnung, daß wir als Abschluß der 3. Phase die Einführung einer *1. Integrationsphase* vorschlagen, deren Ergebnis ein vollständiges hypothetisches Bedingungsmodell sein sollte.[11]

4. Phase: Vereinbaren therapeutischer Ziele

Während ein Schwerpunkt der zweiten Phase auf der Klärung *allgemeiner* Lebensziele und Wertvorstellungen lag, geht es nun in dieser Phase darum, *konkrete Ziele für die Therapie* zu entwickeln. Kind, Eltern und Erzieherinnen sollen in die Lage versetzt werden, nicht nur negative Zielbestimmungen vorzunehmen („es soll anders werden, als es jetzt ist"), sondern statt dessen konkrete positive Zielvorstellungen zu entwickeln, die mit ihren grundlegenden Lebenszielen im Einklang stehen. Da es Erwachsenen ebenso wie Kindern oft schwerfällt, sich vorzustellen, *wie* es denn anders sein soll, kann auf verschiedene Verfahren zur Zielklärung zurückgegriffen werden (vgl. Kanfer et al., 1996, S.442ff.; Willutzki & Koban, 1996), die allerdings für Kinder entsprechend modifiziert werden müssen. Da auch die in dieser Phase zu leistende Integrationsarbeit von entscheidender Bedeutung für das Gelingen der Therapie ist, muß im Rahmen einer *2. Integrationsphase* eine *gemeinsame Zielanalyse* durchgeführt sowie ein *Konsens über therapeutische Zielperspektiven* erzielt werden.

Bei der gemeinsamen Zielanalyse ist insbesondere darauf zu achten, daß bislang vage Zielvorstellungen *konkretisiert* werden. So ist „Harmonie in der Familie" keineswegs ein klar umrissenes Ziel; ebenso ist ein „aufgeräumtes Kinderzimmer" ein Ziel, das einer genauen Beschreibung bedarf. Neben der Explizierung und Konkretisierung von Zielperspektiven ist weiter darauf zu achten, daß diese Ziele auch *realisierbar* und für die betreffende Person *prinzipiell erreichbar* sind. Der erste Aspekt bezieht sich darauf, realisierbare *Ziele* von unrealisierbaren *Utopien* zu unterscheiden, der zweite erfordert eine Einschätzung der *kognitiven und verhaltensmäßigen Kompetenzen* der am therapeutischen Prozeß beteiligten Personen (vgl. Kanfer et al., 1996, S.280-282). Der sich anschließende Konsens über therapeutische Zielperspektiven ist zumeist nur auf der Basis von Kompromissen möglich, die das wech-

---

[11] Wir weisen nochmals ausdrücklich darauf hin, daß die Einführung dieser Integrationsphase nicht impliziert, es sei während der vorherigen Phasen keine Integrationsarbeit zu leisten!

selseitige Respektieren und Verstehen der jeweils anderen Perspektive voraussetzen. Ist die Voraussetzung bei jüngeren Kindern entwicklungsbedingt noch nicht gegeben (vgl. Borg-Laufs & Trautner, in diesem Band) müssen Therapeut, Eltern und Erzieherinnen die Verantwortung für eine geeignete Zielbestimmung alleine übernehmen (zur ethischen Problematik dieses Vorgehens vgl. Hungerige und Päßler, in diesem Band). Dabei ist aber streng darauf zu achten, daß Kindern ihr prinzipielles Recht auf selbstbestimmtes Handeln nicht vorschnell aberkannt wird.

5. Phase: Planung, Auswahl und Durchführung spezieller Methoden

Erst nach einem erfolgreichen Abschluß der zweiten Integrationsphase ist das „klassische Kernstück" einer Psychotherapie sinnvoll einsetzbar: Unter Heranziehung des in Ausbildung, Supervision und beruflicher Praxis erworbenen klinisch-psychologischen Veränderungswissens werden auf den jeweiligen Einzelfall zugeschnittene empirisch bewährte therapeutische Interventionen ausgewählt und durchgeführt. Da das Modell *methodenoffen* ist, können verhaltenstherapeutische Standardmethoden (vgl. Fliegel et al., 1994) ebenso eingesetzt werden wie Verfahren anderer psychotherapeutischer Schulen (z.B. aus der Systemischen Familientherapie, Hypnotherapie usw.). Zu bedenken ist ferner die *Reihenfolge* der therapeutischen Interventionen sowie ihre *Verträglichkeit* untereinander (vgl. das Beispiel zu Beginn von Kap. 4). An dieser Stelle ist die Kreativität und Erfahrung der Therapeutinnen und Therapeuten gefragt, um die Methoden jeweils optimal an den Einzelfall anzupassen (vgl. Döpfner & Borg-Laufs, in diesem Band).

6. Phase: Evaluation therapeutischer Fortschritte

Diese in der Praxis oft vernachlässigte Phase des therapeutischen Prozesses dient der Überprüfung, ob die zuvor formulierten Hypothesen und die ausgewählten Interventionsmethoden tatsächlich zu den erwarteten Effekten führen. Dabei geht es noch keineswegs um eine „wissenschaftliche Erforschung" einzelner Wirkmechanismen; vielmehr soll mit vertretbarem Aufwand der therapeutische Prozeß auf verschiedenen Analyseebenen (Gesamtverlauf, Sitzung, Intervention; vgl. Kap. 2) evaluiert werden. Auch dazu kann auf eine Vielzahl bereits entwickelter Verfahren zurückgegriffen werden (Explorationsgespräche, Verhaltensbeobachtungen, Goal-Attainment-Skalierungen etc.).

Eine Evaluation auf den verschiedenen Analyseebenen erfüllt verschiedene Funktionen. So können auf der Basis eines Prä-Post-Designs Aussagen über die Wirkung der gesamten Therapie gemacht werden. Eine prozeßbegleitende Stundenevaluation liefert wertvolle Hinweise auf mögliche Therapiefehler. Unterscheidet sich der tatsächliche Therapieverlauf deutlich vom erwarteten, sollte in jedem Fall eine „Störfall-Analyse" durchgeführt werden. (Erste Hinweise dazu geben Kanfer et al., 1996, S.460-462. Ebenso lassen sich die *Bochumer Bearbeitungs- und Beziehungs-Skalen* (BBBS) von Sachse (1996) oder die von uns in Kapitel 5 vorgestellte „Therapieprozeß-Checkliste" für eine gezielte Störfall-Analyse nutzen.) Diese macht i.d.R. eine Rückkehr auf eine der früheren Stufen des 7-Phasen-Modells notwendig. Aktuelle Entwicklungen können so in die laufende Therapie einbezogen werden. Ebenso können durch eine Stundenevaluation zwangsläufig festgestellte Veränderungen für eine Ressourcenfokussierung und -aktivierung (im Sinne de Shazers,

1992) genutzt werden („Wie haben sie es geschafft, daß es ihnen in dieser Stunde besser geht?" oder „Wie ist es dir gelungen, daß deine Eltern in dieser Woche nicht mit dir geschimpft haben?"). Darüber hinaus sind prozeßbegleitende Evaluationsmaßnahmen auch für das eigene Kompetenzerleben der Therapeutin/des Therapeuten von nicht zu unterschätzender Bedeutung.

Allerdings sollten in keinem Fall nur die Eltern nach ihrer Zufriedenheit mit der Therapie befragt werden. Auch Lehrerinnen und Lehrer sowie insbesondere das Kind selbst müssen mit dem Verlauf der Therapie zufrieden sein, um in der nächsten Phase von einem erfolgreichen Therapieabschluß sprechen zu können.

7. Endphase: Erfolgsoptimierung und Abschluß der Therapie

Schwerpunkt dieser Phase sind vor allem die *Stabilisierung* und der *Transfer* erreichter Veränderungen. Zu diesem Zeitpunkt sollten vor allem Eltern und Kind Problemlöse- und Selbstmanagement-Kompetenzen erworben haben, die es ihnen ermöglichen, zukünftig mit Problemsituationen eigenständig umzugehen. Dazu gehört auch die Kompetenz, *Rückfälle* selbständig zu bearbeiten. Dies kann durch eine gezielte *Antizipation von Risikosituationen* und eine *kognitive Vorbereitung* auf den Umgang mit solchen Situationen erreicht werden. Hinweise auf evtl. *katamnestische Nacherhebungen* können während eines schrittweisen und behutsamen Ausblendens therapeutischer Kontakte gegeben werden.

4.2 Der Aufbau einer Therapiesitzung mit Kindern und Jugendlichen aus Sicht der Selbstmanagementtherapie

Neben der Betrachtung des therapeutischen Prozesses auf der 2. Analyseebene nach Schindler (1996; vgl. Kap. 2) ist für die konkrete therapeutische Arbeit auch die Ebene einzelner Sitzungen (3. Analyseebene nach Schindler) von Bedeutung. In diesem Kapitel soll nun gezeigt werden, auf welche Weise sich die Wirkmechanismen von Psychotherapie im konkreten Aufbau einer therapeutischen Sitzung mit Kindern und Jugendlichen wiederfinden lassen. Während für die Arbeit mit den Eltern oder Erzieherinnen auf das Modell des Stundenablaufs von Kanfer, Reinecker und Schmelzer (1996, S. 389) zurückgegriffen werden kann, bedarf dieses Modell für die Arbeit mit Kindern und Jugendlichen einer gewissen Modifizierung bzw. einer entwicklungsangemessenen konkreten Ausführung. Der Aufbau einer therapeutischen Sitzung ist natürlich von der persönlichen Art des Therapeuten bzw. der Therapeutin abhängig. An dieser Stelle können daher auf der Ebene konkreter Verhaltensweisen unsererseits nur *Anregungen* gegeben werden, wie diese Struktur aussehen und konkret umgesetzt werden kann.

In leichter Abwandlung von Kanfer, Reinecker und Schmelzer (ebd.) schlagen wir folgende Sitzungsstruktur für die Arbeit mit Kindern und Jugendlichen vor:

1. Eingangsstadium,
2. Bearbeiten der zentralen Thematik,
3. Rekapitulieren und Zusammenfassen der zentralen Ergebnisse,
4. Spielphase/Abschlußphase.

Diese einzelnen Phasen (bzw. „therapeutischen Episoden" im Sinne Schindlers) sollen im folgenden näher erläutert und entsprechend unserer Zielsetzung modifiziert werden.

1. Eingangsstadium

Zu Beginn der therapeutischen Sitzung ist es günstig, daß sich das Kind auf die nun folgende Therapie „einstimmt". Der therapeutische Kontakt sollte sich von den Kontakten des täglichen Lebens unterscheiden und im Sinne eines diskriminativen Stimulus ein bestimmtes Kommunikations- bzw. Interaktionsverhalten hervorrufen. Gerade bei Kindern ist eine feste und klar erkennbare Struktur von Vorteil, welche die Besonderheit der therapeutischen Situation deutlich macht. Daher ist es sinnvoll, daß die therapeutische Gesprächssituation immer ähnliche äußere Merkmale aufweist, die dazu führen, daß das Kind entsprechend auf die Situation eingestimmt wird.

Mit Ausnahme des Erstkontaktes, bei welchem dem Kind nach der Begrüßung zunächst alle Räume der Einrichtung gezeigt und erläutert werden und erst danach das Therapie- bzw. Beraterzimmer betreten und die grundsätzliche Struktur der Stunde (z.B. „erst sprechen, dann spielen") erklärt werden, beginnt der Therapiekontakt immer gleich:

Zunächst wird das Kind in das Wartezimmer geführt – auch wenn der Therapeut bzw. die Therapeutin gerade Zeit hat –, wo es Gelegenheit haben sollte, zumindest kurz zur Ruhe zu kommen und sich innerlich auf das Gespräch vorzubereiten. Dann wird es abgeholt und in das Therapiezimmer gebracht, wo die Kinder i.d.R. schon von sich aus einen „Stammplatz" in der Gesprächsecke haben. Bestimmte kleinere Verhaltensrituale des Therapeuten bzw. der Therapeutin sollten von Stunde zu Stunde gleich gehalten werden (z.B. Therapeut nimmt sich Stift und Papier o.ä.).

Nach einem *kurzen* allgemeinen Begrüßungsgespräch („Wie geht's?" o.ä.) kann dann die therapeutisch orientierte Kommunikation beginnen, indem z.B. nach den Vereinbarungen aus der letzten Sitzung gefragt wird oder auch Fragen zur therapiebegleitenden Evaluation gestellt werden.

Kinder sind im Kontakt mit Erwachsenen häufig ein bestimmtes Interaktionsverhalten gewohnt. Entweder interessieren diese sich wenig für die Ansichten der Kinder und hören ihnen kaum ernsthaft zu, oder aber sie sind sehr interessiert und lassen die Kinder ausführlich erzählen, um ihnen eine Freude zu machen. Weiterhin kennen sie Erzieherinnen oder Lehrerinnen, die wiederum eine bestimmte, an der Institution orientierte Kommunikation und Interaktion vorleben. Kinder erleben sich Erwachsenen gegenüber also in Kontexten, die von dem Therapiekontext verschieden sind: Oft dürfen sie einfach nur „Spaß haben" – gleichzeitig werden sie häufig nicht ernst genommen. Darüber hinaus wird von ihnen i.d.R. Folgsamkeit erwartet. Diese Interaktionen unterscheiden sich grundlegend von der therapeutischen Interaktion; ein Unterschied, den die Kinder aber zumeist erst im Laufe der Therapie bemerken. Daher ist es entscheidend, daß der Therapeut bzw. die Therapeutin entsprechend mit dem Kind umzugehen weiß, d.h. er bzw. sie muß die für die Therapie (einschließlich des Beziehungsaufbaus) relevanten Äußerungen verstärken, andere dagegen löschen. Darüber hinaus unterscheidet sich die therapeutische Interaktion auch insofern von alltäglichen Kommunikationsformen, als dem Kind Angebote zur Vertiefung emotionaler Erlebnisinhalte gemacht werden und es sich dadurch in seinem Erleben ernstgenommen fühlen kann.

Aus der Besprechung des Verlaufs der Umsetzung der therapeutischen Vereinbarungen, den Berichten des Kindes über die Zeit seit dem letzten Termin oder durch die Einführung von vereinbarten Themen durch den Therapeuten bzw. die Therapeutin ergibt sich dann der Übergang zur zweiten Phase des Sitzungsablaufes.

2. Bearbeitung der zentralen Thematik

In dieser Sitzungsphase kommen neben dem therapeutischen Gespräch gegebenenfalls auch andere therapeutische Techniken (Imagination, Rollenspiel, Arbeit mit spezifischem Therapiematerial etc.) zum Einsatz. Wie auch bei der Arbeit mit Erwachsenen, sollte dies die intensivste Phase der therapeutischen Sitzung sein. Insbesondere bei Kindern mit Konzentrations- und Aufmerksamkeitsproblemen ist es günstig, die Eingangsphase nicht zu sehr auszudehnen. Ebenso besteht die Möglichkeit, bei der Bearbeitung der zentralen Thematik auf neues Material oder auf grundsätzlich andere Interaktionsformen (z.B. Rollenspiel, Imaginationsübungen etc.) zurückzugreifen, so daß bei den Kindern erneut die Motivation geschaffen wird, sich auf diese Therapiephase einzulassen. Dabei ist stets darauf zu achten, daß die Kinder inhaltlich nicht überfordert werden und der Therapeut auch seine Ausdrucksweise, die Länge und Komplexität seiner Sätze und gesamten Ausführungen dem Entwicklungsstand des Kindes anpaßt (vgl. Borg-Laufs & Trautner, in diesem Buch). Bei der Formulierung therapeutischer Fragen ist die Beachtung einiger allgemeiner Regeln empfehlenswert, um ein ausreichendes Verständnis des Kindes zu gewährleisten: Die Fragen sollten kurz und nicht verschachtelt sein, einfache Wörter und keine Passivkonstruktionen enthalten, keine Synonyme in zeitlich nahem Zusammenhang verwenden und keine Vorannahmen enthalten, die erst eruiert werden sollen.

Da diese Phase eine intensive therapeutische Arbeit beinhaltet, sollte sie – falls die räumlichen Gegebenheiten dies zulassen – in einem anderen Zimmer stattfinden als die Spielphase, damit durch die Umgebungsbedingungen weiterhin ein klarer Rahmen geschaffen wird, der therapeutisch-orientierte Kognitionen und Emotionen beim Kind wahrscheinlicher macht.

3. Rekapitulieren und Zusammenfassen der zentralen Ergebnisse

Bei der Arbeit mit Kindern ist es von besonderer Wichtigkeit, daß ihnen die Möglichkeit zur eigenständigen (gegebenenfalls durch den Therapeuten unterstützten) Zusammenfassung der Ergebnisse gegeben wird. Aufgrund der unterschiedlichen Lebenswelten und des unterschiedlichen Entwicklungsstandes von Therapeut und Kind ist die Wahrscheinlichkeit, daß das Kind etwas ganz anderes verstanden und wahrgenommen hat, als vom Therapeuten intendiert wurde, recht hoch. Ein vom Kind geliefertes Resümee ist daher sehr wichtig und sollte auf keinen Fall fehlen.

4. Spielphase/Abschlußphase

Bei Kindern ist aus verschiedenen Gründen geboten, zum Abschluß des Kontaktes eine nicht zu kurze Spielphase von ca. 10 bis 20 Minuten verläßlich einzuplanen. Die Spielphase beendet den therapeutischen Kontakt positiv, es werden nicht die ganze Zeit Probleme fokussiert, sondern zum Abschluß wird eine angenehme Situation hergestellt, die für die therapeutische Beziehung günstig ist. Sie ermöglicht es den Kindern darüber hinaus auch, der Therapeutin bzw. dem Therapeuten zu zeigen, was es gut (besser als er oder sie) kann.

In der Regel sollte hier auf die Wünsche der Kinder eingegangen und nicht die „Arbeit" dadurch verlängert werden, daß der Therapeut bzw. die Therapeutin „therapeutisch sinnvolle" Spiele anbietet, die dem Kind weniger oder gar nicht gefallen. Für das *Kind* ist die „Arbeit" an dieser Stelle vorbei. Das heißt aber nicht, daß hier nicht aus *therapeutischer Sicht* weitergearbeitet werden kann: Das freie Spiel bietet die Möglichkeit der Verhaltensbeobachtung – und das um so mehr, je besser der Therapeut eine angenehme Spielatmosphäre schaffen kann. Darüber hinaus können bestimmte Situationen hergestellt werden, aus denen sich wertvolle Hinweise für die Therapieplanung ableiten lassen: Wie verhält sich das Kind, wenn es gewinnt? Wie, wenn es verliert? Wie bezieht es *von sich aus* den Therapeuten als Spielpartner in die Auswahl des Spiels ein? Desweiteren sind auch unbefangene Gespräche möglich, die entweder über die Probleme oder die Ressourcen des Kindes oder über seine Lebenswelt weiteren Aufschluß geben. Die Spielphase kann also im Sinne *therapiebegleitender Diagnostik und Evaluation* durchaus aufschlußreich sein.

Auch *therapeutische Zielsetzungen* können natürlich während des Spieles weiter verfolgt werden, z.B. indem auch hier konsequent ein bestimmter Rahmen eingehalten wird. So ist die Spielzeit nach einer vorher festgelegten Zeit vorbei – und nicht erst dann, wenn das Kind keine Lust mehr hat.

Die Spielphase hat für Kinder vor allem *verstärkenden Charakter*, sie stellt eine Belohnung für die vorherige Arbeit dar. Es ist manchmal hilfreich (aber nicht immer), die Spielzeit auch im Sinne eines *Tokenprogramms* direkt von der Mitarbeit während der Arbeitsphase abhängig zu machen. Dies muß allerdings für die Kinder schon während der Arbeitsphase transparent und einschätzbar sein.

Bei Jugendlichen erfordert die Frage, ob zum Ende der Therapie eine Spielphase eingesetzt werden sollte, eine Einschätzung des Therapeuten bzw. der Therapeutin. Jugendliche, die großen Wert darauf legen, als Erwachsene behandelt zu werden, werden ein entsprechendes Angebot möglicherweise ablehnen, da sie sich dadurch nicht ernstgenommen fühlen. Andererseits ist es oft erstaunlich, daß Jugendliche, die besonders „cool" und erwachsen wirken wollen, mit Begeisterung auf die Spielmöglichkeit eingehen. Wichtig ist, daß überhaupt altersangemessene Spiele auch für Jugendliche (z.B. Tischfußball) zur Verfügung stehen.

4.3 Voraussetzungen der Selbstmanagementtherapie mit Kindern und Jugendlichen

Die erfolgreiche Realisierung einer Selbstmanagementtherapie mit Kindern und Jugendlichen stellt hohe Ansprüche an die Kompetenzen des Therapeuten bzw. der Therapeutin einerseits, andererseits aber auch an die Kompetenzen des Kindes und der Eltern. Diese sollen als Abschluß des 4. Kapitels kurz diskutiert werden.

1. Basiskompetenzen des Therapeuten/der Therapeutin

Wie bereits bei der Darstellung des 7-Phasen-Modells in Kapitel 4.1 deutlich wurde, müssen für die erfolgreiche Durchführung einer Therapie verschiedene Variablen während des therapeutischen Prozesses vom Therapeuten bzw. der Therapeutin realisiert werden. Diese Variablen werden in der Literatur insbesondere im Zusammenhang mit dem Aufbau einer tragfähigen Beziehung und der Aktivierung von Änderungsmotivation diskutiert (vgl. Petermann & Petermann, 1992, 1994, 1997; Lauth & Schlottke, 1997; Döpfner, Schürmann & Frölich, 1997); sie dienen letztlich der Optimierung des therapeutischen Prozesses. Der Therapeut muß nun über die notwendigen Kompetenzen verfügen, diese „Optimierungsvariablen" auf einer konkreten Handlungsebene umzusetzen: Er muß interessiert, wohlwollend und akzeptierend sein, als gleichberechtigter und zuverlässiger Partner in Erscheinung treten, dem Kind oder Jugendlichen schrittweise Verantwortung übertragen, Autonomie und Eigeninitiative fördern, gezielt bewältigbare Anforderungen stellen, das eigene Vorgehen transparent gestalten, diskret sein, zu förderndes Verhalten verstärken, flexibel auf aktuelle Problematiken eingehen können und ähnliches mehr.[12] Gemäß seiner Rolle als „professioneller Helfer zur Selbsthilfe" (vgl. Kap. 4.1, 1. Phase) übernimmt er die Verantwortung dafür, daß sich die Klienten die „richtigen" Fragen stellen und selbst zu Lösungen kommen, hilft bei der Strukturierung und Harmonisierung von Zielvorstellungen und stellt sein störungsspezifisches Änderungswissen zur Verfügung, enthält sich dabei aber weitgehend normativer Vorgaben.

Über diese auch in der Therapie mit Erwachsenen notwendigen Kompetenzen hinaus, stellt die Therapie mit Kindern und Jugendlichen noch besondere Anforderungen an Einstellung, Fähigkeiten und Wissen des Therapeuten bzw. der Therapeutin. Damit sind neben einer grundsätzlich *positiven Einstellung zu Kindern und Jugendlichen* vor allem *Kenntnisse kindlicher und jugendlicher Lebenswelten* sowie die *Fähigkeit, sich in diese hineinversetzen zu können*, gemeint. Für einen gelungenen Beziehungsaufbau ist es daher unerläßlich, sich über Fernsehsendungen (Zeichentrickserien, Musikvideos, Spielfilme) und das oft wechselnde Angebot in Spielzeugwarenhäusern einen Eindruck von der vielfältigen Erlebniswelt der Kinder und Jugendlichen zu verschaffen. Therapeuten und Therapeutinnen, die sich *von sich aus* für beliebte Serien wie z.B. *Star Trek* interessieren, sind dabei natürlich in der glücklichen Lage, das Angenehme mit dem Nützlichen verbinden zu können ...

2. Basiskompetenzen der Eltern und pädagogischen Fachkräfte

Gemäß der in der Eingangsphase der Selbstmanagementtherapie vorgenommenen Rollenstrukturierung wird insbesondere von den Eltern, aber auch von beteiligten pädagogischen Fachkräften wie Lehrern oder Erzieherinnen erwartet, sich *aktiv* an der Bewältigung der Probleme zu beteiligen und Verantwortung für den Veränderungsprozeß zu übernehmen. Bei den pädagogischen Fachkräften kann dabei meistens an eine fundierte Ausbildung angeknüpft werden; bei den Eltern müssen teilweise die dafür notwendigen Wissensstrukturen im Rahmen einer therapiebegleiten-

---

[12] Eine genauere und motivationstheoretisch fundierte Darstellung dieser Variablen findet sich bei Mackowiak, in diesem Band.

den *Erziehungsberatung* vermittelt werden (vgl. Döpfner, Schürmann & Lehmkuhl, 1996; Borg-Laufs, 1998).

3. Basiskompetenzen der Kinder und Jugendlichen

Auch von den Kindern und Jugendlichen wird zunächst eine aktive Mitarbeit und Verantwortungsübernahme erwartet. Insbesondere bei jüngeren Kindern ist jedoch die Frage zu stellen, ob sie über die für eine Selbstmanagementtherapie notwendigen Kompetenzen verfügen. Kanfer et al. (1996, S. 145-146) benennen konkret einige *spezifische Basisfertigkeiten*, über die Klienten verfügen müssen, um vom Selbstmanagement-Ansatz profitieren zu können: effektiv kommunizieren können, beziehungsfähig sein, lösbare Probleme vorbringen, sich ändern wollen und an die prinzipielle Möglichkeit der Selbstbestimmung glauben. Wie bereits an anderer Stelle ausgeführt (Borg-Laufs, 1993; 1997a; ausführlich Borg-Laufs, 1996) verfügen Kinder bereits ab dem Grundschulalter über diese notwendigen Fähigkeiten:

- Bereits Kinder im Grundschulalter sind in der Lage, *effektiv zu kommunizieren*: Sie können zuhören, verstehen und sich selbst angemessen mitteilen. Mit Erreichen des Stadiums der konkreten Operationen nach Piaget (vgl. Trautner, 1991) überwinden sie den „kommunikativen Egozentrismus" (also die selbstverständliche Gewißheit jüngerer Kinder, verstanden zu werden) des voroperatorischen Denkens (vgl. Montada, 1995). *Sprachliche Selbstregulationsmechanismen* werden ebenfalls in diesem Alter entwickelt (vgl. Zivin, 1979; Ollendick & Cerny, 1981; Copeland, 1982; Mackowiak, 1998). Wichtig ist in diesem Zusammenhang auch die Fähigkeit, den *Kontext* (z. B. die Beziehungsebene) zu beachten, die Grimm (1995) in Ansätzen bereits bei fünfjährigen Kindern beobachtet hat.

- Ebenso sind Kinder in der Lage, eine *stabile Beziehung zu anderen Menschen* aufzubauen (vgl. dazu die zahlreichen Arbeiten zur Bindungsforschung). Eine angemessene Beziehung zwischen Therapeut und Kind kann damit realisiert werden (vgl.). Durch die zunehmende Fähigkeit, *soziale Perspektiven* zu übernehmen (vgl. Selman, 1980; Silbereisen, 1995) können Beziehungen auch als *therapeutisches Thema* besprochen oder mit Hilfe geeigneter Interventionsmaßnahmen (z. B. dem Sokratischen Dialog) problematisiert werden.

- Probleme von Kindern sind prinzipiell ebenso *lösbar* wie die Probleme Erwachsener; hinsichtlich ihrer Effektivität steht die Therapie mit Kindern und Jugendlichen der Erwachsenentherapie nicht nach (vgl. Heekerens, 1992; Döpfner, in diesem Band). Unlösbare Probleme (z. B. eine tödliche Erkrankung) sowie Utopien im Sinne von Kanfer, Reinecker und Schmelzer können natürlich ebensowenig Thema der Selbstmanagementtherapie mit Kindern wie der mit Erwachsenen sein – es sei denn, das Ziel ist nicht eine Veränderung eines unveränderlichen Zustandes oder die Realisierung eines unrealisierbaren Wunsches, sondern die *Akzeptanz* dieser Gegebenheiten.

- Schließlich sind Kinder bereits im Vorschulalter in der Lage, den Zusammenhang zwischen eigener Anstrengung und der Erreichung eines Ziels zu erkennen (vgl. Oerter, 1995). In der praktischen Arbeit wird ebenso wie in entsprechenden Untersuchungen (z. B. Mempel, 1989) deutlich, daß auch Kinder mit unterschiedlichen Verhaltensauffälligkeiten häufig den Wunsch haben, sich zu ändern. Obwohl z.B. aggressive Kinder zu Beginn der Therapie gerne angeben, daß sie selber ihr Verhalten nicht zu verändern brauchten, da sie nur auf Provokationen anderer reagierten, sehen sie bei genauerer Nachfrage durchaus die Notwendigkeit, ihr eigenes Verhalten zu modifizieren. Viele Probleme gehen mit großem Leidensdruck für das betroffene Kind einher; es erscheint daher durchaus schlüssig, daraus auch einen Veränderungswunsch des Kindes abzuleiten.

5. „My best was never good enough" – Auswege aus therapeutischen Sackgassen

„Remember a quitter never wins
and a winner never quits."

Bruce Springsteen
My best was never good enough

Häufig kommt es im Verlauf des therapeutischen Prozesses zu Stagnationen oder gar Rückfällen, die aber nicht zum Aufgeben zwingen müssen. Wie bereits in Kapitel 4.1 angesprochen, liefert eine prozeßbegleitende Evaluation wertvolle Hinweise auf mögliche Therapiefehler. Für eine prozeßorientierte „Störfall-Analyse" stehen nun verschiedene Verfahren zur Verfügung, auf die abschließend kurz eingegangen werden soll.

Kanfer, Reinecker und Schmelzer (1996, S.460-462) schlagen vor, die normativen Regeln des Problemlösens, wie sie aus den verschiedenen Problemlöse-Ansätzen bekannt sind, bei Schwierigkeiten mit dem Therapieverlauf auf die eigene Person anzuwenden. Als einzelne Schritte schlagen sie dazu vor:

1. Orientierung,
2. Situationsanalyse (IST-Zustand),
3. Zielanalyse (SOLL-Zustand),
4. Suche nach Wegen von IST nach SOLL,
5. Entscheidung und Durchführung,
6. Evaluation,
7. evtl. Revision der Schritte 1 bis 6.

Eine besondere Bedeutung kommt dabei den Schritten 2 bis 4 zu. Zur Analyse des IST-Zustandes bieten sich z.B. die *Bochumer Bearbeitungs- und Beziehungs-Skalen* (BBBS) von Sachse (1996) an. Sie eignen sich besonders dafür, verschiedene Facetten des therapeutischen Prozesses zu evaluieren, um so möglichen Störfaktoren auf die Spur zu kommen. Mittels fünfstufiger Ratingskalen ist es möglich, verschiedene Aspekte des therapeutischen Prozesses zu beurteilen. Im einzelnen sind dies:

1. *Zentrale Bearbeitungsindikatoren* (Arbeitsauftrag, Fragestellungen, Verantwortung, Perspektive, Explizierung),
2. *Inhaltsbearbeitung* (Konkretheit, Nachvollziehbarkeit, Stringenz, Relevanz, Zentralität der Themen),
3. *Ungünstige Bearbeitungsstrategien* (Problembearbeitung, „lösen vor klären", simultane Problembearbeitung, „Schaukeln" zwischen Problemaspekten),

4. *Vermeidungsstrategien* (Relativierung, Bagatellisierung, Generalisierung/Normalisierung, „Nebenschauplätze", thematische Sperren, Umgang mit Fragen, Attribution),
5. *Konstruktion* (z.B. Zwangsläufigkeits- oder Unlösbarkeitskonstruktionen),
6. *Therapeutische Beziehung* (therapeutische Rollenübernahme, Vertrauensstörung, Rückmeldung an den Therapeuten, direkte Kontrolle des Therapeuten),
7. *Image und Appelle* (Kongruenz der Darstellung, Images, Appelle).

Diese werden teilweise noch weiter differenziert. So wird z.B. die in Phase 1 des therapeutischen Prozesses notwendige Rollenstrukturierung durch die folgenden Items überprüfbar, die sich auf die Aspekte „Übernahme der Klientenrolle" und „Übernahme alternativer Rollen" beziehen:

- Im welchem Ausmaß übernimmt der Klient die Klientenrolle im Sinne einer therapeutischen Allianz? (Der Klient tut dies: in hohem Maße/gar nicht).
- Er versucht eine eher gleiche Rollenverteilung herzustellen (z.B. als kollegial, kumpelhaft usw.) (in hohem Maße/gar nicht).
- Er versucht dem Therapeuten gegenüber eine dominante Rolle einzunehmen (z.B. Therapeut für Therapeuten, Regelsetzer, Kritiker usw.) (in hohem Maße/gar nicht).

Die nachfolgende *Therapieprozeß-Checkliste* bietet eine weitere Möglichkeit, sich gezielt mit dem IST- und SOLL-Zustand der Therapie auseinanderzusetzen sowie nach geeigneten Möglichkeiten zu suchen, den einen Zustand in den anderen zu überführen. Sie orientiert sich dabei (anders als die Skalen von Sachse) an dem 7-Phasen-Modell der Selbstmanagementtherapie und erfaßt folgende zentrale Aspekte:

1. Stand der therapeutischen Beziehungen,
2. Stand der Therapiemotivation,
3. Stimmigkeit der Verhaltensanalysen,
4. Ziel- und Wertklärung,
5. Interventionsplanung und -durchführung,
6. Evaluation,
7. Erfolgsoptimierung.

Neben einer Erfassung des aktuellen Zustands bietet sie darüber hinaus die Möglichkeit, erfolgversprechendere Handlungsalternativen zu überdenken und zu notieren. Wir hoffen, daß ihre Nutzung dabei hilft, den therapeutischen Prozeß mit Kindern und Jugendlichen zu optimieren.

Leitfaden zum Bearbeiten der Therapieprozeß-Checkliste

0. KlientIn-/Problem-Feld
In dem ersten Feld sollte (außer dem Klientennamen oder -kürzel) vor allem *das aktuelle Arbeitsproblem* eingetragen werden: Was funktioniert nicht in der Therapie, weswegen ist es notwendig, den Therapieprozeß einer Analyse zu unterziehen? Was

widerspricht den eigenen Erwartungen an den Therapieverlauf? Wie weit ist das ursprünglich angestrebte Therapieziel noch entfernt?

1. Stand der therapeutischen Beziehungen

Die therapeutische Beziehung kann hier anhand dreier Indikatoren für das Kind und für die Eltern von stark unbefriedigend (-3) bis sehr positiv (+3) eingeschätzt werden. Dabei ist es manchmal notwendig, die Beziehung zum Vater und der Mutter des Kindes getrennt zu bewerten (und z.B. in der Checkliste mit unterschiedlichen Farben o.ä. zu kennzeichnen). Die drei Dimensionen wurden in Anlehnung an entsprechende Vorschläge von Schulte (1996) gewählt und können allgemein etwa folgendermaßen umrissen werden:

- Offenheit vs. Verschlossenheit: Erzählt der Klient von sich aus intime, persönlich bedeutsame Inhalte (+3) *oder* vermeidet er weitestgehend persönliche, intime Themen (-3)?
- Entspannung vs. Anspannung: Fühlt der Klient sich wohl, ist seine Körperhaltung entspannt (+3) *oder* wirkt er unglücklich, verkrampft, angespannt (-3)?
- Mitarbeit vs. Widerstand: Werden Fragen sorgfältig beantwortet, scheint der Klient bemüht, sein Problem zu lösen (+3) *oder* wirkt er gelangweilt, desinteressiert oder widerwillig (-3)?

Unter „Bemerkungen" können Schlußfolgerungen oder Ideen notiert werden, die sich aus dem Bearbeiten der Tabelle ergeben haben.

2. Stand der Therapiemotivation

Auch die Klientenmotivation kann anhand dreier Indikatoren sowohl für das Kind, als auch für die Eltern (gegebenenfalls getrennt) erhoben werden:

- Haben *Therapietermine* hohe Priorität, d.h. richten sich die KlientInnen nach dem Terminkalender des Therapeuten oder der Therapeutin und halten sie diese Termine auch ein (+3) *oder* müssen die Therapietermine so vereinbart werden, daß sie die KlientInnen in ihren sonstigen Lebensbereichen nicht stören (andere Termine haben stets Vorrang) bzw. werden die Termine häufiger auf Wunsch der KlientInnen nochmals verlegt (-3)?
- Werden *Vereinbarungen* eingehalten und therapeutische Hausaufgaben erledigt (+3) *oder „vergißt" der Klient bzw. die Klientin diese Aufgaben oder kann sie aus sonstigen Gründen nicht erledigen (-3)?*
- Zeigt der Klient *Eigeninitiative*, macht Vorschläge, erledigt mehr Aufgaben als vereinbart (+3) *oder* wird die Verantwortung an die Therapeutin oder den Therapeuten delegiert (-3)?

Schlußfolgerungen und Ideen können wieder (wie auch bei den folgenden Punkten) unter „Bemerkungen" notiert werden.

3. Stimmigkeit der Verhaltensanalyse(n) und der Diagnose(n)

a) Die funktionale Analyse der Problemverhaltensweisen (gegebenenfalls aus der Perspektive unterschiedlicher Beteiligter) wird mittels einiger Hilfsfragen auf ihre Stimmigkeit hin überprüft. Unter „Bemerkungen" können wiederum Schlußfolgerungen aus den Überlegungen eingetragen werden, aber auch z.B. noch zu klärende Fragen.

b) Hier kann überprüft werden, ob wichtige, in der therapeutischen Interaktion erkennbare Verhaltenspläne (sensu Caspar, 1996; Grawe et al., 1996) der beteiligten Personen beachtet wurden oder ob diese evtl. die auftretenden Probleme verursachen.

c) Die Betrachtung der Systemebene im Sinne einer Makro-Analyse (vgl. Kanfer, Reinecker & Schmelzer, 1996, S. 256-264), d.h. die Suche nach Zusammenhängen zwischen den Problemen des Klienten oder der Klientin mit anderen Lebensbereichen, kann an dieser Stelle vorgenommen und daraufhin überprüft werden, ob diese im Zusammenhang mit dem vorliegenden Arbeitsproblem stehen und evtl. das Erreichen therapeutischer Ziele verhindern.

d) Da Fehler bei der diagnostischen Einordnung vorliegen können, weil z.B. bestimmte Aspekte der Symptomatik falsch bewertet wurden o.ä., sollten auch die Diagnosen noch einmal überprüft werden. Da es viele störungsspezifische therapeutische Handlungsanleitungen gibt, verändert eine neue Diagnose möglicherweise die therapeutische Herangehensweise noch einmal grundlegend.

4. Ziel- und Wertklärung

Die drei wichtigsten Ziele des Kindes, der Eltern und der anderen Beteiligten sowie des Therapeuten bzw. der Therapeutin sollten noch einmal stichwortartig aufgeführt werden und hinsichtlich ihrer Angemessenheit (sind sie realistisch?) und im Hinblick auf möglicherweise vorhandene Unverträglichkeiten (Zielkonflikte) überprüft werden.

5. Interventionsplanung und -durchführung

An dieser Stelle besteht die Möglichkeit, die wichtigsten bislang durchgeführten Interventionen a) mit dem Kind, b) mit den Eltern und c) mit anderen Systembeteiligten genauer zu betrachten. Dafür schlagen wir drei Analyseebenen (A, Z, E) vor:

- **A**: Ist die jeweilige Intervention aus einer der diagnostischen Analysen ableitbar? So ist z.B. bei der Durchführung von Übungen zum sozialen Kompetenzaufbau im Rollenspiel die Frage zu stellen: Fehlt es dem Klienten bzw. der Klientin nach der Verhaltensanalyse tatsächlich an dieser Kompetenz (Alternativverhalten)? Oder bei Einsatz eines Tokenprogramms: Ist das Tokenprogramm in der vorliegenden Form aus der Verhaltensanalyse ableitbar, mit anderen Worten: Ist es notwendig, alternative Verstärker einzuführen? Und so weiter.
- **Z**: Trägt diese Intervention zur Erreichung eines der Therapieziele bei?
- **E**: Gibt es Forschungsergebnisse, die die Angemessenheit dieser spezifischen Intervention bei der vorliegenden Problematik nahelegen?

Außer bei der Interventionsauswahl kann das Problem natürlich auch bei der Interventionsdurchführung liegen: Hier ist vor allem selbstkritisch zu hinterfragen, ob die Interventionen (z.B. bestimmte Imaginationsübungen) auch tatsächlich kompetent durchgeführt wurden oder ob sie möglicherweise deshalb nicht wirkten, weil sie nicht richtig umgesetzt wurden.

6. Evaluation

Auch die Maßnahmen der Therapiekontrolle können kritisch beleuchtet werden: Werden überhaupt die relevanten Parameter erfaßt oder müssen andere Daten erhoben werden, indem beispielsweise andere Systembeteiligte (z.B. Geschwister) nach ihren Beobachtungen befragt oder indem andere Dimensionen bei der Zielerreichungsskalierung (vgl. Döpfner & Borg-Laufs, in diesem Band) ausgewählt werden.

7. Erfolgsoptimierung

An dieser Stelle sollen, falls das Problem in der Stabilisierung bereits erreichter Fortschritte liegt, die aufgeführten Hilfsfragen dazu beitragen, noch einmal die wichtigsten Bedingungen des Alltagstransfers bzw. der Stabilisierung der Therapiefortschritte zu überprüfen.

Danksagung

Unser Dank gilt Andrea Bertelmann, Daniela König, Birgit Laufs, Katja Mackowiak und Barbara Neumann für zahlreiche Anmerkungen sowie tatkräftige Unterstützung.

Der Prozeß der Kinder- und Jugendlichenpsychotherapie 257

Therapieprozeß-Checkliste
© Borg-Laufs/Hungerige 1998

KlientIn: _____

Problem: _____

1. Stand der therapeutischen Beziehungen

mit dem Kind							Variable	mit den Eltern						
-3	-2	-1	0	1	2	3		-3	-2	-1	0	1	2	3
							Offenheit vs. Verschlossenheit in der Therapie							
							Entspannung vs. Anspannung in der Therapie							
							Mitarbeit vs. Widerstand in der Therapie							

Bemerkungen: _____

2. Stand der Therapiemotivation

beim Kind							Variable	bei den Eltern						
-3	-2	-1	0	1	2	3		-3	-2	-1	0	1	2	3
							Terminoffenheit und -verläßlichkeit							
							Verläßlichkeit bei Vereinbarungen / Hausaufgaben							
							Eigeninitiative							

Bemerkungen: _____

3. Stimmigkeit der Verhaltensanalyse(n) und der Diagnose(n)

a) Funktionale Verhaltensanalyse(n) (S-O-R-K-C):

Stimmt die funktionale Analyse noch angesichts neuerer Informationen?	Ja ❑ Nein ❑
Stimmt die funktionale Analyse angesichts der verschiedenen Sichtweisen der Beteiligten?	Ja ❑ Nein ❑
Sind Stimulus, Organismusvariable, Reaktion (physiol., mot., kogn.), Konsequenz und Kontingenz *genau* bekannt?	Ja ❑ Nein ❑
Ist die Kompetenz für Alternativverhalten vorhanden?	Ja ❑ Nein ❑
Sind andere Verstärker möglich?	Ja ❑ Nein ❑

Bemerkungen: _____

b) wichtige Verhaltenspläne:

Des Kindes: _____

_____

Der Eltern: _____

_____

Stimmen die angenommenen Verhaltenspläne noch angesichts neuerer Informationen?	Ja ❑ Nein ❑
Die Wirkung der Verhaltenspläne bei der Therapieplanung berücksichtigt?	Ja ❑ Nein ❑

Bemerkungen: _____

c) wichtige Systembedingungen:

_____

_____

Stimmen die angenommenen Systembedingungen noch angesichts neuerer Informationen?	Ja ❑ Nein ❑
System-Zusammenhänge bei der Therapieplanung ausreichend berücksichtigt?	Ja ❑ Nein ❑

Bemerkungen: _____

d) Diagnosen

Bisherige Diagnosen (ICD-10): _____

_____

Entspricht die aktuell gezeigte Symptomatik den Diagnosen?   Ja ❑ Nein ❑

ggf. neue Diagnosen: _____

Bemerkungen: _____

4. Ziel- und Wertklärung

Nr.	Ziele des Kindes	Ziele der Eltern	Ziele anderer Pers.	Ziele TherapeutIn
1				
2				
3				

Unangemessene Therapieziele? _____

Zielkonflikte zwischen: _____

Bemerkungen: _____

5. Interventionsplanung und -durchführung

Kindzentrierte Int.	A	Z	E	Elternzentrierte Int.	A	Z	E	Umfeldzentrierte Int.	A	Z	E

A: Aufgrund welcher Analyse wird Intervention durchgeführt? (**F**unktionale An.; **P**lananalyse; **S**ystemanalyse)
Z: Welches Ziel wird mit Intervention verfolgt? (z.B. K1 = erstes Ziel d. Kindes; E2 = zweites Ziel d. Eltern; ...)
E: Ist diese Intervention unter diesen Bedingungen bei diesem Ziel empirisch nachweislich angemessen? (+/-)

Probleme bei Interventions*durchführung:* _____

_____

Bemerkungen: _____

6. Evaluation

Welche Maßnahmen werden zur Erfolgskontrolle durchgeführt?

Können damit alle relevanten Veränderungen erfaßt werden?   Ja ❑ Nein ❑

Bemerkungen: _____

7. Erfolgsoptimierung

Wird die natürliche Umgebung in die Therapie einbezogen?	Ja ❑ Nein ❑
Ist die soziale Umgebung an der Therapie ausreichend beteiligt?	Ja ❑ Nein ❑
Ist die vorhandene Selbstverstärkung ausreichend?	Ja ❑ Nein ❑
Ist die vorhandene Fremdverstärkung ausreichend?	Ja ❑ Nein ❑
Bemerkungen:	

Literatur

Arbeitsgruppe Deutsche Child Behavior Checklist (1993a). *Elternfragebogen über das Verhalten von Kindern und Jugendlichen; deutsche Bearbeitung der Child Behavior Checklist (CB-CL/4-18). Einführung und Anleitung zur Handauswertung*, bearbeitet von P. Melchers & M. Döpfner. Köln: Arbeitsgruppe Kinder-, Jugend- und Familiendiagnostik (KJFD).

Arbeitsgruppe Deutsche Child Behavior Checklist (1993b). *Lehrerfragebogen über das Verhalten von Kindern und Jugendlichen; deutsche Bearbeitung der Teacher's Report Form der Child Behavior Checklist (TRF). Einführung und Anleitung zur Handauswertung*, bearbeitet von P. Melchers & M. Döpfner. Köln: Arbeitsgruppe Kinder-, Jugend- und Familiendiagnostik (KJFD).

Becker, V. (1989). *Die Primadonnen der Psychotherapie.* Paderborn: Junfermann.

Borgen, F.H. (1992). Expanding scientific paradigmens in counseling psychology. In S.D. Brown & R.W. Lent (Hrsg.), *Handbook of counseling psychology* (S. 111-139). New York: John Wiley & Sons.

Borg-Laufs, M. (1993). Selbstmanagement-Therapie mit Kindern. *Kindheit und Entwicklung, 2,* 122-128.

Borg-Laufs, M. (1995). Von der Verhaltenstherapie zur allgemeinen Psychotherapie. *Verhaltenstherapie & psychosoziale Praxis, 27,* 405-418.

Borg-Laufs, M. (1996). *Das Training mit aggressiven Kindern aus der Perspektive der Selbstmanagementtherapie. Eine Praxisstudie.* Frankfurt a.M.: Peter Lang.

Borg-Laufs, M. (1997a). Der Selbstmanagement-Prozeß in der Kinderpsychotherapie. *Verhaltenstherapie und psychosoziale Praxis, 29 (2),* 199-212.

Borg-Laufs, M. (1997b). „Strafe" oder „Konsequenz"? Überlegungen zu einer Neuinterpretation. *Thema Jugend. Zeitschrift für Jugendschutz und Erziehung, 2,* 2-4.

Borg-Laufs, M. (1998). Therapie in der Erziehungsberatung. *Verhaltenstherapie und psychosoziale Praxis, 30 (2/3),* 235-249.

Borg-Laufs, M. & Januszewski, E. (1997). Kinderängste und Elternängste in der Postmoderne. *Jugendwohl. Zeitschrift für Kinder und Jugendhilfe, 78 (4),* 148-157.

Caspar, F. (1996). *Beziehungen und Probleme verstehen. Eine Einführung in die psychotherapeutische Plananalyse.* Bern: Huber.

Clemens, H. & Bean, R. (1995). *Ohne Regeln geht es nicht.* Reinbek bei Hamburg: Rowohlt.

Copeland, A.P. (1982). Individual difference factors in children's self-management: Toward individualized treatments. In P. Karoly & F.H. Kanfer (Hrsg.), *Selfmanagement and behaviour change* (S. 207-239). New York: Pergamon Press.

Diepgen, R. (1993). Münchhausen-Statistik. Eine Randbemerkung zu einer Argumentationsfigur von Grawe (1992). *Psychologische Rundschau, 44,* 176-177.

Döpfner, M. & Lehmkuhl, G. (1997). *Diagnose- und Symptom-Checklisten zur Erfassung psychischer Störungen im Kindes- und Jugendalter nach ICD-10 und DSM-IV (DISYPS-KJ).* Göttingen: Hogrefe.

Döpfner, M., Schürmann, S. & Frölich, J. (1997). *Therapieprogramm für Kinder mit hyperkinetischem und oppositionellem Problemverhalten (THOP).* Weinheim: Beltz/PVU.

Döpfner, M., Schürmann, S. & Lehmkuhl, G. (1996). Elternberatung, Elternanleitung, Elterntraining. *Kindheit und Entwicklung, 3,* 124-128.

Drosdowski, G. (1989). *Das Herkunftswörterbuch. Etymologie der deutschen Sprache.* Mannheim: Duden Verlag.

Eysenck, H.J. (1993). Grawe and the effectiveness of psychotherapy: Some comments. *Psychologische Rundschau, 44*, 177-180.

Fäh, M. & Fischer, G. (Hrsg.) (1998). *Sinn und Unsinn in der Psychotherapieforschung. Eine kritische Auseinandersetzung mit Aussagen und Forschungsmethoden.* Gießen: Psychosozial-Verlag.

Fliegel, S., Groeger, W.M., Künzel, R., Schulte, D. Sorgatz, H. (1994). *Verhaltenstherapeutische Standardmethoden. Ein Übungsbuch.* Weinheim: Beltz /PVU.

Grawe, K. (1992). Diskussionsforum. Psychotherapieforschung zu Beginn der neunziger Jahre. *Psychologische Rundschau, 43*, 132-162.

Grawe, K. (1994). Psychotherapie ohne Grenzen. Von den Therapieschulen zur Allgemeinen Psychotherapie. *Verhaltenstherapie und psychosoziale Praxis, 26 (3)*, 357-370.

Grawe, K., Grawe-Gerber, M., Heiniger, B., Ambühl, H. & Caspar, F. (1996). Schematheoretische Fallkonzeption und Therapieplanung. Eine Anleitung für Therapeuten. In F. Caspar (Hrsg.), *Psychotherapeutische Problemanalyse* (S. 189-224). Tübingen: dgvt-Verlag.

Grawe, K., Donati, R. & Bernauer, F. (1994). *Psychotherapie im Wandel. Von der Konfession zur Profession.* Göttingen: Hogrefe.

Grimm, H. (1995). Sprachentwicklung – allgemeintheoretisch und differentiell betrachtet. In R. Oerter & L. Montada (Hrsg.), *Entwicklungspsychologie. Ein Lehrbuch* (S. 705-775). München: PVU.

Grosse, S. (1986). *Bettnässen. Diagnostik und Therapie.* Weinheim: PVU.

Heekerens, H.-P. (1992). Zur Zukunft der Kinder- und Jugendlichenpsychotherapie. *Report Psychologie, 46*, 8-18.

Hörmann, K. (1993) (Hrsg.). *Tanztherapie. Beiträge zur Angewandten Tanzpsychologie.* Göttingen: Hogrefe.

Hungerige, H. & Hillebrandt, A. (in Druck). Kommunikation, Verstehen, Mißverstehen. Alltagsweltliche Metaphorisierungen und ihre sozialen Funktionen. *Siegener Periodikum der internationalen Empirischen Literaturwissenschaft.*

Jacobi, C., Thiel, A. & Paul, T. (1996). Kognitive Verhaltenstherapie bei Anorexia und Bulimia nervosa. Weinheim: PVU.

Kanfer, F.H. (1989). Basiskonzepte in der Verhaltenstherapie: Veränderungen während der letzten 30 Jahre. In I. Hand & H.-U. Wittchen (Hrsg.), *Verhaltenstherapie in der Medizin* (S. 1-13). Berlin: Springer.

Kanfer, F.H. & Grimm, L.G. (1980). Managing clinical change.: A process modell of therapy. *Behavior Modification, 4*, 419-444.

Kanfer, F.H., Reinecker, H. & Schmelzer, D. (1996). *Selbstmanagement-Therapie.* Berlin: Springer.

Lakoff, G. & Johnson, M. (1998). *Leben in Metaphern. Konstruktion und Gebrauch von Sprachbildern.* Heidelberg: Carl-Auer-Systeme.

Lauth, G.W. & Schlottke, P.F. (1997). *Training mit aufmerksamkeitsgestörten Kindern.* Weinheim: Beltz/PVU.

Leary, D.E. (1990). *Metaphors in the history of psychology.* New York: Cambridge University Press.

Mackowiak, K. (1998). *Ängstlichkeit, Selbstregulation und Problemlösen im Vorschulalter.* Frankfurt a.M.: Peter Lang.

Mahoney, M.J. & Patterson, K.M. (1992). Changing theories of change: Recent developments in counseling. In S.D. Brown & R.W. Lent (Hrsg.), *Handbook of counseling psychology* (S. 665-689). New York: John Wiley & Sons.

Mempel, S. (1989). Therapiemotivation bei Kindern. Ergebnisse einer empirischen Untersuchung. *Praxis der Kinderpsychologie und Kinderpsychiatrie, 38,* 146-151.

Montada, L. (1995). Die geistige Entwicklung aus der Sicht Jean Piagets. In R. Oerter & L. Montada (Hrsg.), *Entwicklungspsychologie. Ein Lehrbuch* (S. 518-621). München: PVU.

Oerter, R. (1995). Motivation und Handlungssteuerung. In R. Oerter & L. Montada (Hrsg.), *Entwicklungspsychologie. Ein Lehrbuch* (S. 758-822). München: PVU.

Ollendick, T.H. & Cerny, J.A. (1981). *Clinical behaviour therapy with children.* New York: Plenum Press.

Orlinsky, D.E., Grawe, K. & Parks, B.K. (1994). Process and outcome in psychotherapy – noch einmal. In A.E. Bergin & S.L. Garfield (Hrsg.), *Handbook of psychotherapy and behavior change* (S. 270-376). New York: John Wiley & Sons.

Orlinsky, D.E. & Howard, K.I. (1987). A generic model of psychotherapy. *Journal of Integrative and Eclectic Psychotherapy, 6,* 6-27.

Ortony, A. (Hrsg.) (1979). *Metaphor and thought.* London: Cambridge University Press.

Petermann, F. (1996). *Psychologie des Vertrauens.* Göttingen: Hogrefe.

Petermann, F. & Petermann, U. (1992). *Training mit Jugendlichen. Förderung von Arbeits- und Sozialverhalten.* Weinheim: Beltz/PVU.

Petermann, F. & Petermann, U. (1997). *Training mit aggressiven Kindern.* Weinheim: Beltz/PVU.

Petermann, U. & Petermann, F. (1994). *Training mit sozial unsicheren Kindern.* Weinheim: Beltz/PVU.

Reinecker, H. & Schmelzer, D. (1996) (Hrsg.). *Verhaltenstherapie, Selbstregulation, Selbstmanagement.* Göttingen: Hogrefe.

Sabbouh, K. (1998). *Veränderung, Passung und Aufnahmebereitschaft in der psychotherapeutischen Interaktion.* Bochum: Ruhr-Universität Bochum.

Sachse, R. (1996). *Bochumer Bearbeitungs- und Beziehungs-Skalen (BBBS).* Bochum: Ruhr-Universität Bochum.

Schindler, L. (1996). Prozeßforschung. In A. Ehlers & K. Hahlweg (Hrsg.), *Grundlagen der klinischen Psychologie* (S. 267-296). Göttingen: Hogrefe.

Schmelzer, D. (1983). Problem- und zielorientierte Therapie: Ansätze zur Klärung der Ziele und Werte von Klienten. *Verhaltensmodifikation, 4,* 130-156.

Schmelzer, D. (1986). Problem- und zielorientierte Verhaltenstherapie. Teil II: Das „OPTIMIZE"-Prozeßmodell als Orientierungsrahmen für die Praxis. *Verhaltensmodifikation, 7,* 3-110.

Schulte, D. (1996). *Therapieplanung.* Göttingen: Hogrefe.

Schulte, D., Künzel, R., Pepping, W. & Schulte-Bahrenberg, T. (1991). Maßgeschneiderte Psychotherapie versus Standardtherapie bei der Behandlung von Phobikern. In D. Schulte (Hrsg.), *Therapeutische Entscheidungen* (S. 15-42). Göttingen: Hogrefe.

Selman, R.L. (1980). *The growth of interpersonal understanding.* New York: Academic Press.

Shazer, S. de. (1992). *Wege der erfolgreichen Kurztherapie.* Stuttgart: Klett-Cotta.

Silbereisen, R.K. (1995). Soziale Kognition: Entwicklung von sozialem Wissen und Verstehen. In R. Oerter & L. Montada (Hrsg.), *Entwicklungspsychologie. Ein Lehrbuch* (S. 823-861). München: PVU.

Strong, S.R. & Claiborn, C.D. (1982). *Change through interaction.* New York: John Wiley & Sons.

Trautner, H.M. (1991). *Lehrbuch der Entwicklungspsychologie, Bd. 2: Thorien und Befunde.* Göttingen: Hogrefe.

Unnewehr, S., Schneider, S. & Margraf, J. (1995) (Hrsg.). *Kinder-DIPS. Diagnostisches Interview bei psychischen Störungen von Kindern und Jugendlichen.* Berlin: Springer.

Wampold, B. & Poulin, K.L. (1992). Counseling research methods: Art and artifact. In S.D. Brown & R.W. Lent (Hrsg.), *Handbook of counseling psychology* (S. 71-109). New York: John Wiley & Sons.

Willutzki, U. & Koban, C. (1996). *Manual zur Elaboration wohlgestalteter Ziele in der Therapie (EWOZ)* (Berichte aus der Arbeitseinheit Klinische Psychologie, Bd. 88). Bochum: Ruhr-Universität Bochum.

Willutzki, U., Neumann, B. & Bertelmann, A. (1997). Aufdeckungsarbeit und Prozeßkompetenz der TherapeutIn: Was hilft Kindern, über sexuellen Mißbrauch zu sprechen? In G. Amann & R. Wipplinger (Hrsg.), *Sexueller Mißbrauch – Überblick zu Forschung, Beratung und Therapie. Ein Handbuch* (S. 603-622). Tübingen: dgvt-Verlag.

Wyrwa, H. (1998). *Die Schlaraffenlandkinder.* Weinheim: Beltz Quadriga.

Zivin, G. (1979). Removing common confusions about egocentric speech, private speech, and self-regulation. In G. Zivin (Hrsg.), *The development of self-regulation through private speech* (S. 13-49). New York: John Wiley & Sons.

Motivations- und Beziehungsaufbau in der Verhaltenstherapie mit Kindern und Jugendlichen

Katja Mackowiak

1. Einleitung

Wie lassen sich Kinder und Jugendliche im therapeutischen Kontext zu einer Mitarbeit bewegen, deren Notwendigkeit sie – wenn überhaupt – nur sehr eingeschränkt sehen? Und wie sollten sie, ohne die möglichen Vorteile einer therapeutischen Unterstützung zu kennen, deren förderliche Funktionen einschätzen können? Selbst Erwachsene sind in dieser Hinsicht oftmals unsicher, können nicht genau formulieren, was sie von einer Therapie erwarten. Bei Kindern und Jugendlichen ist hier mit noch größerer Unkenntnis und Verunsicherung zu rechnen.

Therapeuten und Therapeutinnen[1], deren Zielgruppe Kinder, Jugendliche und deren Eltern sind, sehen sich entsprechend verschiedenen Schwierigkeiten ausgesetzt (zur ethischen Dimension dieser Schwierigkeiten vgl. Hungerige und Päßler, in diesem Band):

Erstens bekommen sie im allgemeinen den *therapeutischen Auftrag* nicht von den Kindern oder Jugendlichen selbst, sondern von Eltern, Erzieherinnen oder Pädagogen. *Diese* haben in der Regel mit den „Verhaltensauffälligkeiten" des Kindes Probleme und sind deswegen motiviert, professionelle Hilfe aufzusuchen. Ob und in welchem Ausmaß das *Kind selbst* sein Verhalten als problematisch ansieht, ist damit noch keineswegs geklärt. Und ebenso unklar ist zunächst auch, ob das möglicherweise vom Kind oder Jugendlichen wahrgenommene „Problem" (bzw. das in der Therapie angestrebte „Ziel") der Problemwahrnehmung (bzw. Zieldefinition) der Erziehungspersonen entspricht.

Zweitens wird das problematische Verhalten des Kindes in der Regel *extern verstärkt* – oftmals sogar durch Reaktionen der Eltern selbst, deren beispielsweise inkonsequenter Erziehungsstil wesentlich dazu beitragen kann, die „Verhaltensauffälligkeit" zu etablieren. Aber auch außerhalb des familiären Kontextes ist der Einfluß positiver Verstärker nicht zu unterschätzen: Aggressives Verhalten auf dem Schulhof ist zunächst eine sehr erfolgreiche, unmittelbar wirksame Strategie, um eigene Interessen und Ziele effektiv durchzusetzen. Ebenso erwirbt sich der typische „Klassenclown" zwar langfristig nicht unbedingt die Achtung und Freundschaft seiner Schulkameraden, der unmittelbare (Lach-)Erfolg ist ihm aber in den meisten Fällen

---

[1] Im folgenden wird nur noch die männliche Form „Therapeut" gewählt; selbstverständlich gelten alle Ausführungen in gleicher Weise für Therapeutinnen.

sicher. Die oft unsystematischen und längerfristig kaum wirksamen Gegenmaßnahmen von Lehrern und Eltern werden dabei als „vorübergehende Störung" durchaus in Kauf genommen.

Und drittens suchen Kinder und Jugendliche oftmals nach externalen Erklärungen für ihr (Problem-)Verhalten – obwohl sie durchaus zu einer internalen Attribuierung in der Lage sind (vgl. Mempel, 1989) – und sehen entsprechend keine Möglichkeiten, diese Verhaltensweisen zu ändern.

Kinder- und Jugendlichentherapeuten sehen sich hier vor der Aufgabe, einerseits den Wünschen der Umwelt nach einer Problemlösung gerecht zu werden und andererseits dabei die Interessen und Bedürfnisse der Kinder und Jugendlichen zu berücksichtigen und diese für die therapeutische Arbeit sinnvoll zu nutzen. Es geht also oftmals darum, unterschiedliche Ziele (von seiten der Eltern, der Lehrer, der Kinder) in Einklang zu bringen bzw. sie so zu modifizieren, daß sie für alle Beteiligten erstrebenswert werden (vgl. dazu das „Prozeßmodell" von Borg-Laufs & Hungerige, in diesem Band).

Zur theoretischen Aufarbeitung dieser Problematik wird gern auf die psychologischen Konstrukte „Therapiemotivation" und „Beziehungsaufbau" zurückgegriffen. „Motivation" und „Beziehung" sind allerdings Begriffe, die in verschiedenen Kontexten unterschiedlich verwendet werden und deren Bedeutung eher unscharf ist.

Ziel des vorliegenden Artikels ist daher, auf der Basis theoretischer Überlegungen zu den Konzepten Motivation und Beziehung, Ansatzpunkte zu deren Aufbau und Förderung in der Therapie mit Kindern und Jugendlichen abzuleiten. Dazu werden – ausgehend vom Motivationsbegriff im Alltag – verschiedene grundlagentheoretische Ansätze aus der Motivationspsychologie vorgestellt. Hier liefern insbesondere das von Heckhausen vorgeschlagene Motivationsmodell der Erwartung (Heckhausen, 1977, 1989) sowie die Unterscheidung zwischen intrinsischer und extrinsischer Motivation wertvolle Anregungen für den therapeutischen Kontext. Die Bedeutung des Konstrukts „Motivation" innerhalb der Erwachsenenpsychotherapie wird anhand der Modelle von Schulte (1996) und Kanfer, Reinecker und Schmelzer (1996) erörtert. In diesen Modellen wird der therapeutischen Beziehung eine bedeutende Rolle beim Aufbau und bei der Förderung der Motivation zugeschrieben, weshalb der Beziehungsaspekt einen weiteren thematischen Schwerpunkt dieses Artikels bildet. Die dargestellten Modelle liefern Hinweise, worauf bei der Beziehungsgestaltung und Motivierung zu achten ist. Da sie sich nicht speziell auf Kinder und Jugendliche beziehen, ist im einzelnen ihre Übertragbarkeit auf diese Klientengruppe zu klären. Dazu werden verschiedene therapeutische Programme für Kinder und Jugendliche daraufhin betrachtet, welche Aussagen sie zu den Konzepten „Therapiemotivation" und „therapeutische Beziehung" machen. Im Anschluß daran wird ein sich speziell auf Kinder beziehendes Modell zur Therapiemotivation von Mempel (1985, 1989) vorgestellt.

Den Abschluß dieses theoretischen Teils bildet ein zusammenfassender Überblick über die wesentlichen Aspekte von Therapiemotivation und therapeutischer Beziehung.

Ziel des letzten Kapitels schließlich ist die Ableitung von beziehungs- und motivationsfördernden Handlungsmöglichkeiten für die Kinder- und Jugendlichentherapeuten.

2. Theoretische Grundlagen: Der Motivationsbegriff

2.1 Der Motivationsbegriff in der psychologischen Grundlagenforschung

Eine im Alltag häufig gestellte Frage ist die nach den Beweggründen für eine bestimmte Handlung: Was motiviert eine Person dazu, ein bestimmtes Verhalten zu zeigen? Sie taucht in den verschiedensten Kontexten auf: in beruflichen Situationen, in der Schule, beim Sport, in der Interaktion mit anderen. Häufig wird der Begriff Motivation mit einer Begründung, einer (kausalen) Erklärung von Verhalten, gleichgesetzt und liefert somit eine Antwort auf die Frage nach dem „Warum" einer Handlung.

Im wissenschaftlichen Diskurs wird Motivation als hypothetisches Konstrukt verstanden, mit welchem Intensität, Richtung und Dauer von Verhalten zu erklären sind (Heckhausen, 1989). Sie resultiert einerseits aus interindividuell unterschiedlich ausgeprägten Motiven oder Wertungsdispositionen (z.B. Hilfeleistung, Aggression, Leistung) und andererseits aus in der Umwelt verfügbaren Anreizen, die die Realisierung eines Ziels verheißen.

Schneider und Schmalt (1981) definieren ein Motiv in Anlehnung an McDougall (1928) als eine ererbte, angeborene oder erworbene „psychophysische Disposition, welche ihren Besitzer befähigt, bestimmte Gegenstände wahrzunehmen und ihnen Aufmerksamkeit zu schenken, durch die Wahrnehmung eines solchen Gegenstandes eine emotionale Erregung von ganz bestimmter Qualität zu erleben und daraufhin in einer bestimmten Weise zu handeln oder wenigstens den Impuls zu solch einer Handlung zu erleben" (McDougall, 1928, S.24). Sie erweitern damit McDougalls Motivbegriff, indem sie nicht nur angeborene, sondern auch erworbene Dispositionen einschließen.

Heckhausen (1989) geht noch weiter, wenn er Motive als überdauernde und relativ konstante Wertungsdispositionen „höherer Art" beschreibt. Er vertritt die Auffassung, daß diese Wertungsdispositionen weder angeboren noch für das Funktionieren des Organismus entscheidend sind; sie entwickeln sich vielmehr erst im Laufe der Ontogenese und unterliegen einer Sozialisation. Davon abzugrenzen sind physiologisch bedingte Bedürfnisse wie Hunger oder Durst, die zwar auch sozialisatorischen Einflüssen unterliegen, aber angeboren und zur Aufrechterhaltung organismischer Funktionen unerläßlich sind.

Für die Abgrenzung der Motive untereinander wählt Heckhausen (1989) ein hohes Abstraktionsniveau: „Jedes Motiv unterscheidet sich hinsichtlich einer ihm eigenen Inhaltsklasse von Handlungszielen, die so allgemein umschrieben werden wie ‚Leistung', ‚Hilfeleistung', ‚Macht' oder ‚Aggression'" (Heckhausen, 1989, S.2).

An den Motivbegriff knüpfen sich nach Heckhausen (1989) eine Reihe weiterer Fragen, so z.B. wieviele Motive sich unterscheiden lassen, wie diese Motive zu diagnostizieren sind, ob sie universell auftreten, historischen und kulturellen Einflüssen unterliegen, wie sie sich ontogenetisch entwickeln und auf welche Weise interindividuelle Unterschiede entstehen.

Ein zweiter Fragenkomplex bezieht sich dagegen mehr auf den situativen Aspekt. Gründe für ein bestimmtes Handeln scheinen oftmals allein in der Situation zu liegen. Situationen stellen häufig Gelegenheiten für die Erfüllung lang gehegter Wünsche oder für die Beseitigung von Befürchtungen dar, kurz: sie verheißen die Realisierung von Zielen. Andererseits können sie aber auch bedrohliche Ereignisse, Gefahren ankündigen. Heckhausen spricht hier von positiven und negativen „Anreizen", die einen „Aufforderungscharakter" besitzen und zu einem entsprechenden Handeln veranlassen.

Motivation wird entsprechend als ein Interaktionsprodukt aus Motiv und Anreiz verstanden. Heckhausen spricht hier von „Person-Situations-Interaktionen"; sie bezeichnen eine „momentane Gerichtetheit auf ein Handlungsziel, eine Motivationstendenz, zu deren Erklärung man die Faktoren weder nur auf Seiten der Situation oder der Person, sondern nur auf beiden Seiten heranziehen muß" (Heckhausen, 1989, S. 3).

Schwierigkeiten bereitet allerdings, daß Motivation nicht direkt beobachtbar, sondern ein hypothetisches Konstrukt ist und daher nur indirekt über das Verhalten erschlossen werden kann, etwa über die Intensität oder die zeitliche Dauer des gezeigten Verhaltens, über das Ausmaß des Widerstandes gegenüber Ablenkung bei der Handlungsausführung sowie über das Ausmaß an Kosten und Mühen, die jemand einzusetzen bereit ist.

Während frühere Motivationstheorien vor allem trieb- und bedürfnistheoretische Konzepte betonten, werden in neueren Ansätzen zunehmend kognitive Variablen und Prozesse einbezogen, so insbesondere das Konzept der Erwartung. Erwartungen, also die Vorwegnahme zukünftiger Zustände, entscheiden maßgeblich über die Richtung, Intensität und Planung einer Handlung.

Das erweiterte Motivationsmodell von Heckhausen (1977, 1989)

Heckhausen (1977, 1989) unterscheidet in seinem erweiterten Motivationsmodell vier Arten von Erwartungen, die er den Ereignis-Stadien: Situation – Handlung – Ergebnis – Folge zuordnet (siehe Abb. 1; vgl. Heckhausen, 1989).

a) *Situations-Ergebnis-Erwartungen* beziehen sich auf die Einschätzung der Wahrscheinlichkeit, mit der eine gegenwärtige Situation ohne eigenes Handeln zum Ergebnis führen wird. Ist diese Wahrscheinlichkeit hoch, wird die Person sich nicht zu einer Handlung entscheiden.

b) *Handlungs-Ergebnis-Erwartungen* beinhalten dagegen Überlegungen, inwieweit eigenes Handeln zum gewünschten Ergebnis führen wird (vgl. auch Bandura, 1977, 1986). Wird dem eigenen Handeln eine hohe Erfolgswahrscheinlichkeit zugeschrieben, so wird die Person mit hoher Wahrscheinlichkeit aktiv werden und ihr Handeln auf das Ziel hin ausrichten.[2]

c) *Handlungs-bei-Situations-Ergebnis-Erwartungen* beziehen sich auf Annahmen über das Ausmaß, in dem äußere Umstände das eigene Handeln bei der Erreichung eines Ergebnisses fördern oder beeinträchtigen. Hier werden also situative

---

[2] In diesem Zusammenhang unterscheidet Bandura (1977, 1986) zusätzlich die Selbstwirksamkeits-Erwartung, d. h. die Einschätzung der Fähigkeit, das notwendige Verhalten auch entsprechend ausführen zu können.

Faktoren und ihr Einfluß auf das eigene Handeln bei der Zielantizipation in Rechnung gestellt.

d) *Ergebnis-Folge-Erwartungen* sind die letzte und besonders wichtige Art von Erwartungen. Sie beinhalten eine Einschätzung des Ausmaßes, in dem das Ergebnis als Mittel für eine positive oder negative Folge dient. Diese Trennung zwischen Ergebnis und Folge ist nach Heckhausen insofern wichtig, als Handlungsergebnisse hauptsächlich wegen ihrer Folgen angestrebt werden (instrumentelle Funktion). Beispiele für solche Folgen sind positive Selbstbewertungen, soziale Anerkennung oder materielle Verstärker. Der unmittelbare Zusammenhang zwischen Ergebnis und Folge kann nicht mehr durch Handeln beeinflußt werden; die Person kann nur hoffen, daß ein Ergebnis die angestrebten Folgen mit sich bringt.

Abbildung 1: *Ereignis-Stadien und Erwartungstypen im erweiterten Motivationsmodell von Heckhausen (1977, 1989)*

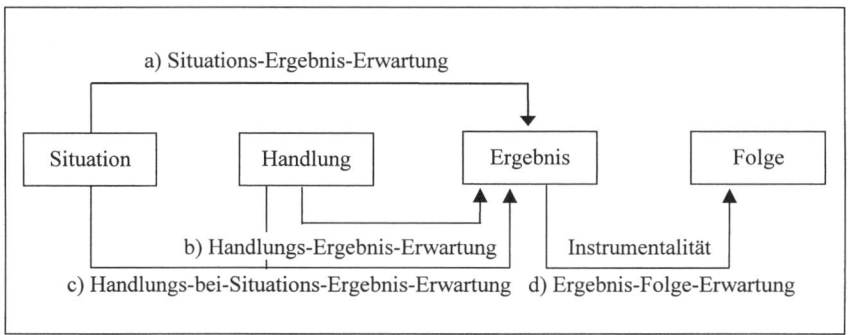

Dieses Modell offeriert Möglichkeiten einer Übertragung auf den therapeutischen Prozeß; generell wird hier als Ziel der Aufbau verschiedener situationsangemessener Erwartungen thematisiert, deren Realisierung mit bestimmten Handlungen verknüpft ist.

Das Konzept der intrinsischen Motivation

Eine weitere für den therapeutischen Kontext nutzbringende Perspektive in der Motivationspsychologie ist die Unterscheidung zwischen intrinsischer und extrinsischer Motivation. Ganz allgemein wird unter intrinsisch motiviertem Verhalten all jenes Verhalten zusammengefaßt, das um seiner selbst willen ausgeführt wird. Dagegen ist extrinsisch motiviertes Verhalten auf externale Verhaltensfolgen in Form von Bekräftigungen (direkte und indirekte Belohnung und Bestrafung) zurückzuführen; es dient lediglich als Mittel zur Erreichung eines anderen Ziels (vgl. Heckhausen, 1989).

Heckhausen (1989) hebt hervor, daß bisher keine Einigung darüber besteht, welche Unterschiede exakt zwischen intrinsischem und extrinsischem Verhalten bestehen. Seiner Ansicht nach lassen sich mindestens sechs Auffassungen anführen, die unterschiedliche Aspekte bei der Abgrenzung thematisieren oder von unterschiedlichen zugrundeliegenden Prozessen ausgehen.

In einer *ersten* Konzeption wird von intrinsischem Verhalten nur in den Fällen gesprochen, in denen es nicht um die Befriedigung leiblicher Bedürfnisse (z.B. Hunger, Durst, Schmerzvermeidung) geht, d.h. die Handlungsausführung nicht im Dienste der Triebreduktion steht.

Eine *zweite* Auffassung beschreibt zweckfrei erscheinende Aktivitäten als intrinsisch, also all jene Verhaltensweisen, die um der ablaufenden Tätigkeit willen ausgeführt werden (prototypisches Bsp. ist das Spielen). Verhalten, das auf Leistung, Macht, Anschluß oder andere Ziele gerichtet ist, fällt aus dieser Definition heraus.

Während Heckhausen beiden Konzeptionen in der neueren Forschung aufgrund ihres eingeschränkten Geltungsbereichs wenig Bedeutung zuschreibt, sind die folgenden Auffassungen in der heutigen Diskussion nach wie vor präsent. So wird in einer *dritten* Konzeption Verhalten dann als intrinsisch motiviert beschrieben, wenn es dazu dient, ein optimales Funktionsniveau beizubehalten oder wiederherzustellen. Die hier diskutierten Ansätze unterscheiden sich im Hinblick darauf, ob sie sich eher auf zentralnervöse Prozesse beziehen und Aussagen über eine „optimale Aktivation" (optimal arousal) machen (vgl. Hebb, 1955; Fiske & Maddi, 1961) oder ob sie sich in Anlehnung an Piagets Theorie der kognitiven Entwicklung eher auf psychologische Prozesse beziehen und Aussagen über „optimale Diskrepanzen" zwischen eingehender Information und kognitiven Strukturen (Schemata) machen. Andere Ansätze versuchen, beide Arten von Prozessen gleichermaßen zu berücksichtigen (Berlyne, 1960, 1967, 1971).

Die von Heckhausen beschriebene *vierte* Konzeption postuliert eine primäre Motivation des Menschen, sich als wirksam, als Verursacher von Änderungen in der Umwelt zu erleben (White, 1959; DeCharms, 1968; Heckhausen, 1989; Deci & Ryan, 1990; Bandura, 1991; Ryan, 1993). Intrinsische Motivation kann in diesem Sinne als Ausdruck des Bedürfnisses nach Kompetenz und Selbstbestimmung interpretiert werden, wobei bereits die Gelegenheit zu selbstbestimmtem Verhalten intrinsisch motivierende Effekte zeigt. Werden diese Möglichkeiten dagegen eingeschränkt, z.B. durch Anforderungen der Umwelt, in Aussicht gestellte Belohnung und Bestrafung oder durch Zwang, lassen sich Phänomene von Widerstand, Gegenkontrolle und sinkender Lernbereitschaft beobachten. Hier wird die generelle Wirkung externer Verstärkung in Frage gestellt. DeCharms (1968) formuliert in diesem Zusammenhang zwei Annahmen: Werden Belohnungen für eine selbstgewählte, freiwillige Aktivität gegeben, können sie die intrinsische Motivation schwächen. Bleiben dagegen Belohnungen für uninteressante, auch unfreiwillige Tätigkeiten aus, die man einzig um der Belohnung willen ausgeführt hat, kann dies die intrinsische Motivation fördern.

Vor allem die erste Annahme hat eine umfangreiche Forschung in Gang gesetzt (z.B. Lepper, Green & Nisbett, 1973; Green & Lepper, 1977; Deci, 1971, 1975; Deci & Ryan, 1980; 1987). So macht Lepper auf der Basis der Theorie der Selbstwahrnehmung von Bem (1972) die Vorhersage, daß Personen, die für eine gern ausgeführte Handlung zusätzlich und ausdrücklich belohnt werden, ihr Handeln als „überveranlaßt" (overjustificated) erleben und zu zweifeln beginnen, ob sie es aus freien Stücken ebenfalls gezeigt hätten.

Deci (1971, 1975) betont als Bestimmungsstücke intrinsischer Handlungsmotivation neben dem Gefühl der Selbstbestimmung auch die Bedeutung des Gefühls eigener Tüchtigkeit. Entscheidend ist in diesem attributionstheoretischen Erklärungsansatz eine internale Ursachenzuschreibung (eigene Fähigkeiten, Anstrengung), die der Handelnde bei Erreichung des Ziels vornimmt. Extrinsisch wird die Motivation, wenn man das Ergebnis einer Handlung externalen Ursachen (z.B. Zufall, Glück, Unterstützung durch andere) zuschreibt und/oder die Handlung wegen externaler Handlungsfolgen (Belohnung, Bestrafung) unternommen wird.

In späteren Arbeiten hebt Deci stärker die Polarität von Autonomie (Selbstbestimmung) und Kontrolle hervor (Deci & Ryan, 1987). Diese Unterscheidung deckt sich nicht mehr ganz mit der von intrinsisch und extrinsisch, denn eine extrinsisch motivierte Aktivität kann durchaus autonom und kontrolliert ausgeführt werden. Generell lassen sich nach Deci und Ryan (1987) folgende Zusammenhänge finden: Autonomie – im Gegensatz zu Kontrolle – geht einher mit einer höheren intrinsischen Motivation, mit einem größeren Interesse, mit weniger Druck und Anspannung, mit mehr Kreativität und kognitiver Flexibilität, einer positiveren Emotionalität und höherer Selbstachtung, mit mehr Vertrauen und konstanterem Therapieerfolg sowie mit einer besseren physischen und psychologischen Gesundheit.

In der *fünften* Konzeption wird das handlungsbegleitende Erleben stärker in den Vordergrund gestellt. Intrinsisch bedeutet hier eine freudige Hingabe an eine Sache, ein völliges und tiefes Erleben einer voranschreitenden Handlung. Csikszentmihalyi (1987) beschreibt dieses Phänomen eindrucksvoll: Bei der Ausführung solcher „in sich selbst" befriedigender Tätigkeiten kommt es oftmals zu einem sogenannten Flow-Erleben, einem Verschmelzen von Handeln und Aufmerksamkeit, zu einer vorübergehenden Einengung des Bewußtseins mit entsprechendem Ausblenden der Umwelt. Diese „Selbstvergessenheit" geht mit intensiven Gefühlen von persönlicher Kompetenz einher.

Die Passung zwischen persönlichen Fähigkeiten und situativen Anforderungen sieht Csikszentmihalyi (1987) als Basis intrinsischer Motivation. Sind die Erfordernisse der Situation zu gering, resultiert Langeweile; sind sie zu hoch, erleben die Personen Mißerfolge, Überforderung und u.U. sogar Angst. Intensive Konzentration und Freude sind folglich nur bei einer optimalen Entsprechung möglich.

Diese Überlegungen knüpfen an Gedankengänge Piagets (1946) an, der die Suche nach und die Bewältigung von Herausforderungen als einen ständig zu leistenden Anpassungsprozeß versteht. Er geht davon aus, daß Kinder – aber auch Erwachsene – vor allem solche Situationen als herausfordernd erleben, die geringfügig von ihren kognitiven Strukturen (Schemata) abweichen.

Diese Inkongruenz oder Diskrepanz zwischen aufgenommener Information und Schemata regt intrinsische Motivation an und fördert ein kreatives Entdecken, (Selbst-) Exploration und damit eine persönliche Weiterentwicklung.

Die *sechste* Konzeption schließlich fordert eine Gleichthematik von Handlung und Handlungsziel (Heckhausen, 1976). Handeln ist dann intrinsisch, wenn Mittel (Handlung) und Zweck (Handlungsziel) thematisch übereinstimmen, so etwa, wenn Leistungshandeln ausgeführt wird, um eine bestimmte Aufgabe zu lösen oder die eigene Tüchtigkeit zu erproben, und nicht, um damit einem anderen zu imponieren oder eine Belohnung für die erbrachte Leistung zu erhalten.

Diese Annahme ist nur dann eindeutig, wenn genau *ein* Ziel verfolgt wird, das entweder gleichthematisch oder andersthematisch in Relation zur Handlung ist. Oftmals liegen jedoch mehrere Ziele gleichzeitig vor, und die Beurteilung einer Handlung als gleich- oder andersthematisch wird vor allem aus der Fremdperspektive nicht leicht zu treffen sein. Außerdem kann ein Handlungsziel in der Selbstattribution der Motivation sowohl als intrinsisch als auch als extrinsisch begründet erlebt werden. Je mehr eine Person neben gleichthematischen Zielen auch andersthematische verfolgt (hierunter fallen z.B. alle Formen von externer Belohnung), um so mehr wird die Attribution einer intrinsisch motivierten Handlung zugunsten einer extrinsisch motivierten abgewertet (Kruglanski et al., 1975). An diese Überlegungen schließt sich erneut die Frage nach einer möglichen Beeinträchtigung intrinsischer Motivation durch externe Bekräftigung an.

Exkurs: Einfluß externer Verstärkung auf die intrinsische Motivation
In der empirischen Motivationsforschung ist dieser *Korrumpierungs- oder Überveranlassungseffekt*[3] ausgiebig untersucht worden. So konnte gezeigt werden, daß materielle Belohnungen intrinsische Motivation mindern können, und das in stärkerem Maße als symbolische oder verbale Belohnungen (Anderson et al., 1976; Deci, 1971). Ungeklärt ist bisher, ob leistungskontingente Bekräftigung stärker die intrinsische Motivation reduziert als eine Pauschalbelohnung (z.B. für die Teilnahme an einer Untersuchung); die Befunde sind hier widersprüchlich (Kruglanski et al., 1971; Deci, 1972). Belege gibt es jedoch dafür, daß erwartete Belohnungen stärker korrumpieren als unerwartete (z.B. Lepper et al., 1973).

Die genannten Befunde setzen ein Interesse an der Tätigkeit voraus. Bietet man Personen dagegen die gleiche Tätigkeit in einer interessanten und einer langweiligen Version an, so nimmt erwartungsgemäß die Zufriedenheit mit der interessanten Aufgabe ab, mit der uninteressanten dagegen zu (Calder & Staw, 1975).

Werden andere Tätigkeiten als Belohnung angekündigt, wie es Eltern häufig bei ihren Kindern tun, um sie zur Erledigung bestimmter Aufgaben zu motivieren, so zeigt sich, daß die in Aussicht gestellte Tätigkeit einen zusätzlichen Anreiz erhält, während die ursprüngliche Aufgabe abgewertet wird („Bonus-Effekt").

Deci (1975; Deci & Ryan, 1985, 1987) hat in diesem Zusammenhang eine „Theorie der kognitiven Bewertung" (cognitive evaluative theory) vorgeschlagen: Wird eine Belohnung in Aussicht gestellt, so führt diese zum „Gewahrwerden möglicher Befriedigung" (awareness of potential satisfaction). Im Falle einer wahrgenommenen Verminderung von Kompetenzgefühlen und Selbstbestimmung sinkt die intrinsische Motivation. Belohnung und Rückmeldung können jedoch auf zweierlei Art interpretiert werden: *kontrollierend*, wodurch extrinsische Motivation gefördert wird, und *informierend*, wodurch intrinsische Motivation gesteigert werden kann.

Mit der Erforschung des Korrumpierungseffekts unweigerlich verbunden ist die Frage nach der Effektivität von Verstärkerprogrammen, wie sie in verschiedenen Kontexten (z.B. Schule, Kliniken) eingesetzt werden. Zwei Aspekte sind beim Einsatz solcher Programme zu bedenken: Zum einen sinkt die Frequenz des erwünschten Verhaltens nach Absetzen der Verstärkung in vielen Fällen wieder auf das Aus-

---

[3] Von einer Überveranlassung (over-justifiction) einer beliebten Tätigkeit wird gesprochen, wenn einem zur Tätigkeit motivierenden Anreizwert für eine Aufgabe zusätzlich ein extrinsischer hinzugefügt wird (vgl. Deci, 1975; Deci & Ryan, 1985).

gangsniveau und läßt daher den dauerhaften Einsatz externer Belohnung notwendig erscheinen. Zum anderen nehmen an den Programmen häufig auch Personen teil, die das angestrebte Verhalten bereits zeigen; bei ihnen droht ein Verlust an intrinsischer Motivation.

Die Ergebnisse einer Vielzahl von Untersuchungen zu diesen Fragen legen den Schluß nahe, daß Bekräftigungsprogramme intrinsisches Interesse an vorher verstärkten Tätigkeiten mindern können, aber nicht in jedem Fall müssen. Aussagen darüber, welche Bedingungen – allein oder in Kombination – günstige oder ungünstige Effekte haben, sind bisher nur in einzelnen Punkten möglich: So belegt eine Studie von Arkes (1978), daß die in einer Therapie erzielten Veränderungen trotz Absetzen der Verstärkung aufrechterhalten blieben, sofern sich im Verlauf der Therapie ein Gefühl von neugewonnener Kompetenz einstellte.

Insgesamt scheint sich in der Forschung zum Korrumpierungs- oder Überveranlassungseffekt als entscheidend herauszustellen, ob die ursprünglich wirksamen Tätigkeitsanreize gegenüber Anreizen extrinsischer Tätigkeitsfolgen zurücktreten und damit die Ausführung der ursprünglich befriedigenden und voll in Anspruch nehmenden Tätigkeit auf ein Niveau reduzieren, das weniger erfreulich und gelungen ist. Allerdings sind noch manche Untersuchungen zur hinreichenden Klärung des Überveranlassungseffekts notwendig.

Zusammenfassend sollen noch einmal die wichtigsten Aspekte intrinsischer Motivation genannt werden:

- Bedürfnis nach Selbstbestimmung und Autonomie,
- Gefühl von Kompetenz; Erleben eigener Selbstwirksamkeit; internale Ursachenzuschreibung,
- Passung zwischen persönlichen Fähigkeiten und situativen Anforderungen,
- Gleichthematik von Handlung (Mittel) und Handlungsziel (Zweck).

Das Konzept der intrinsischen Motivation tritt auch im therapeutischen Kontext zunehmend mehr in den Vordergrund; in einigen kognitiv-verhaltenstherapeutischen Ansätzen wird die Umwandlung extrinsischer in intrinsische Motivation sogar zum expliziten langfristigen Ziel der Therapie (vgl. etwa Kanfer et al., 1996). Intrinsische Motivation als prinzipielle Fähigkeit des Menschen zu selbstbestimmtem Handeln ist aus mindestens zwei Gründen von entscheidender motivationaler Bedeutung: Zum einen verspüren Personen ein hohes Ausmaß an Befriedigung, wenn sie ihre eigenen selbstgesetzten Ziele erreichen; zum anderen erhöht der Umstand, *daß* Personen sich selbst Ziele setzen, die Wahrscheinlichkeit, daß sie diese auch erreichen (vgl. Locke & Latham, 1984; Maehr & Braskamp, 1986).

Obwohl prinzipiell die Förderung einer intrinsischen Motivation Ziel jeder Therapie sein sollte, lassen sich aber auch therapeutische Situationen ausmachen, in denen eine extrinsische Motivation bedeutsamer ist. Ist z.B. ein Klient noch nicht in der Lage, ein Ziel zu entwickeln, Entscheidungen zu treffen und sein Verhalten entsprechend selbst zu regulieren, kann der Einsatz externer Motivationshilfen notwendig werden. Auch wenn ein Klient zwar ausreichend motiviert zu einer Verhaltensänderung ist, aber mit den erforderlichen Handlungsschritten noch nicht genügend vertraut ist, kann eine Rückmeldung durch den Therapeuten hilfreich sein. Erst durch wiederholte Übung, unterstützt durch korrektives Feedback, entwickeln sich angemessene interne Standards und entsprechende intrinsische Motivation.

2.2 Der Motivationsbegriff in der Erwachsenenpsychotherapie

Mit dem allgemeinen Motivationsbegriff, wie er in der grundlagentheoretischen Forschung verwendet wird, hat der Begriff der Therapiemotivation in erster Linie den Aspekt des „Warum?" einer Handlung gemeinsam. Darüber hinaus scheint es auf den ersten Blick wenig Gemeinsames zu geben. So wird in der Motivationspsychologie zwischen verschiedenen thematischen Inhaltsklassen, wie etwa dem Neugiermotiv, dem Aggressionsmotiv oder dem Anschlußmotiv, differenziert (vgl. Heckhausen, 1989). Allen gemeinsam ist eine dispositionelle Grundlage, also eine der Person inhärente, angeborene und durch Umwelteinflüsse modifizierte Tendenz, auf bestimmte situative Gegebenheiten in einer bestimmten Weise zu reagieren. Diese Annahmen werden im therapeutischen Kontext eher vernachlässigt. Vielmehr bezieht sich der Begriff der Therapiemotivation vor allem auf die Beweggründe für das Aufsuchen einer therapeutischen Einrichtung sowie auf die Bereitschaft zu einer Mitarbeit in der Therapie mit dem Ziel einer Veränderung der Ausgangssituation. Dabei verkörpert die Motivation die energetisierende Komponente, mit der eine Person ihr Verhalten auf ein bestimmtes Ziel hin ausrichtet; zu unterscheiden sind hierbei Intensität (wie sehr ist eine Person an einer Veränderung interessiert?) und Richtung (welche Art von Veränderung strebt die Person an?).[4]

Meichenbaum und Turk (1994) verstehen unter Therapiemotivation ein „aktives, vom Klienten bewußt eingegangenes auf Kooperation zielendes Engagement, um ein therapeutisches Resultat zu erzielen [...]. Therapiemotivation beinhaltet die Möglichkeit einer freien Wahl und die Anerkennung einer mit dem Therapeuten auf Gegenseitigkeit beruhenden Beziehung[5] bei der Planung und Durchführung der Behandlung" (Meichenbaum & Turk, 1994, S.15).

Die Autoren differenzieren folgende Aspekte bei der Beschreibung von Therapiemotivation, wobei sie den Begriff nicht nur auf den psychotherapeutischen Kontext begrenzen, sondern auch bei medizinischen Interventionen für relevant halten:

1. der Beginn und die regelmäßige Teilnahme an einer Therapie,
2. die Einhaltung der therapeutischen Termine und Nachuntersuchungen,
3. die korrekte Einnahme von Medikamenten,
4. der aktive Versuch einer Veränderung des Lebensstils,
5. die engagierte Durchführung von therapeutischen Hausaufgaben und
6. die Vermeidung von Risikoverhalten.

---

[4] Kanfer, Reinecker und Schmelzer (1996) gehen in diesem Zusammenhang davon aus, daß im Hinblick auf einen Motivationsaufbau die Veränderung der Richtung leichter möglich ist als die Veränderung der Intensität.

[5] Hier wird die enge Verknüpfung zwischen den Konzepten „Therapiemotivation" und „therapeutische Beziehung" offenkundig.

Die Realisierung dieser Aspekte ist nach Veith (1997) aber nicht ausschließlich von einer hohen Therapiemotivation abhängig; auch bestimmte äußere Umstände (z.B. räumliche Nähe einer therapeutischen Einrichtung, private und berufliche Belastungen, Unterstützung durch Angehörige und Freunde) können einen positiven oder negativen Einfluß ausüben.

Von Veith (1997) werden drei verschiedene Aspekte von Therapiemotivation unterschieden, die hinsichtlich ihrer Zielklassen differenziert werden. So besteht ein *erstes* Ziel darin, Hilfe für die Bewältigung von Problemen oder Konflikten zu erhalten (*Therapiemotivation*[6]). Untersuchungen in diesem Zusammenhang konzentrieren sich entsprechend auf die Entscheidungsprozesse, die zum Aufsuchen einer therapeutischen Einrichtung führen. Der *zweite* wichtige Aspekt von Therapiemotivation betrifft die angestrebten Veränderungen; das Ziel ist hier ein Abbau von Symptomen und Problemverhalten sowie eine Stabilisierung neuer Verhaltensmuster (*Änderungsmotivation*). Untersuchungen hierzu konzentrieren sich vor allem auf Prozesse des Abwägens von Vor- und Nachteilen für eine Beibehaltung versus Veränderung des Verhaltens (sog. Netto-Motivation, vgl. Veith, 1997). Schließlich ergibt sich ein *drittes* Ziel, auf das sich die Therapiemotivation richten kann, aus dem Zusammenhang zwischen Therapiemotivation und der therapeutischen Beziehung (*Beziehungsmotivation*). Hier wird in Studien untersucht, welche Zusammenhänge zwischen therapiemotivationsbezogenen Aspekten (z.B. Offenheit des Klienten und Bereitschaft zur Mitarbeit versus Therapieabbruch) einerseits und Beziehungsmerkmalen (z.B. Empathie und wahrgenommene Kompetenz des Therapeuten, Ähnlichkeit und Sympathie zwischen Therapeut und Klient, interaktive Koordination) andererseits bestehen.

Die von Veith vorgeschlagene Dreiteilung von Therapiemotivation macht deutlich, daß es sich um kein einheitliches Phänomen handelt. In der Forschungsliteratur werden allerdings die verschiedenen Motivationsformen selten unterschieden. Im folgenden sollen zwei prominente Therapiemodelle (Schulte, 1996; Kanfer, Reinecker & Schmelzer, 1996) daraufhin betrachtet werden, welche Aussagen sie zur Therapiemotivation machen und ob sich in ihnen die drei Aspekte von Therapiemotivation wiederfinden lassen.

„Motivation" und „therapeutische Beziehung" im Therapiemodell von Schulte (1996)

Schulte (1996) nennt in seinem dualen Basismodell der Psychotherapie zwei Hauptaufgaben, die ein Therapeut zu erfüllen hat. Die erste Aufgabe besteht in der Planung und Durchführung therapeutischer Methoden, die zweite darin, das Basisverhalten des Klienten zu fördern und zu stabilisieren. Dieses Basisverhalten umfaßt vier Dimensionen:

1. Therapienachfrage versus Therapieabbruch,
2. Mitarbeit versus Widerstand,

---

[6] Der Begriff „Therapiemotivation" ist von Veith (1997) etwas unglücklich gewählt, da er einmal als Oberbegriff verwendet wird und einmal einen Teilaspekt desselben beschreibt. Günstiger wäre hier beispielsweise die Bezeichnung „Eingangsmotivation".

3. Selbstöffnung versus Sich-Verschließen und
4. Erproben neuer Verhaltensweisen versus Verweigerung.

Der Therapeut hat also nicht nur die Aufgabe, das eigentliche Problemverhalten ab- und ein erwünschtes Zielverhalten aufzubauen, sondern er muß auch die dafür notwendigen Voraussetzungen schaffen. Entscheidend für das Basisverhalten ist die Therapiemotivation des Klienten. Sie setzt sich nach Schulte aus verschiedenen Motiven und Erwartungen an die Therapie zusammen: dem Leidensdruck, also dem negativ-affektiven Erleben einer Störung, der Bewertung dieser Störung als unnormal (Normabweichung) sowie der erlebten Hilflosigkeit angesichts fehlgeschlagener Bewältigungsversuche. Hinzu kommen aversive Folgen der Symptome in Form von Beeinträchtigungen im Lebensalltag, Ablehnung durch die soziale Umwelt sowie sozialem Druck z.B. von seiten der Angehörigen und Freunde. Diese Aspekte lassen sich in der von Veith (1997) vorgeschlagenen Dreiteilung den ersten beiden Formen von Therapiemotivation (Therapiemotivation und Änderungsmotivation) zuordnen. Mit Beginn der Therapie kommt nach Schulte ein weiteres sekundäres Motiv durch die Behandlung selbst hinzu: die Aufrechterhaltung der therapeutischen Beziehung (Beziehungsmotivation im Sinne Veiths, 1997). Diesen der Therapie förderlichen Motiven stellt Schulte ein negativ wirkendes Motiv gegenüber: den Krankheitsgewinn des Klienten. Damit sind die aus dem Problemverhalten entstehenden positiven Konsequenzen, z.B. eine erhöhte Aufmerksamkeit, Zuwendung oder Schonung von seiten der Umwelt, gemeint. Sie wirken einer Veränderung in Richtung Zielverhalten entgegen und müssen in der Therapie besonders beachtet werden.

Die beschriebenen Motive stehen in Zusammenhang mit bestimmten Erwartungen des Klienten an die Therapie; im Sinne Heckhausens (1977, 1989) sind dabei die Handlungs-Ergebnis-Erwartungen, also die Erwartung, daß eine bestimmte Handlung (Aufsuchen eines Therapeuten) zu einem bestimmten Ergebnis (Lösung der Probleme) führt, von besonderer Bedeutung. Aber auch Erwartungen an das therapeutische Vorgehen und an das Verhalten des Therapeuten wirken auf die Motivation des Klienten. Probleme können schon zu Beginn einer Behandlung bei solchen Klienten auftreten, die mit einer gewissen Skepsis oder unfreiwillig in die Therapie kommen (Therapiemotivation nach Veith, 1997); hat der Klient dagegen eine positive Einstellung und ist bereit zu einer aktiven Mitarbeit, ist dies die beste Voraussetzung für eine erfolgreiche Therapie.

Im weiteren Verlauf der Behandlung kann es zu einer Beeinträchtigung der (Änderungs-)Motivation vor allem dann kommen, wenn sich die angestrebten Veränderungen nicht oder zu langsam einstellen. In diesem Fall kann der Klient enttäuscht reagieren und möglicherweise den Therapeuten dafür verantwortlich machen; es kann zu direkten oder indirekten Versuchen kommen, sich den Interventionen des Therapeuten zu widersetzen. Dieser muß eine solche Entwicklung möglichst frühzeitig erkennen und die Ursachen aufdecken. Gegebenenfalls muß die Bearbeitung der Störung zugunsten einer Klärung dieser motivationalen und interaktiven Probleme zurückgestellt werden.

In der Schlußphase der Therapie geht es vor allem darum, die Selbständigkeit des Klienten zu fördern; dieser sollte sich zunehmend mehr als Experte für die Lösung seiner Probleme sehen, der nicht länger auf die Unterstützung des Therapeuten angewiesen ist. Das Motiv zur Aufrechterhaltung der therapeutischen Beziehung (Beziehungsmotivation) kann in dieser Phase erschwerend auf die Beendigung des therapeutischen Kontaktes wirken.

Für Schulte bilden der Aufbau einer tragfähigen Beziehung und die Gestaltung derselben im Verlauf der Therapie eine der wichtigsten Aufgaben des Therapeuten. Durch die Beziehungsgestaltung beeinflußt der Therapeut die Motivation und damit das Basisverhalten des Klienten und schafft die Voraussetzung für die Anwendung spezieller Therapiemethoden zur Verhaltensmodifikation. Hier wird deutlich, daß Schulte die therapeutische Beziehung nicht wie Veith (1997) unter den Aspekt der Motivation subsumiert, beide Konzepte aber in einem engen Zusammenhang sieht.

Schulte (1996) nennt folgende Merkmale auf seiten des Therapeuten, deren Vorliegen für den Aufbau einer guten Beziehung hilfreich ist und die in Relation zu den Erwartungen des Klienten zu sehen sind: Der Therapeut sollte vom Klienten als *kompetenter Experte* und als *vertrauenswürdiger* Interaktionspartner erlebt werden, der ihm *Verständnis* und *Wertschätzung* entgegenbringt und ihn in seinen *interaktionellen Besonderheiten akzeptiert* und bestätigt. Er sollte in der Therapie die *Autonomie* des Klienten fördern und hinsichtlich der Ziele und Methoden einen *Konsens* anstreben, wobei eine Offenheit für die Fragen und Zweifel des Hilfesuchenden wichtig sind. Andererseits sollte der Therapeut aber auch eine gewisse Distanz wahren und sich stets seiner *professionellen Rolle* bewußt sein.

„Motivation" und „therapeutische Beziehung" im Selbstmanagement-Ansatz von Kanfer, Reinecker und Schmelzer (1996)

Im Selbstmanagement-Ansatz von Kanfer et al. (1996), der als ein rekursives Phasenmodell zur Beschreibung des therapeutischen Prozesses verstanden werden kann, kommt der Selbstregulation des Klienten eine zentrale Bedeutung zu (vgl. auch Borg-Laufs & Hungerige, in diesem Band). Unter Selbstregulation wird dabei eine Steuerung des eigenen Verhaltens im Hinblick auf selbstgesetzte Ziele verstanden. Dies kann durch eine Modifikation des Verhaltens selbst oder durch eine Beeinflussung der Bedingungen des Verhaltens geschehen. Für den therapeutischen Kontext ist ein Spezialfall von Selbstregulation von besonderer Relevanz: die Selbstkontrolle. Selbstkontrolle wird immer dann notwendig, wenn Verhaltensalternativen für eine Person konflikthaft sind. Die beiden Grundmuster von Selbstkontrolle sind zum einen das „Widerstehen einer Versuchung", zum anderen das „Ertragen einer aversiven Situation".

Selbstkontrollprozesse unterliegen einer starken motivationalen Steuerung; dieser Umstand wird im Selbst-Management-Ansatz auf zwei Weisen berücksichtigt: Zum einen werden generelle motivationsförderliche Voraussetzungen realisiert, zum anderen kommen spezielle Strategien des Motivationsaufbaus zur Anwendung

Kanfer et al. formulieren neben drei zentralen Leitlinien für die Praxis der Selbstmanagement-Therapie (aktive Beteiligung des Klienten, Klärung von Zielvorstellungen, Zukunftsorientierung) unter anderem folgende konzeptuelle Argumente, die sich auf die motivationalen Bedingungen einer Veränderung beziehen:

- wahrgenommene Kontrolle erhöht die Motivation,
- das Verfolgen selbstgesteckter Ziele ist selbst eine Quelle der Motivation,
- Selbstmanagement verringert Widerstand und Gegenkontrolle,
- die Wahrnehmung von Kontrolle erhöht die Selbsteffizienz,
- die Selbstattribution – eine Folge der Selbstregulation – verstärkt unabhängige Handlungen.

Kanfer et al. gehen davon aus, daß Menschen ständig motiviert sind, weil ein Zustand der perfekten Befriedigung aller Bedürfnisse nicht erreicht werden kann. Allerdings kann eine Person je nach Bedürfnislage zu verschiedenen Verhaltensweisen mehr oder weniger stark motiviert sein. Für den Selbstmanagement-Ansatz steht daher nicht die Frage im Vordergrund, ob ein Klient motiviert ist, sondern „mit welcher Intensität der Klient zum momentanen Zeitpunkt auf welche spezifischen Ziele hin motiviert ist" (Kanfer et al., 1996, S.71). Im therapeutischen Kontext unterscheiden die Autoren folgende Aspekte von Motivation:

1. Motivation zu kommen/wiederzukommen,
2. Motivation, Informationen zu geben,
3. Motivation, an einer Änderung zu arbeiten,
4. Motivation, bestimmte Interventionen durchzuführen und
5. Motivation, mit dem speziellen Therapeuten zu arbeiten.

Als wichtig erachten sie bei der Förderung von Motivation vor allem die Unterscheidung zwischen extrinsischer und intrinsischer Motivation und erklären den Aufbau von intrinsischer oder selbstregulatorischer Motivation als langfristig oberstes Ziel der Therapie.

Besonderes Augenmerk richten sie auf die Punkte 3 und 4, die sich auf die Änderungsmotivation beziehen; für deren Aufbau und Förderung können drei Ansatzpunkte spezifiziert werden: der negative Ausgangs- oder Problemzustand, der nicht realisierte positive Zielzustand sowie Mittel und Wege, um den Ausgangs- in den Zielzustand zu überführen. Im Selbstmanagement-Ansatz werden dabei in erster Linie Strategien betont, die am zu erreichenden Zielzustand ansetzen. Im Gegensatz zu einer Negativ-Motivierung, bei der es um die Beendigung eines momentanen oder um die Vermeidung eines zukünftigen Zustandes geht, steht hier also eine Positiv-Motivierung, das Streben nach individuell hoch eingeschätzten Zielen und Werten, im Vordergrund. Kanfer et al. präferieren diese Variante, da sie bei ersterer die Gefahr einer Abnahme der Therapiemotivation sehen, sobald der Leidensdruck nachläßt.[7]

Der letzte Aspekt von Therapiemotivation (Motivation, mit dem speziellen Therapeuten zu arbeiten) impliziert, ebenso wie in Schultes Modell (1996), daß der therapeutischen Beziehung beim Aufbau und bei der Förderung von (Änderungs-)Motivation eine bedeutende Rolle zukommt.

---

[7] Insbesondere Mitarbeiter von Beratungsstellen, deren Angebote für die Betroffenen kostenlos ist, können von derartigen Erfahrungen berichten: Familien lassen häufig Termine ausfallen oder kommen gar nicht mehr wieder, sobald eine erste Besserung der Situation eingetreten ist.

Sie beschreiben als den Idealfall einer Therapeut-Klient-Beziehung die therapeutische Allianz, eine Kooperation mit dem Ziel, die Lebenssituation des Klienten (evtl. auch seines Umfeldes) zu verbessern. Sie soll dem Klienten ermöglichen, offen, vertrauensvoll und mit möglichst geringer Angst, Nervosität und Anspannung seine Problem anzugehen. Dabei sind verschiedene positive und negative Aspekte relevant (vgl. Tab. 1)

Tabelle 1: *Einige Merkmale der therapeutischen Beziehung im Rahmen des Selbstmanagement-Ansatzes (aus: Kanfer, Reinecker & Schmelzer, 1996, S.63-64)*

Positiv-Merkmale	Negativ-Merkmale
• Zweckbestimmte, zielgerichtete Beziehung	• keine alltägliche Freundschaftsbeziehung
• Arbeitsbeziehung	• keine orthodox medizinische Arzt-Klient-Rollenverteilung
• zeitlich begrenzte Beziehung mit Variation der Schwerpunkte über die Zeit	• keine Situation völlig bedingungslosen Akzeptierens (egal, was der Klient sagt oder tut)
• spezifische Rollenverteilung (professioneller Helfer/Hilfesuchender)	• kein Selbstzweck bzw. Ersatz für im Alltag fehlende Beziehungen
• Rahmensituation für den Einsatz spezifischer Interventionen	
• notwendige, nicht aber schon hinreichende Voraussetzung für Therapieerfolg	
• wechselseitiger Einflußprozeß (z.B. Johnson & Matross, 1977) mit allerdings einseitiger Zielrichtung (Änderungen des Klienten im Mittelpunkt)	

Auch für diese Autoren stellt die Therapeut-Klient-Beziehung den Rahmen für den Einsatz spezifischer therapeutischer Interventionen dar, wobei sie als eine notwendige, nicht jedoch als hinreichende Bedingung für den Therapieerfolg zu sehen ist. Die Gestaltung einer positiven therapeutischen Beziehung allein ist also noch keine Garantie für die Beseitigung der Probleme des Klienten; erst wenn auf der Basis dieser Grundvoraussetzung zusätzliche Interventionsmethoden zur Anwendung kommen, steigt die Wahrscheinlichkeit für einen erfolgreichen Verlauf der Therapie.

Der erste Schritt beim Aufbau einer tragfähigen therapeutischen Beziehung besteht nach Kanfer et al. (1996) in der *Strukturierung der Rollen* von Therapeut und Klient sowie im Aufbau einer *Arbeitsorientierung* und *Eigenaktivität*. Dem Klienten sollten die „therapeutischen Spielregeln" (Offenheit und aktive Mitarbeit in und zwischen den Therapiesitzungen, eine Kooperation und Bereitschaft, sich auf Änderungen einzulassen sowie deren Wirksamkeit im alltäglichen Lebenskontext zu überprüfen) vermittelt werden. Bei der Umsetzung dieser Regeln bilden therapeutische Übungen einen wichtigen Bestandteil des therapeutischen Prozesses. Der Klient hat so die Möglichkeit, neue Erfahrungen zu machen und kleine Erfolge zu erleben, welche u.U. zu weiteren Veränderungen motivieren. Dies trägt dazu bei, den Betroffenen ein Gefühl von Eigenverantwortlichkeit für die Veränderung zu vermitteln, was langfristig zur Förderung einer intrinsischen Motivation notwendig ist.

Im Gegenzug besteht die Aufgabe des Therapeuten darin, den Klienten bei der Bewältigung seiner Probleme zu unterstützen und als „*Katalysator*" für eine positive Entwicklung zu dienen. Ferner hat er die Funktion, *Ängste und Befürchtungen* auf seiten des Klienten zu *reduzieren*. Gerade zu Beginn einer Therapie ist der Einfluß des Therapeuten begrenzt; er vergrößert sich erst allmählich, indem der Klient wiederholt und konsistent eine *vertrauensvolle, unterstützende und verständnisvolle Therapie-Atmosphäre* erfährt und auf dieser Basis die Anregungen des Therapeuten in sein Handeln integrieren kann. In diesem Sinne wird der Therapeut selbst zu einer wichtigen *Verstärkerquelle*, da er dem Klienten diesen schützenden, nichtstrafenden Kontext bietet.

Darüber hinaus hat der Therapeut eine starke *Vorbildfunktion*, vor allem wenn es darum geht, neue Verhaltensmuster zu entwickeln und – z.B. im Rollenspiel – zu erproben.

Um einen Transfer solcher Veränderungen auf das Alltagsleben zu gewährleisten, besteht nach Kanfer et al. (1996) eine weitere wesentliche Aufgabe des Therapeuten darin, den Klienten zu *Selbstregulation und Selbstkontrolle* anzuleiten, d.h. ihn langfristig in die Lage zu versetzen, eigenständig Probleme zu bewältigen und sein Leben ohne professionelle Hilfe in Einklang mit seinen Zielen zu gestalten. Dazu gehören unter anderem Anstöße, Anregungen und Aufgaben, die den Klienten motivieren, neue Ideen und Verhaltensweisen auch im Alltag zu erproben.

Sowohl während der Sitzungen als auch außerhalb – im Rahmen therapeutischer Hausaufgaben – gibt der Therapeut dem Klienten *korrektives Feedback*; dadurch lernt dieser, sein Verhalten auf die jeweiligen situativen Bedingungen abzustimmen, und bekommt so die Möglichkeit, zunehmend mehr Erfolg mit seinen neu erworbenen Handlungsmustern zu erleben.

Bei der Beschreibung der therapeutischen Funktionen wird deutlich, daß Kanfer et al. (1996) im Rahmen ihres Selbstmanagement-Ansatzes dem Klienten ein hohes Maß an *Eigenverantwortung* für Veränderung zuschreiben. Zu den spezifischen Basisfertigkeiten, die dafür auf seiten des Klienten für eine erfolgversprechende Zusammenarbeit im Rahmen des Selbstmanagement-Ansatzes notwendig sind, gehören die Fähigkeit zu einer effektiven Kommunikation, zum Aufbau einer Beziehung, die Bereitschaft, sich ändern zu wollen und prinzipiell lösbare Probleme vorzubringen, sowie die grundsätzliche Überzeugung, daß selbstbestimmtes Handeln möglich ist.

Der Therapeut ist dagegen vor allem für die prozessualen Abläufe der Therapie verantwortlich, wie etwa ein angemessenes Timing für Interventionen oder die Auswahl geeigneter Aufgaben und Übungen. Er ist damit ein unterstützender Begleiter auf dem Weg zu einem autonomen und intrinsisch motivierten Handeln.

2.3 Der Motivationsbegriff in der Kinder- und Jugendlichenpsychotherapie

Besonderheiten in der Psychotherapie mit Kindern und Jugendlichen

Die bisher dargestellten Ansätze und Modelle, die sich mit den Konzepten „Therapiemotivation" und „therapeutische Beziehung" auseinandersetzen, beziehen sich in erster Linie auf die Therapie mit erwachsenen Klienten. Auch wenn sich die Wirksamkeit verhaltenstherapeutischer Interventionen gerade bei Kindern und Jugendlichen in zahlreichen Studien nachweisen läßt (vgl. etwa Borg-Laufs, 1998; Döpfner, in diesem Band sowie die Metaanalyse von Heekerens, 1992)[8], so müssen doch verschiedene Besonderheiten und entwicklungsbedingte Faktoren berücksichtigt werden (vgl. Borg-Laufs & Trautner, in diesem Band).[9]

Ein für den Therapiebeginn wesentlicher Unterschied zwischen Kindern[10] und Erwachsenen besteht darin, daß erstere i.d.R. nicht selbst um Hilfe bitten, sondern die Initiative von den Eltern ausgeht (vgl. Schmidtchen, 1989). Entsprechend sind sie am Anfang oftmals wenig motiviert, etwas zu verändern. Andererseits erleben viele infolge ihres problematischen Verhaltens Ablehnung oder Rückzug ihrer Freunde oder Klassenkameraden sowie Schwierigkeiten mit Eltern und Lehrern, was durchaus als unangenehm und belastend erlebt wird.

In der therapeutischen Arbeit mit Jugendlichen kommt als weiterer erschwerender Umstand die besondere Lebenssituation der Betroffenen hinzu (vgl. Petermann & Petermann, 1992) Das Jugendalter als eine Art Übergangsstadium zwischen Kindheit und Erwachsenenalter macht hinsichtlich seiner Veränderungsdynamik das Aufgeben kindlicher Verhaltensformen und Privilegien einerseits und den Erwerb von Merkmalen und Kompetenzen des Erwachsenen andererseits erforderlich. Damit einher gehen Gefühle starker Verunsicherung, die oftmals zu ambivalenten Verhaltensformen führen (z.B. extreme emotionale Schwankungen, eine starke Selbstbezogenheit oder ein ständiges Schwanken zwischen Autonomie und Abhängigkeit). Das Streben nach Eigenständigkeit, Unabhängigkeit und Eigenverantwortlichkeit für das eigene Handeln bekommt für Jugendliche einen hohen Stellenwert. Dies hat Konsequenzen für den therapeutischen Umgang mit dieser Klientel.

Petermann und Petermann (1992) beschreiben die Ausgangslage zu Beginn einer Therapie mit Jugendlichen derart, daß diese eher mißtrauisch dem Erwachsenen gegenüber sind. Sie glauben, daß der Therapeut sie bevormunden und ihre Schwächen aufdecken möchte, und gehen schnell in eine Abwehrhaltung. Aufgrund des eher

---

8 Insbesondere ist hier auch die erfolgreiche Anwendung des Selbstmanagement-Ansatzes bei Kindern und Jugendlichen zu erwähnen (z.B. Hinshaw & Melnick, 1992; Larson, 1992; Lauth & Schlottke, 1997; Maag, 1990; Petermann & Petermann, 1997).
9 Borg-Laufs (1993, 1996, 1997) kommt in seinen Arbeiten zur Kinder- und Jugendlichenpsychotherapieforschung zu dem Schluß, daß Kinder spätestens ab dem Grundschulalter die für eine Selbstmanagement-Therapie notwendigen Voraussetzungen bzw. Basisfertigkeiten aufweisen (vgl. auch Borg-Laufs & Hungerige, in diesem Band).
10 Im folgenden wird der Begriff „Kind" sowohl für Kinder als auch Jugendliche verwendet; nur bei besonders zu erwähnenden Aspekten im Umgang mit Jugendlichen werden diese explizit genannt.

instabilen Selbstbewußtseins besteht zudem oftmals die Befürchtung, die gestellten Anforderungen nicht bewältigen zu können; Mißerfolge werden erwartet. Außerdem wird die Therapie von vielen als lästige Verpflichtung erlebt, als Einschränkung ihrer Freizeit.

Adelmann und Taylor (1986) haben Kinder nach Gründen für ihren Widerstand gegenüber einer Behandlung gefragt und fanden, daß negative Einstellungen gegenüber der Therapie auf der Einschätzung basieren können, selbst keine Probleme zu haben („ich brauche keine Therapie; ich habe nichts, worüber man sprechen soll; ich habe keine Probleme"). Außerdem können sie mit der Wahrnehmung fehlender Entscheidungsfreiheit verknüpft sein („ich muß kommen; oder ich würde sonst Schwierigkeiten haben; ich hatte keine andere Wahl"). Ein dritter Grund können negative Therapiemerkmale, z.B. zu hohe und bedrohende Anforderungen („ich fühle mich unter Druck gesetzt; er fragt zuviel; es bringt mehr Probleme; ich sehe keinen Nutzen"), sein. Die Behandlungsverweigerung ist dann oftmals der einzige Weg, wieder ein Gefühl von Kontrolle und Entscheidungsfreiheit zu bekommen.

Trotz dieser eher ungünstigen Ausgangsbedingungen ist der Aufbau einer effektiven therapeutischen Beziehung sowie einer Therapiemotivation durch ein entsprechendes Vorgehen möglich. Beide Konzepte spielen in der Kinder- und Jugendlichentherapie eine mindestens ebenso große Rolle wie in der Erwachsenentherapie. Umso mehr erstaunt es, daß ihnen in der Literatur zu dieser Klientengruppe bisher vergleichsweise wenig Beachtung geschenkt wurde. In verschiedenen verhaltenstherapeutischen Trainingsprogrammen für Kinder und Jugendliche (vgl. Petermann & Petermann, 1989, 1992, 1997; Lauth & Schlottke, 1997; Döpfner et al. 1997) werden sie nur am Rande erwähnt. Konkrete Anregungen zu deren Aufbau und Förderung fallen meist sehr kurz und allgemein aus; ausgearbeitete Modelle sind kaum zu finden. Als eine Ausnahme ist hier die Arbeit von Mempel (1985, 1989) zu nennen. Im folgenden sollen zum einen die derzeit gängigen Trainingsprogramme für Kinder und Jugendliche im Hinblick auf ihre Aussagen zu den Konzepten „therapeutische Beziehung" und „Therapiemotivation" untersucht, zum anderen das Modell zur Therapiemotivation bei Kindern von Mempel (1985, 1989) vorgestellt werden.

„Motivation" und „therapeutische Beziehung" in verhaltenstherapeutischen Trainingsprogrammen für Kinder und Jugendliche

a) Trainingsprogramme für Kinder und Jugendliche von Petermann und Petermann (1989, 1992, 1997)

Petermann und Petermann (1989, 1992, 1997) haben in ihren diversen Trainingsprogrammen den Versuch unternommen, die in der Erwachsenentherapie formulierten Prinzipien des Beziehungs- und Motivationsaufbaus auf den Umgang mit Kindern und Jugendlichen zu übertragen. Wichtigstes Ziel zu Behandlungsbeginn ist nach Ansicht der Autoren, zunächst eine Bereitschaft sicherzustellen, die Therapie erst einmal kennenzulernen (Therapiemotivation), und in einem zweiten Schritt den Jugendlichen zu einer längerfristigen Mitarbeit zu motivieren (Änderungsmotivation). Voraussetzung dafür ist eine möglichst optimale Gestaltung der therapeutischen Beziehung gerade zu Beginn der Therapie.

Der Aufbau einer positiven Beziehung zwischen Therapeut und Kind wird durch eine Reihe von beziehungsfördernden Faktoren ermöglicht. Diese umfassen allgemeine Variablen der Beziehungsgestaltung (Empathie, emotionale Wärme, Akzeptieren, positive Wertschätzung) und spezifische Aspekte, die sich auf die Kompetenz des Therapeuten, die Vorstrukturierung der Erwartungen des Kindes sowie auf die Gestaltung des therapeutischen Vorgehens beziehen. Alle Bemühungen sollen dazu beitragen, daß Achtung, Vertrauen und Sympathie zwischen Therapeut und Klient aufgebaut werden.

Für Petermann und Petermann stellt der *Aufbau von Vertrauen* eine besondere Aufgabe des Therapeuten dar; ein solches ist zu Beginn eines Kontaktes nicht gegeben und kann durch entsprechendes Therapeutenverhalten (z.B. Verständnis, Verläßlichkeit, Verschwiegenheit) gefördert werden. Hilfreich ist auch ein Vorgehen, das für die Kinder *durchschaubar* und *nachvollziehbar* ist und gleichzeitig eine *Aufgabenorientierung* vermittelt.

Darüber hinaus wird ein Vertrauensaufbau gefördert, indem *Verantwortung* und *Kompetenz* an das Kind übertragen werden; es muß *erleben*, daß es durch sein eigenes Verhalten in positiver Weise Einfluß ausüben kann. Erzielt es in zunehmendem Maße durch sein Handeln kleine Erfolge (z.B. ohne Streit und aggressive Mittel seine Meinung in einer Gruppe behaupten), wird dies langfristig auch zu einer Veränderung des Denkens (z.B. „ich komme auch ohne Streit zu meinem Recht") und Fühlens (z.B. „ich bin froh, daß ich mit meinen Klassenkameraden besser auskomme") führen. Das Kind wird zunehmend sicherer im sozial akzeptierten Umgang mit anderen, weil es gelernt hat, seine Fähigkeiten in eine Situation einzubringen.[11]

Um eine solche Entwicklung zu fördern, sollte der Therapeut sich weiterhin bemühen, die persönlichen *Interessen* des Kindes zu berücksichtigen, es zu einer aktiven Mitarbeit zu ermuntern und gemeinsam mit ihm Ziele zu formulieren. Auch auf diese Weise erfährt es bereits in einer frühen Phase, daß es selbst Einfluß nehmen kann, und wird zur Eigeninitiative angeregt. Übergeordnetes Ziel eines solchen Vorgehens ist nach Petermann und Petermann das wiederholte Erleben von *Selbstwirksamkeit*.

Weiterhin trägt eine genaue Beschreibung des Vorgehens sowie eine Strukturierung jeder einzelnen Sitzung zur *Transparenz* bei und hilft, Unsicherheiten und eventuelle Mißerfolgs- und Versagensängste abzubauen.

Auch wenn die Therapie durch eine Strukturierung und die Bearbeitung bestimmter Themen gekennzeichnet ist, ist eine *Flexibilität* im Hinblick auf Inhalt und Struktur grundsätzlich wünschenswert; sie motiviert das Kind, aktuelle Probleme einzubringen, und fördert so die Eigenverantwortlichkeit.

Wichtig ist nach Petermann und Petermann (1992) weiterhin, daß der Therapeut den Jugendlichen nicht massiv mit eigenen Mängeln und Schwächen konfrontiert – ein solches Vorgehen kann als bedrohlich und unkalkulierbar erlebt werden und die

---

[11] Die Zuschreibung von Kompetenzen gilt als eigenständiger Bestandteil in der Therapie mit Kindern, aber auch im Umgang mit den Eltern. Letzteren sollte das Gefühl vermittelt werden, grundsätzlich kompetente Erziehungspersonen für ihr Kind zu sein. Erst unter einer solchen Voraussetzung sind Eltern bereit, über ihr Verhalten zu berichten und es möglicherweise zu verändern.

Mitarbeit beeinträchtigen –, sondern vielmehr in abgestufter Form bei der Bearbeitung der Probleme vorgeht. Die Bewältigung der Schwierigkeiten sollte für den Jugendlichen als im Bereich des Machbaren liegend erlebt und somit als Herausforderung und nicht als Überforderung erlebt werden.

Nicht zuletzt sollte der Therapeut sich als *zuverlässiger* Interaktionspartner erweisen, indem er getroffene Absprachen einhält, Informationen diskret behandelt, sein Vorgehen prinzipiell durchschaubar und vorhersehbar gestaltet, dem Jugendlichen ausreichend Aufmerksamkeit für seine Belange schenkt und ihn konsequent für erreichte Erfolge *verstärkt*.

b) Trainingsprogramm mit aufmerksamkeitsgestörten Kindern von Lauth und Schlottke (1997)

Auch Lauth und Schlottke (1997) betonen in ihrem Trainingsprogramm die Bedeutung einer von wechselseitiger Achtung und Sympathie getragenen Beziehung. Zum Aufbau einer solchen empfehlen sie, der eigentlichen Behandlung ein bis zwei Kontakte vorauszuschicken, in denen es darum geht, sich durch gemeinsame Gespräche und Spiele kennenzulernen.[12]

Darüber hinaus schlagen sie vor, die Kinder vor Therapiebeginn in ihrer häuslichen Umgebung zu besuchen. Ein solcher Hausbesuch ist von Vorteil, weil durch eine Kenntnis der Lebensumstände (z.B. örtliche Gegebenheiten, Spielmöglichkeiten, Tagesablauf, Freunde und Geschwister, Hobbys) ein Eingehen auf die kindlichen Interessen und Bedürfnisse erleichtert wird. Auch erhält der Therapeut auf diese Weise einen Einblick in die elterlichen Einstellungen (z.B. Erziehungsziele) und Verhaltensweisen (z.B. Verhalten in der Hausaufgabensituation). Daraus lassen sich konkrete Hinweise für die Beratung und Anleitung der Eltern gewinnen (z.B. Veränderung der räumlichen Gegebenheiten, Strukturierung des Tagesablaufes).

c) Therapieprogramm für Kinder mit hyperkinetischem und oppositionellem Problemverhalten (THOP) von Döpfner, Schürmann & Frölich (1997)

Im Therapieprogramm von Döpfner, Schürmann & Frölich (1997) werden Kinder und Eltern gleichermaßen in die Therapie einbezogen; aus diesem Grund ist die Beziehungsgestaltung und Motivierung sowohl auf seiten der Eltern als auch auf seiten der Kinder zu realisieren.

In den ersten Kontakten mit den Eltern sollte der Therapeut sich genügend Zeit für die Beziehungsgestaltung nehmen und Interesse für die Sorgen und Probleme der Eltern sowie Verständnis für deren Schwierigkeiten zeigen. Außerdem sollte er möglichst früh die Erwartungen klären, die die Eltern an ihn und die Therapie stellen. Trotz des relativ standardisierten Vorgehens sollte der Therapeut die individuellen Besonderheiten der Familie bei der Planung der einzelnen Interventionsschritte berücksichtigen; dabei kann es hilfreich sein, mit den Eltern gemeinsam Interventionen auszuarbeiten und sie so zu einer aktiven Mitarbeit zu bewegen.

---

12 Über die genaue Gestaltung dieser Kontakte machen die Autoren keine Angaben.

Für den Beziehungsaufbau mit dem Kind schlagen die Autoren Spielstunden vor, in denen es eigene Wünsche realisieren kann. Döpfner et al. betonen, daß insbesondere Kinder mit externalen Verhaltensauffälligkeiten selten von sich aus zu einer Verhaltensänderung motiviert sind; anfangs kommen sie auf Wunsch der Eltern zur Therapie, später weil sie eine Beziehung zum Therapeuten aufgebaut haben. Da die Beziehung zwischen Eltern und Kind oftmals sehr belastet ist, sind die Kinder in der ersten Behandlungsphase häufig nur dem Therapeuten zuliebe zu einer Verhaltensänderung bereit, und dessen Lob ist zunächst wichtiger als das der Eltern. Somit übernimmt der Therapeut die Rolle des Anwalts für die berechtigten Bedürfnisse des Kindes, muß aber gleichzeitig darauf achten, sich nicht bedingungslos auf die Seite des Kindes zu stellen und dadurch die Bedürfnisse der Eltern zu vernachlässigen. Es gilt also, die Wünsche, Interessen und Erwartungen der verschiedenen Familienmitglieder aufeinander abzustimmen und kompatibel zu machen.

Modell zur Therapiemotivation bei Kindern (Mempel, 1985, 1989)

Mempel (1985, 1989) kommt nach Durchsicht der Literatur zur Kinder- und Jugendlichenpsychotherapie zu dem Ergebnis, daß wissenschaftliche Studien zu motivationalen Variablen bei Kinderklienten selten sind und zudem oftmals widersprüchliche Ergebnisse erbringen. Übereinstimmung besteht in erster Linie über den unfreiwilligen Status von Kindern (vgl. etwa Harrison, 1979; Harbauer, Lempp, Nissen & Strunk, 1980). Darüber hinaus wird dieser Personengruppe – außer in Fällen schwerer emotionaler Probleme – eine Krankheitseinsicht und ein subjektives Leidensgefühl abgesprochen (Freud, 1927; Reisman, 1973; Scharfman, 1978; Reinelt, 1981).

Abbildung 2: *Modell zur Therapiemotivation bei Kindern von Mempel (1985, 1989)*

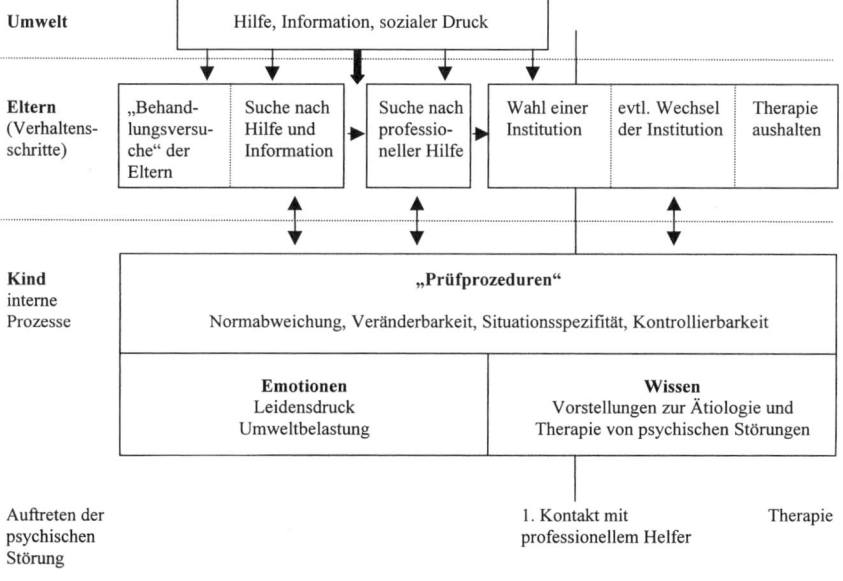

Aufgrund der wenig ergiebigen Befundlage im Bereich der Kindertherapie entwickelte er auf der Basis verschiedener Ansätze im Erwachsenenbereich (Krause, 1966; Kadushin, 1969; Künzel, 1979) ein Modell zur Therapiemotivation bei Kindern (vgl. Abbildung 2). In diesem Modell, das entwicklungspsychologische Voraussetzungen und Ergebnisse pädiatrischer Untersuchungen berücksichtigt, werden zwei Ebenen unterschieden. Auf der Verhaltensebene werden nach Mempel die notwendigen Schritte in der Regel von den Eltern unternommen, wie etwa erste eigene Behandlungsversuche, Suche nach Information und Hilfe im Familien-, Freundes- und Bekanntenkreis sowie die Entscheidung, professionelle Hilfe in Anspruch zu nehmen, mit allen damit einhergehenden Handlungsschritten.

Auf einer zweiten, internen Verarbeitungsebene – hier tritt die Perspektive des Kindes in den Vordergrund – unterscheidet Mempel zwischen *Prüfprozeduren*, *Emotionen* und *Wissen*. Prüfprozeduren beziehen sich darauf, ob psychisch gestörte Kinder ihre eigene Symptomatik wahrnehmen und sie als *normabweichend*, *situationsspezifisch*, *veränderbar* und *kontrollierbar* erleben. Im emotionalen Bereich treten Fragen auf, ob Kinder unter ihrer Auffälligkeit *leiden* und ob sie das Gefühl haben, ihre Umwelt zu *belasten*. Der Wissensaspekt zielt vor allem darauf ab, welche *Hypothesen* Kinder zur *Ätiologie* und *Therapie* ihrer Störung haben.

Mittels verschiedener, z.T. selbst entwickelter Fragebogen untersuchte Mempel diese drei Bereiche bei aggressiven, sozial-gehemmten und stotternden Kindern im Alter von 9 bis 13 Jahren und kam zu folgenden Ergebnissen: Alle Kinder der untersuchten Stichprobe erlebten ihre Störung als normabweichend und litten darunter. Störungsspezifische Befunde weisen in die Richtung, daß aggressive Kinder häufiger das Gefühl haben, ihre Umwelt zu belasten, als dies bei sozial-gehemmten Kindern der Fall war. Auf Fragen nach Störungsursachen und Interventionsvorschlägen konnten alle Kinder Angaben machen. Es wurden sowohl interne (z.B. Vererbung, eigene Gefühle) als auch externe (z.B. negatives Verhalten anderer, Zufall, Schicksal) Ursachen verantwortlich gemacht, und mehr als 90 Prozent der Kinder glaubten, daß ihre Auffälligkeit zumindest teilweise beseitigt werden könnte. Die geäußerten Ansatzpunkte für eine Veränderung ließen sich entsprechend auf einer internen (z.B. „ich muß mich ändern") oder externen (z.B. „ein Fachmann muß das behandeln") Ebene einordnen.

Aus seinen Befunden zieht Mempel den Schluß, daß Kinder ähnliche, wenn auch weniger differenzierte, Vorstellungen von ihrer Störung haben wie Erwachsene. Aus diesem Grund erscheint es ihm durchaus sinnvoll, mit Kindern – ähnlich wie mit Erwachsenen – über ihre jeweiligen Störungs- und Veränderungsideen zu sprechen.

2.4 Zusammenfassender Überblick über die verschiedenen Aspekte von Therapiemotivation

Ein Rückblick auf die dargestellten Ansätze und Modelle aus der grundlagentheoretischen und klinisch-therapeutischen Motivationsforschung macht deutlich, daß mit dem Konzept (Therapie-)Motivation sehr unterschiedliche Aspekte thematisiert werden. Es lassen sich viele Ähnlichkeiten und Überschneidungen, aber auch deutliche Unterschiede in der Schwerpunktsetzung feststellen. Als Strukturierungsmöglichkeit bietet sich die von Veith (1997) vorgeschlagene Dreiteilung von Motivation an (vgl. Tab. 2):

- Therapiemotivation (= Motivation, sich zu ändern),
- Beziehungsmotivation (= Motivation, sich in einer therapeutischen Beziehung zu engagieren) und
- Änderungsmotivation (= Motivation, sich wirklich zu verändern).

Zur *Therapiemotivation* zählen in erster Linie die von Schulte (1996) beschriebenen Therapieanlässe, die sich a) auf die aversiven Aspekte des Problems (Leidensdruck, Normabweichung, Hilflosigkeit) beziehen und b) auf die aversiven Folgen des Problems (Beeinträchtigung, Ablehnung, sozialer Druck).

Die Initiative, eine therapeutische Einrichtung aufzusuchen, wird in der Kinder- und Jugendlichenpsychotherapie in erster Linie von den Eltern ausgehen; trotzdem haben in den meisten Fällen auch die Kinder selbst ein mehr oder minder stark ausgeprägtes Störungsbewußtsein; manchmal können sie sogar Annahmen über die Entstehung und Aufrechterhaltung des Problems sowie über Veränderungs- und Lösungsmöglichkeiten formulieren (vgl. Mempel, 1985, 1989).

Tabelle 2: *Aspekte von (Therapie-)Motivation im Überblick*

Therapiemotivation	**Beziehungsmotivation**	**Änderungsmotivation**
Situation des Klienten:	*Wünsche des Klienten:*	*Wünsche des Klienten:*
• Leidensdruck • Belastung	• Interesse • Kompetenz	• Symptombeseitigung • Abbau unangenehmer Folgen des Problems
• Normabweichung • Hilflosigkeit • Ablehnung • sozialer Druck • Hoffnung auf Besserung	• Vertrauen • Verständnis • Akzeptanz • Transparenz • Wertschätzung • Diskretion • Unterstützung • Feedback	• Abbau von Leidensdruck
therapeutische Ziele:	*therapeutische Ziele:*	*therapeutische Ziele:*
• Klärung von Annahmen des Klienten über Ursachen, Aufrechterhaltung und Änderungsmöglichkeiten des Problems	• professioneller Helfer • Rollenstrukturierung • Vertrauen • Arbeitsorientierung = therapeutische Allianz	• aktive Mitarbeit • selbständige Zielsetzung • Selbstattribuierung • Autonomie • Selbstregulation, -kontrolle • intrinsische Motivation

Neben dieser negativen Motivierung kommt, zumindest auf seiten der Eltern, die Hoffnung hinzu, daß eine Therapie bei der Lösung der Schwierigkeiten helfen könnte (Handlungs-Ergebnis-Erwartung nach Heckhausen, 1977, 1989).

Auf den zweiten Aspekt von Motivation, die *Beziehungsmotivation*, legen alle therapeutischen Ansätze großen Wert, da er als Voraussetzung für die Anwendung verhaltenstherapeutischer Methoden und Techniken gesehen wird. Er umfaßt Merkmale des Therapeuten und seines Verhaltens, die vom Klienten implizit erhofft oder erwartet werden. Der Therapeut versucht, diesen Wünschen gerecht zu werden, und verfolgt damit das Ziel, die Beziehungsmotivation des Klienten für den Aufbau einer therapeutischen Allianz (Vertrauen, Rollenverteilung, Arbeitsorientierung) zu nutzen. Diese bildet die Basis für den Aufbau der dritten Motivationsart: die *Änderungsmotivation*.

Diese Form der Motivation ist gerade zu Beginn der Therapie bei vielen Klienten – nicht nur bei Kindern und Jugendlichen – sehr vage, u.U. auch gar nicht ausgeprägt. Der Klient möchte zwar die unangenehmen Aspekte des Problems, unter denen er leidet, beseitigen (Negativ-Motivierung; vgl. Kanfer et al., 1996), hat aber i.d.R. keine konkreten Vorstellungen, was er dazu tun kann. Hinzu kommen in vielen Fällen positive Aspekte der Störung (Krankheitsgewinn), die einer Änderungsabsicht entgegenwirken. Im Familienkontext wird zudem oftmals die Verantwortung an andere Familienmitglieder abgegeben.

Die Aufgabe des Therapeuten besteht zunächst darin, den Klienten zu einer aktiven Mitarbeit in der Therapie zu bewegen. Dieser muß bereit sein, mit Unterstützung des Therapeuten (Modellfunktion, Feedback, Verstärkerquelle; vgl. z.B. Petermann & Petermann, 1992) neue Verhaltensweisen auszuprobieren und die Konsequenzen mit dem eigenen Handeln in Verbindung zu bringen (Selbstattribution). Im weiteren Verlauf der Therapie sollte er zunehmend mehr motiviert sein, sich selbst Ziele zu setzen und diese mittels neu erworbener Verhaltensmuster anzustreben. Langfristiges Anliegen des Therapeuten ist, den Klienten zu einem autonomen, selbstregulierten und intrinsisch motivierten Handeln zu befähigen (vgl. Kanfer et al., 1996).

3. Therapeutische Ansatzpunkte für den Beziehungs- und Motivationsaufbau bei Kindern und Jugendlichen

Im folgenden wird der Versuch unternommen die bisher dargestellten grundlagentheoretischen und klinisch-psychologischen Motivations- und Beziehungsaspekte auf die konkrete therapeutische Arbeit mit Kindern und Jugendlichen zu übertragen. Die dargestellten Modelle und Ansätze aus dem Erwachsenen- und Kinder-/Jugendlichenbereich liefern viele Hinweise, was unter Beziehungsgestaltung und Motivierung im einzelnen zu verstehen ist; so werden in einigen Konzeptionen vor allem Merkmale des Therapeuten und deren Einfluß auf die therapeutische Beziehung thematisiert; andere beschreiben vor allem Aspekte von Änderungsmotivation und setzen hier den Schwerpunkt therapeutischer Arbeit.

Auf welchen Aspekt zu einem gegebenen Zeitpunkt besonderes Augenmerk zu richten ist, hängt unter anderem davon ab, in welcher Phase des therapeutischen Prozesses Therapeut und Kind sich gerade befinden. So scheint zu Beginn einer Therapie eine möglichst optimale Gestaltung der therapeutischen Beziehung als Voraussetzung für die Anwendung therapeutischer Methoden von besonderer Relevanz. Im weiteren Verlauf wird der Therapeut dann zunehmend mehr Impulse für den Aufbau bzw. die Förderung einer Änderungsbereitschaft geben. Dabei sollte er versuchen, die Probleme und Schwierigkeiten des Kindes, die Anlaß für den Beginn der Therapie waren, in Erwartungen und Ziele zu transformieren, um so positive Anreize für eine Änderung zu schaffen. Ist das Kind in dieser Phase noch stark von der Unterstützung des Therapeuten abhängig, so ist im weiteren Verlauf der Therapie zunehmend mehr die Förderung von Autonomie und Selbstregulation bzw. Selbstkontrolle sowie eine Veränderung extrinsisch motivierten Verhaltens hin zu intrinsischer Motivation von besonderer Relevanz. Auch die therapeutische Beziehung sollte gegen Ende der Kontakte an Bedeutung insofern verlieren, als daß das Kind oder der Jugendliche sich mehr und mehr eine selbständige Lösung der möglicherweise noch auftretenden Probleme zutraut.

Trotz dieser prozeßbezogenen Veränderung der Bedeutung der einzelnen Motivationsformen kann jede von ihnen im Verlauf der Therapie wiederholt aktuell werden, etwa wenn im Verlauf der Therapie neue Probleme auftreten, die zu Beginn nicht thematisiert wurden, oder wenn es zu Interaktionsstörungen zwischen Therapeut und Kind kommt.

Bei der Beziehungsgestaltung und Motivierung müssen mindestens zwei Perspektiven unterschieden werden: Auf der einen Seite die Perspektive des Klienten, der bestimmte Wünsche, Hoffnungen und Erwartungen an den Therapeuten und die Therapie hat; auf der anderen Seite die Perspektive des Therapeuten, der im Hinblick auf die Beziehungsgestaltung und Motivierung ebenfalls bestimmte, u.U. andere Ziele verfolgt. Als dritte Perspektive kommen in der Therapie mit Kindern die Erwartungen und Ziele der Eltern oder anderer Bezugspersonen hinzu, die sich ebenfalls nicht unbedingt mit denen des Kindes oder Therapeuten decken müssen.

Malt man sich diese Ausgangssituation mit all ihren möglichen Schwierigkeiten und Diskrepanzen aus, so verwundert es nicht, daß in den therapeutischen Handbüchern und Trainingsmanualen für Kinder und Jugendliche das Thema Motivierung und Beziehungsgestaltung häufig sehr kurz und allgemein diskutiert wird. Alle Autoren sind sich ihrer Bedeutung bewußt, aber konkrete und variantenreiche Anleitungen zu ihrem Aufbau bzw. ihrer Förderung scheinen äußerst schwierig. Anders als bei der Darstellung kognitiv-verhaltenstherapeutischer Methoden und Techniken, von denen viele bis ins kleinste Detail ausgearbeitet und in diversen Therapiemanualen nachzulesen sind, bleibt der Beziehungs- und Motivationsaufbau ein nur vage beschreibbares Unternehmen, für das sich nur wenig differenzierte Handlungsanweisungen finden lassen.

So wird jeder Therapeut, der mit Kindern und Jugendlichen arbeitet, auf ganz einfache Weise vorgehen, um etwa das Vertrauen der Kinder zu gewinnen. Er wird ihm die *Räumlichkeiten* der Einrichtung zeigen, vielleicht die verschiedenen *Spielmöglichkeiten* als ersten Anreiz präsentieren und ihm den *Ablauf der Stunden* erklären. Er signalisiert sein Interesse, indem er das Kind nach seiner *Sicht des Problems* fragt: was denkt es selbst über die Schwierigkeiten, wie erlebt es diese, was wünscht es sich anders, welche Erklärungen hat es hinsichtlich der Ursachen und welche Ideen hat es, um das Problem zu verändern (vgl. Mempel, 1985, 1989).

Aber nicht nur die Schwierigkeiten sollten Thema der Stunden sein, auch Fragen nach *Interessen und Freizeitaktivitäten* des Kindes, nach seinen Freunden und Klassenkameraden, danach, was es gut kann und gerne macht, liefern wichtige Informationen, die im Verlauf der Therapie genutzt werden können.[13]

Für Kinder, die vielfach die Erfahrung gemacht haben, von Erwachsenen nicht ernstgenommen zu werden, ist ein solcher Kontakt oft unerwartet und sehr attraktiv. Auch werden in vielen Familien mit verhaltensauffälligen Kindern die Probleme zum einzigen Gesprächsthema, so daß die betroffenen Kinder kaum noch darüber reden wollen. Die Erfahrung, daß sich jemand nicht nur für diese Probleme, sondern auch für seine *Fähigkeiten und Stärken* interessiert, kann für das Kind gerade zu Beginn der Therapie sehr wichtig sein; es erlebt sich im Kontakt mit dem Therapeuten nicht nur als schwierig, abweichend, belastend für seine Mitmenschen, sondern kann an sich selbst auch positive Merkmale wahrnehmen. Für den Vertrauensaufbau zwischen Therapeut und Kind ist dies ein hilfreiches Vorgehen; aber auch für den Aufbau einer Änderungsbereitschaft und die anschließende Verhaltensmodifikation ist eine Kenntnis der Fähigkeiten, Interessen und Wünsche des Kindes hilfreich und notwendig.

Zuverlässigkeit, Transparenz und Konsequenz – ebenfalls wichtige und für das Kind nicht immer selbstverständliche Erfahrungen – erlebt es in der Therapie insofern, als bestimmte *Absprachen und Regeln* gemeinsam und für Therapeut und Kind verbindlich ausgehandelt werden.[14] Auch eine *diskrete* Behandlung der vom Kind gegebenen Informationen ist für den Vertrauensaufbau unerläßlich. Der Therapeut sollte vor einem Gespräch mit den Eltern genau mit dem Kind – bei Jugendlichen ist dieser Aspekt vermutlich noch brisanter – klären, was er diesen erzählen darf und was nicht.

Für die anzustrebende Verhaltensänderung ist es wichtig, daß das Kind schon zu einem frühen Zeitpunkt zu einer aktiven Mitarbeit und Eigeninitiative ermuntert wird. Dies kann durch eine *Mitgestaltung der Therapiestunde* ermöglicht werden (z.B. wird eine feste Zeit zu Beginn jeder Stunde für aktuelle Themen, die das Kind auswählen darf, reserviert; oder das Kind kann für kleine Erfolge in der Therapie Spielminuten erwerben, die zum Ende der Sitzung einzulösen sind). Eine andere Möglichkeit besteht darin, das Kind zwischen verschiedenen Übungen und Themen im Zusammenhang mit der Verhaltensänderung auswählen zu lassen (z.B. kann die konkrete Ausgestaltung eines Rollenspiels in der Verantwortung des Kindes liegen; oder einzelne Verhaltensübungen werden – soweit die therapeutische Planung dies zuläßt – je nach Interesse des Kindes in ihrer Reihenfolge variiert).

Die wichtigste Aufgabe des Therapeuten bezüglich des Problem- und Zielverhaltens besteht darin, das Kind davon zu überzeugen, daß sich eine Verhaltensänderung lohnt. Dies gelingt i.d.R. am besten, wenn das Kind die positiven Konsequenzen seines Alternativverhaltens unmittelbar erfährt. Voraussetzung dafür ist, daß es die notwendigen Fertigkeiten zur Realisierung des erwünschten Verhaltens besitzt.

---

[13] Die von Lauth und Schlottke (1997) vorgeschlagenen Hausbesuche können in diesem Zusammenhang hilfreich sein.

[14] Hier sind Verträge eine beliebte Methode, um dem Kind den verbindlichen Charakter von Vereinbarungen zu verdeutlichen, ihm aber gleichzeitig auch das Gefühl zu geben, ein für den Therapeuten ernstzunehmender Interaktionspartner zu sein (vgl. etwa Petermann & Petermann, 1989, 1992, 1997; Lauth & Schlottke, 1997).

Um angemessenes Alternativverhalten aufzubauen, sind u.U. viele in ihrer Schwierigkeit abgestufte *Übungen* unter der genauen *Anleitung* und mit *Unterstützung* und *Feedback* des Therapeuten notwendig; dabei ist wichtig, die Aufgabenschwierigkeit den kindlichen Kompetenzen derart anzupassen, daß sie als Heraus- und nicht als Überforderung bewertet werden (Passung zwischen situativen Anforderungen und eigenen Fähigkeiten, optimale Diskrepanzen im Sinne Piagets, 1946). Nur so kann das Kind zunehmend Erfolge erleben und seine Fähigkeiten ausbauen. Diese Erfolge sind mit positiven Gefühlen (Selbstwirksamkeit, Erleben eigener Tüchtigkeit, Stolz, Freude) verbunden und motivieren zu weiterer Veränderung.

Neben diesen, in geschützter Atmosphäre durchzuführenden Verhaltensübungen sollte die Verhaltensänderung ebenso im Alltag etabliert werden. Auch hier ist ein Vorgehen in kleinen bewältigbaren Schritten notwendig, um Mißerfolge zu vermeiden. Eltern müssen dabei oftmals um Geduld gebeten werden, da sie aufgrund des sozialen und psychischen Drucks an einer schnellen Verbesserung der Situation interessiert sind.

Beim Transfer des neu erworbenen Verhaltens spielen sie zudem eine wichtige Rolle. Einerseits müssen sie auf „Rückfälle" der Kinder in alte Verhaltensmuster vorbereitet sein, andererseits sind ihre Reaktionen auf das problematische sowie auf das Alternativverhalten mitentscheidend darüber, welches Verhalten das Kind zukünftig zeigen wird. Erlebt das Kind, daß es mit beiden Handlungsalternativen zum Ziel kommt, wird es vermutlich nicht bereit sein, sein Problemverhalten aufzugeben, da diese Alternative zwar häufig mit unangenehmen Begleiterscheinungen (z.B. Streit mit den Eltern), aber auch mit wesentlich weniger Anstrengung und Mühe verbunden ist. Führt dagegen nur das erwünschte Verhalten zum Erfolg und ist zudem mit einem positiven Erleben verbunden (z.B. Freude der Eltern und Stolz), wird eine Verhaltensänderung sehr erstrebenswert.

Gerade dieser letzte Aspekt macht deutlich, daß den Eltern bei der Generalisierung des kindlichen Verhaltens auf den Alltag eine wichtige Funktion zukommt. Aus diesem Grund erscheint es in den allermeisten Fällen angezeigt, die *Familie – wenn möglich – zumindest phasenweise in die Therapie einzubeziehen*.

Die häufige Ausgangslage zu Beginn einer Therapie ist – wie bereits erwähnt –, daß die Kinder oder Jugendlichen nicht von sich aus zur Therapie kommen. Die Eltern formulieren als Anliegen, daß sich ihr Kind ändern solle. Sie verbinden damit bestimmte Wünsche, Ziele und Erwartungen, die sich nur selten mit denen des Kindes decken. Diese richten sich zum einen darauf, daß sich durch eine Beseitigung der kindlichen Symptome (z.B. Wutausbrüche, aggressives Verhalten auf dem Schulhof) und deren Folgen (z.B. Anrufe und Beschwerden von den Lehrern) die Situation in und außerhalb der Familie entspannt und damit ihre Belastung nachläßt (Situations-Ergebnis-Erwartung nach Heckhausen, 1977, 1989). Zum anderen wollen sie für ihr Kind „nur das Beste" und befürchten langfristige negative Konsequenzen für dessen Entwicklung (z.B. schulische Probleme, soziale Isolierung). Viele Eltern haben die Vorstellung, daß in einer Therapie mit dem Kind die Lösung aller Schwierigkeiten liegt; sie wollen, daß *ihr Kind* sich ändert und geben ihm damit die alleinige Verantwortung für eine Problemlösung. Ihren potentiellen Anteil an der Aufrechterhaltung des problematischen Verhaltens sehen sie oftmals nicht oder wollen ihn nicht wahrhaben.

Das Kind dagegen sieht nicht die Notwendigkeit therapeutischer Hilfe und hat auch keine Vorstellung davon, wie eine Therapie ihm helfen könnte. Es erlebt zwar viele unangenehme Konsequenzen seiner Verhaltensauffälligkeit (Konflikte, Distanzierung der Klassenkameraden etc.), doch entsprechen die kurzfristigen Konsequenzen seines Handelns zumindest in einigen Fällen den angestrebten Zielen (z.B. seinen Willen durchsetzen, in einem Streit der Sieger sein, eine Situation nicht aufsuchen müssen; Handlungs-Folge-Erwartungen). Auch hat es oftmals gelernt, in welchen Situationen (z.B. zu Hause) sich das Problemverhalten „lohnt" und in welchen Kontexten (z.B. beim Fußballtraining) es nicht effektiv ist (Situationsspezifität; vgl. Mempel, 1985, 1989; Handlungs-bei-Situations-Ergebnis-Erwartungen). Trotzdem stehen ihm aber häufig keine Handlungsalternativen zur Verfügung; das Kind hat keine Vorstellung davon, wie ein Alternativverhalten konkret aussehen könnte, oder es ist überzeugt, keine oder nur minimale Kontrolle über sein Handeln zu haben.

In den ersten Kontakten mit der Familie müssen die unterschiedlichen Erwartungen auf seiten der Eltern und auf seiten des Kindes geklärt und ggf. modifiziert werden Dies stellt eine der schwierigsten Aufgaben in der Eingangsphase dar. Kanfer et al. (1996) schlagen für die Therapie mit Erwachsenen eine *Motivationsanalyse* vor, die sich auf den hier beschriebenen therapeutischen Kontext mit Familien übertragen läßt. Zu klären sind dabei vor allem folgende Fragen:

1. Wozu ist der Klient derzeit wie motiviert?
2. Kann die momentan bestehende Motivation auf therapeutische Ziele, Zwecke hingelenkt („kanalisiert") werden?
3. Sind gewisse Fähigkeitsdefizite (im Wissen und/oder Handeln) für den Eindruck eines „Nichtmotiviertseins" verantwortlich?[15]

In Bezug auf die erste Frage ist also zu klären, was Eltern und Kinder sich jeweils wünschen, erwarten, welche Ziele sie verfolgen. Oftmals lassen sich die z.T. sehr unterschiedlich formulierten Erwartungen mit etwas Geschick auch in gemeinsame Ziele übersetzen (z.B. weniger Streit in der Familie oder – positiv formuliert: freundlicherer Umgang miteinander), die dann als Grundlage für die therapeutische Arbeit dienen können und für deren Erreichung beide Parteien Verantwortung übernehmen müssen.

Aber auch andere Ziele, die sich nicht direkt auf das Problem und dessen Lösung beziehen, können hier thematisiert werden und als Material für die Klärung der zweiten Frage dienen: Welche sonstigen Motive und Bedürfnisse können auf seiten der Eltern und auf seiten der Kinder vermutet und für therapeutische Zwecke genutzt werden?

Ein eng mit dem Aufsuchen einer therapeutischen Einrichtung verbundenes Motiv seiten der Eltern ist der Wunsch nach Unterstützung. Da ihre bisherigen Selbsthilfeversuche wenig erfolgreich waren, hoffen sie nun auf die kompetente Hilfe eines Fachmanns. Darüber hinaus ist aber auch der Wunsch nach Verständnis und Bestätigung in ihrer Rolle als Erzieher ein Grund für ihr Kommen, da sie vermut-

---

[15] Hier geht es um den Aufbau von angemessenem Alternativverhalten, auf den weiter oben schon eingegangen wurde und der deshalb im folgenden nicht noch einmal thematisiert wird.

lich durch den sozialen und psychischen Druck mehr oder weniger stark ausgeprägte Zweifel daran haben, ob sie auch „wirklich alles richtig machen". Diese Motive beziehen sich auf den Aspekt der Beziehungsmotivation.

Auf seiten des Kindes oder Jugendlichen besteht i.d.R. ein ähnliches, vielleicht sogar noch stärkeres Bedürfnis nach Verständnis, Akzeptanz und Anerkennung, und das um so mehr, als aufgrund der angespannten Situation und der Problemfokussierung in der Familie die Eltern diesem Bedürfnis nicht in ausreichendem Maß nachkommen. Die Kinder suchen einen „Verbündeten", der sich für ihre Interessen einsetzt und diese gegen die Ansprüche der Eltern „verteidigt".

Diese Motivation kann für die Arbeit mit dem Kind von großem Nutzen sein, um eine zu Beginn vermutlich wenig ausgeprägte Änderungsbereitschaft aufzubauen. Eine verläßliche und mit positiven Erfahrungen verbundene Beziehung zum Therapeuten ist in der Anfangsphase der Therapie vermutlich der größte Anreiz für Kinder, wiederzukommen und in den Stunden mitzuarbeiten. Oft lassen sie sich zu diesem Zeitpunkt nur dem Therapeuten zuliebe auf eine Verhaltensänderung ein (vgl. Döpfner et al., 1997). Dieser muß sich bewußt sein, daß er seine Beziehung zum Kind als extrinsische Motivierungsquelle nutzen kann, um damit Veränderung zu initiieren. Er kann in dieser Phase beim Aufbau neuer Verhaltensmuster helfen und dabei auch als *Modell* dienen; er kann das Kind immer wieder ermuntern und zu weiteren Versuchen motivieren sowie ihm *Rückmeldung* über seine Fortschritte geben.

Der für eine Verhaltensmodifikation notwendige Aufbau einer Änderungsmotivation gehört für Kanfer et al. (1996) zu den zentralen Aufgaben des Therapeuten. Ansatzpunkte können – wie schon erwähnt – der Problemzustand, die Mittel und Wege sowie der Zielzustand sein. Kanfer et al. präferieren die letzte Alternative im Hinblick darauf, daß eine Positiv-Motivierung langfristig am wirksamsten ist.

Wenn Klienten zum ersten Mal zu einem Therapeuten kommen, sind sie i.d.R. nicht in der Lage, potentielle Ziele und Alternativen zum momentanen Zustand zu formulieren, sondern können sie allenfalls vage benennen, z.B. als Wunsch, die Probleme los zu sein (Negativ-Motivierung). Solche Ziele sind aufgrund ihrer Unbestimmtheit nur schlecht zu erreichen; Sich-Ändern heißt nun einmal, *spezifische* neue Fertigkeiten, Einstellungen und Emotionen in Abhängigkeit von bestimmten (sozialen) Situationen zu erlernen. Als zusätzliche Schwierigkeit kommt im Familienkontext hinzu, daß die Verantwortung für eine Änderung oft an andere abgegeben wird („*du* mußt dich ändern"). Hieraus lassen sich zwei Aufgaben des Therapeuten ableiten: Erstens sollte er bei einer *Zielklärung* aller Beteiligten unterstützen und daraus attraktive Anreize für eine Änderung formulieren, zweitens sollte er der Familie verdeutlichen, daß zu einer Lösung der Probleme *jeder einzelne* seinen Beitrag leisten muß.

Wie kann eine solche Zielklärung speziell bei Kindern und Jugendlichen realisiert werden? Kanfer et al. (1996) machen sich die Tendenz von Menschen zunutze, im Alltag ständig an Dinge zu denken, die mit ihren Zielen in Verbindung stehen (vgl. auch Klinger, 1977). Diese müssen sich nicht unmittelbar auf die in der Therapie angestrebten Ziele beziehen, sondern können viele Lebensbereiche betreffen (z.B. Schule/Ausbildung/Beruf; Freizeit; Selbstbild/Selbstkonzept/Einstellung zur eigenen Person; Familie/Freunde; Liebe/Sexualität/Partnerschaft). Zu klären ist die

Frage, welche Themen für das Kind bzw. den Jugendlichen in seiner derzeitigen Lebenssituation relevant sind, was ihn besonders beschäftigt. Antworten können sowohl im *Gespräch*, aber auch mittels strukturierter *Phantasie- und Imaginationsübungen* (vgl. Kanfer et al., 1996) gefunden werden.

So könnte beispielsweise das Thema Vertrauen/Nähe/Geborgenheit für ein Kind gerade sehr bedeutsam sein. Es vermißt diese Aspekte vielleicht in seinen Kontakten mit Eltern und Freunden. Zur Veränderung dieses Mangelzustandes könnte als ein Ziel die Vermeidung von Konflikten mit den Eltern sowie der Aufbau angenehmer Aktivitäten formuliert werden; entsprechend müßten Veränderungen auf der Verhaltensebene eingeleitet werden – und zwar sowohl auf seiten des Kindes als auch auf seiten der Eltern. Als Folge könnte sich ein für alle Beteiligten angenehmerer Umgang miteinander ergeben, und die Eltern wären vermutlich wieder bereit, dem Kind mehr Aufmerksamkeit zu schenken und auch auf dessen emotionale Bedürfnisse einzugehen. Auf diesem Wege wäre zum einen der Wunsch des Kindes nach Nähe und Geborgenheit erfüllt; zum anderen erlebten auch die Eltern eine positive Veränderung.

Ein anderes Thema könnte für ein Kind Leistung und sozialer Vergleich sein. Der Aufbau einer Änderungsmotivation sowie deren handlungsmäßige Umsetzung ließen sich an dieses Thema anbinden, indem die Erprobung eigener Kompetenzen zum Ziel therapeutischer Übungen gemacht würde. Im Fall einer Versagensangst wären die Veränderungsschritte entsprechend so klein zu wählen, daß ein Erfolg sicher wäre.

Durch diese Beispiele soll verdeutlicht werden, daß es beim Aufbau einer Änderungsmotivation langfristig um die Förderung *intrinsischer Motivation*, also um das Verfolgen selbstgesetzter und in sich selbst befriedigender Ziele, geht. Nicht Belohnungen und Strafen sollen langfristig das kindliche Verhalten bestimmen – eine solche Verhaltenssteuerung ist aufgrund der Unkontrollierbarkeit der Umwelt auch viel zu unsicher und unkalkulierbar –, sondern eigene Wünsche, Ziele und Bedürfnisse. In der Therapie mit dem Kind besteht die Hauptaufgabe des Therapeuten darin, die Realisierung dieser Ziele in sozial akzeptierte Bahnen zu lenken.

Auf dem Weg zu einem selbstgesteuerten und intrinsisch motivierten Handeln ist der Einsatz externer Verstärker durchaus hilfreich und gerade bei Kindern oftmals notwendig. Als wesentliche Verstärkerquelle dient dabei der Therapeut und die Beziehung des Kindes zu ihm; zum anderen müssen auch die Eltern mit eindeutigen Verhaltenskonsequenzen auf Problem- und Zielverhalten des Kindes reagieren. Der Einsatz externer Verhaltensbekräftigung ist so zu gestalten, daß möglichst wenig in selbstgesteuerte Prozesse eingegriffen wird. Subtile Formen der Bestätigung (z.B. verbale Zustimmung, Lob) sind in vielen Fällen ausreichend und werden vermutlich als weniger einschneidend erlebt als etwa materielle Belohnungen (z.B. die Gabe von Geld für eine gute Leistung). Es geht also darum, genau zu planen, von wem, wann, für welches Verhalten und auf welche Art und Weise das kindliche Verhalten verstärkt wird. Nur so kann als langfristiges Ziel die *Selbststeuerung* des eigenen Handelns auf der Basis einer intrinsischen Motivation erreicht werden.

Schluß

Ziel des vorliegenden Artikels war, einen Einblick in motivationspsychologische Ansätze und Modelle zu geben und sie auf die praktisch-therapeutische Arbeit mit Kindern und Jugendlichen zu übertragen. In der Erwachsenen-Psychotherapie erhalten diese Ideen und Konzepte zunehmend mehr an Bedeutung, und auch in der Arbeit mit Kindern und Jugendlichen wird ihre Relevanz betont; der konkrete Prozeß der Beziehungsgestaltung und Motivierung von Kindern und Jugendlichen wird allerdings selten ausführlich beschrieben.

Auch dieser Artikel liefert keine detaillierte Anleitung, wie diese schwierige Aufgabe zu bewältigen ist. Aber er trägt vielleicht dazu bei, das Konzept der Motivation etwas differenzierter zu betrachten und grundlagentheoretische sowie klinisch-psychologische Erkenntnisse der Motivationsforschung in der praktischen Arbeit mit Kindern und Jugendlichen stärker zu berücksichtigen.

Literatur

Adelmann, H.S. & Taylor, L. (1986). Children's relactance regarding treatment: Incompetence resistence or an appropriate response? *School Psychology Review, 15,* 91-99.

Anderson, R., Manoogian, S.T. & Reznick, J.S. (1976). The undermining and enhancing of intrinsic motivatin in preschool children. *Journal of Personality and Social Psychology, 34,* 915-922.

Arkes, H.R. (1978). Competence and the maintenance of behavior. *Motivation and Emotion, 2,* 201-211.

Bandura, A. (1977). Self-efficacy: Toward a unifying theory of behavioral change. *Psychological Review, 84,* 191-215.

Bandura, A. (1986). *Social foundation of thought and action: A social cognitive theory.* Englewood Cliffs (NJ): Prentice Hall.

Bandura, A. (1991). Self-regulation of motivation through anticipatory and self-reactive mechanisms. In R.A. Dienstbier (Ed.), *Nebraska Symposium on Motivation* (pp. 69-164). Lincoln (NE): University of Nebraska Press.

Bem, D.J. (1972). Self-pereption theory. In L. Berkowitz (Ed.), *Advances in Experimental Social Psychology* (Vol. 6, pp. 1-62). New-York: Academic Press.

Berlyne, D.E. (1960). *Conflict, arousal, and curiosity.* New York: McGraw-Hill.

Berlyne, D.E. (1967). Arousal and reinforcement. In D. Levine (Ed.), *Nebraska Symposium on Motivation* (pp. 1-110). Lincoln (NE): University of Nebraska Press.

Berlyne, D.E. (1971). *Aethetics and psychobiology.* New York: Appleton-Century-Crofts.

Borg-Laufs, M. (1993). Selbstmanagementtherapie bei Kindern. *Kindheit und Entwicklung, 2,* 122-128.

Borg-Laufs, M. (1996). *Das Training mit aggressiven Kindern aus der Perspektive der Selbstmanagementtherapie. Eine Praxisstudie.* Frankfurt a.M.: Lang.

Borg-Laufs, M. (1997). Der Selbstmanagementprozeß in der Kinderpsychotherapie. *Verhaltenstherapie und psychosoziale Praxis, 29,* 199-212.

Borg-Laufs, M. (1999). Verhaltenstherapie mit Kindern und Jugendlichen: Grundlagen, Methoden, Entwicklungen. In H. Reinecker, unter Mitarbeit von M. Borg-Laufs, A. Ehlert, D. Schulte, H. Sogartz & H. Vogel, *Lehrbuch der Verhaltenstherapie* (S.455-484). Tübingen: dgvt-Verlag.

Calder, B.J. & Staw, B.M. (1975). The interaction of intrinsic and extrinsisc motivation: Some methodological notes. *Journal of Personality and Social Psychology, 31*, 76-80.

Czikszentmihalyi, M. (1987). *Das Flow-Erlebnis: Jenseits von Angst und Langeweile: im Tun aufgehen*, 2. Aufl. (Originally published, 1975). Stuttgart: Klett-Cotta.

DeCharms, R. (1968). *Personal Causation.* New York: Academic Press.

Deci, E.L. (1971). Effects of externally mediated reward on intrinsic motivation. *Journal of Personality and Social Psychology, 18*, 105-115.

Deci, E.L. (1972). Effects on contingent and non-contingent rewards and controls on intrinsic motivation. *Organizational Behavior and Human Performance, 8*, 218-229.

Deci, E.L. (1975). *Intrinsic motivation.* New York: Plenum Press.

Deci, E.L. & Ryan, R.M. (1980). The empirical exploration of intrinsic motivational processes. In L. Berkowitz (Ed.), *Advances in experimental social psychology, Vol. 13* (pp. 39-80). New York: Academic Press.

Deci, E.L. & Ryan, R.M. (1985). *Intrinsic motivation and self-determination in human behavior.* New York: Plenum Press.

Deci, E.L. & Ryan, R.M. (1987). The support of autonomy and the control of behavior. *Journal of Personality and Social Psychology, 53*, 1024-1034.

Deci, E.L. & Ryan, R.M. (1990). A motivational approach to self: Integration in personality. In R.A. Dienstbier (Ed.), *Nebraska Symposium on Motivation* (pp. 237-288). Lincoln (NE): University of Nebraska Press.

Döpfner, M., Schürmann, S. & Frölich, J. (1997). *Therapieprogramm für Kinder mit hyperkinetischem und oppositionellem Problemverhalten (THOP).* Weinheim: Beltz/PVU.

Fiske, D. W. & Maddi, S.R. (1961). A conceptual framework. In D. W. Fiske & S. R. Maddi (Eds.), *Functionsof varied experience* (pp. 11-56). Homewood (Ill): Dorsey.

Freud, A. (1927). *Einführung in die Technik der Kinderanalyse.* Leipzig: Internationaler psychoanalytischer Verlag.

Greene, D. & Lepper, M.R. (1977). *The hidden costs of reward.* Hillsdale (NJ): Erlbaum.

Harbauer, H., Lempp, R., Nissen, G. & Strunk, P. (1980). *Lehrbuch der speziellen Kinder- und Jugendpsychiatrie.* Berlin: Springer.

Harrison, S.J. (1979) (Ed.). *Basic handbook of child psychiatry, Vol. 1-4.* New York: Basic Books.

Hebb, D.O. (1955). Drives and the C.N.S. (conceptual nervous system). *Psychological Review, 62*, 243-254.

Heckhausen, H. (1976). *Kompetenz. Historisches Wörterbuch der Psychologie* (S. 922-923). Basel: Karger.

Heckhausen, H. (1977). Motivation: Kognitionspsychologische Aufspaltung eines summarischen Konstrukts. *Psychologische Rundschau, 28*, 175-189.

Heckhausen, H. (1989). *Motivation und Handeln.* Berlin: Springer.

Heekerens, H.-P. (1992). Zur Zukunft der Kinder- und Jugendlichenpsychotherapie. *Report Psychologie, 46*, 8-18.

Hinshaw, S.P. & Melnick, S. (1992). Self-management therapies and attention deficit hyperactivity disorder: Reinforced self-evaluation and anger control interventions. Special issue: Treatment of children with atttention deficit hyperactivity disorder (ADHD). *Behavior-Modification, 16*, 253-273.

Johnson, D.W. & Matross, R.P. (1977). Interpersonal influence in psychotherapy: A social psychological view. In A.S. Gurman & A.M. Razin (Eds.), *Effective psychotherapy* (pp. 395-432). New York: Pergamon.

Kadushin, C. (1969). *Why people go to psychiatrist.* New York: Atherton Press.

Kanfer, F.H., Reinecker, H. & Schmelzer, D. (1996). *Selbstmanagement-Therapie.* 2. überarb. Auflage. Berlin: Springer.

Klinger, E. (1977). *Meaning and void: Inner experience and the incentives in people´s lives.* Minneapolis: University of Minnesota Press.

Krause, M.S. (1966). A cognitive theory of motivation for treatment. *Journal of General Psychology, 75*, 9-19.

Kruglanski, A.W., Freedman, I. & Zeevi, G. (1971). The effects of extrinsic incentive on some qulitative aspects of task performance. *Journal of Personality, 39*, 606-617.

Kruglanski, A.W., Riter, A., Amitai, A., Margolin, B.-S., Shabtai, L. & Zakṣh, D. (1975). Can money enhance intrinsic motivation? *Journal of Personality and Social Psychology, 31*, 744-750.

Künzel, R. (1979). *Therapiemotivation. Eine psychologische Ergänzung des soziologischen Labeling-Ansatzes.* Bochum: Ruhr-Universität Bochum. Unveröff. Diss.

Larson, J.D. (1992). Anger and agression management techniques through the „Think first" curriculum. *Journal of Offender Rehabilitation, 18*, 10-117.

Lauth, G.W. & Schlottke, P.F. (1997). *Training mit aufmerksamkeitsgestörten Kindern*, 3. erw. und überarb. Auflage. Weinheim: Beltz/PVU.

Lepper, M.R., Greene, D. & Nisbett, R.E. (1973). Undermining children´s intrinsic interest with extrinsic rewards: A test of the „overjustification" hypothesis. *Journal of Personality and Social Psychology, 28*, 129-137.

Locke, E.A. & Latham, G.P. (1984). *Goal setting: A motivational technique that works!* Englewood Cliffs (NJ): Prentice Hall.

Maag, J.W. (1990). Social skills training in schools. *Special Services in the School, 6*, 1-19.

Maehr, M.L. & Braskamp, L.A. (1986). *The motivational factor: A theory of personal investment.* Lexington (MA): Lexington Books.

McDougall, W. (1928). *Grundlagen einer Sozialpsychologie* (Originally published, 1908). Jena: Fischer.

Meichenbaum, D. & Turk, D.C. (1994). *Therapiemotivation des Patienten.* Bern: Huber.

Mempel, S. (1985). *Therapiemotivation bei Kindern.* Darmstadt: Technische Universität. Unveröff. Diss.

Mempel, S. (1989). Therapiemotivation bei Kindern: Ergebnisse einer empirischen Untersuchung. *Praxis der Kinderpsychologie und Kinderpsychiatrie, 38*, 146-151.

Petermann, U. & Petermann, F. (1989). *Training mit sozial unsicheren Kindern.* Weinheim: Beltz/PVU.

Petermann, F. & Petermann, U. (1992). *Training mit Jugendlichen. Förderung von Arbeits- und Sozialverhalten.* Weinheim: Beltz/PVU.

Petermann, F. & Petermann, U. (1997). *Training mit aggressiven Kindern.* Weinheim: Beltz/ PVU.

Piaget, J. (1946). *Psychologie der Intelligenz,* 2. Auflage. Zürich: Rascher.

Reinelt, T. (1981). Der Erstkontakt in der Kindrpsychotherapie. In G. Biermann (Hrsg.), *Handbuch der Kinderpsychotherapie, Bd. 4* (S. 94-97). München: Reinhardt.

Reismann, J.M. (1973). *Principles of psychotherapie with children.* New York: Wiley & Sons.

Rogers, C. (1957). The necessary and sufficient conditions of therapeutic personality change. *Journal of Consulting Psychology, 21*, 95-103.

Ryan, R.M. (1993). Agency and organisation: Intrinsic motivation, autonomy, and the self in psychological develoment. In R.A. Dienstbier (Ed.), *Nebraska Symposium on Motivation* (pp. 1-56). Lincoln (NE): University of Nebraska Press.

Scharfman, M.A. (1978). Psychoanalytic treatment. In B.B. Wolman (Ed.), *Handbook of treatment of mental disorders in childhood and adolescence* (pp. 47-69). New Jersey: Prentice Hall.

Schneider, K. & Schmalt, H.-D. (1981). *Motivation.* Stuttgart: Kohlhammer.

Schulte, D. (1996). *Therapieplanung.* Göttingen: Hogrefe.

Veith, A. (1997). *Therapiemotivation. Zur Spezifizierung einer unspezifischen Therapievariablen.* Opladen: Westdeutscher Verlag.

White, R.W. (1959). Motivation reconsidered. *Psychological Review, 66*, 297-333.

Diagnostik, Therapieplanung und Evaluation in der Kinder- und Jugendlichen-Verhaltenstherapie

Manfred Döpfner & Michael Borg-Laufs

1. Konzepte und Ziele der Diagnostik in der Verhaltenstherapie mit Kindern und Jugendlichen

1.1 Konzepte der Diagnostik

Kanfer, Reinecker & Schmelzer (1996) beschreiben in ihrem mittlerweile klassischen Buch über Selbstmanagement-Therapie grundsätzliche Unterschiede zwischen der klassischen Diagnostik und der verhaltenstheoretischen, der funktionalen oder problemorientierten Diagnostik. Unter der klassischen Diagnostik werden zwei diagnostische Traditionen zusammengefaßt:

- Einerseits ist damit die *klassische psychologische dimensionale Diagnostik* gemeint, die traditionellen Persönlichkeitstheorien verpflichtet ist und die versucht relativ stabile, verhaltensbestimmende Merkmale, die Eigenschaften einer Person zu erfassen.
- Die zweite Tradition stellt die *klassische taxonomische oder kategoriale Diagnostik* dar, die psychische Auffälligkeiten als Kategorien, meist als Diagnose-Kategorien auffaßt und die im diagnostischen Prozeß solche Kategorien einer Person zuweist.

Auch im Bereich der Therapie psychischer Auffälligkeiten von Kindern und Jugendlichen wurde der Entwicklung diagnostischer Verfahren in den letzten Jahrzehnten vor allem international viel Beachtung geschenkt. Einen wesentlichen Anstoß hierzu stellten die Arbeiten an den beiden wichtigsten klinischen Klassifikationssystemen, der ICD-10 der Weltgesundheitsorganisation (Dilling et al., 1991, 1994; World Health Organisation, 1993) und dem DSM-IV der American Psychiatric Association (1994; Saß et al., 1996) dar. Beide Klassifikationssysteme sind der klassischen kategorialen Diagnostik verpflichtet.

Parallel zu diesen Arbeiten an den kategorialen diagnostischen Klassifikationssystemen gewann der dimensionale Ansatz zur Erfassung psychischer Störungen immer stärkere Beachtung, der ausschließlich auf der methodischen Grundlage der Psychometrie und multivariater statistischer Verfahren basiert und psychische Auffälligkeiten anhand von empirisch gewonnenen Dimensionen beschreibt. Beide klassischen diagnostischen Traditionen, die der kategorialen und die der dimensionalen

Diagnostik unterscheiden sich bereits im Ansatz voneinander. Die kategoriale Diagnostik, bei der psychische Auffälligkeiten in verschiedene voneinander klar abgegrenzte diagnostische Einheiten unterteilt werden, beinhaltet sich gegenseitig weitgehend ausschließende Kategorien und steht in der Tradition der medizinischen Diagnostik und Klassifikation. Ein dimensionales Diagnosesystem klassifiziert dagegen psychische Auffälligkeiten nicht durch die Zuweisung zu Kategorien, sondern anhand quantifizierter Merkmale und läßt von vornherein bei einem bestimmten Prozentsatz Auffälligkeiten auf mehreren Dimensionen zu. Abbildung 1 stellt die Unterschiede zwischen kategorialer und dimensionaler Diagnostik beispielhaft grafisch dar. In einem dreidimensionalen Raum, der durch die Dimensionen Hyperaktivität, Aggressivität und Depressivität definiert wird, lassen sich einzelne Individuen entsprechend ihrer Ausprägung auf diesen Dimensionen lokalisieren und beschreiben.

Abbildung 1: *Vergleich von kategorialer und dimensionaler Diagnostik (aus Döpfner & Lehmkuhl, 1997)*

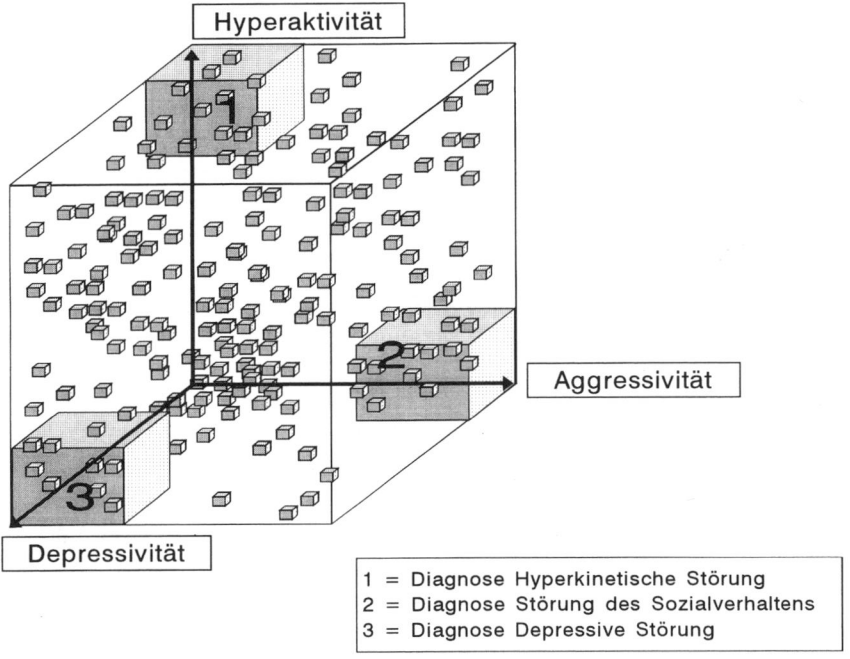

Mit dem kategorialen und dem dimensionalen Ansatz sind jeweils verschiedene Vor- und Nachteile verbunden, die in einer eigenen Arbeit ausführlich diskutiert wurden (Döpfner & Lehmkuhl, 1997):
- *Bestimmung der Grenzwerte in der kategorialen Diagnostik*: Ein dimensionaler Ansatz ist besonders dann angezeigt, wenn das zu beschreibende Phänomen kontinuierlich verteilt ist und keine eindeutig bestimmbaren Grenzen hat. Dies ist vermutlich bei vielen klinischen Phänomenen, wie Aggression, Angst, Depression oder Hyperaktivität der Fall. Selbst bei psychischen Störungen, die lange

Zeit als qualitativ unterschiedlich von Normalität und Normvariationen eingestuft wurden, beispielsweise bei autistischen Phänomenen oder auch bei psychopathologischen Phänomenen aus dem schizophrenen Formenkreis, liegen mittlerweile Befunde vor, die darauf hinweisen, daß Verdünnungsformen oder sogenannte Spektrum-Störungen relativ häufig vorkommen. Das Problem der Definition von Grenzwerten bei der Anwendung diskreter Kategorien zur Erfassung kontinuierlich verteilter Merkmale erscheint unlösbar.

- *Definition von Komorbidität*: Epidemiologische und klinische Studien weisen weitgehend übereinstimmend darauf hin, daß Komorbidität, d.h. das Vorliegen mehrerer Diagnosen häufig anzutreffen ist. Dies ist zwar nicht ausschließlich, aber teilweise auf überlappende diagnostische Kriterien und artifizielle Unterteilungen von Störungen in der kategorialen Diagnostik zurückzuführen. Bei einer dimensionalen Betrachtungsweise ist die Möglichkeit von hohen Ausprägungen auf mehreren Dimensionen von vornherein vorgesehen.

- *Mangelnde Reliabilität von Diagnosen*: Mit dem Problem der Grenzwerte in der kategorialen Diagnostik ist das Problem der mangelnden Reliabilität von Diagnosen eng verknüpft. Während die Beurteilerübereinstimmungen hinsichtlich der Diagnosekategorien zumindest für einige Störungen sehr gering ausfallen, tragen dimensionale Systeme zu einer Verbesserung der Reliabilität bei, weil die Reliabilitätsminderungen bei kategorialen Diagnosen entfallen, die durch Unschärfen im Bereich der Grenzwerte bedingt sind.

- *Informationsgehalt kategorialer und dimensionaler Systeme*: Ein weiterer Vorteil dimensionaler Systeme liegt in ihrem höheren klinischen Informationsgehalt, weil sie nicht nur in dichotomer Weise das Vorhandensein oder Nichtvorhandensein einer Diagnose feststellen, sondern weil sie auch Informationen über die Stärke der Störung sowie über subklinische Ausprägungen liefern.

- *Anzahl und Art von Dimensionen*: Ein Problem der dimensionalen Diagnostik liegt in der Tatsache, daß es bisher keinen Konsens über die für eine Klassifikation optimalen Dimensionen gibt. Dabei ist jedoch zu berücksichtigen, daß sich psychische Phänomene auf unterschiedlichen Auflösungsniveaus betrachten lassen. Die Anzahl der Dimensionen ist nicht in der Wirklichkeit vorgegeben, sondern hängt von dem Auflösungsniveau des Instrumentes ab, mit dem ein Phänomen betrachtet wird (Döpfner et al., 1995d).

- *Berücksichtigung ätiologischer Faktoren*: In der dimensionalen Diagnostik werden ausschließlich Symptome berücksichtigt, während die kategoriale Diagnostik auch andere Kriterien einbeziehen kann, beispielsweise den Beginn der Störung, die Dauer der Störung oder ätiologische Faktoren. So ist es zweifelsohne von Bedeutung, ob der aktuellen manischen Phase eine depressive Episode oder eine andere manische Phase vorhergegangen ist oder ob dieser Zustand durch eine Alkoholintoxikation ausgelöst wurde. Dieser Vorteil der kategorialen Diagnostik ist vor allem dann gravierend, wenn sich die diagnostische Einordnung nicht nur auf eine reine deskriptive Kategorisierung begrenzt, sondern ätiologische Faktoren einbezieht und sich damit nosologischen Einheiten nähert. Je mehr kategoriale Systeme auf einer ausschließlich symptombezogenen Deskription basieren, um so mehr fallen die Vorteile dimensionaler Systeme ins Gewicht.

- *Praktikabilität*: Diagnostische Einordnungen dienen auch der Kommunikation zwischen Fachleuten. Numerische dimensionale Beschreibungen sind jedoch weniger geläufig und weniger plastisch als kategoriale Ansätze. Durch eine Kombination dimensionaler und kategorialer Systeme ließe sich dieser Nachteil dimensionaler Systeme allerdings vermindern. Ein Beispiel hierfür stellt die Diagnostik und Klassifikation von Intelligenz und Intelligenzminderungen dar. Zur Erleichterung der Kommunikation werden Kategorien wie Lernbehinderung, geistige Behinderung, Hochbegabung benutzt, obwohl die dimensionale Eigenschaft von Intelligenz (mit Ausnahme schwerer Formen der geistigen Behinderung) unbestritten ist. Durch diese Kombination beider Ansätze werden auch einige Nachteile der kategorialen Diagnostik relativiert. So ist bei der kategorialen Klassifikation der Intelligenz ganz offensichtlich, daß die Grenzen der einzelnen Kategorien unscharf sind und eine gewisse Beliebigkeit darstellen. In diesem Sinne kann die kategoriale Diagnostik lediglich eine Simplifizierung des dimensionalen Systems darstellen.

Die Diskussion zeigt, daß der kategorialen wie der dimensionalen Diagnostik spezifische Vor- und Nachteile zugeordnet werden können und daß deshalb eine Kombination beider Systeme helfen könnte, die Nachteile des einen Ansatzes durch den jeweils anderen Ansatz zu kompensieren.

Beide Ansatzpunkte der klassischen Diagnostik, die der dimensionalen und die der kategorialen Diagnostik wurden aus verhaltenstheoretischer Sicht massiv kritisiert (z.B. Kanfer, Reinecker & Schmelzer, 1996; Kanfer & Saslow, 1969; Pawlik, 1976; Schulte, 1974). Hauptsächlicher Kritikpunkt ist, daß diese Konzepte letztendlich nur bedingt für die Ziele einer verhaltenstheoretischen Diagnostik nutzbar sind, die auf eine direkte Erfassung und Analyse von dysfunktionalen Verhaltensweisen und psychischen Auffälligkeiten abzielt und daraus Strategien und konkrete Handlungsanweisungen zur Veränderung dieser Auffälligkeiten ableitet. Tabelle 1 gibt eine schematische Gegenüberstellung der Merkmale von klassischer kategorialer Diagnostik und einer funktionalen Diagnostik wieder (nach Kanfer et al., 1996).

Tabelle 1: *Merkmale von klassischer kategorialer und einer funktionalen Diagnostik (aus Kanfer et al., 1996, S.106)*

Klassische/taxonomische Diagnostik	Funktionale/problemorientierte Diagnostik
1. Zuordnung eines Patienten zu einer nosologischen Kategorie.	1. Erfassung und Beurteilung („assessment") des gegenwärtigen IST-Zustandes im Vergleich zu einem Zielzustand.
2. Eine Diagnose sollte zeitlich möglichst stabil bleiben.	2. Die Bestimmung eines Problemzustandes verändert sich im Verlauf (dynamisch).
3. Die Diagnose ist vom Setting und vom Ziel des Therapeuten weitgehend unabhängig.	3. Die Analyse eines Problems erfolgt im Kontext eines gegenwärtigen Settings und Zielzustandes.
4. Das Festlegen eines Syndroms impliziert eine spezifische Ätiologie,	4. Das Syndrom wird im Kontext individueller Lebenserfahrung und mit (Fortsetz. nächste Seite)

Klassische/taxonomische Diagnostik	Funktionale/problemorientierte Diagnostik
Verlauf und Prognose (Annahme einer Allgemeinheit von Ursachen).	Bezug auf kulturelle Normen gesehen (Annahme einer soziokulturellen Individualität von Ursachen).
5. Das Ziel und der Gegenstand der Diagnostik (und der daraus abgeleiteten Interventionen) ist eine Person mit einem Problem.	5. Die Diagnostik (und spätere Interventionen) bezieht sich auf alle Komponenten eines gestörten Systems (soziale, biologische und Verhaltensebene).
6. Die auf der Diagnostik aufbauende Therapie beabsichtigt eine Beseitigung von Ursachen eines Syndroms (Ziel: Heilung).	6. Die auf der Diagnostik aufbauende Therapie beabsichtigt eine Verbesserung der Gesundheit und des Wohlbefindens der Person (zukunftsorientiert).
7. Die diagnostischen Ergebnisse legen auch die Behandlung bzw. die Kriterien einer möglichen Veränderung fest.	7. Die Kriterien einer Veränderung variieren mit jedem Patienten und vor dem Hintergrund der jeweiligen soziokulturellen Situation; ihre Selektion beeinflußt die Therapieziele und das Interventionsverfahren.

Allerdings konstatieren beispielsweise auch Kanfer und Mitarbeiter (1996), daß die Berücksichtigung von Diagnosekategorien auch im Rahmen einer Verhaltensdiagnostik hilfreich sein kann. Hier steht also die „Brauchbarkeit" der diagnostischen Ergebnisse im Vordergrund, weniger ihre Genauigkeit. Diagnostik wird stets zur Überprüfung vorher aufgestellter im Hinblick auf die Intervention interessanter Hypothesen verwendet, nicht jedoch zur möglichst breiten Befunderhebung. In der verhaltenstherapeutischen Diagnostik wird versucht, das Verhalten der KlientInnen auf motorischer, kognitiver und physiologischer Ebene zu erfassen. Diese – der zugrundeliegenden Theorie entsprechende – starke Orientierung am beobachtbaren Verhalten bedeutet, daß Verhaltensbeobachtungen und diagnostische Rollenspiele sowie verhaltensorientierte Testverfahren, Fragebögen und Selbstbeobachtungsverfahren (z.B. Arbeitsgruppe Deutsche Child Behavior Checklist, 1993a, 1993b, 1998a, 1998b; Petermann & Petermann, 1996; Rost & Schermer, 1997) in diesem Zusammenhang häufig wichtiger sind als persönlichkeitsorientierte Testverfahren. Es scheint sich ein Konsens zu entwickeln, der eine Kombination sowohl klassischer diagnostischer (kategorialer und dimensionaler) Ansätze mit Konzepten der funktionalen Diagnostik verbindet. Diese Konzeption soll in diesem Beitrag näher dargestellt werden.

1.2 Ziele der Diagnostik

Die Zielsetzungen des diagnostischen Prozesses in der Verhaltenstherapie wurde von mehreren Autoren ausführlich beschrieben (z.B. Kanfer, Reinecker & Schmelzer, 1996; Pawlik, 1976; Schulte, 1974, 1996), jedoch hauptsächlich unter der Perspektive der Verhaltenstherapie mit Erwachsenen. Sie sind jedoch mit entsprechenden Modifikationen und Erweiterungen auch für das Kindes- und Jugendalter gültig und lassen sich wie folgt zusammenfassen:

- *Aufbau einer therapeutischen Beziehung*: Obwohl der diagnostische Prozeß andere zentrale Aufgaben hat, muß von Anfang an dem Aufbau einer therapeutischen Beziehung sowohl zum Kind oder Jugendlichen als auch zu den Bezugspersonen eine besondere Beachtung geschenkt werden. Ein diagnostischer Prozeß, der sich auf eine möglichst ökonomische Informationssammlung reduziert, verfehlt meist das Ziel. Vor allem Kinder, häufig aber auch Jugendliche suchen im Gegensatz zu Erwachsenen eine Therapie nicht aus einem Leidensdruck oder einem Problembewußtsein heraus auf, sondern sie werden meist von erwachsenen Bezugspersonen vorgestellt. Vor diesem Hintergrund gewinnt der Aufbau einer tragfähigen therapeutischen Beziehung zum Kind/Jugendlichen aber auch zu den Eltern eine besondere Bedeutung.

- *Transformation vager Klientenbeschwerden in konkrete Fragestellungen*: Häufig stehen am Anfang des diagnostischen Prozesses vage Beschwerden des Kindes oder Jugendlichen, häufiger noch der Bezugspersonen, vor allem der Eltern, manchmal auch von Lehrern oder Erziehern. Aufgaben des diagnostischen Prozesses ist es, diese vagen Beschwerden durch eine gezielte Exploration und andere diagnostische Hilfsmittel in konkrete Fragestellungen zu transformieren.

- *Klärung des therapeutischen Auftrages*: Mit der Formulierung einer konkreten Fragestellung geht die Klärung des therapeutischen Auftrages einher. Im Unterschied zur Erwachsenenpsychotherapie ist der Therapeut bei der Behandlung von Kindern und Jugendlichen häufig mit verschiedenen potentiellen Auftraggebern konfrontiert. In der Kindertherapie sind die Eltern in aller Regel die primären Auftraggeber; die Perspektive des Kindes, seine Wünsche und Bedürfnisse divergieren meist von jenen der Eltern.

- *Zuweisung zu einer diagnostischen Kategorie*: Obwohl die Vergabe einer Diagnose sicher keine ausreichende Grundlage für eine differenzierte Therapieplanung darstellt, kann die diagnostische Zuordnung für die konkrete Planung von Interventionen hilfreich sein. Zweifelsohne ist es für das weitere Vorgehen erheblich, ob beispielsweise ein aggressives Verhalten im Rahmen einer Störung des Sozialverhaltens, einer hyperkinetischen Störung, einer autistischen Symptomatik oder einer depressiven Störung zu behandeln ist.

- *Differenzierte Erfassung des problematischen Verhaltens hinsichtlich Topographie, Intensität, Häufigkeit und Dauer*: Die Herausarbeitung der einzelnen Auffälligkeiten auf der Verhaltensebene, der emotionalen und der kognitiven Ebene und die möglichst konkrete Beschreibung der Auffälligkeiten hinsichtlich Topographie, Intensität, Häufigkeit und Dauer stellt ein Kernstück des diagnostischen Prozesses dar. Neben der Exploration des Kindes/Jugendlichen und der Bezugspersonen werden verschiedene diagnostische Hilfsmittel eingesetzt.

- *Differenzierte Erfassung der situativen Bedingungen, unter denen das Verhalten auftritt und unter denen es erworben wurde*: Um eine funktionale Analyse durchzuführen, ist eine differenzierte Erfassung der unmittelbaren situativen Bedingungen, unter denen die Auffälligkeiten auftreten und unter denen sie ursprünglich

erworben wurden, ebenso wichtig wie die Erhebung der psychosozialen Rahmenbedingungen generell.
- *Erfassung spezieller Ressourcen und Kompetenzen, Defizite und Belastungen des Patienten und seines psychosozialen Umfeldes*: Der Therapeut benötigt nicht nur problembezogene Daten, sondern auch Informationen über spezielle Ressourcen und Kompetenzen sowohl des Kindes/Jugendlichen als auch seines psychosozialen Umfeldes. Mindestens ebenso wichtig ist jedoch die Erfassung seiner Defizite, Einschränkungen und Belastungen sowie die des psychosozialen Umfeldes.
- *Erfassung von Störungskonzepten, Therapieerwartungen und Therapiezielen*: Die Erfassung von Störungskonzepten, d.h. von Vorstellungen des Kindes/Jugendlichen und seiner Bezugspersonen hinsichtlich der Ursachen der Problematik sowie der notwendigen Maßnahmen, kann für die Bestimmung der Ansatzpunkte der Therapie von entscheidender Bedeutung sein. Zusammen mit den Therapieerwartungen und den Therapiezielen von Patient und Bezugspersonen stellen diese Informationen eine wesentliche Grundlage für eine Motivationsanalyse dar.

2. Leitlinien zur Diagnostik psychischer Störungen im Kindes- und Jugendalter

Die Entwicklung von Leitlinien zur Diagnostik, wie auch zur Behandlung von psychischer Störungen im Kindes- und Jugendalter, ist gegenwärtig in vollem Gange. Vorreiter dieser Entwicklung ist die American Academy of Child and Adolescent Psychiatry (1991, 1995, 1997), die sowohl Leitlinien für die psychiatrische Untersuchung von Kindern und Jugendlichen sowie für die Diagnostik und Therapie spezifischer Störungen herausgegeben hat. Sowohl auf europäischer als auch auf nationaler Ebene sind mittlerweile ähnliche Aktivitäten zu beobachten (Taylor et al. 1998; Döpfner & Lehmkuhl, 1993).

Die Leitlinien für die psychiatrische Untersuchung von Kindern und Jugendlichen (American Academy of Child and Adolescent Psychiatry (1995, 1997) umfassen eine Vielzahl spezifischer Hinweise für die Exploration der Eltern und des Kindes/Jugendlichen, die auch bei der Diagnostik im Rahmen einer Verhaltenstherapie berücksichtigt werden sollen. Die Exploration der Eltern und des Kindes/Jugendlichen stellt die Grundlage einer verhaltensorientierten Diagnostik dar.

Die Ziele, die mit der Exploration der Eltern und des Kindes/Jugendlichen verfolgt werden, werden wie folgt definiert (American Academy of Child and Adolescent Psychiatry, 1995):
- Identifikation der Ursachen und Faktoren die zur Vorstellung des Kindes/Jugendlichen führten.
- Bestimmung der Art und des Schweregrades der Verhaltensprobleme des Kindes/Jugendlichen und seiner dadurch bedingten funktionellen Beeinträchtigungen sowie seines subjektiven Leidens.
- Identifikation der individuellen, familiären oder Umweltfaktoren, die diese Auffälligkeiten möglicherweise bedingen, beeinflussen oder auch vermindern können.

Die Akademie betont, eine erschöpfende diagnostische Einschätzung setzte voraus, daß Informationen von mehreren Informanten zusammengetragen werden, um ein ausreichendes Bild von dem Kind/Jugendlichen zu erhalten. Bei den meisten Kindern/Jugendlichen sind die Eltern (oder andere Hauptbezugspersonen), das Kind selbst und die Lehrer die wichtigsten Informanten. Andere Familienmitglieder können jedoch auch wichtige Informationen liefern. Zumindest ist in der Regel eine direkte Exploration der Eltern und des Kindes/Jugendlichen erforderlich. Damit sowohl die Eltern als auch das Kind offen sprechen können, sollten Eltern und Kind getrennt exploriert werden. Eine gemeinsame Exploration von Eltern und Kind ist jedoch in der Regel ebenfalls wünschenswert, um Eltern und Kind gemeinsam zu erleben und um ihre Interaktionen zu beobachten. Auch Familienbefragungen mit Geschwistern und anderen Familienangehörigen können sehr informativ sein. In welcher Reihenfolge und Kombination die Exploration durchgeführt wird hängt vom Einzelfall und den Rahmenbedingungen ab. Eine zumindest kurze initiale gemeinsame Exploration von Eltern und Kind hat sich in der klinischen Praxis bewährt.

Die *Exploration der Eltern* sollte möglichst beide Eltern einbeziehen. Kasten 1 enthält eine kurze Zusammenfassung der Leitlinien der American Academy of Child and Adolescent Psychiatry (1995) für die Exploration der Eltern.

Kasten 1: *Leitlinien der American Academy of Child and Adolescent Psychiatry (1995, 1997) für die klinische Exploration der Eltern (Zusammenfassung)*

---

1. Vorstellungsanlaß und aktuelle psychische Auffälligkeiten
- *Vorstellungsanlaß*: wer ist besorgt, warum und warum wird gerade zu diesem Zeitpunkt Hilfe in Anspruch genommen? Einstellungen und Erwartungen hinsichtlich der Konsultation.
- *Einzelheiten der gegenwärtigen Problematik*, einschließlich für jedes einzelne Problem: Dauer, Auftretenshäufigkeit und Intensität, Bedingungen, unter denen das Problem auftritt.
- *Konsequenzen* einschließlich Ausmaß der damit verbundenen Belastungen und Beeinträchtigungen sozialer, familiärer, kognitiver oder schulischer Funktionen.
- *Einstellungen* der Eltern, des Kindes, der Gleichaltrigen und anderer zum Problemverhalten.
- *Vorausgegangene Versuche*, Hilfe zur Bewältigung des Problems zu erlangen.

2. Praktische und formale Aspekte
- Dauer, Umfang und Zeitplan der Untersuchung, Kosten, Vertraulichkeit.
- Einverständnis, relevante Berichte vom Kindergarten, von der Schule, von anderen sozialen Einrichtungen, von Beratungsstellen oder anderen klinischen Einrichtungen einzuholen.

3. Lebensgeschichtliche Entwicklung des Patienten und der Familie
Die lebensgeschichtliche Entwicklung bezieht sich sowohl auf die objektiven Fakten als auch die emotionale Bedeutung dieser Fakten für die Familie und das Kind. Die chronologischen Abläufe können sich an wichtigen Ereignissen im Leben des Kindes oder der Familie orientieren oder im Vergleich zur Entwicklung der Geschwister erfragt werden.

(Fortsetz. nächste Seite)

- *Umstände der Zeugung, der Schwangerschaft,* der Adoption und der frühen Kindheit. (u. a. Schwangerschaftskomplikationen, einschließlich Alkohol- und Drogenkonsum der Mutter, Temperament und Regulationsstörungen sowie Bindungsverhalten in der frühen Kindheit).
- *Körperliche Entwicklung und medizinische Vorgeschichte* (u. a. fein- und grobmotorische Entwicklung, Sauberkeitserziehung, Schlafverhalten, medizinische Anamnese).
- *Sexuelle Entwicklung*: Reifestatus, insbesondere beschleunigte oder verzögerte Entwicklung, Masturbation, andere sexuelle Aktivitäten.
- *Kognitive Entwicklung und schulisches Funktionsniveau* (Sprechen und Sprache, intellektuelle und schulische Stärken und Schwächen, schulische Lern- und Leistungsmotivation, Toleranz gegenüber Frustrationen und Kritik, Einstellungen zu Autoritäten).
- *Emotionale Entwicklung und Temperament* (Stimmung und Affekt, Angst, sexuelle Interessen, Befürchtungen und Aktivitäten, Regulation von Aggressivität, dissoziale Verhaltensweisen).
- *Beziehungen zu Gleichaltrigen.*
- *Beziehungen in der Familie.*
- *Gewissensbildung und Wertvorstellungen.*
- *Interessen, Hobbies, Talente und Nebenbeschäftigungen.*
- *Ungewöhnliche oder traumatische Lebensbedingungen/Lebensereignisse.*

4. Familiärer und sozialer Hintergrund
- *Eltern* (Stärken, Schwächen und Konfliktbereiche als Individuen, Ehepaar, Elternpaar), Einstellungen der Eltern zum Kind, Art der Bindung der Eltern an das Kind, Bildung, Beruf, finanzielle Möglichkeiten.
- *Familie und Haushalt*: Zusammensetzung der Familie, Grenzen und Allianzen innerhalb der Familie, Problemlöse- und Kommunikationsstil, vorherrschende emotionale Stimmung, Erwartungen der Familie und Familiendisziplin, familiäre Belastungen.
- *Medizinische und psychiatrische Vorgeschichte der Familie.*
- *Bedingungen des psychosozialen und kulturellen Umfeldes,* einschließlich schädigender Einflüsse.

Sowohl die klinische Erfahrung als auch empirische Studien legen nahe, daß Eltern eher über störende oder konfliktträchtige Verhaltensweisen, wie Unruhe, Unaufmerksamkeit, Impulsivität, Trotzverhalten sprechen. Im Gegensatz dazu geben Kinder und Jugendliche eher Ängste oder depressive Gefühle einschließlich suizidaler Gedanken an, die den Eltern möglicherweise gar nicht bekannt sind.

Kasten 2 enthält eine kurze Zusammenfassung der Leitlinien der American Academy of Child and Adolescent Psychiatry (1995) für die *Exploration von Kindern und Jugendlichen.* Die klinische Exploration des Kindes oder Jugendlichen gibt dem Untersucher die Möglichkeit festzustellen, wie das Kind/der Jugendliche das Problem wahrnimmt, und sie erlaubt ihm eine direkte Überprüfung des psychischen Zustandes in der Untersuchungssituation (psychopathologische Beurteilung). Bei der Exploration von Kindern und Jugendlichen kommt eine Mischung von Techniken zum Einsatz, die flexibel und einfühlsam auf das kognitive, sprachliche und psychische Entwicklungsniveau des Kindes/Jugendlichen angepaßt werden müssen. Interaktive Spieltechniken und projektive Methoden finden insbesondere bei jüngeren Kindern auch im Rahmen einer verhaltensorientierten Exploration Anwendung, wobei weitreichende Interpretationen unterbleiben; sie bieten jedoch häufig einen guten Einblick in die Vorstellungswelt des Kindes.

Kasten 2: *Leitlinien der American Academy of Child and Adolescent Psychiatry (1995, 1997) für die klinische Exploration von Kindern und Jugendlichen (Zusammenfassung)*

---

1. Exploration des Kindes/Jugendlichen

Sie umfaßt in flexibler Reihenfolge entsprechend dem Entwicklungsniveau des Kindes/Jugendlichen folgende Aspekte:
- Vorbereitung und Orientierung des Kindes/Jugendlichen vor Beginn der Befragung (durch die Eltern).
- Klärung des Zwecks der Befragung, einschließlich der Gründe für die Vorstellung des Kindes/Jugendlichen, der Einstellung des Kindes/Jugendlichen zur Vorstellung, der Rolle des Untersuchers, Vertraulichkeit und Dauer der Untersuchung.
- Besprechung der gegenwärtigen Problematik.
- Wichtige Funktionsbereiche (wie im Elterninterview unter 3. Lebensgeschichtliche Entwicklung umrissen).
- Exploration spezieller psychopathologischer Merkmale (Depression, geringes Selbstwertgefühl, suizidaler Gedanken oder Handlungen, Ängste, psychosomatischer Symptome, Halluzinationen, Wahngedanken, Zwänge, dissoziales Verhalten, Alkohol- und Drogenkonsum).
- Erfragung potentiell traumatischer Erfahrungen.

2. Psychopathologische Beurteilung
- Körperliche Erscheinung.
- Art der Beziehung zum Untersucher und zu den Eltern (einschließlich Fähigkeit, sich zu trennen).
- Reaktion des Kindes auf den Untersucher.
- Stimmung und Affekt, Orientierung hinsichtlich Zeit, Ort und Person.
- Motorisches Verhalten (Aktivitätsniveau, Koordination, ungewöhnliche Bewegungsabläufe).
- Formales und inhaltliches Denken und Wahrnehmen.
- Sprechen, Sprache, Lesen, Schreiben.
- Intelligenz.
- Aufmerksamkeit und Konzentration.
- Gedächtnis.
- Neurologische Funktionen (z.B. soft signs, Lateralität).
- Urteilsfähigkeit und Einsicht.

In den Leitlinien für die Diagnostik spezifischer Störungen, die zusammen mit den Leitlinien für die Therapie dieser Störungen publiziert wurden, werden neben der Exploration der Eltern und des Kindes auch andere notwendige diagnostische Verfahren beschrieben, und es werden Hinweise auf Differentialdiagnosen und häufig auftretende komorbide Störungen gegeben. Kasten 3 zeigt die Leitlinien der American Academy of Child and Adolescent Psychiatry (1991, 1997) für die Diagnostik hyperkinetischer Störungen. Vergleichbare Leitlinien wurde von europäischen Arbeitsgruppen publiziert (Taylor et al., 1998) und auch auf nationaler Ebene sind entsprechende Bemühungen im Gange (Döpfner & Lehmkuhl, 1993).

Kasten 3: *Leitlinien der American Academy of Child and Adolescent Psychiatry (1997) zur Diagnostik hyperkinetischer Störungen*

Kinder im Alter von 6-12 Jahren
I. **Eingangsuntersuchung:** eine umfassende psychiatrische Untersuchung ist indiziert (siehe Leitlinien, Tab. 2 und Tab. 3)
  A. Exploration der Eltern:
    1. Anamnese des Kindes:
      a) Lebensgeschichtliche Entwicklung des Kindes,
      b) DSM-IV-Symptome von ADHD,
        - aktuelle Symptomatik (Kriterien-Checklisten sind hilfreich),
        - Verlauf der Symptomatik und Kontext, in dem die Symptomatik auftritt sowie Grad der Beeinträchtigung durch die Symptomatik in der Schule (Lernen, schulische Leistung und Verhalten), Familie und Gleichaltrigengruppen,
      c) DSM-IV-Symptome möglicher alternativer oder komorbider psychiatrischer Diagnosen,
      d) Bisherige psychiatrische, psychologische, kinderärztliche oder neurologische Behandlung, Details medikamentöser Therapien,
      e) Stärken und Kompetenzen,
      f) Medizinische Anamnese,
        - medizinische oder neurologische Primär-Diagnosen (z.B. fötales Alkoholsyndrom, Bleiintoxikation, Hyperthyreose, Anfallsleiden, Migräne, Schädel-Hirn-Trauma, genetische oder metabolische Störungen, primäre Schlafstörungen),
        - Medikationen, die hyperkinetische Symptome verursachen könnten (z.B. Antiasthmatika, Phenobarbital, Antihistaminika, Steroide, Sympathomimetika).
    2. Familienanamnese:
      a) Aufmerksamkeits- und Hyperaktivitätsstörungen, Ticstörungen, Störungen im Zusammenhang mit psychotropen Substanzen, Störungen des Sozialverhaltens, Persönlichkeitsstörungen; Affektstörungen, Angst- und Zwangsstörungen, Schizophrenie,
      b) Entwicklungs- und Lernstörungen,
      c) Ressourcen, Organisationsgrad und Bewältigungsmechanismen i.d. Familie,
      d) Frühere und aktuelle familiäre Belastungen, Krisen, Veränderungen in der Zusammensetzung der Familie,
      e) Mißhandlung oder Vernachlässigung.
  B. Standardisierte Elternfragebögen;
  C. Informationen von der Schule (von möglichst vielen früheren und gegenwärtigen Lehrern):
    1. Standardisierte Lehrerfragebögen,
    2. Berichte zum Lernen, zur schulischen Leistungsfähigkeit und zum Verhalten,

(Fortsetz. nächste Seite)

3. Ergebnisse standardisierter Tests und von Klassenarbeiten,
4. Zeugnisse und Aufzeichnungen über Fehlzeiten,
5. Ergebnisse von Beurteilungen im Rahmen eines Sonderschulaufnahmeverfahrens (soweit zutreffend),
6. Verhaltensbeobachtung in der Schule wenn möglich und bei komplexen Fällen.

D. Exploration des Kindes und psychiatrische Untersuchung:
1. Symptome einer hyperkinetischen Störung (Hinweis: Symptome der hyperkinetischen Störung müssen während des Interviews nicht unbedingt beobachtbar sein),
2. Oppositionelles Verhalten,
3. Aggressives Verhalten,
4. Stimmung und Affekt,
5. Angst,
6. Zwangsgedanken und Zwangshandlungen,
7. Form, Inhalt, logische Struktur des Denkens und der Wahrnehmung,
8. Fein- und grobmotorische Koordination,
9. Tics, Stereotypien oder Manierismen,
10. Sprech- und Sprachfähigkeiten,
11. Klinische Beurteilung der Intelligenz.

E. Familiendiagnostisches Interview:
1. Verhalten des Patienten gegenüber Eltern und Geschwistern,
2. Interventionen der Eltern und deren Ergebnisse.

F. Körperliche Untersuchung des Kindes:
1. Medizinische Anamnese und Untersuchung innerhalb von 12 Monaten oder aktuell, wenn sich medizinische Bedingungen verändert haben,
2. Dokumentation über Vorsorgeuntersuchungen, Impfungen, Screening hinsichtlich Bleiintoxikation,
3. Bestimmung von Bleispiegel nur wenn Hinweise auf Pica oder Bleiexposition,
4. Dokumentation oder Überprüfung der Sehfähigkeit,
5. Dokumentation oder Überprüfung der Hörfähigkeit,
6. Weitere neurologische und andere medizinische Untersuchungen, falls indiziert,
7. Voruntersuchungen bei geplanter Pharmakotherapie:
    a) Grunddokumentation von Größe, Gewicht, vitaler Funktionen und abnormer Bewegungen (z.B. Tics),
    b) EKG bei geplanter Behandlung mit trizyklischen Antidepressiva oder Clonidin,
    c) EEG berücksichtigen bei geplanter Behandlung mit trizyklischen Antidepressiva oder Bupropion,
    d) Abklärung der Leberfunktion bei geplanter Behandlung mit Pemolin.

G. Vorstellung zu ergänzenden Untersuchungen, wenn indiziert:
1. Intelligenz- und Leistungsdiagnostik (individuell durchgeführt),
    a) Intelligenz
    b) Schulische Leistung
    c) Lernstörungen
2. Neuropsychologische Diagnostik,
3. Untersuchung des Sprechens und der Sprache,
4. Beschäftigungstherapeutische Untersuchung.

(Fortsetz. nächste Seite)

> **II. Psychiatrische Differentialdiagnosen**
> A. Störungen mit oppositionellem Trotzverhalten,
> B. Störungen des Sozialverhaltens,
> C. Affektstörungen (Depression oder Manie),
> D. Ticstörungen (einschließlich Tourette-Störung),
> E. Pica,
> F. Störungen im Zusammenhang mit psychotropen Substanzen,
> G. Umschriebene Entwicklungsstörungen,
> H. Tiefgreifende Entwicklungsstörungen,
> I. Lernbehinderung oder geistige Behinderung.

Auf der Grundlage solcher spezifischer Diagnostik-Leitlinien wurden mittlerweile auf einzelne Störungsbilder abgestimmte Explorations-Schemata entwickelt (z.B. das Explorationsschema für Externale Störungen, EES; Döpfner et al., 1997a). Diese Leitlinien weisen darauf hin, daß in der Regel mehrere diagnostische Verfahren zu kombinieren sind. Im folgenden Kapitel sollen die einzelnen Methoden dargestellt und ihre Integration im Rahmen einer multiaxialen Diagnostik und insbesondere einer multiplen Verhaltens- und Psychodiagnostik diskutiert werden.

Die umfangreichen diagnostischen Maßnahmen, die hier jeweils vorgeschlagen werden, sind nicht in jedem Setting und bei jedem Fall in der hier vorgeschlagenen Form durchführbar. Schon allein die Erwartungen der KlientInnen hinsichtlich des Umfangs der Diagnostik darf hier nicht unberücksichtigt bleiben: Während in einem Klinikbetrieb der Einsatz einer Fülle diagnostischer Maßnahmen durchaus erwartet wird, würde der gleiche diagnostische Aufwand in einer Erziehungsberatungsstelle von den Eltern möglicherweise als befremdlich empfunden werden – vor allem, wenn sich an die ausführliche Diagnostik nur eine kurze Beratung anschließen sollte. Hier gilt es grundsätzlich abzuwägen zwischen der Wichtigkeit weiterer Informationsgewinnung und der Aufrechterhaltung von Motivation der KlientInnen und dem Aufbau einer tragfähigen therapeutischen Beziehung zu ihnen. Andererseits kann eine ausführliche Diagnostik entscheidende Hinweise für die Therapieplanung bieten und der zunächst sehr hoch erscheinende Aufwand lohnt sich dadurch, daß die Therapiedurchführung dadurch effektiver wird. Wichtig ist somit der adaptive Einsatz der Diagnostik, also der Einsatz von Diagnostik in Abhängigkeit von der Frage, welche zusätzlichen Informationen zu einem gegebenen Zeitpunkt für die weitere Therapieplanung noch benötigt werden.

3. Methoden der Diagnostik in der Verhaltenstherapie mit Kindern und Jugendlichen

3.1 Multiaxiale Diagnostik

Eine multiaxiale Klassifikation ist im Rahmen der klinischen Klassifikationssysteme, beispielsweise in der multiaxialen Fassung des ICD-10 (World Health Organisation, 1993), im DSM-IV oder im Multiaxialen Klassifikationsschema für Kinder und Jugendliche (Remschmidt & Schmidt, 1994) mittlerweile weit verbreitet. So erfolgt die multiaxiale Klassifikation nach dem auf dem ICD-10-basierenden Multiaxialen Klassifikationsschema für Kinder und Jugendliche auf folgenden sechs Achsen:

- Achse I klinische Störungen,
- Achse II umschriebene Entwicklungsstörungen,
- Achse III Intelligenzniveau,
- Achse IV körperliche Symptomatik,
- Achse V aktuelle abnorme psychosoziale Umstände,
- Achse VI Globalbeurteilung der psychosozialen Anpassung.

Die *Multiaxiale Diagnostik* ist davon abgeleitet und umfaßt folgende Achsen (Döpfner & Lehmkuhl, 1997):

- multiple Verhaltens- und Psychodiagnostik,
- Intelligenz- und Leistungsdiagnostik,
- Familiendiagnostik,
- organische Diagnostik.

Eine zumindest orientierende organische (internistische/neurologische Diagnostik) sollte vom Haus- oder Kinderarzt durchgeführt werden, je nach Befund können differenzierte diagnostische Verfahren (z.B. EEG, CT usw.) indiziert sein.

Sowohl die multiple Verhaltens- und Psychodiagnostik, als auch die Intelligenz- und Leistungsdiagnostik und die Familiendiagnostik sind wichtige Bestandteile einer umfassenden Diagnostik und werden in den folgenden Kapiteln differenzierter dargestellt.

3.2 Multiple Verhaltens- und Psychodiagnostik

3.2.1 Das Konzept der multiplen Verhaltens- und Psychodiagnostik

Das Konzept der multiplen Verhaltens- und Psychodiagnostik bezieht sich auf eine multimodale, multimethodale, situationsspezifische, individualisierte und behandlungsorientierte Verhaltens- und Psychodiagnostik (Seidenstücker & Baumann 1987; Wittmann, 1987). Abbildung 2 gibt eine Übersicht über die Komponenten dieses Konzeptes (vgl. Döpfner & Lehmkuhl, 1997).

Die *multimodale Diagnostik* berücksichtigt die verschiedenen Ebenen psychischer Störungen – die kognitive, emotionale, aktionale und physiologische Ebene. Häufig erscheint eine getrennte Betrachtung dieser Ebenen angezeigt, weil eine geringe Übereinstimmung zwischen diesen Ebenen eher die Regel darstellt. So korrelieren beispielsweise Aufmerksamkeitsstörungen, erfaßt über ein entsprechendes Testverfahren, meist nur gering mit der Beurteilung des Lehrers über die Aufmerksamkeitsfähigkeit des Kindes. Vergleichbare Befunde gibt es im Zusammenhang der einzelnen Ebenen beispielsweise bei Angststörungen.

Abbildung 2: *Komponenten der multiplen Verhaltens- und Psychodiagnostik (aus Döpfner & Lehmkuhl, 1997)*

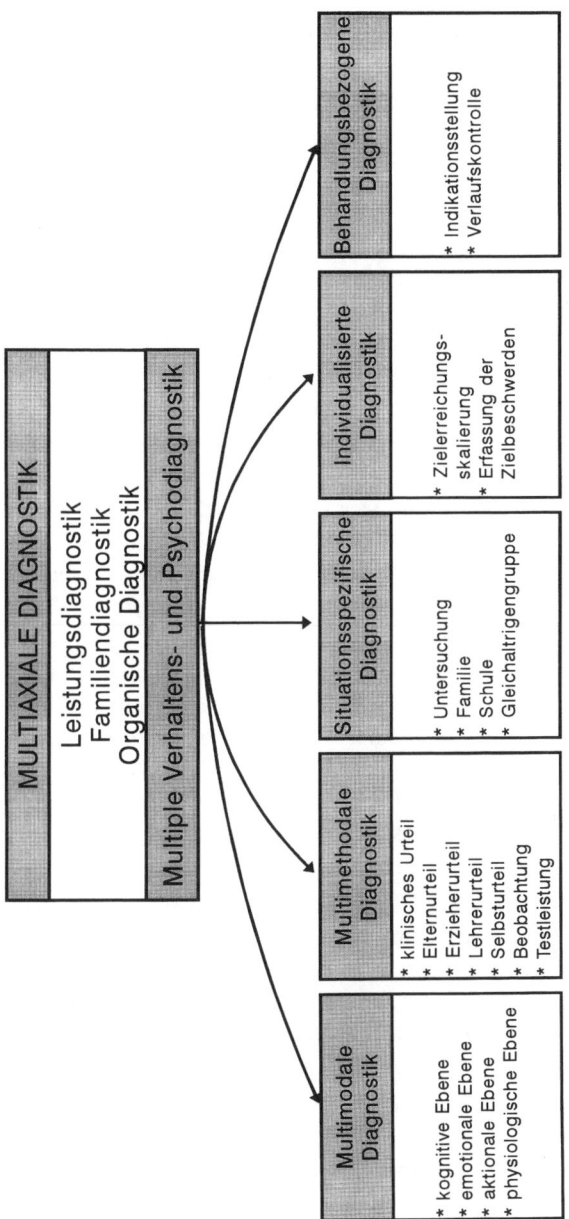

Die *multimethodale Diagnostik* wendet zur Erfassung psychischer Störungen verschiedene Methoden an – Verfahren zur Erfassung des klinischen Urteils, des Urteils von Eltern, Erziehern, Lehrern und des Patienten selbst sowie Verhaltensbeobachtungen und Testleistungen. Auf die Notwendigkeit einer multimethodalen Diagnostik weist eine Vielzahl von empirischen Studien hin, die zeigen, daß die Korrelationen zwischen Eltern-, Lehrer- und Selbsturteilen eher im unteren bis mittleren Bereich liegen. In einer Meta-Analyse verschiedener Untersuchungen errechneten Achenbach und Mitarbeiter (1987) folgende durchschnittliche Korrelationen:

- $r=.27$ zwischen Eltern- und Lehrerurteilen (Varianzaufklärung: 7%);
- $r=.20$ zwischen Lehrer- und Selbsteinschätzungen von Jugendlichen (Varianzaufklärung: 4%);
- $r=.25$ zwischen Eltern- und Selbsteinschätzungen von Jugendlichen (Varianzaufklärung: 6%).

Zwischen den weitgehend itemgleichen Skalen aus dem von Achenbach (1991a,b,c) entwickelten Elternfragebogen, Lehrerfragebogen sowie dem Fragebogen für Jugendliche liegen die Korrelationen zwar höher, selten jedoch über $r=.50$ (Achenbach, 1991d). Damit werden maximal 25% der Varianz aufgeklärt. Vergleichbare Ergebnisse werden auch aus deutschen Untersuchungen berichtet (Döpfner et al., 1993c; Plück et al., 1997). Diese insgesamt geringe Übereinstimmung zwischen Beurteilern läßt sich prinzipiell auf folgende Quellen zurückführen:

- *Meßfehler der Meßinstrumente*: Der Meßfehler läßt sich auf der Basis von Reliabilitätskennwerten (z.B. interne Konsistenz, Wiederholungszuverlässigkeit) der Meßinstrumente abschätzen. Da die Wiederholungszuverlässigkeiten und internen Konsistenzen der Verfahren im allgemeinen gut sind, spielen Meßfehler eine eher untergeordnete Rolle.
- *Simulations- oder Dissimulationstendenzen*: Die einzelnen Beurteiler können aus unterschiedlichen Gründen zur Simulation oder Dissimulation neigen. Eltern oder Lehrer, die eine Vorstellung eines Kindes in einer Institution veranlaßt haben, können beispielsweise dazu neigen, die Problematik zu aggravieren, um deutlich zu machen, daß Hilfe dringend benötigt wird. Kinder und Jugendliche können bei der Einschätzung von aggressivem/oppositionellem Verhalten bewußt dissimulieren.
- *Unterschiedliche Urteilsanker*: Die verschiedenen Beurteiler können unterschiedliche Urteilsanker haben: Ein Verhalten, das die Mutter als oppositionell und verweigernd beurteilt, kann vom Jugendlichen selbst ganz anders gesehen werden. Depressive Eltern können die Problematik ihrer Kinder aufgrund ihrer eigenen Depressivität als gravierender empfinden.
- *Unterschiedliche Informationsbasis*: Jugendliche berichten in strukturierten Interviews und in Fragebögen durchweg in höherem Maße über emotionale Auffälligkeiten als Eltern oder Lehrer (Plück et al., 1997). Solche Befindlichkeiten sind von Beobachtern oft nur schwer zu beurteilen und Jugendliche teilen diese Befindlichkeiten ihren Hauptbezugspersonen nicht im vollen Ausmaß mit. Auch dissoziales Verhalten oder Drogenkonsum wird von Jugendlichen in größerem Umfang beschrieben als von den Eltern, was vermutlich daran liegt, daß die Eltern keine hinreichenden Informationen darüber haben.
- *Situationsspezifisch unterschiedliches Verhalten*: Ein beträchtlicher Teil der Unterschiede in den Beurteilungen wird vermutlich dadurch verursacht, daß ein

Verhalten in verschiedenen Situationen unterschiedlich ausgeprägt ist. Darauf weisen Studien hin, die zeigen, daß zwischen zwei Beurteilern, die das Kind/den Jugendlichen im gleichen Lebensbereich (in der Schule, in der Familie) erleben, deutlich bessere Übereinstimmungen zu finden sind als zwischen Beurteilern, die das Kind in unterschiedlichen Lebensbereichen erleben (vgl. Achenbach, 1991d). Das aggressive Verhalten kann primär in der Familie oder in der Gleichaltrigengruppe auftreten; Konzentrationsschwächen können in der Schule stärker auftreten als in der Familie, das Gleiche gilt für soziale Ängste, um nur einige Beispiele zu nennen.

Diese Situationsabhängigkeit von Verhaltensauffälligkeiten weist auf die Bedeutung einer *situationsspezifischen Diagnostik* hin, die das Auftreten psychischer Störungen in verschiedenen sozialen Kontexten – in der Familie, im Unterricht oder in der Gleichaltrigengruppe erfaßt. Gerade in der Verhaltenstherapie von Kindern und Jugendlichen kommt einer situationsspezifischen Diagnostik eine herausragende Bedeutung zu. Kinder und Jugendliche stehen nämlich in besonderer Abhängigkeit von ihrem sozialen Umfeld; stärker als bei Erwachsenen werden psychische Störungen bei Kindern und Jugendlichen durch deren Bezugspersonen definiert. In einer dimensional begründeten Klassifikation, welche die Situationsspezifität der Störung berücksichtigt, ließe sich ein hyperkinetisch auffälliges Kind beispielsweise als ausgeprägt aufmerksamkeitsgestört, mittelgradig hyperkinetisch und nicht oppositionell auffällig in der Schule und als ausgeprägt hyperkinetisch und oppositionell auffällig und mittelgradig aufmerksamkeitsschwach in der Familie einordnen (vgl. Döpfner & Lehmkuhl, 1994).

Eine *individualisierte Diagnostik* ist notwendig, um der individuellen Ausprägung psychischer Störungen gerecht zu werden, die sich anhand von standardisierten Instrumenten häufig nicht hinreichend beschreiben läßt. Beispiele für eine solche individualisierte Diagnostik stellt die Erfassung der Zielerreichung (goal attainment scaling) und die Erhebung der Zielbeschwerden (target complaints) dar. In beiden Ansätzen werden die Probleme, die verändert werden sollen, gemeinsam mit dem Patienten spezifiziert. Mittels der Zielerreichungs-Skalierung werden die individuellen Probleme auf unterschiedlichen Intensitätsstufen beschrieben, während bei der Erfassung von Zielbeschwerden der mit den Problemen verbundene Leidensdruck erhoben wird (vgl. Kiresuk & Sherman, 1968; Mintz & Kiesler, 1982).

Die Diagnostik sollte als *behandlungsbezogene Diagnostik* schließlich konkrete Hinweise für die Therapie liefern und eine Erfolgskontrolle ermöglichen. Eine multimodale, situationsspezifische und individualisierte Diagnostik liefert vielfältige Hinweise für konkrete Ansatzpunkte der Therapie und ihrer Verlaufskontrolle, so daß damit die Forderung einer behandlungsbezogenen Diagnostik erfüllt ist.

Die multiple Psycho- und Verhaltensdiagnostik ist, wie Abbildung 3 zeigt, in zwei Phasen unterteilt.

Abbildung 3: *Phasen der multiplen Verhaltens- und Psychodiagnostik (aus Döpfner & Lehmkuhl, 1997)*

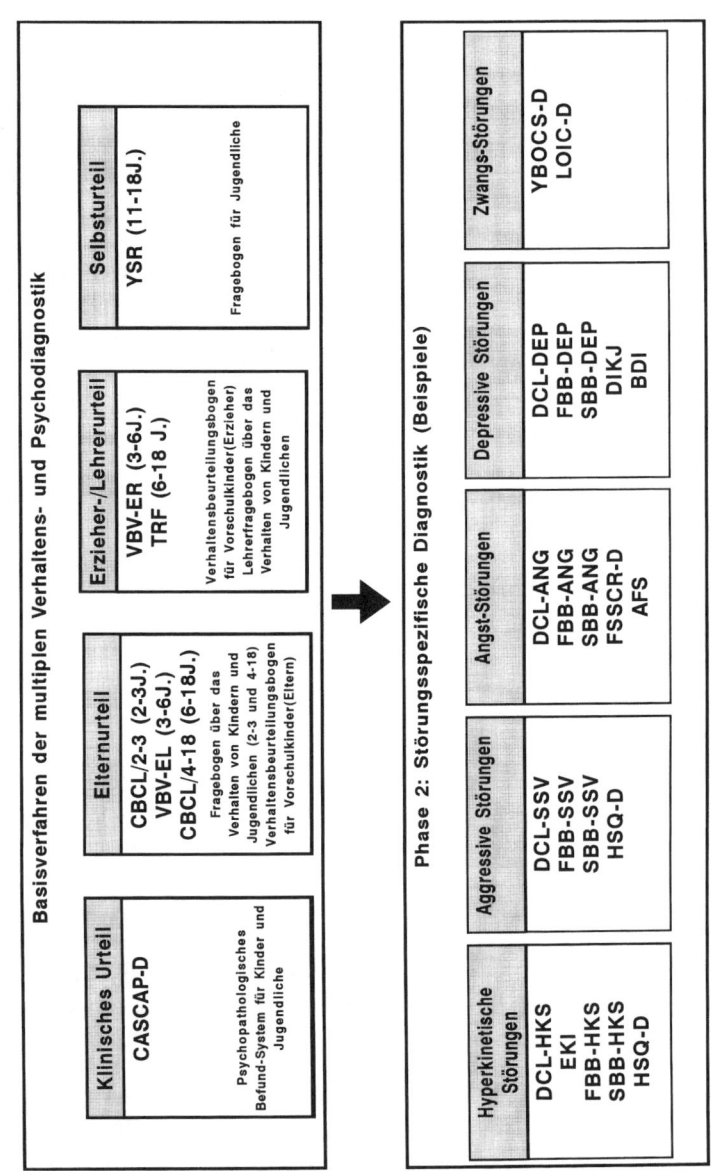

Legende:
AFS   Angstfragebogen für Schüler (Wieczerkowski et al., 1974)
BDI   Beck-Depressions-Inventar (Hautzinger et al., 1994)
DCL-HKS   Diagnose-Checkliste– Hyperkinetische Störungen (Döpfner & Lehmkuhl, 1998)
L-SSV   Diagnose-Checkliste – Störungen des Sozialverhaltens (Döpfner & Lehmkuhl, 1998)
DCL-ANG   Diagnose-Checkliste – Angststörungen (Döpfner & Lehmkuhl, 1998)

DCL-DEP   Diagnose-Checkliste – Depressive Störungen (Döpfner & Lehmkuhl, 1998)
DIKJ   Depressionsinventar f. Kinder/Jugendliche (Stiensmeier-Pelster et al., 1989)
EKI   Elterninterview zur Eltern-Kind-Interaktion (Döpfner et al., 1997a)
FBB-HKS   Fremdbeurteilungsbogen – Hyperkinetische Störungen (Döpfner & Lehmkuhl, 1998)
FBB-SSV   Fremdbeurteilungsbogen – Störungen des Sozialverhaltens (Döpfner & Lehmkuhl, 1998)
FBB-ANG   Fremdbeurteilungsbogen – Angststörungen (Döpfner & Lehmkuhl, 1998)
FBB-DEP   Fremdbeurteilungsbogen – Depressive Störungen (Döpfner & Lehmkuhl, 1998)
FSSCR-D   Angstinventar für Kinder und Jugendliche (deutsche Fassung des Fear Survey Schedule for Children-Revised) (Döpfner & Schnabel, 1997)
Q-D   Elternfragebogen über Problemsituationen in der Familie. (Döpfner et al., 1997a)
LOIC-D   Leyton Obsessional Inventory – Child Version (Berg et al., 1986 Döpfner, 1993b)
SBB-HKS   Selbstbeurteilungsbogen – Hyperkinetische Störungen (Döpfner & Lehmkuhl, 1998)
SBB-SSV   Selbstbeurteilungsbogen – Störungen des Sozialverhaltens (Döpfner & Lehmkuhl, 1998)
SBB-ANG   Selbstbeurteilungsbogen – Angststörungen (Döpfner & Lehmkuhl, 1998)
SBB-DEP   Selbstbeurteilungsbogen – Depressive Störungen (Döpfner & Lehmkuhl, 1998)
YBOCS-D   Children's Yale-Brown Obsessive Compulsive Scale (Berg et al., 1986; Döpfner 1993b)

- In der ersten Phase werden *Basisverfahren der multiplen Verhaltens- und Psychodiagnostik* durchgeführt, in der durch standardisierte Breitbandverfahren das klinische Urteil, das Urteil der Eltern, der Lehrer oder Kindergarten-Erzieherinnen und das Selbsturteil des Jugendlichen erhoben werden. Diese Verfahren decken ein breites Spektrum psychischer Auffälligkeiten ab und sollten standardmäßig bei allen Störungsbildern eingesetzt werden.
- Auf der Grundlage der diagnostischen Ergebnisse in der ersten Phase wird in der zweiten Phase eine *störungsspezifische multiple Verhaltens- und Psychodiagnostik* durchgeführt, die ein differenziertes Bild der einzelnen Störung liefern soll. Abbildung 3 zeigt beispielhaft für ausgewählte Störungsbilder einige Verfahren. Auch im Rahmen der störungsspezifischen multiplen Verhaltens- und Psychodiagnostik wird eine multimodale, multimethodale, situationsspezifische und behandlungsbezogene Diagnostik durchgeführt.

3.2.2 Basisverfahren der multiplen Verhaltens- und Psychodiagnostik

Die Basisverfahren der multiplen Verhaltens- und Psychodiagnostik setzen sich aus Instrumenten zusammen, welche die Einschätzung verschiedener Beurteiler erheben:

Klinisches Urteil auf der Basis der klinischen Exploration: Grundlage jeder diagnostischen Beurteilung stellt die klinische Exploration des Kindes oder Jugendlichen und seiner Bezugsperson(en) dar, wie sie in Kapitel 2 bereits ausführlich dargestellt wurde (vgl. zur verhaltenstherapeutisch orientierten Exploration Lutz, 1978). Ein Kernstück dieser Exploration ist die systematische Erfassung psychopathologischer Merkmale. Das aus dieser Exploration hervorgehende klinische Urteil kann durch das *Psychopathologische Befund-System für Kinder und Jugendliche (CASCAP-D)* erfaßt werden (Döpfner et al., 1994c, 1997b, 1998a), mit dem sich ein breites Spektrum psychischer Störungen von Kindern und Jugendlichen einschätzen läßt (siehe Kasten 4). Anhand des Psychopathologischen Befund-Systems lassen sich sowohl die von den Eltern bzw. dem Kind/Jugendlichen explorierten als auch die in der Untersuchungssituation direkt beobachteten Symptome beurteilen.

Kasten 4: Psychopathologisches Befund-System für Kinder und Jugendliche (CASCAP-D)

Das **Psychopathologische Befund-System für Kinder und Jugendliche (CASCAP-D)** (Döpfner et al., 1998a) ist eine Weiterentwicklung der *Psychopathologischen Befund-Dokumentation für Kinder und Jugendliche.* CASCAP-D umfaßt 98 psychopathologische Merkmale, die in 13 Merkmalsbereichen zusammengefaßt sind. Folgende Tabelle gibt eine Übersicht über die Merkmalsbereiche.

Übersicht über die Merkmalsbereiche des Psychopathologischen Befund-Systems für Kinder und Jugendliche (CASCAP-D)

	Merkmalsbereiche	Anzahl der Merkmale
1	Interaktion	8
2	Regelbezogenes Verhalten	8
3	Entwicklungsstörungen	8
4	Aktivität und Aufmerksamkeit	4
5	Psychomotorik	4
6	Angst	7
7	Zwang	2
8	Stimmung und Affekt	11
9	Eßverhalten	6
10	Körperliche Beschwerden	11
11	Denken und Wahrnehmung	13
12	Gedächtnis, Orientierung und Bewußtsein	3
13	Andere	13
	Gesamt	98

Die in Untersuchungssituationen aktuell explorierbare und beobachtbare Symptomatik (aktuelle Befindlichkeit, aktuelles Verhalten des Patienten) unterscheidet sich häufig deutlich von der Symptomatik außerhalb der Untersuchungssituation, die durch die Exploration des Patienten und seiner Bezugspersonen erfaßt wird. Deshalb wird sowohl die Symptomatik während der sechs letzten Monate (außerhalb der Untersuchungssituation) als auch die aktuelle Symptomatik während der Untersuchung getrennt beurteilt. Neben dem Beurteilungsbogen liegt ein Glossar und ein Explorationsleitfaden vor.

Dabei ist jedoch zu berücksichtigen, daß das Verhalten von Kindern und Jugendlichen in Untersuchungssituationen, zumal bei den ersten Kontakten, nicht notwendigerweise deren Verhalten außerhalb der Untersuchungssituation widerspiegelt. Bestimmte, von den Eltern beschriebene Verhaltensauffälligkeiten, wie z.B. aggressive oder auch hyperkinetische Verhaltensweisen, lassen sich mitunter in Untersuchungssituationen gar nicht erkennen, während soziale Ängstlichkeit und Unsicherheit sich im Erstgespräch auf diesen neuen und relativ fremden Kontext beziehen kann und nicht unbedingt mit dem Verhalten des Kindes in vertrauter Umgebung korrespondieren muß.

Hochstrukturierte an den klinischen Klassifikationssystemen orientierte Interviews, die mittlerweile auch für den deutschen Sprachraum vorliegen, wie das *Mannheimer Eltern Interview, MEI* auf der Basis von ICD-9 (Esser et al., 1989) oder das *Diagnostische Interview bei psychischen Störungen im Kindes- und Jugendalter, Kinder-DIPS* auf der Basis von ICD-10 und DSM-IV (Unnewehr et al., 1995) haben sich in der klinischen Praxis aufgrund des erheblichen Durchführungsaufwandes und der starren Vorgaben nicht durchgesetzt.

Verhaltensbeobachtung zur klinischen Urteilsfindung: Trotz der beschriebenen Probleme bei der Verhaltensbeobachtung in der Untersuchungssituation ist im Rahmen der Basisdiagnostik eine freie Verhaltensbeobachtung von Bedeutung. Bei Kindern sollte auch eine Verhaltensbeobachtung im Rahmen von Spielsituationen durchgeführt werden. Hypothesen über problematisches Verhalten und möglicherweise auch über die funktionalen Zusammenhänge können bei der Beobachtung des Kindes im Spiel, im Umgang mit seinen Eltern und mit anderen Personen entwickelt werden und durch gezielte Exploration der Eltern und des älteren Kindes (beispielsweise, ob das in der Untersuchungssituation beobachtete Verhalten den Verhaltensweisen in anderen Kontexten auch entspricht) überprüft werden. Gleichzeitig liefert die freie Beobachtung aber auch Hinweise auf die vorliegenden Ressourcen und Fähigkeiten. Die *systematische Verhaltensbeobachtung,* bei der entweder in festgelegten Intervallen die Häufigkeit und/oder Intensität eines Verhaltens erfaßt wird (Zeit-Stichprobe) oder aber eine detaillierte Beobachtung von Verhalten, vorausgehenden und nachfolgenden Bedingungen erfolgt (Ereignis-Stichprobe), ist eher als Verfahren der störungsspezifischen Diagnostik zu sehen (vgl. zur Verhaltensbeobachtung auch Bundschuh, 1996).

Das *Elternurteil* kann durch den von der Arbeitsgruppe Deutsche Child Behavior Checklist (1993b) publizierten *Elternfragebogen über das Verhalten von Kleinkindern (CBCL/2-3)* (siehe Kasten 5) bzw. durch den *Elternfragebogen über das Verhalten von Kindern und Jugendlichen (CBCL/4-18)* erfaßt werden (Arbeitsgruppe Deutsche Child Behavior Checklist, 1998a; Döpfner et al., 1994f) (siehe Kasten 6).

Kasten 5: *Elternfragebogen über das Verhalten von Kleinkindern (CBCL/2-3)*

Der *Elternfragebogen über das Verhalten von Kleinkindern (CBCL/2-3)* ist die deutsche Fassung der Child Behavior Checklist for ages 2-3 (Achenbach, 1992) und umfaßt 99 Problem-Items, von denen 59 Entsprechungen der CBCL für ältere Kinder darstellen. Aus den Items werden sechs Problemskalen (*Sozialer Rückzug; Körperliche Beschwerden; Ängstlich/Depressiv, Destruktives Verhalten; Aggressives Verhalten und Schlafprobleme*) sowie drei übergeordneten Skalen gebildet, die *Externalisierende Auffälligkeiten, Internalisierende Auffälligkeiten* und *Gesamtauffälligkeit* abbilden. Die Skalenbildung basiert auf faktorenanalytischen Untersuchungen an einer Stichprobe von 546 Kindern. In Untersu-

(Fortsetz. nächste Seite)

chungen mit der deutschsprachigen Fassung konnten die Itemzuordnung zu den Skalen faktorenanalytisch überwiegend repliziert werden und die Skalen erwiesen sich überwiegend als intern konsistent. Kulturvergleichende Analysen zeigen keine bedeutsamen Unterschiede in den Skalenmittelwerten zwischen den Niederlanden, den USA, Kanada und Deutschland (Fegert, 1996). Die amerikanische Normierung ist daher auch für den deutschen Sprachraum verwendbar.

Kasten 6: *Elternfragebogen über das Verhalten von Kindern und Jugendlichen (CBCL/4-18)*

Der *Elternfragebogen über das Verhalten von Kindern und Jugendlichen, CBCL/4-18* ist die deutsche Fassung der *Child Behavior Checklist* (Achenbach, 1991a) und dient der Erfassung von Kompetenzen und psychischen Auffälligkeiten von Kindern und Jugendlichen im Alter von vier bis 18 Jahren. Im ersten Teil des Fragebogens werden Kompetenzen des Kindes/Jugendlichen erfragt, der zweite Teil besteht aus 120 Items, in denen Verhaltensauffälligkeiten, emotionale Auffälligkeiten und körperliche Beschwerden beschrieben werden. Der Beurteilungszeitraum umfaßt die letzten sechs Monate. Die Beurteilung erfolgt anhand einer dreistufigen Skala von 0=„nicht zutreffend" bis 2=„genau oder häufig zutreffend". Eine Übersicht über den Fragebogen geben Döpfner et al. (1994e).

Aus den Items zur Erfassung von Kompetenzen im ersten Teil des Fragebogens werden drei sehr kurze Skalen gebildet: *Aktivitäten, Soziale Kompetenzen* und *Schulische Leistungen*. Die Items aller drei Skalen werden zur Gesamtskala Kompetenzen zusammengefaßt. Aus den 120 Items des zweiten Teils des Fragebogens werden acht Problemskalen gebildet. Diese acht Skalen sind aufgrund von Faktorenanalysen zweiter Ordnung (Faktorenanalysen der Skalenrohwerte) zu drei Gruppen zusammengefaßt: den internalisierenden Auffälligkeiten, den externalisierenden Auffälligkeiten und den gemischten Auffälligkeiten, die weder den internalisierenden noch den externalisierenden Auffälligkeiten zugeordnet werden können:

Internalisierende Auffälligkeiten:
- *Sozialer Rückzug:* Kinder mit hoher Ausprägung auf der Skala möchten lieber alleine sein, sind verschlossen, weigern sich zu sprechen, sind eher schüchtern, wenig aktiv und häufiger traurig verstimmt.
- *Körperliche Beschwerden:* Die Skala setzt sich aus Items zusammen, die verschiedene somatische Symptome beschreiben (Schwindelgefühle, Müdigkeit, Schmerzzustände und Erbrechen)
- *Ängstlich/depressiv:* Die Skala erfaßt neben einer allgemeinen Ängstlichkeit und Nervosität auch Klagen über Einsamkeit und soziale Ablehnung, Minderwertigkeits- und Schuldgefühle sowie traurige Verstimmung.

Externalisierende Auffälligkeiten:
- *Dissoziales Verhalten:* Die Skala erfaßt dissoziale Verhaltensweisen wie lügen, stehlen, Schule schwänzen sowie Verhaltensweisen, die häufig in Verbindung mit Dissozialität auftreten (z.B. ist lieber mit Älteren zusammen).
- *Aggressives Verhalten:* Die Skala erfaßt verbale und körperlich aggressive Verhaltensweisen sowie Verhaltensweisen, die häufig in Verbindung mit aggressivem Verhalten auftreten (spielt den Clown, redet viel, sehr laut).

(Fortsetz. nächste Seite)

Diagnostik, Therapieplanung und Evaluation 321

> **Gemischte Auffälligkeiten:**
> - *Soziale Probleme:* Die Skala umfaßt vor allem Ablehnung durch Gleichaltrige sowie unreifes und erwachsenenabhängiges Sozialverhalten.
> - *Schizoid/zwanghaft:* Die Skala erfaßt neben den Tendenzen zu zwanghaftem Denken und Handeln auch psychotisch anmutende Verhaltensweisen (Halluzinationen) und eigenartiges, bizarres Denken und Verhalten. Achenbach gibt dieser Skala die Bezeichnung „Thought Problems".
> - *Aufmerksamkeitsprobleme:* Die Skala setzt sich aus Items zur motorischen Unruhe, Impulsivität, zu Konzentrationsstörungen und aus Items zusammen, die häufig in Verbindung mit hyperkinetischem Verhalten auftreten (z.B. verhält sich zu jung, tapsig).
>
> Alle Items, die internalisierende bzw. externalisierende Auffälligkeiten beschreiben, werden unter gleichnamigen Skalen zweiter Ordnung zusammengefaßt. 33 Items sind keiner Skala zugeordnet und gehen zusammen mit den anderen Items in den 118 Items umfassenden Gesamtauffälligkeitswert ein.

Für Kinder im Alter von drei bis sechs Jahren kann alternativ der *Elternfragebogen des Verhaltensbeurteilungsbogens für Vorschulkinder (VBV-EL)* eingesetzt werden (Döpfner et al., 1993c), der alterstypische Verhaltensauffälligkeiten besser erfassen kann als der Elternfragebogen über das Verhalten von Kindern und Jugendlichen (siehe Kasten 7).

Kasten 7: *Verhaltensbeurteilungsbögen für Vorschulkinder (VBV)*

> Die *Verhaltensbeurteilungsbögen für Vorschulkinder (VBV)* setzen sich aus zwei Fragebögen zusammen:
> - dem *Elternfragebogen (VBV-EL)* mit 53 Items und
> - dem *Erzieherfragebogen (VBV-ER)* mit 93 Items,
>
> in denen sozial-emotionale Kompetenzen und Verhaltensauffälligkeiten von Kindern im Alter von drei bis sechs Jahren erfaßt werden.
> Beide Fragebögen werden durch jeweils eine Symptomliste ergänzt, in der umschriebene Auffälligkeiten (z.B. Einnässen oder Einkoten) erfaßt werden. Für beide Fragebögen wurden weitgehend parallele, faktoriell gesicherte und intern konsistente Skalen konstruiert (Döpfner et al., 1993c; Berner et al., 1992).
>
> **Sozial-emotionale Kompetenzen:** Kinder mit hoher Ausprägung auf dieser Dimension beachten nach dem Urteil der Eltern gesetzte Grenzen, können Konfliktsituationen lösen, sind den Eltern gegenüber mitteilsam, verhalten sich anderen Kindern gegenüber kooperativ und zeigen ein intensives Spielverhalten. Im Kindergarten drücken sie nach dem Urteil der Erzieherin positive wie negative Gefühle in angemessener Weise aus, äußern Wünsche, gehen auf andere Kinder und auf Erwachsene zu, sind kooperativ und lösen Konflikte in konstruktiver Weise. Sie zeigen ein kreatives Spielverhalten und geben im Spiel Anregungen.
>
> **Oppositionell-aggressives Verhalten:** Kinder mit hoher Ausprägung auf dieser Dimension werden von den Eltern als verbal und körperlich aggressiv gegenüber Geschwistern oder anderen Kindern beschrieben, sie verletzen Grenzen, mißachten Anweisungen der Eltern und zeigen emotional impulsives Verhalten. Sie neigen zu Wutaus-
>
> (Fortsetz. nächste Seite)

brüchen und können Bedürfnisbefriedigungen schlecht aufschieben. Im Kindergarten verhalten sie sich anderen Kindern gegenüber verbal und körperlich aggressiv. Sie versuchen andere Kinder zu dominieren, verhalten sich Erzieherinnen gegenüber eher ablehnend, verletzen Grenzen und mißachten Anweisungen. Sie sind emotional impulsiv und neigen zu Wutausbrüchen. Sie sind schnell beleidigt und können Bedürfnisbefriedigungen schlecht aufschieben.

Aufmerksamkeitsdefizite und Hyperaktivität versus Spielausdauer: Kinder mit hoher Ausprägung auf dieser Dimension wechseln nach dem Urteil der Eltern häufig Spiele, verlieren schnell das Spielinteresse, wirken beim Spiel wenig interessiert, sind motorisch unruhig und geben bei Schwierigkeiten schnell auf. Kinder mit geringen Ausprägungen zeigen nach dem Urteil der Eltern Ausdauer beim Spiel, setzen Spiele nach Unterbrechungen fort und können sich selbständig beschäftigen. Nach dem Urteil von Erzieherinnen wechseln Kinder mit hoher Ausprägung auf dieser Dimension häufig Spiele und Beschäftigungen, sind motorisch unruhig, lassen sich leicht ablenken, sind konzentrationsschwach und können nicht richtig zuhören. Sie sind schnell zu begeistern, verlieren aber bald das Interesse. Kinder mit geringen Ausprägungen zeigen Ausdauer beim Spiel, setzen Spiele nach Unterbrechungen fort und sind bei Beschäftigungen aufmerksam.

Emotionale Auffälligkeiten: Kinder mit hoher Ausprägung auf dieser Dimension werden von den Eltern als sozial ängstlich und unsicher gegenüber Kindern und Erwachsenen beurteilt. Sie wirken ernst oder traurig und sind insgesamt empfindsam. Von Erzieherinnen werden sie als sozial ängstlich und unsicher gegenüber Kindern und Erwachsenen eingeschätzt, sind in der Gruppe sozial eher isoliert, nehmen keine Kontakte von sich aus auf und suchen die Nähe der Erzieherin. In neuen Situationen, und wenn sie im Mittelpunkt stehen, wirken sie unsicher. Sie wirken ernst und traurig und werden insgesamt als empfindsam erlebt.

Das *Erzieher- bzw. Lehrerurteil* wird bei Kindergartenkindern im Alter von drei bis sechs Jahren durch den *Erzieherfragebogen des Verhaltensbeurteilungsbogens für Vorschulkinder (VBV-ER)* (Döpfner et al., 1993c) (siehe Kasten 7) und bei Schulkindern durch den *Lehrerfragebogen über das Verhalten von Kindern und Jugendlichen (TRF)* erhoben (siehe Kasten 8).

Kasten 8: *Lehrerfragebogen über das Verhalten von Kindern und Jugendlichen (TRF)*

Der *Lehrerfragebogen über das Verhalten von Kindern und Jugendlichen (TRF)* (Arbeitsgruppe Deutsche Child Behavior Checklist, 1993b, Döpfner et al., 1994b) ist die deutschsprachige Fassung der *Teacher's Report Form* der *Child Behavior Checklist* (Achenbach, 1991b) und wurde auf der Basis des Elternfragebogens über das Verhalten von Kindern und Jugendlichen (CBCL/4-18) entwickelt. Im ersten Teil des Lehrerfragebogens werden Schulleistungen und die soziale Anpassungsfähigkeit des Schülers erfaßt. Der zweite Teil besteht wie der Elternfragebogen aus 120 Items, in denen Verhaltensauffälligkeiten, emotionale Auffälligkeiten und körperliche Beschwerden beschrieben werden. Davon sind 93 Items identisch mit denen des Elternfragebogens. 15 Items des Elternfragebogens, die nur in der Familie beobachtbare Verhaltensweisen beschrieben wurden durch Items ersetzt, die Verhaltensprobleme beschreiben, die nur in der Schulsituation beobachtet werden können. Die Skalenbildung auf der Basis der Problemitems entspricht der bereits beschriebenen Skalenbildung des Elternfragebogens (siehe Kasten 6).

Das *Selbsturteil* von Kindern und Jugendlichen kann ab dem Alter von elf Jahren durch den *Fragebogen für Jugendliche (YSR)* (Arbeitsgruppe Deutsche Child Behavior Checklist, 1998b; Döpfner et al., 1994a) erfaßt werden (siehe Kasten 9).

Kasten 9: *Fragebogen für Jugendliche (YSR)*

> Das Selbsturteil kann ab dem Alter von elf Jahren durch den *Fragebogen für Jugendliche* (YSR) erfaßt werden (Arbeitsgruppe Deutsche Child Behavior Checklist, 1998b; Döpfner et al., 1994a). Dieser Fragebogen wurde auf der Basis des Elternfragebogens entwickelt und stellt die deutsche Fassung des *Youth Self-Report* der Child Behavior Checklist dar (Achenbach, 1991c). Im ersten Teil, in dem Kompetenzen erfaßt werden, ist der Fragebogen für Jugendliche mit dem Elternfragebogen weitgehend identisch. Im zweiten Teil wurden bis auf 16 alle Items des Elternfragebogens übernommen. Die nicht übernommenen Items, die zur Selbstbeurteilung durch Jugendliche nicht geeignet sind (z.B. „Starrt ins Leere" oder „Richtet mutwillig Zerstörungen an"), wurden durch Items ersetzt, die positive, sozial erwünschte Verhaltensweisen beschreiben. Damit soll den Jugendlichen die Gelegenheit gegeben werden, nicht nur Verhaltensprobleme, sondern auch positive Eigenschaften zu berichten. Diese Items werden jedoch in der Auswertung nicht weiter berücksichtigt. Die Skalenbildung auf der Basis der Problemitems entspricht der bereits beschriebenen Skalenbildung des Elternfragebogens (siehe Kasten 6).

Der *Elternfragebogen über das Verhalten von Kindern und Jugendlichen (CBCL/4-18)*, der *Lehrerfragebogen über das Verhalten von Kindern und Jugendlichen (TRF)* und der *Fragebogen für Jugendliche (YSR)* wurden von Achenbach (1991a,b,c) entwickelt und sind international weit verbreitet. Mittlerweile wurden sie in mehr als 50 Sprachen übersetzt und stellen in den meisten neueren empirischen Studien einen wichtigen Bezugspunkt dar. Die Instrumente wurden in einer deutschen klinischen Stichprobe auf ihre interne Konsistenz und faktorielle Validität geprüft (Döpfner et al., 1994a, b, f, g, 1995a,b). Die überwiegende Anzahl der Problemskalen konnte dabei faktorenanalytisch repliziert werden. Die internen Konsistenzen der Problemskalen sind mit wenigen Ausnahmen für die Individualdiagnostik hinreichend intern konsistent. Im Elternfragebogen und im Fragebogen für Jugendliche sind die Kompetenzskalen für die Individualdiagnostik überwiegend nicht geeignet. Für den *Elternfragebogen über das Verhalten von Kindern und Jugendlichen (CBCL/4-18)* und den *Fragebogen für Jugendliche (YSR)* liegen mittlerweile deutsche bundesweit repräsentative Normierungen vor (Döpfner et al., 1997c; Lehmkuhl et al., 1998).

Die Integration der Ergebnisse dieser Basisverfahren der multiplen Verhaltens- und Psychodiagnostik wird beispielhaft in Abbildung 4 für den zwölfjährigen Thomas wiedergegeben. Auf diesem Übersichtsbogen sind die Beurteilungen der externalen und der internalen Symptome sowie des Merkmalsbereiches der Entwicklungsdysfunktionen aus dem *Psychopathologischen Befund-System für Kinder und Jugendliche (CASCAP-D)* aufgeführt. Außerdem können weitere Symptome, die in CASCAP-D als auffällig beurteilt wurden, eingetragen werden. In dem in Abbildung 4 gezeigten Beispiel beurteilt der Untersucher Thomas in der Untersuchungssituation als unruhig, impulsiv, dominant, deutlich distanzgemindert; er beobachtet Entwicklungsdysfunktionen in der expressiven Sprache und er erkennt ausgeprägte Leistungsängste sowie Insuffizienzgefühle in der Untersuchungssituation.

Außerhalb der Untersuchungssituation, in anderen Kontexten, beispielsweise in der Familie oder in der Schule beurteilt der Untersucher Thomas auf der Basis der Exploration von Thomas und seiner Mutter als ausgeprägt unruhig und impulsiv, als ausgeprägt oppositionell und verbal aggressiv, als gereizt und affektlabil. Bei den internalen Symptomen lassen sich lediglich Leistungsängste explorieren.

Im *Elternfragebogen über das Verhalten von Kindern und Jugendlichen (CBCL/ 4-18)* wird Thomas von der Mutter auf den Skalen *Soziale Probleme, Aufmerksamkeitsstörung,* und *Aggressives Verhalten* als deutlich auffällig beschrieben. Der Klassenlehrer beurteilt Thomas auf dem *Lehrerfragebogen über das Verhalten von Kindern und Jugendlichen (TRF)* ebenfalls auf den Skalen *Aufmerksamkeitsstörungen* und *Soziale Probleme* als auffällig. Auf der Skala *Aggressives Verhalten* wird Thomas von seinem Klassenlehrer ebenfalls als auffällig, jedoch weniger stark ausgeprägt als im Urteil der Mutter, eingeschätzt. Außerdem beschreibt der Klassenlehrer Thomas auch auf der Skala *Angst/Depressivität* als auffällig.

Im *Fragebogen für Jugendliche (YSR)* beschreibt Thomas sich selbst auf den Skalen *Angst/Depressivität, Soziale Probleme* und *Aufmerksamkeitsstörung* als auffällig, während aggressives Verhalten von Thomas selbst als unauffällig eingeschätzt wird.

Insgesamt lassen sich in allen Basisverfahren der multiplen Verhaltens- und Psychodiagnostik Aufmerksamkeitsstörungen feststellen, während im Urteil der Mutter zusätzlich aggressive Verhaltensauffälligkeiten deutlich werden, die auch der Untersucher anhand der Exploration der Mutter als solche einschätzt. Sowohl Untersucher als auch Lehrer beurteilen Thomas als ängstlich und depressiv. Diese Einschätzung wird auch durch das Selbsturteil von Thomas gestützt. Bei der Diskussion dieser Ergebnissen mit der Mutter wurde deutlich, daß das aggressive Verhalten von Thomas zu Hause in erheblichem Maße durch eine Geschwisterrivalität bedingt ist und die Mutter aufgrund der häufigen Auseinandersetzungen mit Thomas dessen emotionale Problematik nicht erkennen konnte.

3.2.3 Störungsspezifische multiple Verhaltens- und Psychodiagnostik

Auf der Grundlage der Basisverfahren der multiplen Verhaltens- und Psychodiagnostik wird, wie Abbildung 3 zeigt, in einer zweiten Phase eine *störungsspezifische multiple Verhaltens- und Psychodiagnostik* durchgeführt, die ein differenziertes Bild der einzelnen Störungen liefern soll. In Abbildung 3 sind nur einige Verfahren für ausgewählte Störungsbilder beispielhaft aufgeführt. Wie in der ersten Phase der multiplen Verhaltens- und Psychodiagnostik kommen auch in dieser zweiten Phase verschiedene Methoden zum Einsatz. Neben der differenzierten klinischen Exploration werden Fremdurteils- und Selbsturteilsfragebögen sowie gezielte Verhaltensbeobachtungen eingesetzt, die auf spezifische Störungsbilder zugeschnitten sind.

Neben anderen Verfahren eignet sich das Diagnostik-Systems *DISYPS – KJ, die Diagnose- und Symptom-Checklisten zur klinischen Beurteilung von Kindern und Jugendlichen nach ICD-10 und DSM-IV* (Döpfner & Lehmkuhl, 1998) für eine solche differenzierte störungsspezifische multiple Verhaltens- und Psychodiagnostik. DISYPS-KJ besteht aus:

Abbildung 4: *Ergebnis der Basisverfahren der multiplen Verhaltens- und Psychodiagnostik, Beispiel Thomas (aus Döpfner & Lehmkuhl, 1997)*

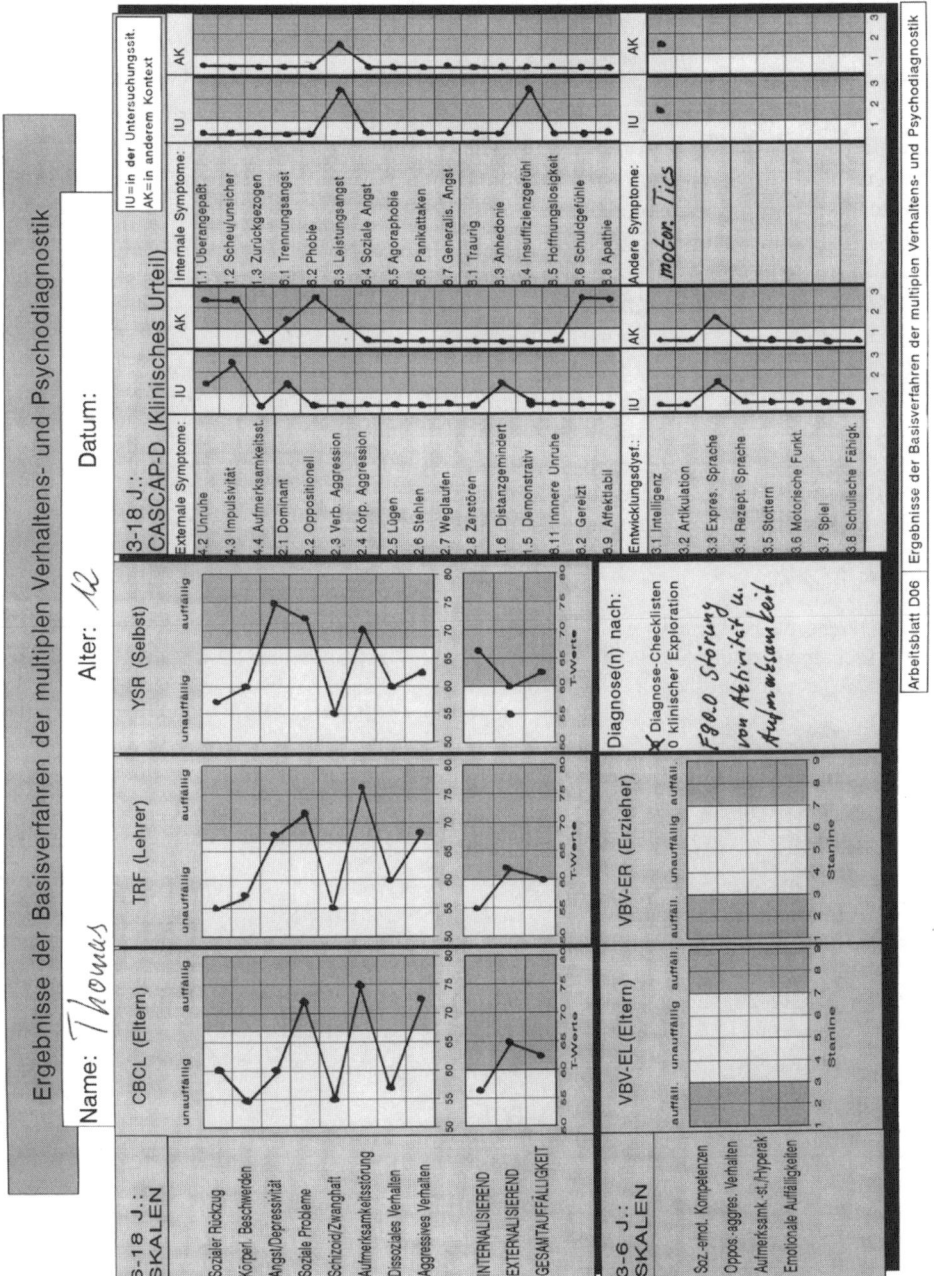

- sieben Diagnose-Checklisten zur klinischen Beurteilung,
- sechs Fremdbeurteilungsbögen für Eltern, Lehrer oder Erzieher und
- fünf Selbstbeurteilungsbögen für Kinder und Jugendliche im Alter von zehn bis 18 Jahren.

Die Instrumente sind auf der Grundlage der Symptomkriterien von ICD-10 und DSM-IV für hyperkinetische Störung, für Störungen des Sozialverhaltens, für tiefgreifende Entwicklungsstörungen, Angststörungen, Depressive Störungen, Tic-Störungen und für Störungen sozialer Funktionen (Bindungsstörungen und Mutismus) entwickelt worden. Kasten 10 gibt eine Übersicht über das System und die einzelnen Instrumente. Die entsprechende *Diagnose-Checkliste*, der *Fremdbeurteilungsbogen* und der *Selbstbeurteilungsbogen* sind jeweils aufeinander bezogen und enthalten weitgehend identische Items.

Kasten 10: *Übersicht über das Diagnostik-System für psychische Störungen im Kindes- und Jugendalter nach ICD-10 und DSM-IV (DISYPS-KJ)*

DISYPS-KJ ist ein Diagnostik-System zur Erfassung psychischer Störungen bei Kindern und Jugendlichen entsprechend den Diagnosekriterien von ICD-10 und DSM-IV. DISYPS-KJ kombiniert, wie Tabelle 1 zeigt, drei *Beurteilungsebenen* miteinander:

Instrumente	Abkürzung	Beurteiler
Diagnose-Checklisten	DCL	Klinischer Beurteiler
Fremdbeurteilungsbogen	FBB	Eltern, Lehrer oder Erzieher
Selbstbeurteilungsbogen	SBB	Kinder und Jugendliche im Alter von 11-18 Jahren

Für die einzelnen Störungsbereiche liegen folgende *Instrumente* vor:

Diagnose-Bereich	Diagnose-Checkliste	Fremdbeurteilungsbogen	Selbstbeurteilungsbogen
Hyperkinetische Störungen	DCL-HKS	FBB-HKS	SBB-HKS
Störungen des Sozialverhaltens	DCL-SSV	FBB-SSV	SBB-SSV
Angststörungen	DCL-ANG	FBB-ANG	SBB-ANG
Depressive Störungen	DCL-DES	FBB-DES	SBB-DES
Tiefgreifende Entwicklungsstörungen	DCL-TES	FBB-TES	
Tic-Störungen	DCL-TIC		
Störungen sozialer Funktionen	DCL-SSF		

Nach einer allgemeinen klinischen Exploration (die anhand des *Psychopathologischen Befund-Systems für Kinder und Jugendliche, CASCAP-D* beurteilt werden kann), läßt sich eine spezifische Symptomatik anhand von Diagnose-Checklisten detailliert explorieren. Abbildung 5 zeigt eine beispielhafte Beurteilung anhand der *Diagnose-Checkliste für hyperkinetische Störungen (DCL-HKS)* mit dem Entscheidungsbaum für ICD-10-Diagnosen. Da sich die Symptomkriterien nach ICD-10

Diagnostik, Therapieplanung und Evaluation

Abbildung 5: *Diagnose-Checkliste – Hyperkinetische Störungen (DCL-HKS), Beispiel (aus Döpfner et al., 1997a)*

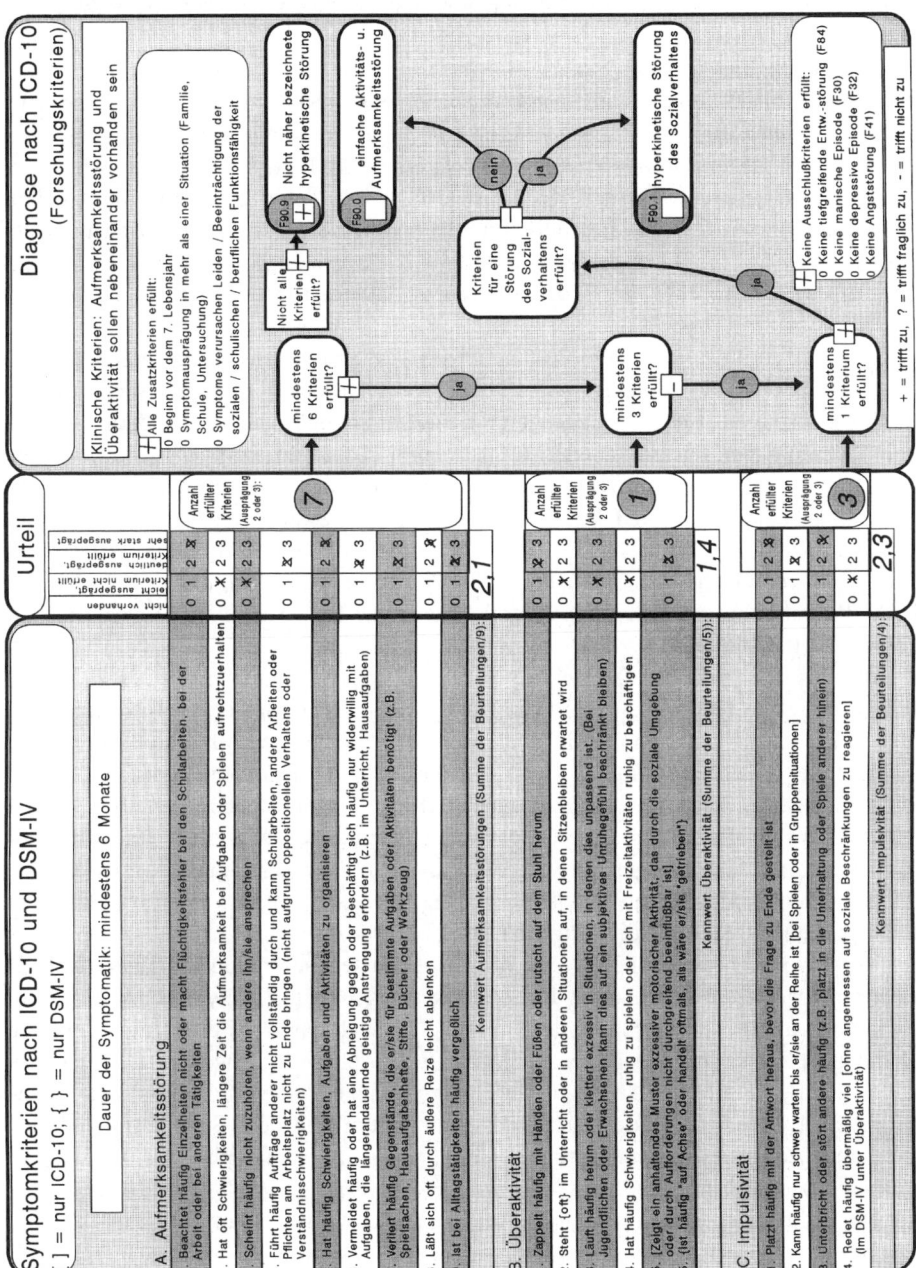

(Forschungskriterien) und nach DSM-IV weitgehend entsprechen, ist nur eine einzige Checkliste mit den Symptomkriterien notwendig. Inhaltlich bedeutsame Abweichungen in den Symptomkriterien beider Diagnosesystemen sind entsprechend gekennzeichnet.

Zur Beurteilung der einzelnen Kriterien wird eine vierstufige Antwortskala vorgegeben, wobei 0 kodiert wird, wenn die in dem Kriterium definierte Symptomatik nicht vorhanden ist. Liegt die Symptomatik in einer leichteren Ausprägungsform vor als im Kriterium definiert ist, dann wird eine 1 kodiert. Die Kodierungen 2 und 3 werden vergeben, wenn das Kriterium erfüllt ist, wobei die Kodierung 3 dann vorgenommen wird, wenn die Symptomatik deutlich stärker als im Kriterium definiert ausgeprägt ist. Basis dieser Beurteilung kann die Exploration der Eltern, der Erzieherin/Lehrerin oder die Beobachtung des Patienten in der Untersuchungssituation sein.

Die Auswertung der Diagnose-Checklisten erfolgt erstens kategorial und zweitens dimensional. Zur *dimensionalen Auswertung* werden Kennwerte für Aufmerksamkeitsstörungen, für Überaktivität und für Impulsivität gebildet, indem die Ausprägungen auf den entsprechenden Items summiert und durch die Anzahl der Beurteilungen dividiert werden. Die *kategoriale Auswertung* erfolgt mit Hilfe eines Entscheidungsbaumes. Da sich beide Diagnosesysteme zwar kaum in den Symptomkriterien, wohl aber in den Regeln zur Kombination dieser Symptomkriterien zu Diagnosen unterscheiden, enthalten die Diagnose-Checklisten für ICD-10 und DSM-IV getrennte Entscheidungsbäume, die an die Liste der Symptomkriterien angelegt werden können.

Wie die beispielhafte Beurteilung in Abbildung 5 zeigt, sind die ICD-10-Forschungskriterien für eine Aufmerksamkeitsstörung, für Impulsivität, für Überaktivität und die Zusatzkriterien erfüllt. Außerdem trifft keines der Ausschlußkriterien zu. Anhand der *Diagnose-Checkliste für Störungen des Sozialverhaltens (DCL-SSV)* konnte ausgeschlossen werden, daß die Kriterien für eine Störung des Sozialverhaltens erfüllt sind. Damit kann die Diagnose einer einfachen Aktivitäts- und Aufmerksamkeitsstörung (F90.0) gestellt werden. Für die klinische Diagnostik müssen nicht alle Forschungskriterien nach ICD-10 voll erfüllt sein. Als Orientierung sind diese Kriterien jedoch auch für die klinische Praxis sehr hilfreich.

Korrespondierend zu diesen Diagnose-Checklisten beurteilen die Eltern und die Lehrerin in den entsprechenden Fremdbeurteilungsbögen die Symptomkriterien direkt. Ab dem Alter von zehn bis elf Jahren kann auch das Kind durch einen entsprechenden Selbstbeurteilungsbogen eine direkte Einschätzung abgeben. Damit ist auf dimensionaler Ebene ein direkter Vergleich zwischen dem klinischen Urteil, dem Elternurteil, dem Urteil von Lehrern oder Erziehern und dem Selbsturteil möglich. Weitere Verfahren der spezifischen Verhaltens- und Psychodiagnostik sind Abbildung 3 zu entnehmen.

Die Erfassung von einzelnen Symptomen und Kriterien zur Bestimmung einer Diagnose ist jedoch für eine umfassende Diagnostik in der Verhaltenstherapie, die auf die Erstellung einer funktionalen Analyse abzielt, nicht ausreichend. Hier sind weitere spezifische Informationen notwendig, wie sie beispielsweise in den Leitlinien zur Exploration und Diagnostik spezifischer Störungen spezifiziert wurden (siehe Kap. 2). Einzelne Instrumente können dabei ergänzend eingesetzt werden.

Das *Elterninterview zur Eltern-Kind-Interaktion (EKI)* (Döpfner et al., 1997a) ist ein halbstrukturiertes Interview, anhand dessen Eltern und Kinder zu 17 verschiedenen alltäglichen Familiensituationen exploriert werden können. Es sind Situationen aufgeführt, die in Familien mit hyperkinetisch/oppositionell auffälligen Kindern häufig zu Problemen führen. Im Interview wird für jede Situation neben der Topographie, der Häufigkeit und Intensität des Verhaltens auch die Reaktion der Bezugsperson(en) erfaßt. Der Interviewer beurteilt pro Situation die Problemstärke dieser Situation anhand einer zehnstufigen Skala. Außerdem werden Verhaltenskategorien angegeben, die mögliche Explorationsrichtungen markieren (grob- und feinmotorische Unruhe, Ausdauer und Ablenkbarkeit, Impulsivität, oppositionelles Verhalten, Frustrationstoleranz, aggressives Verhalten). Bei einzelnen Fragen werden nochmals spezifische Explorationshinweise gegeben.

Korrespondierend zu diesem Interview werden im *Elternfragebogen über Problemsituationen in der Familie (HSQ-D)* (Döpfner et al., 1997a; Breuer & Döpfner, 1997) von den Eltern 16 dieser Situationen danach beurteilt, wie problematisch sie das Verhalten des Kindes erleben. Wenn dieser Fragebogen den Eltern vor dem Interview ausgehändigt wird, kann im Elterninterview gezielter exploriert werden.

Individualisierte Diagnostik
In Kapitel 3.2 wurde bereits auf die Bedeutung einer individualisierten Diagnostik hingewiesen. Standardisierte diagnostische Verfahren sind für eine objektive, reliable, und valide Diagnostik zwar unersetzlich; die individuelle Ausprägung psychischer Störungen läßt sich anhand von standardisierten Instrumenten jedoch häufig nicht hinreichend beschreiben. Psychotherapeutische Interventionen zielen aber auf die Verminderung von individuellen psychischen Auffälligkeiten und Beschwerden. Eine individualisierte Diagnostik ermöglicht die Erhebung der individuellen Ausgestaltung psychischer Störungen auf der Basis einer standardisierten Diagnostik. Beispiele für eine solche individualisierte Diagnostik sind die Erfassung der Zielerreichung (goal attainment scaling) und die Erhebung von Zielbeschwerden (target complaints). In beiden Ansätzen werden die Probleme, die verändert werden sollen, gemeinsam mit dem Patienten spezifiziert. Mittels der Zielerreichungs-Skalierung werden die individuellen Probleme auf unterschiedlichen Intensitätsstufen beschrieben, während bei der Erfassung von Zielbeschwerden der mit den Problemen verbundene Leidensdruck erhoben wird (vgl. Kiresuk & Sherman, 1968; Mintz & Kiesler, 1982). Die individualisierte Diagnostik erfüllt damit auch die Merkmale einer behandlungsbezogenen Diagnostik, weil sie die behandlungsrelevanten Auffälligkeiten erfaßt (vgl. Frölich & Döpfner, 1997).

Die Eingrenzung und Definition der individuellen Probleme, die Gegenstand der Therapie sein sollen, ist somit wesentliche Voraussetzung für eine individualisierte Diagnostik. Diese Festlegung führt der Therapeut gemeinsam mit dem Patienten bzw. den Bezugspersonen zum Abschluß der diagnostischen Phase durch. Bei Kindern und Jugendlichen spielen dabei nicht nur der Patient, sondern auch wichtige Bezugspersonen, beispielsweise die Eltern oder auch der Klassenlehrer, eine zentrale Rolle. Bei jüngeren Kindern erfolgen diese Definitionen ausschließlich durch die Bezugspersonen und den Therapeuten. Je älter das Kind ist, um so wichtiger ist jedoch auch die Perspektive des Kindes. Der Therapeut kann mit den einzelnen Bezugspersonen und dem Patienten unterschiedliche Festlegungen vereinbaren. So mag für den Lehrer eines Kindes mit hyperkinetischen Auffälligkeiten besonders zentral sein, daß es im Unterricht nicht mehr so häufig dazwischenredet; für die Eltern können die Probleme bei den Hausaufgaben im Mittelpunkt stehen und für das Kind selbst kann es besonders wichtig sein, daß es lernt, feste Freunde zu gewinnen.

Im Rahmen des Therapieprogrammes für Kinder mit hyperkinetischem und oppositionellem Problemverhalten (THOP) wurde eine *Individuelle Problemliste* zur individualisierten Diagnostik und Therapiekontrolle bei Kindern mit hyperkinetischen und oppositionellen Verhaltensstörungen entwickelt (Döpfner et al., 1997a; Frölich & Döpfner, 1997).

Als erster Behandlungsschritt werden nach Abschluß der standardisierten Diagnostik gemeinsam mit den Eltern unter Einbeziehung des Kindes drei bis vier konkrete Verhaltensprobleme definiert, deren Verminderung das Ziel der Behandlung darstellen. Durch die Formulierung der individuellen Probleme werden somit auch die Therapieziele definiert. Die Verhaltensauffälligkeiten werden gemeinsam mit den Eltern auf der Basis der Ergebnisse der standardisierten Diagnostik möglichst konkret operationalisiert und soweit möglich situativ spezifiziert. Für die Beurteilung der Häufigkeit des Problemverhaltens ist eine sechsstufige Antwortskala (von 0=nie bis 5=ständig) vorgegeben. Die subjektive Problembelastung wird anhand einer zehnstufigen Skala von „0=kein Problem" bis „9=es hätte nicht schlimmer sein können" eingeschätzt. Zusätzlich wird auf dieser zehnstufigen Skala global beurteilt, wie problematisch das Verhalten des Kindes insgesamt im Beurteilungszeitraum erlebt wurde. Die zweifache Beurteilung sowohl hinsichtlich der Auftretenshäufigkeit des Problemverhaltens als auch der dadurch ausgelösten subjektiven Belastung der Bezugsperson wurde gewählt, weil Häufigkeit und Problembelastung nicht immer übereinstimmen. So können beispielsweise seltene Wutausbrüche im Vergleich zu der fast ständig vorhandenen motorischen Unruhe eines Kindes insgesamt als wesentlich belastender erlebt werden. Diese individuellen Problemlisten sind zur Verlaufskontrolle besonders geeignet. Mithilfe der *Individuellen Problemliste* läßt sich eine individualisierte Diagnostik auch für andere Störungsbilder durchführen. So setzten Döpfner & Reister (1997) eine modifizierte Problemliste zur Verlaufskontrolle bei der Behandlung eines Patienten mit Tourette-Störung ein. Mithilfe einer *Individuellen Problemliste* lassen sich jedoch nicht nur beobachtbare Verhaltensweisen sondern auch subjektive Befindlichkeiten oder kognitive Phänomene erfassen, beispielsweise den Grad der empfundenen Angst bei einem Patienten mit Angststörungen oder die Häufigkeit von Zwangsgedanken bei einem Patienten mit Zwangsstörungen (vgl. Döpfner & Breuer, 1997). Neben der Beurteilung psychopathologischer Phänomene kann die Problemliste auch zur Beurteilung anderer behandlungsrelevanter Probleme oder Kriterien für den Therapieerfolg eingesetzt werden, die zumindest in der Therapieforschung bislang wenig Beachtung fanden – beispielsweise zur Erfassung des Ausmaßes, in dem Eltern und Kind in der Lage sind, sich gegenseitig zuzuhören oder andere Aspekte der familiären Beziehungen.

3.2.4 Integration der Ergebnisse der multiplen Verhaltens- und Psychodiagnostik

Die Integration der Ergebnisse der multiplen Verhaltens- und Psychodiagnostik, insbesondere die Integration der Einschätzungen verschiedener Beurteiler, ist zwar in der Regel ein recht aufwendiges Unterfangen, dabei können jedoch wichtige Hinweise auf notwendige therapeutische Interventionen gewonnen werden. Abbildung 6 gibt eine Übersicht über die einzelnen Schritte bei der Integration der Ergebnisse. Sind zwischen den Beurteilern keine bedeutsamen Diskrepanzen feststellbar, so liegt eine situationsübergreifend stabile Symptomatik vor, die von den Beurteilern in vergleichbarer Weise wahrgenommen wird. Dies kann in der Regel als eine gute Voraussetzung für therapeutische Interventionen interpretiert werden. Häufig sind jedoch Diskrepanzen zwischen den Beurteilern feststellbar. In diesem Fall sind die Ursachen für diese unterschiedlichen Einschätzungen näher zu explorieren:

Abbildung 6: *Integration der Ergebnisse der multiplen Verhaltens- und Psychodiagnostik (aus Döpfner & Lehmkuhl, 1997)*

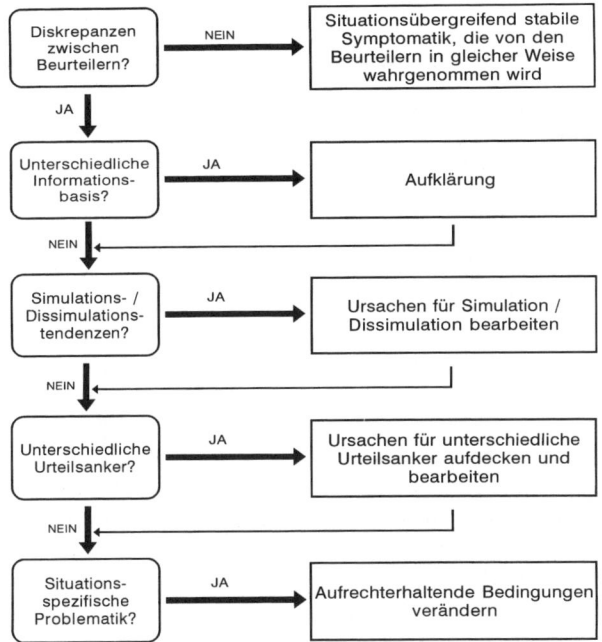

- Beruhen die Diskrepanzen auf einer unterschiedlichen Informationsbasis, dann kann zunächst eine Aufklärung indiziert sein. Wenn beispielsweise ein Jugendlicher im Selbsturteil ausgeprägte emotionale Auffälligkeiten beschreibt, die Mutter und der Klassenlehrer jedoch nicht, so kann eine Information und Beratung der Bezugspersonen eine wichtige Intervention darstellen.
- Liegen der Diskrepanz zwischen den Beurteilern Simulations- oder Dissimulationstendenzen zugrunde, dann kann zunächst die Bearbeitung der Ursachen sol-

cher Tendenzen von Bedeutung sein. So mag beispielsweise ein aggressiv auffälliger Jugendlicher seine Probleme durch eine Verleugnung dieser Problematik zu lösen versuchen. In einem solchen Fall kann die Akzeptanz der eigenen Verhaltensauffälligkeiten eine wichtige Voraussetzung für weitergehende Interventionen darstellen.

- Werden die Diskrepanzen durch unterschiedliche Urteilsanker der Beurteiler verursacht, können die Ursachen für die Divergenz der Urteilsanker aufgedeckt und bearbeitet werden. So kann es beispielsweise notwendig sein, daß bei einer Mutter mit ausgeprägt depressiver Symptomatik die verzerrte Wahrnehmung der Verhaltensprobleme des Kindes aufgrund der eigenen Depressivität thematisiert wird.
- Lassen sich den zwischen den Beurteilern durch eine situationsspezifische Ausprägung der Problematik erklären, so sind jene Bedingungen herauszuarbeiten und zu bearbeiten, welche die Problematik in der entsprechenden Situation aufrechterhalten. Das aggressive Verhalten des Kindes, das ausschließlich in der Familie und nicht im Kindergarten auftritt, kann beispielsweise durch inkonsistentes Erziehungsverhalten der Eltern aufrechterhalten werden, das es zu verändern gilt.

3.3 Intelligenz-, Leistungs- und Entwicklungsdiagnostik

Eine zumindest orientierende Intelligenz-, Leistungs- und Entwicklungsdiagnostik ist bei Kindern und Jugendlichen mit psychischen Auffälligkeiten aus drei Gründen unverzichtbar:

- weil psychische Auffälligkeiten auch einen Hinweis auf eine schulische Überforderung darstellen kann (generelle Überforderung, Überforderung in Teilbereichen aufgrund von umschriebenen Entwicklungsstörungen und Teilleistungsschwächen);
- weil psychische Auffälligkeiten gehäuft mit Leistungs- und Entwicklungsdefiziten einhergehen;
- weil die Verhaltensbeobachtung während der Leistungsdiagnostik Hinweise auf den Generalisierungsgrad von Verhaltensauffälligkeiten in Leistungssituationen liefert.

Hinweise auf Auffälligkeiten im Leistungsbereich ergeben sich aus der Exploration der Eltern und des Kindes/Jugendlichen (siehe Kap. 2). Bei Schulkindern gibt die Einschätzung der schulischen Leistungen im *Lehrerfragebogen über das Verhalten von Kindern und Jugendlichen* (TRF) einen guten Überblick über die schulische Leistungsfähigkeit des Kindes. Generell sollte zumindest ein orientierender Intelligenztest durchgeführt werden, der die weitgehend sprach- und bildungsunabhängige intellektuelle Leistungsfähigkeit des Kindes überprüft (z.B. CPM von Schmidtke et al., 1980; CFT1 von Weiß & Osterland, 1977 oder CFT 20 von Weiß, 1987). Bei Kindern mit schulischen Leistungsproblemen sollte ein differenziertes Intelligenztestverfahren (HAWIK-R, K-ABC) (Tewes, 1983; Kaufman & Kaufman, 1991) sowie klassenspezifische Schulleistungstests (Lese-, Rechtschreib-, Rechentest) durchgeführt werden. Die Beobachtung des Testverhaltens kann Hinweise auf psychische Auffälligkeiten in einer Leistungssituation geben.

Bei Kindern im Kindergartenalter ist eine Entwicklungsdiagnostik um so wichtiger, weil eine Beurteilung der Leistungsfähigkeit durch die Lehrerin, die das Kind in einer relativ standardisierten Situation beobachten kann, entfällt. Neben den Eltern kann die Erzieherin auch wertvolle Hinweise auf Entwicklungsdefizite geben. Bei Kindergartenkindern mit hyperkinetischen Störungen sollte auf jeden Fall eine differenzierte Entwicklungsdiagnostik erfolgen. Dabei hat sich die deutsche Bearbeitung der Kaufman Assessment Battery for Children (Kaufman & Kaufman, 1991) als hilfreich erwiesen. Daneben sind häufig auch andere Verfahren, vor allem zur Diagnostik des expressiven Sprachniveaus oder der motorischen Fähigkeiten des Kindes indiziert. Hinweise auf entsprechende Verfahren geben Döpfner & Schmidt (1993).

3.4 Familiendiagnostik

Grundlage der Familiendiagnostik ist wiederum die klinische Exploration der Eltern und des Kindes/Jugendlichen. Explorationen mit der gesamten Familie können besonders aufschlußreich sein, weil familiäre Interaktionen direkt beobachtbar sind. Das klinische Urteil über psychosoziale Belastungen in und außerhalb der Familie läßt sich anhand der fünften Achse der ICD-10 erfassen (Poustka et al., 1994). Die fünfte Achse beschreibt in 9 Bereichen mit insgesamt 39 Items abnorme psychosoziale Umstände, unter denen Kinder und Jugendlichen leben können und die einen Einfluß auf die psychische Entwicklung von Kindern und Jugendlichen haben können (siehe Kasten 11).

Kasten 11: *Bereiche der fünften Achse des ICD-10*

Bereiche	Itemzahl
1 Abnorme intrafamiliäre Beziehungen	6
2 Psychische Störung, abweichendes Verhalten oder Behinderung in der Familie	4
3 Inadäquate oder verzerrte intrafamiliäre Kommunikation	1
4 Abnorme Erziehungsbedingungen	5
5 Abnorme unmittelbare Umgebung	5
6 Akute, belastende Lebensereignisse	7
7 Gesellschaftliche Belastungsfaktoren	3
8 Chronische zwischenmenschliche Belastung im Zusammenhang mit Schule/Arbeit	4
9 Belastende Lebensereignisse/Situationen infolge von Verhaltensstörungen/Behinderungen des Kindes	4

Es gibt eine Vielzahl familiendiagnostischer formeller und informeller Verfahren und Techniken (vgl. Cierpka, 1988). Die von Cierpka & Frevert (1994) publizierten *Familienbögen* dienen der Erfassung von Stärken und Problemen in Familien. Aus der subjektiven Sicht der Familienmitglieder wird die Familie als Ganzes, einzelne Zweierbeziehungen und die eigene Stellung in der Familie erfaßt. Dementsprechend bestehen die Familienbögen aus drei Modulen:

- dem *Allgemeinen Familienbogen*, indem die Familie als System fokussiert wird;
- dem *Zweierbeziehungsbogen*, der die Beziehungen zwischen bestimmten Dyaden untersucht;
- dem *Selbstbeurteilungsbogen*, in dem nach der Funktion des einzelnen Familienmitgliedes in der Familie gefragt wird.

In jedem der drei Bögen werden sieben Skalen gebildet, die Aufgabenerfüllung, Rollenverhalten, Kommunikation, Emotionalität, affektive Beziehungsaufnahme, Kontrolle sowie Werte und Normen beschreiben. Die Familienbögen lassen sich vor allem zur Erfassung der Elterneinschätzungen einsetzen. Sie können aber auch von Kindern ab dem Alter von 12 Jahren beantwortet werden.

Der *Family Relations Test* (Kinder-Version) (Bene & Anthony, 1957) ist zwar schon ein relativ altes Verfahren, er gibt jedoch häufig wertvolle Hinweise auf die Verteilung positiver und negativer Beziehungen der einzelnen Familienmitglieder untereinander aus der Perspektive des Kindes. Für diese Kinder-Version liegt eine grobe deutsche Normierung und eine Übersetzung der Items vor (Flämig & Wörner, 1977a, 1977b). In der klinischen Praxis hat sich die Kinder-Version des Family-Relations-Test gut bewährt, weil sie ein ausgesprochen kindgemäßes Verfahren darstellt. Es gibt eine Fassung für jüngere Kinder (im Alter von fünf bis sechs Jahren) und eine Fassung für ältere Kinder. Vor allem die Fassung für ältere Kinder ist klinisch sehr geeignet.

Weitere familiendiagnostische Verfahren können zusätzlich herangezogen werden. Das *Familiendiagnostische Testsystem* von Schneewind (1988) ist ein Fragebogensystem, das zur Erfassung von innerfamiliären Beziehungen entwickelt wurde. Es ist so aufgebaut, daß durch separate Fragebögen jede Beziehungskonfiguration jeweils aus der Perspektive aller beteiligten Familienmitglieder erfragt werden kann. Vor allem die Fragebögen zur Erfassung der mütterlichen/väterlichen Erziehungspraktiken gegenüber dem Sohn/der Tochter können nützliche Informationen liefern.

4. Funktionale Verhaltens- und Bedingungsdiagnosen

„Die *funktionale Verhaltensanalyse* ist nach wie vor das *Kernstück* des diagnostisch-therapeutischen Prozesses" schreiben Kanfer, Reinecker & Schmelzer (1996, S.235, Hervorheb. i.O.). Und tatsächlich soll auch an dieser Stelle betont werden, daß alle bislang geschilderten diagnostischen Maßnahmen im wesentlichen darauf abzielen, eine angemessene Therapieplanung zu ermöglichen. Sachgerechte funktionale Analysen, bei der die erhobenen Daten entsprechend den Modellvorgaben (s.u.) interpretiert werden, ermöglichen die aus verhaltenstherapeutischer Sicht zentralen Erkenntnisse über die aufrechterhaltenden Bedingungen des Problems und somit eine handlungsleitende Zusammenfassung der diagnostischen Ergebnisse. Je mehr Anstrengungen die TherapeutInnen unternehmen, um die diagnostischen Ergebnisse mit Hilfe von Verhaltensanalysen zu integrieren, desto sicherer fühlen sie sich bei der Bestimmung der therapeutischen Ansatzpunkte (Borg-Laufs 1996, 1997a).

Zwar erscheint die lerntheoretische Systematik bei der Erstellung einer funktionalen Analyse auf den ersten Blick einfach, da nur wenige Konstrukte (Reiz, Reaktion, Organismusvariable, Verstärkung, Kontingenz; vgl. Merod, in diesem Band) verstanden und berücksichtigt werden müssen, dennoch erfordert eine angemessene funktionale Interpretation einige Übung. Häufig werden die Fehlerquellen bei der funktionalen Analyse unterschätzt und die funktionalen Zusammenhänge werden mit einem flüchtigen Blick zu erfassen versucht. Dabei sind die Annahmen über die funktionalen Zusammenhänge zentrale Hypothesen für die Therapieplanung und nur wenn diese Hypothesen (in Form einer Verhaltensanalyse) klar formuliert werden, können diese Hypothesen auf ihre Stimmigkeit überprüft werden: „Puddinghafte Vorstellungen über einen Patienten im Kopf eines Therapeuten können widersprüchlichen Informationen leicht ausweichen, ohne daß Widersprüche überhaupt bemerkt werden" (Caspar, 1996, S. 30).

Die klassische funktionale Analyse (Kanfer & Saslow, 1965) wird von Schulte (1996) in ein Modell der Therapieplanung integriert. Das Ordnungsschema zur Therapiedokumentation von Borg-Laufs (1997b, vgl. Kasten 12) berücksichtigt die von Schulte (1996) vorgeschlagenen Bedingungsdiagnosen und soll in seinen für die Therapieplanung relevanten Abschnitten (Punkte 3 bis 6) hier als Orientierungsrahmen dienen.

Kasten 12: *Orientierungsschema für die Falldokumentation (Borg-Laufs, 1997b)*

---

1. Angaben zur Person
1.1 Familiensituation
1.2 Ausbildung und Beruf
1.3 Wohnverhältnisse, Lebenswelt
1.4 Erscheinungsbild, psychischer Befund
1.5 Überweisung, Vorbehandlung, Parallelbehandlung
1.6 Basisverhalten bei Therapiebeginn
1.7 Therapiebedingungen und sonstige Besonderheiten

2. Problemdarstellung
2.1 Problemdarstellung durch den/die KlientInnen
2.2 Bisherige Kontrollversuche
2.3 Erwartung der KlientInnen an die Therapie
2.4 Bedeutsame Lebensereignisse
2.5 Genese des Problems aus Therapeutensicht
2.6 Testergebnisse, Persönlichkeitsfaktoren, Entwicklungsstand, Baseline
2.7 Ressourcen
2.8 Problembeschreibungen (R- vs. R+)
2.9 Diagnosen (ICD-10; DSM-IV)

3. Bedingungsanalysen
3.1 Subjektives Störungsmodell
3.2 Funktionale Verhaltensanalyse
3.3 Kognitionsanalyse
3.4 Äußere und psychologische Folgen des Verhaltens
3.5 Äußere, körperliche und soziale Rahmenbedingungen

> 4. **Interaktionsgewohnheiten und Verhaltensziele**
>
> 5. **Therapieziele**
>
> 6. **Therapieplanung**
>   6.1 Teilprobleme, Ansatzpunkte, Interventionsmethoden
>   6.2 Therapieablaufplan
>   6.3 Geplante Maßnahmen zur Therapiekontrolle
>
> 7. **Therapieverlauf**
>   7.1 Methoden/Strategien
>   7.2 Verlauf der Veränderungen
>   7.3 Mitarbeit der KlientInnen
>   7.4 Therapeutische Beziehungen
>   7.5 Veränderungen der Ziele und der Therapieplanung
>
> 8. **Abschluß der Therapie**
>   8.1 Gesamtdauer (Zeit, Kontakte, Frequenz)
>   8.2 Erfolgsbeurteilung (durch KlientInnen, TherapeutIn, Testergebnisse)
>   8.3 Abschlußdiagnosen
>   8.4 Geplante Folgemaßnahmen/Nachbetreuung
>   8.5 Katamnese/Prognose
>   8.6 Reflexion zu Diagnostik und Therapie
>   8.7 Bewertung der Fortschritte und Schwierigkeiten

Nach Schulte (1996) sollten im Anschluß an die Diagnostik zunächst einmal die verschiedenen Teilprobleme voneinander abgegrenzt werden. Als Kriterium für die Unterscheidung der Teilprobleme gilt deren *funktionale Unabhängigkeit*. Das bedeutet, daß möglicherweise recht unterschiedliche Symptome, die auf die gleichen Bedingungen zurückzuführen sind, zusammengefaßt werden sollten, während möglicherweise ähnliche Symptome, die aber unterschiedlich bedingt sind, als unabhängige Teilprobleme zu behandeln sind. Beispielsweise kann die ständige Bereitschaft einer Mutter, ihrem Kind Probleme abzunehmen, einerseits dazu führen, daß sich ihr Kind in bestimmten Situationen ängstlich und hilflos benimmt, andererseits aber auch dazu, daß es der Mutter gegenüber sehr aggressiv wird, wenn diese einmal keine Hilfestellung leisten will. Zwar sind Hilflosigkeit und Aggression unähnliche Symptome, sie sind aber in diesem Fall durch das gleiche Erziehungsverhalten funktional bedingt. Andererseits kann eine an Bulimie leidende Jugendliche Eßattacken (das gleiche Symptom) unter verschiedenen funktionalen Bedingungen erleiden, einmal aus Langeweile und zu einem anderen Zeitpunkt als Ergebnis eines sozialen Konfliktes. In diesem Fall ist das gleiche Symptom je nach dem funktionalen Zusammenhang unterschiedlich zu behandeln, und es sind zwei Teilprobleme (Aktivitätsmangel und mangelnde Konfliktlösefähigkeiten) zu betrachten. Für jedes dieser Teilprobleme sind dann ggf. die Bedingungsanalysen (Punkt 3 aus Kasten 12) durchzuführen.

Zunächst ist also das (3.1) *subjektive Störungsmodell* der KlientInnen zu erheben, d.h. es ist die Frage zu klären, worin in den Augen der KlientInnen die Ursachen der Probleme liegen. Bei der Therapie von Kindern und Jugendlichen sollte das subjektive Störungsmodell aller Systembeteiligten bekannt sein, denn hier liegen bedeutsame Einflußfaktoren für den weiteren Verlauf der Therapie vor. Eltern, die als Ursache intrapsychische Defizite ihres Kindes vermuten und ihr eigenes Verhalten nicht berücksichtigen, werden auch wenig compliant sein, wenn es darum geht, ihr Erziehungsverhalten zu verändern. Ähnlich ist es bei Kindern, die nur äußere Bedingungen als die Ursache ihres Problemverhaltens anerkennen. Bei beiden muß einer der ersten therapeutischen Ansatzpunkte die Veränderung ihres subjektiven Störungsmodells sein, da ansonsten die Gefahr besteht, daß prinzipiell angemessene therapeutische Strategien aufgrund mangelnder Compliance der KlientInnen ohne Erfolg bleiben.

Wie bereits erwähnt, ist die *funktionale Verhaltensanalyse* (3.2) als Kernstück verhaltenstherapeutischer Therapieplanung zu betrachten. Merod (in diesem Band) erläutert ausführlich die relevanten Bestimmungsstücke einer funktionalen Verhaltensanalyse nach dem SORCK-Modell (Kanfer & Saslow, 1965), so daß an dieser Stelle nur noch einmal kurz darauf eingegangen werden muß. Bei der funktionalen Verhaltensanalyse werden typische Problemsituationen hinsichtlich ihrer funktionalen Zusammenhänge interpretiert. Dazu müssen verschiedene Problemsituationen detailliert erfragt werden, damit die Gemeinsamkeiten der unterschiedlichen Situationen auch erkannt werden können. Sodann müssen alle Details (äußere Reize, Verhalten, innere Zustände) einer ausgesuchten typischen Situation in ihrer zeitlichen Abfolge aufgeführt und dann schließlich funktional interpretiert werden. Auch die funktionale Verhaltensanalyse sollte in der Arbeit mit Kindern und ihren Eltern aus der Sicht aller Beteiligten durchgeführt werden, um die geeigneten Ansatzpunkte zu erfassen: So ist es nicht nur wichtig, die aufrechterhaltenden Konsequenzen des kindlichen Verhaltens genau zu kennen, sondern ebenfalls müssen die aufrechterhaltenden Konsequenzen des ungünstigen elterlichen Erziehungsverhaltens erfaßt werden, um den Eltern zu ermöglichen, ihr Verhalten zu verändern (vgl. Kasten 13).

Bei der *Kognitionsanalyse* (3.3) werden das Problem aufrechterhaltende oder begünstigende Kognitionen erfaßt, die ggf. ebenfalls als therapeutische Ansatzpunkte zu werten sind. Insbesondere irrationale Überzeugungen („falsche" Annahmen, grundsätzliche Denkfehler) und dysfunktionale Kognitionen (die nicht unbedingt „falsch" sind, aber bezüglich des erwünschten Verhaltens ungünstige Auswirkungen haben) sind von Bedeutung. Die verhaltenssteuernde Funktion von automatischen Gedanken, Selbstverbalisierungen usw. ist aus der Literatur wohlbekannt (vgl. z.B. Beck, Rush, Shaw & Emery, 1994; Ellis, 1977; Stavemann, 1995) und muß selbstverständlich bei der Therapieplanung mit berücksichtigt werden.

Zu berücksichtigen sind in den Bedingungsanalysen auch die äußeren und die psychologischen Folgen des Verhaltens (3.4). Bei den hier angesprochenen Folgen geht es im Gegensatz zu den Konsequenzen aus der funktionalen Analyse nicht unbedingt um Folgen im direkten zeitlichen Zusammenhang, vielmehr müssen an dieser Stelle überdauernde Folgen des Verhaltens berücksichtigt werden. Für die Therapieplanung ist dies deswegen von Bedeutung, weil eine überdauernde positive Folge des Problemverhaltens als Störungssgewinn angesehen werden kann, der sich natürlich ungünstig auf die Therapiemotivation auswirkt. So ist die Problematik eines Kindes gelegentlich der Kitt, der die Elternbeziehung zusammenhält und die Eltern oder ein Elternteil werden daher möglicherweise durch ihr Verhalten Therapiefortschritte bei dem Kind zu verhindern suchen. Eine andere äußere Folge könnte z.B. bei einem Kind mit starken Ängsten sein, daß es sehr viel Rücksichtnahme von allen Seiten erlebt und häufig geschont wird. Als mögliche positive psychologische Folgen einer Störung nennt Schulte (1996) Selbstwertstabilisierung und Konfliktvermeidung. So kann z.B. eine Schulangst Leistungsschwierigkeiten in der Schule verdecken und somit zur Selbstwertstabilisierung beitragen („Wenn ich nicht durch meine Angst am Schulbesuch gehindert würde, würde ich die anderen alle in die Tasche stecken!"). In einem anderen Fall könnte eine Schulphobie auch eine Konfliktvermeidung zur Folge haben: Wenn ein Schüler das Gymnasium nach der zehnten Klasse verlassen möchte, die Eltern aber unbedingt wollen, daß er bis zum Abitur die Schule besucht, dann sorgt die Schulphobie möglicherweise dafür, daß der Konflikt nicht entsteht, da aufgrund der Störung ohnehin kein Schulbesuch möglich ist.

Kasten 13: *Beispiel einer funktionalen Analyse*

Die Mutter der siebenjährigen Svenja schildert folgendes Problem: Jedesmal, wenn sie mit ihrer Tochter in den Supermarkt gehe, nehme diese ohne zu fragen Süßigkeiten aus den Warenregalen und lege sie in den Einkaufswagen. Wenn die Mutter sie auffordere, diese zurückzulegen, tue sie es nicht. Wenn die Mutter die Süßigkeiten – mit dem Hinweis darauf, daß genug davon im Haus sind – in die Regale zurücklege, fange Svenja an zu toben und zu schreien. Dabei beleidige sie die Mutter auch mit obszönen Schimpfwörtern. Schließlich gebe sie nach, um die peinliche Situation zu beenden.

Verhaltenskette aus Svenjas Sicht:

S	Ro	C+
Mutter will Süßes weglegen	toben, schreien, beleidigen	Setzt sich durch, bekommt Süßes

Verhaltenskette aus Sicht der Mutter:

S	Ro	C-
Svenja tobt, schreit, beleidigt Peinlichkeit	R(kogn.): „Was denken die anderen Mütter jetzt? Meine Güte ist das peinlich!" R(phys.): Pulsfrequenz steigt, wird rot R(mot.): Läßt die Süßigkeiten im Wagen	Svenja hört auf zu toben, weg

Damit Svenjas Mutter ihr Verhalten ändern kann, das Svenjas Problemverhalten aufrechterhält, müssen ihre Kognitionen und ihre starke physiologische Reaktion berücksichtigt werden. Günstigerweise sollte der Therapeut bzw. die Therapeutin mit der Mutter an Alternativkognitionen arbeiten und mit ihr gleichzeitig ausführlich ein Alternativverhalten erarbeiten.

Schließlich (3.5) müssen weitere äußere, körperliche und soziale Rahmenbedingungen beachtet werden, die für die Therapieplanung von Bedeutung sein können, etwa beengte Wohnverhältnisse, die das Erledigen der Hausaufgaben in Ruhe erschweren, die chronische Erkrankung eines Familienmitglieds, relevante körperliche Krankheiten oder Behinderungen und andere bedeutungsvolle Rahmenbedingungen.

5. Verhaltenspläne und Verhaltensziele

Nach Caspar (1989) sollen bei der Diagnostik auch aus der Interaktion mit den KlientInnen ihre Regeln und Pläne erschlossen werden, damit der Therapeut oder die Therapeutin sich durch komplementäres Verhalten in der Therapie darauf einstellen kann (vgl. auch Grawe, Grawe-Gerber, Heiniger, Ambühl & Caspar, 1996). Die Verhaltenspläne der KlientInnen werden weniger aus dem Inhalt ihrer Äußerungen, sondern vielmehr in besonderem Maße aus ihrem beobachtbaren Verhalten geschlossen. Dieses Verhalten wird in diesem Zusammenhang als Ressource begriffen. Der Therapeut oder die Therapeutin versucht, die therapeutische Arbeitsbeziehung dadurch gut zu gestalten, daß er oder sie den Klienten (bzw. der Klientin) in seinem zentralen – nonverbal gezeigten – Anliegen erkennt und ernstnimmt.

So kann z.B. möglicherweise bei einem Elternteil, der die Probleme in der Familie bagatellisiert und sie in ironisierendem Stil schildert und der sich „locker" und emotional wenig berührt zeigt, dahinter zunächst einmal der Verhaltensplan „Beschreibe Deine Familie nicht als problembelastete, gestörte Familie" bzw. positiv ausgedrückt „Beschreibe Deine Familie als normale Familie" stehen. Solange noch kein hinreichendes Vertrauen in der therapeutischen Beziehung aufgebaut wurde und somit noch nicht klar ist, wie der Therapeut oder die Therapeutin auf Probleme reagiert, steht dahinter vielleicht das Oberziel „Beschütze Deine Familie".

Ein anderes Beispiel wäre eine von ihren Eltern angemeldete und nur auf deren Druck erschienene Jugendliche, die zunächst betont verschlossen und zurückweisend ist, sich im Erstgespräch vom Therapeuten bzw. der Therapeutin körperlich abwendet, bestenfalls einsilbig und betont emotionslos antwortet, von selbst nichts erzählt. Diese Klientin verhält sich möglicherweise nach dem Plan „Zeige, daß Du Dich nicht von Deinen Eltern schicken läßt" und/oder nach dem Plan „Zeige, daß Du keine Therapie brauchst, sondern daß Deine Eltern ein Problem haben", die beide wiederum von dem Oberziel „Sei selbstbestimmt" abgeleitet wurden.

Zum Aufbau einer guten therapeutischen Beziehung ist es nun notwendig, den KlientInnen durch entsprechende Äußerungen zu verdeutlichen, daß ihre Ziele vom Therapeuten bzw. der Therapeutin verstanden, positiv bewertet und unterstützt werden. So kann Verhalten, das einfach als „Widerstand" gedeutet werden könnte und möglicherweise zu einer Art Kampf zwischen KlientInnen und TherapeutIn führen könnte, als Ressource verstanden und aufgegriffen werden. Dadurch gewinnen die KlientInnen das Vertrauen, von ihrem für die Therapie nicht förderlichen Verhalten absehen zu können und sich auf eine hilfreichere und offenere Kommunikation einzulassen. Würden sie sich hingegen in ihren zentralen Zielen nicht akzeptiert fühlen, wären kaum therapeutische Fortschritte möglich.

6. Zielklärung

Bei der Therapie von Kindern und Jugendlichen sind verschiedene Personen relevant, die möglicherweise unterschiedliche Ziele mit der Therapie verfolgen (siehe auch Borg-Laufs, 1999; Borg-Laufs & Hungerige, in diesem Band). Während die LehrerInnen z.B. möglicherweise das Ziel haben, daß ein Kind nicht mehr im Unterricht stört, sich dafür aber häufiger meldet, könnten die Eltern vielmehr daran interessiert sein, daß das Kind zu Hause „pflegeleichter" wird, d.h. Anforderungen der Eltern mit weniger Widerstand nachkommt oder weniger hektisch zu Hause ist. Das Therapieziel des Kindes könnte es hingegen sein, mehr Freunde zu gewinnen und zu Hause weniger Ärger zu bekommen. Im Gegensatz zur Arbeit mit Erwachsenen muß bei Kindern davon ausgegangen werden, daß die von ihnen verfolgten Therapieziele eher kurzfristig sind. Bei Jugendlichen kann dies sehr unterschiedlich sein: Manche verfolgen eher noch sehr kurzfristige Therapieziele, andere entwikkeln – ebenso wie Erwachsene – längerfristige Ziele.

Für die Therapie ist es nun wichtig, mit den unterschiedlichen Systembeteiligten Ziele auszuhandeln, die sich gegenseitig nicht widersprechen. In dem im letzten Absatz geschilderten Beispiel wäre das wahrscheinlich problemlos möglich, denn eine Übersetzung dieser noch eher globalen Ziele in konkrete Verhaltensziele wird miteinander nicht konkurrierende Verhaltensziele ergeben. Schwieriger in diesem Beispiel kann es sein, die Erwartungen der LehrerInnen und der Eltern an das Verhalten des Kindes in konkrete Verhaltensziele für sie selber zu transformieren, denn die Eltern (und auch die LehrerInnen) in diesem Beispiel haben für ihr eigenes Verhalten gar keine Ziele formuliert. Aus TherapeutInnensicht wird es aber wahrscheinlich notwendig sein, daß sie ihr Verhalten ihrem Kind bzw. Schüler gegenüber verändern. Zum Beispiel müßte mit den Eltern erarbeitet werden, daß die Art, in der sie Aufforderungen an das Kind stellen von Ihnen geändert werden müßte. Möglicherweise wäre es in diesem Fall so, daß eine zwar freundliche, aber klare und ernsthafte Aufforderung der Eltern (Gestik, Mimik, Tonfall) dazu führen würde, daß ihr Kind solche Aufforderungen eher als solche wahrnimmt. M.a.W.: Hier wurde ein konkretes Verhaltensziel für die Eltern erarbeitet, diese müssen ihr Verhalten ändern, damit sich als Folge daraus das Verhalten des Kindes ändert.

Die Auswahl von angemessenen – verhaltensnahen – Therapiezielen ist auch für die Evaluation der Therapie (siehe die entsprechenden Abschnitte dieses Beitrages) von hoher Bedeutung: Nur bei gut operationalisierten, verhaltensnahen Therapiezielen ist eine Therapieevaluation auf der Mikro-Ebene (etwa mit einer Zielerreichungsskala) möglich. Die Transformation ungefährer Ziele in handhabare Verhaltensziele ist also sowohl mit den Eltern (und ggf. weiteren Beteiligten) als auch mit dem Kind von größter Wichtigkeit. Die vorgestellten diagnostischen Symptomskalen (CBCL u.a.) können hierfür handhabare Items liefern.

Für die Zielfindung mit den Kindern gibt es verschiedene Möglichkeiten. Es ist – auch für den Aufbau von Änderungsmotivation bei den Kindern – unerläßlich, durch eine geeignete, mit offenen Fragen arbeitende Gesprächsführung, mit den Kindern herauszuarbeiten, daß sie von den Verhaltensänderungen, die andere (ErzieherInnen, LehrerInnen, Eltern) von ihnen erwarten, ebenfalls Vorteile haben. Der Therapeut bzw. die Therapeutin sollte dem Kind deutlich machen, daß er bzw. sie mit dem Kind zusammen dessen Ziele verfolgen will (weniger Ärger bekommen, bessere Noten haben, mehr Freunde haben, usw.). Wenn diese Grundvoraussetzung erfüllt ist, sollten auch mit Kindern konkrete, verhaltensnahe Ziele erarbeitet werden, die z.B. in Verlern-Erlern-Listen übertragen werden, in denen die Kinder mit Unterstützung des Therapeuten/der Therapeutin diejenigen Verhaltensweisen eintragen, die sie verlernen und diesen die Verhaltensweisen gegenüberstellen, die sie erlernen wollen.

7. Planung und Auswahl therapeutischer Methoden

Aufgrund der Bedingungsanalysen und unter Berücksichtigung der mit Eltern und Kindern erarbeiteten Therapieziele müssen nun schließlich die konkreten therapeutischen Methoden ausgewählt werden, die verwendet werden sollen. Die TherapeutInnen müssen hierzu auf ihre „therapeutischen Wissens- und Kompetenzspeicher" (Kanfer, Reinecker & Schmelzer, 1996) zurückgreifen, denn fachgerechte Verhaltenstherapie zeichnet sich dadurch aus, daß spezielle Interventionen für bestimmte Probleme ausgewählt und darüber hinaus einzelfallangepaßt gestaltet werden können. Als Pool möglicher Interventionen kommen diejenigen in Frage, über die der Therapeut bzw. die Therapeutin gut informiert ist. Es muß also zunächst einmal *theoretisches Änderungswissen* vorhanden sein: Der Therapeut bzw. die Therapeutin muß bezüglich der jüngsten Ergebnisse der Therapieforschung informiert sein, um zu wissen, welche Maßnahmen in einem vorliegenden Fall erfolgversprechend sind. Darüber hinaus muß aber auch Handlungskompetenz vorhanden sein, d.h. die Therapeutin/der Therapeut muß – aufbauend auf ihrer bzw. seiner Ausbildung – auch in der Lage sein, die Interventionen in der Praxis durchzuführen. Neben dem Lesen von Fallberichten und der eigenen Supervision sind hier vor allem Fortbildungen in neuen Interventionsformen wichtig. Auch die eigenen Grenzen müssen bekannt sein, also das Wissen darum, daß in einem bestimmten Fall ein therapeutisches Verfahren indiziert ist, das man selber nicht genug beherrscht – so daß eine Überweisung an einen entsprechenden Kollegen oder eine Kollegin erfolgen sollte.

Für den Bereich der Kinderpsychotherapie liegen inzwischen auch eine Reihe von Standardprogrammen für einzelne Problemstellungen vor, die idealerweise empirisch untersucht wurden und gute Erfolge zeigen (vgl. Kasten 14).

Kasten 14: *Deutschsprachige kognitiv-verhaltenstherapeutische Standardprogramme*

- Astma-Verhaltenstraining (Petermann, Walter, Köhl & Biberger, 1993)
- Bleib' locker. Eine Streßpräventionsprogramm für Kinder im Grundschulalter (Klein-Heßling & Lohaus, 1998)
- Therapieprogramm für Kinder mit hyperkinetischem und oppositionellem Problemverhalten – THOP (Döpfner, Schürmann & Frölich, 1997a)
- Training mit aufmerksamkeitsgestörten Kindern (Lauth & Schlottke, 1995)
- Training mit aggressiven Kindern (Petermann & Petermann, 1997)
- Training mit sozial unsicheren Kindern (Petermann & Petermann, 1996)
- Training mit Jugendlichen: Förderung von Arbeits- und Sozialverhalten (Petermann & Petermann, 1992)
- Verhaltenstherapeutisches Trainingsprogramm für fehlhörige Kinder (Cramer, 1990)

Häufig ist es allerdings so, daß auch bei diesen Standardprogrammen einzelne Module einzelfallangepaßt ausgewählt werden müssen. Individuelle Therapieplanung – ob mit oder ohne Standardprogramm – setzt voraus, daß der Therapeut bzw. die Therapeutin sich im Detail damit auseinandersetzt, welche Intervention auf welche Weise und mit welchem zu erwartenden Wirkungsgrad zur Erreichung eines vorher vereinbarten Zieles beiträgt. Nur wenn sich die Therapeutin/der Therapeut darüber vor der Anwendung der Interventionen Klarheit verschafft, kann von einer angemessenen Therapieplanung ausgegangen werden. In der Regel sollte also bei der Therapieplanung in folgenden Teilschritten vorgegangen werden:

Kasten 15: *Überblick über Schritte der Therapieplanung:*

> 1. Festlegen der Therapieziele
> 2. Festlegen der Teilprobleme bzw. Unterziele
> 3. Bestimmung der therapeutischen Ansatzpunkte
> 4. Auswahl geeigneter Interventionen
> 5. Erstellen eines Therapieablaufplans
> 6. Planung der Maßnahmen zur Therapiekontrolle

1. Festlegen der Therapieziele
Die gemeinsam erarbeiteten Therapieziele werden festgehalten. Dabei brauchen die Ziele von Eltern und Kind nicht gleich zu sein, sie sollten sich nur möglichst nicht widersprechen. Während eine Jugendliche, mit der eine Einzeltherapie stattfindet, sich möglicherweise von der Therapie verspricht, weniger Stress mit den Eltern zu haben und nicht von der Schule zu fliegen, wünschen sich die Eltern, daß die Wutausbrüche ihrer Tochter weniger häufig auftreten und/oder weniger intensiv sein sollen und daß ihre Tochter die für die Schule notwendigen Aufgaben ohne vorherigen Streit erledigt. Diese groben Therapieziele können gleichzeitig verfolgt werden. In einem solchen Fall ist es nicht nur so, daß die Ziele sich nicht widersprechen, vielmehr kann bei der konkreten Zielfestlegung wahrscheinlich möglicherweise erreicht werden, daß die Therapieziele gut ineinandergreifen: Wenn die Eltern weniger Streit wegen mangelnden Einsatzes für die Schule vom Zaun brechen, ist das Ziel „weniger Stress mit den Eltern haben" der Tochter ein Stück näher gerückt. Wenn bestimmte Standards erarbeitet werden können, die die Tochter hinsichtlich der Arbeit für die Schule einzuhalten bereit ist, werden ihre Eltern leichter überzeugt werden können, ihre Tochter diesbezüglich nicht mehr zu „nerven", gleichzeitig ist für die Tochter zu erreichen, daß sie nicht die Schule wechseln muß. Die geringere Einmischung der Eltern und die entspanntere Lage unterstützen die Reduktion der Wutausbrüche, was wiederum zu weniger „Stress" mit den Eltern führen kann. Wichtig ist – wie immer – eine möglichst konkrete Erfassung der Ziele: Wie stark dürfen Wutausbrüche noch sein oder wie häufig dürfen sie noch vorkommen, damit die Eltern dies als einen Erfolg werten? Was heißt für die Tochter „weniger Stress" haben? Was sollen die Eltern genau nicht mehr oder seltener tun oder sagen?

2. Festlegen der Teilprobleme bzw. Unterziele
Welche – funktional voneinander verschiedene – Probleme gilt es zu bearbeiten bzw. welche Teilziele gilt es zu erreichen? Aufgrund der durchgeführten Bedingungsanalysen kann entschieden werden, welche Probleme gemeinsame Ursachen haben und somit ein Behandlungsziel repräsentieren und welche Probleme getrennt behandelt werden müssen.

In dem gerade beschriebenen Beispiel ist z.B. die Aggressivität der Tochter (Wutanfälle) von der ungünstigen Arbeitshaltung bezüglich der Schule zu trennen. Eine Bedingungsanalyse würde dabei wahrscheinlich funktional deutlich zu trennende Verhaltensgewohnheiten ergeben.

3. Bestimmung der therapeutischen Ansatzpunkte
Bei jedem Teilproblem gilt es nun ein oder mehrere therapeutische Ansatzpunkte zu identifizieren. Diese Ansatzpunkte ergeben sich ebenfalls aus den Bedingungsdiagnosen. Hier kann erkannt werden, ob das Problemverhalten von ungünstigem Erziehungsverhalten aufrechterhalten wird (positive Konsequenzen des Verhaltens) – in diesem Fall müssen diese Konsequenzen verändert werden. Möglicherweise steht aber auch kein Alternativverhalten zur Verfügung, um den Verstärker zu erlangen – also muß ein Alternativverhalten aufgebaut werden. Darüber hinaus könnten Ansatzpunkte in dysfunktionalen Kognitionen liegen oder bei diskriminativen Stimuli oder bei auslösenden Stimuli usw. Nur wenn die potentiellen Ansatzpunkte in der funktionalen Analyse zutreffend erfaßt wurden, ist die Auswahl der angemessenen therapeutischen Intervention möglich, da die jeweiligen Interventionen an den unterschiedlichen aufrechterhaltenden Bedingungen ansetzen. Nicht bei jedem aggressiven Kind wirken die gleichen Interventionen: Wenn das Verhalten durch positive Konsequenzen aufrechterhalten wird, obwohl prinzipiell Alternativverhalten zur Verfügung stünde, ist die Veränderung der Konsequenzen indiziert, nicht aber der Aufbau von Alternativverhalten, der in einem anders gelagerten Fall sehr wohl zum Erfolg führen würde.

4. Auswahl geeigneter Interventionen
Erst, wenn die therapeutischen Ansatzpunkte herausgearbeitet wurden, ist die Auswahl der geeigneten Interventionen möglich. Hierbei sind nun folgende Gesichtspunkte zu beachten:
- Auswahl der effektivsten bekannten Intervention (Voraussetzung: Kenntnis der relevanten Forschungsergebnisse).
- Bei gleich-effektiven Interventionen Auswahl der Intervention, die die geringsten Nebenwirkungen hat und/oder den wenigsten zeitlichen, materiellen und organisatorischen Aufwand für TherapeutIn und KlientIn erfordert.
- Berücksichtigung der entwicklungsmäßigen, kognitiven und motivationalen Voraussetzungen der KlientInnen: Ist die im *allgemeinen* wirksame Methode bei diesem *speziellen* Klienten geeignet (vgl. dazu auch Borg-Laufs & Trautner, in diesem Band)?

5. Erstellen eines Therapieablaufplans
Wenn alle Interventionen ausgewählt wurden, müssen sie in eine sinnvolle Reihenfolge gebracht werden. Es ist zu entscheiden, welche Interventionen durchaus gleichzeitig eingeleitet werden können und welche erst nacheinander erfolgen können oder sollen. Das wichtigste Kriterium ist hierbei die Abhängigkeit der Interventionen bzw. Therapieziele voneinander. Bestimmte Teilziele setzen das Erreichen eines anderen Teilzieles voraus (z.B. ist das Erlernen eines Entspannungsverfahrens häufig Voraussetzung, um an dem Therapieziel Angstreduktion arbeiten zu können). Ein weiteres Kriterium ist die Aufrechterhaltung der Motivation der KlientInnen:

Abbildung 7: *Strukturierung der Therapieplanung aus Borg-Laufs (1997b). In einer solche Übersicht können die relevanten Ergebnisse der Therapieplanung festgehalten werden, wobei unter „Therapieablaufplan" die geplanten Interventionen in ihrer zeitlichen Abfolge eingetragen werden.*

Falldokumentation

Namenskürzel

6 Therapieplanung

Teilproblem	Ansatzpunkt	geeignete Methode

Therapieablaufplan

Geplante Maßnahmen zur Therapiekontrolle:

23

Hier muß abgewogen werden zwischen der Wichtigkeit eines Teilzieles für den Klienten oder die Klientin und der Erreichbarkeit der Teilziele: Zwar kann die Therapiemotivation einerseits dadurch gestärkt werden, daß an dem Problem gearbeitet wird, das die KlientInnen am meisten bedrückt, andererseits sind diese besonders wichtigen Ziele auch häufig die Ziele, die am schwierigsten zu erreichen sind. Wenn dies möglich ist, sollte man sich eher an der leichten Erreichbarkeit der Ziele orientieren. Die Motivation der KlientInnen kann dadurch gestärkt werden, daß die ersten Therapieziele schnell erreicht werden, denn dadurch gewinnen KlientInnen Vertrauen in ihre durch die Therapie unterstützten Veränderungsfähigkeiten. Insbesondere bei Kindern, die stärker als Erwachsene an kurzfristigen Erfolgen orientiert sind, ist der Einstieg mit der Bearbeitung schnell erreichbarer Ziele zu empfehlen.

6. Planung der Maßnahmen zur Therapiekontrolle
Bereits zu der Zeit der Interventionsplanung sollte überlegt werden, wie der Therapieerfolg auf der Mikroebene überprüft werden kann. Idealerweise sollten die Kriterien für alle (Teil-)Erfolge und die Art ihrer Überprüfung zu diesem Zeitpunkt festgelegt werden. Auch dazu ist es notwendig, daß der Therapeut bzw. die TherapeutIn eine Vorstellung davon hat, welcher Erfolg mit welcher Intervention in welcher Zeit zu erwarten ist. Nur wenn vorher überlegt wurde, welcher Verlauf zu erwarten ist, kann ein Abweichen vom vorgesehenen Verlauf erkannt werden (z.B. daß die erwarteten Veränderungen nicht in der erwartbaren Zeit stattfinden) und eine Analyse des therapeutischen Prozesses oder eine erneute Überprüfung der gewählten therapeutischen Methoden eingeleitet werden, um die Therapieplanung ggf. zu überarbeiten (vgl. Borg-Laufs & Hungerige, in diesem Band).

8. Evaluation

8.1 Wozu Evaluation?

Die Erfassung der durch die Therapie erfolgten Veränderungen gehört selbstverständlich auch zur fachgerechten Durchführung einer Kinder- und Jugendlichenverhaltenstherapie, denn die Anwendung angemessener therapeutischer Methoden führt nicht bei jedem Klienten bzw. jeder Klientin zur Verbesserung. TherapeutInnen unterliegen allerdings potentiell einer Fülle von Wahrnehmungsverzerrungen, die dazu führen können, daß das eigene Handeln als erfolgreich erlebt wird, obwohl es das nicht oder zumindest nicht im eigentlich zu erwartenden Maße ist (vgl. im Überblick Kanfer, Reinecker & Schmelzer, 1996, S.540ff.). Dies betrifft sowohl einzelne Therapien als auch den generellen Erfolg des gesamten psychotherapeutischen Handelns. TherapeutInnen, die davon ausgehen, daß sie insgesamt schon „irgendwie erfolgreich" sind, ohne dies anhand jeweils vorab (!) definierter Kriterien zu überprüfen, werden kaum je lernen können, daß ihr therapeutisches Vorgehen möglicherweise im Interesse der KlientInnen dringend verändert werden müßte. Unsystematische Reflexionen über den Therapieerfolg werden immer wieder zu Bestätigungen der eigenen Vorannahmen (daß man ein guter Therapeut sei und die geeigneten Methoden adäquat anwende) führen: Fast in jedem Fall läßt sich im Nachhinein irgendeine Verbesserung bei den KlientInnen finden. Schon allein der Entschluß, psychotherapeutische Hilfe in Anspruch zu nehmen und ein halbwegs geeignetes therapeutisches Setting führen oft zu auffälligen Verbesserungen in einigen Bereichen (vgl. Frank, 1973; Grawe, 1998, S.21ff.). Gewisse Veränderungen sind somit in fast jedem Fall zu beobachten, aber sie entsprechen längst nicht den Veränderungen, die bei fachgerechter Therapiedurchführung maximal zu erwarten wären. Und die Fälle, bei denen auch im nachhinein keinerlei positive Veränderung konstruierbar ist, können leichthin als „unheilbar" bzw. besonders widerständig interpretiert werden

Es ist also offensichtlich, daß ohne eine geplante, zielorientierte Evaluation die Wirksamkeit der eigenen therapeutischen Maßnahmen nicht hinreichend gut geprüft werden kann. Eine solche angemessene Überprüfung der therapeutischen Handlungen ist aber aus der Sicht verschiedener Beteiligter unverzichtbar (vgl. auch Kanfer, Reinecker & Schmelzer, 1996):

1. *Aus der Sicht der KlientInnen*: Die zur Therapie erscheinenden KlientInnen haben einen Anspruch auf eine professionelle Dienstleistung, auf die bestmögliche Therapie und nicht nur auf eine Therapie, die nach der möglicherweise verzerrten Meinung des Therapeuten bzw. der Therapeutin „irgendwie wirksam" ist. Die KlientInnen suchen voller Vertrauen eine Institution auf, von der sie annehmen, daß sie dort „nach allen Regeln der Kunst" behandelt werden. Wüßten sie, daß manche TherapeutInnen sich selbst gar nicht darüber im Klaren sind, wie Therapieerfolg adäquat einzuschätzen ist, würden sie wahrscheinlich schnell das Weite suchen, denn sie kommen, um von einem Problem erlöst zu werden, an dem sie *leiden*. Im Sinne der KlientInnen dient therapiebegleitende Evaluation also der Prozeßsteuerung. Es muß jederzeit erkennbar sein, ob die Therapie „in die richtige Richtung" läuft, die Probleme des Klienten oder der Klientin wirklich zu lösen oder zu lindern vermag. Darauf hat jeder einzelne Klient bzw. jede einzelne Klientin ein Recht. Die Bequemlichkeit von TherapeutInnen, denen evaluative Maßnahmen zu aufwendig sind oder das Selbstbewußtsein von TherapeutInnen, daß sie schon alles richtig machen werden, wiegen dieses Recht der einzelnen KlientInnen auf bestmögliche Behandlung nicht auf und können somit nicht gegen die Evaluation der therapeutischen Fortschritte sprechen. Selbstverständlich müssen allerdings auch hier institutionelle Rahmenbedingungen und die jeweiligen – häufig eingeschränkten – Kapazitäten mit beachtet werden, die eine *aufwendige* Evaluation oft nicht ermöglichen (siehe Abschnitt 8.2).

2. *Aus der Sicht der TherapeutInnen*: Befriedigende Berufsausübung setzt normalerweise voraus, daß man seine Grenzen und Möglichkeiten angemessen beurteilen kann. Während die Qualität anderer Dienstleistungen von den KundInnen oft besser überprüfbar ist, weil vergleichend festgestellt werden kann, welcher Anbieter eine gute oder schlechte Dienstleistung bietet, fehlt bei PsychotherapeutInnen und auch Kinder- und JugendlichenpsychotherapeutInnen neben dem nötigen Fachwissen der KundInnen häufig auch die Vergleichbarkeit: Wer nach langer Wartezeit endlich einen Therapieplatz erhalten hat, wird sich mit hoher Wahrscheinlichkeit in sein Schicksal fügen, denn er oder sie weiß meistens mangels Erfahrung nicht, wie eine „gute" Therapie laufen sollte. Daher ist die Verantwortung des Therapeuten bzw.

der Therapeutin besonders hoch. Er oder sie muß selber sicherstellen, daß seine bzw. ihre Arbeit „gut" ist. Dies kann aber nur dann sichergestellt werden, wenn die beruflichen Leistungen insgesamt von ihm oder ihr selber überprüft werden. Die Evaluation der eigenen therapeutischen Praxis führt zu einer Verbesserung der therapeutischen Fähigkeiten. Nur wenn Mißerfolge erkannt werden, kann aus ihnen gelernt werden (vgl. Kleiber & Kuhr, 1988) und nur bei der Bereitschaft, aus Fehlern zu lernen, kann die eigene therapeutische Sicherheit auf angemessener Basis – und nicht wegen eines unangemessenen Selbstbewußtseins – erhöht werden. Wer also die eigene therapeutische Praxis verbessern will, kommt um die Evaluation der Therapien nicht herum.

3. *Aus der Sicht der Gesellschaft*: Psychotherapie ist kein Hobby und sie dient nicht der Selbstverwirklichung der TherapeutInnen. Gesellschaftlich gesehen dient sie der Linderung von Leid und diejenigen, die diese Leistung bezahlen (SteuerzahlerInnen, Mitglieder von Krankenkassen oder selbstzahlende KlientInnen) haben ein Recht darauf, daß für ihr Geld eine angemessene Leistung erbracht wird. Wir halten es daher für die Pflicht von TherapeutInnen, ihr Handeln der Gesellschaft gegenüber legitimieren zu können. Und auch hier gilt wieder: Die Legitimation des Handelns ist nicht durch die unsystematisch gewonnene und subjektiv verzerrte Meinung des Therapeuten oder der Therapeutin gegeben. Die Unmöglichkeit, eine wissenschaftlichen Ansprüchen genügende Evaluation im Rahmen des beruflichen Alltags in Kliniken, Beratungsstellen und freien Praxen durchzuführen (ohne dabei den Kostenrahmen zu sprengen), bedeutet nicht, daß deshalb gar keine systematische Evaluation möglich ist. In der Praxis müssen Evaluationsmethoden eingesetzt werden, die zwar nicht strengen wissenschaftlichen Kriterien genügen und damit zu einem inakzeptablen Preis-Leistungsverhältnis der einzelnen Therapie führen würden, die aber hinsichtlich ihrer intersubjektiven Überprüfbarkeit und somit der Belegbarkeit gegenüber Kostenträgern mehr zu bieten haben, als die Überzeugungen des Leistungserbringers. Insofern leistet die Evaluation der therapeutischen Ergebnisse – trotz ihrer teilweisen Unzulänglichkeiten (vgl. z.B. Heekerens, 1998) – einen wesentlichen Beitrag zur Qualitätssicherung von (Kinder- und Jugendlichen-) Psychotherapie (vgl. weitergehend zur Qualitätssicherung in der Kinder- und Jugendlichenpsychotherapie die Vorschläge von Menz, 1998; Rückert & Linster, 1998).

8.2 Möglichkeiten der Evaluation in der Praxis

Die Möglichkeiten zur Evaluation sind natürlich u.a. in hohem Maße abhängig von den institutionellen Rahmenbedingungen, unter denen sie stattfindet. Die praktisch tätigen Kinder- und JugendlichenpsychotherapeutInnen müssen Evaluation i.d.R. angesichts chronischer Knappheit von Ressourcen verwirklichen: Es fehlt an Geld, Zeit, Personal und Autonomie. Unter der Bedingung knapper werdender Mittel (z.B. für in freier Praxis tätige KollegInnen, die bei ständig sinkenden Punktwerten immer mehr arbeiten müssen) ist an aufwendige Evaluation gar nicht zu denken. An sich sinnvolle Konzeptionen der einzelfallstatistischen Analyse, wie sie Petermann (1982) vorlegt, sind unter diesen Rahmenbedingungen sicherlich nicht regelmäßig durchführbar.

Dennoch halten wir eine etwas weniger anspruchsvolle aber dennoch aussagekräftige Evaluation der therapeutischen Arbeit für möglich und im Rahmen eines professionellen Selbstverständnisses auch für unerläßlich. Wichtig sind hier aber neben den institutionellen Voraussetzungen (ein Minimum an Geld, Zeit und Personal) auch die persönlichen Voraussetzungen der TherapeutInnen. Nur wer genug Kenntnisse über Störungsbilder und Interventionsmethoden hat, um überhaupt im vorhinein in Zusammenarbeit mit den KlientInnen rational begründbare Therapieziele zu erarbeiten und die wissenschaftliche Erkenntnislage gut genug kennt, um die eintretenden Veränderungen beurteilen zu können, wird zu einer angemessenen Evaluation in der Lage sein. Aus naheliegenden Gründen ist es notwendig, die zu erwartenden Veränderungen vor der Durchführung der therapeutischen Interventionen einschätzen zu können. Um den aktuellen Therapieverlauf beurteilen zu können, muß sich der Therapeut bzw. die Therapeutin darüber bewußt sein, welche Veränderungen bei einer nach dem aktuellen Kenntnisstand der Therapieforschung optimalen Therapiedurchführung erwartet werden können. Wer z.B. die Fortschritte der Klinischen (Kinder-)Psychologie seit Beendigung des Studiums oder spätestens nach dem Abschluß der therapeutischen Weiterbildung nicht mehr zur Kenntnis nimmt, weil er oder sie z.B. nicht regelmäßig die relevanten Fachzeitschriften liest, in denen empirische Arbeiten veröffentlicht werden, ist möglicherweise mit einem Therapieergebnis zufrieden, welches hinter dem zur Zeit eigentlich Erreichbaren weit zurückliegt.

Eine Grundvoraussetzung für eine adäquate Evaluation ist eine fachgerechte Dokumentation der eigenen Arbeit, die unbedingter Bestandteil jeder Psychotherapie zu sein hat (Baumann & Ühlein, 1994). Hierfür liegen verschiedene Vorschläge vor (vgl. zum Überblick Laireiter, Lettner & Baumann, 1996), die z.T. auch in der kinder- und jugendlichenpsychotherapeutischen Praxis verwendet werden können.

Im folgenden werden einige Möglichkeiten der Evaluation vorgestellt, die mit wenig Aufwand effektiv durchgeführt werden können. Dabei geht es um Methoden, die sowohl Veränderungen auf der Mikroebene der konkreten Therapieziele erfassen, als auch um Methoden, die auf einer Makroebene Veränderungen in allen Lebensbereichen erfassen können. Auch die Betrachtung des therapeutischen Prozesses (also nicht der Ergebnisse der therapeutischen Arbeit im Alltag) leistet einen wichtigen Beitrag zur Therapiesteuerung und soll in die folgenden Überlegungen mit einbezogen werden.

8.2.1 Zielerreichungsskalierung

Eine mit verschiedenen kleineren Abweichungen häufig beschriebene Methode ist das „goal attainment scaling (GAS)" (Zielerreichungsskalierung), mit dem einzelfallangepaßt der Erreichungsgrad vorher zusammen mit den KlientInnen festgelegter Ziele während des gesamten Therapieverlaufes erhoben werden kann (Kiresuk & Sherman, 1968; Roecken & Weis, 1987). Die Durchführung einer solchen Zielerreichungsskalierung benötigt eine gewisse Übung, ist aber ansonsten problemlos in jeden Therapieablauf integrierbar und weist auch weitere Vorteile auf:

- Sie wird konsequent zusammen mit den KlientInnen durchgeführt und erhöht somit Transparenz und Motivation.

- Das GAS dient nicht nur der Evaluation, vielmehr zwingt es auch zu einer genauen Zieldefinition zusammen mit den KlientInnen und führt den Focus der therapeutischen Kontakte auch regelmäßig auf diese Ziele zurück. Die Durchführung des GAS dient dadurch nicht nur der Zielerreichungsüberprüfung, sondern auch der Zielerreichung selber, denn die regelmäßige konsequente Fokussierung der therapeutischen Ziele ist ein wichtiger Bestandteil der Arbeit an diesen Zielen (vgl. Hart, 1978).
- Im Sinne einer „maximalen Evaluation" (Kanfer, Reinecker & Schmelzer, 1996) benötigt die regelmäßige Bearbeitung einer Zielerreichungsskala wenig Aufwand, belastet somit nicht die eigentliche therapeutische Arbeit und ist äußerst ökonomisch vom Aufwand-Ertrags-Verhältnis.
- Die Zielerreichungsskalen geben zwar eine Struktur, aber keine Inhalte vor: Es ist möglich, jedes einigermaßen verhaltensnahe Ziel in die Zielerreichungsskalierung zu übernehmen. Daher kann mit dieser „Allround-Methode" jede Therapie einzelfallangepaßt zielorientiert überprüft werden.

Wie funktioniert nun diese „Allround-Evaluation"? Mit den KlientInnen werden maximal drei Ziele erarbeitet und konkret operationalisiert. Im Rahmen der Kinder- und Jugendlichenpsychotherapie ist es möglich, einige Ziele nur mit den Eltern und einige nur mit den Kindern zu verfolgen. Hilfreich kann es aber auch sein, die Ziele zusammen mit Eltern und Kindern zu erarbeiten. Die Beschränkung auf drei Ziele hat den Sinn, die therapeutische Arbeit auf einer konkreten Ebene zu strukturieren und übersichtlich zu gestalten. Das gleichzeitige Verfolgen von mehr Therapiezielen wird im wesentlichen zu Verwirrung führen. Selbstverständlich können sich Therapieziele im Verlauf einer Therapie verändern. In diesem Falle müssen jeweils wieder neue Ziele gemeinsam festgelegt werden, die die alten Ziele (z.T.) ersetzen. Wenn die Ziele benannt und (verhaltensnah und beobachtbar) operationalisiert wurden, wird als nächstes der Ist-Zustand ebenso verhaltensnah und beobachtbar beschrieben. Es sind damit zwei Ausgangspunkte für die Skalierung erarbeitet worden: Der Ist- und der Soll-Zustand.

Wenn der Soll-Zustand als 100%ige Zielerreichung definiert wird, sollten nun die Zwischenräume gefüllt werden, d.h., es sollte wiederum konkret verhaltensnah definiert werden, welche Veränderungen als 25%, 50% oder 75% Zielerreichungsgrad gelten können. Auf diese Weise werden Ziele in überschaubare Teilziele unterteilt. Schließlich muß auch noch festgelegt werden, wie eine Verschlechterung des augenblicklichen Zustandes wohl aussehen würde. Die vereinbarten Operationalisierungen werden bereits während der gemeinsamen Erarbeitung in eine Zielerreichungsskala eingetragen (siehe als Beispiel die Abbildung 8 einer Zielerreichungsskalierung, die mit Hilfe des Bogens aus den „Strukturierungshilfen für die Falldokumentation" (Borg-Laufs, 1997b) erstellt wurde). In dem abgebildeten Beispiel ist der Verlauf der Zielerreichung während der ersten zehn Stunden mit der fünfzehnjährigen Karen abzulesen. In der zweiten Sitzung wurden mit ihr ihre Therapieziele erarbeitet und in den GAS-Bogen übertragen. Ihre Ängstlichkeit und Schüchternheit ließ sich mit drei Zielen konkretisieren: Sie wollte sich häufiger in der Schule melden, denn sie war eigentlich (schriftlich) eine gute Schülerin, traute sich aber im Unterricht fast nie, aufzuzeigen, worunter ihre Zensuren litten. Zum

Zeitpunkt des Gesprächs meldete sie sich im Schnitt weniger als einmal am Tag im Unterricht, manchmal eine ganze Woche lang gar nicht. Als Ziel konnten wir erarbeiten, daß sie sich durchschnittlich bestimmt zweimal pro Schulstunde melden könnte, bei normalerweise sechsstündigen Schultagen also 12 mal pro Tag. Bei einer solchen perfekt abbildbaren (da einfach zählbaren) Variable sind die Zwischenschritte für die Zielerreichung leicht zu bestimmen, 25% entspricht also durchschnittlich 3x am Tag melden, 50% durchschnittlich 6x am Tag und 75% 9x am Tag. Als Verschlechterung wäre zu werten, wenn sie sich gar nicht mehr melden würde, also 0 mal pro Woche.

Ihr zweites Ziel war es, sich im Umgang mit ihren Freundinnen und ihrer Familie besser durchsetzen zu können. Oft machte sie einfach mit, was andere von ihr wollten, ohne ihre eigenen Anliegen einzubringen. Eine Freundin hatte sich ihr gegenüber auch einen sehr herrischen Ton angewöhnt und bestimmte einfach, was sie gemeinsam tun wollten, ohne Karen nach ihrer Meinung zu fragen. Der einfachste Schritt (25%) schien Karen zu sein, sich in ihrer Clique bei gemeinsamen Gesprächen über zu planende Aktivitäten mit eigenen Vorschlägen zu beteiligen. Schon schwieriger (50%) war es, sich der Mutter gegenüber mit eigenen Wünschen durchzusetzen, die zwar freundlich aber gleichzeitig sehr bestimmt und mit großem Engagement Karen Vorschläge unterbreitete, was sie denn tun könnte (z.B. etwas bestimmtes zu essen, eine neue Freizeitaktivität auszuprobieren), die Karen niemals ablehnte. Am schwierigsten fand Karen Verhaltensänderungen im Umgang mit ihrer eher herrischen Freundin. Hier wurden also zwei Schritte eingeführt. Als 75% Verbesserung sollte gewertet werden, wenn sie ihr am Telefon widersprach und sich telefonisch nicht von ihr zu etwas überreden ließ, was sie nicht wollte. Ihr Ziel voll erreicht hätte Karen, wenn ihr das gleiche auch im direkten Umgang mit ihr gelingen würde. Als Verschlechterung wäre zu werten, wenn Karen sich zukünftig auch nicht mehr gegen ihre jüngere Schwester durchsetzen könnte, was ihr bis jetzt noch gelang.

Als Drittes sollte schließlich ihre mangelnde Verhaltenssicherheit im Umgang mit Kritik bearbeitet werden. Wenn sie von Eltern oder LehrerInnen kritisiert wurde, errötete sie in der Regel. Zu Hause verschwand sie dann oft weinend in ihrem Zimmer. Als Ziel wurde erarbeitet, daß sie sich die Kritik ruhig anhören würde und dann ruhig und sachlich dazu Stellung nehmen wollte. Bezüglich dieses Ziels sah die Zielerreichungs-Skalierung dann folgendermaßen aus: Verschlechterung: Auch in der Schule bei Kritik weinen; 25%: Zu Hause nicht mehr ins Zimmer verschwinden, sondern in der Situation bleiben; 50%: Kritik in Ruhe anhören können und ruhig darüber nachdenken, inwieweit die Kritik berechtigt oder unberechtigt ist. 75%: Sich mit der Kritikerin oder dem Kritiker über das Gesagte unterhalten können. 100%: Dabei keine Anzeichen hoher Erregtheit zeigen (erröten).

Abbildung 8: Ausgefüllte Vorlage „Zielerreichungsskala" aus Borg-Laufs (1997b)

Zielerreichungsskala
nach dem GAS von Kiresuk & Sherman (1968)
für _Karen_

	Ziel Nr. 1:	im Unterricht mehr melden								
4 = 100 % =	Ø 12 x pro Tag									
3 = 75 % =	Ø 9 x p.T.						X		X	X
2 = 50 % =	Ø 6 x p.T.				X	X	X	X		
1 = 25 % =	Ø 3 x p.T.			X						
0 = Ausgangslage =	0-1 x p.T.	X	X							
-1 = Verschlechterung =	0 x p. Woche									
Datum:		30.4.	7.5.	14.5.	28.5.	4.6.	11.6.	18.6.	25.6.	2.7.	9.7.

	Ziel Nr. 2:	sich besser durchsetzen können								
4 = 100 % =	sich gegen T. durchsetzen									
3 = 75 % =	sich gegen T. am Telefon durchsetzen								X	X
2 = 50 % =	Mutters Vorschläge ablehnen				X	X	X	X		
1 = 25 % =	Vorschläge in Clique einbringen	X	X	X						
0 = Ausgangslage =	alles mitmachen	X								
-1 = Verschlechterung =	gegen R. nicht durchsetzen									
Datum:		30.4.	7.5.	14.5.	28.5.	4.6.	11.6.	18.6.	25.6.	2.7.	9.7.

	Ziel Nr. 3:	mit Kritik umgehen können								
4 = 100 % =	bei Kritik entspannt bleiben u. reden									X
3 = 75 % =	über Kritik reden							X	X	
2 = 50 % =	Kritik anhören u. ruhig bewerten					X	X			
1 = 25 % =	zu Hause nicht „weglaufen"		X	X	X					
0 = Ausgangslage =	rot werden, wütend sein, weinen	X								
-1 = Verschlechterung =	in Schule weinen									
Datum:		30.4.	7.5.	14.5.	28.5.	4.6.	11.6.	18.6.	25.6.	2.7.	9.7.

Gesamt - Zielerreichungs - Skala (Gesamtpunkte geteilt durch Anzahl der Ziele)										
4 = 100 %										
3 = 75 %								X		X	X
2 = 50 %						X	X	X			
1 = 25 %		X	X	X						
0 = Ausgangslage		X								
-1 = Verschlechterung										
Datum:		30.4.	7.5.	14.5.	28.5.	4.6.	11.6.	18.6.	25.6.	2.7.	9.7.

Als Überblick über den Gesamtstand der Zielerreichung können dann die Ergebnisse der vorgenannten Einzelziele pro Termin addiert und durch drei geteilt werden. Dieser Mittelwert wird dann gerundet und in die letzte Tabelle auf dem Zielerreichungsbogen abgetragen. Die wöchentliche Besprechung der Therapiezielerreichung dauert nur wenige Minuten. Auf diese Weise werden aber auch der

Klienten oder dem Klienten die Erfolge sofort offensichtlich und eine eventuelle längerfristige Stagnation kann jederzeit sofort visuell erkannt und dann auch einfach thematisiert werden. Eine weitere Möglichkeit der Verlaufskontrolle stellen individuelle Problemlisten dar, die im Kap. 3.2.3 bereits dargestellt wurden.

8.2.2 Prozeßevaluation

Neben dem Verlauf der Zielerreichung gibt auch eine genaue Betrachtung des therapeutischen Prozesses Hinweise auf Probleme und insbesondere, wenn eine Therapie nicht die gewünschten Ergebnisse zeigt, lohnt es sich häufig, den therapeutischen Prozeß genauer zu beleuchten, um möglicherweise dort die Gründe für den mangelnden Therapiefortschritt zu erkennen (vgl. auch Borg-Laufs & Hungerige, in diesem Band).

Eine zwar höchst subjektive, aber dafür recht einfach durchzuführende Maßnahme schlägt Schulte (1996) vor. Um fortlaufend zu kontrollieren, ob KlientInnen ein für eine erfolgreiche Therapiedurchführung angemessenes Basisverhalten zeigen, empfiehlt Schulte, das KlientInnenverhalten in jeder Therapiesitzung auf vier Skalen zu bewerten. Es sind dies die Skalen:

- Therapienachfrage vs. Abbruch (kommt der Klient bzw. die Klientin pünktlich, „vergißt" er oder sie Termine, generell: Wie hoch scheint die Wichtigkeit der Kontakte für die KlientInnen?);
- Mitarbeit vs. Widerstand (lassen die KlientInnen sich auf Fragen und Vorschläge ein oder stellen sie diese häufig in Frage?);
- Selbstöffnung vs. Verschließen (weichen die KlientInnen persönlichen Fragen aus oder erzählen sie von sich aus auch persönliche oder intime Inhalte?);
- Erproben vs. Verweigerung (werden Übungen in der Therapiestunde und therapeutische Hausaufgaben erledigt oder verweigert?).

Jedes dieser zweipoligen Items wird auf einer siebenstufigen Skala (von -3 bis +3) eingeschätzt. Der Kurzprotokoll-Bogen (aus Borg-Laufs, 1997b) ermöglicht die rationelle schriftliche Erfassung dieser Einschätzungen anhand einer vorgegebenen Skala während der Therapiestunden. Diese Einschätzungen können sowohl bei Eltern- als auch bei Kinder-Terminen vorgenommen werden. Wenn die Skalierung im negativen Bereich vorgenommen werden muß, ist zu überlegen, durch welches TherapeutInnenverhalten eine Verbesserung des betreffenden Basisverhaltens zu erreichen ist.

Petermann & Petermann (1997) stellen im „Training mit aggressiven Kindern" (TaK) den „Beobachtungsbogen zur Therapiemitarbeit des Kindes (TMK)" vor, mit dem für jede Therapiestunde eingeschätzt werden kann, wie die verbalen und nonverbalen Reaktionen des Kindes zu bewerten sind, ob es den Anforderungen des Therapeuten bzw. der Therapeutin nachkommt und ob es sich aktiv in die Therapiesituation einbringt. Das Autorenpaar schlägt vor, etwa zehnminütige Ausschnitte aller Therapiesitzungen von möglichst zwei Beurteilern mit Hilfe des TMK auswerten zu lassen. Bei einer Befragung von mit dem TaK arbeitenden TherapeutInnen zeigte sich allerdings, daß der TMK von nur 28% der TherapeutInnen benutzt wurde (während andere Materialien des Trainings ausgesprochen häufig verwendet werden, vgl. auch Karpinski, Petermann & Borg-Laufs, 1999) und von diesen wiederum führten fast zwei Drittel den TMK alleine durch, also ohne die Hilfe unbeteiligter Beurteiler. Begründet wurde die Nicht-Durchführung z.T. mit mangelnden zeitlichen und personellen Ressourcen.

8.2.3 Prä- und Post-Tests

Wenn während der Diagnostik bestimmte Tests oder Fragebögen eingesetzt werden, so liegt es nahe, den Therapieerfolg auch zum Therapieende durch erneute Vorgabe der gleichen Tests oder Fragebögen zu überprüfen. Neben den dabei in der Regel zu beachtenden testtheoretischen Problemen (daß Veränderungen der Meßwerte bei der Post-Testung nämlich auf einen Meßfehler zurückgeführt werden müßten, vgl. Lienert, 1967), geht allerdings dabei die Funktion der Therapiesteuerung verloren, wenn die Tests bzw. Fragebögen tatsächlich nur am Beginn und am Ende der Behandlung eingesetzt werden. Aufwendigere Tests oder Fragebögen können nicht beliebig oft eingesetzt werden, ohne dem oben beschriebenen Prinzip der „maximalen Evaluation" zu widersprechen. In der Regel werden sie somit nur zu Therapiebeginn und am Therapieende eingesetzt und dienen den anfangs dieses Abschnittes erwähnten Zielen der Bewertung des eigenen therapeutischen Tuns oder auch der Legitimation gegenüber Anderen. Einen Einfluß auf den Verlauf der Therapie und somit einen Nutzen für die KlientInnen haben Post-Tests in der Regel nicht. Zu Forschungs- und Dokumentationszwecken hingegen können sie von großem Nutzen sein. Im Einzelfall spricht nichts dagegen, etwa die CBCL (Arbeitsgruppe Deutsche Child Behavior Checklist, 1993b, 1998a) oder einen störungsspezifischen Test (z.B. einen Konzentrationstest oder einen Depressionstest) zu einem bestimmten Zeitpunkt ein zweites Mal vorzugeben, um auf diesem Wege eine Bestätigung für auch auf anderem Wege erfaßte Veränderungen zu erhalten.

Weniger aufwendige, einfach zu bearbeitende Fragebögen können hingegen auch zur Therapiesteuerung eingesetzt werden, denn sie können – in gewissen Abständen – auch während der Therapie mehrfach vorgegeben werden.

8.2.4 Zielorientierte Evaluation im Überblick

Ständige therapiebegleitende Diagnostik, die dazu verhilft, den aktuellen therapeutischen Prozeß entsprechend zu steuern und somit von direktem Nutzen für die KlientInnen ist, gehört zu einer fachgerechten Verhaltenstherapie mit Kindern und Jugendlichen. Mit der Zielerreichungsskala haben wir ein gebräuchliches Mittel dazu vorgestellt, daß problemlos in den therapeutischen Prozeß zu integrieren ist. Zu beachten ist in der Kinder- und Jugendlichenpsychotherapie auch, daß möglichst während des gesamten Therapieprozesses immer wieder Daten aus verschiedenen Quellen erhoben werden. Wie bereits erwähnt (s.o., Abschnitt 3.2.1 dieses Kapitels) ist die Beurteilerübereinstimmung bezüglich der Probleme zwischen den verschiedenen Beteiligten (Eltern, LehrerInnen, Kinder) eher niedrig. Zu einem vollständigen Bild vom Verlauf der Fortschritte sind daher entweder im Gespräch oder durch geeignete Fragebögen (s.o.) die Einschätzungen aller Beteiligten einzuholen. Die Verwendung mehrerer Evaluationsmaße führt auch zu einer höheren subjektiven Sicherheit der TherapeutInnen bezüglich der Evaluation (Borg-Laufs, 1996, 1997a).

Auch eine ständige kritische Betrachtung des therapeutischen Prozesses hilft insbesondere dann, wenn Schwierigkeiten in der Therapie auftauchen. Auch dazu gibt es relativ einfache Mittel, die zwar sehr subjektiv sind, aber immerhin zeitnah (während der Therapiestunden oder direkt danach) eingesetzt werden können und daher zwar in ihrer Güte von der Sensibilität und Wahrnehmungsfähigkeit des Therapeuten oder der Therapeutin abhängig sind, aber wenigstens nicht noch zusätzlichen Verzerrungen durch eine rein retrospektive Betrachtung nach einem längeren Zeitraum unterliegen. Wenn ein Therapeut bzw. eine Therapeutin nach einem halben Jahr und 25 vergangenen Terminen darüber sinniert, wie sich wohl die therapeutische Beziehung oder die Therapiemotivation im Laufe der Therapie entwickelt hat und wo Probleme entstanden sind, so ist es einfach sehr hilfreich, dabei auf regelmäßig erstellte schriftliche Aufzeichnungen zurückgreifen zu können.

Literatur

Achenbach, T.M. (1991a). *Manual for the Child Behavior Checklist/4-18 and 1991 Profile.* Burlington: University of Vermont, Department of Psychiatry.

Achenbach, T.M. (1991b). *Manual for the Teacher's Report Form and 1991 Profile.* Burlington: University of Vermont, Department of Psychiatry.

Achenbach, T.M. (1991c). *Manual for the Youth Self-Report and 1991 Profile.* Burlington: University of Vermont, Department of Psychiatry.

Achenbach, T.M. (1991d). *Integrative Guide for the 1991 CBCL/4-18, YSR, and TRF Profiles.* Burlington: University of Vermont, Department of Psychiatry.

Achenbach, T.M. (1992). *Manual for the Child Behavior Checklist/2-3 and 1992 Profile.* Burlington: University of Vermont, Department of Psychiatry.

Achenbach, T.M. (1993). Implications of empirically based assessment for behavior therapy with children. *Behavior Therapy, 24*, 91-116.

Achenbach, T.M. & McConaughy, S.H. (1987). *Empirically based assessment of child and adolescent psychopathology.* Newbury Park: Sage.

Achenbach, T.M., McConaughy, S.H. & Towell, C.T. (1987). Child/adolescent behavioral and emotional problems: Implication of cross-informant correlations for situational specifity. *Psychological Bulletin, 101*, 213-232.

American Academy of Child and Adolescent Psychiatry (1991). Practice Parameters for the assessment and treatment of attention-deficit hyperactivity disorder. *Journal of the American Academy of Child and Adolescent Psychiatry, 30*, I-III.

American Academy of Child and Adolescent Psychiatry (1995). Practice Parameters for the psychiatric assessment of children and adolescents. *Journal of the American Academy of Child and Adolescent Psychiatry, 34*, 1386-1402.

American Academy of Child and Adolescent Psychiatry (1997). Practice Parameters. *Journal of the American Academy of Child and Adolescent Psychiatry, 36*, supplement.

American Psychiatric Association (1994). *Diagnostic and statistical manual of mental disorders DSM-IV.* Washington, DC: American Psychiatric Association.

Arbeitsgruppe Deutsche Child Behavior Checklist (1993a). *Lehrerfragebogen über das Verhalten von Kindern und Jugendlichen*; deutsche Bearbeitung der Teacher's Report Form der Child Behavior Checklist (TRF). Einführung und Anleitung zur Handauswertung, bearbeitet von M. Döpfner & P. Melchers. Köln: Arbeitsgruppe Kinder-, Jugend- und Familiendiagnostik (KJFD).

Arbeitsgruppe Deutsche Child Behavior Checklist (1993b). *Elternfragebogen über das Verhalten von Kleinkindern (CBCL/2-3)*. Köln: Arbeitsgruppe Kinder-, Jugend- und Familiendiagnostik (KJFD).

Arbeitsgruppe Deutsche Child Behavior Checklist (1998a). *Elternfragebogen über das Verhalten von Kindern und Jugendlichen*; deutsche Bearbeitung der Child Behavior Checklist (CBCL/4-18). Einführung und Anleitung zur Handauswertung. 2. Auflage mit deutschen Normen, bearbeitet von M. Döpfner, J. Plück, P. Melchers & K. Heim. Köln: Arbeitsgruppe Kinder-, Jugend- und Familiendiagnostik (KJFD).

Arbeitsgruppe Deutsche Child Behavior Checklist (1998b). *Fragebogen für Jugendliche*; deutsche Bearbeitung der Youth Self-Report Form der Child Behavior Checklist (YSR). Einführung und Anleitung zur Handauswertung. 2. Auflage mit deutschen Normen, bearbeitet von M. Döpfner, J. Plück, P. Melchers & K. Heim. Köln: Arbeitsgruppe Kinder-, Jugend- und Familiendiagnostik (KJFD).

Baumann, U. & Ühlein, H. (1994). *Leitsätze zur Dokumentation klinisch-psychologischer/psychotherapeutischer Intervention*. Bonn: Deutscher Psychologen Verlag.

Beck, A.T., Rush, A.J., Shaw, B.F. & Emery, G. (1994). *Kognitive Therapie der Depression*. Weinheim: PVU, 4te Auflage.

Bene, E. & Anthony, J. (1957). *Manual for the Family Relations Test*. London: NFER Publishing Company.

Berg, C.Z., Rapoport, J.L. & Flament, M. (1986). The Leyton Obsessional Inventory – Child Version. *Journal of the American Academy of Child Psychiatry, 25*, 84-91.

Berner, W., Fleischmann, T. & Döpfner, M. (1992). Konstruktion von Kurzformen des Eltern- und Erzieherfragebogens zur Erfassung von Verhaltensauffälligkeiten bei Kindern im Vorschulalter. *Diagnostica, 38*, 142-154.

Breuer, D. & Döpfner, M. (1997). Die Erfassung von problematischen Situationen in der Familie. *Praxis der Kinderpsychologie und Kinderpsychiatrie, 46*, 583-596.

Borg-Laufs, M. (1996). *Das Training mit aggressiven Kindern aus der Perspektive der Selbstmanagement-Therapie. Eine Praxisstudie*. Frankfurt: Lang.

Borg-Laufs, M. (1997a). Der Selbstmanagement-Prozeß in der Kinderpsychotherapie. *Verhaltenstherapie & psychosoziale Praxis, 29*, 199-212.

Borg-Laufs, M. (1997b). *Strukturierungshilfen zur Erstellung von Falldokumentationen*. Materialie Nr. 36. Tübingen: dgvt-Verlag.

Borg-Laufs, M. (1999). Verhaltenstherapie mit Kindern und Jugendlichen: Grundlagen, Methoden, Entwicklungen. In H. Reinecker unter Mitarbeit von M. Borg-Laufs, U. Ehlert, D. Schulte, H. Sorgatz & H. Vogel, *Lehrbuch der Verhaltenstherapie* (S. 455-484). Tübingen: dgvt-Verlag.

Bundschuh, K. (1996). *Einführung in die sonderpädagogische Diagnostik*. München: Reinhardt, 4te, neubearbeitete Auflage.

Caron, C. & Rutter, M. (1991). Comorbidity in child psychopathology: concepts, issues, and research strategies. *Journal of Child Psychology and Psychiatry, 32*, 1063-1080.

Caspar, F. (1989). *Beziehungen und Probleme verstehen. Eine Einführung in die psychotherapeutische Plananalyse*. Bern: Huber.

Caspar, F. (1996). Was ist aus der guten alten Verhaltensanalyse geworden? In F. Caspar (Hrsg). *Psychotherapeutische Problemanalyse* (S. 7-44). Tübingen: dgvt-Verlag.

Cierpka, M. (Hrsg.) (1988). *Familiendiagnostik*. Berlin: Springer.

Cierpka, M. & Frevert, G. (1994). *Die Familienbögen*. Göttingen: Hogrefe.

Cramer, B. (1990). *Verhaltenstherapeutisches Trainingsprogramm für fehlhörige Kinder*. Tübingen: dgvt-Verlag.

Dilling, H., Mombour, W. & Schmidt, M.H. (Hrsg.) (1991). *Internationale Klassifikation psychischer Störungen. ICD-10, Kapitel V (F). Klinisch-diagnostische Leitlinien.* Bern: Huber.

Dilling, H., Mombour, W., Schmidt, M.H. & Schulte-Markwort, E. (1994). *Internationale Klassifikation psychischer Störungen. ICD-10, Kapitel V (F). Forschungskriterien.* Bern: Huber.

Döpfner, M. (1993a). Verhaltensdiagnostik und Therapiekontrolle. In M. Döpfner & M. Schmidt (Hrsg.), *Kinderpsychiatrie – Vorschulalter* (S. 38-53). München: Verlag Quintessenz.

Döpfner, M. (1993b). Zwangsstörungen. In H.-C. Steinhausen, & M. von Aster (Hrsg.), *Handbuch Verhaltenstherapie und Verhaltensmedizin bei Kindern und Jugendlichen* (S. 267-318). Weinheim: PVU.

Döpfner, M., Berner, W., Fleischmann, T. & Schmidt, M.H. (1993c). *Verhaltensbeurteilungsbogen für Vorschulkinder (VBV).* Weinheim: Beltz.

Döpfner, M., Berner, W. & Lehmkuhl, G. (1994a). *Handbuch: Fragebogen für Jugendliche. Forschungsergebnisse zur deutschen Fassung der Youth Self-Report Form (YSR) der Child Behavior Checklist.* Köln: Arbeitsgruppe Kinder-, Jugend- und Familiendiagnostik (KJFD).

Döpfner, M., Berner, W. & Lehmkuhl, G. (1994b). *Handbuch: Lehrerfragebogen über das Verhalten von Kindern und Jugendlichen. Forschungsergebnisse zur deutschen Fassung der Teacher's Report Form (TRF) der Child Behavior Checklist.* Köln: Arbeitsgruppe Kinder-, Jugend- und Familiendiagnostik (KJFD).

Döpfner, M., Berner, W., Flechtner, H., Schwitzgebel, P. & Lehmkuhl, G. (1994c). *Handbuch: Forschungsergebnisse zur Psychopathologischen Befund-Dokumentation für Kinder und Jugendliche* (PB-KJ). Köln: Arbeitsgruppe Kinder-, Jugend- und Familiendiagnostik (KJFD).

Döpfner, M., Berner, W. & Lehmkuhl, G. (1995a). Reliabilität und faktorielle Validität der Youth Self-Report der Child Behavior Checklist bei einer klinischen Stichprobe. *Diagnostica, 41*, 221-244.

Döpfner, M., Berner, W., Schmeck, K., Lehmkuhl, G. & Poustka, F. (1995b). Internal consistency and validity of the CBCL and the TRF in a German sample – a cross cultural comparison. In J. Sergeant (Ed.), *Eunethydis. European approaches to hyperkinetic disorder* (S. 51-81). Zürich: Fotorotar Egg.

Döpfner, M. & Breuer, B. (1997). Zwangsstörungen. In F. Petermann (Hrsg.), *Fallbuch der klinischen Kinderpsychologie* (S. 85-108). Göttingen: Hogrefe.

Döpfner, M., Flechtner, H., Berner, W., Lehmkuhl, G. & Steinhausen, H.-C. (1998a). *Psychopathologisches Befund-System für Kinder und Jugendliche (CASCAP-D).* Göttingen: Hogrefe.

Döpfner, M. & Lehmkuhl, G. (1993). Zur Notwendigkeit von Qualitätsstandards in der Kinder- und Jugendpsychiatrie. *Zeitschrift für Kinder- und Jugendpsychiatrie, 21*, 188-193.

Döpfner, M. & Lehmkuhl, G. (1994). Der Lehrerfragebogen über das Verhalten von Kindern und Jugendlichen im Rahmen der multiplen Verhaltens- und Psychodiagnostik verhaltensauffälliger Kinder und Jugendlicher. *Kindheit und Entwicklung, 3*, 244-252.

Döpfner, M. & Lehmkuhl, G. (1997). Von der kategorialen zur dimensionalen Diagnostik. *Praxis der Kinderpsychologie und Kinderpsychiatrie, 46*, 519-547.

Döpfner, M. & Lehmkuhl, G. (1998). *Diagnose- und Symptom-Checklisten zur Erfassung psychischer Störungen im Kindes- und Jugendalter nach ICD-10 und DSM-IV (DISYPS-KJ)*. Bern: Huber.

Döpfner, M., Lehmkuhl, G., Flechtner, H., Berner, W., von Aster, M. & Steinhausen, H.C. (1997b). Das CASCAP-D in der Kinder- und Jugendpsychiatrie. In H.-J. Haug, R.-D. Stieglitz (Hrsg.), *Das AMDP-System in der klinischen Anwendung und Forschung* (S. 98-107). Göttingen: Hogrefe.

Döpfner, M., Melchers, P., Fegert, J., Lehmkuhl, G., Lehmkuhl, U., Schmeck, K., Steinhausen, H.C. & Poustka, F. (1994e). Deutschsprachige Konsensus-Versionen der Child Behavior Checklist (CBCL/4-18), der Teacher Report Form (TRF) und der Youth Self Report Form (YSR). *Kindheit und Entwicklung, 3*, 54-59.

Döpfner, M., Plück, J., Berner, W., Fegert, J., Huss, M., Lenz, K., Schmeck, K., Lehmkuhl, U., Poustka, F. & Lehmkuhl, G. (1997c). Psychische Auffälligkeiten von Kindern und Jugendlichen in Deutschland – Ergebnisse einer repräsentativen Studie: Methodik, Alters-, Geschlechts- und Beurteilereffekte. *Zeitschrift für Kinder- und Jugendpsychiatrie und Psychotherapie, 25*, 218-233.

Döpfner, M. & Reister, C. (1997). Tic-Störungen. In F. Petermann (Hrsg.), *Fallbuch der klinischen Kinderpsychologie* (S. 59-84). Göttingen: Hogrefe.

Döpfner, M., Schmeck, K & Berner, W. (1994f). *Handbuch: Elternfragebogen über das Verhalten von Kindern und Jugendlichen. Forschungsergebnisse zur deutschen Fassung der Child Behavior Checklist (CBCL/4-18)*. Köln: Arbeitsgruppe Kinder-, Jugend- und Familiendiagnostik (KJFD).

Döpfner, M., Schmeck, K., Berner, W., Lehmkuhl, G. & Poustka, F. (1994g). Zur Reliabilität und faktoriellen Validität der Child Behavior Checklist – eine Analyse in einer klinischen und einer Feldstichprobe. *Zeitschrift für Kinder- und Jugendpsychiatrie, 22*, 189-205.

Döpfner, M., Schmeck, K., Berner, W., Lehmkuhl, G. & Poustka, F. (1995d). Zurück zu Jaspers? Zum Stellenwert empirischer Erforschung psychopathologischer Phänomene. Eine Erwiderung auf die Kritik von Sponsel. *Zeitschrift für Kinder- und Jugendpsychiatrie, 23*, 212-216.

Döpfner, M. & Schmidt, M. (Hrsg.) (1993). *Kinderpsychiatrie – Vorschulalter*. München: Verlag Quintessenz.

Döpfner, M. & Schnabel, M. (1997). *Das Angstinventar für Kinder und Jugendliche (FSSCR-D)*. Universität zu Köln: Unpubliziertes Manuskript.

Döpfner, M., Schürmann. S. & Frölich, J. (1997a). *Das Therapieprogramm für Kinder mit hyperkinetischem und oppositionellem Problemverhalten (THOP)*. Weinheim: PVU.

Ellis, A. (1977). *Die rational-emotive Therapie*. München: Pfeiffer.

Esser, G., Blanz, B., Geisel, B. & Laucht, M. (1989). *Mannheimer Elterninterview (MEI). Manual*. Weinheim: Beltz Test GmbH.

Fegert, J.M. (1996). Verhaltensdimensionen und Verhaltensprobleme bei zweieinhalbjährigen Kindern. *Praxis der Kinderpsychologie und Kinderpsychiatrie, 45*, 83-94.

Flämig, J. & Wörner, U. (1977a). Standarisierung einer deutschen Fassung des Family Relations Test (FRT) an Kindern von 6 bis 11 Jahren, Teil 1: Testmaterial, Durchführung des Tests und Auswertung. *Praxis der Kinderpsychologie und Kinderpsychiatrie, 26*, 5-11.

Flämig, J. & Wörner, U. (1977b). Standarisierung einer deutschen Fassung des Family Relations Test (FRT) an Kindern von 6 bis 11 Jahren, Teil 2: Eichstichprobe, Normtabellen, Interpretation. *Praxis der Kinderpsychologie und Kinderpsychiatrie, 26*, 38-46.

Frank, J.D. (1973). *Persuasion and healing.* Baltimore: John Hopkins University Press.

Frölich, J. & Döpfner, M. (1997). Individualisierte Diagnostik bei Kindern mit hyperkinetischen Störungen. *Praxis der Kinderpsychologie und Kinderpsychiatrie, 46,* 597-609.

Grawe, K. (1998). *Psychologische Therapie.* Göttingen: Hogrefe.

Grawe, K. Grawe-Gerber, M., Heiniger, B., Ambühl, H. & Caspar, F. (1996). Schematheoretische Fallkonzeption und Therapieplanung. In F. Caspar (Hrsg), *Psychotherapeutische Problemanalyse* (S. 189-224). Tübingen: dgvt-Verlag.

Hart, R. (1978). Therapeutic effectiveness of setting and monitoring goals. *Journal of Consulting and Clinical Psychology, 46,* 1242-1245.

Hautzinger, M., Bailer, M., Worall, H. & Keller, F. (1994). *Beck-Depressions-Inventar (BDI).* Bern: Huber.

Heekerens, H.P. (1998). Evaluation von Erziehungsberatung: Forschungsstand und Hinweise zu künftiger Forschung. *Praxis der Kinderpsychologie und Kinderpsychiatrie, 47,* 589 - 606.

Kanfer, F.H., Reinecker, H. & Schmelzer, D. (1996). *Selbstmanagement-Therapie. Ein Lehrbuch für die klinische Praxis.* Berlin: Springer.

Kanfer, F.H. & Saslow, G. (1965). Behavioral analysis: An alternative to diagnostic classification. *Archives of General Psychiatry, 12,* 529-538.

Kanfer, F.H. & Saslow, G. (1969). Behavioral diagnosis. In C.M. Franks (Ed.), *Behavior Therapy* (S. 417-444). New York: McGraw-Hill.

Karpinski, N., Petermann, F. & Borg-Laufs, M. (1999). Das Training mit aggressiven Kindern aus der Sicht der Therapeuten. *Praxis der Kinderpsychologie und Kinderpsychiatrie, 48,* 340-350.

Kaufman, A.S. & Kaufman, N.L. (1991). *Kaufman-Assessment Battery for Children K-ABC.* Deutschsprachige Fassung von P. Melchers & U. Preuß. Lisse: Swets & Zeitlinger.

Kiresuk, T.J. & Sherman, R.E. (1968). Goal attainment scaling: A general method for evaluating comprehensive community mental health programs. *Community Mental Health Journal, 4,* 443-453.

Kleiber, D. & Kuhr, A. (Hrsg.) (1988). *Handlungsfehler und Mißerfolge in der Psychotherapie.* Tübingen: dgvt-Verlag.

Klein-Heßling, J. & Lohaus, A. (1998). *Bleib'locker. Ein Streßpräventionsprogramm für Kinder im Grundschulalter.* Göttingen: Hogrefe.

Laireiter, A., Lettner, K. & Baumann, U. (1996). Dokumentation von Psychotherapie. Möglichkeiten und Grenzen. In F. Caspar (Hrsg.), *Psychotherapeutische Problemanalyse* (S. 315-344). Tübingen: dgvt-Verlag.

Lauth, G.W. & Schlottke, P.F. (1995). *Training mit aufmerksamkeitsgestörten Kindern.* Weinheim: PVU.

Lehmkuhl, G., Döpfner, M., Plück, J., Berner, W., Fegert, J., Huss, M., Lenz, K., Schmeck, K., Lehmkuhl, U. & Poustka, F. (1998). Häufigkeit psychischer Auffälligkeiten und somatischer Beschwerden bei vier- bis zehnjährigen Kindern in Deutschland im Urteil der Eltern – ein Vergleich normorientierter und kriterienorientierter Modelle. *Zeitschrift für Kinder- und Jugendpsychiatrie und Psychotherapie, 26,* 83-96.

Lienert, G. (1967). *Testaufbau und Testanalyse* (3. Aufl). Weinheim: Beltz.

Lutz, R. (1978). *Das verhaltensdiagnostische Interview. Eine Anleitung zur Gesprächsführung in Diagnostik, Therapie und Beratung.* Stuttgart: Kohlhammer.

Menz, W. (1998). Die Anwendung eines Qualitätsmanagementsystems nach EN ISO 9001 in einer heimpädagogisch kinderpsychiatrischen Beobachtungs- und Therapiestation. In A.R. Laireiter & H. Vogel (Hrsg.), *Qualitätssicherung in der Psychotherapie und psychosozialen Versorgung* (S. 457-476). Tübingen: dgvt-Verlag.

Mintz, J. & Kiesler, D.J. (1982). Individualized measures of psychotherapy outcome. In P.C. Kendall & J.N. Butcher (Eds.), *Handbook of research methods in clinical psychology* (S. 491-534). New York: Wiley.

Ollendick, T. H. (1983). Reliability and validity of the Revised Fear Survey Schedule for Children (FSSFC-R). *Behaviour Research and Therapy, 21*, 685-692.

Pawlik, K. (1976). *Diagnose der Diagnostik.* Stuttgart: Klett.

Petermann, F. (1982). *Einzelfalldiagnose und klinische Praxis.* Stuttgart: Kohlhammer.

Petermann, F. & Petermann, U. (1992). *Training mit Jugendlichen. Förderung von Arbeits- und Sozialverhalten.* Weinheim: PVU.

Petermann, F. & Petermann, U. (1996). *Erfassungsbogen für aggressives Verhalten in konkreten Situationen (EAS)*, 3te, korrigierte Auflage. Göttingen: Hogrefe.

Petermann, F. & Petermann, U. (1997). *Training mit aggressiven Kindern.* Weinheim: PVU, 8te, überarbeitete Auflage.

Petermann, F., Walter, H.J., Köhl, J. & Biberger, A. (1993). *Asthma-Verhaltenstraining mit Kindern und Jugendlichen (AVT).* München: Quintessenz.

Petermann, U. & Petermann, F. (1996). *Training mit sozial unsicheren Kindern.* Weinheim: PVU, 6te, überarbeitete Auflage. Göttingen: Hogrefe.

Plück, J., Döpfner, M., Berner, W., Englert, E., Fegert, J., Huss, M., Lenz, K., Schmeck, K., Lehmkuhl, U., Poustka, F. & Lehmkuhl, G. (1997). Die Bedeutung unterschiedlicher Informationsquellen bei der Beurteilung psychischer Störungen im Jugendalter – ein Vergleich von Elternurteil und Selbsteinschätzung Jugendlicher. *Praxis der Kinderpsychologie und Kinderpsychiatrie, 46*, 566-582.

Poustka, F., Burk, B., Bästlein, M., Denner, S., van Goor-Lambo, G. & Schermer, D. (1994). *Assoziierte aktuelle abnorme Umstände. Achse fünf des Multiaxialen Klassifikationsschemas für psychiatrische Erkrankungen im Kindes- und Jugendalter (ICD-10).* Frankfurt: Swets Test.

Remschmidt, H., Schmidt, M.H. (Hrsg.) (1994). *Multiaxiales Klassifikationsschema für psychische Störungen des Kindes- und Jugendalters nach ICD-10 der WHO.* Bern: Huber.

Roecken, S. & Weis, J. (1987). Erfahrungen bei der Anwendung von Goal Attainment Scaling (GAS) in der Evaluation einer psychiatrischen Übergangseinrichtung. *Zeitschrift für Klinische Psychologie, 16*, 158-173.

Rost, D.H. & Schermer, F.J. (1997). *Differentielles Leistungsangst-Inventar (DAI).* Göttingen: Hogrefe.

Rückert, D. & Linster, H.W. (1998). Qualitätssicherung und Qualitätsmanagement im Rahmen der ambulanten Psychotherapie mit Kindern, Jugendlichen und ihren Bezugspersonen. In A.R. Laireiter & H. Vogel (Hrsg.), *Qualitätssicherung in der Psychotherapie und psychosozialen Versorgung* (S. 421-456). Tübingen: dgvt-Verlag.

Saß, H., Wittchen, H.-U. & Zaudig, M. (Hrsg.) (1996). *Diagnostisches und Statistisches Manual Psychischer Störungen DSM-IV.* Göttingen: Hogrefe.

Schmidtke, A., Schaller, S. & Becker, P. (1980). *Raven Matrizen Test, Coloured Progressive Matrices (CPM).* Weinheim: Beltz.

Schneewind, K.A. (1988). Das familiendiagnostische Testsystem (FDTS): Ein Fragebogeninventar zur Erfassung familiärer Beziehungen auf unterschiedlichen Systemebenen. In M. Cierpka (Hrsg.), *Familiendiagnostik* (S. 320-342). Berlin: Springer.

Schulte, D. (1974). *Diagnostik in der Verhaltenstherapie.* München: Urban & Schwarzenberg.

Schulte, D. (1996). *Therapieplanung.* Göttingen: Hogrefe.

Seidenstücker, G. & Baumann, U. (1987). Mulitmodale Diagnostik als Standard in der Psychologie. *Diagnostica, 33*, 243-258.

Stavemann, H.H. (1995). *Emotionale Turbulenzen. Kognitive Verhaltenstherapie von Angst, Aggression, Depression und Verzweiflung.* Weinheim: PVU.

Stiensmeier-Pelster, J., Schürmann, M. & Duda, K. (1989). *Depressionsinventar für Kinder und Jugendliche (DIKJ).*Göttingen: Hogrefe.

Taylor, E., Sergeant, J., Doepfner, M., Gunning, B., Overmeyer, S., Möbius, H. & Eisert, H.G. (1998). Clinical guidelines for hyperkinetic disorder. *European Child & Adolescent Psychiatry* (in press).

Tewes, U. (1983). *HAWIK-R. Hamburg-Wechsler-Intelligenztest für Kinder. Revision 1983.* Bern: Huber.

Unnewehr, S., Schneider, S. & Margraf, J. (Hrsg.) (1995). *Diagnostisches Interview bei psychischen Störungen im Kindes- und Jugendalter.* Berlin: Springer.

Weiß, R.H. (1987). *Grundintelligenztest, Skala 2 (CFT-20) mit Wortschatztest (WS) und Zahlenfolgetest (ZF),* 3. verbesserte und erweiterte Auflage. Göttingen: Hogrefe.

Weiß, R.H. & Osterland, J. (1977). *Grundintelligenztest CFT 1, Skala 1.* Braunschweig: Westermann.

Wieczerkowski, W., Nickel, H., Janowski, A., Fittkau, B. & Rauer, W. (1974). *Angstfragebogen für Schüler (AFS).* Braunschweig: Westermann.

Wittmann, W.W. (1987). Grundlagen erfolgreicher Forschung in der Psychologie: Multimodale Diagnostik, Multiplismus, multivariate Reliabilitäts- und Validitätstheorie. *Diagnostica, 33*, 209-226.

World Health Organization (1993). *The ICD-10 classification of mental and behavioural disorders. Diagnostic criteria for research.* Geneva: World Health Organization.

Probleme und Möglichkeiten begleitender Elternarbeit

Dieter Schmelzer

Elternarbeit, Elternberatung und *Elterntraining* gehören zu den klassischen Interventionsformen der Verhaltenstherapie, sei es als Begleitung zu einer Kindertherapie oder als eigenständige präventive Maßnahme (vgl. z.B. Blechman, 1987; Dangel & Polster, 1984, 1988; Döpfner, Schürmann & Frölich, 1997; Forehand & McMahon, 1981; Gordon & Davidson, 1981; Innerhofer, 1977, 1993; Innerhofer & Warnke, 1978; Minsel, 1975, 1984; O'Dell, 1985; Patterson, 1982; Patterson & Gullion, 1974; Patterson, Reid, Jones & Conger, 1975; Perrez, Minsel & Wimmer, 1974, 1985; Petermann & Petermann, 1996, 1997; Schaefer & Briesmeister, 1989; Twardosz & Nordquist, 1987; Warnke, 1993 etc.).

Daß ihre praktische Anwendung – zumindest in Deutschland – nach einer „Hoch-Zeit" ab Mitte der Siebziger Jahre wieder zurückgegangen war, kann allenfalls mit beraterisch-therapeutischen „Modewellen" und dem Aufkommen familientherapeutisch-systemischer Richtungen (mit der verordneten Hinwendung zur *Gesamt*familie) erklärt werden, nicht jedoch mit fehlenden Wirksamkeitsbelegen. Ihre generelle Effektivität gilt – abgesehen von gewissen Mängeln, z.B. hinsichtlich ihrer Generalisierung – seit langem als empirisch gesichert (vgl. z.B. Atkeson & Forehand, 1978; Dumas, 1989; Fischer, 1979a, 1979b; Graziano & Diament, 1992; Heekerens, 1989, 1991, 1993a-c, 1997; Miller & Prinz, 1990; Moreland, Schwebel, Beck & Wells, 1982; Serketich & Dumas, 1996; Webster-Stratton & Hammond, 1997 etc.). Neben den Vorteilen eines ökonomischen Einsatzes (z.B. in Gruppen mit einer überschaubaren Zahl von Sitzungen) sind sie gut zur – zumindest begleitenden – Behandlung ernster kindlicher Verhaltensprobleme geeignet (vgl. z.B. Kazdin, 1995, 1997; Sutton, 1992 etc.).

In diesem Beitrag wird ein Überblick über Probleme und Chancen verhaltenstherapeutisch orientierter Elternarbeit versucht, wobei der Schwerpunkt auf *begleitender Elternarbeit* (parallel zu einer Therapie mit Kindern/Jugendlichen) und auf dem sog. *Elterntraining* zu liegen kommt. Nach theoretischen Vorbemerkungen und einer kurzen Rückschau auf bisherige Ansätze stehen vor allem *aktuelle* Einsatzmöglichkeiten im Mittelpunkt. Aus der sog. „Selbstmanagement-Perspektive" (Kanfer, Reinecker & Schmelzer, 1996) und einer *grundlegenden Systemsicht* werden bewährte Elemente bisheriger VT-Elternarbeit, Erkenntnisse der Grundlagenforschung (z.B. hinsichtlich Problemlösen, Motivation etc.) mit den Erfahrungen des Autors aus 20 Jahren therapeutischer Arbeit mit Eltern, Kindern und Familien zusammengeführt.

1. Einleitende Vorbemerkungen

Selbst wenn der Titel des vorliegenden Buches die isolierte Behandlung von Kindern und Jugendlichen suggerieren mag, so gibt es mindestens drei Argumente für die Notwendigkeit, in jedem Fall auch die jeweiligen *Eltern* adäquat in die Behandlung *einzubeziehen*:

(1) Sachliche Gründe: Einerseits zur Koordination der Betreuung zum Zweck des Optimierens therapeutischer Erfolge bzw. zum Berücksichtigen des Kontexts bei der Definition von „Problemen", „Zielen" und der Planung hilfreicher Maßnahmen; andererseits wegen der funktionalen Zusammenhänge Kindverhalten/Elternverhalten (wechselseitige „Stimulus-Konsequenz"-Beziehungen);

(2) Juristische Gründe: Elterliches Sorgerecht bzw. Pflicht der Eltern zur Übernahme von Verantwortung für ihre minderjährigen Kinder;

(3) Motivationale Gründe: Verbesserung der Kooperation/Mitarbeit durch gemeinsame Ziele (wie z.B. „Wohl des Kindes") vs. „Widerstand" bei konflikthaften Interessen.

Somit wird wohl in der Praxis *immer* irgendeine Art von Elternarbeit als Begleitung der Kinder- und Jugendlichentherapie stattfinden.

Zur Begriffsklärung

Vor allen weiteren Ausführungen sollen die folgenden Bemerkungen zu einer begrifflichen Differenzierung beitragen (vgl. auch Döpfner, Schürmann & Lehmkuhl, 1996; Warnke, 1993):

Elternarbeit gilt hier als umfassendster Begriff. Er ist VT-spezifisch, d.h. therapeutisch gemeint (d.h. nicht auf Arbeitsfelder wie Schulen oder Kindertagesstätten bezogen) und beinhaltet pädagogisch-didaktische *und* therapeutische Elemente. Im Sinne der Basis-Wirkfaktoren von Grawe (1994; Grawe, Donati & Bernauer, 1994) sollte Elternarbeit idealerweise zur Klärung *und* Bewältigung von Problemen beitragen und dabei – auf Basis einer tragfähigen Beziehung – ressourcenorientiert vorgehen. Dies kann auch Arbeit in Richtung der Akzeptanz unabänderlicher Tatsachen (z.B. der Behinderung eines Kindes) bedeuten.

Elternberatung bezieht sich mehr auf den Aspekt der Informationsvermittlung und impliziert meist, daß Fachkräfte ihr spezifisches Wissen an die Eltern weitergeben, um auf diese Weise die Gesamtbehandlung zu verbessern oder größeren/späteren Problemen vorzubeugen. Ernährungsberatung, Aufklärung über die Abläufe/Therapiemöglichkeiten bei chronischen Erkrankungen (z.B. Diabetes, Erbkrankheiten etc.), grundlegende entwicklungspsychologische Erkenntnisse (z.B. über „Trotz", „Pubertät" etc.) oder Basisprinzipien der Erziehung (z.B. Umgang mit Lob und Strafe) können hier die Themen sein. Während Eltern*beratung* durchaus partnerschaftlich, im Dialog und unter Berücksichtigung elterlicher Ziele, Werte und Ressourcen ablaufen kann, implizieren die m.E. etwas unglücklich formulierten Begriffe der *Elternanleitung* oder *Elternschulung* eine zu passive, inkompetente Rolle für die Eltern, die dann möglicherweise nur noch als „ausführende Organe" der Expertenanweisungen angesehen werden.

Elterntraining macht vom Begriff her auf aktive Elemente des Übens aufmerksam. Zusätzlich zur Vermittlung von Wissen und zur Klärung/Analyse von Abläufen werden mehr oder weniger systematisch relevante Erziehungskompetenzen vermittelt und eingeübt. In der Regel lernen Eltern bessere Kommunikations- und Konfliktlösungsstrategien bzw. den Umgang mit konkreten erzieherischen Alltagsproblemen, indem sie kritische Situationen verhaltensnah beobachten, nach funktionalen aufrechterhaltenden Bedingungen suchen, Alternativen finden und die neu entwickelten Lösungsmöglichkeiten im Alltag ausprobieren (siehe unten).

Eltern- und Familienbildung richtet sich in erster Linie an noch unbelastete Adressaten (z. B. „frischgebackene Paare" vor der Geburt ihres ersten Kindes: Nickel, 1993, oder z. B. Eltern, deren erstgeborenes Kind zur Schule kommt etc.) und soll helfen, sich auf potentielle künftige Probleme und Krisen bzw. auf natürliche Schwellenübergänge der Familienentwicklung (Petzold, 1992) vorzubereiten. Der primärpräventive Anspruch gilt dann als eingelöst, wenn das betreffende Familiensystem später die tatsächlichen Anforderungen aus eigener Kraft ohne größere Turbulenzen bewältigen kann, und die prophylaktisch erwarteten Probleme nicht oder nur in geringem Umfang eintreten.

Elternratgeber (z. B. in Form von Büchern, Broschüren oder Filmen) können zwar in vielen Fällen als hilfreiche Ergänzungen zu Elternarbeit/Elterntraining dienen (vgl. z. B. Ewe, Falk & Kase, 1977; Görlitz, 1993; Innerhofer, 1990; Jansen & Streit, 1992; Perrez, Minsel & Wimmer, 1985; Stiftung Warentest, 1996; Veith, 1998 u. v. a.). Sie müssen jedoch zu den speziellen Anliegen passen, mit dem vertretenen Konzept in Einklang stehen und praktisch umsetzbar sein, wenn ihre Wirkung sich nicht ins Gegenteil verkehren soll (z. B. in Form von Desorientierung, Verunsicherung, Steigerung des elterlichen Inkompetenzgefühls etc.). Die Lektüre *allein* ist selten von dauerhaftem Erfolg gekrönt, weshalb man heute z. B. sog. „Elternbriefe" (Lüscher, Köbbel & Fisch, 1984) als Maßnahme der Familienbildung kaum mehr verschickt.

Viele Initiativen sind darüber hinaus der *Elternselbsthilfe* zuzurechnen: Sie können durchaus von „Profis" angestoßen werden wie z. B. „Krabbelgruppen" oder „Mutter-Kind-Gruppen" noch vor dem Kindergarteneintritt (vgl. z. B. das Prager Eltern-Kind-Programm PEKIP: Ruppelt, 1979 oder Eltern-Kind-Spielgruppen EKS ohne jeden therapeutischen Anspruch: vgl. z. B. Nickel, 1998); andere werden von Eltern selbst – meist auf Basis persönlicher Betroffenheit – gegründet wie z. B. Selbsthilfegruppen für Eltern hyperaktiver oder chronisch kranker Kinder.

Genaugenommen umfaßt die hier fokussierte Elternarbeit nur *eine Variante* aus der prinzipiell möglichen Palette von therapeutischen Arbeitsformen: Denn es könnte theoretisch (a) einzeln mit dem Kind, (b) einzeln mit einem Elternteil, (c) mit einer Dyade Elternteil/Kind, (d) nur mit dem Elternpaar ohne Kind, (e) mit der Gesamtfamilie, (f) mit sonstigen in der Familie anwesenden Personen (Großeltern, Geschwistern, Tanten/Onkels, Haushaltshilfen) oder (g) mit Mediatoren außerhalb (z. B. Erzieherinnen, Lehrkräften, Pflegepersonal etc.) gearbeitet werden, wobei manche dieser Alternativen auch noch parallel oder sukzessiv denkbar sind. Sehr schnell kommen auch alternative Formen der Betreuung bzw. Schnittstellen zu sonstigen Arbeitsformen ins Blickfeld: So kann je nach Problematik und Bedingungskonstellationen auch eine akute Krisenintervention, ein Wechsel von ambulanten zu stationären Betreuungsformen (z.B. Heimunterbringung, Klinik), eine eher sozialarbeiterisch angelegte Langzeitbegleitung oder eine „anwaltschaftliche Arbeit" für das Kind und dessen Wohl angezeigt sein. Dies bedeutet, daß *vor* jeder Entscheidung zu Elternarbeit generelle Indikationsfragen zu beantworten sind, und daß ab der Entscheidung gegen eine *Einzel*therapie immer auch Überlegungen zur optimalen Personenkonstellation der Klienten zu einem vorgeordneten – und dann kontinuierlich relevanten – Thema werden (vgl. unten).

2. Bisherige Ansätze therapeutischer Elternarbeit – ein kursorischer Überblick

Ohne hier schon im Detail auf inhaltliche Einzelelemente eingehen zu wollen (manche „Bausteine" werden uns in Kap. 6 näher beschäftigen) und ohne Anspruch auf Vollständigkeit soll hier ein Überblick über bisherige Ansätze versucht werden. Psychologische Elternarbeit (insbesondere in Form von Elterntrainings) erlebte ihre erste Blütezeit im Zusammenhang mit der Verbreitung lerntheoretisch fundierter Programme zur „Verhaltensmodifikation", deren Grundsätze auch in Deutschland spätestens ab den Siebziger Jahren auf die Bereiche Familie, Kindergärten und Schulen übertragen wurden. Damit begannen verhaltenstherapeutische (aber auch gesprächstherapeutische) Kolleginnen und Kollegen, bei kindlichen Verhaltensproblemen nicht mehr nur das Kind ins Blickfeld zu nehmen, sondern alltagsnahe, konkrete, gegenwartszentrierte Hilfestellungen für Eltern[1] anzubieten (vgl. Tabelle 1). Entsprechend lerntheoretischer Denkweise wurde jegliches Verhalten als „gelernt" interpretiert und das „soziale Lernen" in der Familie besonders betont. Kindliches Problemverhalten galt folglich als Funktion seiner Umgebungsbedingungen (d.h. besonders als Funktion des elterlichen Erziehungsverhaltens). Die Behandlung vollzog sich nach dem sog. „Mediatoren"-Konzept: Therapeuten arbeiten direkt mit den Eltern und wirken (über diese „Mittler") damit indirekt auf das Kind ein (vgl. z.B. Innerhofer & Warnke, 1978; Schmid, 1988; Tharp & Wetzel, 1975 etc.).

Im Gegensatz zur damals vorherrschenden psychodynamisch-einzeltherapeutischen Grundorientierung stellte diese Arbeitsweise einen grundlegenden Perspektivenwechsel dar: Statt isolierter (und meist langwieriger) Behandlung der „Problemträger", statt der (oft vergeblichen) Hoffnung auf „Einsicht" und statt ausschließlicher Konzentration auf vergangene negative Erlebnisse/Erfahrungen (mit impliziten oder expliziten Schuldzuweisungen an die Eltern, insbesondere an die Mütter) wurde der Fokus nunmehr auf die *Interaktionen* zwischen Eltern und Kind gerichtet, und Eltern gezielt in der Anwendung lerntheoretisch fundierter Maßnahmen unterwiesen. Meist handelte es sich um eine Mischung aus *Kompetenzvermittlungs-* und *Co-Therapeuten-Modellen*, deren Ziel es war, erzieherische Defizite der Eltern

---

[1] Ich konzentriere mich im vorliegenden Text auf die Arbeit mit *Eltern*. Die Grundprinzipien und Vorgehensweisen sind natürlich auch mit anderen in der Erziehung tätigen Personen nutzbringend eingesetzt worden (u.a. mit Lehrkräften: vgl z.B. Mutzeck & Pallasch, 1983 oder mit ErzieherInnen in Kindergärten, Heimen und Horten bzw. auch mit Pflegepersonal etc.).

zu kompensieren, eine Nacherziehung („re-education": Wahler, 1988) zu bewerkstelligen und dadurch die familiären Sozialisationsfertigkeiten zu fördern.

Tabelle 1: *Wurzeln „klassischer" therapeutischer Elterntrainings*

Wurzeln „klassischer" therapeutischer Elterntrainings	
(a) Basis: Verhaltensmodifikation (z. B. Patterson et al., 1975; Innerhofer, 1977) • Vermittlung der Grundlagen der operanten und sozialen Lerntheorie • Praktische Anwendung von Lerngesetzen (insbesondere positive Verstärkung, Bestrafung, „Time-Out", Kontrakte schließen, Lernen am Modell etc.) • Verhaltensbeobachtung und Effektkontrolle *(Direkte Behandlungslogik: Interventionen setzen gezielt an den Eltern-Kind-Interaktionen an)*	**(b) Basis: Klientenzentrierter Ansatz** (z. B. Gordon, 1972; Tausch & Tausch, 1979) • Ziel: Beziehungen verbessern durch Erkennen und Verbalisieren emotionaler Erlebnisinhalte sowie durch gegenseitige „Wertschätzung" • Einüben von Kommunikationsfertigkeiten (Aktives Zuhören, „Ich"-Botschaften etc.) • Konfliktlösungsstrategien • Diskussion von Erziehungszielen *(Indirekte Behandlungslogik: Die Verbesserung der Beziehung und Kommunikation verbessert das kindliche Verhalten)*

In Amerika spielte die sog. *Patterson-Gruppe* in Oregon eine wichtige Vorreiterrolle (vgl. z.B. Patterson, 1982; Patterson & Gullion, 1974; Patterson et al., 1975 etc.). Ihre Programme und Erfahrungen wurden bald auch im deutschen Sprachraum aufgegriffen (siehe unten). Ohne auf die theoretischen Hintergründe oder Evaluationsbefunde hier im einzelnen eingehen zu wollen (vgl. dazu Fischer, 1979a oder Heekerens, 1989, 1997), wurden schon frühzeitig Prinzipien der operanten Lerntheorie genutzt, um sog. „antisoziales Kindverhalten" günstig zu beeinflussen. Da die Interaktionen zwischen Eltern und Kind in solchen Fällen durch große Strenge, wechselseitige Zwangsausübung und „erpresserisches" Verhalten geprägt sind, die sich zu schnell eskalierenden aversiven Teufelskreisen entwickeln, sollen Eltern u.a. lernen, durch positive Verstärkung erwünschten Verhaltens, Verstärkerentzug für negatives Verhalten, Schließen von Kontrakten etc. diese „coercive systems" zu durchbrechen und zu konstruktiven Lösungen zu gelangen.

Andere amerikanische Ansätze sollen hier nur erwähnt werden, da sich viele inhaltliche Elemente wiederholen (z.B. Blechman, 1987; Danforth, 1998; Forehand & McMahon, 1981; O'Dell, 1985; Schaefer & Briesmeister, 1989; Twardosz & Nordquist, 1987 etc.), und ihre Effektivität bereits von anderen Autoren in entsprechenden Überblicksartikeln hinreichend beleuchtet wurde (vgl. z.B. Graziano & Diament, 1992; Miller & Prinz, 1990; Sutton, 1992 etc.). Hervorzuheben sind allerdings noch spezielle Varianten für *Unterschichtklientel* (vgl. z.B. die Strukturierte Lerntheorie von Goldstein, 1973; Goldstein, Sprafkin & Gershaw, 1976 oder alltagsnahe Problemlöseansätze wie Shure & Spivack, 1981; Spivack, Platt & Shure, 1976).

Im *deutschen* Sprachraum wurden ab den 70er Jahren – zum Teil angestoßen durch die Patterson-Erfahrungen – vor allem folgende Programme bekannt und verbreitet:

- Das „Münchner Trainingsmodell" MTM von Innerhofer (1977, 1993; Innerhofer & Warnke, 1978);
- Das „Präventive Elterntraining" PET von Müller (1980), dessen Autor ursprünglich der Innerhofer-Gruppe angehörte und sich später in Richtung der Familientherapie nach Virginia Satir weiterentwickelte (vgl. Müller & Moskau, 1983);
- Das „Elternverhaltenstraining" EVT der Gruppe um Minsel, Perrez und Wimmer (vgl. z.B. Minsel, 1975, 1984; Perrez, Minsel & Wimmer, 1974, 1985) als typischer Versuch der *Kombination* verhaltenstherapeutischer und klientenzentrierter Wurzeln (vgl. Tabelle 1);
- Das „Selbsthilfeprogramm für Eltern" von Ewe, Falk & Kase (1977);
- Das „Gordon-Elterntraining" (z.B. Gordon, 1972; zur Effektivität: Cedar & Levant, 1990 oder Heekerens, 1993b), welches Einheiten zur Vermittlung der Kompetenzen „aktives Zuhören", Äußern von „Ich-Botschaften" umfaßt und auf dieser Basis versucht, sog. „niederlagelose Konfliktlösungen" zu entwickeln.

Andere in Deutschland bekannt gewordene Modelle (wie z.B. Feierfeil, 1981) sollen hier nur erwähnt werden, ebenso wie „neue" Methoden der familienbezogenen Sozialarbeit wie das sog. „Video-Home-Training" (vgl. im Überblick Leist, 1998), das trotz ähnlichen Vorgehens leider kaum Bezug zu vorliegenden Erfahrungen und Befunden bezüglich Elterntrainings nimmt. Ein Überblick über *störungsspezifische* Elternarbeit als Teil einer multimodalen Kindertherapie (vgl. z.B. Döpfner, Schürmann & Frölich, 1997; Petermann & Petermann, 1996, 1997 u.v.a.) folgt im übernächsten Absatz gesondert.

Wie eine inhaltliche Analyse zeigt (vgl. auch Danforth, 1998; Dumas, 1992; Graziano & Diament, 1992; Innerhofer, 1977, 1993; Miller & Prinz, 1990 oder Warnke, 1993), enthalten die meisten der oben angeführten Programme – in unterschiedlichster Kombination und Schwerpunktsetzung – Elemente zu folgenden Themen:

- Verhaltensbeobachtung und -registrierung,
- konkrete Beschreibung, Definition und Operationalisierung kritischen Verhaltens,
- positive Verstärkung erwünschter Verhaltensweisen,
- Einsatz „logischer" Konsequenzen,
- Ignorieren unerwünschten Verhaltens bzw. milde Formen der Ermahnung/Bestrafung,
- Einsatz von „Time-Out",
- operante Belohnungsprogramme („token economies"), u.U. kombiniert mit Verträgen,
- zielorientiertes Vorgehen: Planung und Umsetzung kleiner Teilschritte, deren Erfolg verstärkt wird,
- klare Kommunikation (Erwartungen, Anweisungen etc.),
- Diskussion von Erziehungszielen und -methoden sowie von typischen Erziehungsanforderungen,

- alltagsnahes, lebensweltorientiertes Vorgehen (mit praktikablen Umsetzungsschritten bzw. „Hausaufgaben" für die Realsituation),
- Informationen über kindliche Bedürfnisse, „normale" Entwicklungsverläufe inkl. „Krisen" etc.

Als Methoden und Hilfsmittel kommen dabei u.a. zum Einsatz: Videogestützte Rollenspiele (vgl. z.B. Innerhofer, 1977; Webster-Stratton, 1994), Arbeitsblätter zum Beobachten, Protokollieren, Analysieren kritischer Situationen und zum Planen alternativen Vorgehens (vgl. z.B. Döpfner et al., 1997; Ewe, Falk & Kase, 1977), Gespräche und praktische Übungen zu vielfältigen Erziehungsanforderungen (vgl. z.B. Perrez et al., 1985), schriftliche „Handouts" (vgl. z.B. Sutton, 1992) und Begleittexte (vgl. z.B. Innerhofer, 1990; Müller & Moskau, 1982; Patterson & Gullion, 1974; Perrez et al., 1985).

Therapeutische Elternarbeit bei bestimmten Themenschwerpunkten bzw. bei kindlichen Störungsbildern

National wie international ist die Verhaltenstherapie dem Trend gefolgt, sich – sowohl bei Erwachsenen als auch bei Kindern und Jugendlichen – zunehmend *störungsbezogen* zu entwickeln (vgl. Fiedler, 1997). Elternarbeit ist mittlerweile fast schon standardmäßig *ein Bestandteil* vieler störungsbezogener Kindertherapie-Programme. Dementsprechend können bisher publizierte Ansätze auch nach der Anwendung bei bestimmten Problembereichen bzw. bestimmten Adressatengruppen sortiert werden. So liegen beispielsweise positive Erfahrungen mit Elternarbeit bei folgenden Themenschwerpunkten vor:

- *Aggressivität/Gewalt* bzw. *Verhaltensstörungen/dissoziales Verhalten* von Kindern (vgl. z.B. Miller & Prinz, 1990; Petermann & Petermann, 1997)
- *Ungehorsam* bzw. *Trotz* (vgl. z.B. Barkley, 1987; Danforth, 1998; Forehand & McMahon, 1981; Kazdin, 1995 etc.)
- *Hyperaktivität* (vgl. z.B. Döpfner & Lehmkuhl, 1995; Döpfner et al., 1997; Neuhaus, 1993; Wagner, Kellner, Kellner, Kröger & Skupnik-Henssler, 1993)
- *Soziale Ängste* und *Unsicherheiten* (vgl. z.B. Petermann & Petermann, 1996)
- *Schul-, Lern- oder Hausaufgabenprobleme* bzw. *Lernstörungen* (vgl. z.B. Betz & Breuninger, 1987; Döpfner, Schürmann & Lehmkuhl, 1994; Jansen & Streit, 1992)
- *Aufmerksamkeits- und Konzentrationsprobleme* (vgl. z.B. Krowatschek, 1994; Lauth & Schlottke, 1993; Reschke, 1994)
- *Stottern* (z.B. Irwin, 1990; Jehle, 1993; Scherer, 1995) bzw. andere schwere *Sprachstörungen* (vgl. z.B. Reuter, Kammer & Koch, 1994)
- *Chronische Krankheiten* wie z.B. kindliches *Asthma* (vgl. z.B. Mesters & Meertens, 1995; Seeliger, 1993), *Neurodermitis* (vgl. z.B. Köhnlein, Stangier, Freiling, Schauer & Gieler, 1993; Scheewe, Warschburger, Clausen, Skusa-Freeman & Petermann, 1997) oder *Kopfschmerzen* bei Kindern (Beames, Sanders & Bor, 1992)

- *Behinderungen/Rehabilitation* bzw. *Frühförderung* (vgl. z.B. Brack, 1982; Kane, Kane, Amorosa & Kumpmann, 1974; Sarimski, 1993, 1996; Speck & Warnke, 1989)
- *Heimerziehung* (vgl. z.B. Flosdorf, 1988; Neumeyer, 1996; Schauder, 1992)
- *Kinder- und Jugendpsychiatrie* (vgl. z.B. Schepker, Vasen & Eggers, 1995; Sonnenburg, 1994; Warnke, 1993)
- *Sonderpädagogik* (Borchert, 1996)
- *Alleinerziehende* (vgl. z.B. Ermert, Klinkner & Sander, 1995; Pfiffner, Jouriles, Brown, Etscheidt & Kelly, 1990; Sander, Ermert & Klinkner, 1993 etc.)
- Begleitende Elternarbeit bei Kindergruppen nach *Trennung/Scheidung* (vgl. z.B. Reinartz, 1996)
- Medienerziehung zur *Gewaltprävention* (vgl. z.B. Selg, 1997)
- *Förderung der Erziehungskompetenzen drogenabhängiger Eltern* (Steier, Kunz & Campe, 1994)
- Situation von *Pflege- oder Adoptiveltern* (vgl. z.B. Heinze, 1995; Lee & Holland, 1991; Textor, 1995a, 1995b) etc.

Diese beispielhafte Überblicksliste legt nahe, in jedem Fall die Besonderheiten des jeweiligen „Störungsbildes" und Arbeitsfeldes zu berücksichtigen und für eigene Zwecke die vorliegenden bisherigen Erfahrungen aus der Literatur zu nutzen. Dabei zeigt sich auch, daß Elternarbeit in der Regel nur *ein* Instrument im Rahmen eines größeres Maßnahmenkonzerts darstellt, so daß es immer auf eine „Gesamtschau" der Bedingungsfaktoren und Interventionen ankommt (vgl. unten).

Entwicklung und Weiterentwicklungen der Elternarbeit über die Zeit

Nach Miller & Prinz (1990) ging das anfangs häufig vertretene „linear-dyadische Modell" von Kompetenzdefiziten der Eltern aus. Problemverhaltensweisen des Kindes wurden als Funktion ungenügender Erziehungsfertigkeiten ihrer Eltern interpretiert. Logischerweise standen bei der Behandlung dann dysfunktionale Eltern-Kind-Interaktionen im Fokus, wobei die Vermittlung lerntheoretisch fundierter Kompetenzen auf eine Verbesserung der elterlichen Erziehungsfertigkeiten abzielte.

In später propagierten „erweiterten Modellen" wurden zusätzlich persönliche und oder soziale Probleme der Eltern (z.B. Depressionen, Behinderung, Partnerkonflikte) mit berücksichtigt und zudem Faktoren wie Armut, Bildungsstand, Alltagsbelastungen oder Isolation („Insularität": Wahler, 1980) der Eltern thematisiert. Die damit verbundene Behandlungslogik besagt, daß die Erziehungsperformanz von Eltern durch solche Faktoren beeinträchtigt („aus der Spur gebracht") wird. Entsprechend wurde die „reine" Elternarbeit um Einzeltherapien der Eltern oder Ehetherapie ergänzt und auch sozialpädagogische Unterstützung (z.B. Schuldnerberatung) gegeben. So sind zunehmend auch *integrative Kombinationsmodelle* im Einsatz, welche klassische Elterntrainingskomponenten mit Streßmanagement (z.B. Egan, 1983), Selbstmanagement-Training (z.B. Sanders & Glynn, 1981) oder Anleitungen zum Problemlösen (z.B. Pfiffner, Jouriles, Brown, Etscheidt & Kelly,

1990; Spaccarelli, Cotler & Penman, 1992) verbinden – letzteres hauptsächlich zum Zweck der Steigerung prozeduraler Fähigkeiten der Eltern und zur Verbesserung von Stabilisierungs- und Generalisierungseffekten.

Heekerens (1993a, 1997), der sich in den letzten Jahren sehr ausführlich mit Elterntrainings beschäftigt hat, skizziert deren *Weiterentwicklung in Richtung systemisch-familienorientierter Ansätze*: Insbesondere die Modelle der sog. „Tennessee"-Gruppe um Wahler (1988) und der „Utah"-Gruppe um Alexander („Funktionale Familientherapie": vgl. z.B. Alexander & Parsons, 1982; Barton & Alexander, 1981 etc.) stellen empirisch gestützte effektive Therapieformen dar, die über die Eltern-Kind-Dyade hinausgehen und eine behavioral-systemische Vorgehensweise nahelegen. Weiter unten im Text werde ich diesbezüglich meinen eigenen Standpunkt verdeutlichen und eine *allgemeine „Systemperspektive"* favorisieren, in deren Rahmen nicht nur Indikationsentscheidungen über zentrale Interventionen sondern auch bezüglich des optimalen Klientensystems („Mit wem soll bzw. kann gearbeitet werden?") möglich sind. Nach der Devise „Global denken, lokal handeln" kann dann sowohl eine „Gesamtschau" der Zusammenhänge im Einzelfall (Makro-Analyse) geleistet als auch der jeweilige Stellenwert von Einzelinterventionen verdeutlicht werden (Mikro-Analyse). Elternarbeit ist dann immer nur *eine* von mehreren Möglichkeiten.

3. Probleme bei der Elternarbeit: Ausgangspunkte für die Suche nach Lösungen

Obwohl Elternarbeit in der Regel gute Erfolgsraten vorweisen kann (vgl. oben), werden sowohl in der Literatur als auch von Praktikern immer wieder typische Probleme beschrieben (vgl. z.B. Chamberlain & Baldwin, 1987; Döpfner & Lehmkuhl, 1996; Innerhofer & Warnke, 1978; McMahon, Forehand, Griest & Wells, 1981; Miller & Prinz, 1990; Patterson & Chamberlain, 1994; Webster-Stratton, 1990 etc.). So gibt es einerseits Mißerfolge in der Anwendung, die eher mit *ungünstigen Rahmenbedingungen* oder dem *sozialen Umfeld* zu tun haben: Niedrige Sozialschicht, ungünstige Wohnsituation, Armut, Isolation, Status von Alleinerziehenden, Depressivität eines Elternteils oder Partnerkonflikte stellen potentiell erfolgsmindernde Einflußgrößen bei der Elternarbeit dar. Manche Faktoren befinden sich außerhalb direkter psychologischer Reichweite und sind relativ schwer veränderbar; manche (z.B. psychische Krankheit oder Behinderung eines Elternteils) erfordern alternative Indikationsüberlegungen oder zusätzliche Betreuungsmaßnahmen. Andere (z.B. Arbeitslosigkeit, Wohnungsnot etc.) weisen bei kollektiver Häufung auf anzustrebende sozialpolitische Initiativen hin und verdeutlichen gesellschaftliche Grenzen therapeutischer Möglichkeiten.

Andererseits gibt es eine Fülle von *unmittelbar zugänglichen Faktoren im diagnostisch-therapeutischen Prozeß*, die bei Mißachtung zu Problemen führen: Neben der expliziten Planung von Stabilisierung, Generalisierung und Transfer, welche – im Rahmen von Hinweisen zur optimalen Gestaltung des gesamten Therapieprozesses – in Kap. 5 (vgl. unten) näher behandelt wird, sind hier zu nennen: Aufbau von

Kooperationsbereitschaft und einer vertrauensvollen Beziehung, Berücksichtigung der aktuellen Motivationslage der Eltern inkl. deren genereller Erwartungen, Ziele und Wertvorstellungen sowie Einstellungen und Arbeitsweise des Beraters/Therapeuten inkl. therapeutisches „Setting". Auf die Beschreibung und Bedingungsanalyse von Problemen in diesen Bereichen soll im folgenden Text das Hauptaugenmerk gerichtet werden, um für die Kontaktgestaltung mit Eltern daraus konstruktive Umgangsmöglichkeiten und Abhilfemaßnahmen ableiten zu können.

Aktuelle Motivationslage der Eltern

Mangelnde Motivation zur Mitarbeit beider Eltern oder eines Elternteils zählt zu den häufigsten Problemen bei der Elternarbeit, und zwar quer durch alle therapeutischen Schulrichtungen (vgl. auch Diez Grieser, 1996). Eltern sind jedoch nie generell „unmotiviert", sondern schlichtweg nur nicht zu dem, was wir gerade von ihnen verlangen oder mit ihnen „in bester Ansicht" vorhaben. Unter Bezug auf motivationstheoretische Grundlagen (vgl. Kanfer et al., 1996, S. 67 ff.; Schmelzer, 1994a) sollten wir uns daher der Frage zuwenden: „*Wozu* sind die Eltern zur Zeit motiviert?" Das empathische Erkunden des jeweiligen Ziel-, Wert- und Motivationssystems fördert in der Regel subjektive und sehr plausible „gute Gründe" für ihr Verhalten zutage, das wir oft voreilig als „Widerstand" bezeichnen: Chronische Überforderung (z. B. bei Alleinerziehenden) mit der Tendenz, zusätzliche Anforderungen zu vermeiden, persönlich vorrangige *andere* Ziele mit entsprechendem Zeitbedarf (z. B. sportliches, berufliches oder gesellschaftliches Engagement, Notwendigkeit des Geldverdienens etc.) oder Angst vor der Konfrontation mit eigenem Versagen sind nur einige Beispiele dafür.

Negativmotivation durch „Leidensdruck" reicht – wenn überhaupt vorhanden – selten aus, weshalb die Suche nach persönlichen Anreizen und vor allem der Aufbau „intrinsischer Motivation" vorrangig sind (u. a. mittels Phantasie und Imagination: vgl. Kanfer et al., 1996, S. 67 ff. bzw. S. 198 ff.; Schmelzer, 1994b).

Die Motivation von Eltern ist auch von deren früheren oder aktuellen Interaktionserfahrungen mit professionellen Helfern abhängig: Bereits durch die Wahl bestimmter Behandlungsformen können implizite oder explizite „Pathologisierungen" bzw. Schuldzuweisungen an die Eltern entstehen, etwa nach der Alltagslogik: „Das Kind wird behandelt, also ist das Kind krank; die Eltern werden behandelt, also sind wir Eltern schuld an der ‚Störung' unseres Kindes..." Wie die praktischen Erfahrungen und viele publizierte Beiträge zeigen (vgl. z. B. Kerres & Forst, 1995, S. 435; Schauder, 1992 etc.), impliziert Elternarbeit immer die Wahrnehmung von eigenen Anteilen an kindlichen Problemen und damit auch die Konfrontation mit erzieherischem Versagen. Selbst wenn Berater/Therapeuten sehr behutsam und empathisch mit den Eltern Kontakt aufnehmen, verarbeiten die Eltern letztlich immer auf ihre Weise alle impliziten und expliziten Botschaften. Schuldgefühle, „Widerstand" als Selbstschutz, Vermeidung der Konfrontation mit Fehlern oder Bagatellisieren der Probleme sind dann – aus Sicht der Eltern – sehr plausibel.

Paradoxerweise können durch gute Anfangserfolge einer Kindertherapie motivationale „Dämpfungseffekte" in Richtung Elternmitarbeit entstehen: Falls sich durch die Einzeltherapie mit dem Kind dessen Schwierigkeiten deutlich bessern, könnte den Eltern die Notwendigkeit eigener Mitarbeit nicht mehr einleuchten. Andere resignieren evtl. in ihren eigenen Erziehungsbemühungen und möchten die Verantwortung noch stärker an „Profis" abgeben („Ich kann es sowieso nicht, die können es besser...!")

Ein häufiges Problem ist die fehlende Mitarbeitsbereitschaft von Vätern, die meist mit dem Verweis auf berufliche Verpflichtungen kaschiert wird und oft trotz „vaterfreundlicher" Terminvorschläge (ab 18, 19 oder 20 Uhr) bestehen bleibt. Als Folgeproblem kann daraus eine reduzierte Motivation der Mutter entstehen, die sich dann weigert, die erforderlichen Mehrbelastungen alleine zu tragen und alle Verantwortung an die Berater/Therapeuten abgibt (vgl. auch Kerres & Forst, 1995, S. 434/435).

Nicht immer sind Zeitprobleme von Eltern faule Ausreden oder nur vorgeschoben: So gibt es sicher „überbeschäftigte Väter", die immer gerade dann Überstunden machen müssen, wenn eine Therapiestunde ansteht. Bei einer alleinerziehenden Mutter aber, die von Sozialhilfe leben muß, drei (zum Teil behinderte) Kinder großzieht und zudem für ihren pflegebedürftigen eigenen Vater sorgt, wäre die Unterstellung, sich die Zeit nur nicht nehmen zu wollen, geradezu zynisch.

Bei manchen Eltern werden die therapeutischen Kontakte leider stark durch Konkurrenzdenken geprägt, und es geht ihnen mehr um den Beweis, es besser zu können als der Therapeut (konstruktive Variante) bzw. ihm zu zeigen, daß er es auch nicht besser kann (destruktive Variante)!

Auch der Stellenwert, den Kinder generell im Leben ihrer Eltern einnehmen, drückt sich u.U. in den Therapiekontakten aus. Im schlimmsten Fall erleben wir eine totale Vernachlässigungshaltung gegenüber dem Kind (wobei wir es zunehmend auch mit einer Art „Wohlstands-Verwahrlosung" zu tun bekommen, bei der Kinder materiell alles bekommen, nur nicht das, was sie psychisch brauchen: nämlich Zeit, Liebe, Zuwendung und Unterstützung).

Schließlich können eigene Probleme der Eltern (Krankheit, Behinderung, Sucht, Armut) oder aber eigene Interessen (beruflich oder persönlich) so dominant sein, daß dadurch die Motivation zur Mitarbeit fehlt.

Erwartungen und Einstellungen der Klienten

Ab der ersten Kontaktaufnahme haben wir es natürlich auch mit bestimmten Erwartungen und Einstellungen der Eltern zu tun, die – insbesondere wenn sie nicht geklärt, reflektiert und gegebenenfalls korrigiert werden – Mißerfolge produzieren. Manche verstehen Therapie in Analogie zu einem Reparaturbetrieb, den man wie bei einem kaputten Auto oder einem verstopften Rohr passiv in Anspruch nimmt. Eltern versuchen dann ihr Kind bei uns abzugeben und gehen davon aus, daß *wir* schon die „richtigen Schräubchen" drehen. Genaugenommen dürfen wir ihnen deswegen keinen Vorwurf machen, denn im Alltag laufen in der Tat viele Dienstleistungsbeziehungen nach diesem Muster. Transparentes Vorgehen, Aufklärung über unsere Möglichkeiten und Spielregeln, Informationen über Arbeitsweise und Grenzen unseres Tuns sind hier ebenso notwendig wie frühzeitige Klärung von Erwartungen, subjektiven Überzeugungen (z.B. hinsichtlich der „Ursachen" von Problemen) und Ausräumen unbegründeter Ängste/Befürchtungen („Bin ich ein Versager?", "Nehmen mir die mein Kind weg?", "Muß ich mit Tadel oder Strafe rechnen?").

Andere jammern über alle möglichen Umstände (die Lehrkraft, den Mann/die Frau, den Einfluß des Mondes oder der Gene...) und legen die Haltung an den Tag: "Sollen doch die anderen, ich kann nicht...!" Dabei ist die Übernahme von Verantwortung umso schwieriger zu erreichen, je länger Eltern diese bereits erfolgreich ablehnen/vermeiden konnten.

Umgekehrt gibt es häufig aber auch höchst anspruchsvolle Eltern (z.B. sog. "Leistungsfetischisten"), die für ein dominantes Lebensziel alles tun und demzufolge auch die Therapie mit Dienstleistungsdenken in Anspruch nehmen ("Wir leisten uns nur das Beste für uns und unsere Kinder, dazu gehört auch Therapie!"). Hier kann die Kooperation ähnlich schwierig sein wie im umgekehrten Fall bei sehr autoritätshörigen Eltern, die – oft aus (ehemals) totalitären Ländern stammend – sich widerspruchslos den Anweisungen des Therapeuten bzw. einer Behörde unterwerfen.

Einstellungen und Arbeitsweise des Beraters/Therapeuten incl. therapeutisches „Setting"

Entsprechend dem Grundsatz, daß „Widerstand" häufig auch durch uns selbst bedingt sein kann, lohnt es sich, auf einige diesbezügliche Aspekte hinzuweisen. So ist auf seiten der Berater/Therapeuten eine unreflektierte Expertenhaltung und Direktivität („Ich weiß schon, was für Sie und Ihr Kind gut ist, befolgen Sie meine Anweisungen!") genauso ungünstig wie rigide Hilfsangebote („Ich mache *immer* Familientherapie bzw. *ausschließlich* Kindertherapie!" etc.). Wer statt einer ressourcenorientierten Nutzung der Eltern als „Experten über sich, ihr Umfeld und ihr Kind" deren idiographische Kompetenz und Erfahrungsschatz ignoriert, muß sich nicht wundern, wenn die Kooperation auf der Strecke bleibt (Döpfner & Lehmkuhl, 1996). Dasselbe passiert bei impliziten/expliziten Schuldzuweisungen an die Eltern oder deren „Pathologisierung".

Auch das therapeutische „Setting" übt manche Zwänge aus: Wie der Beitrag von Borg-Laufs (in diesem Band) zeigt, ist der Kinder- und Jugendhilfe-Bereich in Deutschland gesetzlich weitaus freundlicher in Richtung einer „Familienbehandlung" geregelt als die Richtlinien der Gesetzlichen Krankenkassen, wo es nach wie vor per Definition keine interaktionsbezogenen Störungen gibt (vgl. Faber & Haarstrick, 1994, S. 19/20). So bleibt nach den dortigen Vorschriften die Einzelbehandlung von Kindern der Regelfall, allenfalls begleitet von Elternkontakten im Verhältnis 4:1. Neben settingbedingten Fehlentscheidungen (z.B. mit der Frage: Ist es wirklich günstig oder notwendig, das Kind aus dem Familienkontext herauszulösen und in Klinik oder Heim unterzubringen?) können natürlich auch professionelle Fehlindikationen bzw. eine falsche Wahl der beteiligten Personen passieren – mit entsprechenden Auswirkungen auf die Mitarbeitsbereitschaft der Klienten.

4. Aktuelle Möglichkeiten verhaltenstherapeutischer Elternarbeit: Theoretische Basis

Nach der Betrachtung einiger typischer Probleme sollen nun aktuelle Möglichkeiten der verhaltenstherapeutischen Elternarbeit vorgestellt werden. Diese greifen natürlich „bewährte" Vorgehensweisen bisheriger Ansätze auf, versuchen einen konstruktiven Umgang mit den oben skizzierten Schwierigkeiten und basieren auf einem umfassenden Modell von Therapie, das die Arbeit mit Eltern, Kind bzw. Familie *im Gesamtzusammenhang* zu betrachten erlaubt (Kanfer et al., 1996; Schmelzer, 1999; Schmelzer & Trips, 1996). Seine *Problem- und Zielorientierung* zeigt sich z.B. in der vorgeordneten Klärung von Indikationsentscheidungen bzw. in der Frage nach den jeweiligen Zielen/Lernzielen der Elternarbeit; seine „Systemperspektive" erlaubt ein Befolgen der Devise „Global denken, lokal handeln" im Rahmen eines Gesamtbehandlungsplans; sein Oberziel „Selbstmanagement" lenkt den Blick auf die Rolle des Therapeuten als Anstoßgeber, Kompetenzvermittler und „Navigator im System", der sich baldmöglichst wieder überflüssig macht, wobei insgesamt einem *Phasenmodell der Therapie* gefolgt wird, das die „Hilfe zur Selbsthilfe" nach den Erkenntnissen der Grundlagenforschung zu optimieren gestattet (vgl. Kap. 5). Auf dieser Basis kann dann nach konstruktiven Lösungen für die im zurückliegenden Abschnitt beschriebenen Probleme bei der Elternarbeit gesucht (und vor allem Kooperation und Motivation zur Mitarbeit aufgebaut) werden.

Problem- und Zielorientierung

Indem wir die vorgebrachten Probleme und Anliegen unserer Klienten ernst nehmen und Eltern nicht autoritär eine bestimmte Sicht- und Umgangsweise vorschreiben, schaffen wir automatisch günstige Weichenstellungen für die Zusammenarbeit. Im wesentlichen geht es um folgende Fragen: Welche Probleme liegen überhaupt vor? Worum geht es genau? Wie sehen die Bedingungen der vorgebrachten Schwierigkeiten aus? Welche (störenden vs. förderlichen) Rahmenbedingungen sind zu berücksichtigen? Ist Elternarbeit überhaupt indiziert? Wenn ja: wozu? In welcher Form/auf welche Weise? In welchem äußeren Rahmen/„Setting"? In transparenter Weise werden gemeinsam mit den Betroffenen Antworten gesucht und auch allgemeine bzw. spezielle Ziele der Elternarbeit überlegt (siehe unten).

Allgemeine Ziele der Elternarbeit

In erster Linie kann Elternarbeit im verhaltenstherapeutischen Kontext zu folgenden Zwecken zum Einsatz kommen:
- *Begleitung einer Kindertherapie:* Unterstützung der Gesamtbehandlung, Koordination der Maßnahmen, Übernahme von Aufgaben oder therapeutischen Schritten als „Hausaufgabe", Übertragung gelernter Strategien auf den Alltag, Stabilisierung von Erfolgen oder Rückfallprophylaxe;
- *Mediatoren-Wirkung:* Therapie des Kindes via Eltern (vgl. z.B. Innerhofer & Warnke, 1978);

- *Informationsvermittlung* zu mehreren Zwecken: (a) zur Aufklärung über bestimmte Abläufe, zur plausiblen Erklärung notwendiger Behandlungsschritte und zur Koordination von Maßnahmen (denn eine Kongruenz in den Störungs- und Interventionskonzepten von Eltern und Therapeuten ist schon an sich eine „widerstandspräventive" Maßnahme: vgl. Döpfner & Lehmkuhl, 1996); (b) als Hilfe zur Verhaltensänderung (z.B. Diät bei Diabetes etc.), (c) als Mittel zum Motivationsaufbau durch ein „Wissen, weshalb und wozu";
- *Emotionale Entlastung und Unterstützung* der Eltern in schwierigen Situationen (z.B. bei krebskrankem Kind etc.);
- *Primäre und sekundäre Prävention:* z.B. durch Beschäftigung mit alltagsnahen Fragestellungen und Anliegen von Eltern/Familien mit dem Ziel, (a) größere Schwierigkeiten gar nicht erst entstehen zu lassen oder (b) ersten Anzeichen von Problemen möglichst frühzeitig durch Hilfsmaßnahmen zu begegnen; Lernen von Erziehungskompetenzen im Sinne eines „empowerment" (Stark, 1996)

Sobald anhand dieser Kriterien die *grobe Zielrichtung* der Elternarbeit feststeht, können Überlegungen zu konkreten Schwerpunkten und genaueren Lernzielen folgen. Je nach Anliegen, Problematik und Aufgabenstellung ist im jeweiligen Fall ein *maßgeschneidertes Vorgehen* möglich, das auch die Gestaltung des „Settings" (z.B. einzeln/Gruppe?) oder organisatorische Aspekte (Häufigkeit und Rhythmus der Termine) umfaßt.

Spezielle Lernziele für Eltern

In Einklang mit den spezifischen Problemen, Anliegen, Anforderungen und Notwendigkeiten des Einzelfalls werden jeweils spezielle Lernziele vermittelt. In Kapitel 6 wird z.B. noch eine genauere Beschreibung von Methoden zur Vermittlung folgender Schwerpunkte zu finden sein (vgl. S.385, Tabelle 2):

a) *Meta-Kompetenzen („Prozeßfertigkeiten"):* Wahrnehmen und Beobachten, Problemlösen/Problembewältigung, Kommunikations- und Konfliktlösungsstrategien, Selbstregulation/Selbstmanagement von Eltern- und Erziehungsfunktionen.

b) *Inhaltliche Schwerpunkte:* Informationsvermittlung, Verhaltens- und Bedingungsanalyse kritischer Erziehungssituationen, zielgerichtet-systematischer Einsatz von Erziehungsmitteln, Transfer-Training und Vorbereitung auf potentielle künftige Problem- und Krisensituationen, allgemeine Ziel- und Wertklärung, Diskussion konkreter Erziehungsziele und -methoden, Biographie-Arbeit in Bezug auf Erziehung/Sozialisationsgeschichte, Streßbewältigung und aktive Psychohygiene, Zeitmanagement, emotionale Unterstützung beim Akzeptieren unabänderlicher „Tatsachen", Aufmerksamkeit auf Stärken und Ressourcen lenken, positive Eltern/Kind- bzw. Familien-Interaktionen fördern, Intensivierung des „elterlichen Eigenlebens" oder Auf- bzw. Ausbau des sozialen Netzwerks etc.

Aus dieser umfangreichen Liste sollte nach dem Prinzip der minimalen Intervention (Kanfer et al., 1996, S.16) eine *Auswahl* wichtiger Themenbereiche getroffen werden. Auch sind Übergänge zu anderen Behandlungsschwerpunkten möglich, falls diese besser geeignet erscheinen, den Klienten derzeit zu helfen (z.B. Einzeltherapie von Elternteilen, Ehetherapie oder Therapie der Gesamtfamilie). Der folgende Abschnitt beschäftigt sich daher noch näher mit dem Sachverhalt, daß jede Form von Elternarbeit im Gesamtzusammenhang zu planen und zu gestalten ist.

Elternarbeit und Gesamtbehandlungsplan: „Systemsicht" und Koordination von Maßnahmen (Mikro- und Makro-Ebene)

Auch in der Verhaltenstherapie ist es seit längerem üblich, eine sog. „Systemperspektive" einzunehmen (vgl. z.B. Kanfer et al., 1996, S. 22 ff.) und Beratung/Therapie als Problemlösen in komplexen und dynamischen Situationen zu verstehen. Der Begriff „System" findet dabei als Metapher Verwendung und bezeichnet Elemente (auch Personen), zwischen denen bestimmte Beziehungen bestehen, welche sich z.B. als wiederkehrende Muster, Abläufe oder Regeln beobachten lassen. Neben systemtherapeutischen Konzepten im engeren Sinn (z.B. von Schlippe & Schweitzer, 1996) sind für uns vor allem Gedankengänge zum Problemlösen in Systemen hilfreich, wie sie Dörner (1989; Dörner & Schaub, 1995) präsentiert. Letztere helfen vor allem, Therapeuten die Funktion des „Navigators im System" zu erleichtern, Anstöße zu geben und Impulse zu setzen. So sind u.a. folgende Aspekte für unsere praktische Arbeit von Bedeutung:

(1) Jedes Verhalten, jede Person, jeder Teilaspekt steht immer in einem *Netz von Bedingungen*, die sich gegenseitig beeinflussen. (2) Jede Problematik ist *multikausal verursacht*, wobei immer psychische, soziale und biologische Einflußgrößen zusammenwirken. (3) Wegen der Komplexität des Alltags sind keine „vollständigen" Analysen menschlicher Probleme und ihrer Bedingungen möglich. (4) Trotzdem kann ein „System" (auch ohne die Kenntnis *all* seiner Vernetzungen) beeinflußt werden, indem pragmatisch nach dem Motto „Global denken, lokal handeln" nach sensiblen Ansatzpunkten im System gesucht wird. Das Intervenieren auf der Mikro-Ebene, d.h. an lokalen, aber funktional *grundlegenden* Elementen des Systems macht durchgreifende Änderungen des Gesamtsystems hochwahrscheinlich. (5) Selbst eine einfache therapeutische Maßnahme führt in der Regel zu *multiplen Konsequenzen*, d.h. jede Veränderung hat – ähnlich wie ein Stein, der ins Wasser geworfen wird – vielfache Auswirkungen auf andere Verhaltensbereiche, Personen und Lebenssituationen. Daher ist (6) auf der Makro-Ebene eine permanente therapiebegleitende „Hintergrundkontrolle" wichtig, d.h. ein sensibles Achten auf Effekte in Bereichen (oder bei Personen), die zur Zeit nicht im Brennpunkt der Aufmerksamkeit stehen. (7) Dies gibt auch Hinweise auf notwendige Schwerpunkt*verlagerungen* (sog. „Figur/Grund-Wechsel") im Verlauf der Arbeit. (8) Jeder Therapeut ist *selbst* ein *Teil des Systems*, was für die Praxis u.a. die besondere Bedeutung von kollegialem Austausch sowie interner und externer Supervision nahelegt, wenn verhindert werden soll, daß Therapeuten „im System gefangen" bleiben.

In diesem Zusammenhang ist nicht nur die Frage nach günstigen Ansatzpunkten für bestimmte Interventionen im Gesamtsystem, sondern auch nach dem optimalen „Klientensystem" interessant (vgl. Pinsof, 1994). Ein systemorientiertes Vorgehen bedeutet ja nicht zwangsläufig, daß immer mit sämtlichen Personen des jeweiligen Systems gearbeitet wird. Wichtiger ist die sog. „System*perspektive*", denn „...worauf es ankommt, ist die *Sicht* der Probleme, nicht die Anzahl der Personen, die an einer Sitzung teilnehmen" (Fisch, Weakland & Segal, 1987, S.4).

Auf der Suche nach dem „optimalen Klientensystem": Mit wem wird wann gearbeitet?

Statt Apriori-Festlegungen wird hinsichtlich dieser Frage ein sehr flexibles Vorgehen bevorzugt, bei dem alle Entscheidungen – dem dynamischen Charakter unseres Modells entsprechend – immer vorläufig getroffen werden und „Gültigkeit bis auf Weiteres" haben. Auch sind im Gesamtverlauf der Therapie noch Änderungen möglich (z.B. erst eine Zeitlang Arbeit mit den Eltern, dann mit dem Kind, dann mit der Gesamtfamilie, dann evtl. mit Eltern und Lehrkraft gemeinsam etc.), oder es kommt zu einer *parallelen* Vorgehensweise (z.B. Arbeit mit dem elterlichen Subsystem, während das Kind an einer zielorientierten Gruppe teilnimmt). Nachfolgend wurden einige diesbezügliche heuristische Entscheidungskriterien aus Schmelzer & Trips (1996) leicht modifiziert auf unser Thema übertragen (vgl. auch Borg-Laufs, in diesem Band):

So arbeiten wir in der Regel...

(a) ... mit dem Kind allein, wenn Fähigkeitsdefizite vorhanden sind, die nicht durch eine Systemzentrierung behoben werden können; wenn „spieltherapeutische" Interventionen bei bestimmten Problemstellungen erforderlich sind; wenn hypothesengenerierende und -überprüfende individualisierte Diagnostik bzw. neuropsychologisch orientierte Förderdiagnostik angezeigt ist oder wenn wie bei Jugendlichen bzw. jungen Erwachsenen „Selbständigkeitsentwicklung" das Ziel ist.

(b) ... mit einem Elternteil allein, wenn dominante klinische Störungsbilder der betreffenden Person (z.B. Depression, Zwang, Agoraphobie etc.) eine direkte Bearbeitung erforderlich machen; wenn andere Systemmitglieder nicht zur Mitarbeit bereit sind, die „hauptleidtragende" Person aber hohe Motivation bzw. Leidensdruck zeigt, oder falls *gemeinsame* Sitzungen unproduktiv-konflikthaft verlaufen: vgl. Fisch et al., 1987, S.55 = „Notlösung"); aus zeitökonomischen Gründen bei ungünstigen Arbeitszeiten bestimmter Familienmitglieder etc.

(c) ... mit dem Elternpaar allein (Partner-Subsystem), wenn Erziehungskompetenzen fehlen oder blockiert sind oder Konflikte über Erziehungsziele bestehen (Paradeindikation für Elternarbeit!); wenn die „Eltern"- bzw. „Partner"-Ebene betroffen ist (z.B. Partnerschaftskonflikte und/oder Sexualprobleme; Mediation bei Trennung/Scheidung etc.; wenn unabänderliche „Realitäten" zu akzeptieren sind wie z.B. Behinderung/Tod eines Kindes etc.

(d) ... mit der Dyade Elternteil+Kind, wenn es um Probleme geht, die primär diese Dyade betreffen (z.B. Machtspiele und Verstrickungen; spezielle Lernziele für diese Dyade: z.B. „Hausaufgabensituation verbessern"; Planung/Besprechung konkreter Fördermöglichkeiten); wenn die reale Lebenssituation keine anderen Alternativen übrigläßt (z.B. Arbeit mit Alleinerziehenden).

(e) ... mit dem Gesamtsystem/der Gesamtfamilie, wenn es sich um Probleme mit „Interaktionscharakter" handelt und/oder die Familienbeziehungen geklärt/bear-

beitet werden müssen (Beispiele: Machtkämpfe, „coercive systems", Verstrickungen, Eßstörungen etc.; *Fähigkeiten* zu adäquatem Verhalten wären zwar vorhanden, werden aber nicht gezeigt); wenn die Beobachtung/Analyse oder Neuordnung von Bündnissen/Koalitionen, Rivalitäten, Familienregeln (Rechte & Pflichten), „Familiengeheimnissen" etc. angezeigt ist.

Unter systemisch-zielorientierter Betrachtung stellt sich somit bei jeder Form von Elternarbeit die zweigeteilte Frage, (1) welche Personenkonstellation für welche Zwecke sinnvoll und notwendig ist, und (2) welche Chancen bestehen, diese Zusammensetzung in der Praxis (z.B. durch Motivationsarbeit, Aufklärung/Information etc.) tatsächlich zu erreichen. Systemsicht heißt dabei auch, sich immer zu fragen, welchen Stellenwert die geplante Einzeltherapie des Kindes im Gesamtzusammenhang einnimmt (vgl. Miller & Prinz, 1990, S.297) bzw. welche Kombinationsmöglichkeiten es gibt (parallel/sukzessiv).

5. Elternarbeit und das Prozeßmodell des „Selbstmanagement"-Konzepts: Einige Hinweise zur Förderung elterlicher Kooperation und Motivation

Ausgehend vom Leitziel, Klienten baldmöglichst wieder zu Autonomie und Selbstverantwortung zu verhelfen, sind im 7-Phasen-Modell des „Selbstmanagement"-Konzepts systematisch empirisch fundierte Maßnahmen in einer Abfolge zusammengestellt, die eine Umsetzung des Prinzips „Hilfe zur Selbsthilfe" zu optimieren gestattet (vgl. Kanfer et al., 1996; Schmelzer, 1999). In den nachfolgenden Abschnitten sind den einzelnen Phasen des Modells konkrete praktische *Hinweise zur Förderung elterlicher Kooperation und Motivation* zugeordnet. Die zentrale Botschaft dieses Kapitels lautet, daß das Beachten der Reihenfolge der Schwerpunktziele des Modells sowie des roten Fadens „Eigenverantwortung, Transparenz und Mitbeteiligung" automatisch die Mitarbeitsbereitschaft von Eltern und die Wahrscheinlichkeit einer erfolgreichen Umsetzung diagnostisch-therapeutischer Schritte nach den Regeln unserer Zunft erhöht.

(1) Eingangsphase – Schaffung günstiger Ausgangsbedingungen. In der Phase 1 gilt es, günstige Weichenstellungen für den gesamten diagnostisch-therapeutischen Prozeß vorzunehmen: Am bedeutsamsten ist hierbei der *Aufbau einer kooperativen Arbeitsbeziehung* zu allen Beteiligten (Herstellen einer offenen, vertrauensvollen Atmosphäre, Empathie, Strukturieren der Rollen von Therapeut bzw. Klient etc.). *Inhaltlich* stehen das erste Sondieren von möglichen Anliegen/Themen/Problembereichen von Eltern wie Kind und die Klärung von Eingangserwartungen an. Meist sind auch gezielte Maßnahmen zur *Familiendiagnostik* hilfreich (vgl. Cierpka, 1996; Remschmidt & Mattejat, 1996 etc.).

Wie wir in Kapitel 3 (vgl. oben) inhaltlich näher beleuchtet hatten, bestimmt die aktuelle Situation der Eltern (Was beschäftigt sie? Wo stehen sie – als Einzelperson, als Paar, als Familie – im Leben?) und ihre Erwartungen bzw. grundlegenden Einstellungen („Der Therapeut möchte mit *uns* arbeiten, sind *wir* also an allem schuld?") entscheidend ihre Kooperationsbereitschaft. Daher ist ein empathisches Verstehen mit Akzeptanz und Wertschätzung des familiären Kontexts ebenso wichtig wie die adäquate Vermittlung grundlegender Haltungen/Arbeitsweisen des Therapeuten. Rechtzeitige Aufklärung der Eltern auf alltagssprachlichem Niveau (Was ist wozu, warum, wie lange/oft etc. sinnvoll?) und Informationsvermittlung über die wichtigsten organisatorischen Abläufe (z.B. Kostenregelung, Schweigepflicht) sowie über die Spielregeln, Möglichkeiten und Grenzen einer Beratung/ Therapie tragen dazu bei, daß die Mitarbeit nicht an falschen Vorstellungen scheitert. Dadurch werden auch unbegründete, aber verständliche Ängste abgebaut (wie z.B. daß Probleme keine Schande oder Entwicklungskrisen normal sind) und die Eltern in ihrer Rolle als Unterstützer und Experten ihres Kindes gewürdigt. Die Bitte um Mitarbeit kommt somit keinem Schuldanerkenntnis gleich; Eltern werden vielmehr als wichtige Informanten und Helfer bei der Kindertherapie verstanden, die ihr Kind wie sonst niemand kennen.

Transparentes Vorgehen, plausible Erklärungen, gemeinsame Problemdefinitionen samt Bedingungsanalysen und gemeinsame Ziel- und Maßnahmenentwicklung gehören ab der ersten Stunde zu den Rollenmerkmalen des Therapeuten. Er holt Eltern wie Kinder dort ab, wo sie stehen, d.h. nimmt ihre Wahrnehmungen, Interpretationen und subjektiven Ursachentheorien ernst. Gleichzeitig bringt er behutsam neue/andere Sichtweisen ein, favorisiert das Konzept der „Mehrperspektivität" und verdeutlicht, daß jede Person aus ihrer Perspektive zwar immer „recht" hat, daß es jedoch *mehrere* „gültige" Sichtweisen gibt.

Statt Versäumnisse der Vergangenheit zu beklagen, unterstützt der Therapeut eine zukunftsgerichtete Entwicklungsorientierung mit künftigen Langzeitzielen und Lösungen („Was ab jetzt mit Blick nach vorn?"). Er tut alles, um die Beteiligten dazu zu veranlassen, für bestimmte gemeinsame Zukunftsziele (z.B. das Wohl des Kindes) an einem Strang zu ziehen. Dies erleichtert die dringend nötige Koordination von Maßnahmen im Sinne aller. Möglicherweise muß er sich aber am Anfang damit begnügen, überhaupt einen „Fuß in die Tür" zu bekommen; denn erst die reale Erfahrung des Kennenlernens und „Sich-Beschnupperns" räumt Vorbehalte und Bedenken aus – besonders, wenn z.B. im Erstkontakt nur eine Person anwesend ist und es notwendig wird, andere Personen (Vater, Kind) noch zur Mitarbeit zu gewinnen.

(2) Aufbau von Änderungsmotivation und (vorläufige) Auswahl von Änderungsbereichen. In der Phase 2 wenden wir uns gezielt den Fragen zu: „Welche Änderungen stehen an?" und „Für welche Veränderungen sind unsere Klienten motiviert bzw. könnten sie motiviert werden?" Das empathische Erkunden der Situation und Motivationslage von Eltern/Kindern, das in Phase 1 begonnen hat, setzt sich jetzt mit der *Suche nach Änderungsmöglichkeiten und -notwendigkeiten* fort. Heuristische Fragen dazu sind u.a.: Was sind die vorrangigen Ziele und Interessen im Leben der Beteiligten? Wozu sind Eltern bzw. Kinder derzeit motiviert bzw. motivierbar? Weshalb kommen sie überhaupt? Welchen Stellenwert hat das Kind und seine Problematik für die Eltern und für das Familiensystem? Welche Entwicklungsaufgaben hat die Familie derzeit zu bewältigen (vgl. Petzold, 1992)? Mit welchen Erwartungen kommen die Eltern, und was sagt uns das hinsichtlich ihrer

Ziele und Veränderungsmotivation? Gibt es „gute Gründe" für deren Mitarbeit bzw. für auftretende „Widerstände"? Müssen erst „Motivations-Hindernisse" abgebaut werden (z. B. Wissensmängel, Ängste, Schuldgefühle etc.)?

Dabei tut der Therapeut gut daran, keinen voreiligen Änderungsdruck zu produzieren, sondern eher bei der *Suche* nach Anreizen für Veränderungen *behilflich* zu sein. Dies ermöglicht es allen Beteiligten, sich in ersten Ansätzen mit Fragen zu beschäftigen, die sich auf Visionen, Zukunftsperspektiven und positive Anreize für Veränderungen beziehen wie z. B.: Wie könnte die Situation denn anders – besser – sein? Was statt dessen? Wie müßte es werden, damit die Probleme *keine* „Probleme" mehr darstellen? bzw. Welche Talente und Interessen sind vorhanden, die eventuell in Zukunft noch besser genutzt werden könnten (vgl. auch Michalak & Vielhaber, 1996)? Dazu gehört auch das Erkennen und Würdigen elterlicher/familiärer Stärken und der „problemfreien Zonen" des alltäglichen Zusammenlebens. Denn durch eine gezielte Aufmerksamkeitslenkung auf positive Ressourcen (Lutz, 1996), alternative Betrachtungs- und Handlungsweisen und eine Beschäftigung mit konstruktiven Lösungen wird die zu Therapiebeginn häufig vorherrschende Mut- und Hoffnungslosigkeit durch eine realistisch-optimistische Haltung ersetzt.

In dieser Phase fallen auch gemeinsame Entscheidungen über vorrangige Themenbereiche der Arbeit (z. B. zunächst diagnostische Abklärung der „Hyperaktivität" des Sohnes und Bearbeiten der Konflikte zwischen Eltern und Schule; danach Einzelförderung des Sohnes und begleitende Elternarbeit etc.), über realistische Ansatzpunkte (Arbeit an änderbaren Problemen, nicht an unabänderlichen Tatsachen!) und über die Konstellation der zu beteiligenden Personen. Notgedrungen müssen bei komplexen Problemstellungen bestimmte Bereiche zur „Figur" und andere zum „Hintergrund" werden.

(3) Verhaltensanalyse: Problembeschreibung und Suche nach aufrechterhaltenden Bedingungen. Sobald gemeinsam über Änderungsbereiche und die weitere Vorgehensweise entschieden wurde, werden die einzelnen Bereiche anhand typischer Beispielsituationen konkretisiert und nach verhaltensdiagnostischen Regeln auf ihre Bedingungen, Entstehungsgeschichte und Zusammenhänge hin untersucht.

Durch die Beschreibung *repräsentativer* Problemsituationen, den Vergleich mit Episoden, in denen die Probleme nicht oder stark reduziert auftreten, die Analyse von Entstehungsgeschichte, subjektiven Erklärungsmustern der Beteiligten und bisherigen (vergeblichen wie erfolgreichen) Lösungsversuchen werden insbesondere solche Bedingungsfaktoren herausgearbeitet, die bei der derzeitigen *Aufrechterhaltung* des Problems (z. B. kindliches Trotzverhalten, Hyperaktivität o. ä.) eine Rolle spielen.

Die *Mikro-Analyse* von Einzelsituationen wird jedoch immer von einer *Makro-Analyse* begleitet, denn die Bedingungen von Problemen sind in der Regel multikausal verbunden und umfassen (1) individuelle, (2) systembezogene und (3) soziokulturell-ökonomische Einflußgrößen (Kontextfaktoren wie z. B. Schichtzugehörigkeit, materielle Basis, Ausbildung, Kultur etc.). Also richtet sich unsere Aufmerksamkeit auf Fragen wie z. B.: Welchen Stellenwert hätte eine Kindertherapie im Gesamtbild? Welche Rolle spielt Elternarbeit dabei? Zeigen sich erzieherische Kompetenzdefizite oder gibt es hinderliche Rahmenbedingungen (Armut, Wohnungsnot, Arbeitslosigkeit etc.)? Sind *persönliche* Probleme von Elternteilen vorrangig (Süchte, Depressionen, Behinderungen etc.)? Müssen andere Personen (Großeltern, Geschwister etc.) mit einbezogen werden? Sind bestimmte Probleme als Funktion von „Systemregeln" zu verstehen? „Funktioniert" das familiäre System erst durch bestimmte Probleme? Gibt es *konflikthafte* Systemregeln (durch Zugehörigkeit zu *verschiedenen* Systemen)? Gerade bei der Suche nach aufrechterhaltenden Bedingungen ist die Systemsicht entscheidend, um nach der Devise „Global denken, lokal handeln" spätere Interventionen zu planen.

(4) Klären und Vereinbaren therapeutischer Ziele. In der Phase 4 wird genauer herausgearbeitet, welche Ziele erreicht werden sollen. Natürlich können hier alle schon bekannten Informationen hinsichtlich Erwartungen, Motivationsanreizen oder Zielideen wieder aufgegriffen und genutzt werden. Im einzelnen können folgende Fragen hilfreich sein:

Welche kurz- und langfristigen Ziele sind für die Beteiligten sinnvoll? Welche schaffen sie alleine bzw. mit minimaler Unterstützung? Bei welchen ist intensivere therapeutische Begleitung notwendig? Welche konkreten Ziele soll die Elternarbeit verfolgen (z.B. Begleitung der Kindertherapie, Informationsvermittlung, emotionale Unterstützung/Entlastung, Prävention etc.: vgl. Kap. 4 oben)? Kann sie begleitend zu einer Kindertherapie erfolgen oder als eigenständige Maßnahme? Welche Lernziele sollen angestrebt und welche Kompetenzen vermittelt werden (vgl. unten, Tabelle 2)? Sind spezifische Angebote zu machen (z.B. für behinderte, chronisch kranke Kinder) oder bestimmte Störungsbilder zu behandeln (z.B. Aggressionen, Ungehorsam/Trotz bei Kindern)? Gibt es Utopien oder Illusionen, die einer Aufarbeitung bedürfen (wie z.B. die Erwartung, nach der Behandlung ein „immer braves Kind" zu haben oder eine Behinderung heilen zu können)? Existieren widersprüchliche oder kollidierende Ziele zwischen bestimmten Beteiligten, die geklärt werden müssen?

(5) Planung, Auswahl und Durchführung spezieller Methoden (als Mittel zum Ziel). In Phase 5 wird auf Basis der bisher bekannten Informationen gemeinsam an die Planung und Umsetzung konkreter Maßnahmen herangegangen. In der Praxis finden wir häufig den Fall, daß sowohl eine Therapie des Kindes (z.B. mit dem Problem „Hyperaktivität") als auch parallel dazu eine begleitende Arbeit mit den Eltern sinnvoll wäre. Interventionen werden in unserem Verständnis als „Mittel zum Ziel" aufgefaßt und nach Möglichkeit im natürlichen Umfeld (Familie, Kindergarten, Schule) plaziert. Oft werden sie aber in der „künstlichen" Therapiesituation durchgeführt, so daß der Transfer auf die Realumgebung erfolgen muß.

Elternarbeit ist *eine* günstige Möglichkeit, die direkten therapeutischen Fördermaßnahmen mit dem Kind zu begleiten und in der häuslichen Situation weiterzuführen. Eltern beobachten z.B. die Therapie ihres Kindes durch eine Einweg-Beobachtungsscheibe oder am Videoband und werden detailliert in der Anwendung bestimmter Schritte für zuhause unterwiesen. Aktives Lernen in Kombination mit pädagogisch-didaktischem Vorgehen (z.B. Instruktion, Lernen am Modell, „learning by doing" etc.) kennzeichnet den Vermittlungsstil des Therapeuten. Kleine Aufgaben und „Hausaufgaben" ermöglichen dabei die nötige *Generalisierung* auf die Realsituation „draußen" (vgl. auch Phase 7). Schrittweises Vorgehen („Salami-Taktik") in Kombination mit Koordinationsmaßnahmen ("Reißverschluß-Taktik") erleichtert sowohl die wohlportionierte Annäherung an größere Ziele als auch durch gemeinsame Erfolge bei der Handlungsumsetzung den Aufbau von Selbsteffizienz im Sinne Banduras (1977) bei Eltern und Kind gleichermaßen.

(6) Evaluation von Fortschritten. Schon während der Durchführung wird jeweils geprüft, ob die vereinbarten Ziele mit Hilfe der durchgeführten Maßnahmen tatsächlich erreicht werden. Die *kontinuierliche Begleitevaluation* des Vorgehens führt im Therapieverlauf zu einem „ergebnisorientierten Optimieren", d. h. die jeweils weiteren Schritte werden in Abhängigkeit von der tatsächlichen Entwicklung geplant und umgesetzt. Im Erfolgsfall wird der eingeschlagene Weg weitergegangen, während bei Mißerfolg/Teilerfolg meist Schwerpunkte der ein oder anderen „eigentlich" bereits durchlaufenen Phase nochmals bearbeitet werden müssen.

Die *Ergebnisevaluation* (Kontrolle der Zielerreichung durch PRÄ/POST-Vergleiche) bezieht sich auf alle Beteiligten (z.B. Kind, Eltern) und liefert neben Informationen auf der *Mikro-Ebene* (z.B. Welche Kompetenzen sind jetzt vorhanden?) auch solche auf der *Makro-Ebene*: Diese „Hintergrundkontrolle" (Dörner, 1989) umfaßt die beteiligten Personensysteme genauso wie die Koordination aller bisherigen Maßnahmen und macht im Bedarfsfall noch Schwerpunktverlagerungen möglich. Für solche Entscheidungen können wiederum Instrumente zur Familiendiagnostik (Cierpka, 1996; Remschmidt & Mattejat, 1996) herangezogen werden.

(7) Endphase – Erfolgsoptimierung und Abschluß der Therapie. Spätestens hier werden – falls nicht schon vorher in die Wege geleitet – gezielte Maßnahmen getroffen, damit die bislang erzielten Veränderungen (a) sich erfolgreich auf das natürliche Lebensumfeld übertragen lassen und (b) weiter stabil bleiben und zu neuen Gewohnheiten werden. Dies ist gerade bei Elternarbeit wichtig, da manche Effektivitätsstudien Mängel in der Stabilisierung und Generalisierung dokumentiert haben (z.B. Webster-Stratton, 1990) – insbesondere, wenn statt gezielter Planung des Transfers nur dem „Prinzip Hoffnung" gefolgt wurde...

Um aus der erfolgreichen Bewältigung Regeln für zukünftiges Handeln bzw. präventive Strategien für mögliche künftige Risikosituationen ableiten zu können, lassen wir Eltern manche Schritte nochmals rekapitulieren. Spätestens in dieser Phase lernen sie idealerweise auch, wie man *prinzipiell* besser mit Problemen umgehen bzw. eigene Ressourcen noch effektiver nutzen kann (vgl. Kanfer et al., 1996, S. 341-350).

Schließlich steht noch die schrittweise Ablösung der Klienten von der Beratung/ Therapie an (meist über ein allmähliches „Ausblenden" der Kontakte und eine Steigerung der Klientenaktivitäten bei gleichzeitiger „Rücknahme" des Beraters). In der allerletzten Sitzung bitten wir die Klienten zudem um eine retrospektive Einschätzung der Abläufe bzw. um „Feedback" über unsere Art der Beratung/Therapie und geben umgekehrt unsere eigene diesbezügliche Einschätzung kund.

6. Aktuelle Formen der Elternarbeit: Typische Varianten für die Praxis

Nach den theoretischen Grundlagen und dem Plädoyer für das generelle Befolgen der Schritte unseres 7-Phasen-Modells sollen jetzt zwei *in der Praxis* häufig vertretene Formen der Durchführung beispielhaft beschrieben werden, nämlich die *begleitende Elternarbeit* (parallel zu einer Einzeltherapie mit dem Kind) und das *Elterntraining*. Danach folgt noch die Variante eines „problem- und zielorientierten Bausteinkonzepts", das eine Art Programmbibliothek darstellt und für spezielle Ziele und Erfordernisse der Elternarbeit eine maßgeschneiderte Zusammenstellung erlaubt.

Variante „Begleitende Elternarbeit" (parallel zu einer Einzeltherapie mit dem Kind)

Wie weiter oben deutlich wurde, macht begleitende Elternarbeit immer eine gute Koordination aller beteiligten Personen und Maßnahmen erforderlich. Die kooperative Vereinbarung positiver Entwicklungs- und Lernziele für Eltern und Kind und die Absprache von Teilinterventionen („Wer macht was, wann, wo, wie oft/lange, mit wem?" etc.) sind hierfür wesentliche Voraussetzungen, die mit einer grundlegenden Systemsicht leichter in ihrem Gesamtzusammenhang zu planen und durchzuführen sind.

Begleitende Elternarbeit ist in der Regel bei gravierenderen kindlichen Verhaltensproblemen angezeigt, die eine multimodale Herangehensweise notwendig machen. Dementsprechend haben einige aktuelle deutschsprachige Konzepte der verhaltenstherapeutischen Kindertherapie eine solche begleitende Elternarbeit als integralen Bestandteil (vgl. z.B. Döpfner et al., 1997; Petermann & Petermann, 1996, 1997). Ich beziehe mich im folgenden kurz auf das „Therapieprogramm für Kinder mit hyperkinetischem und oppositionellem Problemverhalten (THOP)" von Döpfner, Schürmann & Frölich, 1997), weil dieses paradigmatisch die Verknüpfung und Verschränkung von kind- und familienzentrierten Interventionen illustriert:

In der Praxis gibt es dort zunächst eine *Vorphase*, in der diagnostische Abklärungen, Indikationsstellung und organisatorische Planungen ablaufen. Das Programm selbst erlaubt durch sehr konkrete, detaillierte Hinweise und eine Fülle von Materialien/Arbeitsblättern etc. eine multimodale Diagnostik sowie Interventionsplanung und -durchführung. Dabei werden 20 familien- und 16 kindzentrierte Behandlungsbausteine kombiniert (Döpfner et al., 1997, S.51ff.), wobei durchaus eine individuelle Zusammenstellung möglich ist (S.62 ff.). Die *eltern- bzw. familienzentrierten Interventionen* F01 bis F19 basieren auf dem amerikanischen Elternprogramm von Barkley (1987) und enthalten folgende Schwerpunkte: Probleme definieren (F01), gemeinsames Störungskonzept (F02/F03), Behandlungsziele und Behandlungsplanung (F04), positive Seiten beachten (F05), Spaß und Spielzeit (F06/F16a); es folgen mehrere Bausteine zur Lenkung des Verhaltens: Wirkungsvolle Aufforderungen geben (F07), Aufmerksamkeit schenken beim Befolgen von Aufforderungen (F08), Zuwendung bei Nicht-Stören (F09), natürliche Konsequenzen

(F11), Punkteplan (F12 inkl. flexibler Änderungen F13), Auszeit (F15) und „Response Cost" (F14). Außerdem kommen noch dazu: Aufsicht/Überblick über kindliche Aktivitäten (F10), Assistenz bei schrittweisen Aufgabenlösungen (F16b), Hausaufgabenprobleme lösen (F17), Probleme in der Öffentlichkeit (F18) und Prävention künftiger Probleme (F19).

Variante „Elterntraining" (nach dem „Langwasser-Modell")

Als nächstes folgt die praxisnahe Darstellung eines typischen Elterntrainings in Gruppen, das z.B. im Rahmen unserer Erziehungsberatungsstelle in Nürnberg-Langwasser durchgeführt wird. Unter der Überschrift „Bewußtes Erziehen" oder „Erziehen ist *nicht* kinderleicht – ein Kurs für Eltern"[2] werden dabei vor allem Eltern mit Kindern im Vorschul- oder Grundschulalter angesprochen. Das Training ist in dieser Form eher für leichtere Erziehungs- und Familienprobleme geeignet und hat neben einem therapeutischen auch einen präventiven Anspruch. Es vereinigt Prinzipien des „Selbstmanagement" (z.B. Mitbeteiligung der Eltern an den Inhalten, aktives, erfahrungsorientiertes Lernen), „klassische" Elemente aus bisherigen Elterntrainings (z.B. Verhaltensbeobachtung, lerntheoretische Grundlagen, Aufgaben und Hausaufgaben etc.), grundlegende Problemlöseschritte (als Gerüst des gesamten Kurses) und nutzt die Gruppe mit all ihren Ressourcen zur wechselseitigen Hilfestellung für die Eltern. Diese erwerben (bzw. verfeinern) im Lauf des Kurses systematisch wichtige Erziehungskompetenzen wie z.B. Probleme erkennen und deren Bedingungen analysieren, Erziehungsziele klären, positive und negative Erziehungsmittel einsetzen, adäquate Hilfestellung geben, Konsequenzen setzen, gemeinsam mit allen Beteiligten adäquate Familienregeln aufstellen u.v.m. Alle Lernschritte (z.B. Wirkung von Lob und Strafe „am eigenen Leib" erfahren) werden zunächst in einer Kombination aus didaktischer Hinführung und erfahrungsorientiertem Lernen vermittelt und danach auf die eigenen Problemstellungen übertragen. Es handelt sich um eine teilstandardisierte Gruppenversion mit etwa 6 bis 8 Sitzungen (mit etwa 2-3 Stunden Dauer), die im Bedarfsfall an spezielle Erfordernisse angepaßt, d.h. variiert werden kann. Auch hier ist zunächst eine Vorphase nötig, in der Kontaktgespräche, Indikationsstellung, Abklären von Zielen/Erwartungen inkl. Vorstellung des Konzepts etc. ablaufen.

Der eigentliche Kurs beginnt mit einigen Aktivitäten zum Kennenlernen, Beziehungsaufbau und zur Förderung einer konstruktiven Gruppenatmosphäre und geht dann inhaltlich zum ersten Lernschritt mit der Überschrift *(1) Problem beobachten* über: Hier werden den Eltern anhand von Beispielen grundlegende Fähigkeiten der Verhaltensbeobachtung (vor allem der Unterschied zwischen verhaltensnaher Registrierung und subjektiver Interpretation) vermittelt. Außerdem lernen sie, neben kritischen Problemsituationen auch positive Aspekte (Stärken, „problemfreie Zonen") zu sehen und auf Unterschiede zu achten (Wann ist es besser/schlechter? Was ist da anders?). Die neu erworbenen Beobachtungsfertigkeiten werden dann auf ein von ihnen „mitgebrachtes" Erziehungsproblem aus ihrem Alltag übertragen, welches im

---

[2] Die Titel wurden absichtlich möglichst unverfänglich gewählt, um Stigmatisierungen oder Schuldzuschreibungen zu vermeiden und den Eltern die Mitarbeit zu erleichtern.

Verlauf des weiteren Kurses als Anwendungsbeispiel für die jeweils vermittelten Kompetenzen dienen wird.

Als erste „Hausaufgabe" wird die verhaltensnahe Beobachtung und Beschreibung des mitgebrachten Problems für die kommende Woche vereinbart; entsprechende Arbeits- und Hinweisblätter dafür bringen die TeilnehmerInnen dann ausgefüllt zur nächsten Sitzung mit, die *(2) Problem genau untersuchen* überschrieben ist. In dieser werden die Eltern – als Vorbereitung für die Suche nach Problembedingungen (Verhaltensanalyse) – zunächst aktiv-erlebnisorientiert mittels zweier Rollenspiele per Video an die Wirkung von Lob und Strafe herangeführt. Wir greifen hierzu auf das sog. „Belohnungs- und Bestrafungsspiel" zurück, das bei Innerhofer (1977, S. 29ff.) beschrieben ist. Nach der entsprechenden Auswertung des Videobandes (wozu die Fähigkeiten zur genauen Verhaltensbeobachtung aus Sitzung 1 bereits nützlich sind) leitet einer der beiden Gruppenleiter anhand einiger Beispielprobleme der TeilnehmerInnen diese zu entsprechenden Verhaltens- und Bedingungsanalysen an. Während dieser Zeit, die auch eine kurze didaktische Einheit zum Thema „Lernen am Modell" enthält, führt der zweite Gruppenleiter in einem Nebenraum mit jedem Teilnehmer einzeln das sog. „Hilfespiel" (Innerhofer, 1977, S. 40ff.) durch. Dessen Quintessenz (zielgerichtet kleine Schritte gehen und „Feedback" geben, d.h. deren Erfolg verstärken) wird später noch für die Planung von Lösungsschritten gebraucht. Entsprechende Hausaufgabenblätter zur weiteren Bedingungsanalyse des Beispielproblems während der Woche zu Hause beschließen diese Einheit.

In der nächsten Sitzung geht es – immer nach der einleitenden Besprechung der „Hausaufgaben" – um den Schritt *(3) Ziele finden*. Die Suche nach potentiellen Soll-Zuständen erfolgt auf mehrerlei Weise: So werden bestimmte Phantasieübungen zur Ziel- und Wertklärung durchgeführt (Kanfer et al., 1996, S. 431 ff.; Schmelzer, 1994b; Simon & Olds, 1978); danach setzen sich die TeilnehmerInnen grundsätzlich – z.B. in Gruppendiskussionen – mit Erziehungs- und Lebenszielen sowie mit familiären Entwicklungsstufen (Petzold, 1992) auseinander. Anschließend sucht die Gruppe sukzessiv für das eingebrachte Problem eines jeden Teilnehmers nach möglichen Zielen in Form eines „Brainstorming", wobei dieser am Schluß seine persönlichen Prioritäten setzt und darüber entscheidet, welche der Gruppenanregungen für seine Situation passen könnte. Eine entsprechende Hausaufgabe folgt.

Ein ähnliches Vorgehen der gegenseitigen Hilfestellung durch die Gruppe bietet sich für die nächste Einheit *(4) Wege suchen* an, wo es jetzt darum geht, auf Basis der bereits bekannten Informationen für die jeweiligen Personen und Situationen praktikable Lösungen zu entwickeln. Im günstigen Fall kann dann die folgende Einheit *(5) Weg einschlagen* gleich im Alltag der Beteiligten laufen. Das Umsetzen der Lösungsalternativen (kleine Schritte) wird natürlich während der Sitzung möglichst gut vorbesprochen und wieder mit Anregungen der anderen Gruppenteilnehmer verbunden. In der nächsten Sitzung *(6) Erfolg überprüfen* geht es dann um die Effektkontrolle der versuchten Maßnahmen sowie gegebenenfalls um eine Bearbeitung von Mißerfolgen (rekursive Schritte!). Nach erstmaligem Durchlauf der Problemlöseschritte an einem Alltagsbeispiel können die TeilnehmerInnen gegen Ende des Kurses idealerweise die Prinzipien des Vorgehens auf andere Situationen anwenden. Auch bleibt erfahrungsgemäß zwischendurch Zeit für die Diskussion allgemeiner Erziehungsthemen (was oft zu Erfahrungen führt wie: „Bei uns ist das ja ganz ähnlich wie bei Euch...!") und für positive Interaktionen bis hin zu neuen Freundschaften untereinander.

Durchgängig wird die Gruppe durch eine Variation von Information, erlebnisorientierten Übungen, Episoden der Selbsterfahrung/Selbstreflexion, Kleingruppenaustausch, Rollenspiele, Aufgaben und Hausaufgaben zwischen den einzelnen Terminen sehr abwechslungsreich gestaltet. Die Gruppenleiter nutzen systematisch auch instrumentelle Gruppenbedingungen, unterstützen die Selbsthilfemöglichkeiten der TeilnehmerInnen durch deren gegenseitige Hilfestellung und achten durchgängig auf Handlungsrelevanz der Schritte, d.h. auf Transfer auf den Alltag. Dazu tragen Arbeitsblätter und einseitige „Handouts" mit alltagssprachlichen Erklärungen der wichtigsten Abläufe ihren Teil bei.

Das generelle Kurskonzept ist so angelegt, daß es mit geringfügigen Änderungen auch für Kurse mit Erzieherinnen, Pflegepersonal, Lehrkräften etc. verwendbar wird.

Variante „Problem- und zielorientiertes Baustein-Konzept"

Für eine maßgeschneiderte Zusammenstellung von Elementen für die Elternarbeit, die je nach Problemen, Erfordernissen, Anliegen und Zielen ausgewählt und kombiniert werden können, wird im Rest dieses Kapitels eine Art „Programmbibliothek" präsentiert. Diese Form ist zwar mittlerweile auch bei *problemzentrierten* Baustein-Modellen (z.B. zur Hyperaktivität: Döpfner et al., 1997) üblich, jedoch sind die nachfolgenden Elemente nicht auf bestimmte Störungsbilder bezogen, sondern zunächst *themenoffen*. Wie die Unterteilung der Tabelle 2 zeigt, lassen sich „Meta-Kompetenzen" bzw. „Prozeßfertigkeiten" (z.B. Problemlösen, Selbstregulation etc.) von *sonstigen inhaltlichen Schwerpunkten* (von Informationsvermittlung bis hin zum Aufbau eines sozialen Netzwerks etc.) unterscheiden. Die Tabelle enthält neben einer beispielhaften Beschreibung vieler Themenschwerpunkte auch Angaben zu typischen Einsatzmöglichkeiten (=„*INDIKATION*") bzw. den jeweiligen Lernzielen (=„*SOLL*") für die Eltern und kann sowohl für begleitende Elternarbeit (als Unterstützung der Kindertherapie) als auch zur Festlegung von Schwerpunkten eines Elterntrainings herangezogen werden.

Tabelle 2: *Beispiele für mögliche „Bausteine" der Elternarbeit nach Art einer „Programm-Bibliothek"*

A) META-KOMPETENZEN („Prozeßfertigkeiten")

- **Wahrnehmen und Beobachten**: (a) Selbstbeobachtung (b) Fremdbeobachtung incl. Registrieren von Interaktionsmustern
  Wahrnehmungs- und Beobachtungsübungen (intern: z.B. anhand von Beschreibung eigener Gedanken und Empfindungen; extern: z.B. anhand der Beobachtung/Beschreibung von Bildern, Natur und insbesondere anhand von Videos mit Interaktionsabläufen zwischen Personen).

(Fortsetz. nächste Seite)

INDIKATION: Mangelnde Sensibilität für „innere Wahrnehmung" bzw. reduzierte Beobachtungsfähigkeit interner und externer Problemabläufe/-bedingungen; egozentrische oder fixierte subjektive Wahrnehmung mit hohem Anteil an Interpretationen, Wert- und Vorurteilen.
SOLL: Beobachten, was IST; statt Interpretieren „verhaltensnahes Beobachten" lernen; Mehrperspektivität akzeptieren etc.

- **Problemlösen/Problembewältigung**
  Vermittlung und Anwendung klassischer Problemlöseschritte (à la D'Zurilla & Goldfried, 1971): Allgemeine Orientierung, Problemdefinition, Zielfestlegung/Suche nach Alternativen, Umsetzung der Lösungen und Effektkontrolle, evtl. Rückkehr zu früheren Schritten bei Mißerfolg. Zunächst angeleitetes Problemlösen anhand von ein oder zwei typischen Beispielsituationen; danach Anwendung des Problemlöseprozesses auf andere Situationen des (Erziehungs-)Alltags. Durchgängige Ziel- und Lösungsorientierung sowie schrittweise Handlungsplanung und -umsetzung; günstig: Gruppenrahmen zur *wechselseitigen Unterstützung*.
  INDIKATION: Fehlende Systematik bei Problemlöseversuchen im Alltag; „Kopf-in-den-Sand"-Strategien, Sich-treiben-lassen oder inkonsequenter Umgang mit kritischen Erziehungssituationen.
  SOLL: Umsetzung typischer Problemlöseschritte in der Praxis des erzieherischen Alltags (nach der Lernphase dann in eigener Regie).

- **Kommunikations- und Konfliktlösungsstrategien**
  Eigene Bedürfnisse und Grenzen wahrnehmen sowie anderen gegenüber deutlich mitteilen können, aktives Zuhören, klare, direkte, konkrete Äußerungen, „Ich"-Botschaften in Kommunikationsübungen (videounterstützt) lernen; Kongruenz verbales/nonverbales Kommunikationsverhalten. Auf dieser Basis: Konfliktlösungen durch „faires Streiten" (vgl. z.B. Bach & Wyden, 1982) bzw. „niederlagelose Methode" (Gordon, 1972); klare Regelungen, Aufforderungen und Erwartungen.
  INDIKATION: Generell hilfreiche Fertigkeiten, insbesondere, wenn Alltags- und Familienprobleme auf fehlender, unklarer, vager Kommunikation oder destruktiven Interaktionen (z.B. unproduktiver Streit) beruhen.
  SOLL: Produktive Kommunikation und konstruktive Konfliktlösungen.

- **Selbstregulation/Selbstmanagement von Eltern- und Erziehungsfunktionen**
  Teilfertigkeiten: Selbstbeobachtung, Selbstbewertung, Selbstverstärkung, Zielklärung, Problemlösen, Streßbewältigung, Kommunikation und Konfliktlösung, Umgebungskontrolle, Selbstkontrolle; logische Konsequenzen beachten etc.
  INDIKATION: Generelles Oberziel, daher eigentlich immer indiziert (zumindest in den Teilbereichen, in denen Eltern Kompetenzdefizite aufweisen).
  SOLL: In eigener Regie den Erziehungsalltag mit wichtigen Zielen möglichst in Einklang bringen (oder umgekehrt).

B) BESONDERE INHALTLICHE SCHWERPUNKTE

- **Informationsvermittlung**
  z. B. Informationen über bestimmte Störungsbilder und deren „Verursachung", über Prinzipen der positiven Verstärkung, Lernen am Modell, natürliche Entwicklungsstufen/-aufgaben (und „Krisen") in Familien, Verhalten bei chronischen Krankheiten, Umgang mit Medien, Grundlagen der kindlichen Entwicklung, altersentsprechende Grundbedürfnisse von Kindern u. v. m.; günstig: Beratung als Dialog statt als einseitige „Schulung"; Sachverhalte durch Fragen selbst entdecken lassen; auch: Nutzung von Medien (Bücher, Broschüren, Filme etc.).
  INDIKATION: Fehlendes/inadäquates Wissen; unklare Erwartungen.
  SOLL: Orientierung/Erleichterung von Kooperation durch hinreichende Aufklärung; Unterstützung zielgerichteter Programme.

- **Verhaltens- und Bedingungsanalyse kritischer Erziehungssituationen**
  Problemverhalten anhand typischer Beispiele aus dem Erziehungsalltag beschreiben und spezifizieren; danach Verhalten als Resultat von (a) Situationskoppelungen, (b) Konsequenzen, (c) inneren Zielen/Plänen, (d) Lernen am Modell bzw. (e) Systembedingungen erkennen und gegebenenfalls verändern lernen.
  INDIKATION: Voraussetzung für nachfolgenden Punkt.
  SOLL: Klärung aufrechterhaltender Bedingungen kritischer Erziehungssituationen zum Zweck der späteren Veränderung.

- **Zielgerichtet-systematischer Einsatz von Erziehungsmitteln**
  Zunächst: Erleben typischer Wirkungen von Lob/Strafe „am eigenen Leib" (z. B. mittels „Belohnungs-/Bestrafungsspiel": Innerhofer, 1977); danach didaktisches Herausarbeiten bzw. Übertragung auf den Erziehungsalltag, u. U. mit Hilfe von Arbeitsblättern, Broschüren und Begleittexten. Differenzierung: a) positive Mittel: Verstärkung für erwünschtes Verhalten, Kontingenzmanagement („Punktesysteme" oder „token economies"); b) negative Mittel: Verstärkerentzug für unerwünschtes Verhalten, „Time-out" oder milde Ermahnungen/Bestrafungen; c) „natürlich-logische" Konsequenzen.
  INDIKATION: Inkonsequentes, nachgiebiges oder „laissez-faire"-Erziehungsverhalten.
  SOLL: Veränderung der bislang aufrechterhaltenden Bedingungen kritischer Erziehungssituationen; systematisches, konsequentes Verfolgen von Erziehungszielen; auch: Fortführung bestimmter Therapiemaßnahmen im häuslichen Bereich.

- **Transfer-Training und Vorbereitung auf potentielle künftige Problem- und Krisensituationen**
  Im „Trockentraining" besprochene/geübte Abläufe systematisch (z. B. durch Hausaufgaben) auf den realen Alltag übertragen; Einsatz von Stabilisierungs- und Generalisierungsstrategien (Kanfer et al., 1996, S. 341 ff.); kognitive/emotionale Vorbereitung auf mögliche Problemsituationen in der nahen Zukunft (Vorbesprechung, Rollenspiele, Was-tue-ich, wenn...).

INDIKATION: Kluft zwischen Trainings- und Alltagssituation; Voraussetzung: erste erfolgreiche Bewältigungsschritte; Kopf-in-den-Sand-Haltung: „Ab jetzt geht alles automatisch gut..." bzw. „Es wird mich schon nicht treffen!"
SOLL: Alltagsnahes, lebensweltorientiertes Vorgehen; Ermöglichen flexibler Bewältigungsstrategien; Aufbau von Selbstvertrauen („Auch wenn neue Krisen kommen: Ich kann irgendwie damit umgehen...").

- **Allgemeine Ziel- und Wertklärung**
  Suche nach bzw. Klären von persönlichen und familiären Ziel- und Wertsystemen mittels Zukunftsphantasien, Imaginationsübungen, Was-wäre-wenn-Phantasien (vgl. Kanfer et al., 1996, S. 431 ff.; Schmelzer, 1994b; Simon, & Olds, 1978 etc.); erlebnisorientierte Auseinandersetzung mit diversen Lebensstilen und Gestaltungsmöglichkeiten des Familienlebens.
  INDIKATION: Allgemeine Orientierungslosigkeit, Situation nach gravierenden „Umbrüchen des Lebens" (z.B. Trennung/Scheidung, Tod von Bezugspersonen) in den Teilbereichen, in denen Eltern Kompetenzdefizite aufweisen).
  SOLL: Eigene Ziele, Interessen, Wertvorstellungen und Bedürfnisse klären; persönliche Ziele, Familienziele und Erziehungsziele unter einen Hut bringen; IST/SOLL danach besser in Einklang bringen.

- **Diskussion konkreter Erziehungsziele/ -methoden** (insbesondere auch: Umgang mit utopischen, „irrationalen" oder destruktiven Erziehungseinstellungen)
  Beispiele: „Mein Kind soll in seinem Leben immer glücklich sein", „Geld spielt keine Rolle – wir räumen unserem Kind alle Steine aus dem Weg und geben ihm nur das Beste" oder „Eine Tracht Prügel hat noch keinem geschadet"; Diskussion der Vor- und Nachteile solcher Haltungen (kurz- und insbesondere langfristig); Disputation der Argumente im Gruppenrahmen („interpersoneller Prüfstand").
  INDIKATION: Einstellungen, die konstruktive Lösungen oder die langfristige Selbständigkeitsentwicklung des Kindes blockieren.
  SOLL: Bewußtmachen impliziter Einstellungen/Ziele inkl. ihrer Implikationen im Alltag; Finden konstruktiver, handlungsrelevanter und individuell „passender" Erziehungsziele und -methoden.

- **Biographie-Arbeit in Bezug auf Erziehung/Sozialisationsgeschichte**
  Analyse der Herkunftsfamilie (Genogramme, Skulpturarbeit, Lebenslinie etc.); Analyse sonstiger Sozialisationserfahrungen (z.B. Kindergarten, Schule etc.); Auswertung der Erfahrungen in Richtung: „Was mache ich ab jetzt damit in der Erziehung? Wo muß ich achtgeben? Was kann ich positiv nutzen?" Wichtig: Aufmerksamkeitslenkung auf negative und positive Elemente!
  INDIKATION: Unreflektiertes Wiederholen persönlicher Sozialisationserfahrungen; Arbeit an „irrationalen" oder destruktiven Erziehungshaltungen; Bedürfnis nach Erklärung: „Woher kenne/habe ich meine Erziehungseinstellungen und praktiken?"
  SOLL: Trennung eigener Erfahrungen von der Person und Erziehung des Kindes; zukunftsorientierter bewußter Umgang mit eigenen Erfahrungen und mit Erziehungszielen für das jetzige Kind.

- **Streßbewältigung und aktive Psychohygiene**
  Erkennen von akuten/chronischen Streßsymptomen; Aufbau eines „Frühwarnsystems" durch Sensibilisierung; Streßbewältigung je nach Bedingungsanalyse in Form von aktivem oder emotionalem „Coping": aktive Bewältigungsversuche bei prinzipiell änderbaren Problemen, passiv-emotionale Anpassung an unabänderliche Tatsachen; Einsatz von Entspannungsverfahren, Alltagsmöglichkeiten des Ausgleichs („Akku wieder aufladen"); Prioritätensetzung/„Ballast abwerfen", Über(be)lastungen abbauen/reduzieren, delegieren, zielorientiert/effektiv Energien „bündeln", Zeitplanung etc.
  INDIKATION: Häufung von alltäglichen Streßsituationen („daily hazzles") mit persönlichen und interaktionellen Auswirkungen.
  SOLL: Sensibilisierung für und Bewältigung von alltäglichen Streßsituationen in einem möglichst frühen Stadium; „Burnout"-Prävention.

- **Zeitmanagement**
  Anhand realer Tages- und Wochenabläufe „Zeitfallen" erkennen und verfügbare Zeit mit persönlichen (und erzieherischen!) Zielen in Einklang bringen.
  INDIKATION: Chaotische Tages- und Wochenabläufe, bei denen „wichtige" *Angelegenheiten auf der Strecke bleiben.*
  SOLL: Prioritäten setzen und vorhandene Zeit für relevante Ziele nutzen.

- **Emotionale Unterstützung beim Akzeptieren unabänderlicher „Tatsachen"**
  Begleitung der Eltern in emotional belastenden Phasen und Ausnahmesituationen (z.B. zur Akzeptanz der Behinderung/chronischen Krankheit/Minderbegabung eines Kindes etc.); auch: Akzeptanz von Schicksalsschlägen sowie menschlicher, medizinischer und psychologischer Grenzen etc.
  INDIKATION: Belastende, aber unabänderliche Situationen des Lebens.
  SOLL: Emotionales „Coping" (im Sinne einer inneren Anpassung an diese Situation); emotionale Unterstützung und Entlastung der Eltern.

- **Aufmerksamkeit auf Stärken und Ressourcen lenken**
  Mittels Fragen, Arbeitsblättern, Beobachtungsaufgaben z.B. Kinder/Partner „dabei erwischen, wie sie etwas Nettes tun" (vgl. Liberman, Levine, Wheeler, Sanders & Wallace, 1976); auch: eigene Stärken registrieren.
  INDIKATION: Aufmerksamkeitszentrierung auf negative Abläufe und Problemsituationen („Problemfixierung" der Wahrnehmung).
  SOLL: Voraussetzungen für positiven Austausch schaffen (s.u.); Relativierung des Stellenwerts von Problemen im Gesamtbild; Stärken anerkennen und würdigen (bei sich und anderen).

- **Positive Eltern/Kind- bzw. Familien-Interaktionen fördern**
  Gemeinsame Aktivitäten, Spiele, Scherzen, Toben, Schmusen bzw. „Spiel- und Spaßzeit" (Döpfner et al., 1997, S.102).
  INDIKATION: Wechselseitig erpresserische Interaktionszyklen (sog. „Zwangsprozesse" oder „coercive interactions": Patterson et al., 1975);
  SOLL: Reziprozität fördern (Austausch auf positiver Schiene); auch: unabhängig von sonstigen Problembereichen positive Interaktionen anstoßen.

- **Förderung „elterlichen Eigenlebens"**
  Gemeinsame elterliche Aktivitäten (gezielt ohne die Kinder!) anstoßen und alltägliche kleine Elemente von positiven Interaktionen auf der Paar-Ebene umsetzen.
  INDIKATION: Überhohes Zeitbudget für Kinder, geringes Engagement für Ehebeziehung (ohne große Partnerprobleme, die eine entsprechende Ehetherapie nahelegen würden); Vernachlässigung von gemeinsamen Aktivitäten.
  SOLL: Stärkung der „Selbst"- bzw. Paar-Ebene; Beachten von Generationengrenzen.

- **Soziales Netzwerk knüpfen/ausbauen**
  Kontaktvermittlung zu Elterngruppen im Freizeitsektor, zu Selbsthilfeinitiativen oder gemeindenahen Angeboten.
  INDIKATION: Isolation, Insularität (Wahler, 1980).
  SOLL: Kontakte zu Gleichgesinnten herstellen/intensivieren, soziales Stützsystem aufbauen; auch: Förderung allgemeiner Sozialkontakte und Freizeitaktivitäten der Gesamtfamilie.

Implizit kommt in den Inhalten der obigen Tabelle natürlich zum Ausdruck, daß die jeweils anstehenden Probleme durch Vermittlung solcher Kompetenzen im Zuge aktiver Elternarbeit zu bewältigen oder zu bessern sind. Wo diese Hoffnung auf Dauer unberechtigt ist (z.B. bei totaler Vernachlässigung seitens der Eltern oder Verweigerung ihrer Mitarbeit bei gleichzeitig ernsthafter Gefährdung des „Kindeswohls"), sind administrative Zwangsmaßnahmen und schwerwiegendere Eingriffe seitens des Jugendamts oder der Justiz unabwendbar.

Indikations- und Planungsüberlegungen des Therapeuten: Heuristische Fragen

Für die Auswahl, Planung und Zusammenstellung eines „maßgeschneiderten" Interventionskonzepts zur Elternarbeit anhand der obigen Tabelle können – in Anlehnung an die klassischen Problemlöseschritte (vgl. z.B. D'Zurilla & Goldfried, 1971) – folgende Punkte eine Hilfestellung bieten:

- *Ausgangslage (Was IST?):* In welcher „Themenecke" befinde ich mich/muß ich suchen? Worum geht es genau? Welche Indikation liegt vor – wofür? Welche Hinweise bietet die Fachliteratur dazu?
- *Ziele (Was SOLL werden?):* Welche Ziele sind günstig? Was *sollten* die betreffenden Eltern können/lernen?
- *Mittel zum Ziel:* Welche Interventionen/Maßnahmen sind bewährt und günstig? Welche Methoden sind aus der Literatur und praktischen Erfahrung dafür als effektiv bekannt?
- *Umsetzung und Effektkontrolle:* Wie kann ich (a) die Maßnahmen nach den Regeln der Zunft anwenden, (b) Eltern die Umsetzung erleichtern (z.B. kleine Schritte) und (c) überprüfen, ob der eingeschlagene Weg zum Erfolg führt?

- *Stabilisierung, Generalisierung und Transfer von Erfolgen (bzw. Rückkehr zu früheren Schritten bei Mißerfolg):* Wie lassen sich die ersten erfolgreichen Schritte beibehalten und fortsetzen? Was läßt sich aus dem Vorgehen lernen und auf andere ähnliche Situationen übertragen? Welche generellen Prinzipien lassen sich abstrahieren? bzw. Wo hat es „gehakt"? Bedingungen für Mißerfolg? Zu welcher Stufe müssen wir zurück? etc.

Auch hier gilt bei der Auswahl von „Bausteinen" einerseits das Prinzip der minimalen Intervention (so daß oft nur ein ganz geringer Teil zur Anwendung kommt) und andererseits die Leitlinie von Winnicott (1973), nach der es ausreicht, Eltern zu haben, die „gut genug" sind. Zudem empfiehlt sich nochmals die Betrachtung aus einer generellen Systemperspektive heraus und die Einbettung aller Überlegungen und Handlungsschritte in ein Gesamtmodell der Therapie (vgl. oben, Kap. 4 und 5).

7. Zum Abschluß: Einige generelle Leitlinien für die verhaltenstherapeutische Elternarbeit

Anstelle einer Zusammenfassung soll zum Schluß versucht werden, manche Kernaussagen zur Gestaltung verhaltenstherapeutischer Elternarbeit nochmals „auf den Punkt" zu bringen. Praktisch-pragmatisch halte ich folgende generellen Leitlinien für wesentlich:

1. „Optimistische Unterstellung": Niemand macht in der Erziehung *absichtlich* etwas falsch. Vieles ist erklärbar und verständlich unter Berücksichtigung der individuellen und familiären Lerngeschichte und des jeweiligen aktuellen Kontexts.

> *Positive Leitlinie:* Wie kann ich die Eltern (a) in ihrer einzigartigen Situation verstehen und (b) ihnen ausreichendes Wissen und bessere Kompetenzen vermitteln, um ab jetzt besser zum Wohl ihres Kindes zu handeln? Was können wir trotz vergangener Abläufe mit Blick nach vorne tun, um die Situation zu verbessern?

2. Nichts ist selbstverständlich, auch nicht, daß Eltern überhaupt zur Beratung/Therapie kommen.

> *Positive Leitlinie:* Wie kann ich die bisherigen (auch erfolglosen oder geringen) Bemühungen von Eltern anerkennen und würdigen, ihre momentane Hilf- und Hoffnungslosigkeit verstehen und ihnen zu neuen/andersartigen Lösungsmöglichkeiten verhelfen?

3. Vorsicht mit fürsorglicher Belagerung und pädagogischem Zeigefinger!

> *Positive Leitlinie:* Wie kann ich es vermeiden, (a) Selbsthilfekräfte zu sabotieren und neue Abhängigkeiten zu produzieren sowie (b) direktiv-autoritär Anleitungen/Anweisungen zu geben? Wie kann ich es schaffen, (im Rahmen bestimmter Grenzen) vorhandene Lebensstile zu respektieren, Ressourcen zu nutzen und auf dieser Basis Hilfs*angebote* zu formulieren?

4. Ressourcen entstehen nicht plötzlich durch Andichten oder fiktive Unterstellung, sondern müssen real vorhanden sein oder aufgebaut/genutzt werden!

> *Positive Leitlinie:* Wie kann ich *vorhandene* Ressourcen besser beobachten und diagnostizieren bzw. *fehlende* Ressourcen im Sinne eines „empowerment" (Stark, 1996) aufbauen helfen? Wo kann ich Eltern in ihrer Funktion als „Experten über sich, ihre Familie und ihre Kinder" *tatsächlich* ansprechen und nutzen?

5. Niemand hat letztlich „recht" – jede Person erlebt und handelt auf Basis ihrer subjektiven Überzeugungen.

> *Positive Leitlinie:* Wie kann ich als Therapeut Neutralität bzw. Allparteilichkeit wahren und die subjektiven Perspektiven als Basis für konstruktive Dialoge nutzen? Wie kann ich allen Beteiligten helfen, eine grundsätzliche „Mehrperspektivität" zu akzeptieren? Wie kann ich die Elternarbeit so anlegen, daß die Interessen- und Motivationslage *aller* Beteiligter möglichst unter einen Hut zu bringen ist?

6. Statt Suche nach Schuldigen besser Suche nach Helfern!

> *Positive Leitlinie:* Wie kann ich die Eltern von unbegründeten Gefühlen der Schuld oder Scham entlasten? Wie kann ich statt dessen die Frage in den Blickpunkt rücken: „Wer kann/möchte einen Beitrag leisten, um an der Situation etwas zu verbessern?" (vgl. auch Remschmidt & Mattejat, 1996)

7. Auch bei Elternarbeit muß das Rad der Beratung/Therapie nicht jedesmal neu erfunden zu werden.

> *Positive Leitlinie:* Wie kann ich bewährte Elemente aus „klassischen" Ansätzen nutzen, aktuelle Literatur nach effektiven Maßnahmen bei bestimmten Themen/ Störungsbildern bzw. nach neuen Anregungen „durchkämmen" sowie theoretisch fundierte Erkenntnisse mit den praktischen Erfordernissen des jeweiligen Falles optimal verbinden?

Literatur

Alexander, J.F. & Parsons, B. V. (1982). *Functional family therapy: Principles and procedures.* Carmel (CA): Brooks/Cole.

Atkeson, B. & Forehand, R. (1978). Parents behavioral training for problem children: An examination of studies using multiple outcome measures. *Journal of Abnormal Child Psychology, 8,* 449-460.

Bach, G.R. & Wyden, P. (1982). *Streiten verbindet.* Köln: Diederichs.

Bandura, A. (1977). Self-efficacy: Toward a unifying theory of behavioral change. *Psychological Review, 84,* 191-215.

Barkley, R.A. (1987). *Defiant children: A clinicians manual for parent training.* New York: Guilford.

Barton, C. & Alexander, J.F. (1981). Functional family therapy. In A.S. Gurman & D.P. Kniskern (Eds.), *Handbook of family therapy* (pp. 403-443). New York: Brunner/Mazel.

Beames, L., Sanders, M.R. & Bor, W. (1992). The role of parent training in the cognitive behavioral treatment of childrens headaches. *Behavioural Psychotherapy, 20,* 167-180.

Betz, D. & Breuninger, H. (1987). *Teufelskreis Lernstörungen* (2.Aufl.). Weinheim: PVU.

Blechman, E.A. (1987). *Solving child behavior problems at home and at school.* Champaign (IL): Research Press.

Borchert, J. (1996). *Pädagogisch-therapeutische Interventionen bei sonderpädagogischem Förderbedarf.* Göttingen: Hogrefe.

Brack, U.B. (1982). Eltern als Co-Therapeuten von retardierten Kindern. Probleme der Anleitung und Motivierung. *Psychologie in Erziehung und Unterricht, 29,* 41-48.

Cedar, B. & Levant, R.F. (1990). A meta-analysis of the effects of parent effectiveness training. *American Journal of Family Therapy, 18,* 373-384.

Chamberlain, P. & Baldwin, D.V. (1987). Client resistance to parent training: Its therapeutic management. In T.R. Kratochwill (Ed.), *Advances in school psychology* (Vol.6). New York: Plenum.

Cierpka, M. (Hrsg.) (1996). *Handbuch der Familiendiagnostik* (2.Aufl.). Berlin: Springer.

Danforth, J.S. (1998). The behavior management flow chart: A component analysis of behavior management strategies. *Clinical Psychology Review, 18,* 229-257.

Dangel, R.F. & Polster, R.A. (Eds.) (1984). *Parent training. Foundations of research and practice.* New York: Guilford.

Dangel, R.F. & Polster, R.A. (1988). *Teaching child management skills.* New York: Pergamon.

Diez Grieser, M.T. (1996). Probleme der Elternarbeit in der Psychotherapie mit Kindern und Jugendlichen. *Kinderanalyse, 4,* 241-253.

Döpfner, M. & Lehmkuhl, G. (1995). Elterntraining bei hyperkinetischen Störungen. In H.-C. Steinhausen (Hrsg.), *Hyperkinetische Störungen im Kindes- und Jugendalter* (S.178-208). Stuttgart: Kohlhammer.

Döpfner, M. & Lehmkuhl, G. (1996). Mißerfolgs- und Widerstandsanalyse in der Verhaltenstherapie am Beispiel eines Eltern-Kind-Programmes zur Behandlung von hyperkinetisch und oppositionell auffälligen Kindern. *Praxis der Kinderpsychologie und Kinderpsychiatrie, 45,* 10-19.

Döpfner, M., Schürmann, S. & Frölich, J. (1997). *Therapieprogramm für Kinder mit hyperkinetischem und oppositionellem Problemverhalten (THOP).* Weinheim: PVU.

Döpfner, M., Schürmann, S. & Lehmkuhl, G. (1994). Hausaufgaben-Probleme? Diagnostik und Therapie von Verhaltens- und Interaktionsstörungen bei der Durchführung der Hausaufgaben. *Kindheit und Entwicklung, 3,* 227-237.

Döpfner, M., Schürmann, S. & Lehmkuhl, G. (1996). Elternberatung, Elternanleitung, Elterntraining. *Kindheit und Entwicklung, 5,* 124-128.

Dörner, D. (1989). *Die Logik des Mißlingens.* Reinbek: Rowohlt.

Dörner, D. & Schaub, H. (1995). Handeln in Unbestimmtheit und Komplexität. *Organisationsentwicklung, 14(3),* 34-47.

Dumas, J.E. (1989). Treating antisocial behavior in children: Child and family approaches. *Clinical Psychology Review, 9,* 197-222.

Dumas, J.E. (1992). Conduct disorder. In S.M. Turner, K.S. Calhoun & H.E. Adams (Eds.), *Handbook of clinical behavior therapy* (pp. 285-316). New York: Wiley.

D'Zurilla T.J. & Goldfried, M.R. (1971). Problem solving and behavior modification. *Journal of Abnormal Psychology, 78,* 107-126.

Egan, K.J. (1983). Stress management and child management with abusive parents. *Journal of Clinical Child Psychology, 12,* 292-301.

Ermert, C., Klinkner, M. & Sander, E. (1995). Elterntraining für alleinerziehende Mütter. In M. Perrez, J.L. Lambert, C. Ermert & B. Plancherel (Hrsg.), *Familie im Wandel* (S. 96-105). Freiburg/Schweiz: Universitätsverlag.

Ewe, R., Falk, I. & Kase, G. (1977). *Verhalten ändern in der Familie. Ein Programm für Eltern zur Selbsthilfe bei Erziehungsproblemen.* Reinbek: Rowohlt.

Faber, F.R. & Haarstrick, R. (1994). *Kommentar Psychotherapie-Richtlinien* (3.Aufl.). Neckarsulm: Jungjohann.

Feierfeil, R. (1981). *Konstruktion und Evaluation eines Kommunikations- und Verhaltenstrainings für Eltern von Vorschulkindern.* Freiburg i.Br.: Hochschulverlag.

Fiedler, P. (1997). Therapieplanung in der modernen Verhaltenstherapie: Von der allgemeinen zur phänomen- und störungsbezogenen Behandlung. *Verhaltenstherapie und Verhaltensmedizin, 18,* 7-39 [ebenfalls abgedruckt in H. Reinecker & P. Fiedler (Hrsg.), *Therapieplanung in der modernen Verhaltenstherapie eine Kontroverse* (S. 1-27). Lengerich: Pabst].

Fisch, R., Weakland, J.H. & Segal, L. (1987). *Strategien der Veränderung. Systemische Kurzzeittherapie.* Stuttgart: Klett-Cotta.

Fischer, J.W. (1979a). Was leisten verhaltensmodifikatorische Elterntrainings? Eine Analyse der Evaluationsbefunde zum Trainingsprogramm von Patterson. *Psychologie in Erziehung und Unterricht, 26,* 102-106.

Fischer, J.W. (1979b). Elterntrainingsverfahren: Konzept, Indikation und Formen. *Psychologie in Erziehung und Unterricht, 26,* 216-226.

Flosdorf, P. (1988). Ziele und methodische Konzepte für die Arbeit mit Eltern. In P. Flosdorf (Hrsg.), *Theorie und Praxis stationärer Erziehungshilfe, Band 2: Die Gestaltung des Lebensfeldes Heim* (S. 179-189). Freiburg i.Br.: Lambertus.

Forehand, R. & McMahon, R. (1981). *Helping the noncompliant child: A clinicians guide to parent training.* New York: Guilford.

Goldstein, A.P. (1973). *Structured learning therapy: Toward a psychotherapy for the poor.* New York: Academic Press.

Goldstein, A.P., Sprafkin, R.P. & Gershaw, N.J. (1976). *Skill training for community living: Applying structured learning therapy.* New York: Pergamon.

Gordon, S.B. & Davidson, N. (1981). Behavioral parent training. In A. Gurman & D.P. Kniskern (Eds.), *Handbook of family therapy*. New York: Brunner/Mazel.

Gordon, T. (1972). *Familienkonferenz*. Hamburg: Hoffmann & Campe.

Görlitz, G. (1993). *Kinder ohne Zukunft? Verhaltenstherapeutische Praxis im Erzieheralltag*. München: Pfeiffer.

Grawe, K. (1994). Psychotherapie ohne Grenzen. Von den Therapieschulen zur Allgemeinen Psychotherapie. *Verhaltenstherapie & psychosoziale Praxis, 26*, 357-370.

Grawe, K., Donati, R. & Bernauer, F. (1994). *Psychotherapie im Wandel. Von der Konfession zur Profession*. Göttingen: Hogrefe.

Graziano, A.M. & Diament, D.M. (1992). Parent behavioral training. An examination of the paradigm. *Behavior Modification, 16*, 3-38.

Heekerens, H.-P. (1989). *Familientherapie und Erziehungsberatung*. Heidelberg: Asanger.

Heekerens, H.-P. (1991). Familientherapie auf dem Prüfstand. Was taugt der neue Behandlungsansatz bei Problemen des Kindes- und Jugendalters? *Acta Paedopsychiatrica, 54*, 56-67.

Heekerens, H.-P. (1993a). Behavioral-systemische Ansätze bei der Behandlung von Verhaltensstörungen. *Kindheit und Entwicklung, 2*, 17-23.

Heekerens, H.-P. (1993b). Die Wirksamkeit des Gordon-Elterntrainings. *Praxis der Kinderpsychologie und Kinderpsychiatrie, 42*, 20-25.

Heekerens, H.-P. (1993c). Verhaltensorientierte Familientherapie. In H.C. Steinhausen & M. von Aster (Hrsg.), *Handbuch Verhaltenstherapie und Verhaltensmedizin bei Kindern und Jugendlichen* (S. 601-625). Weinheim: PVU.

Heekerens, P. (1997). Elterntraining und Familientherapie Gemeinsamkeiten trotz Unterschiedlichkeit. *Kindheit und Entwicklung, 6*, 84-89.

Heinze, E. (1995). Eltern spielen „Vater, Mutter, ... (Pflege-)Kind". Ein Vorbereitungsseminar für Pflegeeltern-Bewerber. *Humanistische Psychologie, 18(2)*, 37-62.

Innerhofer, P. (1977). *Das Münchner Trainingsmodell*. Berlin: Springer.

Innerhofer, P. (1990). *Kleine Psychologie für Eltern* (3.Aufl.). München: mvg.

Innerhofer, P. (1993). Elterntraining. In M. Linden & M. Hautzinger (Hrsg.), *Verhaltenstherapie* (S. 129-134). Berlin: Springer.

Innerhofer, P. & Warnke, A. (1978). *Eltern als Co-Therapeuten*. Berlin: Springer.

Irwin, A. (1990). *Mein Kind fängt an zu stottern. Ein Selbsthilfeprogramm für Eltern, die ihren Kindern helfen möchten, das Stottern zu überwinden*. Stuttgart: Thieme.

Jansen, F. & Streit, U. (1992). *Eltern als Therapeuten. Ein Leitfaden zum Umgang mit Schul- und Lernproblemen*. Berlin: Springer.

Jehle, P. (1993). Elternberatung und direkte Sprechförderung bei beginnendem Stottern. In H.S.R. Johannsen & L.R. Springer (Hrsg.), *Deutscher Bundesverband für Logopädie, Deutsche Gesellschaft für Phoniatrie und Pädaudiologie, Stottern* (S. 186-197). Ulm: Phoniatrische Ambulanz der Universität.

Kane, G., Kane, J.F., Amorosa, H. & Kumpmann, S. (1974). Einweisung von Eltern in die Verhaltenstherapie ihrer geistig behinderten Kinder. *Zeitschrift für Kinder- und Jugendpsychiatrie, 2*, 87-110.

Kanfer, F.H., Reinecker, H. & Schmelzer, D. (1996). *Selbstmanagement-Therapie. Ein Lehrbuch für die klinische Praxis* (2.Aufl.). Berlin: Springer.

Kazdin, A.E. (1995). *Conduct disorders in childhood and adolescence* (2nd ed.). Thousand Oaks (CA): Sage.

Kazdin, A.E. (1997). Practitioner review: Psychosocial treatments for conduct disorder in children. *Journal of Child Psychology and Psychiatry and Allied Disciplines, 38,* 161-178.

Kerres, A. & Forst, U. (1995). Elternarbeit einmal anders?! *Unsere Jugend, 47,* 433-436.

Köhnlein, B., Stangier, U., Freiling, G., Schauer, U. & Gieler, U. (1993). Elternberatung von Neurodermitiskindern. In U. Gieler, U. Stangier & E. Brähler (Hrsg.), *Hauterkrankungen in psychologischer Sicht* (S.67-80). Göttingen: Hogrefe.

Krowatschek, D. (1994). Das Marburger Konzentrationstraining. In C. Hanckel, H. Heyse & U. Kalweit (Hrsg.), *Psychologie macht Schule* (S.172-178). Bonn: Dt. Psychologen-Verlag.

Lauth, G. W. & Schlottke, P.F. (1993). *Training mit aufmerksamkeitsgestörten Kindern. Diagnostik und Therapie.* Weinheim: PVU.

Lee, J.H. & Holland, T.P. (1991). Evaluating the effectiveness of foster parent training. *Research on Social Work Practice, 1,* 162-174.

Leist, M. (1998). Video-Home-Training ein ressourcenorientiertes Angebot für verhaltensauffällige Kinder und ihre Familien. *Verhaltenstherapie und psychosoziale Praxis, 30,* 69-88.

Liberman, R.P., Levine, J., Wheeler, E., Sanders, N. & Wallace, C.H. (1976). Marital therapy in group: A comparative evaluation of behavioral and interactional formats. *Acta Psychiatrica Scandinavia, Supplement 2.*

Lüscher, K., Köbbel, I. & Fisch, R. (1984). *Elternbildung durch Elternbriefe. Möglichkeiten und Grenzen einer aktuellen familienpolitischen Maßnahme.* Konstanz: Universitätsverlag.

Lutz, R. (1996). Exploration positiver Eigenschaften – ein Beitrag zum verhaltensdiagnostischen Interview. In H. Reinecker & D. Schmelzer (Hrsg.), *Verhaltenstherapie, Selbstregulation, Selbstmanagement* (S. 185-198). Göttingen: Hogrefe.

McMahon, R.J., Forehand, R., Griest, D.L. & Wells, K.C. (1981). Who drops out of treatment during parent behavioral training? *Behavioral Counseling Quarterly, 1,* 79-85.

Mesters, I. & Meertens, R.M. (1995). Entwicklung und Effekte eines Patienten-Schulungsprogramms für Eltern sehr junger asthmakranker Kinder. In F. Petermann (Hrsg.), *Asthma und Allergie. Verhaltensmedizinische Grundlagen und Anwendungen* (S. 125-136). Göttingen: Hogrefe.

Michalak, U. & Vielhaber, N. (1996). Ansatzpunkte und Strategien zur Förderung von Veränderungsmotivation. In H. Reinecker & D. Schmelzer (Hrsg.), *Verhaltenstherapie, Selbstregulation, Selbstmanagement* (S. 145-164). Göttingen: Hogrefe.

Miller, G.E. & Prinz, R.J. (1990). Enhancement of social learning family interventions for childhood conduct disorder. *Psychological Bulletin, 2,* 291-307.

Minsel, B. (1975). Elterntraining. Empirische Sicherung der Veränderung von Erziehungseinstellungen und Erziehungsverhaltensweisen durch ein Trainingsprogramm. In H. Lukesch (Hrsg.), *Auswirkungen elterlicher Erziehungsstile* (S. 158-180). Göttingen: Hogrefe.

Minsel, B. (1984). Elterntraining. *Zeitschrift für personenzentrierte Psychologie und Psychotherapie, 3,* 55-66.

Moreland, J.R., Schwebel, A.I., Beck, S. & Wells, R. (1982). Parents as therapists. A review of the behavior therapy literature 1975-1981. *Behavior Modification, 6,* 250-276.

Müller, G.F. (1980). Das Präventive Elterntraining Eine Methode zur Stärkung der Erziehungsfähigkeit und zur Weiterentwicklung der Partnerschaft. In K. Gerlicher (Hrsg.), *Prävention. Vorbeugende Tätigkeiten in Erziehungs- und Familienberatungsstellen.* Göttingen: Vandenhoeck & Ruprecht.

Müller, G.F. & Moskau, G. (1982). *Familienleben als Lernprozeß. Ein Praxisbuch zur Erleichterung der Erziehung.* Frankfurt/M.: Ullstein.

Müller, G.F. & Moskau, G. (1983). Systemorientiertes Arbeiten. Ein integrativer Ansatz für Prävention, Familientherapie und Fortbildung. In K. Schneider (Hrsg.), *Familientherapie in der Sicht psychotherapeutischer Schulen* (S. 357-371). Paderborn: Junfermann.

Mutzeck, W. & Pallasch, W. (Hrsg.) (1983). *Handbuch zum Lehrertraining. Konzepte und Erfahrungen.* Weinheim: Beltz.

Neuhaus, C. (1993). Was ist dran am sogenannten Zappelphilipp? In M. Passolt (Hrsg.), *Hyperaktive Kinder. Psychomotorische Therapie* (S. 118-143). München: Reinhardt.

Neumeyer, W. (1996). Heimerziehung und Familienarbeit: Konzepte, Probleme, Lösungen. *Unsere Jugend, 48,* 120-130.

Nickel, H. (1993). Möglichkeiten und Grenzen einer psychologischen Unterstützung des Übergangs zur Elternschaft. *International Journal of Prenatal and Perinatal Psychology and Medicine, 5,* 55-66.

Nickel, H. (1998). *Eltern-Kind-Spielgruppen. Familienbegleitende Einrichtungen für Kleinkinder und ihre Eltern.* München: Reinhardt.

O'Dell, S.L. (1985). Progress in parent training. In M. Hersen, R.M. Eisler & P.M. Miller (Eds.), *Progress in behavior modification* (Vol. 19) (S. 57-108). New York: Academic Press.

Patterson, G.R. (1982). *Coercive family process.* Eugene (OR): Castalia.

Patterson, G.R. & Chamberlain, P. (1994). A functional analysis of resistence during parent training therapy. *Clinical Psychology: Science and Practice, 1*(1), 53-70.

Patterson, G.R. & Gullion, E. (1974). *Mit Kindern leben. Neue Erziehungsmethoden für Eltern und Lehrer.* Wien/Köln/Graz: Böhlau.

Patterson, G.R., Reid, J.B., Jones, R.R. & Conger, R.C. (1975). *A social learning approach to family intervention. Vol.1: Families with aggressive children.* Eugene (OR): Castalia.

Perrez, M., Minsel, B. & Wimmer, H. (1974). *Eltern-Verhaltenstraining.* Salzburg: Otto Müller.

Perrez, M., Minsel, B. & Wimmer, H. (1985). *Was Eltern wissen sollten. Eine psychologische Schule für Eltern, Lehrer und Erzieher.* Salzburg: Otto Müller.

Petermann, U. & Petermann, F. (1996). *Training mit sozial unsicheren Kindern* (6.Aufl.). Weinheim: PVU.

Petermann, F. & Petermann, U. (1997). *Training mit aggressiven Kindern.* Weinheim: PVU.

Petzold, M. (1992). *Familienentwicklungspsychologie. Einführung und Überblick.* München: Quintessenz.

Pfiffner, L.J., Jouriles, E.N., Brown, M.M., Etscheidt, M.A. & Kelly, J.A. (1990). Effects of problem-solving therapy on outcomes of parent training for single-parent families. *Child and Family Behavior Therapy, 12,* 1-11.

Pinsof, W. (1994). *Integrative problem centered therapy: The synthesis of family and individual therapies.* New York: Basic Books.

Reinartz, F.-J. (1996). Kindergruppen mit begleitender Elternarbeit bei Trennung oder Scheidung. In H. Schilling (Hrsg.), *Wege aus dem Konflikt. Von Therapie bis Mediation: Professionelle Unterstützung von Kindern und Eltern bei Trennung und Scheidung* (S. 154-169). Mainz: Matthias-Grünewald-Verlag.

Remschmidt, H. & Mattejat, F. (1996). Familiendiagnostik bei psychischen Störungen von Kindern und Jugendlichen. *Zeitschrift für Kinder- und Jugendpsychiatrie und Psychotherapie, 24,* 203-212.

Reschke, K. (1994). Entwicklung der Konzentration unter Einbezug von Eltern als Mediatoren. In K. Reschke (Hrsg.), *Zur gesunden Schule unterwegs. Problemfelder der Schulpsychologie: Alltagsdrogen, Gewaltbereitschaft und Hyperaktivität* (S. 141-158). Regensburg: Roderer.

Reuter, W., Kammer, H. & Koch, A. (1994). Gezielte Elternarbeit bei Alalie (Teil 1 und 2). *Folia Phoniatrica et Logopaedica, 46 (1),* 35-47.

Ruppelt, H. (1979). Sozialpädagogische Elemente des „Prager Eltern-Kind-Programms". *Zeitschrift für Gruppenpädagogik, 5,* 195-205.

Sander, E., Ermert, C. & Klinkner, M. (1993). Elternberatung für Alleinerziehende. *Psychologie in Erziehung und Unterricht, 40,* 63-70.

Sanders, M. R. & Glynn, T. (1981). Training parents in behavioral self-management: An analysis of generalization and maintenance. *Journal of Applied Behavior Analysis, 14,* 223-237.

Sarimski, K. (1993). *Interaktive Frühförderung. Behinderte Kinder: Diagnostik und Beratung.* Weinheim: PVU.

Sarimski, K. (1996). Bedürfnisse von Eltern mit behinderten Kindern. Erfahrungen mit einer deutschen Fassung der „Family Needs Survey". *Frühförderung interdisziplinär, 15,* 97-101.

Schaefer, C.E. & Briesmeister, J.M. (Eds.) (1989). *Handbook of parent training.* New York: Wiley.

Schauder, T. (1992). Heimerziehung und Elternarbeit. Über Notwendigkeit, Ziele und Grenzen der Elternarbeit im Rahmen heilpädagogischer Heimerziehung. *Zeitschrift für Heilpädagogik, 43,* 505-515.

Schepker, R., Vasen, P. & Eggers, C. (1995). Elternarbeit durch das Pflege- und Erziehungsteam auf einer kinderpsychiatrischen Station. *Praxis der Kinderpsychologie und Kinderpsychiatrie, 44,* 173-180.

Scherer, A. (1995). Elterntraining als Weg der Prävention und Therapie des (beginnenden) Stotterns bei Kindern. *Die Sprachheilarbeit, 40,* 444-452.

Scheewe, S., Warschburger, P., Clausen, K., Skusa-Freeman, B. & Petermann, F. (1997). *Neurodermitis-Verhaltenstrainings für Kinder, Jugendliche und ihre Eltern.* München: Quintessenz.

Schlippe, A. von & Schweitzer, J. (1996). *Lehrbuch der systemischen Therapie und Beratung.* Göttingen: Vandenhoeck & Ruprecht.

Schmelzer, D. (1994a). Erwartungsklärung, Motivationsklärung und Aufbau von Therapiemotivation. In S.K.D. Sulz (Hrsg.), *Das Therapiebuch. Erfahrene Psychotherapeuten berichten, wie sie Therapie machen* (S.32-48). München: CIP-Medien.

Schmelzer, D. (1994b). Ziel- und Werteklärung – ein zentraler Prozeß der Selbstmanagement-Therapie. In Fachverband Sucht e.V. (Hrsg.), *Therapieziele im Wandel?* (S. 79-93). Geesthacht: Neuland.

Schmelzer, D. (1999). „Hilfe zur Selbsthilfe": Der Selbstmanagement-Ansatz als Rahmenkonzept für Beratung und Therapie. *Beratung aktuell, 1* (Online-Zeitschrift im Internet, Ausgabe 1/1999; abrufbar unter www.beratung-aktuell.de)

Schmelzer, D. & Trips, M. (1996). Der Selbstmanagement-Ansatz als grundlegendes Arbeitsmodell einer Erziehungsberatungsstelle. In H. Reinecker & D. Schmelzer (Hrsg.), *Verhaltenstherapie, Selbstregulation, Selbstmanagement* (S. 379-404). Göttingen: Hogrefe.

Schmid, H. (1988). Mediatorenkonzepte was gibt es Neues? *Heilpädagogische Forschung, 14,* 191-194.

Seeliger, H. (1993). *Evaluation und Erprobung eines Beratungskonzeptes für Eltern asthmakranker Kinder.* Hamburg: Universität/Fachbereich Psychologie.

Selg, H. (1997). Gewalt in Medien Möglichkeiten von Eltern zur Vermeidung negativer Auswirkungen. *Kindheit und Entwicklung, 6,* 79-83.

Serketich, W.J. & Dumas, J.E. (1996). The effectiveness of behavioral parent training to modify antisocial behavior in children: A meta-analysis. *Behavior Therapy, 27,* 171-186.

Shure, M.B. & Spivack, G. (1981). *Probleme lösen im Gespräch. Erziehung als Hilfe zur Selbsthilfe.* Stuttgart: Klett-Cotta.

Simon, S.B. & Olds, S.W. (1978). *Familientraining. Werte klären entscheiden lernen: 80 Interaktionsspiele.* München: Pfeiffer.

Sonnenburg, M. (1994). Zur Konzeption von Elterngruppen in der stationären Psychotherapie von Kindern. *Praxis der Kinderpsychologie und Kinderpsychiatrie, 43,* 175-179.

Spaccarelli, S., Cotler, S. & Penman, D. (1992). Problem-solving skills training as a supplement to behavioral parent training. *Cognitive Therapy and Research, 16,* 1-17.

Speck, O. & Warnke, A. (Hrsg.) (1989). *Frühförderung mit den Eltern.* München: Reinhardt.

Spivack, G., Platt, J.J. & Shure, M. (1976). *The problem-solving approach to adjustment.* San Francisco: Jossey-Bass.

Stark, W. (1996). *Empowerment. Neue Handlungskompetenzen in der psychosozialen Praxis.* Freiburg i.Br.: Lambertus.

Steier, M., Kunz, D. & Kampe, H. (1994). Drogentherapie und Kindererziehung. Bewältigung von Erziehungsaufgaben durch Verbesserung der Problemlösekompetenz: Ein Trainingsprogramm für Eltern. In I. Arenz-Greiving & H. Dilger (Hrsg.), *Elternsüchte Kindernöte. Berichte aus der Praxis* (2.Aufl.) (S. 217-225). Freiburg i.Br.: Lambertus.

Stiftung Warentest (in Zusammenarbeit mit Riecke-Niklewski, R. & Niklewski, G.) (1996). *Handbuch Kinder... von winzig klein bis ganz schön groß.* Berlin: Stiftung Warentest.

Sutton, C. (1992). Training parents to manage difficult children: A comparison of methods. *Behavioural Psychotherapy, 20,* 115-139.

Tausch, R. & Tausch, A. (1979). *Erziehungspsychologie* (7.Aufl.). Göttingen: Hogrefe.

Textor, M.R. (1995a). Angebote für Pflege- und Adoptiveltern. *Zentralblatt für Jugendrecht, 82,* 538-540.

Textor, M.R. (1995b). Zur Vorbereitung auf die Pflegeelternschaft. *Unsere Jugend, 47,* 503-506.

Tharp, R.G. & Wetzel, R.J. (1975). *Verhaltensänderungen im gegebenen Sozialfeld.* München: Urban & Schwarzenberg.

Twardosz, S. & Nordquist, V.M. (1987). Parent training. In M. Hersen & V.B. Van Hasselt (Eds.), *Behavior therapy with children and adolescents. A clinical approach* (pp. 75-105). New York: Wiley.

Veith, P. (1998). *Eltern nehmen Kinder ernst. Die 7-Schritte-Methode zur Lösung von Familienkonflikten.* Freiburg i.Br.: Herder.

Wagner, I., Kellner, C., Kellner, M., Kröger, K. & Skupnik-Henssler, A. (1993). Hyperaktive Verhaltensweisen bei Kindern und Möglichkeiten einer verhaltenstherapeutischen Intervention bei ihren Eltern. *Heilpädagogische Forschung, 19,* 170-180.

Wahler, R.G. (1980). The insular mother: Her problems in parent-child relations. *Journal of Applied Behavior Analysis, 13,* 207-219.

Wahler, R.G. (1988). Skill deficit and uncertainty: An interbehavioral view on the parenting problems of multistressed mothers. In R.D. Peters & R.J. McMahon (Eds.), *Social learning and systems approaches to marriage and the family* (pp. 45-71). New York: Brunner/Mazel.

Warnke, A. (1993). Elterntraining. In H.-C. Steinhausen & M. von Aster (Hrsg.), *Handbuch Verhaltenstherapie und Verhaltensmedizin bei Kindern und Jugendlichen* (S. 583-599). Weinheim: Beltz/PVU.

Webster-Stratton, C. (1990). Long-term follow-up of families with young conduct problem children: From preschool to grade school. *Journal of Clinical Child Psychology, 19,* 144-149.

Webster-Stratton, C. (1994). Advancing videotape parent training: A comparison study. *Journal of Consulting and Clinical Psychology, 62,* 583-593.

Webster-Stratton, C. & Hammond, M. (1997). Treating children with early-onset conduct problems: A comparison of child and parent training interventions. *Journal of Consulting and Clinical Psychology, 65,* 93-109.

Winnicott, D. W. (1973). *Vom Spiel zur Kreativität.* Stuttgart: Klett.

Hänsel oder Gretel – spielt das eine Rolle?
Die Geschlechterperspektive
in der Kindertherapie

Monika Bormann & Werner Meyer-Deters

1. Einleitung

Jede Form von Psychotherapie findet vor einem bestimmten gesellschaftlichen Hintergrund statt. Ein wesentliches Bestimmungsstück der westlichen Kulturen (und der meisten aktuell existierenden Kulturen) ist die patriarchale Gesellschaftsordnung. Dies bedeutet für Männer und Frauen und entsprechend für Jungen und Mädchen ungleiche Voraussetzungen für ihre individuelle Lebensgestaltung. Natürlich ist das Geschlecht nicht der einzige bestimmende Faktor in unserem Leben, auf den wir keinen Einfluß haben, aber er ist der einzige, den wir in diesem Artikel genauer betrachten wollen.

Therapie ist Heilung. So einfach dieser Satz ist, so schwierig wird es schon bei der Frage, wovon geheilt werden soll (von Krankheit, Problemen, Verhaltensauffälligkeiten, Störungen, Verletzungen...) und erst recht, wenn man nach den Ursachen der „Krankheit" und nach den Zielen der Behandlung fragt.

Ulrich Papenkort (1994) hat sich mit der Frage beschäftigt, was ein angemessenes Behandlungsziel für Psychotherapie sein könnte in Abgrenzung zur medizinischen Therapie und zur Pädagogik. Dabei hat er die These aufgestellt, daß Psychotherapie im Grunde nichts mit Krankheit bzw. Gesundheit zu tun habe (Themen der Medizin) oder mit Nicht-Wissen und Wissen (Themen der Pädagogik), sondern mit Unglück und Glück. Wenn das so wäre, wäre das Ziel einer jeden Psychotherapie ein ausgesprochen individuell definiertes, denn nur der Mensch für sich allein kann sagen, wie glücklich er ist. Aber schon in der Erwachsenen-Therapie geht dieser Gedanke nicht auf, denn TherapeutIn und „Gesellschaft" bestimmen immer mit, wann ein Therapieziel erreicht ist.

Und bei Kindern? Kinder kommen nicht freiwillig in Therapie. Oft genug haben sie kein eigenes Therapieziel außer, endlich wieder Frieden mit ihrer Familie oder der Schule zu haben. Sie wollen sicher glücklich sein, aber den meisten würde dazu reichen, wenn die Erwachsenen mit ihnen zufrieden wären oder wenn sie unter den Erwachsenen nicht so sehr zu leiden hätten. Viele Kinder leiden weniger an sich selbst als an ihrer Umwelt. Die Umwelt definiert das Problem und das Ziel. Und wenn wir Glück als Therapieziel ansehen, ist es tatsächlich oft genug die Frage, um wessen Glück es geht. Das bedeutet, daß bei der Behandlung von Kindern die Erwartungen der Erwachsenen eine zentrale Rolle spielen und es somit schwer ist, die Trennlinie zwischen Therapie und Pädagogik scharf zu ziehen. Dazu kommt, daß Kinder, da sie noch in Entwicklung sind, tatsächlich neben der Förderung der Individualität auch Leitlinien, Grenzen, Regeln und Vorbilder brauchen und Kindertherapien auch deswegen schnell ausgeprägt pädagogische Anteile haben. Um so wesentlicher ist eine klare Zieldiskussion und -definition.

Für die Pädagogik gibt es inzwischen eine intensive und fundierte Auseinandersetzung über die Rolle und den Stellenwert des Geschlechts für die Vermittlung unterschiedlicher Lerninhalte bis hin zur Auseinandersetzung mit der eigenen Geschlechtsrolle. Stellvertretend sei hier die Arbeit in der Heimvolkshochschule „Alte Molkerei Frille" genannt (Glücks & Ottemeier-Glücks, 1996). In der Psychotherapie haben wir die intensive Auseinandersetzung in der feministischen Psychotherapie, die die therapeutische Arbeit mit Mädchen mit einbezieht (Bilden, 1992). Die Tatsache, daß ein Kind ein Junge ist, wird bislang nach unserem Wissen in der Psychotherapie gerade erst in der Frage der Aggressions- und Gewalttätigkeitsbehandlung thematisiert (Borg-Laufs, 1997). Uns dagegen interessiert die Frage nach der Rolle des Geschlechts bei der Ausbildung von Störungen, bei der Wahrnehmung von Verhaltensweisen oder Gefühlen als Störungen, bei der Beanspruchung von öffentlichen Hilfen, bei der Zieldefinition und der Methodenwahl.

Die Verhaltenstherapie ist eine deutlich zielorientierte Therapieform, die die gesellschaftliche Rahmensituation der KlientInnen ausdrücklich in die Diagnostik und Behandlung miteinbezieht. Sie bietet somit einen guten Ansatz, auch die Geschlechterperspektive einzubetten. Prinzipielle Geltung hat diese aber natürlich schulenübergreifend, denn keine Störung und keine Therapie existiert unabhängig von der um sie herum existierenden Gesellschaft.

2. Das Leben als Junge – das Leben als Mädchen

Nach der Geburt eines Kindes lautet meistens die erste Frage: „Was ist es denn?" Diese Frage läßt vermuten, daß die fragenden Erwachsenen mit der Antwort in die Lage versetzt werden wollen, ihr weibliches oder männliches Normensystem wie eine Schablone für ihre Haltung und ihren Umgang in der Beziehung zum Kind in Anwendung zu bringen. Nur so kann das soziale Geschlecht Schritt für Schritt entsprechend dem genetischen (abgesehen von Transsexuellen) geprägt werden.

Das Selbstverständnis und die Möglichkeiten der Selbstverwirklichung von Jungen und Mädchen unterscheiden sich dabei nach wie vor trotz aller positiven Veränderungen durch Ungleichbehandlung. Wenn Jungen und Mädchen in derselben Stadt leben, in derselben Familie aufwachsen, in denselben Kindergarten gehen oder in derselben Schule sind, bedeutet es dennoch, daß beide in einer geteilten psychosozialen Welt leben. Selbst wenn sie das gleiche tun ist es dennoch nicht dasselbe (vgl. Lempert & Oelemann, 1998). Ihr Erleben, ihre Haltungen und Handlungsweisen werden sich im Hinblick auf Beziehungen, Sexualität, Gewalt, Selbstwahrnehmung, Denken und Fühlen, Kommunikation, Sozialverhalten, Macht, Technik, Ästhetik, Natur und vieles mehr in der Regel gravierender entlang geschlechtlicher Linien als durch individuelle Prägung voneinander unterscheiden.

Das ist in erster Linie nicht aus der Geschlechtszugehörigkeit selbst erklärbar, sondern aus der Haltung gegenüber dem Kind als Junge oder Mädchen und den abverlangten Verhaltens- und Denkweisen entsprechend der elterlichen und/oder gesellschaftlichen Normen für Weiblichkeit oder Männlichkeit. Geschlecht ist nicht Natur, sondern Kultur. Und unsere patriarchale Kultur der Zweigeschlechtlichkeit beinhaltet unverändert eine geschlechtsspezifische Zuteilung von Macht, Raum, Ressourcen bevorzugt für Männer und damit auch für Jungen.

Das Erlernen der Geschlechtsrolle erfolgt dabei stärker vor dem Hintergrund des Geschlechtsrollenbildes als durch unmittelbare eigene Erfahrungen. „Der Mensch wird nicht nach seinen gelebten Eigenschaften und Verhaltensweisen einem Geschlecht zugeordnet, sondern ihm werden aufgrund des biologischen Status Eigenschaften und Verhaltensweisen abverlangt und entlang dieser Skalen findet seine Bewertung in normal oder von der Norm abweichend statt" (Glücks, 1996, S.33). Zum Beispiel wird Jungen und Mädchen von ihren Eltern unterschiedliche Bewegungsfreiheit zugebilligt, um vermutete Gefährdungen zu vermindern und um Rollenvorstellungen gerecht zu werden und nicht, weil sie besondere Kompetenzen oder Inkompetenzen beim Kind festgestellt hätten. Das bedeutet für Mädchen in der Regel eine größere Einschränkung der Erfahrungsmöglichkeit im öffentlichen Raum, weil dieser für Mädchen als gefährlich oder als unschicklich angesehen wird.

Auf der anderen Seite wird es Mädchen eher zugestanden, ängstlich zu sein und Rat und Hilfe zu erfragen als Jungen. Das bedeutet für die Jungen, daß sie weniger sensibel für die eigenen und damit auch für fremde Bedürftigkeiten und Grenzen werden und eher als Mädchen dazu neigen, Grenzen zu überschreiten.

Dieses Erlernen der Geschlechtsrolle ist nicht, wie häufig angenommen, in jungen Jahren abgeschlossen, sondern geschlechtsspezifisches Verhalten ist immer wieder neu eine Antwort auf die Aktionen und Reaktionen der Umwelt (Enders-Dragässer, 1996). Von einer Determination auszugehen bedeutet letztlich, den Jungen oder Mädchen die Möglichkeit des Wachstums und der Veränderung abzusprechen und besonders zu Lasten der Mädchen ihre aktuelle und zukünftige Position in der Geschlechterbeziehung als untergeordnet zu fixieren.

Dabei fallen gerade in der Entwicklung von Kindern besondere Widersprüche auf. Wir wollen diese beispielhaft am Umgang mit dem Körper, mit Gefühlen und beim Sozialverhalten analysieren.

2.1 Körperlichkeit

„Wie immer man es dreht und wendet, die Beziehungen, die Frauen zu ihrem Körper haben, sind weder einfach noch naturwüchsig" (Vogt & Bormann, 1994). So beginnt das Vorwort zu „Frauenkörper: Lust und Last", und so gilt es natürlich auch für Männerkörper. Die Biologie hilft uns wenig, wenn wir versuchen, Körpererfahrungen zu beschreiben und zu erklären. Bei der Betrachtung der Kinderkörper wird dies noch deutlicher. Bis zum Einsetzen der Pubertät sind Jungen und Mädchen nur anhand der Geschlechtsteile sicher zu unterscheiden. Trotzdem wurde (und wird) großer Wert darauf gelegt, sie anhand der Kleidung und Haartracht sicher unterscheiden zu können. Offensichtlich ist es schon beim Säugling relevant, welches Geschlecht er/sie hat.[1] „Körperlichkeit" hat sehr unterschiedliche Aspekte. Wir betrachten drei davon genauer.

2.1.1 Kraft

Unser Geschlechtsrollenmythos macht Jungen und Mädchen eines vor allem klar: Männer sind stärker als Frauen, also sind auch Jungen stärker als Mädchen. Tatsächlich entwickeln sich Mädchen aber in der Regel schneller als Jungen. Bis zur Pubertät sind sie dementsprechend oft genug sogar größer und stärker als die gleichaltrigen Knaben. Dennoch gibt es keine Übereinstimmung darin, daß bei Vor- und Grundschulkindern Mädchen groß und stark sind. Ganz im Gegenteil glauben die Mädchen trotz gegenteiliger Erfahrungen, daß Jungen immer stärker sind. In der Wahrnehmung der eigenen Kraft erhalten sie keine Unterstützung und keine so starke Anerkennung wie die Jungen. Somit können sie sie nicht in gleicher Weise in ihr Selbstbild integrieren.

Es ist nicht nur Fakt, daß Jungen sich langsamer entwickeln als Mädchen, sie sind auch häufiger krank und in jungen Jahren eher weinerlich und anhänglich an die Mutter (vgl. Rohrmann, 1994). Diese Tatsache hat keinerlei Auswirkungen auf die Geschlechtsrollendefinition, sondern verstärkt nur das Erziehungsziel. Aus den empfindlichen, weinerlichen Muttersöhnchen müssen starke Männer werden.

Das geschlechtsspezifisch unterschiedliche Entwicklungstempo bedeutet also für Jungen und Mädchen, daß sie Körperzuschreibungen unter Umständen entgegen den tatsächlichen Körpererfahrungen machen müssen und zwar gemäß dem Geschlechtsrollenstereotyp der Erwachsenen. Für Jungen bedeutet dies eine absolute Überforderung, für Mädchen eine Abwertung ihrer Fähigkeiten. Die Zurichtung auf die Geschlechtsrolle dominiert das Verhalten der Erziehenden und hat in solchen Augenblicken sicher einen eher krankmachenden Einfluß, denn sowohl Überforderung als auch Abwertung schädigen das Selbstbild.[2]

Jungen und Mädchen versuchen nun, auch entgegen ihren konkreten Alltagserfahrungen in die Geschlechtsrolle hineinzuwachsen.

Jungen lösen diese Aufgabe u.a. über die dauernden Kämpfe mit anderen Jungen (vgl. Schnack & Neutzling, 1990). Dabei glauben sie ihre Kraft und Männlichkeit zu zeigen und zu erleben. Jungen, die sich auf diese Kämpfe nicht einlassen wollen,

---

[1] Aber das war nicht immer so. Bis vor etwa 150 Jahren wurde Jungen im Alltag Frauenkleidung angezogen (Kinderkleidung im heutigen Sinn gab es nicht). Kinder wurden unabhängig vom Geschlecht den Frauen zugeordnet und im Hinblick auf ihren Status ihnen weitgehend gleichgestellt: Frauen und Kinder waren Besitz, ohne eigene Rechte, schwach. Erst mit der Entdeckung der Kindheit wurde begonnen, ausnahmslos Jungen mit männlicher Kleidung anzuziehen. Diese Kleidung lehnte sich oft an männliche Mythen und Stereotypien an, wie z.B. der Matrosenanzug der ersten Jahrzehnte dieses Jahrhunderts. Gleichzeitig begann die Polarisierung zwischen Jungen und Mädchen indem Mädchen vornehmlich wie weibliches Hof- und Dienstpersonal gekleidet wurden (vgl. Aries, 19774).

[2] Nicht nur bei der Anerkennung, auch bei der Bestrafung der Kinder wirkt das Geschlecht. Jungen werden mehr und härter geprügelt als Mädchen. Ihnen kann und muß nach tradierten Vorstellungen mehr Schmerz zugemutet werden, um sie „hart" zu machen für ihre spätere Rolle.

haben Schwierigkeiten, ihre Männlichkeit trotzdem zu behaupten. Dies führt zu einem Widerspruch in der Jungenerziehung. Der häufigste Anmeldegrund für Jungen in Erziehungsberatungsstellen ist aggressives und störendes Verhalten. Sie überspannen den Bogen des männlichen Verhaltens. Gleichzeitig ist die „Alternative", die ihnen angeboten wird, nicht ein gänzlich anderes Verhalten, sondern nur „etwas weniger desselben". Ein schwieriges Erziehungs-/Therapieziel, weil es den Jungen abverlangt, etwas nicht zu tun, aber zumeist kein Äquivalent anbietet, das den Jungen in seiner Anerkennung und seinem Selbstbild als Junge entsprechend stärkt.

Da Mädchen mit Kraft langfristig keine Anerkennung finden können, bemühen sie sich notgedrungen um das Verhalten, das man von ihnen erwartet: nicht sich kraftvoll durchzusetzen, sondern Rücksicht zu nehmen und nachzugeben. Dabei ist ihre körperliche Leistungsfähigkeit bis in die Pubertät zumeist ebenbürtig der der Jungen. Diese Ressource setzen die Mädchen aber viel seltener als Jungen ein. Bei Konflikten und der Durchsetzung von Interessen verzichten Mädchen auf die Option, auch Gewalt und Gewaltandrohung einzusetzen. Statt dessen versuchen sie entweder die offene Diskussion als Konfliktlösung oder die Intrige. Sie verinnerlichen Körperkraft als nicht zu ihnen gehörig, sondern als männlich.

2.1.2 Bewegungsspielraum

Es herrscht Einigkeit darüber, daß Jungen Platz brauchen, sei es beim Sport oder auf der Straße, um sich (ihren Körper) bewegen und ausbreiten zu können. Mädchen haben erst vor wenigen Jahrzehnten überhaupt am Sport teilnehmen dürfen. Für sie war die Handarbeit vorgesehen, die ja bekanntlich im Sitzen und meist in geschlossenen Räumen stattfindet. Es dauerte lange – und ist in manchen Kulturen immer noch verboten –, daß Mädchen einfach Hosen anziehen durften, die ihnen ebensoviel Bewegungsfreiheit geben wie den Jungen. Argumentiert wurde allerdings nie mit Bewegungsfreiheit, sondern mit „Männlichkeit" und „Weiblichkeit".

Daß aber Bewegungsraum verteilt werden soll, wird an vielen anderen Beispielen deutlich. So fiel es uns z.B. in unserem doch so „hoch reflektiertem" Team auf, daß wir uns alle (Männer wie Frauen) einig waren, daß unsere Räume für Jungen zu wenig Bewegung ermöglichen, und ein männlicher Kollege ging mit seinen Jungen dann auch regelmäßig in den Sportraum außerhalb der eigentlichen Beratungsstelle. Von den Mädchen war keine Rede. Sie lassen sich ohne Schwierigkeiten am Tisch oder in der Kuschelecke beschäftigen. Allerdings blieben auch die Therapeutinnen mit den Jungen eher in der Beratungsstelle.

Es gibt also zum einen eine deutliche Übereinstimmung in der Wahrnehmung der Bedürftigkeit der Jungen nach Bewegungsraum, aber zum anderen eine geschlechtsspezifische Bereitschaft, dieser zu entsprechen. Zum spezifisch therapeutischen Verhalten kommen wir weiter unten. Zunächst einmal war es erschreckend festzustellen, wie tief die Geschlechtsrollennormen in uns verankert waren. Ein unruhiges Mädchen erziehen wir mit Geduld und Konsequenz zu einem angemessenen Verhalten im Therapieraum. Für einen unruhigen Jungen suchen wir Bewegungsraum. Mit Jungen kommt man am ehesten beim Kickern und Tischtennisspielen ins Gespräch. Und man gibt ihnen damit die „Chance", sich auf ein Gespräch nicht wirklich einlassen zu müssen. Beim Kickern weinen sie nicht. Und damit wird die zweite implizite Norm deutlich. Jungen brauchen nicht nur Bewegung. Man muß sie auch vor dem Kontakt mit der eigenen Angst, dem eigenen Schmerz schützen. „Machen statt merken".

Der Vorteil der Jungen: Sie bekommen Platz, um sich auszubreiten. Ihr Nachteil: Sie werden nicht zu sich selbst begleitet. Für Mädchen gilt es umgekehrt.

Auch beim Spielzeug können wir eine ähnliche Tendenz beobachten. Betrachten wir die Spielsachen, die vornehmlich Mädchen bzw. Jungen geschenkt bekommen und welche von Mädchen oder Jungen vorgezogen werden, und vergleichen wir das damit verbundene Spiel, wird deutlich, daß der Raumbedarf, aber auch der Geräuschpegel der Jungenspiele in der Regel größer ist als der der Mädchen (vgl. Möller, 1997).

Da es ein Erziehungsziel ist, sich begrenzen zu lernen, liegt es auf der Hand, warum dieses eher bei Mädchen gelingt.

Ein privater Überblick über die Kinderzimmerverteilungen, die uns bekannt sind, deutet darauf hin, daß die Mädchen häufiger das kleinere Kinderzimmer bekommen, sogar wenn die Brüder jünger sind. Wenn diese Beobachtung valide wäre, wäre sie eine weitere Bestätigung für die Haltung von Eltern (und damit Gesellschaft) im Hinblick auf die Bewegungs- und Spielbedürfnisse von Töchtern und Söhnen.

2.1.3 Geschlechtsreife, Sexualität, Sexualisierung

Bei den Mädchen die erste Blutung, bei den Jungen der erste Samenerguß markieren die Geschlechtsreife. Zwiespältig ist der Umgang unserer Gesellschaft damit. Karin Flaake (1998) interviewte jugendliche Mädchen und ihre Eltern zur ersten Menstruation der Mädchen und fand immer wieder das gleiche Muster. Beim ersten Mal freuten sich die Mädchen und waren stolz. Die Mütter reagierten emotional unterschiedlich, aber alle gaben Hilfen und Empfehlungen zur Hygiene. Ab der zweiten Blutung mehrten sich die körperlichen und psychischen Belastungen, die immer wieder so weit gingen, daß die Mädchen sich zeitweise ins Bett legen mußten, weil sie so starke Schmerzen hatten. Während bei den Stämmen in Papua-Neuguinea die Mädchen und Frauen rituell an eigenständigen Bewegungen gehindert werden, scheint das gleiche bei uns psychisch/ körperlich zu funktionieren. Die Geschlechtsreife schränkt den Bewegungsspielraum eher ein, macht die Mädchen zu Reagierenden, bereitet sie auf eine mögliche Mutterschaft vor.

Bei Jungen ist uns keine vergleichbare Untersuchung zum ersten Samenerguß bekannt. Wie auch immer der erste Samenerguß erlebt wird, danach geht das Training des Samengusses weiter, bei einer Minderheit der Jungen bis zum Wettonanieren so wie die kleinen Jungen wettpinkeln. Geschlechtsreife ist mit Lust und zugleich mit Leistung verbunden. Während die Mädchen lernen müssen, die Blutung hinzunehmen wie sie kommt, lernen die Jungen, ihren Samenerguß zu steuern, meistens, indem sie Bilder von Frauen in ihrer Phantasie, oder aber als Fotos und Videos benutzen. Die Geschlechtsreife reiht sich in die anderen Männlichkeitsnormen ein, die den Jungen Aktivität, Kontrolle und Nichtversagen abverlangen. Eine mögliche Vaterschaft spielt dabei erst in zweiter Linie (wenn überhaupt) eine Rolle. Zumeist wird diese Verantwortung unausgesprochen auf das Mädchen delegiert, da die Jungen nicht von Männern an die Verhütungsverantwortung herangeführt wurden wie die Mädchen durch die Mütter.

Während die Jungen in ihrer Mannwerdung weiter Raum, Kontrolle und Aktivität beanspruchen können, lernen Mädchen jetzt, daß der Raum gefährlich ist, und zwar für ihren Körper. Je mehr ihr Körper ein potentiell sexueller Körper wird, um so deutlicher wird die Botschaft, daß genau aus diesem Grund draußen Gefahren drohen. (Dabei ist erwiesen, daß Jungen und Männer im öffentlichen Raum weitaus öfter Opfer von Überfällen und Körperverletzung werden, während Mädchen und Frauen vor allem im privaten Raum bedroht, geschlagen, mißbraucht und vergewaltigt werden (vgl. Möller, 1997).)

Am Wachstum der Brüste läßt sich der Zwiespalt der Mädchen am besten deutlich machen. Sie sollen gerade gehen, „Brust raus, Bauch rein", einen schönen Busen stolz vor sich her tragen. Eine gute Botschaft wäre das: gerade und aufrecht durchs Leben zu gehen. Aber schon Teil zwei der Anweisung „Bauch rein" zeigt, daß es hier nicht um den selbstbewußten, sondern um den ästhetisch schönen Gang durchs Leben geht. Das Mädchen wird zum Objekt. Und sogleich ist das Zeigen des Busens auch eine sexuelle Botschaft. Der Busen als das Objekt der Begierde signalisiert nun, wie das Mädchen zu der antizipierten Begierde steht. Der einfache aufrechte Gang kann schon zur Belastung werden, weil der dann gut sichtbare Busen als Einladung zum Sex mißverstanden werden könnte. Einige Mädchen entscheiden sich für die krumme Körperhaltung, um keine falschen Hoffnungen aufkommen zu lassen. Damit gehen sie den Weg, den man Mädchen und Frauen anrät: Statt Gefahrenabwehr Gefahrenzonen meiden. Keine dunklen Straßen, keine kurzen Röcke, keine offenen Haare, kein aufrechter Gang, kein Widerstand.

Die Jungen dagegen müssen sich um jeden Preis als handelndes, stets vitales Subjekt erweisen. Zudem meinen sie, alles über Sex schon wissen zu müssen. Tatsächlich sind sie mit ihren Fragen zum Beispiel über männliche und weibliche Geschlechtlichkeit, praktische Sexualität, Selbstbefriedigung und Schwangerschaftsverhütung oft schlechter informiert als Mädchen und mit ihrer Verunsicherung alleine. Nach unseren Erfahrungen werden Jungen von ihren Eltern weniger aufgeklärt und begleitet als Mädchen. Den Jungen fehlt hier der Vater oder ein anderer vertrauter, einfühlsamer erwachsener Mann. Die Männer haben sich aber, weil diese Themen peinlich und heikel sind, der Verantwortung für die Jungen weitgehend entzogen. Wie sollen Jungen so lernen, verantwortlich und annehmend mit ihrer Sexualität umzugehen, wenn sich ihren Fragen kein erwachsener Mann stellt? Was den meisten bleibt ist die Selbstaufklärung, Pornographie und die Peer-Gruppe mit ihren Irrwegen und Gefahren, Falschinformationen und Mythenbildungen. Selbstzweifel über die Beschaffenheit, Normalität und Funktion ihrer Geschlechtsorgane quälen viele von ihnen, da die Geschlechtsorgane mythisch regelrecht als Männlichkeitsindiz überhöht wurden. Zugleich sind diese tief verunsicherten Jungen nach außen um so cooler, je weniger sie eigentlich wissen und tatsächlich selbstsicher sind.

In diesem Kontext der Isolation und des Normalitätsdrucks sind die „Schwellenprobleme", zum Facharzt (den es ja als Männerarzt auch nicht gibt) zu gehen, für Jungen offensichtlich ungleich höher als für Mädchen. Diese werden oft von der Mutter oder Freundinnen begleitet. Diese Unterstützung durch Vater oder Freund erlebt kaum ein Junge. Sein Selbstverständnis ist, daß er keine Probleme hat, schon gar nicht mit seinem Penis oder Hoden. So werden die Phimose oder bakterielle Erkrankungen oft verschleppt. Der Penis darf nicht krank sein! Wenn doch, ist es eine basale Verunsicherung und Infragestellung der Männlichkeit.

Zusammenfassend kann man sagen, die Zurichtung des Körpers und des Körperbildes erfolgt entlang der Wertvorstellungen der patriarchalen Gesellschaft, die zwangsläufig im Widerspruch stehen zur biologischen Entwicklung der Kinder. Dabei wird den Kindern im Vor- und Grundschulalter noch relativ viel Spielraum gelassen, während ab der Pubertät die geschlechtsspezifischen Normen massiv verhaltenssteuernd werden.

2.2 Gefühls- und Ideenwelt

Männer und Frauen, Jungen und Mädchen haben Gefühle, und zwar prinzipiell die gleichen. Alle Menschen können Freude, Lust, Liebe, Angst, Schmerz, Wut, Haß und Ekel empfinden. Und es werden auch ähnliche Gefühle als angenehm oder unangenehm bewertet, wobei unsere Erfahrung in gemischten Gruppen ist, daß Frauen eigene Wut teilweise positiv bewerten, während Männer eher Angst davor äußerten. Wir denken, daß diese Bewertung gut zur jeweiligen Position im Patriarchat paßt. Frauen, die früh lernen, keine Wut zu zeigen, sind stolz auf sich, wenn es ihnen doch gelingt, während Männer ihre Wut mit Gewalt in Verbindung bringen und von daher glauben, sie unterdrücken zu müssen.[3] Doch an dieser Stelle wollen wir vor allem herausarbeiten, daß nicht die grundlegenden Gefühle den Geschlechtsunterschied ausmachen, sondern Einstellungen, Normen und Werte den geschlechtsspezifischen Umgang mit ihnen bestimmen.

Die Ideenwelt der Jungen wird geprägt von den Anforderungen und Vorstellungen, ein Mann zu werden, und den entsprechenden Rollenbildern vom Mann-Sein. Diese Bilder kommen fast ausschließlich aus der Schein-Männerwelt, die Kindern nur ihre „starke Seite" offenbart und den Eindruck der „Alleskönner" und „Großen Macher" zeigt. Diese Männerschablonen faszinieren kleine Jungen und sind allemal gut gegen Angst und Unsicherheit, Gefühle, die natürliche Begleiter (nicht nur) von Jungen sind. Überdies ist mit dem Leben eines Kindes immer auch Bedürftigkeit, Schwäche, Ohnmacht, Einsamkeit und Abhängigkeit verbunden. Das sind aber Erfahrungen, die mit dem „Pflichtenheft" des coolen, überlegenen, stets alles im Griff habenden Mannes, der die Jungen werden wollen und von dem sie annehmen, daß auch der Vater dieses von ihnen verlangt, nichts gemein hat.

Dazu kommt die Tendenz zur Abgrenzung gegenüber allem Weiblichen. So wie die Mutter, die Oma, die Lehrerin usw. sind sie nicht und wollen sie nicht sein. Aber diese Frauen sind in der Erlebniswelt des Jungen fast ausschließlich für die Tränen, Trost und Hilfe, Schutz, Versorgung und Sauberkeit zuständig, also für alles das, was real für einen kleinen Jungen sehr wichtig ist. Der Mann/Vater wird

---

[3] Dieser geschlechtsspezifische Umgang mit Wut hat Konsequenzen. Frauen, die dieses Gefühl schlucken, halten es in sich und verspannen sich dabei. Häufige Folgen sind psychosomatische Beschwerden. Männer haben oft nicht gelernt, ihre Wut anders als bedrohlich oder gewalttätig auszudrücken. Beide Geschlechter werten so dieses starke und elementare Gefühl ab und bringen sich damit um eine wichtige Chance, ihre Bedürfnisse auszudrücken.

immer noch zu selten in dieser Rolle für die Jungen real erlebbar und existent. Spätestens in der Schule wird die Ablehnung dieser weiblichen Segnungen per Gruppendruck angeordnet, und so etablieren sich folgende Leitsätze im Kopf der Jungen: „Frauen und Kinder gehören zusammen, Männer und Kinder gehören nicht zusammen. Jungen sind für Männer uninteressant. Will ein Junge etwas mit Männern zu tun haben, sehnt er sich nach Nähe und Kontakt zu ihnen, darf er nicht (wie) ein Kind sein" (Lempert & Oelemann, 1998, S.61). So eifern Jungen dem nach, was sie für männlich halten.

Deutlich wird die chronische emotionale Überforderung von Jungen an folgendem Phänomen: Viele Eltern sagen stolz zu ihrem Jungen: „Na, kleiner Mann?!" Das gefällt den Jungen zumeist und niemand findet etwas dabei. Zu einem keinen Mädchen würde kaum jemand sagen: „Na, du kleine Frau!?", sondern: „Na, du kleines Fräulein!?" Hier liegt es auf der Hand, daß eine solche Zuschreibung nicht paßt und bizarr klingt. Sie assoziiert mit Recht Überforderung, Fehlhaltung und Grenzüberschreitung. Warum gilt das gleiche nicht auch im Hinblick auf kleine Jungen in unserer Alltagswahrnehmung?

Gleichzeitig benennt das „kleine Fräulein" die andere Seite dieser Ambivalenz. So sehr, wie der „kleine Mann" Überforderung ist, so sehr ist er auch Aufwertung und das „kleine Fräulein", nicht einmal eine richtige Frau, Abwertung.

Und das wiederum bestimmt den Umgang der Mädchen mit ihren Gefühlen. Sie sollen zwar auch keine „Heulsuse" sein, bekommen aber für Angst, Schmerz und Traurigkeit wesentlich mehr Spielraum zugestanden. Gleichzeitig wird von ihnen erwartet, daß sie diese Empfindsamkeit sich selbst gegenüber auch anderen gegenüber zur Anwendung bringen. Für fürsorgliches Verhalten kann ein Mädchen sehr viel Anerkennung bekommen. Dagegen bekommt sie wenig Anerkennung bis hin zur Ablehnung für Wut, Ärger und Widerstand.

Während Jungen an der Überforderung leiden, aber die ständige Aufwertung genießen und beanspruchen, leiden Mädchen an der permanenten Abwertung, wenn sie nicht spezifisch weibliche Verhaltensweisen zeigen. Wenn ein Mädchen und ein Junge auf einen hohen Baum klettern, so ist klar, daß aus dem Jungen mal ein „ganzer Kerl" wird, während sich das Mädchen schon noch „die Hörner abstoßen" und spätestens, wenn sie sich verliebt (also in den Blick des Mannes gerät), weiblicher verhalten wird (Literaturbeispiele: Der Widerspenstigen Zähmung, Der Trotzkopf.). Die gleiche Leistung führt beim einen zur Anerkennung, während sie als Leistung bei der anderen ignoriert wird. Mädchen dürfen auf Bäume klettern, gerade in der heutigen emanzipierten Zeit. Aber sie werden nichts dadurch. Es erhöht ihren Wert und damit auch ihren Selbstwert langfristig nicht. Das Drama der Mädchen ist, daß die Leistungen, auf die ein Kind stolz ist, weil sie Kraft, Mut und Geschick beweisen, bei ihr nicht wirklich gelten, so daß sie ständig geneigt sind, entweder aufzugeben oder es noch besser zu machen. In diesem Zwiespalt bewegen sich später viele erwachsene Frauen, die sich entweder dauernd hilfsbedürftig zeigen, oder mit ungeheurem Ehrgeiz ihre Leistungen ständig perfektionieren.

Die patriarchale Gefühlsteilung, die die „schwachen Gefühle" (Angst, Schmerz, Traurigkeit) den Frauen überläßt und die „starken" (Wut, Haß) dem Mann, ist früh in den Reaktionen der Erwachsenen auf Kinderverhalten zu erkennen, ganz abgesehen davon, daß auch die Modelle sie vorleben. Diese Unterteilung zeigt sich übrigens auch bei den angenehmen Gefühlen: Die Lust ist in der Liebe als aktives Gefühl dem Mann zugeordnet, die Fürsorge als reaktiver Teil der Liebe der Frau.

2.3 Sozialverhalten

Die patriarchale Geschlechtsrollenverteilung findet sich trotz aller Veränderungen auch im Sozialverhalten der Kinder. Das Klischee ist immer noch bittere Wirklichkeit. Während die Mädchen auf dem Schulhof Gummitwist hüpfen und mit Barbies spielen, kämpfen die Jungen um irgend etwas (Schnack & Neutzling, 1990) oder sie proben Übergriffe auf Mädchen (Röcke hochheben, Küsse fangen u. ä.). Und es ist klar, was sie üben: Die Jungen Dominanz um jeden Preis und die Mädchen ein gedeihliches Miteinander.

Entsprechend diesem Klischee sind auch die Erwartungen, die an die Kinder herangetragen werden. Jungen, die gerne mit Mädchen „Mädchenspiele" machen, erregen durchaus Sorgen, ob sie nicht doch zu weichlich bleiben. Sie werden für fürsorgliches Verhalten zwar auch gelobt, aber so wie die Mädchen für das Klettern auf den Baum. Es ist keine Stärkung ihrer Männlichkeit, von der sie ja ohnehin nur eine schwache Idee haben.

Umgekehrt ist es, wenn sich Jungen gewalttätig zeigen. Der Kinderschutzbund hatte in seiner Plakatserie gegen Fremdenfeindlichkeit sehr deutlich gezeigt, wieviel ausgesprochene und unausgesprochene Bewunderung Jungen für gewalttätige Konfliktlösungen bekommen. Auch mit selbst erlittener Gewalt gehen Jungen und Mädchen weitgehend unterschiedlich um. Es ist zu beobachten, daß die Mädchen eher dazu neigen, autoaggressiv zu reagieren, hingegen die Jungen mehr als Mädchen dazu neigen, selbst gewalttätig zu werden. Das heißt nicht, daß Gewaltopfer zwangsläufig gewalttätig oder selbstzerstörerisch werden. Nur lernen die Jungen eher als die Mädchen, daß der „Ausweg" aus Problemen und Konflikten Prügeln und Androhen von Gewalt und damit die Verbreitung von Angst ist, während hingegen die Mädchen mehr Bestätigung dafür bekommen, wenn sie sich zurückziehen, unterordnen und auf „sanfteren", von manchen als hinterhältiger erlebten Wegen an ihr Ziel kommen. Beide Reaktionsmuster fügen sich in die gängigen Erwartungen ein, wie Jungen oder Mädchen zu sein haben.

Gewalttätige Mädchen werden strenger, weil normverletzender, bewertet als gewalttätige Jungen. So klagen LehrerInnen darüber, daß die Mädchen sexuell so übergriffig geworden seien und den Jungen auf dem Schulhof die Hosen herunterzögen. Faktisch zahlen es die Mädchen den Jungen mit gleicher Münze heim. Diese verunsicherten LehrerInnen glauben jedoch, nun die Jungen vor den Mädchen schützen zu müssen, während es nur sehr schwer möglich ist, in pädagogischen Konferenzen das Röcke-hoch-heben als Problem zu thematisieren. Offensichtlich wird das identische Verhalten bei Mädchen als gewalttätiger bewertet als bei Jungen.

Zugespitzt gilt: Jungen macht Gewalt zu Männern, Mädchen aber nicht zu Frauen. Mädchen als Opfer von Gewalt sind „bestätigt" in ihrer zukünftigen Frauenrolle, Jungen können Opfererfahrungen aber niemals mit dem Klischee tradierter Männlichkeit in Übereinstimmung bringen.

Auch innerhalb der Familie wird Aufmerksamkeit, Verständnis und Fürsorge von den Mädchen erwartet und den Jungen gewährt. Nicht nur in der Schule brauchen Jungen mindestens 60 Prozent der Aufmerksamkeit, um sich gerecht behandelt zu fühlen. Und Auffälligkeiten, die sie zeigen, sind Aufmerksamkeit heischend. (Selbst in diesem Artikel werden über sie mehr Worte verloren als über die Mädchen. Sind sie so schwierig oder so wichtig?) Gleichzeitig gibt es die Erfahrung, daß das Familienklima davon abhängt, wie die Mädchen ihre Familienfürsorge erfüllen, und zwar ab vier Jahren. Mütter und Väter brauchen die emotionale Unterstützung durch die Töchter.

Egal welches Beispiel wir wählen, immer wieder wird deutlich, welchen entscheidenden Einfluß die patriarchal geprägte Geschlechtsrolle und die damit verbundene Macht und Freiheit auf individuelle Lebenserfahrungen und daraus abgeleitete Verhaltens-, Denk- und Fühlweisen hat.

3. Therapeutische Implikationen

3.1 Wirksamkeit der Geschlechtsrollennormen

3.1.1 Jugendhilfe und Gesundheitssystem

„Jungen, das kranke Geschlecht?" könnte man fragen in Anlehnung an die alte Frage „Frauen, das kranke Geschlecht?" Sowohl bei KinderärztInnen, in der Kinderpsychiatrie als auch in den Hilfeinrichtungen der Jugendhilfe (Erziehungsberatungsstellen, Jugendamt, Kinderheime...) dominieren bei den Anmeldungen bis etwa zum 15. Lebensjahr die Jungen (vgl. Nowara & Bormann, 1996, S. 15). Aber komischerweise stellt niemand diese Frage so. Entgegen der Inanspruchnahme der Hilfesysteme wird Schwäche und Krankheit auch hier eher den Mädchen zugerechnet.

Bei der Inanspruchnahme dieser Hilfesysteme sind wir mit der privaten Diagnostik der Erziehungsberechtigten konfrontiert, die ein Verhalten oder einen körperlichen Zustand als nicht normgerecht und der Hilfe bedürftig bewerten müssen. Zusätzlich müssen die Erwachsenen glauben, daß das Hilfesystem die geeignete Hilfe bereitstellen kann. Die Erklärungsansätze zum Geschlechtsunterschied bei der Kinderhilfe sind vielfältig und unseres Wissens alle nicht validiert. Aber sie zeigen, wo überall auch Geschlechtsrollennormen wirksam werden können.

- Eltern geben sich mehr Mühe für ihre Söhne, weil letztlich Jungen doch mehr wert sind.
- Jungen zeigen Ihre Schwierigkeiten „männertypisch", d.h. laut und grenzverletzend, so daß sie eher auffallen und nerven, während Mädchen leise leiden.
- Krankheiten und Schwächen der Jungen können weniger toleriert werden, weil sie nicht in das Bild des starken Mannes passen.
- Jungen kranken stärker an der größeren Differenz zwischen dem schwachen Kind und dem starken Männerideal, während der Weg vom Kind zur Frau nicht so weit ist.
- Frauen pflegen und erziehen ihre Töchter eher eigenverantwortlich, weil sie glauben, sich besser in sie hineinversetzen und ihnen somit helfen zu können als den Söhnen.

- Frauen suchen mit ihren Söhnen Hilfe, weil sie dem „Männlichen" letztlich befremdet gegenüberstehen.

Für unsere Fragestellung soll es reichen zu sehen, daß es bereits vor Inanspruchnahme der Therapie nicht egal ist, ob ein Kind ein Mädchen oder ein Junge ist. Es ist allerdings auch nicht egal, ob eine Frau/Mutter oder ein Mann/Vater für das Kind Rat und Hilfe sucht.

Denn hier ist anzumerken, daß die Kinder fast immer von Frauen, d.h. den Müttern, oder auf Initiative von Frauen, wie Lehrerinnen und Erzieherinnen, vorgestellt werden. Die Väter sehen die Vorstellungsgründe nicht oder bagatellisieren die Probleme. Folglich ist die Bereitschaft der Väter zur Mitarbeit weit geringer als die der Mütter.

Etwa ein Zehntel des Klientels in allgemeinen Lebens- und Erziehungsberatungsstellen sind Männer und Väter. Diese kommen zum größeren Teil auf Initiative der Frauen und sind schwerer zur Mitarbeit zu motivieren. Das erklärt sich nicht allein aus der traditionellen Rollenteilung der Eltern, in der auch heute noch die Mütter im wesentlichen die Erziehungsarbeit leisten. In der Erziehung der Kinder engagieren sich die Väter zunehmend. Aber das, was als Umsorgen der Kinder bezeichnet werden kann, überlassen Männer weitestgehend den Frauen. Wenn es zudem nicht nur um das alltägliche Umsorgen geht, sondern um Verhaltens- und Erziehungsprobleme, für die externe Hilfe für die Familie und das Kind not tut, dann zögern Väter viel länger als Mütter, sich um diese Hilfe zu bemühen. Nicht selten verhindern sie sie ganz, besonders wenn sie befürchten, daß sie selbst wesentlich für die Probleme des Kindes verantwortlich sind. Für manche Männer scheint es mehr Mut zu erfordern, in eine Beratungsstelle zu gehen, als über eine Gletscherwand zu steigen.

Es kann davon ausgegangen werden, daß viel weniger Jungen mit Verhaltensauffälligkeiten und psychischen Problemen Hilfe bekommen würden, wenn Frauen und Mütter nicht so sensibel für seelische Not wären und die Bereitschaft mitbrächten, Hilfe in Anspruch zu nehmen. Hilfe in Anspruch zu nehmen ist, zugespitzt formuliert, weiblich und Ausdruck von Schwäche. Schwäche und Hilfsbedürftigkeit ist ein Zeichen von Unmännlichkeit im tradierten (Selbst)verständnis von Männern und Vätern und von Jungen, die gemeinhin im Vergleich zu den Mädchen als schwierigeres Klientel in der therapeutischen Arbeit gelten.

Der tradiert weibliche Charakter der psychosozialen Hilfe, das Berufsverständnis und die Aufgabe der Hilfeinstitutionen ist für Jungen und Männer nicht attraktiv und wird von ihnen nicht als für sie und ihre geschlechtsspezifischen Probleme passend empfunden. Bestes Beispiel ist, daß für eines der Hauptprobleme von Männern und Jungen, die Neigung zur Gewalttätigkeit, keine helfenden, sondern nur repressive Institutionen vorhanden sind.

3.1.2 Diagnostik

Zwei Beispiele, die die Bedeutung der Geschlechtsrolle in der Diagnose deutlich machen: Ein 9jähriges Mädchen wird wegen aggressiven Verhaltens auf Drängen der Lehrerin in der Erziehungsberatungsstelle angemeldet. Es hatte in der Schule wiederholt einen Jungen geschubst und auch schon geschlagen. Genaues Nachfragen ergab, daß dieser Junge immer wieder versuchte, das Mädchen zu küssen, und dieses versuchte, seine Küsse abzuwehren. Das Drängen des Jungen wurde als normal bewertet, die Abwehr des Mädchens als pathologisch.

Ein 15jähriger Junge wird in die Psychiatrie eingewiesen, weil er seinen 8jährigen Bruder mehrfach anal penetriert hat. Er wird nach zwei Wochen wieder entlassen, weil es sich nur um eine pubertäre Störung der Impulskontrolle gehandelt habe. Das Verhalten wird nicht als gefährlich oder abnorm diagnostiziert, sondern als Entwicklungsstörung und damit prinzipiell im Bereich der Norm. „Pubertierende Jungen machen so etwas schon mal".

Wir haben hier zwei Beispiele gewählt, die sicher (hoffentlich) nicht alltäglich sind, aber sehr gut deutlich machen, wie gravierend sich Geschlechtsrollennormen in der Diagnostik auswirken können. Das gleiche Verhalten wird bei Jungen und Mädchen nicht notwendig gleichermaßen pathologisiert, wie auch schon das obige Beispiel von den Mädchen, die den Jungen die Hose herunterziehen, gezeigt hat. Genau wie die Laien haben auch die Profis gesellschaftliche Normen im Kopf, welches Verhalten bei Jungen und Mädchen noch „normal" ist und wo man eingreifen muß.

Nun ist auffälliges Verhalten nicht immer dadurch gegeben, daß das Kind der Geschlechtsrollenerwartung widerspricht. Tatsächlich ist es so, daß Kinder (und Erwachsene) eher mit der Übersteigerung des Rollenverhaltens auffällig werden, Jungen mit Aggressivität und Mädchen mit Ängstlichkeit.

Wenn man bedenkt, daß Kinder mit Verhaltensauffälligkeiten in der Regel irgendeine Form von Verstärkung suchen, so ist es nur folgerichtig, wenn sie sich bemühen, ein „liebes Mädchen" oder ein „echter Junge" zu werden. Dazu kommt, daß die Abgrenzung zum anderen Geschlecht deutlicher definiert ist als die „Obergrenze" der Geschlechtsrollennorm.

Für die Diagnostik bedeutet dies, die Verhaltensstörungen auf mehreren Ebenen analysieren zu müssen. Die erste ist in der Kindertherapie die Frage, wer das Problem mit dem kindlichen Störverhalten hat. Leidet das Kind selbst, oder leidet die Umwelt? Auf dieser Ebene spielen Normen oft eine große Rolle. Z.B. hat die Schule sehr deutliche Erwartungen an das Verhalten von SchülerInnen, und das Nichteinhalten dieser Normen ist oft der Anlaß für den Besuch einer Erziehungsberatungsstelle. Die Zieldefinition hängt dann davon ab, wie die Eltern und das Kind sich zu diesen Normen stellen.

Genauso selbstverständlich gehört an diese Stelle im Gespräch mit den Eltern die Frage nach den geschlechtsspezifischen Erwartungen der Eltern bzw. der Gesellschaft. Spielt die Geschlechtsrollennorm in diesem speziellen Kontext eine Rolle? Entsteht das Problem, weil das Kind gegen sie verstößt oder weil es sie übersteigert? Und haben alle Beteiligten die gleichen Rollenerwartungen? So könnte der Vater durchaus heimlich oder unheimlich stolz darauf sein, daß sein „aggressiver" Sohn sich nichts gefallen läßt, während die Mutter sich einen lieben, verständnisvollen Jungen wünscht, vielleicht sogar im Gegensatz zum aggressiven Ehemann. In diesem Fall könnte das Problemverhalten mit dem Norm- und Erwartungskonflikt der Eltern und der Suche des Jungen nach einer eigenen Identität zusammenhängen.

So könnte die Verhaltensanalyse im oben genannten Beispiel ergeben, daß der Junge die stillschweigende Anerkennung des Vaters erfährt, wenn er sich laut und rücksichtslos, evtl. auch gewalttätig verhält, die Anerkennung der Mutter dagegen für freundliches, rücksichtsvolles Verhalten. Eine Analyse dieser beiden potentiellen Verstärker zeigt, daß der Junge in der Regel ein männliches Modell und Anerkennung durch Männer sucht. Das wird der väterlichen Anerkennung mehr Gewicht verleihen. Die Erfassung der Reaktionen der weiteren Umwelt könnte zeigen, daß seine Freunde ihn bewundern und Angst vor ihm haben, während die Lehrerin ihn ständig ermahnt und sich über ihn beschwert. Macht und Bewundertwerden sind sicher sehr wirksame Verstärker, während die Beschwerde der Lehrerin seinen Stand in der Peergroup sogar noch verbessern kann, also keine ausreichend starke Strafe ist.

Therapeutischer Ansatz müßte dann sein, entweder die Normen seiner männlichen Umgebung zu verändern, oder aber entsprechend starke Verstärker für rücksichtsvolles Verhalten zu erfinden bzw. mit deutlichen Strafen auf aggressives Verhalten zu reagieren. Daß Bestrafungen dabei prinzipiell die problematischere Maßnahme sind, wollen wir hier nicht weiter erörtern. Der Hauptweg wird sicher sein, den Gewinn von „friedlichen" Verhaltensweisen zu erhöhen, z.B. auch dadurch, daß man mit dem Jungen die Kosten seines aggressiven Verhaltens bespricht (zur Therapie von aggressivem und gewalttätigem Verhalten von Jungen und Männern siehe Lempert & Oelemann, 1998).

Bei der Diagnose von kindlichen Verhaltensstörungen ist also bei Problemdefinition, der Verstärkeranalyse, der Motivations- und der Umweltanalyse mit darauf zu achten, welche Rolle geschlechtsspezifische Erwartungen (und Befürchtungen) bei der Ausbildung und Aufrechterhaltung der Störung spielen, um bei Bedarf auch an diesen ansetzen zu können.

3.1.3 Zieldefinition

Die Erkenntnis von Geschlechtsunterschieden hilft noch nicht bei der Definition von Therapiezielen. Vielmehr müssen wir an dieser Stelle noch einmal auf die Eingangsüberlegungen zum Ziel von Psychotherapie zurückkommen. Wir sehen die Kindertherapie hier in einem echten Dilemma. Das Therapieziel Glück und auch Gesundheit ist schwerpunktmäßig individuell definiert und wird in der Regel auch entsprechend mit den einzelnen KlientInnen abgesprochen. Daher wird viel Wert auf eigenen Leidensdruck und freiwillige Mitarbeit gelegt. (Nicht nur) in der Kindertherapie geht das aber nur bedingt. Das führt zu der Frage, wer die Ziele setzt (vgl. auch Borg-Laufs & Hungerige, in diesem Band).

Wenn wir davon ausgehen, daß Eltern oder andere Erziehungsberechtigte Therapieziele für Kinder immer mitbestimmen und daß Kinder altersgemäß in einem Entwicklungsprozeß sind, der Leitlinien für sie notwendig macht, wird die Abgrenzung zur Pädagogik schwierig. Die Pädagogik verfolgt in ihrem eigentlichen Ansatz von außen vorgegebene Ziele, die mit angemessenen Mitteln erreicht werden sollen. Die Pädagogik kann Ziele setzen, die dem Kind nie eingefallen wären oder die es ablehnt (wie das Stillsitzen in der Schule). Dementsprechend gibt es in der Pädagogik nicht nur eine intensive Methoden-, sondern gleichermaßen eine Zieldiskussion. Für uns ist es keine Frage, daß die Pädagogik der Zukunft geschlechtsreflektierende Mädchen- und Jungenarbeit umfaßt. Aber kann man das einfach auf Kindertherapie übertragen?

In der Pädagogik bekommt das Geschlechtsrollenverhalten einen größeren Wert, weil man erkannt hat, daß die Ausrichtung an patriarchalen Werten sich gesellschafts- und umweltzerstörerisch auswirkt. Man erhofft sich eine bessere Lebensqualität für alle, wenn Macht und Gefühl gemeinsam getragen werden können. Hier sehen wir die Verbindung zur Kindertherapie. Wir stellen die These auf, daß auch individuelles Leben besser gelingen kann, wenn Mädchen und Frauen nicht beständig (oft gewalttätig) abgewertet und Jungen und Männer nicht um den Preis der Gefühlsabspaltung und Überforderung aufgewertet werden.

Wenn das so ist, dann ist es aus therapeutischer Sicht sowohl beim Behandlungsziel Gesundheit als erst recht beim Behandlungsziel Glück notwendig, eine Aufweichung des Geschlechtsrollenverhaltens und damit Erweiterung des Verhaltensrepertoires anzustreben. Und das bedeutet für Mädchen in der Regel eine Stärkung ihrer Dominanz und Widerständigkeit, d.h. der Möglichkeiten, die eigenen Interessen und Grenzen zu achten und zu schützen. Jungen dagegen müssen eher lernen, die Grenzen anderer, vor allem die von Mädchen und Frauen, zu achten. Für Jungen und Mädchen geht der Weg über eine verbesserte Selbstwahrnehmung, und zwar die Wahrnehmung und Integration von Schwäche, Angst und Schmerz sowie Wut, Kraft und Lust an der Macht. So kann die therapeutische Arbeit mit Jungen oder Mädchen die geschlechtsspezifische Selbsterfahrung fördern und die Handlungsspielräume der Jungen oder Mädchen erweitern.

In dem Maße, wie von den angebotenen „NORMalrollen" der Geschlechter abgewichen werden kann, Alternativen vorgelebt oder durch erweiterte Handlungsspielräume erprobt werden, verbessert sich die Chance für Jungen und Mädchen, flexiblere und umfassendere Möglichkeiten der Selbstsorge, Kompetenz, Autonomie und Heilung zu entwickeln.

Kinder sind jedoch deutlich stärker auf die sie umgebenden Erwachsenen angewiesen und auf die Geschlechtsrollen, die ihnen vorgelebt werden. Das kann zu massiven Dissonanzen zwischen den Eltern und den TherapeutInnen führen, die dringend auch auf dieser Ebene gelöst werden sollten. Besonders deutlich sind z.B. die Unterschiede in den Geschlechtsrollennormen zwischen westlich orientierten PsychotherapeutInnen und Menschen aus Kulturen mit tradierten Geschlechtsrollen. So kann es therapeutisch angezeigt sein, ein Mädchen zu expressivem bis aggressiverem Verhalten zu ermuntern, während die Familie von ihm erwartet, daß es folgsam, friedfertig und angepaßt ist. Das Kind jetzt ohne Abstimmung gegen die Werte der Eltern zu behandeln, brächte dieses unnötig in Konflikte und schaffte damit Probleme, die es vorher nicht gab. In der Auseinandersetzung mit den Erziehungsberechtigten muß der Ausweg gefunden werden.

Anders ist das bei Jugendlichen, die ihren eigenen Wertmaßstab aufbauen wollen. Diesen hilft die Unterstützung bei ihrer wachsenden Autonomie und Ablösung vom Elternhaus. Aber auch hier ist die Grenze das Ausmaß der Abhängigkeit und Bindung an die Familie.

Auch bei anscheinend geschlechtsunabhängigen Zielen ist es wichtig, geschlechtstypisches Verhalten als solches zu erfassen und zu thematisieren. Das Märchen „Hänsel und Gretel" erzählt von einer solchen Kindertherapie. Beide Kinder sollen lernen, Verantwortung für ihr Leben zu übernehmen, und beide sträuben sich, aber geschlechtsspezifisch. Gretel weint und klagt, Hänsel wird aktiv gegen den Plan der Eltern, aber ohne eigene Überlebensstrategien für die Familie einzubringen. Die Eltern setzen sich durch und zwingen die Kinder auf die eigenen Füße. Die Geschwister starten den eigenen Weg wieder geschlechtstypisch: der Junge übernimmt die Initiative, das Mädchen die Angst. Erst das Eingreifen der Hexe ändert dieses Setting. Sie setzt Hänsel außer Kraft und zwingt damit Gretel, endlich für das Überleben beider aktiv zu werden. Und es dauert bis zum äußersten, ehe Gretel sich überwinden kann. Daß das Verhältnis der Geschwister sich dadurch radikal gewandelt hat, wird in der Schlußszene deutlich. Gretel spricht den Schwan an, der beide über den See tragen soll, und Gretel achtet darauf, daß immer nur einer aufsteigt. Hänsel hört auf sie. Endlich sind sie so weit, daß sie mit wechselnder Dominanz die Verantwortung für ihr Leben übernehmen können. Und damit kommen wir zu den Schlußfolgerungen für das therapeutische Vorgehen.

3.2 Die zweigeschlechtliche Therapie

These:
Die geschlechtsneutrale Kindertherapie muß durch die Etablierung der Geschlechterperspektive in der Therapie von Mädchen und Jungen den heutigen Erkenntnissen angepaßt werden.

3.2.1 Begründung

Im Grunde ergibt sich die Begründung aus dem Vorgenannten. Die Geschlechterneutralisierung in der Kindertherapie verstellt den Blick auf die jeweiligen spezifischen Lebenswelten, Integrations- und Verarbeitungsweisen von Jungen und Mädchen. Das „NORMale" ist tendenziell männlich. Die Unterschiede der Reaktionen und Umgangsweisen von Jungen und Mädchen bei gesundheitlichen und psychischen Belastungen in gleichen oder ähnlichen äußeren Lebenssituationen und Krisen können so nicht als unterschiedliche Risiken deutlich werden.

Die geschlechtsspezifische Kindertherapie für Mädchen hat im Zuge der Entwicklung von Frauen- und Mädchenarbeit viele Impulse bekommen. Allerdings gibt es dabei manchmal ein fundamentales Mißverständnis, nämlich daß in der psychosozialen Theorie und Praxis die falsche Auffassung stabilisiert wird, Mädchen und Frauen bedürften als „schwaches Geschlecht" einer besonderen Fürsorge, nicht aber die Jungen und Männer. Das festigt den Mythos über Jungen und Männer, sie seien belastbarerer, körperlich und psychisch stärker als Frauen. Frauen und Mädchen hingegen das kränkere, bedrohtere und unterstützungsbedürftigere Geschlecht. Die Frauen- und Mädchenarbeit, Frauen- und Mädchenprojekte, und besondere therapeutische Angebote für Mädchen und Frauen, sind Wasser auf die Mühlen der Männer, die das Weibliche abwerten und dienen ihnen zur Pflege der Illusionen über das eigene Geschlecht. Vorwiegend Männer wenden so die Frauen- und Mädchenarbeit in abwertender Weise gegen das andere Geschlecht, sofern sie diese nun nicht mehr unterbinden können.

Männerinitiativen und Männergruppen, Männerberatungsstellen, Männerberater und Jungenpädagogen werden dagegen als überflüssig bewertet und ihr Engagement als Nachäffen der Frauenbewegung verlacht. An therapeutischen Angeboten für Jungen und Männer, so wird unterstellt, bestehe kein Bedarf. Diese Haltung haben vornehmlich Männer, aber sie ist auch bei Frauen anzutreffen. Davon sind Professionelle in psychosozialen Arbeitsfeldern nicht ausgenommen.

Es gilt, die Probleme der Jungen und Männer genauso ins Zentrum der Aufmerksamkeit zu rücken wie die der Mädchen und Frauen. Die Probleme sind nicht geringer. Sie sind oft nur von anderer Art.

Das gemeinsame und komplementäre Thema für Jungen und Mädchen ist die Arbeit mit Grenzen. Die höhere Lebensqualität für Mädchen durch das Hinausschieben und klare Fixieren ihrer Grenzen liegt dabei auf der Hand. Mädchen und Frauen erfassen die Unterstützung bei der Vorverlagerung und Stabilisierung von Grenzen eher als Chance, ihre Autonomie und Integrität zu stärken. Ein solches Therapieziel ist für Mädchen und Frauen erstrebenswert, weil es mit direkter Aufwertung und mit Raumgewinn verbunden ist.

Jungen und Männer dagegen sollen sich selber differenzierter wahrnehmen und in ihrer Empathiefähigkeit und ihrem Sozialverhalten gefördert werden. Die Notwendigkeit, sich unter Umständen zu begrenzen, die Grenzen anderer besser wahrzunehmen und ihre Integrität zu achten, wird für Jungen und Männer nicht so einfach als Chance offensichtlich. Es wird die Begrenzung befürchtet und die Qualität des Neuen ist nicht leicht vorwegzunehmen. Die Erfahrung mit der dazugewonnenen Kompetenz kann diese Haltung verändern, wenn Jungen sich in der therapeutischen Beziehung darauf einlassen.

Daß es schwerer zu sein scheint, Jungen und Männer in diesem Sinne zu emanzipieren als Mädchen und Frauen ist vielleicht aber auch nur ein Artefakt. Es könnte auch an der unterschiedlichen Motivation und den Erfahrungen der Frauen- und Männerarbeit liegen. Während in der Frauenarbeit der Ausgang bei den gemeinsamen Voraussetzungen von Anfang an den Blick stärker auf die Ähnlichkeiten lenkte, begann die Männerarbeit in der Differenzierung. Die „neuen, guten" Männer versuchten, andere Männer und Jungen davon zu überzeugen, daß es besser sei, auf die Macht zu verzichten. Das hat teilweise mehr abgeschreckt als gewonnen. In dem Maße, in dem Männer an ihren gemeinsamen Erfahrungen ansetzen und ein auch für sich positives Männerbild entwickeln, haben Jungen eine Chance, auch antisexistische Jungenarbeit als Gewinn zu erleben.

Sich selber und seine eigenen Bedürfnisse, genauer zu kennen, besser in Kontakt mit anderen zu kommen, sich durchsetzen zu können, kommunikative, lebenspraktische, Verhaltens-, und, nicht zuletzt, Krisen- und Konfliktlösungskompetenz als Gewinn zu erleben, ist dann für beide Geschlechter eine Stück Weg zu mehr Lebensqualität und Glück.

3.2.2 Aspekte der zweigeschlechtlichen Therapie

In Anlehnung an Glücks & Ottemeier-Glücks (1996) formulieren wir vier allgemeine Grundsätze für die therapeutische Arbeit mit Jungen und Mädchen:

1. Grundsatz
Ablösung der geschlechtsneutralen und holistischen Therapieauffassungen, die eine versteckte Orientierung an männlichen Kindern und die Abwertung des weiblichen

impliziert. Statt dessen Entwicklung einer dualistischen, differenten und gleichberechtigten Auffassung über die Geschlechter und eine entsprechend reflektierte Einbeziehung aller Aspekte der Geschlechtersozialisation und Geschlechteridentität.

2. Wahrnehmung
Einbeziehung der geschlechtsspezifischen Aspekte als festen Bestandteil bei der Anamnese kindlicher Störungen und Auffälligkeiten, sowie des Selbstkonzepts des Jungen oder Mädchens. Die Verhaltensanalyse muß mit erfassen, welche Symptome ein Antwortverhalten darstellen auf eine sehr widersprüchliche, gebrochene, schwierige und paradoxe REALität in den Erwartungen an Jungen und Mädchen (ebd, S.50).

3. Praxiserweiterung
Geschlechtsspezifischer therapeutischer Umgang und eine entsprechende Wahrnehmung der Mädchen-, respektive Jungensozialisation. Spiegelung und Verstärkung der geschlechtstypischen Kompetenzen und Ressourcen und die Erweiterung des Verhaltensspektrums über tradierte Rollenmuster hinaus zur Heilung des Jungen oder Mädchens.

4. Professionalität
Nutzung der Geschlechtsidentität der Therapeutin bzw. des Therapeuten als integriertes und reflektiertes Selbstverständnis und Modell. Die Therapeutin/der Therapeut bietet mit ihrer/seiner Einstellung und Haltung die Chance, die Handlungsspielräume, Entfaltungsmöglichkeiten und das Selbstkonzept des Kindes zu ergänzen und zu stärken.

So weit die sehr abstrakten Forderungen. Konkret werden sie an der bereits dargestellten Überlegung, was mache ich mit welchem Kind in welchem Raum o.ä. deutlich. So wird es bei den sogenannten hyperaktiven oder aggressiv geltenden Jungen immer wieder nahegelegt, die Jungen sich auszutoben zu lassen mit der Hoffnung auf Besserung ihres Verhaltens. Bewirkt wird jedoch, daß sie sich aufgefordert fühlen, sich noch grenzenloser zu verhalten, so daß sich ihre Probleme eher verschärfen werden. Die anschließende Müdigkeit der Jungen wird aber womöglich als Bestätigung und Erfolg der Arbeit mißdeutet. Im schlechtesten Fall verstärken sich die Auffälligkeiten des Jungen, um eine grenzsetzende Orientierungshilfe zu erzwingen.

Dies wäre ein Beispiel für das Klischee „Jungen brauchen Raum". Statt dessen gilt es beim konkreten Therapieplan für das individuelle Kind jeweils zu berücksichtigen, ob eine zu enge Verhaltensnorm erweitert oder Grenzenlosigkeit begrenzt werden muß. Da Jungen auf Grund ihrer strukturellen Machtposition eher dazu neigen, Grenzen auszutesten und zu überschreiten, ist es unseres Erachtens angemessener, Grenzen deutlich zu machen als zu öffnen. Allerdings ist dies eine deutliche Werte-Entscheidung. Aus der Arbeit mit arabischen Kindern z.B. wissen wir, daß das Machtstreben der Jungen häufig nur durch den Vater begrenzt werden darf und der Junge über Mädchen, teilweise auch über seine Mutter, durchaus herrschen soll. Hier kann es zum Zielkonflikt mit der Familie kommen.

Mit unserem emanzipatorischen Arbeitsansatz würden wir eher das Dominanzstreben der Mädchen unterstützen und das der Jungen begrenzen, während wir Mädchen eher stoppen, ständig für andere zu fühlen, und bei Jungen die Rollenübernahme trainieren. Die Idee ist, daß prinzipiell beide Geschlechter beides können, und sich somit ihr Handlungsspielraum erweitern läßt.

Alexa Franke hat in der Verhaltenstherapie für Erwachsene aufgezeigt, zu was für abstrusen Vorgehensweisen wir kommen können, wenn wir das Geschlecht der KlientInnen bei der konkreten Methodenauswahl nicht berücksichtigen. So ist es z.B. im Selbstsicherheitstraining eine Aufgabe für beide Geschlechter, sich in einer Kneipe an die Theke zu setzen und Kontakte zu suchen. Wir denken, hierzu erübrigt sich jeder weitere Kommentar. An einer Kneipentheke kommen auf Männer und Frauen einfach sehr unterschiedliche Erfahrungen zu.

Das Ergebnis weiterer Überlegungen und Forschungen wird sicher auch keine getrennte Therapie für Jungen und Mädchen werden. In der Psychotherapie dominieren die individuellen Unterschiede. Es geht eher um eine zusätzliche Brille für die Analyse des Meldegrunds, der Verhaltensauffälligkeit und der therapeutischen Maßnahmen. Diese Brille heißt kurz gefaßt: Wie löst dieses individuelle Kind die Anforderungen, die an es als Mädchen oder Junge herangetragen werden? Ist diese Lösung hilfreich oder kränkend? Müssen die Anforderungen verändert werden?

3.2.3 Die TherapeutInnen

Wir können uns noch so geschlechtsneutral sehen, vom Kind werden wir als Mann oder Frau wahrgenommen mit der entsprechenden impliziten Möglichkeit, sich zu identifizieren oder abgrenzen zu müssen. Neben der Frage, ob wir Modell für die Kinder werden können oder wollen, spielen Angst und Scham auf das Geschlecht bezogene eine Rolle. Gerade intime Themen werden oft mit dem gleichen Geschlecht lieber besprochen, oder Kinder glauben, intime Themen könne man nur mit Frauen besprechen. Egal was das Kind glaubt und welche Erfahrungen es mit Männern und Frauen gemacht hat, das Geschlecht der TherapeutIn ist nie bedeutungslos und birgt jeweils spezifische Chancen und Fallen.

Noch einmal zum oben genannten Teambeispiel, in dem der männliche Kollege nur mit den Jungen in den Sportraum geht. Dieser unterschiedliche Umgang hat uns zu verschiedenen Hypothesen veranlaßt.

- Zum einen könnte es Ausdruck der Begrenztheit des Therapeuten sein, sich in einer vornehmlich verbalen Weise mit einem Jungen auseinanderzusetzen, so daß er darum die raumgreifende, körper- und aktionsbezogene Art des „Was zusammen tun und erleben" vorzog? Warum scheute er die verbale Kommunikation dann aber nicht mit den Mädchen?

- Es könnte auch sein, daß er die Nähe und Intimität des Therapiezimmers mit einem Jungen scheute, um einen wirklichen Kontakt und damit die emotional eigene Berührung – unbewußt – zu vermeiden? Kontakt mit einem Mädchen bringt einen Mann nicht so leicht mit sich selbst in Berührung.

- Oder unterstellte er, daß Jungen ein Setting brauchen, in dem sie (aus)agieren müssen, da sie sich nicht lange konzentrieren, ruhig sitzen und sich wirklich einlassen können? Dann würde er mit dieser Erwartung geschlechtsrollentypisches Verhalten unterstützen.

- Er kann natürlich auch die Jungen „da abholen, wo sie sind", d.h. ihre (anerzogene) geschlechtstypische Vorliebe für „wildere" Spiele als Ressource sehen, eben dieses den Jungen geläufige Setting für den Beziehungsaufbau nutzen und sukzessive verändern.

Wir haben diese Fragen nicht beantwortet. Mit individuellen Nuancierungen können alle vier eine Rolle spielen, denn sie betreffen unterschiedliche Ebenen des Therapeutenverhaltens. Die erste wäre die Ebene der kommunikativen/ therapeutischen Kompetenz, die zweite die der Selbsterfahrung und der Aussöhnung mit der eigenen Geschichte, die dritte die der Auseinandersetzung mit gesellschaftlichen Normen (und Theorien über die Entstehung aggressiven Verhaltens). Die erste Ebene lassen wir im weiteren außer Betracht. Schulung der therapeutischen Kompetenz setzen wir voraus. Aber die nächsten beiden betreffen unsere Arbeit mit Jungen und Mädchen.

Es ist ja nun keine Neuigkeit mehr, daß zumindest eine begrenzte Aussöhnung mit uns und unserem Leben notwendig ist, um effektiv therapeutisch handeln zu können. Neu ist vielleicht für einige, daß dazu notwendig auch die Aussöhnung mit dem eigenen Geschlecht gehört. Frauen, die lieber Männer wären, und Männer, die „ganz andere" Männer sind, laufen Gefahr, unbewußt Konflikte in die Selbstfindung des Kindes einzubringen, das sich ja als Junge oder Mädchen identifiziert. In unserem Arbeitsfeld erleben wir solche Konflikte massiv, wenn z.B. ein Mädchen kein Mädchen mehr sein will, weil sie glaubt, Mädchen seien sexueller Gewalt hilflos ausgeliefert. Oder Jungen, die von Männern mißbraucht wurden, hassen sich für das eigene Geschlecht und haben doch keine andere Wahl, als Jungen zu bleiben.

Die Hilfe für diese Kinder ist, die Zwangsläufigkeiten des eigenen Geschlechts aufzuheben, d.h. sich mit Normen und Klischees auseinanderzusetzen. Wichtig erscheint es uns dabei, dies eben nicht aus der Position des oder der ganz anderen zu machen, sondern aus der Position der Nähe und Ähnlichkeit. So wie die feministische Therapie die Nähe und prinzipielle Gleichheit zwischen Frauen zu ihrem Fundament macht, so sehen auch die „Männertherapeuten" langsam, daß uns nicht der „ganz andere" Mann weiter hilft, sondern der, der männliche Stärken und Schwächen, Chancen und Gefahren aus nächster Nähe kennt (vgl. Winter, 1997).

Am hilfreichsten für die Kinder ist es sicher, wenn TherapeutInnen positive Definitionen für das eigene Geschlecht haben und Freude am eigenen Geschlecht spüren können. Und in der kreuzgeschlechtlichen Therapie nachspüren können, wo Grenzen nötig und wo Annäherungen möglich sind.

4. Zusammenfassung

Dieser Artikel zeigt auf, wie vor dem Hintergrund der patriarchalen Gesellschaftsstruktur Jungen und Mädchen je unterschiedliche Erfahrungen machen und entsprechend Selbstbild und Verhaltensmuster ausformen. Da sie dabei unterschiedlichen Normen ausgesetzt sind, ist vom Zeitpunkt der Kontaktaufnahme mit dem Hilfesystem mit zu berücksichtigen, in welcher Weise geschlechtsspezifische Normen Einfluß haben auf die Ausbildung und/oder Definition der Störung und Erwartung an das Hilfesystem. In Diagnostik, Zielformulierung und therapeutischen Herangehensweisen ist jeweils zu analysieren, welche Rolle das Geschlecht bei der Ausbildung der Störung spielt und ob bzw. wie dies in der Therapie berücksichtigt werden muß. Das gelingt sicher um so besser, je mehr sich die TherapeutInnen selbst mit der Bedeutung ihres Geschlechts für ihren Lebenslauf auseinandergesetzt und einen positiven Zugang gefunden haben.

5. Nachwort

Wir hatten uns schon zu Beginn der Arbeit an diesem Artikel vorgenommen, den Prozeß des Schreibens auch im Hinblick auf geschlechtsspezifisches Verhalten zu betrachten. Aber es war notwendiger, als wir es erwartet hatten. Ob es wirklich Mangel an gemeinsam verfügbarer Zeit war oder die Angst vor der Auseinandersetzung bleibt dahin gestellt, jedenfalls schrieben wir überwiegend nacheinander. Wir hatten bei der Vorplanung die einzelnen Themenstellungen verteilt, haben uns aber zumindest in den Augen des/der anderen nicht daran gehalten. Dabei wurde die Autorin jedesmal aggressiv, wenn sie wieder las, wie fürsorglich und raumgreifend der Autor die Belange der Jungen darstellte, während er immer wieder korrigierte, wo sie in seinen Augen zu negativ über die Jungen schrieb (z.B. ob man von „antisexistischer" Jungenarbeit sprechen kann oder lieber von „reflektierender"). Ihre Tendenz, Themen eher kurz und knapp zu behandeln führte dazu, daß die Mädchen seltener thematisiert wurden als die Jungen, was wir dann wieder gezielt überarbeiten mußten. Phasenweise glich das Schreiben einem schweigenden Ringkampf, denn „wir hatten ja nie Zeit", uns auch im Gespräch über unseren Text auseinanderzusetzen.

Aber die Tatsache, daß wir diesen Artikel gemeinsam zugesagt hatten, zwang uns dazu, schließlich im Verlauf der immer neuen Überarbeitungen miteinander ins Gespräch zu kommen. Und damit begann eine sehr befruchtende Zeit, denn wenn man *miteinander* streitet kann man bekanntlich nicht mehr so gut *übereinander* enttäuscht und wütend sein oder auch Angst voreinander haben. Tatsächlich kämpfte der Autor für Verständnis für die Jungen, die ja nur auf Grund ihrer Sozialisation ein teilweise so unsoziales Verhalten zeigen, während die Autorin darauf beharrte, daß die Jungen bei aller Negativsozialisation und Überforderung doch sehr viel Gewinn durch die patriarchalen Strukturen einstreichen können und nicht immer nur als „arme Hascherln" dastehen dürfen. Genauso wie die Mädchen von ihrer größeren sozialen Kompetenz nur begrenzt profitieren können, da sie sie in erster Linie für andere einsetzen müssen.

Uns ist klar, daß dies der Kampf um den besseren Menschen ist, der die Auseinandersetzung um die Geschlechtsrollen im Patriarchat von Anfang an begleitet, und der die Männer immer wieder in die böse Ecke treibt. Rein rational ist uns klar, daß Frauen und Männer, Jungen und Mädchen gleich gut oder schlecht sind. Aber die Produktion dieses Artikels deutet darauf hin, daß wir uns da doch nicht so sicher sind, bzw. daß wir uns diese Sicherheit immer wieder neu erarbeiten müssen. Wir wünschen den Leserinnen und Lesern dabei ähnlich viel Vergnügen und (Selbst)erkenntnisgewinn, wie wir ihn letztlich verbuchen konnten.

Literatur

Ariès, Philippe (1977[4]). *Geschichte der Kindheit.* München: Hanser.

Bilden, Helga (Hrsg) (1992). *Das Frauentherapie Handbuch.* München: Frauenoffensive.

Borg-Laufs, Michael (1997). *Aggressives Verhalten. Mythen und Möglichkeiten.* Tübingen: dgvt-Verlag.

Enders-Dragässer, Uta (1996). Geschlechtsspezifische Lebenslagen von Mädchen und Jungen. In Glücks & Ottemeier-Glücks (Hrsg), *Geschlechtsbezogene Pädagogik. Ein Bildungskonzept zur Qualifizierung koedukativer Praxis durch parteiliche Mädchenarbeit und antisexistische Jungenarbeit* (S. 43-61). Münster: Votum-Verlag.

Flaake, Karin (1998). *Von Freude und Stolz zum lästigen Übel – Mädchen und Menstruation,* Vortrag auf dem DGVT-Kongreß für Psychologie und Psychotherapie, Berlin (ausführlich Flaake, Karin (1994). Ein eigenes Begehren? Weibliche Adoleszenz und Veränderungen im Verhältnis zu Körperlichkeit und Sexualität. In: Brückner, Margrit & Meyer, Birgit (Hrsg), *Die sichtbare Frau.* Freiburg: Kore-Verlag.

Glücks, Elisabeth & Ottemeier-Glücks, Gerd (Hrsg) (1996). *Geschlechtsbezogene Pädagogik. Ein Bildungskonzept zur Qualifizierung koedukativer Praxis durch parteiliche Mädchenarbeit und antisexistische Jungenarbeit.* Münster: Votum-Verlag.

Glücks, Elisabeth (1996). Im Widerstreit: Androgynie oder Gleichwertigkeit in Differenz – Geschlechterpolitische Denkansätze. In Glücks & Ottemeier-Glücks (Hrsg), *Geschlechtsbezogene Pädagogik. Ein Bildungskonzept zur Qualifizierung koedukativer Praxis durch parteiliche Mädchenarbeit und antisexistische Jungenarbeit* (S. 23-42). Münster: Votum-Verlag.

Lempert, Joachim & Oelemann, Burkhard (1998). „... dann habe ich zugeschlagen". Gewalt gegen Frauen. Auswege aus einem fatalen Kreislauf. München: dtv.

Möller, Kurt (Hrsg) (1997), *Nur Macher und Macho? Geschlechtsreflektierende Jungen- und Männerarbeit.* Weinheim, München: Juventa.

Nowara, Sabine & Bormann, Monika (1996). *Zur Situation der Frauen in Deutschland. Eine Datensammlung.* Tübingen: dgvt-Verlag.

Papenkort, Ulrich (1994). Psychotherapie und die Frage nach dem glücklichen Leben. In Arnold, Eva & Sonntag, Ute (Hrsg), *Ethische Aspekte der psychosozialen Arbeit. Beiträge zur Diskussion* (S. 83-98). Tübingen: dgvt-Verlag.

Rohrmann, Tim (1994). *Junge, Junge – Mann, o Mann: Die Entwicklung zur Männlichkeit.* Hamburg: rororo.

Schnack, Dieter & Neutzling, Rainer (1990). *Kleine Helden in Not. Jungen auf der Suche nach Männlichkeit.* Hamburg: rororo.

Vogt, Irmgard & Bormann, Monika (Hrsg) (1994[2]). *Frauen-Körper: Lust und Last.* Tübingen: dgvt-Verlag.

Winter, Reinhard (1997). Jungenarbeit ist keine Zauberei. In Möller, Kurt (Hrsg) (1997), *Nur Macher und Macho? Geschlechtsreflektierende Jungen- und Männerarbeit* (S. 147-163). Weinheim, München: Juventa.

Interkulturelle Kompetenz in der Kinderpsychotherapie

Paul Friese

1. Migration und psychosoziale Versorgung

1.1 Kurzer Abriß der Arbeitsmigration

Mit dem Begriff der Migranten[1] sind hier in der Regel Arbeitsmigranten gemeint, also jene Population von ausländischen Mitbürgern, die nach Deutschland kamen oder geholt wurden, um ihre Arbeitskraft anzubieten. Bevor die Entwicklung psychosozialer Versorgungssysteme der Migranten beschrieben wird, soll die Ausländer- bzw. die Gastarbeiterpolitik der 60er und 70er Jahre skizziert werden, weil diese natürlich die Grundbedingungen für die Entstehung differenzierter Versorgungssysteme darstellt.

Wirtschaftspolitisch wurde seit Mitte der 50er Jahre in der Bundesrepublik ein vergrößerter Bedarf an industriellen Arbeitnehmern verzeichnet, der durch die Binnenmigranten aus der damaligen DDR nur noch unzureichend gedeckt werden konnte. Zudem wurden diese Ressourcen nach dem Mauerbau 1961 weitestgehend unterbrochen. So kam es zu bilateralen Verträgen zwischen der Bundesrepublik Deutschland und verschiedenen anderen Ländern mit dem Ziel, Arbeitnehmer in den jeweiligen Herkunftsländern für eine Berufstätigkeit in der Bundesrepublik anzuwerben. 1955 bereits geschah dies mit Italien, 1960 mit Spanien und Griechenland, 1961, also im Jahr des Mauerbaus, mit der Türkei, 1963 mit Marokko, 1964 mit Portugal, 1965 mit Tunesien und schließlich 1968 mit Jugoslawien.

Diese ausländischen Arbeitnehmer wurden ‚Gastarbeiter' genannt, ein Begriff, der zum einen beinhaltet, daß die Menschen zum Arbeiten kamen, zum anderen, daß sie sich als ‚Gäste' zu verstehen hätten, was nicht unbedingt die Gastfreundschaft des Gastgeberlandes beinhalten muß, ganz besonders aber die zeitliche Befristung des ‚Gästestatus' betont. Die Gastarbeiter wurden also als ‚notwendiges Übel' betrachtet, eine gesellschaftliche Integration war für sie nicht vorgesehen. Auf der Ebene der Politik herrschte das Rotationsmodell vor, das vorsah, daß ausländische Arbeitnehmer für wenige Jahre hier arbeiteten, um dann durch neue Arbeitskräfte aus den Heimatländern ersetzt zu werden. Ausländerpolitik in dem Sinn klar nachvollziehbarer politisch bedeutsamer Aktivitäten gab es nicht, mögliche Proble-

---

[1] Aus Gründen der Übersichtlichkeit und Lesbarkeit wurde weitgehend, vor allem im allgemeinen Teil des Beitrages, auf eine geschlechtsdifferenzierende Schreibweise verzichtet.

me der Arbeitsmigranten wurden ignoriert, Migration als kritisches Lebensereignis nicht wahrgenommen.

1965 wurde das Ausländergesetz verabschiedet, dessen wichtigste Grundfeste wohl die Kernaussage war, daß Deutschland kein Einwanderungsland sei. Noch während der Wirtschaftskrise 1967 schien das politisch gewollte Rotationsmodell recht gut zu funktionieren, in diesem Jahr gab es 400.000 ausländische Remigranten, die in die Heimatländer zurückkehrten, immerhin ca. 25 Prozent der gesamten ausländischen Arbeitnehmerschaft.

Ab 1969 ist dann ein massiver Anstieg der Zahlen von Arbeitsmigranten zu verzeichnen, außerdem stellte sich heraus, daß die Verweildauer der Arbeitsmigranten immer länger geworden war. Dies geschah aus dem ökonomischen Interesse der Industrie, die längst erkannt hatte, daß das Rotationsprinzip immer wieder neue Einarbeitungszeit von ungelernten Arbeitskräften bedeuten würde, während die inzwischen angelernten Kräfte sich in den Betrieben Qualifikationen erworben hatten, die sie zum weiteren Verbleib prädestinierten. Dennoch blieb das Rotationsprinzip als politische Grundvorstellung der Ausländerpolitik bis 1973 gültig.

Zu Beginn der 70er Jahre ließen in Folge dieser arbeitsmarktpolitischen Veränderung immer mehr ausländische Arbeitnehmer, vor allem aus Italien, Spanien und Griechenland, später auch aus der Türkei, ihre Familien nach Deutschland nachziehen. 1973 z.B. erreichte der Zuzug einen Höhepunkt, in diesem Jahr lebten fast 2,6 Millionen ausländische Arbeitnehmer in der Bundesrepublik, was einen Anteil an der gesamt Erwerbsbevölkerung von 11,9 Prozent ausmachte, die Wohnbevölkerung von Ausländern betrug an die 4 Millionen Menschen. Die Politik reagierte auf diese Entwicklung mit hektischen Aktivitäten, die einerseits die ‚soziale Integration' von ausländischen Arbeitnehmern und deren Familien, auf der anderen Seite aber auch die ‚Konsolidierung', d.h. die Senkung der Zahl ausländischer Arbeitnehmer in der Bundesrepublik, zum Ziel hatten. Der Anwerbestop für ausländische Arbeitnehmer mit Beginn der Ölkrise Ende 1973 brachte eine tiefgreifende ausländerpolitische Wende. Der Familiennachzug – im europäischen Vergleich eine durchaus fortschrittliche Regelung – wurde durch Stichtagsregelung für Familienangehörige, durch Warteerlaß für nachziehende Ehegatten usw. reglementiert. Dadurch konnte jedoch die deutliche Zunahme der Verweildauer ausländischer Arbeitnehmer ebensowenig verhindert werden wie weitere Familienzusammenführungen. Auch die 1983 eingerichteten finanziellen Hilfen für Remigranten blieben eher wirkungslos. Die alte Gastarbeiterideologie war endgültig passé und die Bundesrepublik war immer mehr – allen politischen Widerrufen zum Trotz – ein Einwanderungsland geworden.

1.2 Andere Formen der Immigration

Die Arbeitsmigration ist eine von verschiedenen Immigrationsformen, die wir erleben. Sie hat nur das gesellschaftliche Leben in der Bundesrepublik vermutlich am nachhaltigsten geprägt und hat aufgrund der hohen Zahl von Arbeitsmigranten und ihren Familienangehörigen die Notwendigkeit der Schaffung sozialer, politischer und gesamtgesellschaftlicher Institutionen zur Auseinandersetzung mit ihrer Lage besonders deutlich gemacht.

Die Situation der Spätaussiedler aus den östlichen Nachbarländern dagegen ist insofern völlig anders, als sie ein verbrieftes Recht zur Immigration in die BRD besitzen und a priori die deutsche Staatsbürgerschaft für sich in Anspruch nehmen können. Für sie gibt es eigene soziale, pädagogische und Versorgungsinstitutionen.

Mit zunehmender Globalisierung der politischen Beziehungen gehen immer wieder politische Fluchtbewegungen einher, die unser Land erreichen. Zunächst bezog sich diese Tendenz eher auf die Flüchtlinge aus Osteuropa in der Phase des ‚Kalten Krieges', spätestens jedoch nach dem Militärputsch in Chile 1981 gab es immer wieder bedeutsame Fluchtbewegungen aus verschiedenen Teilen der Welt, aus Kriegs- und Bürgerkriegsgebieten.

Nach der Flucht zahlreicher Chilenen in die BRD entstand hier ein kleines, aber sehr aktives und in der Öffentlichkeit stark wahrgenommenes psychosoziales Angebot für Flüchtlinge, Opfer politischer Gewalt und Willkür mit schweren Traumatisierungen.

Im Falle des ehemaligen Jugoslawien wird deutlich, wie in nächster Nähe sehr plötzlich Kriege und akute politische Krisen Massenfluchtbewegungen auslösen, die die deutsche Gesellschaft unmittelbar tangieren. Einer der Gründe, daß viele Flüchtlinge aus Ex-Jugoslawien gerade in die BRD kamen, liegt natürlich auch darin, daß hier zahlreiche Arbeitsmigranten aus diesen Regionen leben, die Verwandte und Landsleute aufgenommen haben.

So zeigt sich, daß die vorher eher getrennten Migrationsbewegungen mit ihrer jeweils eigenen Geschichte immer stärkere Kohärenzen entwickeln.

Während die ‚klassische' Arbeitsmigration im Wesentlichen seit dem Anwerbestopp aus dem Jahr 1979 zumindest offiziell beendet ist, führt die im Rahmen der Europäischen Union inzwischen gültige Freizügigkeit und Niederlassungsfreiheit für alle Bürger der EU teilweise bereits jetzt – wenn auch meist regional begrenzt – zu neuen Arbeitsimmigrationen aus den eher ärmeren Randregionen der EU. Diese Maßnahme in Richtung europäischer Integration schafft zugleich jedoch auch unter den hier lebenden Migranten ein Mehrklassen-System, das sich in den unterschiedlichen Aufenthaltsstatus und politischen Rechten deutlich dokumentiert und auch im Selbstbild der hier lebenden Migranten massive Auswirkungen hat.

1.3 Entstehung psychosozialer Versorgungseinrichtungen für MigrantInnen

Ausländische Arbeitnehmer wurden „Gastarbeiter" genannt, ein Begriff, der bereits Programm ist, weil er verdeutlicht, daß die ausländischen Arbeiter sich als „Gäste" zu verstehen hätten. Eine gesellschaftliche Integration war im Rotationsmodell für sie nicht vorgesehen. Mögliche Probleme der Arbeitsmigranten wurden weitgehend ignoriert.

Zudem wurden in sogenannten Anwerbekommissionen nur körperlich gesunde Menschen ausgesucht, die – dafür sprechen zumindest einige migrationspsychiatrische Untersuchungen – über viel Risikobereitschaft und psychische Stabilität verfügten, so daß nach relativ kurzer Verweildauer keine psychischen Probleme zu erwarten waren (vgl. Riedesser, 1984). Es bildeten sich daher lediglich die Sozialberatungsdienste, die – bei den großen Wohlfahrtsverbänden (Caritas, Arbeiterwohlfahrt und Diakonie) angesiedelt – den ausländischen Arbeitnehmern bei ihren sozialen Belangen Unterstützung boten.

Erst mit zunehmender Verweildauer der ausländischen Arbeitnehmer und mit vermehrtem Nachzug von Familienangehörigen, d.h. mit der definitiven Abkehr vom Rotationsprinzip, wurde überhaupt in größerem Umfang die Notwendigkeit einer psychosozialen Beratung und Betreuung der Migranten gesehen. Die Tatsache, daß für ausländische Arbeitnehmer mit dem längeren Aufenthalt hier die Stressoren zunehmen oder an Gewicht gewinnen, die zu psychischen Krisen, psychosomatischen Störungen oder psychiatrischen Auffälligkeiten führen, spielt hier ebenso eine Rolle wie das erhebliche Konfliktpotential, das im Zuge der Familienzusammenführung entstehen kann und sich in Kulturkonflikten, Familienkrisen, Erziehungsstörungen und Verhaltensauffälligkeiten bei Kindern und Jugendlichen äußert.

Erste Initiativen in Richtung psychosozialer Beratungsdienste gehen bis ins Jahr 1973 zurück. Zwischen 1976 und 1978 konstituierten sich in verschiedenen Städten psychologische Dienste für Ausländer und Erziehungsberatungsstellen, die überwiegend oder ausschließlich mit Migranten in der Heimatsprache arbeiteten.

In der Folgezeit entwickelten sich drei Grundtypen von Konzepten für die psychosoziale Arbeit mit Migranten:

1. ausländer- oder nationalitätenspezifische, muttersprachliche Beratungsdienste;
2. interkulturelle Einrichtungen für deutsche und ausländische Klientel mit heimatsprachlichen Anteilen und Betonung der Kooperation ausländischer und deutscher MitarbeiterInnen, ein eher selten praktiziertes Modell, das sich jedoch als sehr zeitgemäß erwiesen hat, wie die sozial- und ausländerpolitische Debatte der späten 80er und frühen 90er Jahre belegt;
3. deutsche Regeldienste, z.B. Erziehungsberatungsstellen, die ausländische KollegInnen in ihr Regelteam aufnehmen.

Damit ist allerdings die Infrastruktur psychosozialer Versorgungseinrichtungen für Arbeitsmigranten etwa zu Beginn der 80er Jahre praktisch erschöpfend dargestellt:

Eine Hand voll Beratungsstellen und einige wenige meist ausländische KollegInnen in Erziehungsberatungsstellen oder anderen psychosozialen Regeleinrichtungen, die mit Engagement und Enthusiasmus therapeutische und Beratungsarbeit mit Migranten aufbauten, ohne daß ihnen in der Regel institutionell ein angemessener Rahmen dafür zur Verfügung gestellt wurde.

Seit Beginn der 80er Jahre gab es vermehrte Bemühungen, die Arbeit der relativ seltenen psychosozialen Einrichtungen für Migranten in der Bundesrepublik stärker zu koordinieren und dadurch den fachlichen Austausch zu verbessern, gleichzeitig aber auch die miserable Versorgungslage von Migranten in der Bundesrepublik im psychosozialen Bereich aufzudecken und zu einer Verbesserung dieser Situation beizutragen.

Die Konstituierung auf Migration spezialisierter psychosozialer Einrichtungen war spätestens Anfang der Neunziger Jahre beendet, seitdem wird ausgiebig die Fachdiskussion um die Öffnung der Regeldienste, also auch psychosozialer oder therapeutischer Dienstleistungseinrichtungen, geführt.

2. Besonderheiten der Migrantenpopulation – Anforderungen an Beratung und Therapie

2.1 Unterschiedliche Voraussetzungen für die psychosoziale Arbeit

Psychosoziale Besonderheiten (Ressourcen, aber auch Traumatisierungen, Anfälligkeiten usw.) sind abhängig von den Ausgangsbedingungen der Migration: Arbeitsmigranten, die mit dem klaren Ziel einer Verbesserung ihrer schlechten ökonomischen Lage den Weg in die Emigration gewählt haben, mögen über ein erhebliches Maß an individueller Modernität verfügen, das ihnen erlaubt, geeignete Bewältigungsstrategien für die Belastungen im Aufnahmeland zu entwickeln. Sie befinden sich jedoch in der Gefahr, daß die zunächst effektiven Coping-Prozesse aufgrund problematischer gesellschaftlicher, individueller und sozialer Belastungen sowie aufgrund der häufig auseinanderklaffenden Erwartungs-Erfüllungs-Dynamik der Migration ihre Wirksamkeit verlieren (Friese, 1991).

Die psychischen Ressourcen, die im Falle eines willentlichen, planvollen Entscheidungsschrittes für die Migration in ausreichendem Maße zur Verfügung stehen mögen, können unter Bedingungen von massiver Belastung, politischer Verfolgung, schwerer Traumatisierung, nackter Existenzangst und ökonomischem Überlebensdruck, wenn überhaupt, dann nur sehr bedingt aktiviert und genutzt werden. Hier müssen psychosoziale Beratung und Therapie ein sehr sensibles Instrumentarium zur Verfügung stellen, um den Rat- und Hilfesuchenden adäquate Versorgungsangebote machen zu können.

Das Beispiel Jugoslawien mag dies exemplarisch verdeutlichen: Sofern spezifische auf diese Migrantenpopulation bezogene psychosoziale Versorgungsmöglichkeiten bestanden, waren sie natürlich an der Problemlage von Arbeitsmigrantinnen und -migranten orientiert. Die gewaltsamen Auseinandersetzungen und das Auseinanderbrechen des jugoslawischen Staates mit der begleitenden Fluchtbewegung stellten die in diesem Bereich arbeitenden Fachleute nicht nur vor die Notwendigkeit, eigene kulturelle Identitätsvorstellungen zu überprüfen bzw. zu korrigieren und ihre Position zu den bürgerkriegs-ähnlichen Konflikten zu bestimmen, sie erforderten von ihnen auch eine fachliche und persönliche Auseinandersetzung mit vollkommen anderen psychosozialen Aufgaben: schwerste Traumatisierungen, Folter, Massenvergewaltigungen, Verkrüppelungen, Tod, Genozid, Rassismus.

Ähnlich breit ist das Aufgabenfeld in der Arbeit mit Kindern und Jugendlichen: ein allein eingereistes Flüchtlingskind, das ohne Schutz und persönliche Bindungen in einer fremden Umgebung zurechtkommen muß, bedarf selbstverständlich gänzlich anderer Unterstützung und Begleitung als ein hier geborenes und aufgewachsenes Kind von Arbeitsmigranten, das in irgendeiner Form mit den hiesigen gesellschaftlichen Konventionen vertraut ist.

2.2 Belastungen für Kinder, Jugendliche und ihre Familien

Grundsätzlich ist davon auszugehen, daß von Migration betroffene Kinder und Jugendliche keine „ausländerspezifischen" Auffälligkeiten und Symptome aufweisen.

Gleichwohl führen die jeweils spezifischen Lebensbedingungen von Migrantinnen und Migranten in Deutschland (die sich je nach Verweildauer, Aufenthaltsstatus und kulturellem Background noch erheblich unterscheiden) zu besonderen Belastungsfaktoren, Risiken oder Ausprägungen von Auffälligkeiten.

In der Beratungspraxis treten Problemsituationen von solchen Migrantenfamilien gehäuft auf, die es aus eigener Kraft und mit den ihnen zur Verfügung stehenden Mitteln bislang nicht geschafft haben, eine tragfähige, die Familien selbst zufriedenstellende, aber auch gesellschaftlich akzeptierte Form von Selbstorganisation herzustellen. Zur Erläuterung dieses Phänomens soll die Ausgangssituation vieler ausländischer Kinder und Jugendlicher genauer betrachtet werden.

Viele von ihnen kennen ihr ‚Heimatland' oft eher flüchtig oder gar nicht, ebenso wie die ‚Heimatsprache', die Werte, Normen, Religion ihrer Eltern. Die Migrationsziele der Eltern sind ihnen ebensowenig direkt nachvollziehbar wie deren Gründe für die Migrationsentscheidung und die emotionalen Bezüge der Eltern zum Heimatland. In der gesellschaftlichen Rezeption hier gelten sie aber genauso als Ausländer wie ihre Eltern, werden entsprechend in Kindergarten, Schule, im sozialen Umfeld und am Ausbildungs- oder Arbeitsplatz wahrgenommen und behandelt. Das heißt für Kinder der zweiten und dritten Generation, daß sie erheblich erschwerende psychosoziale Rahmenbedingungen haben, eine eigene Identität für sich zu entwickeln, obwohl gerade sie die unglaublich schwierige Aufgabe zu bewältigen haben, aus den divergierenden Werten und Normen der Umgebung hier und der Familie und des Heimatlandes eine ‚synthetische Identität' aufzubauen (s. hierzu Schwarzer, 1981, S.22[2]). Hier gibt es ein großes Maß an gesellschaftlich determinierten Belastungsfaktoren, die vielleicht mit erklären können, daß ein Teil dieser ausländischen Kinder und Jugendlichen diese Aufgabe nicht bewältigen kann und dann durch soziale Anpassungsstörungen, massive Auffälligkeiten in ihrer eigenen Peergroup, Delinquenz oder auch psychische oder psychosomatische Störungen in Erscheinung treten:

- nicht erfüllte Migrationsziele der Eltern (negative Erwartungs-Erfüllungs-Dynamik);
- Unklare Zukunftsperspektiven der Eltern, mangelnde Lebensplanung;
- Unzureichende Bewältigungsstrategien der Eltern;
- Indifferente, nicht zielgerichtete Erziehungshaltung der Eltern, unzureichende Erziehungskompetenz oder mangelndes Vertrauen in die eigene Erziehungskompetenz auf seiten der Eltern;
- Resignative Erziehungshaltung der Eltern, Tendenz , die Erziehungskompetenz an Außenstehende abzugeben. ‚Decken' problematischer Verhaltensweisen des Kindes bzw. Jugendlichen;
- Rückzug eines Elternteils aus der Verantwortung für die Familie;
- Massives Aufeinanderprallen von unterschiedlichen Erziehungs- und Werthaltungen (z.B. Elternhaus vs. Schule);

---

[2] Hier wird Bezug genommen auf die erste Auflage des Buches *Stress, Angst und Hilflosigkeit* von Schwarzer (1981). In der aktuellen Auflage von 1993 (*Stress, Angst und Handlungsregulation*) ist diese Passage nicht mehr enthalten.

- Abhängigkeit der Eltern von den Kindern (z.B. Sprachkompetenz, Zurechtkommen mit hiesigen Gesellschaftsnormen und -strukturen);
- Beziehungsdefizite oder -abbrüche im Eltern-Kind-Kontakt (z.B. längere Trennungen des Kindes von den Eltern);
- Angst (vor dem Auffallen, vor den Kindern, vor Gefährdung des Aufenthaltsstatus, vor Behörden, vor den Landsleuten etc.);
- Desinformation der Eltern;
- Fehlen von einfühlsamen, kompetenten Gesprächspartnern, die beim Überbrücken der Widersprüche behilflich sein können.

Diese Belastungsfaktoren der Kinder und Jugendlichen werden von Einstellungen und Haltungen der Eltern begleitet, die zu erkennen geben, daß sie oft nur unzureichend gelernt haben, eigene Erziehungs- und Wertesysteme zu entwickeln, adäquate Erziehungskompetenzen oder auch nur das notwendige Vertrauen in die eigene Erziehungskompetenz zu erwerben. Folgen sind:
- Unsicherheit über die eigene Rolle als ErzieherIn der Kinder mit Diffusion der Werthaltungen, die in der Kindererziehung vermittelt werden;
- inadäquate Erziehungspraktiken mit manchmal extremen Äußerungsformen (z.B. massive Repression und Bevormundung, aber auch unangemessene Verwöhnungshaltung und Nachgiebigkeit);
- sehr starke Abhängigkeit von außerfamiliären Bezugs- und Unterstützungssystemen (Schule, Hort, religiöse Gemeinschaft etc.);
- massiver Einsatz von elektronischen Sozialisationsinstanzen (Fernsehen, Computer, Video-Games, usw.), die die Eltern zu entlasten scheinen.

Hierbei spielen die ökonomischen Lebensbedingungen (Berufstätigkeit beider Eltern, Schichtarbeit, schlechtere Arbeitsbedingungen, aber auch höhere Arbeitslosigkeit) ebenso eine gewichtige Rolle wie das immer noch häufig schlechtere Bildungs- und berufliche Qualifikationsniveau in Migrantenfamilien. Eine unzureichende Unterstützung der Familien (z.B. durch die öffentliche Jugendhilfe) bei der Generierung eigenständiger situationsadäquater Erziehungshaltungen und familialer Wertesysteme, die weitgehend auf oftmals vertraute (groß-)familiäre Unterstützungssysteme verzichten muß, fördert ebenfalls wachsenden pädagogischen Kompetenzverlust von Migrantenfamilien, emotionale Verarmungen und familiäre Entfremdungen.

Die ungleichen Bildungschancen, die für Kinder ausländischer Familien auch nach Jahrzehnten Erfahrung des deutschen Schulsystems mit Migrantenkindern zu verzeichnen sind, dokumentieren ein Versagen gesellschaftlicher Bemühungen um Integration dieses Teils der Bevölkerung: Zwar ist die Zahl ausländischer Kinder und Jugendlicher in Gesamtschulen und Gymnasien in den letzten Jahren deutlich gestiegen, allerdings im Verhältnis zu deutschen Schülerinnen und Schüler viel geringer. 30 Prozent der ausländischen Hauptschüler verlassen die Hauptschule ohne einen Abschluß. Das Risiko ausländischer Schülerinnen und Schüler, in eine Sonderschule zu kommen, ist gegenüber ihren deutschen Altersgenossen deutlich erhöht. Dies bezieht sich eindeutig auf die Schule für Lernhilfe, wodurch ihrem Ruf, Schule für Migrantenkinder zu sein, eine gewisse Berechtigung verliehen wird. Die panische Angst vieler ausländischer Eltern vor der deutschen Sonderschule ist unter diesem Aspekt nachvollziehbar, stellt auch einen bedeutsamen Faktor bei den Anmeldungen ausländischer Eltern in Erziehungsberatungsstellen dar. Gleichwohl bedarf es auch einer umfassenden Bedingungsanalyse sozialer, familiärer und individueller Faktoren im Einzelfall, die sich nicht auf das in Migrantenfamilien gängige Vorurteil, das deutsche Schulsystem sei generell ausländerfeindlich und diskriminierend, verläßt.

3. Konzepte in der psychosozialen Versorgung und in der Psychotherapie mit Migrantinnen und Migranten

3.1 Muttersprachliche Beratung und Therapie

Unterschiedliche Konzepte, die sich in der Entwicklung psychosozialer Versorgungssysteme für Migrantenfamilien herauskristallisierten, wurden bereits kurz vorgestellt (s. 1.3). Sie beinhalten als wesentlichen Bestandteil die Möglichkeit der Kommunikation der Klientinnen und Klienten mit Fachkräften in ihrer Heimatsprache, wobei der sprachliche Aspekt dieses kommunikativen Aktes nur ein Teil der Funktion der Fachperson ist, die eher eine umfassende kulturelle Vermittlungsfunktion wahrnimmt. Dennoch hat die Bedeutung muttersprachlicher Beratung und Therapie in der psychosozialen und sozialen Arbeit mit Migrantinnen und Migranten allen Prognosen zum Trotz nicht abgenommen, sie ist weiterhin essentieller Bestandteil einer bedarfsgerechten Versorgung.

Diese Tatsache erklärt sich aus der relativ abnehmenden Bedeutung der klassischen Arbeitsmigration als Bestandteil der aktuellen Migrationsbewegungen. Statt dessen sind Fluchtbewegungen und flexiblere, kurzfristigere, staatlich nicht gesteuerte Migrationsströme aktuell von Bedeutung. Sie folgen eigenen Gesetzmäßigkeiten und führen nicht unbedingt zu einer langfristigen Verweildauer mit entsprechendem Erwerb deutschsprachiger Kompetenzen. Die Einreise von Kindern und Ehegatten im Rahmen der Familienzusammenführung und die vor allem in den Metropolen mit hohem Migrantenanteil feststellbare Tendenz zu allochthonen, auf die Heimatkultur bezogenen Erziehungs- und Lebensformen von Teilen der Migrantenpopulation halten ebenso die hohe Bedeutung muttersprachlicher Beratungs- und Therapieangebote aufrecht. Auch die ‚Pendelmigration' – italienische und türkische Migranten haben Ein- und Auswandererquoten von fast 40 Prozent – fördert die Bedeutsamkeit muttersprachlicher Beratungsangebote.

Demgegenüber führen lange Verweildauer in Deutschland, Entfremdungen der Kinder und Jugendlichen von der Heimatkultur der Eltern und Akkulturationsprozesse ausländischer Familien auch zu gegenläufigen Prozessen: Die Fixierung auf die Heimatsprache der Eltern- oder Großelterngeneration kann von Kindern und Jugendlichen als Diskriminierung empfunden werden, oftmals reichen die Sprachkenntnisse in der ‚Muttersprache' für eine differenzierte Kommunikation gar nicht mehr aus. Deutsch als verbindliche und verbindende Kommunikationssprache gegenüber deutschen und anderen nicht-deutschen Kommunikationspartnern schafft zugleich Distanz zu den Normierungen und Heimat-Fixierungen des Elternhauses.

Die Wahlfreiheit der Ratsuchenden (Heimatsprache oder deutsch, Fachkräfte gleicher oder unterschiedlicher Herkunft) usw. wird hier zum bedeutsamen Kriterium klientengerechter Versorgung.

In diesem Kontext spielt auch die Berücksichtigung deutscher Fachkräfte in der Beratung und Therapie mit Migrantenfamilien, Eltern, Kindern und Jugendlichen eine Rolle.

3.2 Fachkräfte fremder Herkunft als kulturelle Vermittler

Die Rolle ausländischer Kolleginnen und Kollegen in der psychosozialen Arbeit mit Migrantinnen und Migranten beschränkt sich – wie bereits erwähnt – bei weitem nicht auf Sprachkompetenz. Vielmehr gewinnen umfassende kulturelle Kompetenzen, gesellschaftlich determinierte Werte und Normierungen, Entwicklungsbedingungen und Erziehungspraktiken eine zentrale Bedeutung für das Verstehen der von den Klienten dargestellten Bedarfs- oder Problemlage.

Die kulturellen Determinanten psychischer Befindlichkeiten, emotionaler Ausdrucksformen, der Verarbeitungen kognitiver, mentaler oder körperlicher Prozesse bedürfen einer kompetenten, weil vertrauten Würdigung, damit sie in das Verständnis von Problemen und Symptomen, in Behandlungsziele und -strategien eingehen können. Religiöse Vorgaben und Werthaltungen, heimatkulturelle Vorstellungen von Gesundheit und Krankheit (speziell von psychischen Erkrankungen), familiär und sozial tradierte Vorstellungsmuster von Offenheit versus Verschwiegenheit, Ehrbegriffe und andere ethisch-moralische Kodizes bedürfen einer verständigen, einfühlsamen und fachkompetenten Berücksichtigung, damit sie sinnvoll in den therapeutischen Prozeß integriert werden können.

3.3 Modifikationen für die beraterisch-therapeutische Praxis

Die Migration selbst als ein lebens- und entwicklungsgeschichtlich hoch bedeutsames kritisches Lebensereignis der betroffenen Familien und Personen muß folgerichtig auch zentrales Thema in Exploration und Anamneseerhebung sein. Die in der Migration erworbenen Bewältigungsstrategien, die Modifikation von Coping-Prozessen, fehlende oder situationsgerechte Veränderungen der Migrationsziele und sozialen Anpassungsprozesse stellen nicht nur bedeutsame Informationen für das Verständnis der Gesamtlage der Familien dar, sie können auch für Therapieplanung, Interventionsstrategien und Definition angemessener Behandlungsziele genutzt werden.

Hierbei bedarf es allerdings auch der institutionellen und therapeutischen Flexibilität, um den Zugang zu Institutionen oder Praxis zu erleichtern, Schwellenängste bei Ratsuchenden zu reduzieren und auch Vorurteile gegenüber psychosozialer und psychologischer Behandlung abzubauen:

- Abbau von Wartezeiten: psychosoziale Institutionen, die das häufig vorhandene Schweigegebot über innerfamiliäre oder -psychische Probleme in Frage stellen und daher leicht Angst und Unsicherheit auslösen, müssen den Ratsuchenden in der Krise zur Verfügung stehen, nicht Monate später.

- Erleichterter Zugang: Bedingungen, die den Zugang zu Beratung und Therapie komplizieren (zu vereinbarende Kostenregelungen, komplizierte Überweisungspraxis usw.) verringern die Akzeptanz erheblich und führen zu höheren Abbrecherquoten. Hier haben institutionell geförderte, niedrigschwellige Einrichtungen wie Erziehungsberatungsstellen einen unschätzbaren Vorteil gegenüber Privatpraxen oder Hilfen zur Erziehung mit stärkeren Zugangskontrollen.
- Veränderungen im professionellen Umgehen mit therapeutischen Settings: Das oftmals erhobene Gebot der therapeutischen Distanz kann beispielsweise bei Betroffenen auf völliges Unverständnis stoßen und wird dann als Arroganz, fehlende Empathie oder Sturheit des professionellen Helfers gedeutet. Einladungen zu Besuchen in der Familie müssen demgegenüber nicht als Distanzlosigkeit entwertet werden, sondern können als Anhaltspunkt dafür dienen, daß eine verbesserte Bereitschaft zur Kooperation besteht.

Aber auch der Kontext, in dem Psychotherapie und psychosoziale Beratung Migrantinnen und Migranten angeboten wird, bedarf der kritischen Überprüfung: Eine stärkere Vernetzung mit Bildungsangeboten (z.B. Sprachkurse, Maßnahmen zur Verbesserung schulischen Wissens, Ausbildung und berufliche Bildung), mit pädagogischen und psychopädagogischen Maßnahmen (Elternberatung in Schulen und Kindertageseinrichtungen, Familienbildung, Elternschulen) und den allgemeinen Beratungsangeboten in der Migrationsberatung und in anderen Institutionen, die Beratungen anbieten, kann hier den Zugang für Ratsuchende erheblich erleichtern.

Andererseits muß die Unabhängigkeit von Beratung und Therapie von Institutionen, die als Kontrollinstanzen wahrgenommen werden (Jugendamt, Ausländerbehörde, Sozialamt, Schule) jederzeit deutlich erkennbar bleiben. Die Hervorhebung der Verschwiegenheitspflicht der Therapeuten, der Freiwilligkeit und der Wahlfreiheit der Klienten spielen für die Kooperationsbereitschaft ausländischer Ratsuchender eine kaum hoch genug einzuschätzende Rolle.

Die hier benannten konzeptionellen Ansätze für die psychotherapeutische und beraterische Arbeit mit Migrantinnen und Migranten lassen sich erheblich erweitern und spezifizieren. Es sind hier Konzepte dargestellt, die sehr stark an der Lebenswelt der betroffenen Population orientiert sind.

4. Interkulturelle Kompetenz in Beratung und Psychotherapie

4.1 Interkulturelle Kompetenz als Einstellungs- und Handlungsmodell

Der Begriff der interkulturellen Kompetenz hat in der fachpolitischen Debatte sowohl in der migrationsspezifisch orientierten Sozialarbeit als auch im Bereich der Psychologie und Psychiatrie immer mehr an Bedeutung gewonnen. Allerdings leiden Definitionsversuche oft genug darunter, daß sie unpräzise sind und nur vage beschreiben, welche Persönlichkeitsmerkmale und spezifischen Fähigkeiten darunter zu verstehen sind (vgl. Hinz-Rommel, 1996).

Hinz-Rommel faßt aus der Literatur verschiedene Definitionsansätze zusammen, von denen der Hannigans zitiert wird, der Einstellungen, Fähigkeiten und Fertigkeiten als Teile interkultureller Handlungskompetenz differenziert und in neun Punkten benennt:
1. Gewandtheit im Umgang mit unterschiedlichen Personen mit verschiedenen Kommunikationstilen und Persönlichkeitsfaktoren,
2. gute Sprachkenntnisse,
3. aktives und passives Beherrschen der nonverbalen Kommunikationsformen der fremden Kultur,
4. Geduld und Beharrlichkeit („patience"),
5. Höflichkeit („courtesy"),
6. Bereitschaft, sich auf die neue Umgebung einzulassen,
7. Respekt vor und Interesse für die fremde Kultur,
8. Gefühl für angemessenes Handeln, wann Anpassung und wann Durchhaltevermögen („persistance") verlangt ist,
9. Bewältigung von Frustration und Andersartigkeit (Hinz-Rommel, 1994, S. 63).

Basierend auf Arbeiten zum interkulturellen Lernen faßt Hinz-Rommel sieben Bestandteile Interkultureller Kompetenz zusammen:
- Interaktionsfreudigkeit,
- Selbstsicherheit,
- eigenkulturelle Bewußtheit,
- Streßtoleranz,
- Fähigkeit, Widersprüchlichkeiten zu ertragen,
- Empathie,
- Sprachkenntnisse (zitiert nach: Hinz-Rommel, 1996, S. 20).

Der definitorische Ansatz von Veneto-Scheib zeigt eine hohe Übereinstimmung mit den bereits zitierten Definitionen:
- Das Bewußtsein über die kulturelle Identität und über die kulturelle Prägung des Denkens, Fühlens und Handelns und deren Relativität. Bemühen um Balance zwischen Universalismus und Kulturrelativismus statt Ego- und Ethnozentrismus.
- Bewußtheit über eigene positive und negative Vorurteile und Klischees gegenüber Fremden.
- Fähigkeit, Ambivalenzen und Konflikte auszuhalten und Auseinandersetzungen zu führen, um Verdrängung, Verleugnung und Projektion zu vermeiden.
- Geistige Flexibilität im Wechsel von Perspektiven und Wahrheitskonstrukten. Gelassenheit, Selbstsicherheit und vertrauensvolle Haltung gegenüber dem Fremden.
- Sensibilität, Empathie, Ambiguitätstoleranz und respektvolle, tolerante Haltung gegenüber Andersartigkeit (Veneto-Scheib, 1998).

Veneto-Scheib betont, daß interkulturelle Kompetenz sich nicht nur aus kognitiven Fertigkeiten und Wissen zusammensetze. „Interkulturelle Kompetenz ist mehr als Wissen über jemanden und mehr als eine Technik; sie ist auch und vor allem eine

Haltung, die ihren Ausdruck gleichermaßen im Denken, Fühlen und Handeln und ihre Verankerung in entsprechenden Lebenserfahrungen und ethischen Prinzipien hat" (ebd., S.43).

4.2 Operationalisierung der Begrifflichkeiten für die psychosoziale Praxis

Im folgenden wird versucht, auf der Grundlage der weitgehend konvergenten Definitionsansätze genauer zu differenzieren, wie im Praxisfeld von Psychotherapie und psychosozialer Beratung interkulturelle Handlungskompetenz in Erscheinung tritt, welche Anforderungen an Therapeuten und Berater gestellt werden, welche Komplikationen auftreten können. Beispiele aus der psychotherapeutischen Praxis sollen zur Veranschaulichung beitragen.

Die Darstellung folgt dabei folgenden Gliederungspunkten:
- Kompetente sprachliche Verständigung;
- Kenntnisse über den soziokulturellen Hintergrund der KlientInnen;
- Offenheit, Neugier, Respekt;
- Kritische Distanz zu gängigen Einstellungen und Klischees;
- Bewußtheit über eigene kulturelle Identität und ihre Relativität;
- Wahrnehmen und Akzeptieren, nicht Nivellieren von Verschiedenheit;
- Auseinandersetzung mit Verteilung von Macht im interkulturellen Kontext.

4.2.1 Kompetente sprachliche Verständigung

Wie bereits ausgeführt, sind muttersprachliche Beratungsangebote, die bei Bedarf vorgehalten werden können, unerläßlich. Es bedarf jedoch auch einer kritischen Betrachtung, ob dadurch Ratsuchende nicht zu stark auf die Zugehörigkeit zu ihrer Ethnie fixiert werden: Ein subtiler, mit besten Absichten praktizierter Ausgrenzungsmechanismus wäre die Folge. Vor allem Kinder und Jugendliche, die hier aufgewachsen sind und deutsch möglicherweise besser als die ‚Muttersprache' beherrschen, reagieren bisweilen allergisch auf entsprechende Fixierungen. Sie wünschen sich eventuell GesprächspartnerInnen, die nicht der eigenen Ethnie angehören, oder sie bestehen im Kontakt mit der Fachkraft auf deutsch als Kommunikationssprache. Dagegen ist offensichtlich, welch herausragende Bedeutung die muttersprachliche Beratung und Therapie nicht nur bei Menschen mit unzureichenden Deutschkenntnissen hat, sondern auch bei solchen, die in der Heimatsprache zu denken, fühlen, träumen gewohnt sind. Spontaneität, Kooperationsbereitschaft, Vertrautheit, Sicherheit stellen sich auch über Sprache her, so daß durch entsprechende Angebote ressourcenorientiertes Arbeiten an der Bewältigung der Aufgabenstellung in Beratung und Therapie erleichtert wird.

Stehen muttersprachliche Angebote nicht zur Verfügung, so gehören mögliche sprachliche Verständigungsprobleme als Thema in den Prozeß der Beratung. Es ist dann Aufgabe der Fachkraft, ihr Sprachverhalten so zu gestalten, daß eine Verständigungsbasis geschaffen wird, aber auch offen auszusprechen, wo eine angemessene Problembearbeitung aufgrund sprachlicher Barrieren nicht möglich ist. Übersetzer, sofern sie über keine fachlichen Kenntnisse und angemessene Techniken der Gesprächsführung verfügen, stellen für den Beratungsprozeß ein unvertretbares Risiko dar, so daß die beratende Fachperson ihre Beratungsstrategie nur unzureichend verfolgen kann. Es bedarf also einer hohen Vertrautheit zwischen Berater und Übersetzer, um fachgerechtes Arbeiten zu ermöglichen. Nahe Angehörige oder gar betroffene Kinder oder Jugendliche sind als Übersetzer abzulehnen, weil sie durch die Übersetzungsaufgabe in Rollen- und Loyalitätskonflikte gestürzt werden können, die ihnen in der innerfamiliären Interaktion schaden können und die dem Berater möglicherweise entgehen. Zwei Beispiele sollen den Themenkomplex erläutern.

In der Beratungsstelle ist die türkische Psychologin durch zahlreiche Anmeldungen türkischer Ratsuchender überlastet. Im telefonischen Anmeldungsgespräch werden Ratsuchende auf lange Wartezeiten für muttersprachliche Beratungen aufmerksam gemacht, aber auch auf die Möglichkeit eines kurzfristigen deutschsprachigen Erstkontaktes hingewiesen. So wird ihnen selbst die Kompetenz gegeben, ihre sprachlichen Präferenzen und ihre Deutschkenntnisse zu bewerten und entsprechend zu handeln. Dabei stellt sich heraus, daß Sprachkenntnisse allein nicht das einzige Kriterium für ihre Entscheidung sind, daß z. B. der Leidensdruck so groß ist, daß man trotz geringerer Deutschkenntnisse den deutschen Berater präferiert. Umgekehrt werden aber auch von Ratsuchenden mit besseren Deutschkenntnissen längere Wartezeiten in Kauf genommen, wenn sie sich in der Heimatsprache sicherer fühlen.

Ein türkischer Vater kommt wegen der von zu Hause weggelaufenen Tochter zum deutschen Berater, was angesichts seiner guten Deutschkenntnisse kein Problem ist. Als dann weitere Beratungen mit dem Elternpaar stattfinden, stellt sich als Problem heraus, daß die Frau zwar deutsch versteht, aber nicht spricht. Sie entscheidet sich nach dem ersten gemeinsamen Gespräch, auf das Angebot, zu einer türkischen Beraterin zu wechseln, zu verzichten, statt dessen auf die Übersetzungshilfe des Mannes zu vertrauen. Daraufhin thematisiert der Berater die Sprachlosigkeit zwischen der Frau und ihm als wesentlichen Bestandteil des Beratungskontaktes, die auch Metapher ist für die Kontaktstörung zwischen Eltern und Tochter. Die Beratung wird produktiv im beschriebenen Setting fortgesetzt, bis nach dem von der Klientin doch noch geäußerten Wunsch nach direkter Partizipation die türkische Kollegin hinzugezogen wird.

4.2.2 Kenntnisse über den soziokulturellen Hintergrund der KlientInnen

Lanfranchi formuliert die Problematik und die Paradoxie des ‚Ethnizitätsparadigmas' folgendermaßen: „Soziokulturelle Unterschiede zwischen Ethnien – und somit innerhalb des Therapeuten-Klienten-Systems – gibt es. (...) Soziokulturelle Unterschiede zwischen Ethnien – und somit innerhalb des Therapeuten-Klienten-Systems – gibt es nicht" (Lanfranchi, 1996, S. 32).

Natürlich wäre es falsch, interkulturelle Differenzen in Denkmustern, Einstellungen und Werthaltungen zu ignorieren. Im Gegenteil sind profunde Kenntnisse über kulturanthropologische Hintergründe der ausländischen Ratsuchenden für Therapeutinnen und Therapeuten notwendig. Eine Verallgemeinerung dieser Kenntnisse verstellt jedoch möglicherweise den Blick für die individuelle Problemlage der betroffenen Menschen, weil die Gefahr besteht, daß eine ethnozentrische Sichtweise die kulturellen Differenzen überbewertet, die ratsuchenden Familien oder Personen unzulässig in falsche Kategorisierungen preßt und ihren individuellen Besonderheiten nicht gerecht wird. Als Ausweg aus dem Dilemma schlägt Lanfranchi eine fallstrukturorientierte, multiperspektivische Betrachtungsweise des Therapeuten mit einer interkulturellen Grundhaltung vor, wobei er den Begriff der Interkulturalität sehr weit faßt.

Im Bewußtsein des Dilemmas der ethnischen Differenz sind für Beratung und Therapie mit Migrantinnen und Migranten Kenntnisse über deren kulturelle Werte und Normen, Religion, Geschlechtsrollenverständnis, Familienbilder und Eltern-Kind-Interaktion, über Geschichte, Geographie, aktuelle Politik, Schulsystem ihrer Herkunftsländer als Hintergrundwissen unerläßlich. Der verantwortliche, offene, nicht determinierende oder mystifizierende Umgang mit diesem Hintergrundwissen ist daher für eine qualifizierte Fallarbeit einzufordern.

Beispiel: Der deutsche Berater stellt in Familiengesprächen mit einer marokkanischen Familie fest, daß diese praktizierende Moslems sind. Eine Verabredung mit der Familie zu einem Hausbesuch verlegt er von sich aus auf einen späteren Zeitpunkt mit dem Hinweis auf den noch nicht beendeten Fastenmonat Ramadan und das bevorstehende muslimische Opferfest. Er enthebt damit die Familie der schwierigen Aufgabe, im Fastenmonat, der aus naheliegenden Gründen eher von familiärem Rückzug begleitet ist, Besuch zu empfangen und diesen möglicherweise zu bewirten, während man selbst fastet. Es ist dies eine Geste, die der Familie vermittelt, daß ihre religiöse Grundhaltung wahrgenommen und respektiert wird. Diese Geste ist stimmig in Bezug auf diese Familie und wird von ihr positiv registriert, während eine Haltung, generell mit Familien aus überwiegend muslimischen Ländern in dieser Art umzugehen, wohl als klischeehaft-ethnisierend bezeichnet werden müßte.

Die Gefahr, durch Verallgemeinerung und Klischeevorstellungen zu ethnisieren, kann besonders die therapeutische Beziehung zu Kindern und Jugendlichen anderer Herkunft gefährden: Sie reagieren oft auf eine unzulässige Festschreibung auf die kulturellen Wurzeln ihrer Eltern oder Großeltern nicht nur deswegen empfindlich, weil sie sich möglicherweise an einem gänzlich anderen Punkt ihrer Identitätsentwicklung (z.B. Abgrenzung vom Elternhaus und seinen Werthaltungen) befinden, sondern auch, weil sie oft genug nur über unzureichende Kenntnisse ‚ihrer' Kultur verfügen und die belehrend-verallgemeinernde Haltung der Beraterpersönlichkeit als beschämend empfinden.

4.2.3 Offenheit, Neugier, Respekt

Natürlich werden von TherapeutInnen und BeraterInnen mit interkultureller Handlungskompetenz grundlegende interpersonelle Kommunikationsfähigkeiten verlangt, die Voraussetzung für jeden therapeutischen Prozeß sind. Das hier angesprochene Neugierverhalten für Fremdes, Unbekanntes, möglicherweise auch Verunsicherndes stellt eher eine – im Kern möglicherweise jeder therapeutischen Begegnung immanente – Grundhaltung des Therapeuten dar, die dem Gegenüber ein größtes Maß an Aufmerksamkeit entgegenbringt, die weder in Frage stellt, noch bewertet. Diese Haltung, die vielleicht am ehesten mit kindlicher Unvoreingenommenheit gegenüber Neuem vergleichbar ist, ist jedoch nicht naiv, sondern setzt eine selbstkongruente

Haltung des Therapeuten als notwendige Bedingung voraus. Sie korrespondiert zudem mit der Fähigkeit, den eigenen Erfahrungshintergrund in seiner Relativität und kulturellen Begrenztheit zu erkennen. Ein weiteres Merkmal dieser Grundhaltung ist die Abwesenheit von Angst vor dem Fremden: Das fremde Gegenüber kann verstören, verunsichern und gewohnte Vorstellungsweisen in Frage stellen, dies kann aber als ein kreativer Prozeß verstanden werden und muß damit nicht Angst auslösen.

Offenheit als therapeutische Grundhaltung im interkulturellen Kontext hat eine ‚anti-koloniale' Funktion, weil sich der Therapeut als vom Klienten Lernender definiert und dessen Kompetenz, kulturelle Differenz zu erleben, darzustellen und verständlich zu machen, anerkennt.

Beispiel: In einem Seminar über familientherapeutische Arbeit im interkulturellen Kontext äußert ein Familientherapeut große Unsicherheit, wie er einer muslimischen Familie gegenübertreten solle. Er wisse nicht, wem er zuerst die Hand geben solle, wen er direkt ansprechen, zu wem Distanz halten solle, weil er die Spielregeln des Familiensystems nicht kenne. Im anschließenden Rollenspiel der Seminarteilnehmer erweist sich als wirkungsvollste und stimmigste Vorgehensweise eine Art Reframing dieser Unsicherheit: Der Therapeut konfrontiert die Familie mit seiner Unwissenheit über ihre Spielregeln und mit seiner Neugier, diese kennenzulernen. Er verändert damit nicht nur grundlegend seine eigene Grundhaltung, sondern auch das Therapeuten-Klienten-Setting.

4.2.4 Kritische Distanz zu gängigen Einstellungen und Klischees

Obiges Beispiel verdeutlicht den entscheidenden Sprung in der Einstellung des Therapeuten gegenüber der Migrantenfamilie: Die Unsicherheit des Therapeuten stellt sich dar als Unfähigkeit, sein Denken und methodisches Wissen (in dem Fall als systemischer Familientherapeut) auf eine ihm fremde Familienstruktur zu übertragen. Erst als es ihm gelingt, sich von seiner eingeübten, methodisch eindeutigen Sichtweise der Situation zu distanzieren und statt dessen eine unvoreingenommene Grundhaltung anzunehmen, kann er die Situation angemessen bewältigen.

Ähnliches gilt für die therapeutische Einstellung zu Nähe und Distanz, insbesondere körperliche Nähe, Umarmungen, Wangenküsse, Rollenerwartungen der Klienten etc. Hier entscheidet die Bereitschaft und Fähigkeit des Therapeuten, mit selbst auferlegten Abstinenzregeln angemessen flexibel umgehen zu können, möglicherweise darüber, ob das Zustandekommen einer tragfähigen therapeutischen Beziehung gelingt.

Beispiel: Der Therapeut stellt sich der ratsuchenden kroatischen Mutter als Diplompsychologe vor, wird von dieser im Laufe des Gesprächs aber immer wieder als ‚Herr Doktor' tituliert. Sein mehrfaches Bemühen um Korrektheit und Aufklärung, daß er kein Doktor sei, wird von der Klientin schließlich schroff zurechtgewiesen, daß er für sie als Doktor gelte und daß ihr seine Erklärungen gleichgültig seien. Ganz offensichtlich hatte der Therapeut nicht verstanden, daß die Rollenzuschreibung durch die Klientin für diese notwendig war, um die ungewohnte, fremd erscheinende Beratungssituation so umzustrukturieren, daß sie bewältigbar wurde.

4.2.5 Bewußtheit über eigene kulturelle Identität und ihre Relativität

„Begegnung mit Fremdem setzt Begegnung mit uns selbst voraus" (Lanfranchi, 1996, S. 31). Der Therapeut muß sich also seiner eigenen kulturellen Wurzeln und ihrer Bedeutung bewußt sein und die Fähigkeit besitzen, „(...) sich bewußt und selbstverantwortlich mit dem eigenen Denken, Fühlen und Handeln auseinanderzusetzen sowie mit der Relativität der eigenen – und der Berechtigung anderer – Standpunkte" (Veneto-Scheib, 1998, S. 43).

Damit gehen einher das Aufspüren und kritische Überprüfen eigener Vorurteile und Stereotypen über fremde Ethnien oder gesellschaftliche Minoritäten, die Reflexion persönlicher Erfahrungen mit Fremdheit, rassistischem Gedankengut, religiösen oder kulturellen Vorurteilen und fremdenfeindlicher Gewalt. Auch eigene Migrationserfahrungen bzw. Erfahrung mit Migration und kulturellen Differenzen als Bestandteil der eigenen Herkunftsfamilie sollten ebenso aufgedeckt bzw. überdacht werden wie eigene Migrationsphantasien. Denn diese Faktoren prägen nachhaltig die Haltung der Therapeutenpersönlichkeit zur interkulturellen Beratungs- bzw. Therapiesituation. „Auch die Motive, sich des Bereichs Interkulturalität professionell anzunehmen, sind überlegenswert, weil Beweggründe wie ‚Solidarisierung mit Benachteiligten', ‚Reiz des anderen', ‚Wiedergutmachung der Schuld der Mütter und Väter', ‚Einsatz für die eigene Gruppe' oder ‚Kampf gegen Dominanz' potentiell sowohl förderliche wie hinderliche Bedingungen interkultureller Beratung darstellen" (Mecheril, 1996, S. 24).

4.2.6 Wahrnehmen und Akzeptieren, nicht Nivellieren von Verschiedenheit

Wie bereits oben erläutert, ist die angemessene professionelle Auseinandersetzung mit Differenz durchaus problematisch: Wird Verschiedenheit geleugnet, wird der therapeutische Prozeß möglicherweise durch falsches Harmoniestreben und Nivellieren tatsächlich divergierender Einschätzungen und Werthaltungen blockiert. Überbetonen von Differenz hat dagegen rasch zur Folge, daß Gegensätzlichkeit als unüberbrückbar empfunden und Reduktion von Verschiedenheit verhindert wird. Lanfranchi faßt treffend zusammen: „Der professionelle Umgang mit Differenzen ist eine Gratwanderung zwischen Wahrnehmen von Differenzen und Stereotypisierung solcher Differenzen. Er beruht auf der Kompetenz, Differenzen nicht zu leugnen und gleichzeitig – im Zuge des Rechts, verschieden sein zu dürfen – solche Differenzen anzuerkennen, ohne damit in Richtung auf eine Kulturalisierung hinzuarbeiten" (Lanfranchi, 1996, S. 33).

Diese Grundhaltung erfordert vom Therapeuten allerdings eine respektvolle Einstellung seinem Kommunikationspartner gegenüber, die gut ausgeprägte Fähigkeit, Differenzen, Konflikte und Ambivalenzen auszuhalten, Spaltungstendenzen entgegenzuwirken, eine hohe Frustrationstoleranz und Konfliktlösungskompetenz auch in Belastungssituationen.

Das Aushalten und Akzeptieren von Differenz ist Anforderung nicht nur an die therapeutischen Fachkräfte, sondern ebenso an die Klienten, die ihrerseits mit ihren kommunikativen Fähigkeiten die Verschiedenheit bewältigen müssen.

Ein Beispiel: Eine türkische Familie stellt ihre stotternde Tochter beim deutschen Therapeuten in der Beratungsstelle vor. Das Erstgespräch mit der angepaßt wirkenden Familie verläuft ohne Verständnis- oder Verständigungsprobleme, bis der Vater an der Stelle, wo es um mögliche Krankheitsursachen geht, sehr verlegen darum bittet, eine türkische Kollegin hinzuzuziehen. Dieser erklärt er dann, die Familie vermute, daß das Kind während eines Türkeiurlaubes vom ‚bösen Blick' einer mißgünstigen Nachbarin getroffen worden sei und seitdem die Sprachstörung habe. – Erst nachdem die Familie sich vergewissert hat, daß dieses traditionelle Ätiologiemodell als Teil ihrer Vorstellungswelt (und als ‚normal') akzeptiert wird, können Beratung und Behandlung ohne die türkische Kollegin erfolgreich fortgesetzt werden.

4.2.7 Auseinandersetzung mit Verteilung von Macht im interkulturellen Kontext

Ausgehend von der Erkenntnis, daß interkulturelle Kompetenz keine individuelle Fähigkeit oder Fertigkeit ist, sich also moralisierenden Beurteilungen entzieht, sondern vielmehr auf gesellschaftlicher Ebene und im institutionell-strukturellen Kontext zu betrachten ist, beschreibt Mecheril Macht als eine fundamentale Dimension interkultureller Beratungspraxis. „Unter ‚Macht' sei das Vorhandensein von Mitteln (Rechtsprechung, Polizeiapparat, Schulbüchergestaltung, Werbung, Medien, Wissenschaft etc.) bei einer nach bestimmten Kriterien gebildeten Gruppe verstanden, eigene materielle und psychosoziale Privilegien gegenüber anderen (...) Gruppen zu bewahren bzw. Nachteile anderer Gruppen zu konservieren. Ethnisch-kulturelle Machtstrukturen zeigen sich zum Beispiel darin, daß sogenannten ‚Ausländern' und ‚Ausländerinnen' seit Jahrzehnten in wiederkehrenden Schüben der Verschärfung Rechte der gesellschaftlichen Partizipation und individuellen Entfaltung verweigert werden" (Mecheril, 1996, S. 23).

Notwendig ist für Fachleute in der interkulturellen Arbeit, über ausländerrechtliche Kenntnisse zu verfügen, um den aufenthaltsrechtlichen Status ihrer Klienten richtig einschätzen und daraus folgende mögliche Gefährdungen (z. B. durch Inanspruchnahme von Sozialhilfe bzw. Hilfen zur Erziehung) erkennen zu können. Unerläßlich sind auch fundierte Kenntnisse und konkrete Erfahrungen mit den Lebensbedingungen, denen Migrantenfamilien in verstärktem Maße unterworfen sind:

- schlechtere Wohnbedingungen, sowohl was die Qualität von Wohnraum als auch den zur Verfügung stehenden Platz betrifft;
- schlechte Arbeitsbedingungen mit Schichtdiensten, Belastungen am Arbeitsplatz, zusätzlichen Nebenerwerbsstellen, familiären Mehrfachbelastungen durch Berufstätigkeit beider Eltern;
- andererseits höheres Risiko ausländischer ArbeitnehmerInnen, durch Rationalisierung den Arbeitsplatz zu verlieren und längerfristig arbeitslos zu werden;
- erhöhtes Risiko der Abhängigkeit von Sozialhilfe;
- Diskriminierung durch Staatsbürgerschaftsrecht, Ausländerrecht, Asylgesetze usw. (vgl. Mecheril, Miandashti & Kötter, 1997).

Zu postulieren ist darüber hinaus, daß Fachkräfte vor diesem Erfahrungshintergrund ihre eigene – persönliche wie institutionelle – Verstrickung in gesellschaftliche Machtverhältnisse reflektieren.

Als Teil der Auseinandersetzung mit den ungleichen Machtstrukturen fordern einige Autoren auch für die psychosoziale Praxis weitreichende Veränderungen auf der Grundlage der Anerkennung der kulturellen Lebensformen der Migrantinnen und Migranten und der Entwicklung und Veränderung dieser Lebensformen (Mecheril, Miandashti & Kötter, 1997, S. 568 f).

Für die Verbesserung der Partizipationsmöglichkeiten der strukturell benachteiligten Klienten im Kontext psychosozialer Beratung schlagen sie vor:

- Verständnis individueller Belastungen im gesellschaftlich-sozialen Kontext mit Blick auf Vermeidung und Prävention von Belastungen;
- Abkehr von defizitorientierten psychosozialen Handlungsmustern, statt dessen Ressourcenanalyse der gesellschaftlichen Partizipations- und Veränderungsmöglichkeiten der Klienten (Sprache, Rechtsstatus, Institutionen etc.);
- Unterstützung und Einbeziehung gemeinwesen- und stadtteilbezogener Arbeit;
- Initiieren sozialer Netzwerke (politisch, kulturell, z. B. Anti-Rassismus-Kampagne);
- Unterstützung von Initiativen im Sinne kultureller Autonomie (z. B. ethnische Zentren);
- Einsatz für Freizeit- und Bildungseinrichtungen, insbesondere für Jugendliche, interkulturelle Begegnungsmöglichkeiten, mit dem Ziel, „(...) die Handlungsmöglichkeiten von Menschen ‚ausländischer Herkunft' in bezug auf die Verbesserung der eigenen Partizipationsmöglichkeiten zu thematisieren, den Blick für Handlungsmöglichkeiten zu schärfen und diese in solidarischen Zusammenhängen zu entwickeln und zu erproben" (Mecheril, 1996, S. 31).

4.3 Interkulturelle Kompetenz als Anforderung an psychosoziale Institutionen

Im Rahmen der Diskussion um die interkulturelle Öffnung sozialer und psychosozialer Dienste hat Hinz-Rommel ein Modell vorgestellt, das Faktoren für ein interkulturelles Profil sozialer Dienstleistungsorganisationen darstellt (Hinz-Rommel, 1994).

Interkulturelle Kompetenz als Teil sozialer und allgemeiner Handlungskompetenz stellt also nicht nur Anforderungen an die fachlichen und persönlichen Kompetenzen einzelner Fachleute. Auch die Einstellung ‚ausländischer' Fachleute in ‚deutschen' Institutionen stellt bei weitem noch nicht die interkulturelle Öffnung der Dienste sicher. Vielmehr muß interkulturelle Kompetenz institutionell verankert werden als Teil der Konzeption, der Personalpolitik und der Alltagspraxis sozialer Organisationen.

Hinz-Rommel (1998) charakterisiert institutionelle interkulturelle Orientierung mit folgenden Punkten:

- Beseitigung versteckter (möglicherweise auch unbewußter) institutioneller Ausgrenzungsmechanismen: Institutionen sollten so arbeiten, daß sie von MigrantInnen wahrgenommen und akzeptiert werden und ihnen frei zugänglich sind.
- Methodenvielfalt, die sicherstellen kann, daß ein Kontakt so zustande kommen kann, wie er von den Betroffenen als angemessen betrachtet wird.

- Sprachenvielfalt/Sprachkompetenz: Die Institution muß in äußerem Erscheinungsbild, schriftlicher Selbstdarstellung und in direktem Beratungskontakt optimale sprachliche Verständigungsmöglichkeiten sicherstellen.
- Gemeinwesenorientierung, Vernetzung von Beratungs- und Therapieangeboten.
- Schulung, Aus- und Fortbildung der Mitarbeiterinnen und Mitarbeiter der Institution mit dem Ziel der Verbesserung interkultureller Kompetenzen am Arbeitsplatz, im Team und in der innerbetrieblichen Struktur.
- Öffentliche Sichtbarmachung der interkulturellen Öffnung: Es reicht nicht aus, interkulturell zu arbeiten, es muß auch nach außen transparent sein (vor allem für die Zielgruppe). Gaitanidis spricht vom „interkulturellen/antirassistischen Design der Institution" (Gaitanidis, 1997, S.91).
- Orientierung des Angebots der Institution an den Bedürfnissen aller potentiellen Klienten: Zielgruppenanalyse, sozialräumliche Untersuchungen etc. sind dafür Voraussetzung, daß Minderheiten wahrgenommen und in der Angebotsstruktur berücksichtigt werden.
- Interkulturelle Kompetenz als Kriterium für Qualitätsorientierung und Qualitätssicherung der sozialen Dienstleistungsorganisation (vgl. hierzu Hinz-Rommel, 1996, S.20ff).

Inzwischen liegen eindrucksvolle Berichte vor, die umfassende Veränderungen sozialer Institutionen im Sinne konzeptioneller, struktureller und inhaltlicher Hinwendung zu interkultureller Orientierung darstellen (vgl. hierzu Handschuk & Schröer, 1997).

4.4 Interkulturelle Kompetenz in der Struktur psychosozialer Institutionen

Handlungskompetenz in der psychosozialen Beratung und Therapie mit Migrantinnen und Migranten beinhaltet den Aspekt der individuellen Qualifizierung und der Persönlichkeitsmerkmale, Einstellungen und Werthaltungen der Fachleute, aber auch der konzeptionellen und strukturellen Öffnung psychosozialer Institutionen für interkulturelle Fragestellungen.

Darüber hinaus müssen die therapeutischen und Beratungsinstitutionen über eine angemessene Teamstruktur verfügen, um auf der inhaltlichen Ebene der Fallarbeit den Anforderungen interkultureller Handlungskompetenz gerecht zu werden.

Ausländische MitarbeiterInnen mit Alibifunktion für das Image der Institution und mit Lückenbüßerfunktion für ein Team passen zu diesem institutionellen Qualitätsmerkmal ebenso wenig wie interkulturelle Aktivitäten von MitarbeiterInnen und Teams ohne entsprechende auch personelle Veränderungen mit Hilfe migrationserfahrener Fachkräfte.

Als produktivste Form der Kooperation im interkulturell arbeitenden Team hat sich das multikulturelle Team herausgestellt, das aufgrund seiner Zusammensetzung einen Mikrokosmos der Einwanderungsgesellschaft darstellt, weil dort Mitarbeiterinnen und Mitarbeiter verschiedener Herkunft, Muttersprachen, religiöser und weltanschaulicher Orientierungen zusammenarbeiten.

Kooperation im multikulturellen Team ist nicht einfach und spannungsfrei, sondern ist eine Herausforderung an die Beteiligten und stellt hohe Anforderungen an ihre Ambiguitätstoleranz und ihre integrativen Fähigkeiten (s. Pavkovic, 1992). Dann ergeben sich aus der Zusammenarbeit Lern- und Austauschmöglichkeiten untereinander und neue Formen von Zusammenarbeit am Fall. Dabei besteht keine Veranlassung, Fachleute auf ihre jeweilige Herkunftskultur oder -sprache zu fixieren, wenn nicht die Bedürfnisse der Klienten es erfordern. Für deutsche MitarbeiterInnen ist es oft selbstverständlich, daß sie nicht nur mit Deutschen, sondern auch mit AusländerInnen verschiedener Nationalitäten arbeiten, aber es gibt auch keinerlei Gründe, weshalb nicht eine türkische Kollegin Italiener oder ein Spanischer Griechen beraten und versorgen sollte, wenn die sprachlichen Voraussetzungen auf der Seite der Klienten dafür ausreichen, von deutschen Ratsuchenden ganz zu schweigen. Diese Form von Flexibilität, wie sie ein multikulturelles Team bietet, trägt auch dazu bei, Ethnisierungstendenzen im Umgang mit ausländischen KollegInnen zu vermeiden, die oftmals beklagen, daß sie viel zu sehr wegen ihrer Sprachkompetenzen in Anspruch genommen werden und nicht wegen ihrer fachlichen Qualifikation.

Kooperation im multikulturellen Team ermöglicht ein differenziertes Eingehen auf die Bedürfnisse der Migrantenfamilie bzw. der einzelnen Familienmitglieder: durch Settings mit TherapeutInnen unterschiedlicher Herkunft, durch arbeitsteilige Vorgehensweisen (z.B. muttersprachliche Elterntherapie und Arbeit mit dem Kind oder Jugendlichen in deutscher Sprache), durch die Analyse der nonverbalen Kommunikation (per Video oder Einwegscheibe) durch Fachkräfte, die die verbale (heimatsprachlich geführte) Interaktion möglicherweise gar nicht verstehen können.

Die Kooperation im interkulturellen Team ermöglicht den MitarbeiterInnen ein optimales Maß an Rückmeldung über Angemessenheit ihrer Interaktion mit Migrantenfamilien, über blinde Flecken oder Vorurteile in ihrer Beurteilung der therapeutischen Interaktion oder über Verstrickungen auf den verschiedenen Ebenen interkultureller Kommunikation.

Multiperspektivische Betrachtungsweisen derselben Konfliktstrukturen und Ausdrucksformen psychischen Leidens nehmen im interkulturellen Team breiten Raum ein und stellen ein wesentliches Merkmal von Qualitätssicherung in der psychosozialen Arbeit mit Migrantinnen und Migranten dar.

5. Interkulturelle Kompetenz in der Kinderpsychotherapie

Die allgemeine Darstellung interkultureller Kompetenz in Beratung und Therapie nimmt im Rahmen dieses Beitrages eine dominierende Stellung ein. Dies nicht ohne Grund, denn nur im Kontext einer allgemeinen, umfassenden Betrachtungsweise von Migration und ihrem prozeßhaften Charakter sind psychosoziale Folgen für spezifische Gruppierungen innerhalb der Gesamtpopulation der Migranten angemessen zu betrachten.

Interkulturelle Kompetenz in der Kinderpsychotherapie setzt interkulturelle psychosoziale Kompetenz ebenso voraus wie kinderpsychotherapeutische. Insoweit sind die dargestellten Facetten interkultureller Kompetenz in der kindertherapeutischen Praxis mit Kindern und Jugendlichen mit Migrationshintergrund unerläßlich. Zusammenfassend sollen zentrale Fragestellungen in der Arbeit mit Kindern und Jugendlichen nochmals skizziert werden:

- In welcher Weise sind Kinder/Jugendliche und ihre Familien von Migration betroffen? Welche Normierungen und Werthaltungen herrschen in der Familie vor, wie unterscheiden sich diese zwischen den Generationen?
- Welche Formen der Verarbeitung des Prozesses der Migration sind in der Familie bzw. beim Kind/Jugendlichen vorhanden, auf welche Problemlösungsstrategien, Coping-Prozesse, Modifikationen von Migrationszielen können sie zurückgreifen?
- Wie bewerten Familie und betroffene Kinder/Jugendliche die Problemstellungen, die sie eine therapeutische Behandlung anstreben lassen? Gibt es Unterschiede in der Bewertung, in Ätiologiemodellen, in Lösungsansätzen? Welche Therapieziele lassen sich daraus generieren?
- Ist das Kind/der oder die Jugendliche wegen der Inanspruchnahme therapeutischer Hilfe innerfamiliär bzw. im sozialen Umfeld Stigmatisierungen oder Diskriminierungen ausgesetzt und wie kann es, er oder sie davor geschützt werden?
- Ist die Kommunikation mit allen in den therapeutischen Prozeß einzubeziehenden Familienangehörigen oder Interaktionspartnern gewährleistet? Gibt es eine Einigung über sprachliche Verständigung und über die Einbeziehung interkultureller Verständnisunterschiede in die Therapie und begleitende Beratungsarbeit?
- Wurden die räumlichen, zeitlichen und sozialen Rahmenbedingungen angemessen in die Definition der Therapieziele und die Planung der Interventionsstrategien einbezogen?
- Sind die betroffenen Familienmitglieder umfassend über die therapeutische Vorgehensweise informiert? Stehen die Einstellungen, ethisch-moralischen Prinzipien, Erziehungspraktiken und die Ressourcen der Familie in Übereinstimmung mit den geplanten therapeutischen Vorgehensweisen?
- Bedarf es weitergehender Modifikationen im Erziehungsverhalten und in der Wahrnehmung der unterschiedlichen innerfamiliären Rollen, um therapeutische Veränderungen beim Kind oder Jugendlichen im Rahmen der Familie ‚abzusichern'?
- Welche Anstöße kann die kinderpsychotherapeutische Behandlung geben für die Identitätsentwicklung des Kindes/Jugendlichen? Kann die Therapeutin/der Therapeut aufgrund ihrer/seiner psychologischen und interkulturellen Kompetenzen angemessener Interaktionspartner sein und die Entwicklungsbedingungen bzw. die Bewältigungsstrategien des Kindes/Jugendlichen positiv beeinflussen (z.B. durch Lernen am Modell, wenn TherapeutIn eigene Migrationserfahrungen und Copingprozesse weitervermitteln kann)?
- Können die Ressourcen und Potentiale der betreffenden Kinder und Jugendlichen durch Kooperation und Vernetzung mit anderen Versorgungsinstanzen (Schule, andere pädagogische und sozialarbeiterische Einrichtungen, Migrantenorganisationen, heimatkulturelle Einrichtungen) optimiert werden oder benötigen sie im

Gegenteil das therapeutische Setting und die Beziehung zum Therapeuten als exklusive Situation zur Verwirklichung der Therapieziele?
- Vermag die Therapeutin/der Therapeut die Differenz der Werthaltungen, moralischen Normen, sozialen Positionen und Verhaltensmuster zu erkennen und so zu verarbeiten, daß sie für Therapieplanung und Ausgestaltung des Therapieprozesses genutzt werden kann?
- Können eigene Werthaltungen, Vorurteile, Parteinahme, Abwehrmechanismen so bearbeitet werden, daß der Therapieprozeß dadurch nicht beeinträchtigt wird?

Zum Schluß muß auf ein weiteres Paradoxon hingewiesen werden: Interkulturelle Kompetenz in der therapeutischen und psychosozialen Arbeit ist erlernbar, aber sie ist nicht als Ausbildungsgang erfaßbar und vermittelbar wie eine therapeutische Technik und Zusatzqualifikation, weil sie niemals als abgeschlossen betrachtet werden kann.

Hier korrespondiert der Prozeß der Aneignung und Weiterentwicklung spezifischer Handlungskompetenzen mit dem Prozeßcharakter von Migration selbst: Migration ist keine soziologische oder bevölkerungsstatistische Größe, die weitgehend konstant ist, sondern ist per se ein höchst virulenter, ständig neuen Veränderungen unterworfener Prozeß, der von ökonomischen, politischen, sozialen und vielen anderen Faktoren abhängig ist. Dieser Prozeß kann nicht nach einer klar definierten Frist für beendet erklärt werden und ist – gerade was die psychosozialen Begleit- und Folgeerscheinungen angeht – nicht in trennscharfe Phasen einzuteilen, sondern kann möglicherweise über einen längeren Zeitraum, selbst über Generationen fortwirken, wobei sich die äußeren und innerpsychischen Ausgestaltungen dieses Prozesses ebenfalls sehr stark verändern.

Kompetentes psychotherapeutisches Handeln muß dieser Tatsache Rechnung tragen, kann daher nicht auf feste Standards rekurrieren, sondern muß ein offenes Konzept permanenter Veränderungsbereitschaft sowie andauernder kritischer Selbstreflexion verfolgen. Dies gilt in besonderem Maße für die therapeutische Arbeit mit Kindern und Jugendlichen, die in der Regel nicht selbst immigriert sind, sondern die Migrationsgeschichte ihrer Eltern in ihrer eigenen Lebenswelt fortschreiben.

Literatur

Friese, P. (1991). Psychologische Stresstheorie und Migration. *Informationsdienst zur Ausländerarbeit, 1*, 64-66.

Friese, P. (1997). Menschen in der Migration. Einige Aspekte der psychosozialen Arbeit mit ausländischen Familien. *Diakonie, 1-2*, 17-22.

Gaitanidis, S. (1997). Junge MigrantInnen, Herausforderung und Konsequenzen für die Jugendsozialarbeit. *IZA Zeitschrift für Migration und soziale Arbeit, 3-4*, 90-91.

Handschuk, S. & Schröer, H. (1997). Interkulturelle Kompetenz und Jugendhilfe. *IZA Zeitschrift für Migration und soziale Arbeit, 3-4*, 77-86

Hinz-Rommel, W. (1994). *Interkulturelle Kompetenz*. Münster, New York: Waxmann.

Hinz-Rommel, W. (1996). Interkulturelle Kompetenz und Qualität. *IZA Zeitschrift für Migration und soziale Arbeit, 3-4*, 20-24.

Hinz-Rommel, W. (1998). Interkulturelle Öffnung sozialer Dienste und Einrichtungen. *IZA Zeitschrift für Migration und soziale Arbeit, 1*, 36-41.

Lanfranchi, A. (1996). Unterwegs zur multikulturellen Gesellschaft. *IZA Zeitschrift für Migration und soziale Arbeit, 3-4*, 30-37.

Mecheril, P. (1996). Auch das noch... Ein handlungsbezogenes Rahmenkonzept interkultureller Beratung. *Verhaltenstherapie und psychosoziale Praxis, 28*, 17-35.

Mecheril, P, Miandashti, S. & Kötter, H. (1997). ‚Anerkennung als Subjekt' – eine konzeptuelle Orientierung für die psychosoziale Arbeit mit Migrantinnen und Migranten. *Verhaltenstherapie und psychosoziale Praxis, 29*, 559-575.

Osiander, K. & Zerger, J. (1988*). Rückkehr in die Fremde.* Augsburg: Maro-Verlag.

Pavkovic, G. (1992). Interkulturelle Beratungskonstellationen in der psychosozialen Arbeit. *Informationsdienst zur Ausländerarbeit, 3-4*, 118-125.

Riedesser, P. (1984). *Psychische Gefährdungen und Erkrankungen von Kindern ausländischer Arbeiter.* Freiburg i.Br.: Habilitationsschrift.

Schwarzer, R. (1981). *Stress, Angst und Hilflosigkeit.* Stuttgart: Kohlhammer.

Schwarzer, R. (1993). *Stress, Angst und Handlungsregulation.* Stuttgart: Kohlhammer.

Veneto-Scheib, V. (1998). Öffnung der Regeldienste und interkulturelle Kompetenz in der Beratung von MigrantInnen. *IZA Zeitschrift für Migration und soziale Arbeit, 1*, 42-44.

Ethische Aspekte der Kinder- und Jugendlichenpsychotherapie

Heiko Hungerige & Dorothee Päßler

„Ethik und Ästhetik sind Eins."
Ludwig Wittgenstein (1922/1989)

1. Einleitung[1]

Am 30. Dezember 1929, einem Montag, stellte Ludwig Wittgenstein in einem Gespräch mit Moritz Schlick und Friedrich Waismann in Wien kategorisch fest: „Alles, was wir sagen mögen, kann a priori nur Unsinn sein. Trotzdem rennen wir gegen die Grenze der Sprache an. (...) Dieses Anrennen gegen die Grenze der Sprache ist die *Ethik*. Ich halte es für sicher wichtig, daß man all dem Geschwätz über Ethik – ob es eine Erkenntnis gebe, ob es Werte gebe, ob sich das Gute definieren lasse etc. – ein Ende macht. In der Ethik macht man immer den Versuch, etwas zu sagen, was das Wesen der Sache nicht betrifft und nie betreffen kann. Es ist a priori gewiß: Was immer man für eine Definition zum Guten geben mag – es ist immer nur ein Mißverständnis (...)" (Wittgenstein, 1984, S. 68-69).

Nun, das „Geschwätz über Ethik" ist nicht verstummt. Ob dies zu begrüßen oder eher zu bedauern ist, mag dahingestellt sein. „Ethik" – was auch immer damit gemeint ist – spielt jedenfalls in unserem täglichen Leben insofern eine entscheidende Rolle, als wir fast ununterbrochen an öffentlichen oder privaten Diskursen teilnehmen, in denen, mit variierender Vehemenz und Aufdringlichkeit, Unterscheidungen wie *ethisch oder unethisch?, moralisch oder unmoralisch?, gut oder böse?, schätzens- oder verachtenswert?* zur Beschreibung und Bewertung konkreter Einstellungen und Verhaltensweisen herangezogen werden. Mag also auch alles „Geschwätz über Ethik" niemals eine „Definition zum Guten" zu geben imstande sein, so kann es doch dazu dienen, darüber zu reflektieren, welche Verhaltensweisen und Einstellungen wir mit welchen sprachlichen Etiketten versehen wollen. Diesen „Etikettengebrauch" für den Bereich Psychotherapie unter besonderer Berücksichtigung der Kinder- und Jugendlichenpsychotherapie zu reflektieren, ist primäres Anliegen dieses Artikels.

„Menschliches Verhalten, das das Leben anderer Menschen beeinflußt, ist ethisches Verhalten" – meint lapidar der chilenische Neurobiologe und Philosoph Humberto R. Maturana (Maturana, 1987, S. 117). Vielleicht ist seiner Aussage insofern

---

[1] Wenn in der Folge von Klienten, Therapeuten oder Autoren die Rede ist, soll grundsätzlich die weibliche Form mitberücksichtigt sein.

zuzustimmen, als sich menschliches Verhalten prinzipiell *immer auch* unter einer ethischen Perspektive betrachten läßt und in diesem Sinn als „ethisches Verhalten" beschreibbar ist. Auch therapeutisches Handeln als spezifische Form menschlichen Verhaltens kann jederzeit aus eben dieser Perspektive betrachtet werden; bestimmte therapeutische Problemsituationen scheinen diese Perspektive geradezu unvermeidbar zu machen. Folgende Beispiele sollen dies illustrieren:

- Ein 14jährigens Mädchen informiert Sie während der Therapiestunde detailliert über ein geplantes Vorhaben, von dem Sie wissen, daß ihre Eltern dies mehrfach verboten haben.
- Ein achtjähriger Junge fällt in der Schule und zu Hause zunehmend durch aggressive Verhaltensweisen auf. Eltern und LehrerInnen drängen auf eine Therapie. Nach einem Gespräch mit dem Jungen wird deutlich, daß er sich weder der Problematik seines Verhaltens bewußt ist, noch Interesse daran hat, Ihre Einrichtung weiterhin aufzusuchen.
- Eine 18jährige Frau berichtet in der Beratung von ihrem festen Vorsatz, sich bald umzubringen. Sie erscheint reflektiert und gut strukturiert, berichtet überlegt von ihren Zweifeln, hält aber an ihrem Entschluß fest und begründet ihn detailliert. Als Motiv für das Aufsuchen des Beratungsgesprächs gibt sie an, lediglich das Wissen um das durch ihren Selbstmord bedingte Leid ihrer Familie habe sie bisher davon abgehalten, diesen Schritt zu tun – und dieses Problem wolle sie nun durch ein professionelles Gespräch lösen.
- Nachdem das Thema *Sexueller Mißbrauch* im Schulunterricht behandelt wurde, berichtet ein 11jähriges Mädchen ihrer Mutter unter Tränen, vor Jahren von ihrem Stiefvater sexuell mißbraucht worden zu sein. Das Gespräch mit der Mutter ergibt, daß der Mißbrauch vor fünf bis sechs Jahren stattgefunden haben könnte. Abgesehen von geringfügigen Störungen des Sozialverhaltens zeigt das Mädchen keine weitere Symptomatik. Die Mutter drängt auf eine Strafverfolgung des potentiellen Täters und hofft, daß durch eine Psychotherapie ihrer Tochter mögliche Folgeschäden vermieden werden können.

Diese, dem therapeutischen Alltag entnommenen und in kurzen Vignetten umrissenen Fälle werfen zahlreiche Fragen von ethischer Relevanz auf: Unter welchen Bedingungen sind Sie bereit, einen Therapieauftrag zu akzeptieren oder abzulehnen? Welche Umstände veranlaßten Sie, Ihre Schweigepflicht zu brechen? Betrachten Sie das vollständige Einverständnis eines Kindes oder Jugendlichen als unabdingbare Voraussetzung, um mit der Therapie beginnen zu können? Konkreter gefragt: Erzählten Sie den Eltern des 14jährigen Mädchens von ihrem Vorhaben? Unterstützten Sie die junge Frau bei der Beseitigung des letzten Hindernisses, das ihrem Selbstmord noch im Wege steht? Würden sie versuchen, den aggressiven Jungen evtl. doch noch für eine Therapie zu motivieren, obwohl er seine gegenteiligen Wünsche klar formuliert hat? Und was ist mit dem vermeintlich sexuell mißbrauchten Mädchen? Entsprächen Sie dem Wunsch ihrer Mutter?

Es ist schwer, wenn nicht gar unmöglich, aufgrund dieser spärlichen Informationen eine Entscheidung zu treffen. Dennoch vermuten wir, daß Sie bei sich bezüglich der einen oder anderen Frage eine gewisse *Tendenz* feststellen, eine leichte Affinität zu einem *Ja* oder *Nein*. Welche Informationen fehlen Ihnen, um zu einer klareren Entscheidung zu gelangen? Wie sähe diese dann aus, und: Wie würden Sie Ihr Handeln *begründen*?

Ziel dieses Artikels ist es nicht, auf diese Fragen eine eindeutige und endgültige Antwort zu geben. In einer Zeit postmoderner Ethik und Relativität, in der das „Ende der großen Entwürfe" (Fischer, 1992) proklamiert wird, erscheint dies ebenso unmöglich wie sinnlos. Ziel dieses Artikels soll vielmehr sein, *Anregungen zur therapeutisch-ethischen Positionsbestimmung* zu geben. Wir laden Sie daher dazu ein, zusammen mit uns über Ihren „ethischen Etikettengebrauch" in Therapiesituationen nachzudenken und diesen, soweit möglich und von Ihnen gewünscht, zu explizieren, zu präzisieren und gegebenenfalls auch zu verändern. Dabei sind wir uns der Schwierigkeiten, dies im begrenzten Rahmen eines schriftlich fixierten Textes zu tun, sehr bewußt. Dennoch denken und hoffen wir, daß, ebenso wie in der Therapie, Reflexionsanregungen und Änderungsimpulse nicht *optimal*, sondern nur *hinreichend* sein müssen, um Veränderungen zu initialisieren.[2]

Wie wollen wir dabei vorgehen? Um eine distanziertere Betrachtung des Themas zu ermöglichen, beschäftigen wir uns in den nächsten beiden Kapiteln zunächst eher allgemein mit den Begriffen *Ethik* und *Moral*: In Kapitel 2 wird der Vorschlag gemacht, Ethik und Moral im Sinne Mauthners und Luhmanns als *soziale Erscheinung* bzw. als *besondere Art der Kommunikation* zu betrachten. Ziel dieses Kapitels ist es, unsere Perspektive zu explizieren. Im 3. Kapitel werden *Ethik und Moral als Gegenstand psychologischer Forschung und Theorienbildung* betrachtet. Dabei werden wir uns auf drei ausgewählte Theorie- und Forschungsansätze beschränken: den *strukturgenetischen* (3.1), den *narrativen* (3.2) und den *systemisch-konstruktivistischen* Ansatz (3.3).[3] Ziel dabei ist es, einen kurzen Überblick der aktuell diskutierten – und in diesem Rahmen relevanten – (psychologischen) Moraltheorien zu geben, diese bezüglich ihrer Relevanz für die therapeutische Praxis zu überprüfen und den notwendigen Hintergrund für die weitere Ideenentwicklung bereitzustellen. In Kapitel 4 werden weitere Grundannahmen dieses Artikels expliziert, die wir als Vorschläge zur Differenzierung des Themas *Ethik und Psychotherapie* betrachten.[4] Kapitel 5 verengt die Perspektive auf den *therapeutischen Ethikdiskurs* und informiert über in der Literatur erhobene Forderungen bezüglich therapeutisch-ethischen Handelns. Das 6. Kapitel referiert kurz die *rechtliche Lage der Kinder und Jugendlichen*, ohne allerdings diese Thematik weiter zu vertiefen. Statt dessen wird auf die angegebene Literatur verwiesen. Kapitel 7 ist schließlich als *Anregung zur therapeutisch-ethischen Positionsbestimmung* gedacht, indem es der Leserin oder dem Leser die Möglichkeit bietet, mit Hilfe praktischer Übungen den eigenen Standpunkt zu explizieren und, soweit dies im Rahmen einer „Trockenübung" möglich ist, auch zu präzisieren.

---

[2] Wir danken Thomas Kirn für diesen schönen Gedanken.

[3] Auf psychoanalytische, behavioristische und soziobiologische Theorien der Moralentwicklung gehen wir nicht ein; vgl. dazu Trautner (1991). Ein Überblick zu integrativen Ansätzen zur Analyse moralischen Denkens, Fühlens und Handelns findet sich ebenfalls dort.

[4] Es sei schon an dieser Stelle darauf hingewiesen, daß Sie diesen Annahmen keineswegs zustimmen müssen, um aus den in Kapitel 7 vorgestellten Möglichkeiten zur eigenen Positionsbestimmung Nutzen ziehen zu können.

Vorab noch eine kurze Bemerkung: Von dem Logiker und Mathematiker Raymond Smullyan stammt die taoistische Überlegung, daß es ein großer Unterschied sei, „ob man eine Behauptung liebt, oder ob man sie für wahr hält" (Smullyan, 1994, S. 177).[5] Zu den in den folgenden Kapiteln gemachten (und teilweise von anderen übernommenen) Behauptungen sei daher generell angemerkt, daß wir sie, wenn auch nicht immer „lieben", so doch schätzen und präferieren, d.h. für nützlich, plausibel und anschlußfähig halten. Die Entscheidung, ob sie „wahr", vielleicht sogar „gut" oder „schlecht" sind, wollen wir einer ethischen Diskussionsrunde überlassen ...

2. Ethik als soziale Erscheinung: Vorschlag einer Perspektive

Von Maturana, den wir bereits als Verkünder lapidarer Sätze kennengelernt haben, stammt die ebenfalls schlicht anmutende, in ihrer Wirkung aber radikal relativierende Aussage: *„Was immer gesagt wird, wird von einem Beobachter zu einem anderen Beobachter gesagt, der er selbst sein könnte"* (Maturana, 1987, S. 91). Dies gilt auch für diesen Artikel. Insofern erscheint es uns notwendig, zunächst unsere Auffassung von Ethik und Moral zu explizieren – einerseits, um den (kritischen) Blick auf unsere subjektiven (theoretischen) Präferenzen (und – wie wir später sehen werden – auch auf unsere Art der moralischen Kommunikation) freizugeben, andererseits um Unterscheidungen bereitzustellen, die dem besseren Verständnis und der leichteren Einordnung der in den folgenden Kapiteln referierten Ansätze und Modelle dienen sollen. Dabei machen wir Anleihen aus den umfangreichen sprachkritischen Ansätzen Fritz Mauthners, der Sprachphilosophie des „späten Wittgenstein" sowie der „ethischen Metatheorie" Niklas Luhmanns, ohne allerdings dafür bürgen zu können, daß diese unserer Interpretation ihrer Gedanken widerspruchslos zustimmen würden.[6]

Unsere Einstellung zum Thema Ethik läßt sich im wesentlichen durch vier Thesen umreißen, die wir vorab als *Vorschläge* unterbreiten und im folgenden näher erläutern werden.[7]

1. Wir betrachten „Ethik" im Sinne Mauthners (1901) primär als *soziale Erscheinung*: Ethik ist Sprache, und alle Probleme der Ethik sind Probleme der Sprache.

---

[5] Seine eigenen, taoistisch geprägten Gedanken zum Thema Ethik sind in seinem empfehlenswerten Buch *Das Tao ist Stille* (Smullyan, 1994) nachzulesen.

[6] Wie Ernst von Glasersfeld nicht müde wird zu betonen, glauben auch wir, daß eine beliebige Theorie allenfalls von den kognitiven Strukturen des jeweiligen Rezipienten *assimiliert*, niemals aber von diesem *verstanden* werden kann. Theoriedarstellungen sind also stets subjektive Lesarten und keine objektive Beschreibung dessen, was der Theoretiker „eigentlich" gemeint hat (z. B. von Glasersfeld, 1992; vgl. auch Rubber, 1990).

[7] Diese sind gewissermaßen unsere „Einstellungen auf der Null-Ebene" im Sinne Krülls (1987, 1991a; vgl. Kap. 3.3)

2. Wie Wittgenstein (1984, 1922/1989) halten wir den Versuch, „Ethik" im Sinne eines (möglichst) endgültigen und ultimativen Werte- und Regelsystems zu begründen, für gescheitert. Statt weiter auf eine *inhaltliche* Klärung des Ethikbegriffs zu hoffen, schlagen wir vor, den Fokus der Betrachtung auf den *Gebrauch* des Begriffs in verschiedenen Diskursbereichen (z.B. „Therapie") zu verschieben.

3. Eine Möglichkeit, die Begriffe Ethik und Moral zu verwenden, ohne näher auf deren inhaltliche Bestimmung und Normierung eingehen zu müssen, sehen wir in dem Vorschlag Luhmanns (1990), Moral als eine *bestimmte Form der Kommunikation*, Ethik dagegen als *Reflexion* eben dieser Kommunikationsart zu konzeptualisieren.

4. Zur besseren Orientierung in der Fülle bereits bestehender Ethik- und Moraltheorien schlagen wir vor, zwischen einem *normativen* und einem *reflexiven* Ethikdiskurs zu unterscheiden.

„Ethik", so Mauthner (1901, S.30), „ist eine soziale Erscheinung. Ethik ist wie die Sprache nur etwas zwischen den Menschen, weil die Ethik eben auch nur Sprache ist." Eine wichtige Implikation dieser Perspektive ist der grundlegende Gedanke, daß menschliches Verhalten nicht an sich ethisch oder unethisch, moralisch oder amoralisch *ist*, sondern stets so *bezeichnet* wird, in konkreten Situationen und von bestimmten Menschen mit ebenso bestimmten Absichten. „Ethisches Verhalten" ist demnach eine *sprachliche Etikette*.

Daraus ergeben sich zwei Konsequenzen: Zunächst wird die fundamentale Gretchenfrage der Ethik durch diesen Perspektivenwechsel in eine Frage individueller Sinnfindung und -begründung transformiert, aus „Was ist ethisches Verhalten?" wird „Welches Verhalten will *ich* als ethisch *bezeichnen*?", aus Kants „Was soll ich tun?" wird „Wie soll ich's nennen?". Desweiteren steht nun nicht mehr der Versuch im Mittelpunkt des Interesses, eine Ethik zu entwerfen, deren Ziel es ist, „methodisch gesichert die Grundlagen für gerechtes, vernünftiges und sinnvolles Handeln und (Zusammen-)Leben aufzuzeigen" und deren „Prinzipien und Begründungen (...) ohne Berufung auf äußere Autoritäten und Konventionen allg. gültig und vernünftig einsehbar sein" sollen, wie es Kunzmann, Burkhard und Wiedmann (1991, S.13) in einem populären Lexikon der Philosophie fordern. Statt dessen verschiebt sich das Interesse auf die Analyse und Beschreibung des *Gebrauchs* des Begriffs in privaten, politischen, philosophischen, ökologischen oder psychotherapeutischen Diskursen.[8]

Was bedeutet dies für unser weiteres Vorgehen? „Die Bedeutung eines Wortes ist sein Gebrauch in der Sprache" – so Wittgenstein (1922/1989, S.262) in seinen *Philosophischen Untersuchungen*. Unternehmen wir also in den folgenden Kapiteln den Versuch, verschiedene Theorien der Moral und Ethik kurz zu skizzieren, so verfolgen wir damit nicht nur die Absicht, den theoretischen Hintergrund für eine spätere Nutzung im Rahmen einer persönlichen, therapeutisch-ethischen Positionsbestimmung aufzubereiten, sondern verknüpfen damit auch den Wunsch, durch die Beschreibung des jeweiligen theoriespezifischen Gebrauchs dieser Begriffe, die schillernde Vielfalt möglicher ethischer Perspektiven zu illustrieren – in der Hoff-

---

[8] Für den konstruktivistischen Diskurs (vgl. Schmidt, 1987a, 1992a; auch Kap. 3.3) versuchen dies Hungerige und Sabbouh (1995).

nung, daß ein häufiger Wechsel der Sichtweisen möglichst wenig ungesehen und – im Sinne des *ethischen Imperativs* Heinz von Foersters[9] – möglichst viele Entscheidungsalternativen zur Auswahl läßt.[10]

Der Gedanke, sich dem Phänomen Ethik durch eine Analyse des Wortgebrauchs zu nähern, wirft die Frage auf, *mit welcher Absicht* Menschen Unterscheidungen wie ethisch/unethisch, moralisch/unmoralisch, gut/böse zur Etikettierung bestimmter Verhaltensweisen und Einstellungen heranziehen. Die Antwort liegt nahe: Durch die Wahl eines der o.g. Begriffe machen wir deutlich, unter welchen Bedingungen wir bereit sind, einen anderen zu schätzen und zu akzeptieren – oder auch nicht. Diesen Gedanken greift Luhmann in seiner Unterscheidung zwischen Ethik und Moral auf: Er versteht Moral nicht als sittliche Haltung einer Person oder allgemeiner gefaßte Sittenlehre, sondern als „besondere Art von Kommunikation, die Hinweise auf Achtung oder Mißachtung mitführt" (Luhmann, 1990, S.17-18; vgl. auch Schwertl und Emlein, 1996) und erläutert weiter:

„Dabei geht es nicht um gute oder schlechte Leistungen in spezifischen Hinsichten, und etwa als Astronaut, Musiker, Forscher oder Fußballspieler, sondern um die ganze Person, soweit sie als Teilnehmer an Kommunikation geschätzt wird. Achtung oder Mißachtung wird typisch nur unter besonderen Bedingungen zuerkannt. Moral ist die jeweils gebrauchsfähige Gesamtheit solcher Bedingungen. Sie wird keineswegs laufend eingesetzt, sondern hat etwas leicht Pathologisches an sich. Nur wenn es brenzlig wird, hat man Anlaß, die Bedingungen anzudeuten oder gar explizit zu nennen, unter denen man andere bzw. sich selber achtet oder nicht achtet. Der Bereich der Moral wird hiermit empirisch eingegrenzt und nicht etwa als Anwendungsbereich bestimmter Normen oder Regeln oder Werte definiert" (Luhmann, 1990, S.18).

Diese Betrachtungsweise von Moral kommt ihrer Vertreibung aus dem Paradies gleich; sie ist schuldig geworden: Moralisch zu kommunizieren kann nicht länger als legitimer Anspruch und Qualitätssiegel der Braven, Guten und Rechtschaffenen gelten; statt dessen wird entlarvend betont, daß moralische Kommunikation immer „nahe am Streit und damit in der Nähe von Gewalt angesiedelt" (ebd., S.26) ist. Die impliziten Setzungen moralischer Kommunikation (einerseits die stillschweigende Voraussetzung einer objektiv erkennbaren, für alle gleichermaßen gültigen Wirklichkeit, andererseits die anmaßend anmutende selbstverständliche Beanspruchung von Autorität in moralischen Diskursen) werden damit als berechnende Rhetorik und verbaler Gewaltakt der kommunikativ oder institutionell Mächtigeren bloßgestellt.[11] Geht es bei moralischer Kommunikation um die „Konditionen des Achtungsmarktes" (ebd., S.19), definiert Luhmann den nunmehr frei gewordenen Begriff Ethik als „Reflexionstheorie der Moral" (S.37), die genau beobachtend die Aufgabe hat, zu moralischer Kommunikation „Stellung zu nehmen" (ebd., S.37), ihren „Anwendungsbereich (...) zu limitieren" (S.40), „vor Moral zu warnen" (S.41). Ethik als permanente Aufforderung zur Reflexion – ein uns entgegenkommender Gedanke.

---

[9] „Handle stets so, daß die Anzahl der Möglichkeiten wächst" (von Foerster, 1993, S.49; vgl. auch Kap. 3.3).

[10] Die folgenden Absätze orientieren sich ebenso wie Kapitel 3.3 in ihrer Darstellung teilweise an Hungerige und Sabbouh (1995).

[11] Eine ähnliche Position wird von Gergen (1992) vertreten.

Indem wir in den folgenden Kapiteln aus der Vielzahl von Modellen zur Moralentwicklung und ethischen Reflexion eine Auswahl treffen (vgl. Abb. 1), diese kurz beschreiben und reflektieren, sowie (zumindest partiell) für eine diesen Artikel abschließende Positionsbestimmung zu nutzen versuchen, betreiben wir „Ethik" im Sinne Luhmanns. Allerdings kann dies wiederum nur in Form moralischer Kommunikation geschehen, denn selbst wenn wir explizit wertende Begriffe wie gut oder schlecht, nützlich oder schädlich weitgehend vermeiden, ist doch allein die Auswahl und Darstellung der verschiedenen Ansätze wertend und subjektiv, so daß sich in unseren Formulierungen genügend „Hinweise auf Achtung oder Mißachtung" finden lassen. Es läßt sich also allenfalls *ethisch sprechen*, d.h. im Sinne einer Reflexion der Moral, nicht aber *über Ethik*. Sprechen über Ethik ist stets moralische Kommunikation. Mit der Entscheidung, ausgewählte Ansätze (insbesondere aus dem systemisch-konstruktivistischen Theorienfeld) als Reflexionsressourcen für therapeutisches Handeln nutzen zu wollen, kommunizieren wir moralisch: Wir deuten an, daß uns diese Betrachtungsweise gefällt, daß wir sie für nützlich und anschlußfähig halten und geben damit, wie weiter oben bereits erwähnt, auch den Blick frei auf die von uns bevorzugte Art moralischen Sprechens. – Ethik ist eben Ästhetik.

Oder vielleicht auch nicht, denn sie ist derzeit in aller Munde. Verfolgt man den aktuellen Ethikdiskurs in Philosophie, Medizin und Psychotherapie, wird deutlich, daß mit diesem Begriff oft sehr unterschiedliche *Zielsetzungen* verknüpft sind. Um diese zumindest grob separieren zu können, schlagen wir vor, zwischen einem *normativen* und einem *reflexiven* (oder *rekursiven*) Ethikdiskurs zu unterscheiden. Innerhalb des normativen Diskurses wird nach wie vor (und ganz im Sinne der Transzendentalpragmatik) versucht, allgemein gültige und vernünftig einsehbare (vgl. Kunzmann et al., 1991) Normen und Regeln zu finden.[12] Dieser Diskurs basiert auf drei Annahmen: Erstens wird davon ausgegangen, daß sich zumindest für gesellschaftliche Teilbereiche *allgemein verbindliche Normen und Regeln* formulieren lassen oder formuliert werden sollten. Zweitens setzt er den *Konsens* der an diesen gesellschaftlichen Teilsystemen Beteiligten voraus, sei es durch freiwilligen Entschluß oder aber durch Androhung deutlicher „Hinweise auf Achtung oder Mißachtung".[13] Und drittens postuliert er eine direkte *Relevanz* dieser Normen und Regeln für das konkrete Handeln, in dem Sinne, daß sich der Normen*setzung* eine Normen*befolgung* anschließen soll.[14] In bezug auf psychotherapeutisches Handeln sehen wir die Notwendigkeit dieses Ansatzes vor allem in seiner *Schutzfunktion*. Dennoch be-

---

[12] So verabschieden z.B. Ethikkommissionen der American Psychological Association (APA), des Berufsverbandes deutscher Psychologinnen und Psychologen (bdp) oder der Deutschen Gesellschaft für Verhaltenstherapie (dgvt) ethische Richtlinien, deren Mißachtung möglicherweise Ausschluß oder juristische Sanktionen zur Folge hat (vgl. Kap. 5 und 6). Diese rekurrieren zwar nicht auf universelle und absolute Werte, treten aber wohl mit dem Anspruch auf, für einen bestimmten Berufszweig „allgemein gültig" zu sein.

[13] Einen Überblick der zahlreichen Probleme, die mit dem Konsensbegriff verknüpft sind, gibt Giegel (1992).

[14] Nach Hermann Lübbe ist die Normbegründung ohnehin nicht das eigentliche Problem, sondern vielmehr die Normendurchsetzung und Normenbefolgung (vgl. auch Schmidt, 1995, S. 19).

trachten wir ihn mit vorsichtiger Skepsis. Mögliche Gefahren sehen wir einerseits in der Versuchung, die Ausformulierung, Begründung und Konsensualisierung allgemeiner ethischer Normen mit Rückgriff auf als absolut gesetzte Axiome und Ideologien durchzusetzen und zu etablieren,[15] andererseits in der Tendenz, den Einzelnen von der Notwendigkeit *individueller* Normfindung und -begründung zu entbinden. Darüber hinaus bezweifeln wir, daß ein normativer Regelkanon, der in der Regel sehr allgemein formuliert sein muß, um ein möglichst breites Handlungsspektrum abzudecken, konkrete Hilfe bei der Beantwortung individueller ethischer Fragen bieten kann.

Innerhalb der letzten 25 Jahre gewann der reflexive Ethikdiskurs zunehmend an Bedeutung, der sich in erster Linie durch eine *radikale Relativierung* seiner Annahmen und Ziele kennzeichnen läßt. Möglich wurde diese Relativierung zum einen durch einen völligen *Verzicht auf Letztbegründungen* jeglicher Art (wie z.B. den Verweis auf „Gott", „Wahrheit" oder „Objektivität"), zum anderen durch die Einführung einer *theorieimmanenten Rekursivität* und *Zirkularität*, die nicht nur unweigerlich dazu führt, Behauptungen und Konsequenzen einer derart formulierten Theorie kritisch zu überprüfen, sondern auch die epistemologischen Setzungen und Entstehungsbedingungen (im Sinne Knorr-Cetinas, 1991) der Theorie selbst zum Gegenstand der Reflexion macht. Eine rekursiv formulierte Theorie beobachtet sozusagen sich selbst, sie wird im Prozeß ihrer Entstehung und Begründung permanent auf sich zurückgeworfen und ist somit Theorie wie Metatheorie gleichermaßen.[16]

Was bedeutet dies nun für eine rekursiv formulierte Ethiktheorie? Auch diese thematisiert sich selbst, angefangen von ihren epistemologischen Grundannahmen über das jeweils favorisierte Menschenbild bis hin zu ihren Konsequenzen für die Lebenspraxis, so z.B. in paradigmatischer Form das *Mehrebenenmodell einer systemischen Ethik* von Krüll (1987, 1991a), auf das wir später eingehen werden (vgl. Kap. 3.3).

Von den in diesem Artikel besprochenen Moral- und Ethiktheorien (vgl. Abb. 1) ist nur der sogenannte *strukturgenetische Ansatz* (vgl. Kap. 3.1) dem normativen Ethikdiskurs zuzuordnen, indem er zwar nicht versucht, universell gültige Normen zu geben, wohl aber davon ausgeht, daß der Mensch in seiner moralischen Entwicklung das höchste Stadium der *universellen ethischen Prinzipien* (z.B. Kohlberg, 1996) erreichen kann. Alle anderen Ansätze sind dem reflexiven Ethikdiskurs zuzuordnen.

---

[15] In der Regel wird heute dieser Rückgriff auf absolute Größen nicht mehr explizit vollzogen. Die Heftigkeit, mit der gesellschaftlich relevante Themen bisweilen diskutiert werden, legt aber den Verdacht nahe, daß persönliche Überzeugungen oft mit eben diesem Anspruch vorgetragen werden. Diskussionen zum Thema Sexueller Mißbrauch (vgl. Kap. 5) oder zu den Thesen Peter Singers liefern dafür immer wieder zahlreiche Beispiele.

[16] Ermöglicht wurde dies durch neuere Entwicklungen innerhalb der Epistemologie (z.B. Maturana, 1982, 1987), die im deutschsprachigen Raum unter dem Sammelbegriff Radikaler Konstruktivismus zusammengefaßt wurden, obwohl es sich dabei keineswegs um einen homogenen Theorieentwurf handelt. Zum Überblick vgl. Schmidt (1987a, 1992a), Zeleny (1981), Fischer (1991), Hungerige und Hillebrandt (1994); eine ausführliche Kritik geben Nüse, Groeben, Freitag und Schreier (1991).

Abbildung 1: *Die für diese Arbeit relevanten Modelle der Moralentwicklung und ethischen Reflexion (Kapitelhinweise in Klammern)*

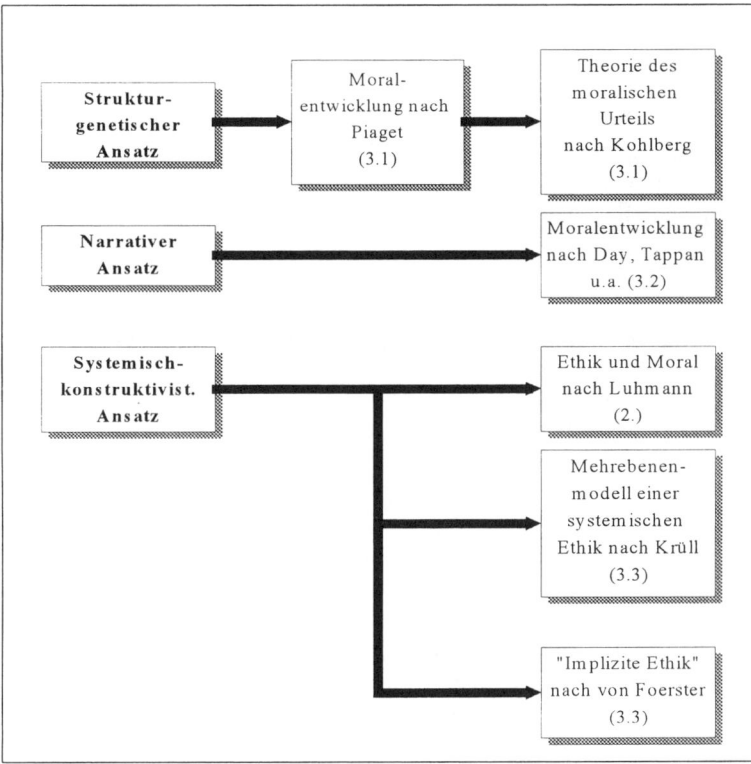

3. Ethik und Moral als Gegenstand psychologischer Forschung und Theorienbildung

Das deutsche Substantiv *Ethik* wurde im 17. Jahrhundert aus *lat.* ethice, res ethica entlehnt und bedeutete soviel wie „Moralphilosophie, Sittenlehre; Gesamtheit moralischer Lebensgrundsätze" (Drosdowski, 1989, S.165). Der Begriff *Moral* (von *lat.* moralis, die Sitten betreffend) im Sinne von „Sittlichkeit" ist seit dem 16. Jahrhundert belegt; die jüngere Bedeutung „Sittenlehre" (von *frz.* morale) erst seit dem 17. Jahrhundert (ebd., S.469).

Entsprechend ihrer etymologischen Genese werden Ethik und Moral im Alltag zumeist im Sinne eines Werte- und Regelsystems verstanden, welches helfen soll, ethisches Verhalten zu *initiieren*, zu *legitimieren* und zu *bewerten*. Dieser Auffassung korrespondieren in der Philosophiegeschichte zahllose Versuche, ethische Systeme über Letztbegründungen zu legitimieren und somit universell verbindlich zu machen. Aktuelle Beispiele hierfür sind u.a. der *Pragmatic Idealism* (Rescher), *transzendentalpragmatische Ansätze* (Habermas, Apel), oder (allerdings nur bedingt) der *Methodische Kulturalismus* (Janich, Hartmann).

In der Psychologie erfolgt die Beschäftigung mit Ethik und Moral zumeist aus einer *entwicklungspsychologischen* Perspektive (vgl. Borg-Laufs und Trautner, in diesem Band); „Moralentwicklung" läßt sich hier unter drei Aspekten betrachten: „1. der Entwicklung moralischen *Denkens* und *Urteilens* (kognitiver Aspekt), 2. der Entwicklung moralischer *Gefühle* und *Werthaltungen* (affektiver Aspekt) und 3. der Entwicklung moralischer *Verhaltensweisen* (Verhaltensaspekt). In den verschiedenen Theorien der Moralentwicklung finden diese Aspekte in unterschiedlichem Maße Berücksichtigung" (Trautner, 1991, S.413). Im folgenden sollen drei zentrale psychologische Modelle moralischer Entwicklung und ethischer Reflexion kurz dargestellt und hinsichtlich ihrer Bedeutung für die psychotherapeutische Praxis diskutiert werden.

3.1 Ethik und Moral aus der strukturgenetischen Perspektive

Im Abstand von 26 Jahren entstanden zwei Arbeiten, die in ihrer Wirkung auf den heutigen Stand der Moralpsychologie nicht zu unterschätzen sind: 1932 *Le jugement moral chez l'enfant* von Jean Piaget (1896-1980) und 1958 die Dissertation *The development of modes of moral thinking and choice in the years 10 to 16* von Lawrence Kohlberg (1927-1987). Der von ihnen begründete strukturgenetische Ansatz (vgl. Piaget, 1973; Kohlberg, 1996) betrachtet Moralentwicklung vor allem unter dem kognitiven Aspekt: als universelle, gerichtete und nicht umkehrbare Transformation kognitiver Denk- und Urteilsstrukturen, die nicht einfach „in ihrem Kern (...) durch die Übernahme der kulturell vorherrschenden Normen" (Trautner, 1991, S.428) definiert werden kann. Ausgehend von Beobachtungen der Regelpraxis und des Regelverständnisses murmelspielender Kinder (vgl. Duska und Whelan, 1977; Zur Oeveste, 1982) schloß Piaget „auf charakteristische Arten des Denkens über moralische Sachverhalte. Als idealtypische Ausprägungen der frühen (unreifen) und der späten (reifen) moralischen Urteile stellte er die sogenannte *heteronome Moral* (auch *moralischer Realismus* oder *Zwangsmoral* genannt) und die *autonome Moral* (auch *Moral der Gegenseitigkeit* oder *kooperative Moral* genannt) gegenüber. Im Stadium der heteronomen Moral sind es äußere Instanzen (Eltern, Gott, Staat), die Normen festlegen und Abweichungen davon sanktionieren. Im Stadium der autonomen Moral entscheidet die Person selbst nach inneren Wertmaßstäben, was richtig und was falsch ist" (Trautner, 1991, S.418-419). Tabelle 1 stellt die wichtigsten Charakteristika anhand neun bipolarer Dimensionen zusammen:

Tabelle 1: *Charakteristika der heteronomen und autonomen Moral nach Piaget (nach Lickona, 1976, S.220 und Trautner, 1991, S.419)*

Heteronome Moral	Autonome Moral
• Absolute moralische Perspektive (Verabsolutierung des eigenen Standpunktes)	• Erkennen und Berücksichtigen unterschiedlicher Standpunkte
	(Forts. nächste Seite)

Heteronome Moral	Autonome Moral
• Vorstellung der Nichtveränderbarkeit von Regeln und Normen	• Sicht von Regeln und Normen als veränderbar durch (neue) Vereinbarungen
• Glaube an die Zwangsläufigkeit der Bestrafung von Vergehen	• Wahrnehmung der Kontingenz von Vergehen und Bestrafung (austeilende Gerechtigkeit)
• Objektive Verantwortlichkeit (Beurteilung nach den sichtbaren Folgen einer Handlung)	• Subjektive Verantwortlichkeit (Beurteilung nach den erschlossenen Handlungsabsichten und Motiven)
• Definition einer Verfehlung auf der Basis des Verbotenen und Bestraften	• Definition einer Verfehlung nach der Verletzung wechselseitiger Beziehungen (Vertrauensverhältnis)
• Vertreten einer Sühnestrafe ohne inneren Zusammenhang zwischen Art des Vorgehens und Art der Strafe	• Vertreten von Strafen im Sinne der Wiedergutmachung, die einen inneren Zusammenhang zur Tat aufweisen
• Bevorzugung einer Bestrafung durch Autoritäten	• Bevorzugung einer Bestrafung durch das Opfer der Verfehlung selbst
• Unterstützung willkürlicher Belohnungen und Strafen und ungleicher Verteilung von Gütern, sofern durch Autoritäten (Autoritätsabhängigkeit)	• Bestehen auf einer gerechten bzw. gleichen Verteilung von Gütern
• Pflicht ist definiert als Gehorsam gegenüber Autoritäten	• Pflicht ist definiert als den Prinzipien der Gleichheit und des Wohlergehens anderer gehorchend

Kognitive Unreife (Egozentrismus, Realismus, Zentrierung) und der einseitige Respekt gegenüber Autoritäten sind nach Piaget für die zunächst heteronome Orientierung des jüngeren Kindes (bis zum 10. bis 12. Lebensjahr) verantwortlich; erst die fortschreitende kognitive Entwicklung und das zunehmende Repertoire an sozialen Erfahrungen mit gleichberechtigten Interaktionspartnern (vgl. Lickona, 1976; Hoffman, 1984) ermöglichen es dem Jugendlichen, sich von der Autorität der Erwachsenen langsam in Richtung einer autonomen Orientierung zu emanzipieren (vgl. Trautner, 1991, S.427).[17]

Eine fundamentale Modifikation und Erweiterung erfuhr Piagets Ansatz durch Kohlbergs *Theorie der Entwicklung des moralischen Urteils* (z.B. Kohlberg, 1996), die theoretisch und methodisch weit über Piagets Unterscheidung zwischen autonomer und heteronomer Moral hinausgeht: *theoretisch*, indem es Kohlberg erstens nicht bei der Gegenüberstellung von Merkmalen unreifer und reifer moralischer Urteile beläßt, sondern differenziert sechs aufeinander aufbauende Entwicklungsstufen beschreibt, zweitens den Beschreibungsumfang der Theorie auf das Erwachsenen-

---

[17] Eine gut lesbare Einführung in die Theorie moralischer Entwicklung nach Piaget geben Trautner (1991) und Heidbrink (1992); empirische Untersuchungen sowie eine kritische Reflexion bietet Lickona (1976). Verschiedene Interpretationen des Piagetschen Ansatzes sind in Rusch und Schmidt (1994a) zu finden.

alter ausdehnt und drittens den Prozeß der Rollenübernahme als zentralen „Motor" moralischer Entwicklung begreift; *methodisch*, indem er die eher unsystematischen Beobachtungen Piagets durch Längsschnittstudien, kulturvergleichende Untersuchungen sowie Trainings- und Interventionsstudien zur Modifikation des moralischen Urteils ergänzt (vgl. Trautner, 1991, S.428-429). Aufbauend auf Piagets Differenzierung beschreibt Kohlberg drei Hauptstadien moralischer Entwicklung, die er als *präkonventionelles*, *konventionelles* und *postkonventionelles Urteilsniveau* bezeichnet. Diese werden von ihm nochmals theoretisch differenziert, so daß insgesamt sechs Stufen entstehen, die in der nachfolgenden Tabelle 2 durch einige Schlagworte charakterisiert werden sollen:

Tabelle 2: *Entwicklungsstufen des moralischen Urteils nach Kohlberg (modifiziert nach Flammer, 1988, S.165 und Trautner, 1991, S.432-433)*

Moralisches Niveau	Moralisches Stadium
I. präkonventionell	**1. Stadium** Heteronome Moralität, Strafe und Gehorsam
	2. Stadium Naiver instrumenteller Hedonismus; Individualismus, Zielbewußtsein und Austausch
II. konventionell	**3. Stadium** Interpersonale oder Gruppenperspektive; wechselseitige Erwartungen, Beziehungen und interpersonelle Konformität
	4. Stadium Gesellschaftsperspektive; soziales System und Gewissen
III. postkonventionell	**5. Stadium** Stadium des sozialen Kontraktes bzw. der gesellschaftlichen Nützlichkeit; zugleich Stadium individueller Rechte
	6. Stadium Universelle ethische Prinzipien

Zur Erfassung der moralischen Urteilsstufe formulierte Kohlberg (ursprünglich neun) kleine Geschichten, in denen jeweils ein *moralisches Dilemma* thematisiert wird (vgl. Kohlberg, 1996). Diese werden Personen mit der Aufforderung vorgelegt, zunächst das aus ihrer Perspektive „richtige" Verhalten zu benennen und sodann ihre Entscheidung detailliert zu begründen. Diese Entscheidung wird mit Hilfe eines halbstandardisierten Interviewleitfadens genauer exploriert. Mittels eines komplexen (und inzwischen mehrfach revidierten; vgl. Colby et al., 1983; Rest, 1983) Auswertungssystems können diese Urteile dann einer bestimmten moralischen Entwicklungsstufe zugeordnet werden.[18] Obwohl es sich bei Kohlbergs Stufenmodell um den zweifellos po-

---

[18] Zur Messung des moralischen Urteils vgl. auch Lind (1978), Eckensberger et al. (1980) und Hinder (1987). – Flammer (1988), Trautner (1991) und Heidbrink (1991, 1992) stellen die Theorie in ihren Grundzügen dar.

pulärsten und innovativsten moralpsychologischen Ansatz handelt, ist er heftig kritisiert worden, so z. B. aus einer feministischen und narrativen Perspektive.[19] Weiterentwicklungen liegen bereits ebenfalls vor (z. B. Eckensberger, 1998).

Was bedeuten diese Ansätze nun für die psychotherapeutische Praxis?[20] Aus einer *den Klienten fokussierenden Perspektive* ist daraus zunächst die schlichte Forderung abzuleiten, therapeutische oder erzieherische Interventionen gemäß dem moralischen Entwicklungsniveau des Klienten zu gestalten (vgl. Borg-Laufs und Trautner, in diesem Band). So berichtete z. B. ein 32jähriger Vater in der Erziehungsberatungsstelle, daß seine siebenjährige Tochter schon mehrfach beim Diebstahl kleinerer Gegenstände wie Lippenstifte, Schminkkästchen und Modeschmuck in Kaufhäusern ertappt worden sei. In dem Bemühen, dies zukünftig zu verhindern, appellierte der Vater an die Vernunft und Einsicht seiner Tochter und erklärte ihr mehrfach, stehlen bedeute „Löcher in das eigene Boot zu schlagen". Die Tochter nickte – und stahl weiter. Abgesehen davon, daß diese Metapher auch von Erwachsenen nicht leicht nachzuvollziehen ist, geht sie an dem moralischen Entwicklungsstand einer Siebenjährigen vorbei; sinnvoller erscheint es hier, das unerwünschte Verhalten des Kindes über unmittelbare Konsequenzen (z. B. Rückgabe oder Ersetzen der Gegenstände) zu modifizieren. In diesem Sinne resümiert Reiter-Theil (1988), daß sich mit Hilfe des Kohlbergschen Stufenschemas von vornherein solche moralisch-therapeutischen Interventionen identifizieren und vermeiden lassen, „die zum Scheitern verurteilt sind, weil sie nicht auf das Entwicklungsniveau des Betreffenden eingehen und Argumentationsweisen verwenden, die entweder zu hoch oder zu niedrig ansetzen. Es erscheint vielmehr erstrebenswert, daß der Therapeut in der Lage ist, von seiner eigenen moralischen Argumentations(stufe) abzusehen und diejenige des Klienten nachzuvollziehen, um diesem bei seinen Konflikten helfen zu können" (Reiter-Theil, 1988, S. 174).

Aus einer den *Therapeuten bzw. die Therapeutin fokussierenden Perspektive* ist zunächst die Frage zu stellen, in welchem Verhältnis das moralische Urteilsniveau des Therapeuten zu dem des Klienten stehen sollte. Da Kohlbergs Untersuchungen deutliche Hinweise darauf brachten, daß Personen moralischen Argumentationen dann nicht mehr zu folgen vermögen, wenn sie mehr als eine Stufe über dem eigenen Argumentationsniveau liegen, sollten Therapeuten und Therapeutinnen mindestens das gleiche moralische Urteilsniveau erreicht haben, wie ihre Klienten. Da die vierte Urteilsstufe das gängigste Niveau in der moralischen Entwicklung von Erwachsenen ist, besteht die berechtigte Hoffnung, daß diese Voraussetzung in der Therapie mit Kindern und Jugendlichen gegeben ist. Sobald aber Eltern oder Erzieher an der Therapie mitwirken, besteht die Möglichkeit, daß diese in der moralischen Entwicklung weiter sind als der Therapeut. In diesem Fall „wären Schwierig-

---

[19] Zur feministischen Kritik vgl. z. B. Gilligan (1977, 1983, 1984), Walker (1984), Kittay und Meyers (1987), Lind et al. (1987), Gilligan und Attanucci (1988) sowie Puka (1991). Einen Überblick zum aktuellen Stand der Diskussion geben Nunner-Winkler (1995), Held (1995) und Horster (1998). Zum narrativen Ansatz der Moralentwicklung vgl. die in Kapitel 3.2 angegebene Literatur.

[20] Eine ausführliche Diskussion der Bedeutung der Moraltheorie Kohlbergs für die Psychotherapie bietet Reiter-Theil (1988).

keiten im Verständnis zu erwarten, die die Therapie beeinträchtigen könnten" (Reiter-Theil, 1988, S.173).[21] Bezüglich der Therapie mit Kindern und Jugendlichen besteht darüber hinaus das Problem, daß der therapeutisch Tätige sich dem entsprechenden Argumentationsniveau des Kindes sprachlich optimal anzupassen hat.

Aus der Kenntnis der Stufentheorie Kohlbergs lassen sich also einerseits Hinweise daraus ableiten, wie Interventionen, die moralische Themen tangieren, im Sinne einer optimalen Passung auf das Kind bzw. seine Eltern zuzuschneiden sind. Dies ist besonders bei solchen Verfahren von Bedeutung, die, wie z.B. der in der Therapie mit Kindern und Jugendlichen häufig eingesetzte *Sokratische Dialog*, das Ziel haben, Einstellungen und Verhaltensweisen unter einer moralischen Perspektive zu hinterfragen. Andererseits läßt sich daraus die Notwendigkeit ableiten, sich als Therapeutin bzw. Therapeut intensiver mit moralischen Fragen auseinanderzusetzen, um zum einen eine höhere Sicherheit im Umgang mit therapeutisch-ethischen Problemen zu erlangen und zum anderen hinsichtlich des moralischen Urteilsniveaus Verständniskonflikte mit dem Klienten zu vermeiden.

Reiter-Theil (1988) sieht darüber hinaus noch weitere Möglichkeiten, die Theorie für den therapeutischen Kontext zu nutzen:

1. Nach Kohlberg ist eine Voraussetzung der moralischen Entwicklung die zunehmende Fähigkeit von Personen, verschiedene *soziale Perspektiven* (vgl. Silbereisen, 1995) einzunehmen. Diese Fähigkeit ist auch für die Therapie von erheblicher Relevanz: „Sowohl in der Familientherapie als auch in der Arbeit mit einzelnen, die sich mit ihren Konflikten mit nicht anwesenden Personen auseinandersetzen, kann das Prinzip des Rollenwechsels moralische Fragen klären helfen und dem Klienten eine Strategie liefern, die er auch außerhalb der Therapie einsetzen kann, wenn er nach angemessenen Lösungen für moralische Konflikte sucht" (Reiter-Theil, 1988, S.172).

2. Gerade in der Therapie mit Kindern ergibt sich daraus unmittelbar die Möglichkeit, die Fähigkeit zur sozialen Perspektivenübernahme zu fördern und zu versuchen, das argumentative Urteilsniveau des Kindes (und gegebenenfalls auch der Eltern) gezielt zu heben. Sollte dies gelingen, wird dies für die weitere Problemverarbeitung sicherlich von Vorteil sein. In diesem Zusammenhang gemachte Untersuchungen (Blatt und Kohlberg, 1975; Edelstein, 1986; Oser & Schläfli, 1986; Schläfli, 1986; Oser, 1987) geben jedenfalls Anlaß zu berechtigter Hoffnung.

3. Ebenso könnte es eine therapeutische Aufgabe sein, den „krisenhaften Übergang" von einer moralischen Urteilsstufe zur nächsten, der sich insbesondere bei Kindern und Jugendlichen in einer Orientierungslosigkeit bezüglich eigener Werte und Normen äußert, therapeutisch zu begleiten oder aber Kind und Eltern dabei zu unterstützen, die Grenzen der moralischen Toleranz für eigenes und fremdes Verhalten zu erweitern.

Abschließend sei noch einmal Reiter-Theil (1988) zitiert, deren Resümee wir uns anschließen:

---

[21] Vgl. für eine differenzierte Darstellung dieser Problematik Reiter-Theil, 1988, S.172-175.

„Die Entwicklung zum Therapeuten, während und nach der Ausbildung, scheint eine Auseinandersetzung mit der konventionellen und der postkonventionellen Moral geradezu notwendig zu machen, und es stellt sich die Frage, ob es nicht sinnvoll wäre, diesen Prozeß von vornherein und gezielt in die Ausbildungen einzubeziehen" (Reiter-Theil, 1988, S.175).

3.2 Ethik und Moral aus der narrativen Perspektive

Eine heftige Kritik erfuhr der strukturgenetische Ansatz Kohlbergs durch Vertreterinnen und Vertreter des sog. „narrativen Ansatzes der Moralpsychologie". Sie richtet sich in erster Linie gegen Kohlbergs Postulat der *Universalität* der moralischen Entwicklung. Statt dessen wird dafür plädiert, Moral als *multidimensionales Konstrukt* zu verstehen, das Aspekte des Zeitgeistes, des kulturellen Kontextes und des alltäglichen Geschehens umfaßt.

Der narrative Ansatz wird insbesondere von Anhängern des *Social Constructivism* (vgl. Gergen, 1985a, 1985b; Hungerige und Hillebrandt, 1994; vgl. auch Kap. 3.3) vertreten. Im Social Constructivism spielt nun eine besondere Form von sozialer Verständigung als „Prototyp sozialer Beziehungen" (Frindte, 1991, S.31) eine herausragende Rolle: die Erzählungen (*narratives*) und Geschichten (*stories*). Gergen und Gergen (1988) gehen davon aus, daß wir einerseits unser Leben wie eine Geschichte erzählen, indem wir uns narrativer Strukturen bedienen, andererseits aber unsere Beziehungen auch wie Geschichten oder Erzählungen leben bzw. erleben. Dieser Gedanke ist zumindest Schriftstellern und Philosophen nicht neu (vgl. z.B. Frisch, 1983, S.9-11; Sartre, 1938/1990, S.50; Schapp, 1976a, 1976b). Das Erzählen von Geschichten erfüllt zwei Funktionen: Zum einen dient es dem Aufbau und der Aufrechterhaltung sozialer Beziehungen, zum anderen der Konstruktion und Stabilisierung von „Identität": „Beide Funktionen gelten quasi als Kriterium für ‚erfolgreiche' soziale Konstruktionen, für eine gelungene Konversation, einen fruchtbaren Diskurs, eine nützliche story" (Frindte, 1991, S.35).

Auf der Basis dieser Überlegungen akzentuieren moralpsychologische Narrativisten wie James M. Day und Mark B. Tappan nicht die Universalität moralischer Urteilsstufen sondern die *Kontextabhängigkeit moralischer Argumentationen*. Sie stützen sich dabei auf Untersuchungen, die zeigen, daß Personen in Abhängigkeit vom sozialen Kontext auf *unterschiedlichen* moralischen Urteilsniveaus argumentieren.[22]

Für Narrativisten ist (ebenso wie auch für Kohlberg) moralische Erfahrung ohne Gesellschaft nicht vorstellbar. Soziale Erfahrungen sind für sie aber nicht der *sekundäre Faktor*, der in Interaktion mit einem *primär intrinsisch* verursachten moralischen Reifungsprozeß zu einem bestimmten moralischen Urteilsniveau führt, sondern sie determinieren *unmittelbar* die Art und Weise unseres moralischen Sprechens. Unsere eigene Moral ist demnach eine „Komposition" aus denjenigen unserer Eltern und Freunde, aber auch aus denjenigen, die wir Büchern und Filmen ent-

---

[22] Vgl. dazu und zu verschiedenen anderen Aspekten dieses Kapitels die Arbeiten von Day (1991); Day und Tappan (1996); Tappan (1989); Tappan und Brown (1989); Witherell und Edwards (1991). Zur Kritik dieses Ansatzes vgl. Lapsley (1996), Lourenco (1996) und Puka (1996).

nehmen. Entsprechend der Vorstellung eines „saturated self" (Gergen, 1996) werden wir von den verschiedenen Moralvorstellungen unseres sozialen Kontextes „besetzt" und können demnach auch in unterschiedlichen Situationen auf verschiedene Argumentationen zurückgreifen, die nicht eindeutig einem Urteilsniveau zuzuordnen sind, ja deren Widersprüchlichkeit uns oft nicht einmal bewußt ist.

Für die therapeutische Arbeit mit Kindern und Jugendlichen sowie deren Eltern hat dies mehrere Konsequenzen: Da der Therapeut gemäß seiner therapeutischen Rolle (vgl. Borg-Laufs und Hungerige, in diesem Band) für bestimmte Aspekte des therapeutischen Prozesses als Experte auftritt (und von den Kindern und Eltern zunächst ohnehin als ein solcher angesehen wird), ist zu erwarten, daß Kinder und Eltern hinsichtlich ihrer Selbstdarstellung vor allem diejenigen Aspekte hervorheben, die vom Therapeuten voraussichtlich nicht negativ beurteilt werden. Hier ist es nun die Aufgabe des Therapeuten bzw. der Therapeutin, eine Atmosphäre zu schaffen, in der vom Klienten auch allgemein moralisch verurteilte Ansichten und Verhaltensweisen offen benannt werden können. (Damit ist allerdings nicht gemeint, daß der Therapeut bzw. die Therapeutin diese Ansichten und Verhaltensweisen auch *gutheißen* muß.) So muß einer Mutter, die „aus Verzweiflung" ihre eigenen Kinder ans Bett fesselt, zwar deutlich zu verstehen gegeben werden, dies in Zukunft zu unterlassen – dennoch muß sie zunächst soviel Vertrauen gefaßt haben, dies überhaupt anzusprechen. Ebenso kann davon ausgegangen werden, daß z.B. ein 11jähriger Junge, der wegen aggressiver Verhaltensweisen in die Therapie „geschickt" wurde, während eines Sokratischen Dialogs mit dem Therapeuten durchaus weiß, wie er moralisch argumentieren muß, um den Therapeuten zufrieden zu stellen. Eine freundlich-skeptische Haltung des Therapeuten ist daher durchaus angebracht.

Darüber hinaus sind die Forderungen des narrativen Ansatzes auch für die *therapeutische Haltung* von Relevanz: Denn erstens kann das Wissen, daß sich die Art der moralischen Argumentation entscheidend an dem zuhörenden „Publikum" orientiert, zu einer größeren therapeutischen Gelassenheit führen. So ist das Verhalten des oben erwähnten Jungen kein Zeichen für seine „Amoralität", sondern vielmehr Hinweis auf seine soziale Kompetenz, sich dem therapeutischen Kontext optimal anzupassen – wenngleich diese Form der Anpassung aus therapeutischer Sicht wenig wünschenswert ist. Und zweitens kann daraus für den Therapeuten die Einsicht erwachsen, *sich selbst* bezüglich seiner „Patchwork-Moral" von Zeit zu Zeit zu hinterfragen, um hinsichtlich moralischer Problematiken eine klarere Position beziehen zu können.

3.3 Ethik und Moral aus der systemisch-konstruktivistischen Perspektive

Konstruktivistische und systemische Gedanken sind derzeit besonders populär; in der Wissenschaftstheorie ebenso wie in der Psychotherapie. Der konstruktivistische Diskurs läßt sich als erste Annäherung an eine Systematik in einen *Diskurs des Radikalen Konstruktivismus* und einen *Diskurs des Sozialen Konstruktivismus* differenzieren (vgl. Hungerige und Hillebrandt, 1994). Hierbei ist es durchaus sinnvoll, von einem *Diskurs* zu sprechen, da es sich in beiden Fällen keineswegs um ein homogenes, in konsensueller Form ausformuliertes und bereits kohärent dargestelltes Theoriengebäude handelt. Der von Schmidt (1987b, 1993) gemachte Vorschlag, eher von einem *konstruktivistischen Diskurs*, im Sinne eines interdisziplinären Diskussionszusammenhangs, als von einer einheitlichen Theorie zu sprechen, ist daher gerne aufgegriffen worden.

Vertreter des *radikalkonstruktivistischen Diskurses* wie Ernst von Glasersfeld (der den Terminus *Radikaler Konstruktivismus* zu Beginn der 70er Jahre prägte), Heinz von Foerster, Humberto Maturana, Paul Watzlawick, Gerhard Roth und Siegfried J. Schmidt (der 1987 mit dem Sammelband *Der Diskurs des Radikalen Konstruktivismus* eine intensive Rezeption und Diskussion auch in Deutschland auslöste; vgl. Schmidt, 1987a) ziehen zur wissenschaftlichen Plausibilisierung ihrer theoretischen Ansätze vor allem Befunde aus der Neurobiologie, Kybernetik, Philosophie und den verschiedenen Theorien der Selbstorganisation heran. Ihre Ansätze treffen sich in der Annahme, den *kognizierenden Menschen als empirischen Konstruktionsort der gesellschaftlichen Konstruktion von Wirklichkeit* (vgl. Schmidt, 1992b) zu betrachten.

Vertreterinnen und Vertreter des *sozialkonstruktivistischen Diskurses* stützen ihre Annahmen dagegen eher mit Befunden aus Sozialpsychologie und Soziologie. Sie fokussieren nicht das einzelne Individuum und dessen Kognitionen, sondern gehen davon aus, daß unsere Erlebniswelt (und von einer anderen läßt sich kaum etwas sagen) das *Produkt sozialer Interaktionen* ist. „Social constructionism", so Gergens (1985a, S.266) Grundthese, die sich aber auf den gesamten sozialkonstruktivistischen Diskurs übertragen läßt, „*views discourse about the world not as a reflection or map of the world but as an artifact of communal interchange*". Von fundamentaler Bedeutung ist hier also nicht das Individuum, sondern die *Beziehung*. Auch der sozialkonstruktivistische Diskurs umfaßt verschiedene theoretische Ansätze; zu nennen sind hier vor allem

- der *Soziale Konstruktivismus* von Berger und Luckmann (1966/1990),
- das *Empirische Programm des Konstruktivismus* (vgl. Knorr-Cetina, 1989, 1991),
- der *Social Constructionism* (vgl. Gergen, 1985b, 1991; Shotter, 1993; Sampson, 1987) sowie
- der *Social Constructivism* (vgl. Harré, 1987; Averill, 1985; Greer, 1997).

Inzwischen liegen auch zahlreiche Ansätze vor, die die verschiedenen konstruktivistischen Theorien aufgreifen oder zu integrieren versuchen, so

- der *Instrumentelle Konstruktivismus* Luhmanns, der die Begrifflichkeiten Maturanas für die Soziologie nutzbar macht (vgl. z.B. Luhmann, 1984),
- der *Interaktionistische Konstruktivismus* (Reich, 1998a, 1998b),
- der *Bochumer Soziale Konstruktivismus* (Bochumer Arbeitsgruppe, 1988, 1990, 1992; Baecker, Borg-Laufs, Duda und Matthies, 1992) sowie
- der Ansatz der *Jenaer Forschungsgruppe Systemische Sozialpsychologie* (z.B. Frindte, 1991, 1995).

Bei der Vielzahl der soeben benannten konstruktivistischen Strömungen wird deutlich, daß es in der Tat ein verhängnisvoller Irrtum wäre, von *einer* konstruktivistischen Theorie auszugehen. Daher sind Hinweise auf die durchaus gegebene Widersprüchlichkeit verschiedener Annahmen (wie sie in umfassender Weise z.B. von Nüse, Groeben, Freitag und Schreier (1991) gemacht und argumentativ genutzt werden) zwar fruchtbar für den Diskurs, als *kritisches Gegenargument* (bzw. als Basis für zahlreiche Gegenargumente) dagegen wenig brauchbar. Ebenso fruchtlos wäre es, den „frühen" gegen den „späten" Wittgenstein argumentieren zu lassen.

Dennoch lassen sich Annahmen explizieren, die vermutlich von allen, die am konstruktivistischen Diskurs in prinzipiell zustimmender Weise teilnehmen, geteilt werden können. So rekonstruiert Frindte (1991, S.54-56) verschiedene gemeinsame Charakteristika der wissenschaftstheoretischen und methodologischen Implikationen des radikal- und sozialkonstruktivistischen Diskurses:

1. Radikaler Zweifel an den Vorgaben diverser Wissenschaftskonzeptionen, z.B.
   - Zweifel an materialistischen Widerspiegelungsannahmen,
   - Zweifel am objektiven Erkenntnisideal,
   - Zweifel an diversen Wahrheitskonzepten,
   - Zweifel an traditionellen Verfahren zur Überprüfung wissenschaftlicher Theorien.

2. Präferenz einer pluralistisch-liberalen Methodologie, d.h.
   - Präferenz eines Nützlichkeits- statt eines Wahrheitskriteriums,
   - Präferenz eines kritischen Theorienvergleichs statt ausschließlich datenbezogener Theorienprüfung.

So ähnlich die Schlußfolgerungen auch klingen, so unterschiedlich ist doch ihre Herleitung und argumentative Stützung. Ein Brennpunkt der Diskussion ist der Begriff des Sozialen, an dem sich *ein* fundamentaler Unterschied in der wissenschaftstheoretisch-logischen Herleitung deutlich machen läßt. Ist er für den Radikalen Konstruktivismus oft perspektivischer *Fluchtpunkt* jeder Ideenentwicklung, so ist er für den sozialkonstruktivistischen Argumentationszusammenhang der entscheidende *Ausgangspunkt*, hinter den sich nicht sinnvoll treten läßt (vgl. z.B. Rusch und Schmidt, 1994b).

Verschiedene konstruktivistische Autorinnen und Autoren haben sich zu dem Thema Ethik und Moral geäußert (einen Überblick geben Hungerige und Sabbouh, 1995). So unterschiedlich ihre Anmerkungen und Definitionen auch sein mögen, lassen sich doch gemeinsame Grundpositionen ausmachen. Auf diese soll im folgenden näher eingegangen werden.

1. Verzicht auf Letztbegründungen und Relativität der Werte. Da im konstruktivistischen Diskurs aus epistemologischen Gründen jeder Verweis auf *objektive* und *absolute* Entitäten sinnlos wird, stehen Begriffe wie *„Objektivität", „Wahrheit"* u.a. nicht mehr als Beurteilungskriterien für wissenschaftliche Theorien oder persönliche Wahrnehmungen bzw. Überzeugungen zur Verfügung. Dieser *Verzicht auf Letztbegründungen* betrifft auch den Bereich der moralischen Kommunikation, „gut" und „böse" wird zu einer Unterscheidung, deren konkrete Bedeutung immer wieder im sozialen Diskurs ausgehandelt wird und von Beobachtern (im Sinne Maturanas) zur Etikettierung bestimmter Verhaltensweisen und Einstellungen gebraucht wird. Legitimierende Verweise auf „Gott", eine „universelle Ethik", „Menschenrechte" oder ähnliche Größen können die eigene ethische Position nicht länger stützen – zumindest nicht in der Weise, daß sie als Basis einer absoluten Wahrheit oder Gewißheit herangezogen werden könnten.

Dies hat verschiedene Implikationen: Einerseits wird damit die immense humanitäre Bedeutung ethisch-normativer Prinzipien oder Systeme (wie z.B. das christliche Gebot der Nächstenliebe oder die Menschenrechtskonvention) nicht in Frage gestellt. Im Gegenteil: Gerade die Erkenntnis, daß es sich dabei jeweils um *historisch-soziale Konsensfindungen* handelt, läßt sie als fragile und daher prinzipiell schützenswerte Errungenschaften in das Bewußtsein treten. Andererseits werden dadurch aber auch unbezweifelbar scheinende ethische Prinzipien kritisier- und hinterfragbar. So ist eine umfassende gesellschaftliche Diskussion des „prinzipiellen Rechts auf Leben" angesichts der aktuellen Auseinandersetzung um Fragen der Abtreibung oder der aktiven Tötung schwerstbehinderter Neugeborener längst überfällig.

2. Prinzipielle Relativität der Werte. Der Verzicht auf Letztbegründungen hat als unmittelbare Konsequenz zur Folge, daß jegliche Normen und Werte *relativ* erscheinen. Von entscheidender Bedeutung ist dabei, in welcher Weise das Wort „relativ" gebraucht wird. Die simple Schlußfolgerung „nicht absolut, daher relativ" greift zu kurz. Wir stimmen der Ansicht zu, daß ethische Normen und Werte insofern relativ sind, als sie die historischen Produkte sozialer Konsensfindungen sind und wir ihnen keine absolute oder universelle Gültigkeit zumessen. Sie sind aber nicht *beliebig*. Aus einer *sozialkonstruktivistischen Perspektive* nicht, da die bereits gesellschaftlich explizit ausformulierten oder implizit wirkenden Normen und Werte die moralischen Ansichten und Handlungen des Einzelnen *präformieren*. Und aus einer *radikalkonstruktivistischen Perspektive* nicht, da das einzelne Individuum sich als Beobachter seiner selbst *entscheiden* kann, nach welchem Bezugssystem es moralisch kommunizieren will (vgl. Maturana, 1982).[23] Die Einsicht, daß moralische Positionen nicht mit Bezug auf absolute Werte letztbegründet werden können, bedeutet daher keineswegs, daß es nicht *gute Gründe* gäbe, bestimmte moralische Einstellungen und Handlungen zu präferieren, andere dagegen abzulehnen. Für diese kann durchaus vehement eingetreten werden – allerdings in dem Bewußtsein, daß es sich dabei um *persönliche Vorlieben* handelt. (In diesem Sinne haben wir auch Wittgensteins Ansicht, Ethik sei Ästhetik, als Motto dieser Arbeit vorangestellt.) Zur Beurteilung dieser Gründe kann daher nicht mehr auf das Kriterium der „Wahrheit" zurückgegriffen werden; statt dessen treten Kriterien wie „Nützlichkeit" oder „Plausibilität" in den Vordergrund (zu einer Kritik dieser Begriffe vgl. Nüse et al., 1991). Auch darüber läßt sich natürlich hervorragend streiten. Aber zumindest in einer Form, die verabsolutierende Wahrheits- und Geltungsansprüche einzelner Positionen zunehmend unwahrscheinlicher macht. Und dies halten wir für durchaus wünschenswert.

3. Notwendigkeiten der individuellen moralischen Positionsbestimmung. Der oft gebrachte kritische Einwand (z.B. Wendel, 1989, 1990; Nüse et al., 1991), der kon-

---

[23] Wir selber geben der radikalkonstruktivistischen Perspektive den Vorzug (und kommunizieren damit moralisch), da diese ein Menschenbild impliziert, das die prinzipielle Möglichkeit der reflektierten Selbstbeschreibung und Entscheidungsfindung gewährleistet, stimmen aber der sozialkonstruktivistischen Annahme zu, daß von dieser Möglichkeit im alltäglichen „Lebensstrom" eher selten Gebrauch gemacht wird.

struktivistische Standpunkt führe zu einem „Relativismus" und daher letztlich zur vollkommenen „Handlungs- und Entscheidungsunfähigkeit", ist schon deswegen unberechtigt, da wir stets moralisch kommunizieren und handeln. Ebenso wie wir nicht „nicht-kommunizieren" können (sensu Watzlawick), können wir uns nicht „nicht-verhalten". Dieses Verhalten ist aber stets von uns und anderen aus einem moralischen Blickwinkel beschreibbar. Eine „Handlungsunfähigkeit" ist daher schon deswegen undenkbar, da wir nicht anders können als handeln. Darüber hinaus führt der Verzicht auf Letztbegründungen und die Anerkennung moralischer Werte als persönliche Vorlieben unweigerlich zu der Notwendigkeit, *die eigene moralische Position aktiv selbst zu bestimmen.* Dabei können gesellschaftliche Richtlinien, Konventionen etc. eine wichtige Hilfe sein – die *eigene Entscheidung* nehmen sie uns aber nicht ab, weder auf der Ebene prinzipieller Einstellungen (z.B. „Wie stehe ich zu § 218?"), noch auf der Ebene konkreter Handlungen (z.B. „Soll ich abtreiben?").

4. Übernahme von Verantwortung. Vor diesem Hintergrund wird verständlich, weswegen das *„Prinzip Verantwortung"* im konstruktivistischen Diskurs einen so hohen Stellenwert einnimmt. Da jede Entscheidung letztlich *unsere* Entscheidung ist, kann niemand sonst zu ihrer Rechtfertigung herangezogen werden. Was heißt es aber genau, „Verantwortung zu übernehmen"? Zunächst gehen wir davon aus, daß niemand Verantwortung „hat" oder „nicht hat", sondern wir sie uns oder anderen *zuschreiben*. Schreiben wir sie anderen zu, schaffen wir dadurch einen Bereich, in dem konkrete Verhaltensweisen oder Einstellungen des anderen *moralisch kommunizierbar* werden, d.h. wir bereiten dadurch den Boden dafür, den anderen überhaupt zu hinterfragen, zu kritisieren, zu loben oder auch (im juristischen Sinn) sanktionieren zu können. Schreiben wir sie uns zu, räumen wir anderen diese Möglichkeit ein. (In diesem Sinne erzwingen Gesetze die Übernahme von Verantwortung durch die Formulierung bürgerlicher Pflichten, deren Einhaltung bzw. Verletzung dadurch überhaupt erst einklagbar bzw. sanktionierbar wird.) Um also überhaupt moralisch kommunizieren zu können, muß notwendigerweise Verantwortung zugeschrieben werden. Diese Verantwortungszuschreibung ist aber zunächst nicht mehr als ein rhetorischer Kunstgriff. Der Satz „Du bist verantwortlich dafür, daß ..." hat lediglich die Funktion, die Basis für eine anschließende *Bewertung* zu schaffen (also moralische Kommunikation zu ermöglichen). Zu einer Verantwortungsübernahme im ethischen Sinn kommt es erst dann, wenn der andere bereit ist, diese Zuschreibung auch zu *akzeptieren*. Es scheint uns daher in diesem Zusammenhang notwendig, zwischen „Verantwortungszuschreibung" und „Verantwortungsakzeptanz" zu differenzieren. Denn nur, wenn die mir oder anderen zugeschriebene Verantwortung auch von mir oder anderen *akzeptiert* wird, kann sinnvoll von einer Übernahme von Verantwortung gesprochen werden. Diese Unterscheidung ist vor allem deswegen von Relevanz, da als Themen moralischer Kommunikation sowohl bestimmte *Entscheidungen*, als auch deren (intendierte oder unbeabsichtigte) *Folgen* möglich sind. Dies soll aber im folgenden nicht mehr abstrakt diskutiert, sondern weiter unten anhand von Beispielen aus der therapeutischen Praxis illustriert werden. Festzuhalten ist, daß wir unter „Verantwortungsübernahme" die prinzipielle Bereitschaft verstehen, sich moralischer Kommunikation in all ihren Spielarten bewußt zu stellen.

5. Reflexion und Rekursivität. Wie bereits im 2. Kapitel ausgeführt, betrachtet Luhmann es als Aufgabe der Ethik, im Sinne einer Reflexionstheorie der Moral zu moralischer Kommunikation Stellung zu nehmen (vgl. Luhmann, 1990, S.37). Auch in den übrigen konstruktivistischen Ansätzen wird die Möglichkeit und Notwendigkeit der Reflexion betont. Für Maturana (als Vertreter des radikalkonstruktivistischen Diskurses) ergibt sich diese Notwendigkeit aus der Annahme, daß wir als Beobachter immer nur mit *Beschreibungen* operieren (und nicht mit Abbildungen der „realen" Welt) und diese prinzipiell hinterfragen sollten. Möglich wird dies dadurch, daß sich diese Beschreibungen wiederum beschreiben lassen, so daß wir von dieser Meta-Ebene kritisch zu den „Beschreibungen erster Ordnung" Stellung nehmen können (vgl. Maturana, 1982). Für Gergen (als Vertreter des sozialkonstruktivistischen Diskurses) führt die zunehmende „Besetzung des Ichs" (vgl. Gergen, 1996) durch Einstellungen, Wertvorstellungen, Ideologien und Lebensweisen anderer zu einem kritischen Potential: „Indem das Spektrum theoretischer Einsichtsmöglichkeiten (...) ausgeweitet wird, erweitern sich auch die symbolischen Ressourcen der Kultur als ganzes" (Gergen, 1991, S.148). Wie bereits bei der Darstellung des *reflexiven Ethikdiskurses* erwähnt (vgl. Kap. 2), lassen sich konstruktivistische Ethikansätze durch eine *theorieimmanente Rekursivität* und *Zirkularität* charakterisieren, die auch den ethischen Ansatz selbst zum Gegenstand der Reflexion macht. Damit wird Ethik nicht nur zu einer Reflexionstheorie der Moral, sondern stellt auch die Mittel zur Verfügung, sich selbst kritisch zu hinterfragen. Konstruktivistisch-ethische Denkmodelle dienen also nicht nur als Instrumente der Reflexion, sondern stellen sich auch (durch ihre rekursive und zirkuläre Struktur) selbst einer kritischen „moralischen Kommunikation" – und übernehmen damit in diesem (metaphorischen) Sinn Verantwortung. Auf zwei dieser Modelle werden wir weiter unten eingehen.

Was für Konsequenzen lassen sich nun aus diesen Überlegungen für die therapeutische Praxis ableiten?

Erstens: Keine Ethikkommission wird je Richtlinien erlassen, die uns von der Notwendigkeit einer individuellen moralischen Positionsbestimmung befreien wird. Zunächst aus prinzipiellen Erwägungen nicht. Ethische Rahmenrichtlinien sind soziale Erfindungen, historisch gewachsen und deswegen stetigem Wandel unterworfen.[24] So wertvoll sie für eine erste Orientierung sind, den eigenen Entscheidungsprozeß können sie nur begleitend unterstützen. Darüber hinaus muß jeder normative Aspekt auf mindestens zwei Ebenen *kognitiv bewertet* werden. So ist ein Appell wie „Sei Anwalt der Kinder!" (vgl. Glenn, 1980) zunächst auf einer *allgemeinen Ebene* daraufhin zu beurteilen, ob ihm prinzipiell zugestimmt werden kann. Auf einer *konkreten Ebene* muß dann überprüft werden, was dies genau bedeutet. Welche therapeutische Haltung muß ich einnehmen, welches Verhalten zeigen, um „Anwalt der Kinder" zu sein? Spätestens an dieser Stelle helfen ethische Rahmenrichtlinien oft nicht weiter. Dennoch ist uns wichtig zu betonen, daß wir diese keineswegs gering schätzen. Im Gegenteil: Die (kommissionsinterne und -externe) Diskussion dieser

---

[24] Dieser Wandel wird besonders an der Geschichte des juristischen Schutzes von Kindern und Jugendlichen deutlich (vgl. Kap. 6).

Richtlinien ist ethische Reflexion par excellence, und ihre Etablierung innerhalb des Therapiesystems bietet einen zumindest teilweisen Schutz, für Klienten ebenso wie für TherapeutInnen. Wir bezweifeln lediglich, daß ein Blick in die APA-Richtlinien in bezug auf ethische Dilemmata des therapeutischen Alltags eine große Hilfe sein wird, nicht zuletzt auch wegen ihrer (vielleicht unvermeidbaren?) Praxisferne. Hier sehen wir die Notwendigkeit, ethische Reflexion stärker als bisher in die psychotherapeutische Weiterbildung einzubeziehen. Ein Wochenendseminar reicht dafür ebensowenig wie die bloße Lektüre ethischer Rahmenrichtlinien (vgl. Kap. 5).

Zweitens: Die Betrachtung von Moral als spezifische Form der Kommunikation lenkt die Aufmerksamkeit auf moralische Kommunikationsformen in der Therapie. Therapie ist zum Großteil *Kommunikation,* sowohl Klient als auch Therapeut *kommunizieren moralisch.* Wir betrachten es als wichtige Aufgabe einer therapeutischen Ethik, diese moralische Kommunikation kritisch zu beobachten und zu hinterfragen, sich ihrer Formen und Konsequenzen bewußt zu werden. Im nächsten Kapitel werden wir darauf näher eingehen.

Drittens: Die Differenzierung zwischen *Zuschreibung* und *Akzeptanz* von Verantwortung wirft verschiedene für die therapeutische Praxis relevante Fragen auf und macht therapeutische Konfliktsituationen beschreibbar. So stellt sich für die Therapeutin bzw. den Therapeuten zunächst die Frage, für welche Aspekte des therapeutischen Prozesses sie bereit sind, *sich Verantwortung zuzuschreiben.* Kanfer, Reinecker und Schmelzer (1996) versuchen diese Frage in der ersten Phase ihres siebenstufigen Therapieprozeßmodells (vgl. Borg-Laufs und Hungerige, in diesem Band) durch die Einführung einer explizit vorgenommenen *Rollenstrukturierung* zu beantworten. Demnach übernimmt der Therapeut die Rolle des „professionellen Helfers", ist verantwortlich für die optimale Gestaltung des therapeutischen Prozesses und stellt sein störungsspezifisches Wissen zur Verfügung (z.B. bei der Auswahl geeigneter Interventionsmethoden), enthält sich aber aller normativer Vorgaben. Er übernimmt die Verantwortung für die Realisierung eines Therapieangebotes, das möglichst „passend" auf den Klienten zugeschnitten sein sollte, nicht aber für die Art und Weise, wie der Klient dieses Angebot nutzt.

Desweiteren stellt sich die Frage, wofür der Therapeut Verantwortung *vom Klienten zugeschrieben bekommt* und inwieweit er diese Zuschreibung zu *akzeptieren* bereit ist. Eltern, die ihre Kinder quasi zur Reparatur abgeben und vom Therapeuten erwarten, diese „funktionsfähig" zurück zu bekommen, schreiben dem Therapeuten eine Verantwortung zu, die dieser nicht akzeptieren kann. Andererseits ist die Erwartung des Klienten, mit empirisch bewährten Verfahren bei der Problemlösung unterstützt zu werden, eine durchaus berechtigte Zuschreibung von Verantwortung (vgl. dazu auch Paetsch und Birkhan, 1987).

Und schließlich ist die Frage zu beantworten, in welchem Ausmaß der Therapeut bzw. die Therapeutin bereit ist, sich nicht nur für die *getroffene Entscheidung* Verantwortung zuzuschreiben, sondern auch für deren (vielleicht unbeabsichtigte) *Konsequenzen.* Die Beantwortung dieser Frage wird immer Anlaß zu heftigen Kontroversen sein und kann (wenn überhaupt) nur individuell für den Einzelfall entschieden werden. Prinzipiell gehen wir davon aus, daß die Therapeutin bzw. der Therapeut die möglichen Konsequenzen *mitbedenken* sollte. Dennoch ist jede Entscheidung mit einem *Risiko* behaftet. Denn erstens lassen sich unmöglich alle möglichen Folgen einer Entscheidung absehen. Und zweitens sind das Verhalten oder die Reaktionen des Klienten ohnehin nicht vollständig vorhersehbar. Zwar lassen sich aufgrund gemachter Erfahrungen, der Kenntnis bestimmter Verhaltensgewohnheiten und empirischer Untersuchungen Vorhersagen mit einer gewissen *Wahrscheinlichkeit* interpolieren, stets bleibt aber ein gewisser *„Möglichkeitsraum"* potentieller Reaktionen, in dem die tatsächliche Reaktion nur *eine* von vielen ist. Wir operieren also (sowohl im Alltag als auch in der Therapie) auf der Basis einer „Philosophie des Als-ob" (Vaihinger), indem wir anderen permanent als wahrscheinlich angesehene Reaktionen unterstellen. Auf den therapeutischen Kontext übertragen bedeutet dies, daß der Therapeut insofern verantwortlich ist, als er bereit sein muß, sich sowohl für die getroffene ethische Entscheidung als auch für deren (beabsichtigte oder unbeabsichtigte) Folgen zu *rechtfertigen*, d.h. sich moralischer Kommunikation auszusetzen und sich deren Konsequenzen (z.B. Störungen der therapeutischen Beziehung, Therapieabbruch durch den Klienten oder aber auch juristischer Maßnahmen) zu stellen. Es bedeutet aber *nicht*, das Problem für den Klienten zu lösen oder sich dafür verantwortlich zu fühlen, wie der Klient das therapeutische Angebot konkret umsetzt und nutzt. Was der Klient aus einer therapeutischen Interaktion *macht*, d.h. was er dazu denkt und fühlt, in welchem Ausmaß er sie zu nutzen versteht und welche Konsequenzen er daraus für sich ableitet, liegt nicht im Verantwortungsbereich des Therapeuten. Dieser kann sich nur bemühen, die Wahrscheinlichkeit zielführender und lösungsorientierter Gedanken, Emotionen und Handlungen aufgrund seines Wissens und seiner Erfahrung zu erhöhen.

Die Metapher der „Verantwortungsbereiche" ist allerdings dann von besonderer ethischer Brisanz, wenn therapeutische Entscheidungen z.B. die *Wahrscheinlichkeit einer körperlichen Schädigung* des Klienten erhöhen. Als Beispiel kann das eingangs erwähnte 14jährige Mädchen dienen (vgl. Dilemma 1 in Kap. 7), das während der Therapie von einem geplanten Vorhaben berichtet, bei dem offensichtlich ist, daß die Eltern dazu ihre Zustimmung nicht gegeben haben. Angenommen, das Mädchen berichtet, am Wochenende ohne Erlaubnis zu den entfernt wohnenden Großeltern fahren zu wollen. Oder, um es noch drastischer zu machen, es berichtet, von zu Hause weglaufen zu wollen. In diesem Fall gilt es abzuwägen, ob der *therapeutischen Schweigepflicht* oberste Priorität einzuräumen ist (auf die Gefahr hin, daß das Mädchen tatsächlich von zu Hause wegläuft und evtl. zu Schaden kommt) oder ob der *Schutz des Kindes* in diesem Fall relevanter ist (auf die Gefahr hin, das Vertrauen des Mädchens zu verlieren). Die Einhaltung der Schweigepflicht gilt allgemein als grundlegendes ethisches Prinzip jeder Therapie. Aber auch in diesem Fall? Gibt es Bedingungen, unter denen eine *Verletzung* der Schweigepflicht notwendig wird? Was wäre, wenn das Mädchen 17 Jahre alt wäre? Oder neun?

An diesem Beispiel wird deutlich, daß allgemeine ethische Prinzipien wie Schweigepflicht oder „Schutz des Kindes" keineswegs ausreichen, um zu einer konkreten therapeutischen Entscheidung zu gelangen. Hinzukommen muß eine *individuelle Stellungnahme* der Therapeutin/des Therapeuten. In diesem Sinn schreiben Kanfer und Mitarbeiter: „Für den jeweiligen Therapeuten ist neben der Orientierung an berufsständisch-ethischen Vorschriften (...) und rechtlich-normativen Richtlinien (...) auch die Entwicklung einer *persönlichen* Ethik von Bedeutung. Für eine verantwortungsvoll betriebene angewandte Wissenschaft sollten u.E. solche Faktoren ebensoviel Gewicht haben wie rein fachwissenschaftliche Kriterien" (Kanfer et al., 1996, S.296). Die in Kapitel 7 angeführten Dilemmata sollen Anlaß sein, diesen Entscheidungsprozeß exemplarisch an einigen Beispielen durchzuspielen.

Viertens: Der konstruktivistische Ethikdiskurs stellt theoretische Denkmodelle zur Verfügung, die dabei helfen, therapeutisch-ethische Entscheidungen zu reflektieren, z.B. das *Mehrebenenmodell einer systemischen Ethik* nach Krüll (1987, 1991a) oder aber eine *therapeutische Haltung* einzunehmen, die ethische Aspekte bereits impliziert, z.B. die *Ethik der Kommunikationskonstruktionen* nach Krippendorff (1989a, 1989b) oder die *„implizite Ethik"* Heinz von Foersters (von Foerster, 1993; zur Kritik vgl. Pfeifer-Schaupp, 1996). Die Ansätze von Krüll und von Foerster wollen wir im folgenden bezüglich ihrer Implikationen für die Psychotherapie darstellen (vgl. auch Hungerige und Sabbouh, 1995).

Das Mehrebenenmodell einer systemischen Ethik nach Krüll

Ausgehend von den Arbeiten Batesons (1985) und Maturanas (1987) entwirft Krüll ein rekursives Mehrebenenmodell der ethischen Reflexion, das sich auch auf den therapeutischen Prozeß übertragen läßt. Durch die Einführung vier aufeinander bezogener Reflexionsebenen gelingt es ihr, verschiedene „Stufen" der therapeutisch-ethischen Reflexion zu unterscheiden und in einen zyklischen Prozeß zu integrieren (vgl. Abb. 2).

Auf der *Objekt-* oder *Nullebene* (vgl. Abb. 2a) sind jene unser alltägliches und therapeutisches Handeln unmittelbar beeinflussenden und steuernden Wertmaßstäbe angesiedelt, die zwar inter- und intrakulturell stark variieren können, im konkreten Handeln aber nicht weiter hinterfragt, sondern wie selbstverständlich als einzig mögliche angewendet werden. Hierzu gehören im therapeutischen Kontext z.B. die während der Ausbildung übernommenen und internalisierten Einstellungen bezüglich der therapeutischen Rollenverteilung (keine privaten Kontakte, keine persönlichen Auskünfte etc.). Diese werden auf der Nullebene jedoch *nicht reflektiert*, sondern (zunächst) *unkritisch gelebt*. Wird diese zumeist unbewußte Regulation sozialer Verhaltensweisen unterbrochen oder gestört („Kommen sie doch zur Kommunion meines Sohnes!"), können von einer *Ebene 1* die Einstellungen und Wertmaßstäbe der Null-Ebene betrachtet und kritisch hinterfragt werden. Auf Ebene 1 ist die Einsicht anzusiedeln, „daß alle Ethiken Kriteriensysteme zur Bewertung und Legitimation von Verhalten sind" (Krüll, 1987, S.251). Hier kann nach dem Code gut/ schlecht beurteilt werden, ob ein Besuch bei der Familie anläßlich der Kommunion des Sohnes der therapeutischen Beziehung eher schadet oder nutzt. Der *Code selbst* wird jedoch nicht weiter beurteilt, sondern allenfalls durch den diffusen Rückgriff auf die in der Ausbildung gehörte oder in der Literatur gelesene Meinung, das therapeutische Setting verbiete private Kontakte, legitimiert. So formulieren z.B. Kanfer et al. (1996) als Frage zur Überprüfung des adäquaten Aufbaus einer Therapeut-Klient-Beziehung: „Gelingt es dem Therapeuten, seine spezielle Rolle des ‚professionellen Helfers' mit ihren Abweichungen von alltäglichen Freundschafts- oder Arzt-Patient-Beziehungen deutlich zu machen?" (Kanfer et al., 1996, S.165) und warnen davor, „keinesfalls die Grenzen zu sozialen Alltagsbeziehungen zu verwischen" (ebd., S.159).

Abbildung 2: *Mehrebenenmodell einer systemischen Ethik nach Krüll (1987)*

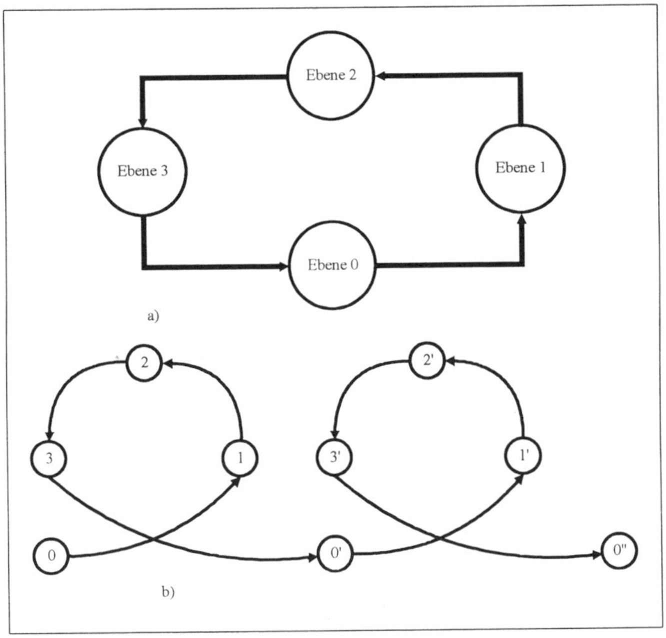

Auf Ebene 1 wird also ein therapeutisch-ethisches Prinzip nicht nur einfach *gelebt*, sondern *bewußt angewendet*, ohne allerdings weiter hinterfragt zu werden. Dies ist erst auf *Ebene 2* möglich, auf der die von Kanfer und Mitarbeitern formulierte Meinung eben auch als eine solche *erkannt* wird. Hier ist dann auch die Überlegung möglich, daß es Umstände gibt, die einen persönlichen Kontakt therapeutisch sinnvoll machen, z.B. um das häusliche Umfeld des Kindes besser kennenzulernen. Das von Kanfer et al. vertretene Prinzip ist also (wenn auch höchst sinnvoll) nicht *immer* anzuwenden. Ebenso kann auf dieser Ebene auch die kritische Reflexion ethischer Rahmenrichtlinien erfolgen, um zu überprüfen, ob sie für einen konkreten Fall anzuwenden sind (vgl. das erwähnte Beispiel der prinzipiellen Schweigepflicht). Diese Kritik eines „Objektivitätsanspruchs" oder einer „Verabsolutierung" ethischer Prinzipien, die auf Ebene 2 möglich wird, basiert nun nach Krüll ihrerseits auf inhaltlichen Prämissen, „die selbst eine Ethik implizieren" (Krüll, 1987, S. 252). Sie unterscheidet deswegen eine weitere *Ebene 3*, die besagt: „Der Satz ‚Es gibt keine absolute Ethik' ist selber nicht absolut zu setzen. Er basiert auf einer konkreten Ethik der Ebene 0" (Krüll, 1987, S. 252).

Der Zirkel wird also dadurch geschlossen, daß die Behauptung, eine Verabsolutierung einer Ethik sei nie gerechtfertigt (da stets individuell bzw. kulturspezifisch)[25], selbst wiederum durch konkrete Wertungen der Null-Ebene getragen wird,

---

25 Vgl. dazu auch Schiepek (1988, S. 75): „In keinem Fall läßt sich eine Verabsolutisierung konstruktivistischer Positionen rechtfertigen. Sie geben nicht vor, wie Wirklichkeit oder das Konstruieren von Wirklichkeit zu konstruieren sei. Daher beinhalten sie im Gegenteil eine liberale Haltung auch nicht-konstruktivistischen Positionen gegenüber (...)."

d. h. von der Überzeugung, daß Ethiken mit Absolutheitsanspruch „falsch" sind. Wie so oft im konstruktivistischen Denken scheint sich hier ein unendlicher Regreß anzukündigen, da „die Reflexion über die Prämissen meines Reflektierens von eben diesen Prämissen ausgehen muß" (ebd., S.252). Diese sich anbahnende Rekursionsschleife braucht jedoch nicht, wie Knorr-Cetina (1989, S.93) vorschlägt, „umarmt" zu werden, sondern wird von Krüll zumindest auf der Handlungsebene durch die Einbeziehung der Zeitdimension verhindert (vgl. Abb. 2b). Denn die „Bewertung und Begründung meines Verhaltens zu einem Zeitpunkt t ist (...) nicht identisch mit der zum Zeitpunkt t'. Da ich in dem Zeitintervall Erfahrungen gemacht habe, die meine Wertungen (Ebene 0) in irgendeiner Weise auf die Probe gestellt haben, haben sich diese Wertungen entweder gefestigt oder auch abgeschwächt, in jedem Fall sind sie, wenn auch vielleicht nur minimal, verändert worden. Ich komme nie mehr zur Ebene 0 zurück, sondern zu einer Ebene 0'" (Krüll, 1987, S.252-253), von der sodann die Ebenen 1', 2' und 3' durchlaufen werden und so fort.[26]

Dieser systemischer Ansatz impliziert eine ethische Haltung, „die den Mut zur permanenten Reflexion der eigenen Prämissen beinhaltet" (Krüll, 1987, S.255), auch für die therapeutische Praxis.

Die implizite Ethik Heinz von Foersters

Von Foerster (1993) versucht (ebenso wie auch Krippendorff, 1989a; 1989b), Ethik bereits auf der Ebene der Kommunikation zu verankern. Er beruft sich dabei auf Wittgenstein, der behauptet: „Es ist klar, daß sich die Ethik nicht aussprechen läßt" (Wittgenstein, 1922/1989, S.83). Wenn Ethik aber nicht aussprechbar ist, sollte so kommuniziert werden, daß die Ethik bereits *in den Wörtern liegt*. Sie kann und muß nicht ausgesprochen werden, sie ist *implizit*:

„Ich meine, wir müssen in jedem Gesprächsbereich, ob in den Wissenschaften, in der Philosophie, in der Psychotherapie, ja sogar in der Politik, unsere Sprache so gebrauchen können, daß sie einer impliziten Ethik gehorcht, daß sie also nicht zu einer Sprache degeneriert, mit der man Moral lediglich predigt" (von Foerster, 1993, S.353).

Um die Bedeutung der „impliziten Ethik" für die Psychotherapie zu veranschaulichen, kann als Beispiel auf die *Klinische Diagnostik* zurückgegriffen werden. Seit langem wird über die Bedeutung von Diagnosen für die Therapie kontrovers diskutiert. Zum einen wird die Ansicht vertreten, daß Diagnosen (im Sinne des DSM-IV oder der ICD-10) im therapeutischen Prozeß eine wichtige Funktion haben: Sie aktivieren störungsspezifisches Wissen beim Therapeuten, geben entscheidende Hinweise für die Therapieplanung und erleichtern darüber hinaus den kollegialen Austausch. Zum anderen wird die Störungsdiagnostik häufig kritisiert, da sie den Klienten stigmatisiert und ihm „pathologische Eigenschaften" zuschreibt, die den Veränderungsprozeß eher hemmen als fördern: „Diagnostik beschneidet die Möglichkeiten der therapeutischen Transformation radikal" (Gergen, Hoffman & Anderson, 1997, S.234). Diese Beschneidung therapeutischer Transformationen wird u.a. auch daran deutlich, daß im Rahmen der ICD-Diagnostik nicht ein *System* (also z.B. eine Fami-

---

[26] Krüll (1987) konkretisiert diesen spiralförmigen Verlauf anhand eines Beispiels aus ihrer eigenen politischen Praxis als Feministin.

lie), sondern ein sog. *Indexpatient* diagnostiziert wird. „Störungen" sind aber immer nur innerhalb eines *sozialen Beziehungsgefüges* denkbar, sie können isoliert nicht sinnvoll gedeutet werden (Gergen et al., 1997; Wiesner & Willutzki, 1992). Darüber hinaus suggerieren Diagnosen eine unausweichliche Behandlungsbedürftigkeit. Auch im Bereich der Kinder- und Jugendlichenpsychotherapie läßt sich eine Tendenz zur frühzeitigen „Pathologisierung der Kindheit" feststellen (z.B. Wambach, 1981; Lange, 1996; vgl. dazu auch Schnuller, in diesem Band). Gergen, Hoffman und Anderson kritisieren in diesem Zusammenhang: „In diesem Sinne dient die Entwicklung und Verbreitung der Terminologie durch einen Berufsstand dazu, eine Gesamtheit von Menschen zu schaffen, die die Hilfe dieser Experten braucht" (Gergen et al., 1997, S.225).

Aus Sicht dieser (systemisch-konstruktivistischen) Kritikerinnen und Kritiker impliziert die ICD-Diagnostik einerseits „den Glauben daran, daß man in der Absicht, einem Leiden abzuhelfen, es beschreiben und benennen können muß" (ebd., S.225), andererseits die Überzeugung, „daß das zu untersuchende Objekt ebenso wie die untersuchende Methode auf stabilen Annahmen basiert" (ebd., S.227). Beide Implikationen scheinen bei genauerer Betrachtung fragwürdig (vgl. auch Hoffman, 1988; Tomm, 1989; Ludewig, 1987, 1988). Allerdings kritisiert Spitczok von Brisinski (1999), ebenfalls aus einer systemischen Sichtweise, daß „systemische Autoren in ihren Publikationen von medizinischen Krankheitsmodellen ein stereotypes, antiquiertes Bild [erzeugen]" (Spitczok von Brisinski, 1999, S.43). Seine „Anleitung zum Unglücklichsein mit psychiatrischen Klassifikationen" (ebd., S.44) ist eine überraschende „Verstörung" liebgewordener (systemischer) Überzeugungen.

Auch aus verhaltenstherapeutischer Sicht wurde die klassisch-taxonomische Störungsdiagnostik, die vor allem einem medizinischen Krankheitsmodell verpflichtet ist, vielfach in Frage gestellt. So kritisieren Kanfer, Reinecker und Schmelzer (1996) vor allem das diesem Ansatz zugrundeliegende „Eigenschaftskonzept", die unzureichende Objektivität, Reliabilität und Validität der Diagnosen (vgl. schon Beck et al., 1962), den häufig geringen Zusammenhang zwischen diagnostischem Etikett und anschließenden Interventionsmaßnahmen sowie die „unerwünschten Etikettierungseffekte" (Kanfer et al., 1996, S.97) dieses diagnostischen Vorgehens (Förderung von Passivität, Reduktion von Eigenverantwortung, Stigmatisierung des Klienten etc.).[27]

Was aber ist die Alternative? Ludewig (1987, 1988) plädiert dafür, auf Diagnosen ganz zu verzichten. Statt dessen schlägt er vor, sich dem Prozeß des therapeutischen Systems „auszuliefern" (Ludewig, 1988, S.126) und dem Klienten „auf dem gemeinsam zu zeichnenden Weg zu folgen" (Wiesner und Willutzki, 1992, S.344). Gergen, Hoffman & Anderson (1997) favorisieren eher *Beziehungsdiagnosen* im Rahmen einer *relationalen Diagnostik* und verweisen in diesem Zusammenhang u.a. auf Tomm (1991), diskutieren aber auch diese kritisch. Für sie ist die Bedeutung einer Diagnose gleichbedeutend mit dem Nutzen für den Klienten. Im Rahmen eines narrativen Ansatzes (vgl. White und Epston, 1998), in dem Psychotherapie vor allem als *Sprachkunst* gesehen wird, sprechen sie allerdings lieber von „narrativem Verstehen" als von gestellten „Diagnosen". Wiesner und Willutzki (1992) stellen

---

[27] Zur Kritik dieser Kritik vgl. Gove und Fain (1973).

eine weitere Betrachtungsweise vor. Sie verstehen Diagnostik vor allem als *unterscheidende Beurteilung*. Da sich in diesem Sinn nicht „nicht diagnostizieren" läßt, schlagen sie vor, „die gesamte therapeutische Tätigkeit (auch) als diagnostische Tätigkeit zu konstruieren" (ebd., S. 347)[28] und thematisieren in diesem Zusammenhang die Frage nach der *Qualität* der vom Therapeuten bzw. von der Therapeutin getroffenen Unterscheidungen. Und auch Kanfer, Reinecker und Schmelzer (1996) stellen der klassisch-taxonomischen Diagnostik eine funktionale „verhaltenstheoretische" Diagnostik gegenüber, die u.a. berücksichtigt, daß sich die Bestimmung eines Problembereichs im zeitlichen Verlauf dynamisch ändert und sich auf alle Komponenten eines betroffenen Systems beziehen muß (vgl. hierzu Tabelle 8 in Kanfer et al., 1996, S. 106).

Diese kurz referierten Ansichten zur Bedeutung der Störungsdiagnostik im Therapieprozeß sollen vor allem deutlich machen, wie unterschiedlich Diagnosen *gebraucht* werden können. Dieser Gedanke führt uns zu dem Konzept der „impliziten Ethik" Heinz von Foersters zurück. Nicht die Wahl einer bestimmten Auffassung von Diagnostik impliziert den ethischen Aspekt, sondern *der Umgang damit*. Diagnosen sollten sprachlich so verwendet werden, daß die oben genannten Probleme nach Möglichkeit vermieden werden. Auf der Basis dieser Überlegung resümiert auch Spitczok von Brisinski (1999):

„Wenn man (...) die in DSM, ICD und MAS aufgeführten Beschreibungen psychischer Störungen nicht als linear-kausale, statische und objektive ‚Tatsachen' versteht, sondern als Sammlung von Anregungen zur Hypothesenbildung bezüglich aktueller Systemkonstellationen, wird es unter Anwendung konstruktivistischer, systemischer und ressourcenorientierter Betrachtungsweisen möglich, psychiatrische Klassifikationen als Ideenlieferanten für Handlungsspielraum-erweiternde Interventionen auch in der systemischen Therapie zu nutzen" (Spitczok von Brisinski, 1999, S. 43).

Dies scheint uns eine viel größere Herausforderung zu sein, als die bloße Entscheidung für oder gegen diagnostische Taxonomien.

4. Moralische Kommunikation, Ethik und Autonomie in der Psychotherapie

Menschen kommunizieren moralisch, sie können nicht anders. Akzeptiert man diesen Gedanken, stellt sich die interessante Frage, inwieweit und mit welchen Zielen dies auch in der Therapie geschieht. Bei welchen Gelegenheiten und auf welche Weise geben TherapeutInnen Hinweise auf „Achtung" oder „Mißachtung" des Klienten? Und umgekehrt: Wann und wie kommunizieren diese moralisch? Diese Fragen bezüglich der eigenen therapeutischen Praxis zu stellen, betrachten wir als wichtigen Bestandteil therapeutisch-ethischer Reflexion.

---

[28] „Dieselbe Tätigkeit kann zugleich auch anders konstruiert werden, etwa als Intervention: Bereits die Problemdefinition (...) im therapeutischen Gespräch beinhaltet oft die Chance einer Problemveränderung (...)" (Wiesner und Willutzki, 1992, S. 347).

Einige Beispiele sollen dies erläutern: In den meisten psychotherapeutischen Schulen ist es üblich, dem Klienten zum Abschluß der Stunde eine Hausaufgabe mit auf den Weg zu geben (oder diese gemeinsam mit dem Klienten zu erarbeiten). Dies kann eine Übung, Verhaltensbeobachtung, Protokollierung oder ähnliches sein. Sie soll dem Klienten dabei helfen, neue Verhaltensweisen auszuprobieren und ihre Konsequenzen zu erfahren, appelliert somit an die Eigenständigkeit, Selbstkontrolle und Verantwortung des Klienten im Sinne der therapeutischen Rollenstrukturierung. Übernimmt dieser die so zugeschriebene Verantwortung, ist eine Voraussetzung dafür gegeben, die Therapie erfolgreich abschließen zu können. Was aber passiert, wenn dieser die Verantwortungszuschreibung nicht akzeptiert? Zunächst wird i.d.R. auf die Bedeutsamkeit dieser Übungen für das Erreichen der gemeinsam vereinbarten Therapieziele hingewiesen und versucht, mögliche Hinderungsgründe für die Durchführung (Verständnisprobleme, ungünstige familiäre Konstellationen, mangelnde Überzeugung etc.) zu erkennen und zu beseitigen. Bleibt dies fruchtlos, verstärkt der Therapeut zumeist seine Bemühungen (sofern er sich nicht entschließt, paradox zu intervenieren), versucht die Beziehung zum Klienten zu verändern, erklärt erneut das Therapierational oder stellt geringere Anforderungen bezüglich weiterer Hausaufgaben. Bleibt der Erfolg weiterhin aus, kann er sich dazu entschließen, die Therapie zu beenden, ein deutlicher Hinweis auf „Mißachtung" des Klienten in der von Luhmann verwendeten Bedeutung des Wortes.[29] Aus einer ethischen Perspektive findet hier moralische Kommunikation statt. Und dies nicht erst zum Zeitpunkt der Thematisierung eines möglichen Therapieabbruchs. Bereits die therapeutische Rollenstrukturierung impliziert einen moralischen Appell: „Ändere dich so, daß die therapeutischen Ziele erreicht werden! Erwünscht (d.h. „geachtet") ist jede zielführende Änderung, unerwünscht („mißachtet") jede, die sich von den vereinbarten Zielen entfernt. Ebenso kommuniziert jedoch auch der Klient moralisch. Bereits in der Formulierung seines Anliegens können moralische Appelle impliziert sein: „Löse mein Problem!", „Ändere mein Kind!" oder ähnliches. Zu Beginn der Therapie getroffene Vereinbarungen (Klärung der Rollen, „Offenheitsregel" nach Schindler et al., 1980) bieten zwar eine Orientierung für den Umgang mit moralischer Kommunikation, verhindern können sie diese jedoch nicht („Meine Eltern dürfen das aber nicht wissen!").

Moralische Kommunikation erfüllt im wesentlichen drei Funktionen: Sie ist *sanktionierend*, also billigend oder ablehnend in bezug auf konkrete Einstellungen, Meinungen, Emotionen oder Verhaltensweisen. Sie ist *normativ* in dem Sinne, als sie die Ansichten und Erwartungen des moralisch Kommunizierenden als allgemein

---

[29] Eine andere Möglichkeit wäre, die Rolle des Klienten neu zu definieren: So unterscheidet die Arbeitsgruppe um Steve de Shazer am *Brief Family Therapy Center* in Milwaukee zwischen Besuchern (Visitors), Klienten (Clients) und Kunden (Customers). „Kunden" haben ein Anliegen sowie den Wunsch, aktiv etwas zur Linderung ihrer Beschwerden zu tun; „Klienten" dagegen haben zwar ebenfalls ein Anliegen, verhalten sich aber bei der Bewältigung ihrer Probleme eher passiv. „Besucher" werden dagegen geschickt, ohne einen eigenen Änderungswunsch zu haben (vgl. Weiss und Haertel-Weiss, 1991). Die Person aus unserem Beispiel würde in dieser Begriffsunterscheidung ebenfalls „Klient" genannt – allerdings in einer eingeschränkteren Bedeutung des Wortes.

gültig fest zuschreiben und deren Akzeptanz und Berücksichtigung durchzusetzen versucht. Und sie ist *appellativ,* da sie den Kommunikationspartner auf eine bestimmte Handlung hin orientieren soll. Dabei können diese Funktionen sowohl auf vergangene als auch auf gegenwärtige oder zukünftige Aspekte bezogen sein. Alle drei Funktionen sind für die therapeutische Kommunikation von Belang. So können sich Klienten lobend oder kritisch zum bisherigen Verlauf der Therapie äußern, normativ mit einer bestimmten Erwartungshaltung an den Therapeuten/die Therapeutin herantreten („Mein Kind muß sich ändern; ich habe schon alles versucht!") oder deutlich signalisieren, was der Therapeut besonders beachten soll („Es muß sich schnell etwas ändern!"). Reziprok gilt Entsprechendes natürlich auch für den Therapeuten.

Diese Funktionen sind in der therapeutischen Kommunikation nicht getrennt zu betrachten; eine einzelne Äußerung kann alle Aspekte implizieren. Darüber hinaus ist moralische Kommunikation nur selten dyadisch, i.d.R. sind daran mehr als zwei Personen beteiligt. Abbildung 3 zeigt in schematischer Form einen Ausschnitt aus diesem Netzwerk moralischer Interaktionen.

Abbildung 3: *Schematische Darstellung des Netzwerks moralischer Kommunikation in der Kinder- und Jugendlichenpsychotherapie*

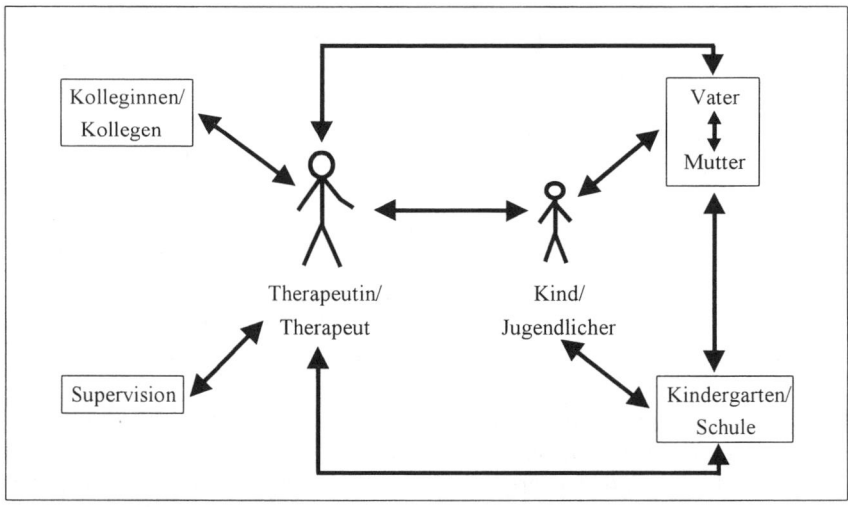

Moralische Kommunikation und Ethik

Warum ist nun eine eingehendere Analyse und Reflexion dieses moralischen Kommunikationsnetzwerkes von Bedeutung? Therapeutisch-ethische Dilemmata (wie die in der Einleitung angeführten Beispiele) sind in dem von Krüll vorgeschlagenen *Mehrebenenmodell einer systemischen Ethik* (vgl. Kap. 3.3) auf der ersten und zweiten Ebene angesiedelt: Sie treten dann in Erscheinung, wenn der „normale Fluß" der therapeutischen Kommunikation gestört wird; erst dann wird eine *bewußte* Entscheidung vom Therapeuten bzw. von der Therapeutin verlangt (Ebene 1), die gegebenenfalls auch kritisch betrachtet werden kann (Ebene 2). Moralische Kommunikation ist dagegen ein Phänomen der Ebene 0: Sie findet (zumeist) unreflektiert statt und wird (trotz ihrer handlungssteuernden Effizienz) in dem „Rattern der Konversationsmaschine" (Berger und Luckmann, 1966/1990, S.163) nur selten isoliert gehört. Gleichzeitig ist sie aber für verschiedene Aspekte des therapeutischen Prozesses von Bedeutung. Die Gestaltung der therapeutischen Beziehung, das Aushandeln der Bereitschaft zur Verantwortungsübernahme oder die gerade in der Kinder- und Jugendlichentherapie notwendige „Harmonisierung von Zielperspektiven" (vgl. Borg-Laufs & Hungerige, in diesem Band) sind nur einige Beispiele, an denen sich ihre Bedeutung leicht illustrieren läßt. Darüber hinaus läßt sich von der Art der moralischen Kommunikation auf basale Wertvorstellungen und Normen der Ebene 0 schließen. „Ethische Reflexion" in der Psychotherapie bedeutet daher für uns nicht nur die Diskussion ethischer „Prinzipien" oder therapeutischer Dilemmata, sondern insbesondere auch das Bewußtmachen und Hinterfragen moralischer Kommunikationsgewohnheiten in der Therapie.

Wie aber lassen sich solche Kommunikationsgewohnheiten reflektieren? Eine Möglichkeit dazu bietet das so vielfältig einsetzbare Kommunikationsmodell von Schulz von Thun (1992, 1994). Auf der Basis eines reflektierten Sender-Empfänger-Modells der Kommunikation unterscheidet er vier Aspekte einer Nachricht: 1. den Sachaspekt, 2. den Beziehungsaspekt, 3. den Selbstoffenbarungsaspekt und 4. den Appellaspekt. Da wir das Modell als bekannt voraussetzen, gehen wir darauf nicht weiter ein. Abbildung 4 illustriert anhand eines Beispiels aus der therapeutischen Praxis, wie dieses Modell für die ethische Reflexion nutzbar gemacht werden kann. Als Hintergrund wählen wir die Situation des in der Einleitung erwähnten 14jährigen Mädchens, das während der Therapiestunde von dem geplanten Vorhaben berichtet, von zu Hause wegzulaufen (vgl. auch Dilemma 1 in Kap. 7).

Insbesondere der Appellaspekt der unter der kommunikationspsychologischen Lupe (Schulz von Thun, 1994, S. 31) analysierten Aussage des Mädchens macht deutlich, daß hier moralisch kommuniziert wird: Das Mädchen definiert die Bedingungen, unter denen die Therapeutin bzw. der Therapeut „geachtet" oder „mißachtet" wird. Die ethisch relevante Problematik ergibt sich u.a. daraus, daß hier die therapeutische Rollenstrukturierung implizit neu verhandelt wird: Der Therapeut wird aufgefordert, seine (so gern als unparteiisch interpretierte) Rolle als „Helfer zur Selbsthilfe" zugunsten einer eingeforderten „Komplizenschaft" aufzugeben. Verweigert er diese, läuft er Gefahr, das Vertrauen des Mädchens zu verlieren.

Das Kommunikationsmodell Schulz von Thuns eignet sich in besonderer Weise dafür, vor allem die appellative Funktion moralischer Kommunikation zu reflektieren. Dabei können einzelne „Sprechakte", therapeutische Episoden oder eine einzelne Sitzung (im Sinne der Analyseebenen nach Schindler, 1996; vgl. auch Borg-Laufs und Hungerige, in diesem Band) unter der kommunikationspsychologischen Lupe betrachtet werden. In Kapitel 7 werden wir darauf zurückkommen.

Moralische Kommunikation und Autonomie

„Seit vielen Jahren hören wir, daß *Autonomie* wichtig ist" – so Thomas E. Hill in seinem Überblicksartikel *Gewicht und Bedeutung der Autonomie* (Hill, 1995, S.271). Dieser Satz gilt in besonderer Weise auch für die Psychotherapie:

„In mehr oder weniger deutlicher Form scheint es in jedem psychotherapeutischen Verfahren vorrangig um die Förderung der Autonomie des Klienten oder Patienten zu gehen. Darüber hinaus wird Autonomie auch als wichtiges ethisches Ziel psychotherapeutischer Bemühungen formuliert. Breggin (1971) und Engelhardt (1973) gehen so weit, die ethische oder metaethische Qualität einer Psychotherapie an ihrem Verhältnis zur Autonomie als oberstem – ethischen – Therapieziel zu messen" (Reiter-Theil, 1988, S. 181).

Abbildung 4: *Vier Aspekte einer Nachricht nach Schulz von Thun (1994)*

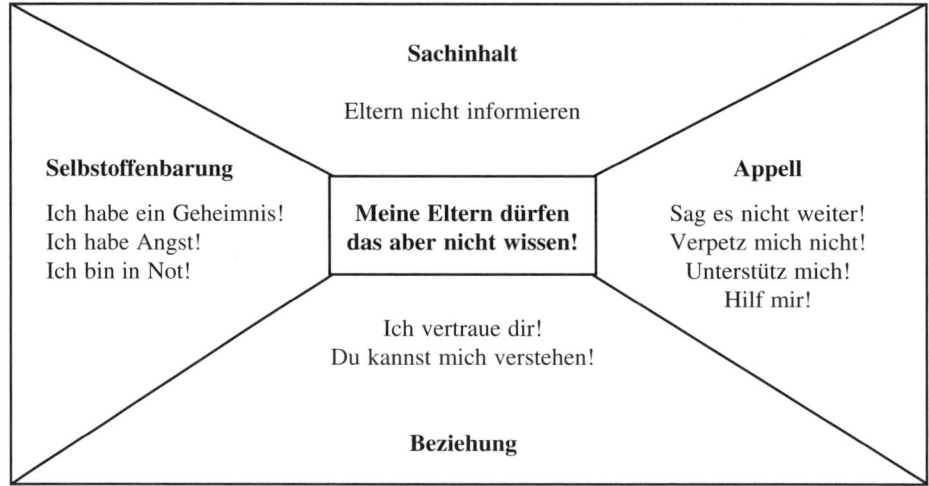

Die Wahrung und Förderung der Autonomie des Klienten wird damit zum entscheidenden Kriterium therapeutisch-ethischen Handelns – auch in der Therapie mit Kindern und Jugendlichen (vgl. die angegeb. Literatur in Mackowiak, in diesem Band).

Unklar bleibt allerdings oft, was genau mit Autonomie gemeint ist. So unterscheidet Hill (1995) zwischen drei grundlegenden Autonomie-Begriffen:
1. Autonomie als Unparteilichkeit in der Kritik und Rechtfertigung moralischer Prinzipien und Werte (Kant, Rawls);
2. Autonomie als ein Recht, gewisse persönliche Entscheidungen zu treffen;
3. Autonomie als ein Ziel persönlicher Entwicklung.[30]

In der psychotherapeutischen Literatur wird der Begriff Autonomie vor allem in der zweiten und dritten Bedeutungsvariante gebraucht: als prinzipielle Entscheidungsfreiheit und Ziel der persönlichen Entwicklung. Die Vor- und Nachteile dieser unterschiedlichen Autonomiekonzeptualisierungen können an dieser Stelle nicht weiter differenziert werden (vgl. dazu u. a. Hill, 1995). Auffällig ist allerdings, daß in jeder dieser Konzeptionen Autonomie als eine Eigenschaft oder Größe gedacht wird, die eine Person *hat* oder *nicht hat*. Autonomie wird damit als grundlegendes Merkmal des Menschseins verstanden.[31]

---

[30] Zu verschiedenen Autonomie-Definitionen im konstruktivistischen Diskurs vergleiche Hungerige und Sabbouh (1995).

[31] Besonders deutlich wird diese eigenschaftstheoretische Auffassung in Ansätzen, die Autonomie im Sinne eines biologischen Zustands lebender Systeme zu definieren versuchen, so etwa bei Maturana (1982, 1987) oder Foerster (1993). Zur Kritik dazu vgl. Hesse (1991), Exner und Reithmayr (1991) sowie Hungerige und Sabbouh (1995).

In Abgrenzung zu diesen eigenschaftstheoretischen Definitionen schlagen wir vor, Autonomie (ebenso wie Verantwortung; vgl. Kap. 3.3) nicht als Eigenschaft oder Fähigkeit einer Person zu verstehen, sondern als *Beobachtungskategorie*. Wir sprechen uns und anderen Autonomie zu oder ab. Diese Zuschreibung oder Aberkennung von Autonomie (in allen von Hill benannten Bedeutungsvarianten) ist dabei keineswegs ein vereinzelt auftretendes Phänomen, sondern fester Bestandteil des kommunikativen Alltags: in der Kindererziehung, während der schulischen Ausbildung, am Arbeitsplatz, im Freundes- und Bekanntenkreis, in intimen Zweierbeziehungen – stets wird über die Zuschreibung oder Aberkennung von Autonomie verhandelt. Da ich sowohl mir als auch meinem Kommunikationspartner Autonomie zuschreibe oder abspreche und dieser analog dazu mir und sich selbst, können potentiell zwei Zustände eintreten: Entweder sind die gemachten Autonomiezuschreibungen *kongruent*, so daß die Interaktion ungestört fortgesetzt werden kann, oder aber *dissonant*. Im Falle einer *Diskrepanz* zwischen Selbst- und Fremdzuschreibung von Autonomie wird die bisher reibungslose Kommunikation zwischen den Interaktionspartnern gestört; ein Diskurs über die *Legitimation* der Autonomiezuschreibung setzt ein: es wird moralisch kommuniziert.

Was bedeuten diese Überlegungen für die Therapie mit Kindern und Jugendlichen? Nehmen wir als einfaches Beispiel ein 14jähriges Mädchen, das bis 1.00 Uhr nachts eine Diskothek besuchen will, was die Eltern des Mädchens allerdings nicht erlauben. Hier weicht die Selbstzuschreibung von Autonomie des Mädchens („Ich bin alt genug, ich kann schon auf mich aufpassen!") von der Fremdzuschreibung der Eltern ab („Dazu bist du noch zu jung!"). Die aufgetretene Diskrepanz führt zu moralischer Kommunikation: Sowohl seitens der Eltern („Wenn du nicht um 22 Uhr zu Hause bist ..."), als auch auf seiten ihrer Tochter („Ihr gönnt mir nichts!", „Meine Freundin darf aber!" etc.). Spätestens dann, wenn sich das Mädchen dem Verbot der Eltern widersetzt, wird ein starkes *Änderungsinteresse* bei den Eltern weitere Maßnahmen bewirken. Ebenso wird das Mädchen versuchen, bestimmte Änderungen zu etablieren – natürlich aber nicht die von den Eltern gewünschten.

Die Diskrepanz von Selbst- und Fremdzuschreibung von Autonomie kann also neben moralischer Kommunikation auch einen starken Änderungswunsch bei den beteiligten Interaktionspartnern bewirken (vgl. Abb. 5). Dieser kann die Eltern beispielsweise motivieren, zur Klärung ihrer Probleme eine Erziehungsberatungsstelle aufzusuchen.

Abbildung 5: *Moralische Kommunikation und Änderungsinteresse als Resultat der Diskrepanz zwischen Selbst- und Fremdzuschreibung von Autonomie*

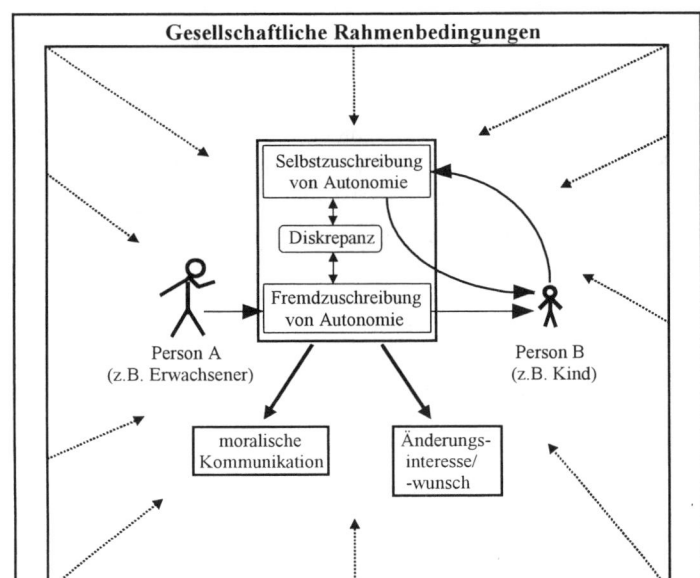

Nehmen wir an, dieses entspricht auch den Wünschen des Mädchens, da es für sich größere Freiheiten erhofft. Aufgabe des Therapeuten/der Therapeutin ist zunächst, zwischen Eltern und Tochter zu vermitteln. Gelingt es, einen Kompromiß zu erzielen, ist die beraterische Tätigkeit beendet. Was aber passiert, wenn dies nicht gelingt?

So banal diese Situation auch erscheint, ist sie nicht ohne ethische Relevanz, da der Therapeut unweigerlich in das Netzwerk moralischer Kommunikation verstrickt wird: Erwartet wird von ihm eine professionelle, auf Fachkompetenz gegründete Autonomiezuschreibung einer Entscheidung. Kann er in diesem Beispiel diese Erwartung mit Hinweis auf seine Rolle als „Änderungsassistent" (Kanfer et al., 1996, S.157) zurückweisen, scheinen andere Problemkonstellationen diese Autonomiezuschreibung geradezu zu erfordern.[32]

Von besonderer Relevanz ist die Frage der zugeschriebenen Autonomie dann, wenn der Klient die Therapie oder Beratung nicht auf eigenen Wunsch aufsucht (vgl. Herzog, 1988; 1994). Im Rahmen von Strafvollzugsmaßnahmen (Gewaltdelikte, Drogenmißbrauch etc.; vgl. Bullens, 1993; Latza, 1993), bei psychiatrischen Zwangseinweisungen (vgl. Marschner, 1985; 1988) oder im Bereich der Kinder-

---

[32] Wir gehen davon aus, daß der Therapeut in jedem Fall eine Autonomiezuschreibung vornimmt: Er wird eine Meinung dazu haben, ob 1.00 Uhr eine angemessene Zeit für eine (oder speziell diese) Vierzehnjährige ist. Die Frage ist vielmehr, ob er diese Meinung auch äußert, d. h. die Autonomiezuschreibung explizit und damit interaktionsrelevant macht.

und Jugendlichenpsychotherapie ist dies nicht selten der Fall – und wird kontrovers diskutiert (vgl. Eisenbach-Stangl und Stangl, 1984; Wagner, 1990; Lesting, 1992; Bruns, 1993). Drewes und Krott (1996) plädieren dafür, „psychotherapeutische Zwangsmaßnahmen" innerhalb des Strafvollzugs als „konstruktiven Beitrag zur Gestaltung von Beziehungen" (ebd., S.197) zu begreifen. Bezüglich der Arbeit mit Kindern und Jugendlichen werden wir auf diese Problematik im Zusammenhang mit dem Prinzip der *Informierten Zustimmung* (Informed Consent, vgl. Faden und Beauchamp, 1980) weiter unten näher eingehen.

Psychotherapeuten und Psychotherapeutinnen sprechen Klienten Autonomie zu oder ab, nicht anders, als dies auch in der Alltagskommunikation der Fall ist. Das bedeutet, daß sie unweigerlich einen *Eindruck* oder eine *Meinung* bezüglich der kognitiven und sozialen Kompetenzen, der Änderungs- oder Mitarbeitsbereitschaft des Klienten haben. Diese Einschätzung bestimmt nun das Therapeutenverhalten in nicht zu unterschätzender Weise; sie nimmt Einfluß darauf, in welchem Ausmaß der Therapeut bei der Problem- und Zielklärung strukturierend eingreift und lenkt, ob und wie er lerntheoretische Grundkonzepte vermittelt, um später daran anknüpfen zu können, inwieweit er sich auf die Eigeninitiative des Klienten bei der Erprobung neuer Verhaltensweisen verläßt, bestimmt die Komplexität seiner sprachlichen Äußerungen oder die Schwierigkeit vereinbarter Hausaufgaben. Reguliert wird diese Einschätzung durch die Reaktionen des Klienten; dafür ist aber eine *Neueinschätzung*, d.h. eine weitere, „korrigierte" Autonomiezuschreibung notwendig und so fort.

Die Autonomiezuschreibung erfolgt also nicht willkürlich, sondern wird von verschiedenen Einflußfaktoren bestimmt. Von besonderer Bedeutung ist hierbei die Einschätzung der *Kompetenzen* des Klienten. Unter „Kompetenz" verstehen wir eine *variable Fähigkeitszuschreibung* durch den Therapeuten bzw. die Therapeutin (und auch durch die betroffene Person selbst) mit Hilfe fachlich akzeptierter Methoden wie Beobachtung, Exploration oder diagnostische Verfahren. In Abhängigkeit vom Therapieauftrag kann sich diese Kompetenzeinschätzung auf den kognitiven Entwicklungsstand, motorische oder verbale Fähigkeiten, das moralische Urteilsniveau, das Sozialverhalten, die Schuleignung, Problemlösefähigkeiten u.ä. beziehen. Darüber hinaus hat bereits die *Art des psychosozialen Angebots* einen gewissen Einfluß auf das „präferierte" Ausmaß der Zuschreibung von Autonomie. Lassen sich die verschiedenen psychosozialen Dienste durch Arbeitsschwerpunkte wie Krisenintervention, Verhaltensmedizin, Verhaltensmodifikation, Psychotherapie oder Beratung kennzeichnen (vgl. Kanfer et al., 1996, S.9-12), so zeigt die Praxis, daß beispielsweise im Bereich der Krisenintervention die Absicht eines akut suizidalen Klienten, sich das Leben zu nehmen, durch eine Zwangseinweisung verhindert wird – eine klare Einschränkung seiner Autonomie.

Kanfer et al. (1996) nutzen den Autonomie-Begriff als ein Kriterium, um Psychotherapie von anderen psychosozialen Angeboten abzugrenzen. Damit schließen sie sich dem bereits erwähnten Konsens an, Psychotherapie als eine Dienstleistung zu verstehen, welche die Autonomie des Klienten wahren und fördern soll. Auch wir teilen diese Ansicht. Wie wir in Kapitel 5 sehen werden, liegt die ethische Problematik therapeutischen Handelns nicht in der Formulierung allgemeiner Rahmenrichtlinien oder therapeutisch-ethischer Prinzipien (darüber herrscht weitgehend Einigkeit), sondern in deren konkreter *Anwendung*. In bezug auf den Autonomie-

Begriff ergibt sich das ethische Konfliktpotential aus dem Spannungsverhältnis der Fragen:

1. „Unter welchen Bedingungen kann ich dem Klienten maximale Autonomie zuschreiben?" (d.h. die Autonomie des Klienten wahren und fördern) und
2. „Unter welchen Bedingungen bin ich bereit, die Autonomie des Klienten einzuschränken?"

Die von Kanfer et al. (1996) vertretene Selbstmanagement-Therapie ist ein hervorragendes Beispiel für ein therapeutisches Rahmenkonzept, in dem die Autonomie des Klienten optimal respektiert und gefördert wird und das sich auch in der Arbeit mit Kindern und Jugendlichen bewährt hat (vgl. Borg-Laufs & Hungerige, in diesem Band); ihr Ziel ist vor allem, Hilfe zur Selbsthilfe zu geben. Angestrebt wird eine „therapeutische Allianz", die u.a. durch Interesse, Vertrauen, Verständnis, Akzeptanz, Transparenz, Diskretion und Unterstützung auf Seiten des Therapeuten charakterisiert ist. Im Vordergrund stehen Aspekte wie die aktive Mitarbeit des Klienten, die Förderung von Selbstregulation und -kontrolle (vgl. Mackowiak, in dem Band).

Eine Voraussetzung der Selbstmanagement-Therapie ist allerdings der *explizite Änderungswunsch* des Klienten sowie seine prinzipielle Bereitschaft, *aktiv mitzuarbeiten*. Diese Voraussetzung ist bei Kindern und Jugendlichen oft nicht gegeben: „Psychotherapy is most often the idea of some adults, rather than of the child" (Koocher, 1983, S.112). Was also tun, wenn das Kind beim Erstkontakt deutlich signalisiert, daß es gegen seinen Wunsch in die Einrichtung gebracht wurde?

Reiter-Theil, Eich und Reiter (1993) kritisieren vehement die therapeutische Praxis, in der die Einwilligung des Kindes zumeist nicht thematisiert wird: „Wenn Eltern ihre Kinder in die Therapie ‚mitbringen', erscheint das vielen Therapeuten als hinreichend. Dem liegt die durchaus unzeitgemäße Überzeugung zugrunde, daß Kinder einen Besitz der Eltern darstellen, über den diese frei verfügen könnten (...). Die Zustimmung allein der Eltern zu Behandlungsmaßnahmen, die das Kind betreffen, reicht jedoch weder aus therapeutischer noch aus ethischer Sicht aus" (ebd., S.15). Ihre Kritik richtet sich auch gegen klassische Konzepte der Familientherapie, die fordern, daß die gesamte Familie zur Behandlung erscheint, ohne aber darüber zu reflektieren, mit welchen Mitteln Eltern ihre Kinder zur Teilnahme „motivieren". Mit Bezug auf die *U.N.-Konvention über die Rechte des Kindes* (vgl. Kap. 6) resümieren die Autoren: „Wenn Kinder den Konsens zur Psychotherapie verweigern, berührt das die Konvention; dies gilt auch, wenn sie (gegen den elterlichen Willen) Psychotherapie oder eine andere Art der Behandlung oder Beratung aufsuchen und in Anspruch nehmen wollen (Art. 27, 39, 23)" (ebd., S.15).

Statt dessen plädieren die Autoren für die schrittweise realisierte Vorbereitung eines *freiwilligen informierten Einverständnisses* (free and informed consent) des Kindes. In Anlehnung an Faden und Beauchamp (1986) diskutieren sie drei Phasen der Vorbereitung von Informierter Zustimmung: Aufnahme, Verstehen und Verwendung. „Zunächst muß dem oder der Betreffenden all jene Information vermittelt werden, die notwendig ist, damit eine vernunftbegabte Person (reasonable person) zu einem sachlichen Urteil gelangen kann (vgl. Reiter-Theil et al., 1991). Diesen ersten Schritt bezeichnen die Autoren als die Aufnahme (reception). In einem zweiten Schritt muß die betreffende Person die dargestellte Information verstehen (comprehension). Dann muß diese aufgenommene und verstandene Information von der betreffenden Person zur Entscheidungsfindung verwendet werden (utilization), bis schließlich – im Falle der Zustimmung zum Behandlungsvorschlag – von einem Informierten Einverständnis (informed consent) gesprochen werden kann" (Reiter-Theil et al., 1993, S.16; vgl. auch Eich et al., 1997).

Die Kritik, das Kind sei i.d.R. nicht dazu in der Lage, einen solchen Prozeß zu durchlaufen, da es ihm an Erfahrung, intellektueller und emotionaler Reife sowie der Fähigkeit, den eigenen Willen zu realisieren, fehle, lehnen sie mit dem Hinweis ab, daß diese Defizit-Begründungen (durch die das Kind vor allem als „Mängelwesen" begriffen wird) empirisch nicht haltbar seien (vgl. dazu auch Borg-Laufs und Trautner, in diesem Band) und betonen, „daß die Fähigkeit von Kindern zu informiertem Einverständnis allgemein eher *unter*schätzt wird" (ebd., S.17).

Das Konzept der Informierten Zustimmung achtet in hohem Maß die Autonomie und den Willen des Kindes. Es macht sensibel für die leicht ignorierbaren Meinungs- und Willensäußerungen des Kindes und warnt vor einer leichtfertigen Unterschätzung seiner Fähigkeiten. Es läßt aber einige Fragen unbeantwortet. Dies läßt sich am Beispiel des Zusammenhangs von Alter und vorhandenen Kompetenzen leicht verdeutlichen: Auch wenn die Kompetenzen von Kindern oft unterschätzt werden – es läßt sich immer ein Alter benennen, indem die entsprechenden Kompetenzen *noch nicht* ausreichen, um eine Informierte Zustimmung geben zu können. Reiter-Theil et al. (1993) schließen sich zwar diesem Fall der Ansicht Weithorns (1983) an, der postuliert, daß auch Kindern, deren Kompetenz fraglich ist („etwa Kindern unter sieben Jahren", Reiter-Theil et al., 1993, S.18) die Chance gegeben werden soll, „im Rahmen ihrer Möglichkeiten Einfluß auf die endgültige Entscheidung nehmen zu können" (ebd., S.18-19), aber was bedeutet das? Wird dem Wunsch des Kindes, den Kontakt abzubrechen, entsprochen? Unklar bleibt auch der Umgang mit entwicklungsverzögerten oder kognitiv beeinträchtigten Kindern. Und schließlich: Setzt die Durchführung der drei dem Informierten Einverständnis vorgeschalteten Vorbereitungsphasen nicht implizit schon die Zustimmung des Kindes zur Teilnahme an eben dieser Vorbereitung voraus?

So notwendig es auch ist, daß die Idee des Informierten Einverständnisses weitere Verbreitung findet, so problematisch erscheint uns auch die damit verbundene Tendenz anzunehmen, ihre adäquate Realisierung garantiere bereits die Zustimmung des Kindes. Die Gründe der Kinder, sich gegen eine Therapie auszusprechen, sind vielfältig. Nicht selten ist es nicht die Therapie selbst, die von den Kindern vermieden werden will, sondern die damit einhergehenden Umstände: ein unbekannter Ort, fremde Personen und das von den Eltern vermittelte Gefühl, etwas falsch gemacht zu haben. In der Praxis zeigt sich, daß diese Ängste dem Kind i.d.R. bereits während der ersten Therapiestunden genommen werden können. Um dem Kind aber diese Erfahrung zu ermöglichen, muß der Therapeut bereit sein, die Entscheidungsfreiheit des Kindes für eine gewisse Zeit zu beschränken (z.B. während der ersten drei Kontakte). Entscheidet sich das Kind auch dann noch gegen eine weitere Teilnahme, ist diesem Wunsch unbedingt zu entsprechen. In diesem Fall müssen andere Wege der unterstützenden Hilfe gefunden werden, z.B. im Rahmen der Elternarbeit.

Der Respekt vor der Autonomie des Kindes muß unserer Ansicht nach auch mit dem Mut einhergehen, unter bestimmten Bedingungen diese gezielt und zeitlich begrenzt einzuschränken. Die Bedingungen explizit zu benennen, sehen wir als eine Herausforderung einer individuellen therapeutisch-ethischen Positionsbestimmung. Ethische Rahmenrichtlinien oder Prinzipien (wie z.B. „Respekt vor der Autonomie des Kindes") können auch in diesem Fall nur eine grobe Orientierung bieten. In jedem Fall erfordert aber die Einschränkung von Autonomie eine differenzierte *Begründung* und *Rechtfertigung.*

5. Der therapeutische Ethikdiskurs

„Ethik? das ist nur was für Leute, die nicht wissen, was sich gehört" – so zitiert Dörner (1993, S.1) einen Pfleger eines psychiatrischen Landeskrankenhauses. Betrachtet man die Vielzahl wissenschaftlicher Arbeiten zum Thema Ethik allein im Bereich der Psychotherapie, gewinnt man den Eindruck, daß Psychotherapeutinnen und Psychotherapeuten offenbar zu diesen „Leuten" gehören. Die Frage, „was sich gehört", ist in der Therapie oft nicht leicht zu beantworten; Praktiker und Praktikerinnen haben sich ebenso wie die psychologischen Berufs- und Therapieverbände dazu detailliert geäußert (vgl. im Überblick für die Verhaltenstherapie Lieb, 1992).

Insbesondere die Therapieverbände und Psychologen-Vereinigungen bemühen sich seit längerem um die Etablierung ethischer Standards.[33] So nennt die „Berufsordnung für Psychologen" des Berufsverbandes Deutscher Psychologinnen und Psychologen (bdp, 1986) in ihrer Präambel *Verantwortung* und *Kompetenz* als Grundprinzipien psychologischer Tätigkeit. Die Deutsche Gesellschaft für Verhaltenstherapie verabschiedete auf der Mitgliederversammlung 1996 in Berlin ethische Rahmenrichtlinien (dgvt, 1996). Haltung, Beziehung, Klarheit/Transparenz, Qualitätssicherung, Dialog der Lebenswelten und Kulturen sowie gesellschaftspolitische Verantwortung werden als die zentralen Aspekte des sozialen Handelns gefordert.

Auch die Publikation wissenschaftlicher Arbeiten (wie z.B. dieser) oder ethischer Standards ist eine Form moralischer Kommunikation im Sinne Luhmanns. Ethische Standards implizieren den Appell, sich in einer gewissen Weise zu verhalten; die Kritik an diesen den Appell, genau dies nicht zu tun. Sie stellen *Forderungen* an den therapeutisch Tätigen und sind in diesem Sinn *normativ.*

Ziel dieses Kapitels ist es, über diese Forderungen bezüglich therapeutisch-ethischen Handelns zu informieren (sofern sie nicht bereits in den vorherigen Kapiteln thematisiert wurden). Dazu können exemplarisch nur einige dieser Forderungen herausgegriffen werden. Für eine intensivere Beschäftigung mit einzelnen Aspekten therapeutisch-ethischen Handelns verweisen wir auf die angegebene Literatur.

Forderungen in bezug auf die Realisierung „ethischer Basisvariablen"
In der Medizin wie in der Psychotherapie herrscht über den „normativen Rahmen" ethischen Handelns weitgehend Einigkeit. In der medizinischen Ethik hat sich insbesondere das *Vier-Prinzipien-Modell* von Beauchamp und Childress (1989) durch-

---
[33] Vgl. dazu Leach und Harbin (1997) sowie Witte, Aßmann und Lecher (1995).

gesetzt, das von vier grundlegenden Prinzipien ausgeht: 1. Nichtschädigung, 2. Autonomie, 3. Fürsorge und 4. Gleichheit.[34]

Kottje-Birnbacher und Birnbacher (1995) sehen darin auch für die Psychotherapie ein sinnvolles normatives Rahmenmodell. Unbestritten ist vor allem das *Prinzip der Nichtschädigung*, das sich an dem ärztlichen Grundsatz *primum non nocere* orientiert. Grundlegender Konsens besteht auch über das *Prinzip der Autonomie* in dem Sinne, daß die Werte, Ziele und Lebenspläne des Klienten (weitestgehend) zu respektieren sind und seine „Selbstmanagement-Fähigkeiten" gefördert werden sollen (vgl. auch Kanfer et al., 1996). Allerdings weisen die Autoren darauf hin, daß dieses Prinzip *nicht absolut* gilt, sondern von den Prinzipien der Nichtschädigung, Fürsorge und Gleichheit eingeschränkt wird. Die damit verknüpfte *Paternalismus-Debatte* (vgl. Reiter-Theil, 1990; Reiter-Theil et al., 1991), also die Frage, ob Interventionen gegen den Willen des Klienten gerechtfertigt werden können, haben wir in bezug auf die Therapie mit Kindern und Jugendlichen in Kapitel 4 diskutiert. Das *Prinzip der Fürsorge* geht über das der Nichtschädigung hinaus: Fordert letzteres lediglich die *Unterlassung* von (körperlichen oder psychischen) Schädigungen, so verlangt das Prinzip der Fürsorge, „daß mögliche Schäden verhindert, eingetretene Schäden gelindert und die Situation anderer auch dann, wenn von einem Schaden keine Rede sein kann, verbessert wird" (Kottje-Birnbacher und Birnbacher, 1995, S.60). Das am heftigsten umstrittene Prinzip ist das der *Gleichheit*. Wird Gleichheit als „formale Gleichheit" verstanden, fordert es lediglich, daß ähnliche Fälle auch ähnlich beurteilt und behandelt werden müssen. So verbietet es beispielsweise die Selektion von Klienten aufgrund persönlicher Vorlieben der Therapeutin bzw. des Therapeuten („gut versichert, angenehm im Umgang, pünktlich, verläßlich und nicht besonders belastend", ebd., S.60). Wird Gleichheit dagegen mit „Neutralität", „Unparteilichkeit" oder „Allparteilichkeit" in Zusammenhang gesehen, zerbricht der Konsens: So sehen z.B. Simon und Stierlin (1984) Neutralität und Allparteilichkeit als wichtige Prinzipien für die therapeutische Arbeit an. Unter *Neutralität* verstehen sie eine Haltung des Therapeuten, die verhindert, „daß er in familiäre Spiele hineingezogen, zu Koalitionen verführt oder auf irgendeine andere Art zum Mitagieren gebracht wird" (ebd., S.256); *Allparteilichkeit* grenzen sie dagegen als Haltung ab, „die es dem Therapeuten ermöglicht, sich empathisch in jedes Familienmitglied, seine Position und insbesondere seine Notlage innerhalb der Familie einzufühlen, seine Verdienste zu erkennen und diesen entsprechend für ihn Partei zu ergreifen" (ebd., S.19).

Kritisch hinterfragt werden diese Definitionen beispielsweise von Krüll (1991a; vgl. auch Krüll, 1991b und Arimond, 1995): „Ist (...) ‚Neutralität' nicht ein So-Tun-Als-Ob? Mache ich mir und den Familienmitgliedern nicht etwas vor, wenn ich behaupte, neutral zu sein?" (Krüll, 1991a, S.80). Und mit Bezug auf die von Simon und Stierlin (1984) propagierte Allparteilichkeit fährt sie fort: „Sobald ich als Therapeut/Therapeutin glaube allparteilich zu sein, nehme ich zwar die Parteilichkeit

---

[34] Vgl. hierzu auch Kitchner (1984), der als Orientierungshilfe folgende Prinzipien angibt: Respekt vor der Autonomie anderer Personen (autonomy), die Sorge um das Wohlergehen anderer (beneficence), Verpflichtung, Schaden zu vermeiden (nonmaleficence), Gerechtigkeit und Fairness (justice) sowie Gewissenhaftigkeit (fidelity).

der anderen wahr und gehe auf sie ein, versperre mir jedoch den Blick für meine eigene Parteilichkeit, die aber vielleicht für die Familienmitglieder und auch für die Kollegen/Kolleginnen hinter der Einwegscheibe offenkundig ist!" (Krüll, 1991a, S.81). Statt dessen schlägt sie vor, daß sich der therapeutisch Tätige selbst als Bestandteil der therapeutischen Situation thematisiert und reflektiert. Das von ihr dazu entwickelte Reflexionsmodell haben wir bereits in Kapitel 3.3 diskutiert.

Forderungen in bezug auf die Realisierung „ethischer Imperative"
Der normativ-appellative Aspekt jeder Art moralischer Kommunikation (vgl. Kap. 4) legt nahe, ethische Überzeugungen in Form von *Imperativen* zu formulieren. Am bekanntesten, und auch aus einem philosophiehistorischen Blickwinkel am bedeutsamsten, ist der *Kategorische Imperativ* Kants: „Handle so, daß die Maxime deines Willens jederzeit zugleich als Prinzip einer allgemeinen Gesetzgebung gelten könnte" (Kant, 1788/1992, S.53). Für den therapeutischen Kontext ist insbesondere innerhalb systemisch-konstruktivistischer Ansätze mehrfach der Versuch unternommen worden, ethische Imperative zu formulieren, die allerdings aus epistemologischen Gründen (vgl. Kap. 3.3) nicht als normative Handlungsanweisungen, sondern eher als *heuristische Anregungen* oder als *Vorschlag einer spezifischen therapeutisch-ethischen Haltung* verstanden werden. Gemeinsames Merkmal dieser Versuche ist die Überzeugung, Ethik müsse „in der Handlung selbst" (von Foerster, 1991, S.68) liegen, dem Sprechen und Handeln *implizit* sein (vgl. Kap. 3.3). So fordert von Foerster (1991) poetisch, Sprache und Handeln „auf einem unterirdischen Fluß der Ethik" (ebd., S.68) schwimmen zu lassen und formuliert in Form eines *ethischen Imperativs* als zentralen Aspekt seiner ethischen Reflexionen:

- „Handle stets so, daß die Anzahl der Möglichkeiten wächst" (von Foerster, 1993, S.49)

Krippendorff (1989a; 1989b) greift diesen Gedanken auf und erweitert ihn zu einer *Ethik der Kommunikationskonstruktionen*, indem er versucht, durch die Formulierung von fünf Imperativen die Bedingungen zu benennen, unter denen „Ethik" als implizites Merkmal jeder Kommunikation (auch der therapeutischen) wirksam werden kann (vgl. Hungerige und Sabbouh, 1995; Borg-Laufs und Duda, 1991):

- *Der ästhetische Imperativ*: Construct your own reality to see!
- *Der empirische Imperativ*: Let constructions that remain viable (= have not yet proven faulty) be what they are but always seek to reject non-viable constructions!
- *Der Imperativ der Selbstreferenz*: Always include yourself as a constituent of your own constructions!
- *Der ethische Imperativ*: When involving others in your constructions always grant them the same autonomy you practice in constructing them!
- *Der soziale Imperativ*: When seeking complementarity in communication with others, always strive to maintain or expand the number of choices possible![35]

---

35 Nach Krippendorff (1989b).

Beziehen sich die Imperative prinzipiell auf jede Situation, in der kommuniziert wird, spezifiziert von Schlippe (1991) einige Aspekte für die therapeutische Situation:
- Denke und handle ökologisch valide. (Oder: Es gibt immer einen größeren Kontext.)
- Achte auf Definitionen und Bewertungen, die du vornimmst. (Oder: Es könnte auch alles ganz anders sein.)
- Besinne dich auf deine persönliche Verantwortung. (Oder: Es gibt kein richtig und falsch, aber du bist Teil des Kontextes und alles, was du tust, hat Konsequenzen!)
- Achte darauf, in respektvoller Weise Unterschiede zu schaffen. (Oder: Füge dem Bild des/der Klienten etwas Neues hinzu.)[36]

Auf einer allgemeineren Ebene formuliert Ludewig (1996) zwei Grundgebote therapeutischen Handelns und betont damit die auch von Krippendorff und von Schlippe benannten Aspekte Akzeptanz und Respekt:
- Akzeptanz: Achte auf die Vielfalt individueller Welten!
- Respekt: Achte den anderen als ebenbürtig![37]

Die von den verschiedenen Autoren vorgeschlagen Imperative können an dieser Stelle nicht weiter diskutiert werden. Ihr Vorzug liegt vor allem darin, ein Gefühl für eine selbstreflexive ethische Grundhaltung zu vermitteln und Impulse für therapeutisch-ethisches Handeln zu geben, ohne dabei auf letzte Werte zurückgreifen zu müssen. Bestehen bleibt allerdings die Problematik, wie diese Imperative in einer konkreten therapeutischen Situation realisiert werden können.

Forderungen in bezug auf Haltung und Kompetenzen des therapeutisch Tätigen

Sehr früh schon wurden in den verschiedenen Psychotherapieschulen „Anforderungen" formuliert, die ein Therapeut bzw. eine Therapeutin erfüllen sollte (z.B. von Freud, Rogers u.a.). Kanfer, Reinecker und Schmelzer (1996) widmen in ihrem Lehrbuch zur *Selbstmanagement-Therapie* dem „Therapeut als Person" (ebd., S.491) ein ganzes Kapitel; diskutiert werden u.a. therapeutische und interpersonale Fertigkeiten, persönliche Überzeugungen, Motive und Wertvorstellungen des Therapeuten, sein Wissen über die soziokulturelle Realität der Klienten, aber auch seine „Lebenserfahrung" und sein Wissen über sich selbst (vgl. dazu auch Kohl und Egger, 1996, sowie Willutzki, 1997). Jordan und Meara (1990) machen deutlich, daß zum professionellen Handeln zentrale Aspekte wie Umsicht, Verschwiegenheit, Ausdauer, Mut, Integrität, soziale Gesinnung, Bescheidenheit und Hoffnung als Tugenden wünschenswert sind.

In bezug auf „ethische Kompetenzen" fordert Arnold (1994, S.229), daß ein Therapeut, nachdem er erkannt hat, daß die Situation ethische Fragen aufwirft, in der Lage sein muß, verschiedene Handlungsalternativen in der gegebenen Situation zu entwickeln und mögliche Folgen für das Wohlergehen aller beteiligten Personen

---

[36] Nach von Schlippe (1991). Vgl. auch Kron-Klees (1998a).
[37] Nach Ludewig (1996; zitiert nach Kron-Klees, 1998a, S. 232).

zu bedenken, um dann zu einer ethisch vertretbaren Entscheidung zu kommen. Untersuchungen von Bernhard und Jara (1996) zeigen dagegen, daß sich viele Therapeuten und Therapeutinnen nicht zutrauen, ihren eigenen Grundsätzen in der Praxis treu zu bleiben. So wird in diesem Zusammenhang manchmal von den „drei Teufeln" gesprochen, die auf den Schultern des Psychotherapeuten sitzen, um ihm „untherapeutische Aufträge" zu soufflieren. Gemeint sind der *Voyeurismus*, das *Bedürfnis nach Macht* und das *Helfenwollen* (vgl. Dorrmann, 1998). Ebenso können Mangel an Zeit, die Notwendigkeit des Geldverdienens, Bequemlichkeit oder der Wunsch nach „gutem" kollegialen Umgang den Therapeuten daran hindern, die ethischen Implikationen des eigenen Handelns zu erkennen.

Forderungen in bezug auf den Umgang mit Macht
Therapie, so Krüll (1991a), ist immer durch ein Machtgefälle charakterisiert.[38] Ein Grund dafür ist die prinzipiell *asymmetrische Kommunikationsstruktur* der therapeutischen Situation: Der Klient kommt mit einem mehr oder weniger klar formulierten Auftrag in die Therapie, berichtet über sehr persönliche Erfahrungen und sieht den Therapeuten zunächst i.d.R. als „Experten". Der Therapeut dagegen hat (in diesem Sinn) weder einen „Auftrag", noch teilt er von sich Privates mit. Er strukturiert das Gespräch und stellt sein Fachwissen gemäß seiner Rolle als „Helfer zur Selbsthilfe" zur Verfügung. Der durch diese Situation definierten Asymmetrie der Kommunikation wird von Seiten des Therapeuten durch eine *transparente Gestaltung des therapeutischen Prozesses*, eine *umfassende Information und Aufklärung* sowie durch eine *Förderung der Autonomie* des Klienten entgegenzuwirken versucht. So zumindest die Theorie. Dennoch wird in der Literatur und den Medien verstärkt über verschiedene Formen des Machtmißbrauchs durch den Therapeuten berichtet. Eine besondere Bedeutung kommt dabei dem professionellen sexuellen Mißbrauch in der Psychotherapie zu (vgl. im Überblick dazu Wolpert und Hollerbach, 1998; Bossi, 1994): „Ungefähr 10% der männlichen Psychotherapeuten geben zu, während ihrer Berufstätigkeit mindestens einmal Sex mit Klientinnen gehabt zu haben. Die Dunkelziffer wird auf das 2-3fache geschätzt" (Wolpert und Hollerbach, 1998). Obwohl sexuelle Kontakte zu Klientinnen oder Klienten einen eindeutigen Verstoß gegen berufsethische Standards darstellen (und in Deutschland inzwischen unter Strafe gestellt wurden), fällt es schwer, in diesem Zusammenhang von einem „ethischen Dilemma" zu sprechen: Der Therapeut (bzw. in 4% der Fälle die Therapeutin; vgl. Wolpert und Hollerbach, 1998, S.249) ist sich dessen *voll bewußt*, mit dem sexuellen Übergriff eine strafbare Handlung zu begehen; von einem „ethischen Konflikt" läßt sich *in bezug auf die Tat selbst* also kaum sprechen. Dieser ergibt sich eher aus der *anschließenden Bewertung* des Therapeutenverhalten. So definierte das *Ontario College of Physicians and Surgeons* als „Sexuelle Unangemessenheit" jegliches „Verhalten (z.B. Gesten oder Ausdrücke) des Therapeuten gegenüber einer Klientin, das sexuell anspielend oder zweideutig ist und mangelnden Respekt vor der Privatsphäre der Klientin darstellt" (Wolpert und Hollerbach, 1998, S.249). Wann aber ist eine Geste oder ein Ausdruck „sexuell anspielend"? Diese Frage

---

[38] Vgl. zum Thema Macht und Machtmißbrauch auch Schmidt-Lellek und Heimannsberg (1995); Dreitzel (1992); Willutzki und Duda (1996); Meyer (1996).

ließe sich nur dann eindeutig beantworten, wenn ein Rückschluß auf die *Intention* des Therapeuten möglich wäre.[39] Eine „Philosophie der Null-Toleranz" bezüglich des professionellen sexuellen Mißbrauchs (wie sie 1992 vom *Ontario College* gefordert wurde) kann also allenfalls prophylaktisch wirken; als *konkretes Beurteilungskriterium* ist sie wenig hilfreich.[40]

Ergänzend sei bemerkt, daß sich gerade beim Thema Sexueller Mißbrauch auch die Kehrseite der moralischen Kommunikation über diesen Bereich oft unangenehm bemerkbar macht. So kritisiert Kron-Klees (1998b) in seinem Kommentar zu dem Übersichtsartikel von Wolpert und Hollerbach (1998) die „radikal moralisierende Haltung" vieler AutorInnen (Kron-Klees, 1998b, S. 256) und fragt u. a. kritisch: „Haftet jedem Versuch, das Thema ausgewogenen zu behandeln, schon der Verdacht an, es verschleiern oder sexuelle Ausbeutung sogar billigen zu wollen?" bzw. „Ist das Recht oder das Muß zur Verurteilung so eindeutig, daß eine Forderung nach wissenschaftlicher Korrektheit bereits als kleinlich angesehen werden muß?" (ebd., S. 256). Diese Fragen stellt er u. a. mit Bezug auf die umstrittenen Arbeiten von Katharina Rutschky und Andreas Blaser: Rutschky (1992; vgl. auch Rutschky und Wolff, 1994) hat in Hinblick auf die Literatur zur sexuellen Ausbeutung von Kindern bezüglich der Art der Darstellung auf die „Zauberei mit Zahlen und noch mehr Tricks" (ebd., S. 26) hingewiesen; Blaser (1994) relativiert nach seiner Analyse der Veröffentlichungen zu diesem Thema die angegebenen Zahlen und resümiert, daß die „Wahrscheinlichkeit, daß ein Patient in eine sexuelle Affaire verwickelt wird, (...) im Promillebereich" liegt (ebd., S. 29). Insbesondere das Buch von Rutschky wurde in der Folge scharf kritisiert; oft in einer sehr unsachlichen Weise. Hier scheint uns bezüglich der Art, wie über emotionalisierende Themen kommuniziert wird, noch Nachholbedarf zu bestehen – auch in ethischer Hinsicht.

Forderungen in bezug auf die Transparenz des therapeutisches Vorgehens

Die Forderung, den therapeutischen Prozeß transparent zu gestalten, ist vermutlich in allen ethischen Rahmenrichtlinien der psychologischen Therapie- und Berufsverbände enthalten. So heißt es beispielsweise in den „Ethischen Rahmenrichtlinien der DGVT": *„Jeder professionelle Kontakt, ob einmalig oder fortlaufend, wird von Beginn an klar und transparent gestaltet"* (dgvt, 1996, S. 3). Und im Kommentar dazu heißt es:

„Es wird jede Art von professionellem Kontakt erfaßt; die Dauer der Beziehung spielt keine Rolle. Je nach Situation sollte die größtmögliche Klarheit hergestellt werden, z. B. über den Auftraggeber, über Inhalt und Dauer des Angebots, über die Kosten und die Möglichkeiten der Finanzierung, über Erfolgs- und Abbruchkriterien sowie über gesellschaftliche, institutionelle oder persönliche Interessen, die die Zusammenarbeit beeinflussen. Die Anbieterin, der Anbieter hat eine Informations- und Aufklärungspflicht über die Arbeit gegenüber Kundinnen und Kunden.

---

[39] Ein anderes Kriterium wäre, einen Ausdruck dann als „sexuell anspielend" zu bewerten, wenn dieser von der Klientin bzw. dem Klienten so empfunden wird. Auch diese Definition birgt aber verschiedene Gefahren.

[40] Orientierungshilfen für Therapeuten und interessierte Klienten geben Becker-Fischer und Fischer (1996).

Wenn im Rahmen von Therapie oder Beratung Vereinbarungen getroffen werden (...), so ist immer auch zu klären, ob diese Art der Vereinbarung für beide Seiten dieselbe Bedeutung hat, damit nicht unterschiedliche Schlußfolgerungen gezogen werden" (dgvt, 1996, S.3).

Die Bedeutung der transparenten Gestaltung des therapeutischen Prozesses steht außer Frage. Dennoch legen bereits Formulierungen des dgvt-Kommentars (wie „Je nach Situation" oder „größtmögliche Klarheit") den Verdacht nahe, daß auch hier ein erheblicher Handlungs- und Interpretationsspielraum gegeben ist. So ist es bei *Patienten mit Persönlichkeitsstörungen* umstritten, ob Transparenz in diesen Fällen bedeutet, dem Klienten die vom Therapeuten gestellte Diagnose mitzuteilen. *Paradoxe Interventionen* machen es notwendig, den Klienten gerade *nicht* über ihre mögliche Wirkungsweise zu informieren. Und schließlich: In welchem Ausmaß muß der Therapeut den Klienten über seine jeweiligen *Hypothesen* bezüglich Störungsdynamik, aufrechterhaltende Bedingungen, motivationale Faktoren u.ä. informieren? An diesen Beispielen wird deutlich, daß der Therapeut oft über ein Wissen verfügt, das er – aus guten Gründen – nicht transparent macht. Transparenz bedeutet also keinesfalls, *alles zu sagen*. Wann aber – ethisch vertretbar – *geschwiegen* werden kann, muß jeweils für den Einzelfall neu entschieden werden.

Forderungen bezüglich der Gefahr der „Instrumentalisierung" des therapeutisch Tätigen

Vor dem Hintergrund kultureller und sozialer Normen und Werte sehen sich TherapeutInnen gerade im Bereich der Arbeit mit Kindern und Jugendlichen häufig der Gefahr ausgesetzt, für spezifische Ziele und Zwecke der Eltern oder der Schule „instrumentalisiert" zu werden: Sind Kinder unruhig, aggressiv, laut oder unaufmerksam, sollen sie zu ruhigen, friedlichen, stillen und aufmerksamen Kindern „therapiert" werden. Auch wenn in den meisten Fällen eine Therapie ethisch vertretbar begründet werden kann (vgl. dazu Widder, 1992), sind es in jedem Fall auch die Eltern, die von einem Therapieerfolg profitieren. Oft fällt es schwer zu entscheiden, ob tatsächlich die Interessen des Kindes oder die der Eltern im Vordergrund stehen. Von Foerster (1993) erhebt in diesem Zusammenhang den Vorwurf der *Trivialisierung des Kindes* (wobei er sich keineswegs auf die Therapie beschränkt). Als Kybernetiker der alten Schule greift er auf die Metapher der Maschine zurück und unterscheidet *triviale Maschinen* (wie z.B. ein problemlos funktionierendes Auto) von *nicht-trivialen* (Lebewesen). Nach Ansicht von Foersters sind Fachleute „Trivialisierungsspezialisten" (ebd., S.252), deren Aufgabe darin besteht, nicht-triviale Maschinen als triviale zu beschreiben bzw. dafür zu sorgen, daß sie sich wie triviale Maschinen verhalten. Auch die Vorhersage menschlichen Verhaltens oder die Durchführung therapeutischer „Modifikationen" kann eine solche Trivialisierung bedeuten; Psychotherapeuten sind somit in gewissem Sinn Trivialisierungsspezialisten für menschliches Verhalten und Erleben: „Wenn wir aber anfangen, einander zu trivialisieren, dann werden wir nicht nur alle bald blind sein, wir werden vielmehr blind gegenüber unserer Blindheit sein. Wechselseitige Trivialisierung reduziert die Anzahl der Lebensmöglichkeiten (...). Die uns gestellte Aufgabe ist vielmehr: Enttrivialisierung" (ebd., S.252).

Das Kriterium für „abweichendes Verhalten" ist letztlich die Norm. Sofern es Ziel der Therapie ist, den mit einem spezifischen Störungsbild einhergehenden Leidensdruck zu beseitigen, scheint uns eine „Trivialisierung" des Kindes in diesem Sinn durchaus gerechtfertigt. Insbesondere im *Beratungskontext* sind aber auch oft andere Themen virulent (Ausgehzeiten, Rauchen, grüne Haare, Bauchnabelpiercing u.ä.). Hier erscheint uns notwendig, sich als Therapeut nicht nur einer bestimmten Meinung zu enthalten (vgl. Kanfer et al., 1996), sondern aktiv für eine „Enttrivialisierung" einzutreten.

Forderungen in bezug auf die „Zumutbarkeit" therapeutischer Interventionen für den Klienten

Verschiedene verhaltenstherapeutische Interventionen (wie z.B. die praktische Durchführung einer Konfrontation oder Reaktionsverhinderung) werfen das Thema der *Zumutbarkeit* verschiedener Situationen für den Klienten auf. So ist es z.B. bei der Behandlung eines Waschzwangs erforderlich, „daß sich der Patient mit entsprechenden – bisher vermiedenen – Gegenständen und Situationen auseinandersetzt" (Reinecker, 1991, S.72). Gegenstand einer Konfrontation sollten Situationen sein, die für den funktionierenden Lebenskontext des Klienten von Bedeutung sind. Dies beinhaltet aber nicht unbedingt das Wühlen in Mülltonnen oder einen langen Aufenthalt in einer stark verschmutzten Autobahntoilette. Ähnliches gilt auch für die Reaktionsverhinderung. Putz- oder Waschverbote sind i.d.R. übertrieben und entsprechen nicht den Standards mitteleuropäischer Zivilisation. Als Faustregel empfiehlt Reinecker (1991), den Klienten nur mit denjenigen Situationen zu konfrontieren, denen man sich selbst als Therapeut auch aussetzte. Dies bedeutet nicht die Erhebung eigener Standards zur gültigen Norm, sondern eine realistische Auseinandersetzung mit möglichen Therapiezielen.

Forderungen bezüglich der besonderen Rolle des therapeutisch Tätigen in der Kinder- und Jugendlichentherapie

Kanfer et al. (1996) stellen für die Therapie mit Erwachsenen spezifische Anforderungen an die vom Therapeuten durchzuführende Rollenstrukturierung (vgl. auch Borg-Laufs und Hungerige, in diesem Band). Glenn (1980) spezifiziert und erweitert diese für die Arbeit mit Kindern und Jugendlichen:

„The role of the traditional child psychotherapist must be modified to include the role of information provider to children, so as to provide the children with informed consent. In addition, the child therapist must be able to function as child advocate in legal and paralegal situations, for example, schools and institutions (...), and must also function as a social/political/legal change agent. Socially, public awareness concerning child abuse and improper use of punishment must be improved. Politically and legally, the status of children as a minority group must be considered so that the child is granted the ‚legal right to be a whole person' (Apter, 1976, p.103). Finally, the role of the scientist/researcher cannot be denied, expecically in discovering what methods of treatment work under which conditions with what type of child as well as developing the aforementioned mental-age developmental criteria" (Glenn, 1980, S.617-618).

Reiter-Theil et al. (1993) leiten daraus spezifische Bereiche ab, in denen Kinder sachgemäß vom Therapeuten bzw. von der Therapeutin unterstützt werden müssen (ebd., S.19):

- Erfragen und Berücksichtigen ihrer Motivation,
- altersgemäße Information,
- explizites Ansprechen ihrer Wünsche und Ängste,
- Anerkennung ihrer Fähigkeiten und Rechte,
- Förderung ihrer Entscheidungsfähigkeit,
- Stützung ihrer Person und Sichtweise gegenüber den erwachsenen Therapieteilnehmern bzw. anderen Auftraggebern (Jugendamt u. ä.),
- Eingehen auf nonverbale Zeichen von Therapieablehnung,
- unbedingtes Akzeptieren des Wunsches eines Kindes, eine (begonnene) Therapie verlassen zu dürfen.

Forderungen für die Aus- und Weiterbildung
Kanfer et al. (1996) benennen drei inhaltliche Bereiche, die eine Ausbildungskonzeption zu berücksichtigen hat: 1) gründliche theoretische Kenntnisse (incl. Wissen über „Störungsbilder" und deren Bedingungen sowie Änderungsmöglichkeiten, 2) fundierte diagnostisch-therapeutische Praxisfertigkeiten und 3) Wissen über personbedingte Einflüsse (Selbstreflexion).[41] In bezug auf berufsethische Aspekte betont Arnold (1994), daß Therapeuten ein obligatorisches Programm, bestehend aus theoretischen Seminaren über Berufsethik während des Psychologiestudiums, welche von praxisbezogenen Veranstaltungen in der Therapieausbildung ergänzt werden, durchlaufen sollten, um die Qualität des beruflichen Handelns zu verbessern. Und Eich et al. (1997) plädieren dafür, gerade im Bereich der Ausbildung von Kinder- und JugendlichenpsychotherapeutInnen das Konzept der *Informierten Zustimmung* verstärkt im Rahmen der Weiterbildung bekannt zu machen und kritisieren, „daß beim Thema *Ethik* eine zu sehr auf schwere Grenzüberschreitungen und Vergehen des Therapeuten verengte Perspektive eingenommen wird" (ebd., S. 374).

Es geht hierbei nicht allein darum, den Therapeuten eine Orientierungshilfe zu geben, sondern auch der Öffentlichkeit zu signalisieren, daß der Berufsstand gewillt ist, sich an bestimmte Grundregeln zu halten. Anders als etwa in vielen Staaten der USA, gibt es in Deutschland keine „state licensing laws" und keine „licensing boards" (Hogan, 1997). Die *Lizenzierung*, und die damit ermöglichte Sanktion des Entzugs der Lizenz durch einen „state board", hat sich als eine mögliche, sehr wirkungsvolle und einschneidende Maßnahme zur Qualitätssicherung therapeutischer Arbeit erwiesen.

6. Die rechtliche Situation der Kinder und Jugendlichen

„Die Kinder von heute sind Tyrannen. Sie widersprechen ihren Eltern, kleckern mit dem Essen und ärgern ihre Lehrer" – so vor ca. 2400 Jahre der griechische Philosoph Sokrates (vgl. Byrne, 1989). Nun, einige Eltern sehen das auch heute noch so. Aus der Perspektive besorgter Eltern und verzweifelter Lehrer scheinen sich „Kinder" in den letzten zweitausend Jahren nicht sehr geändert zu haben. Geändert hat sich allerdings die Art und Weise, in der über Kinder *gedacht* wird:

---

[41] Nach Kanfer et al., 1996, S. 537.

„Kindheit" als soziales Konstrukt unterliegt einem ständigen soziokulturellen Wandel, ist eher ein Kultur- als ein Naturprodukt (vgl. Schmälzle, 1995; im Überblick dazu vgl. Wyrwa, in diesem Band). Dieser Wandel kann aus verschiedenen Perspektiven beschrieben werden:

- aus Sicht der *Humanbiologie* (z.B. Duderstadt, 1981),
- aus einem *soziologisch-historischen* Blickwinkel (vgl. Flitner und Hornstein, 1964; Ariés, 1976; deMause, 1977; Wagner-Winterhager, 1981; Weber-Kellermann, 1997),
- einer *psychologischen* Perspektive (vgl. Kessen, 1979; Borstelmann, 1983; Gergen et al., 1990; Bradley, 1991; Scholz, 1994; Reich, 1998c; Kreppner, 1998),
- einer *pädagogischen* (z.B. Rutschky, 1977; Büchner, 1996) oder einer
- *juristischen* Perspektive (vgl. Hart, 1981; Riedmüller, 1981; Hornstein, 1995).

Was dabei jeweils unter „Kindheit" verstanden wird, ist so unterschiedlich wie die einzelnen Disziplinen selbst; der historische Veränderungsprozeß wird durch die divergierende (Re-)Konstruktion von „Kindheit" innerhalb der einzelnen Disziplinen in gewisser Weise „multipliziert". „Kindheit" ist deswegen ein facettenreiches Konstrukt, das nicht nur für eine bestimmte historische Epoche zu spezifizieren ist, sondern bei dem auch stets anzugeben ist, aus welchem Blickwinkel es jeweils betrachtet wird.

Aus einem *soziologisch-historischen Blickwinkel* läßt sich – in aller Kürze – der Wandel des Konstrukts „Kindheit wie folgt beschreiben:[42]
In der *Antike* wurden Kinder nach dem Kosten-Nutzen-Kalkül beurteilt. So wurden mißgebildete, schwerkranke, geistig behinderte oder nicht erwartete Kinder ausgesetzt; körperliche Mißhandlungen im Rahmen pädagogischer Maßnahmen oder religiöser Rituale, das Abtrennen von Gliedmaßen zum Zweck des Gelderwerbs (Betteln) und die Ausnutzung von Kindern als billige Arbeitskräfte waren weder sozial geächtete noch rechtlich sanktionierbare Praktiken (vgl. Zenz, 1981). Gleichzeitig entwickelte sich aber auch die Vorstellung, daß das Kind eines besonderen Schutzes bedürfe. Die Ausbreitung des *christlichen Glaubens* führte zu einer Wende: Bereits die schnelle öffentliche Taufe der Neugeborenen im Mittelalter diente ihrem Schutz (vgl. Shahar, 1991). Diese Vorstellung wurde mit dem Beginn des *Humanismus* weiter entwickelt; zur christlichen Auffassung des „Kind Gottes" kam die pädagogisch ausgerichtete Sichtweise des Humanismus hinzu.

Das religiöse Motiv für den Schutz des Kindes wurde in der *Aufklärung* durch den Hinweis auf die „Natur" des Kindes abgelöst; die Entfaltung und Erziehung des Kindes müsse ermöglicht und sichergestellt werden. Die *romantische Bewegung* im 18. und 19. Jahrhundert sieht das Kind als Symbol eines „unberührten", „besseren" Lebens (vgl. Hornstein, 1995).

---

[42] In der Literatur herrscht über diese Darstellung der historischen Entwicklung von „Kindheit" weitgehend Einigkeit; kontrovers diskutiert wird aber über die Interpretation der jeweils rekonstruierten historischen Rahmenbedingungen (vgl. dazu die unterschiedlichen Interpretationen bei Ariés (1976) und deMause (1977)). Vgl. dazu die oben angegebene Literatur.

Mit *Beginn des Industriezeitalters* stand das Kinderbild der Romantik im krassen Widerspruch zur Realität. In den Bergwerken und Fabriken Europas arbeiteten Kinder schon mit fünf Jahren, wobei sich langsam ein Wandel abzeichnete: politisch-gesellschaftliche Institutionen (Parteien, Gewerkschaften, einzelne Pädagogen) standen mit ihrem Einsatz für die Rechte des Kindes im Gegensatz zu den Interessen der Arbeitgeber (Fabrikbesitzer), welche in den Kindern nur billige Arbeitskräfte sahen. Hinzu kam, daß durch die fortschreitende Industrialisierung Kinder als Arbeitskräfte ungeeignet wurden. Erst mit dem Verbot der Kinderarbeit im vergangenen Jahrhundert und der Einführung der Schulpflicht kam jedoch für die Kinder der unteren Schichten die entscheidende Verbesserung ihrer Situation. Etwa „ab 1900 kann von einer gesellschaftlichen Institutionalisierung und politisch-rechtlichen Absicherung der Kindheit als einer eigenen Lebensphase gesprochen werden: Kindheit wird zu einer gesellschaftlichen Institution" (Hornstein, 1995, S.73).

Betrachtet man die historische Entstehung des Begriffs „Kindheit" aus einer juristischen Perspektive, so steht die juristische Konzeption des Begriffs mit der alltagsweltlichen Auffassung von Kindheit in einer reziproken Wechselbeziehung: Einerseits ließen Veränderungen in der alltagsweltlichen Auffassung den Begriff „Kindheit" erst als juristischen Gegenstand in Erscheinung treten, andererseits etablierten die rechtlichen Bestimmungen die neue Sichtweise wiederum im Bewußtsein der Bevölkerung. Als Meilensteine dieser reziproken Interaktion sind u.a. zu nennen (vgl. Hornstein, 1995; Fippinger, 1995; Gernert, 1995; Chilian, 1995):

- das *Preußische Allgemeine Landrecht* von 1794, das den Unterhalt des Kindes zur Sache des Vaters, die Erziehung dagegen zur Sache der Mutter erklärt;
- das 1839 in Preußen in Kraft getretene *Preußische Regulativ* als erstes Jugendschutzgesetz – das allerdings ein *Jugendarbeitsschutzgesetz* gewesen ist;
- das Strafgesetzbuch von 1871, welches eine Reihe konkreter Schutzvorschriften für Kinder und Jugendliche beinhaltet (u.a. bezogen auf Unterhaltspflicht, Kindesmißhandlung, Abtreibungsverbot, Sexualdelikte);
- das am 1.1.1900 in Kraft getretene *Bürgerliche Gesetzbuch* (BGB), das allerdings im wesentlichen nur die Unterhaltspflicht, nicht aber den familiären Innenraum regelt;
- das in seinen Grundzügen 1922 im Deutschen Reichstag beschlossene *Jugendwohlfahrtsgesetz*;
- das 1923 in Kraft getretene *Jugendgerichtsgesetz* (JGG), das die bisherige strafrechtliche Behandlung von Jugendlichen als „kleine Erwachsene" aufhob;
- das am 1.1.1980 in Kraft getretene *Gesetz zur Neuregelung des Rechts der elterlichen Sorge*, das die Rechte der Eltern zugunsten der Rechte der Kinder erheblich einschränkt;
- die 1982 getroffene Entscheidung des Bundesverfassungsgerichts, die gemeinsame Sorge geschiedener Eltern zuzulassen;
- das als Achtes Buch des Sozialgesetzbuchs (SGB) am 3.10.1990 (in den neuen Bundesländern) bzw. am 1.1.1991 (in den alten Bundesländern) in Kraft getretene *Kinder- und Jugendhilfegesetz* (KJHG), welches das Jugendwohlfahrtsgesetz von 1922 ablöst;

- sowie die seit dem 1.07.1998 geltenden *Neuregelungen des Gesetzes zur Reform des Kindschaftsrechts*, worunter alle Regelungen des BGB zusammengefaßt werden, die das Kind und die Beziehungen zu seiner Familie betreffen. Hierzu gehören das Abstammungsrecht, das Sorge- und Umgangsrecht, das Namensrecht, das Adoptionsrecht, das Unterhaltsrecht und das damit zusammenhängende Recht des gerichtlichen Verfahrens.[43]

Die Reform des Kindschaftsrechts war eine notwendige Antwort auf die Veränderungen der gesellschaftlichen Verhältnisse: „Am augenscheinlichsten wird das an der Zahl der nichtehelichen Geburten, die von 41.504 im Jahr 1979 auf 87.845 im Jahr 1995 in den alten Bundesländern gestiegen ist. Hinzu kommen im Jahr 1995 35.021 nichtehelich Geborene in den neuen Bundesländern" (Bundesministerium der Justiz und Bundesministerium für Familie, Senioren, Frauen und Jugend, 1999, S. 10).

Bereits in den 50er Jahren wurde der Begriff der *elterlichen Gewalt* in den der *elterlichen Sorge* umbenannt – eine Neuformulierung, die erhebliche Konsequenzen für die Rechte des Kindes hatte. Eine Konsequenz des reformierten Kindschaftsrechts ist eine möglicherweise ebenso gravierende Textänderung: Die Begriffe „eheliches Kind" und „uneheliches Kind" wurden aus der Gesetzessprache beseitigt.

Anstöße für eine Reform des Kindschaftsrechts kamen auch aus dem internationalen Bereich; zu nennen ist hier vor allem die *United Nations Convention on the Rights of the Child* aus dem Jahr 1959 (vgl. Cohen und Naimark, 1991; Wilcox und Naimark, 1991; Hornstein, 1995). Bereits 1937 wurde auf internationaler Ebene *Plan International* gegründet. Diese Organisation vermittelt Patenschaften für Kinder, die in großer Armut leben. Ebenso fördert und schützt *Defense for Children International,* 1979 in Genf gegründet, die Rechte des Kindes durch gemeinschaftliche internationale Aktionen. Beide Organisationen sind bei den Vereinten Nationen und UNICEF mit Beraterstatus vertreten und trugen dazu bei, einen Entwurf der UN bezüglich der Rechte des Kindes zu erstellen. Die *UN-Konvention über die Rechte des Kindes* ist ein ausführliches Papier zum Schutz der Kinder und Jugendlichen und umfaßt in der Fassung vom 20.11.1989 54 Artikel (vgl. Castelle, 1989; Wilcox und Naimark, 1991; Hornstein, 1995). Neben den grundsätzlichen Erklärungen garantiert sie Kindern die Grundrechte der Menschenrechtskonvention von 1948 sowie Sonderrechte zu ihrem besonderen Schutz. Ihre Ursprünge liegen in der *Geneva Declaration* von 1924, der *Charter of the United Nations* und der *UN Universal Declaration of Human Rights* von 1948 (vgl. Pappas, 1983). 1979 wurde zum wiederholten Male von der polnischen Regierung der Vorschlag gemacht, aus der zunächst unverbindlichen Erklärung ein verbindliches Übereinkommen zu machen. Erst zehn Jahre später wurde das Übereinkommen von den damals 159 Mitgliedsländern einstimmig angenommen. Dennoch muß festgestellt werden, daß diese Konvention in vielen Ländern noch kein geltendes Recht ist.

---

[43] Vgl. hierzu u.a. Keller (1998), Mühlens, Kirchmeier, Greßmann und Knittel (1999), Mühlens, Kirchmeier und Greßmann (1998) sowie Schwab und Wagenitz (1997). Ein aktuelles Diskussionsforum für Aspekte des neuen Kindschaftsrechts bietet die seit 1998 erscheinende Zeitschrift *Kind-Prax. Kindschaftsrechtliche Praxis – Zeitschrift für die praktische Anwendung und Umsetzung des Kindschaftsrechts*, Bundesanzeiger Verlag.

Juristische Bestimmungen bzw. die Empfehlungen verschiedener Ethik- und Menschenrechtskommissionen tangieren in den meisten Fällen *konkrete* therapeutisch-ethische Entscheidungen nur indirekt:

Zunächst wird durch die verschiedenen Gesetze ein möglicher (das heißt: straffreier) therapeutischer Handlungsbereich abgesteckt. Dieser Aspekt ist jedoch für die *alltägliche Praxis* eher „trivial" (Goldberg, 1980, S. 16). Denn entweder werden bestehende Gesetze eindeutig verletzt (etwa bei sexuellen Übergriffen in der Therapie), so daß sich hier kaum mehr von einem „ethischen Dilemma" sprechen läßt, da sich der Therapeut bzw. die Therapeutin über die Rechtswidrigkeit seines bzw. ihres Verhalten völlig im klaren sein muß. Oder aber es liegt eine Rechtswidrigkeit vor, die so „marginal" ist, daß sie den am therapeutischen Prozeß beteiligten Personen kaum auffällt bzw. leicht revidierbar ist (z. B. wenn nach einer mündlichen Absprache mit den Eltern Kontakt zu den Lehrern oder Erzieherinnen des Kindes aufgenommen, dabei aber vergessen wird, sich diese Schweigepflichtsentbindung auch schriftlich bestätigen zu lassen).[44]

Darüber hinaus können rechtliche Rahmenrichtlinien und berufsethische Standards als *Heuristik* zur Ableitung therapeutisch-ethischer Handlungsmaximen sowie zu deren *Legitimierung* dienen. So versuchen Reiter-Theil et al. (1993) die Notwendigkeit einer Informierten Zustimmung des Kindes u. a. mit Verweis auf die UN-Konvention zu begründen (vgl. Kap. 4). Wie wir jedoch gesehen haben, bleibt für das therapeutische Handeln ein Interpretations- und Handlungsspielraum. Auch eine weitere Spezifizierung der rechtlichen Bestimmungen brächte keine prinzipielle Lösung des Problems. Zudem ist zu fragen, inwieweit es überhaupt wünschenswert wäre, die Formulierung berufsethischer Standards dem Gesetzgeber zu überlassen. In diesem Zusammenhang fordert Wienand (1982, S. 44):

„Falls es die Psychotherapie Ausübenden unterlassen, ethische Richtlinien und Sanktionsverfahren für ihre Berufsausübung zu erarbeiten, wird der staatliche Gesetzgeber diese Aufgabe und Verantwortung übernehmen müssen (...), wenn sich Mißbrauchsfälle wie in den Vereinigten Staaten erkennbar häufen. (...) Allerdings nur, wenn die berufsethische Selbstbeschränkung spezifischer und auch strenger als das geltende Recht ist, werden berufsethische Normenkataloge auf die Dauer staatliches Reglement in Grenzen halten können (...)."

Und schließlich spielen rechtliche Vorgaben für den Therapeuten insofern eine Rolle, als sie einerseits die Kooperation verschiedener sozialer Dienste fordern und reglementieren (z. B. die verstärkte Einbeziehung der Erziehungsberatungsstellen in Sorge- und Umgangsrechtsfragen durch das neue Kindschaftsrecht; vgl. Gerth, 1998), sowie andererseits insbesondere bei beraterischen Tätigkeiten als aktive Wissensgrundlage zur Verfügung stehen müssen. Für eine detailliertere Erörterung des Zusammenhangs zwischen Recht und Ethik in bezug auf Fragen therapeutischen Handelns verweisen wir auf Wienand (1982), Pappas (1983), Wagner (1990), Neubauer (1991), Menne (1993) sowie Hare-Mustin et al. (1995).

---

[44] Wir wollen damit keineswegs sog. „Kavaliersdelikte" rechtfertigen, sondern versuchen lediglich, unsere Erfahrung zu berücksichtigen, daß in der therapeutischen Praxis solche Rechtswidrigkeiten durchaus vorkommen. Als Beispiel denke man nur an die gesetzlich verankerte Dokumentationspflicht und daran, in welchem Ausmaß dieser oft nachgekommen wird.

7. Anregungen zur therapeutisch-ethischen Positionsbestimmung

Ziel dieses abschließenden Kapitels ist es, soweit es im Rahmen einer „Trockenübung" möglich ist, Anregungen zur therapeutisch-ethischen Positionsbestimmung zu geben. Zu diesem Zweck schlagen wir in Kapitel 7.1 einige Übungen und Aufgaben vor. Ihr Ziel ist es, sich moralische Kommunikationsgewohnheiten mit Hilfe der „kommunikationspsychologischen Lupe" im Sinne Schulz von Thuns (vgl. Kap. 4) *bewußt* zu machen, um diese besser hinterfragen, verändern oder auch nutzen zu können. In Kapitel 7.2 referieren wir kurz eine Typologie therapeutisch-ethischer Dilemmata um die Bandbreite therapeutischer Konfliktfelder deutlich zu machen. Im Anschluß daran stellen wir mehrere Dilemmata zur Diskussion.

> „Willst du erkennen, lerne zu handeln."
> Heinz von Foerster (1993)

7.1 Übungen zur therapeutisch-ethischen Reflexion

1. Betrachten Sie diesen Text unter der „kommunikationspsychologischen Lupe" (vgl. Kap. 4; Sie können dafür Kopiervorlage A, S. 509 verwenden). An welchen Stellen kommunizieren wir moralisch? Welche moralischen Appelle sind dem Text zu entnehmen? Wie müßten Sie sich *verhalten*, um unseren „moralischen Ansprüchen" bezüglich psychotherapeutischer Arbeit gerecht zu werden?
2. Notieren Sie in der Therapie Beispiele moralischer Kommunikation. Achten Sie dabei sowohl auf Sätze, die von Ihnen gesagt werden, als auch auf solche, die der Klient äußert. Legen Sie diese unter die kommunikationspsychologische Lupe.
3. Videographieren Sie eine Therapiesitzung. Wählen Sie eine ca. zehnminütige Sequenz aus und analysieren Sie diese in Ihrer Supervisionsgruppe, wobei jeweils die Hälfte Ihrer KollegInnen für Ihre Äußerungen bzw. die Ihres Klienten „zuständig" ist. Versuchen Sie folgende Fragen zu beantworten:
   - Welche Konsequenzen (also Hinweise auf „Achtung" bzw. „Mißachtung") werden „angedroht"?
   - Sind diese Konsequenzen nur implizit angedeutet oder werden sie explizit formuliert?
   - Welche dieser angedrohten Konsequenzen sind tatsächlich verhaltenswirksam, d.h. in welchen Situationen reagieren Sie oder Ihr Klient im Sinne des implizierten Appells?
   - In welchen Situationen reagieren Sie oder Ihr Klient in einer anderen Weise, als es der Appell einfordert – und in welcher?
   - Was für Folgen hat dies für den weiteren Therapieverlauf?
4. Wählen Sie eine Situation, in der Sie mit Ihrer Reaktion auf die moralischen Appelle Ihres Gesprächspartners unzufrieden sind. Diskutieren Sie alternative Reaktionsmöglichkeiten und probieren Sie diese im Rollenspiel aus.

5. Versuchen Sie von der Art Ihrer moralischen Kommunikationsformen Rückschlüsse auf grundlegende Prinzipien, Überzeugungen und Meinungen der Ebene 0 im Sinne des Mehrebenenmodells von Krüll zu ziehen.
6. Versuchen Sie diese im Hinblick darauf zu bewerten, inwieweit sie für den Therapieverlauf von Nutzen oder Schaden waren.
7. Versuchen Sie diese auch im Hinblick darauf zu bewerten, wie bedeutsam, wichtig oder notwendig sie Ihnen erscheinen.

> „Dilemmas challenge not only our direct work with clients, but perhaps also our sense of ourselves, and the organization of our profession."
> Tim Bond (1997)

7.2 Therapeutisch-ethische Dilemmata

„There can be no denying that dilemmas are intrinsically uncomfortable experiences" (Bond, 1997, S.190). In der Tat: Die wörtliche Übersetzung von Dilemma lautet „Zwangslage"; gekennzeichnet wird damit zumeist eine Situation, in der eine Entscheidung nur innerhalb von zwei (oder mehreren) gleich unangenehmen Alternativen möglich ist – eine sehr „uncomfortable" Erfahrung. Beschreiben wir eine therapeutische Situation als „Dilemma", bieten sich zwei Optionen an. Zum einen können wir die negativen Aspekte dieser Situation akzentuieren: „[Dilemmas] discomfort us by throwing us into a quandary of difficult choices in situations where there are no obviously solely beneficial options, and all options have significant disadvantages" (Bond, 1997, S.190). Aus dieser Sicht sind Dilemmata „characterized by emotional pain and cognitive uncertainty" (ebd.). Zum anderen können Dilemmata als *Herausforderung* aufgefaßt werden. In diesem Sinn betont der aus der Yale-Schule hervorgegangene Psychotherapeut Paul L. Wachtel:

„In a sense, psychotherapy is a kind of crisis. What we know about crisis is that they can bring out the worst in people, but they can also be the opportunity for useful change. I think the dilemmas that occur in psychotherapy are similar" (Wachtel, 1997, S.144).

Dilemmata finden in der Forschung vor allem zur Beantwortung sozial- und entwicklungspsychologischer Fragestellungen Verwendung: In der Sozialpsychologie im Bereich der Konflikt- und Entscheidungsforschung (vgl. Feger, 1987); in der Entwicklungspsychologie vornehmlich zur Analyse moralischen (vgl. Kap. 3.1) und religiösen Denkens und Urteilens (vgl. Oser und Gmünder, 1996). Das kreative Potential ethischer Dilemmata wird im Bereich der Psychotherapie dagegen kaum genutzt. So kritisiert beispielsweise Wienand (1982), daß es mit Ausnahme des *Casebook on Ethical Standards of Psychologists* (APA, 1987) „bislang an einer fallbezogenen Darstellung möglicher psychologisch-therapeutischer Normenkonflikte" (Wienand, 1982, S.15) fehle.

Ansatzweise geschlossen wird diese Lücke durch das Buch *Therapists Dilemmas* (Dryden, 1997).[45] Darin finden sich Interviews mit namhaften Psychotherapeutinnen

---

[45] Vgl. auch Haas, Malouf und Mayerson (1993).

und Psychotherapeuten (Albert Ellis, Arnold Lazarus, Fay Fransella u.a.), die bezüglich therapeutischer Dilemmata und ihres Umgangs damit befragt werden. Auf der Basis dieser Berichte wird von Dryden eine *Typologie therapeutisch-ethischer Dilemmata* vorgestellt. Er unterscheidet:

1. *Compromise Dilemmas:* Konflikte bezüglich der Entscheidung zwischen einem „idealen" (aber nicht unbedingt realisierbaren sowie auch nicht immer zielführenden) und einem „pragmatischen" therapeutischen Vorgehen [Ellis, Bancroft, Mackay].[46] So wird für ein „ideales" kognitiv-verhaltenstherapeutisches Vorgehen die Rolle des Therapeuten als „Helfer zur Selbsthilfe", dessen Funktion vor allem eine stützende ist, dringend empfohlen (z.B. durch Kanfer et al., 1996). Ebenso entspricht es dem „idealen Selbstbild" vieler TherapeutInnen des systemischen Ansatzes, das familiäre System oder den einzelnen Klienten nicht direktiv zu „instruieren", sondern vielmehr in einer Weise zu „verstören" (zu „perturbieren"; in Anlehnung an Maturana, 1987), daß sich neue (und hoffentlich „funktionalere") Ordnungsmuster etablieren können (vgl. Ludewig, 1992). Andererseits erleben in der Praxis viele Therapeutinnen und Therapeuten, daß ein direktives, autoritäres und an der ärztlichen Rolle orientiertes Vorgehen „machtvoller" ist, um Veränderungen beim Klienten auszulösen.

2. *Boundary Dilemmas:* Konflikte bezüglich Fragen der Grenzziehung und Grenzüberschreitung [M. Davis, J. Davis, Thorne]: Wie kann ich mich als Therapeut schützen (z.B. bei starker eigener Betroffenheit oder bei verbalen Angriffen durch den Klienten)? Was soll bzw. kann ich von mir offenbaren? Gibt es vielleicht sogar Situationen, in denen private Mitteilungen den Therapieerfolg fördern können? Wie kann ich die berufliche von der privaten Sphäre trennen? Und ist dies immer notwendig? Sind nicht bestimmte „Therapeuten-Eigenschaften" – wie Klarheit, Transparenz, Strukturiertheit, kommunikative Kompetenzen, aber auch Fachwissen über spezifische Interaktionsprobleme – im privaten Alltag von Nutzen?

3. *Dilemmas of Allegiance:* Konflikte, die sich aus der Verbundenheit des Therapeuten/der Therapeutin mit einer bestimmten therapeutischen Schule oder Orientierung und den (dazu nicht immer kompatiblen) Interessen des Klienten ergeben. [Goldfried, Fransella, Wessler] Inwieweit lasse ich mich als Verhaltenstherapeut auf den Wunsch des Klienten ein, seine Kindheit besser zu verstehen? In welchem Ausmaß bin ich als Psychoanalytiker bereit, dem Interesse eines Phobikers nachzugeben, „nur" seine Symptomatik loszuwerden?

4. *Role Dilemmas:* Konflikte, die sich aus den verschiedenen Rollen und Rollenerwartungen von Klient und Therapeut/Therapeutin ergeben [Bancroft, Brown, Lazarus]. Wie verstehe ich meine Rolle? Bin ich „Helfer zur Selbsthilfe"? Ratgeber? „Heiler"? Forscher? Vertrauter? Freund? Welchen Erwartungen des Klienten bin ich bereit zu entsprechen? Wie „bekannt" darf ich mit dem Klienten sein? (Verwandter? Kollege? Nachbar? Sohn des Nachbarn? Freundin des Sohnes des Nachbarn?)

---

[46] Die in den eckigen Klammern angeführten Therapeutinnen und Therapeuten thematisieren die genannte Problematik in den von Dryden (1997) geführten Interviews. Näheres siehe a.a.O.

5. *Dilemmas of Responsibility:* Konflikte, die sich aus divergierenden oder diffusen Verantwortungs- und Autonomie-Zuschreibungen ergeben (vgl. dazu die Beispiele aus Kap. 3.3) [Mackay, Fransella].

6. *Impasse Dilemmas:* Konflikte, die entstehen, wenn die Therapie in eine „Sackgasse" gerät [Wachtel, M. Davis, Lazarus, Barrister]. Wie gehe ich damit um, wenn ich mit einem Klienten nicht „zurechtkomme"? Oder er mit mir? Wie thematisiere ich die von mir gesehenen Ursachen für die Wirkungslosigkeit der Therapie (d.h. die „Schuldfrage"[47])? „Entlaste" ich den Klienten, indem ich die Verantwortung für den mangelnden Erfolg übernehme? In welchem Ausmaß schreibe ich dem Klienten dafür Verantwortung zu? Wie verhalte ich mich in einer Situation, in der ich an die Grenzen meiner fachlichen Kompetenzen stoße?

Die von uns im folgenden zur Diskussion gestellten Dilemmata beziehen sich auf mehrere der oben genannten Aspekte. Insbesondere werden Fragen der Autonomie- bzw. Verantwortungszuschreibung und -akzeptanz sowie der therapeutischen Rolle thematisiert. Alle Dilemmata sind dem therapeutischen Alltag entnommen (entweder aus unserer eigenen Praxis oder aus der von Kolleginnen und Kollegen).

Bei der Auswahl haben wir darauf Wert gelegt, „spektakulären" Dilemmata nicht zu viel Raum zu geben (eine Ausnahme bildet Dilemma 2). Erstens glauben wir, daß in stationären und ambulanten Einrichtungen *daily dilemmas* zumeist eher unspektakulär in Erscheinung treten (abgesehen vielleicht von Krisenzentren oder psychiatrischen Notaufnahmen). Zweitens richtet sich die *erlebte ethische Relevanz* nicht unbedingt nach der „objektiven Schwere" des Ereignisses oder Konflikts. Und drittens unterscheidet sich die Problematik der *individuellen Entscheidungsfindung* bei „dramatischen" Ereignissen unserer Ansicht nach nicht wesentlich von der Klärung eher alltäglicher therapeutischer Konfliktsituationen.[48]

Hinweise zur Bearbeitung der Dilemmata

⇒ Auf den folgenden Seiten finden Sie jeweils unter Punkt **1** insgesamt fünf Dilemmata in Form kurzer Vignetten. Bearbeiten Sie diese bitte zunächst *allein*. Da wir nicht davon ausgehen, daß sich für diese Dilemmata *die* „richtige" Lösung finden läßt, halten wir es für nützlich und sinnvoll, Ihren Lösungsvorschlag *mit Kolleginnen und Kollegen zu diskutieren* (z.B. im Rahmen der Supervision).

---

[47] In der Alltagskommunikation ist die Diskussion über die Ursachen mißlungener Kommunikation zumeist ein Aushandeln darüber, wer in welchem Ausmaß „Schuld daran" hat (vgl. Hungerige und Hillebrandt, in Druck). Es ist daher zu erwarten, daß auch bei der Thematisierung von Störungen des therapeutischen Prozesses auf diese Metapher zurückgegriffen wird.

[48] Vgl. dazu Kanfer et al. (1996): „Im allgemeinen sind es nicht die extremen, gegen alle ethischen Richtlinien verstoßenden Fälle, die Therapeuten Probleme bereiten. Vielmehr sind es Therapieentscheidungen mit persönlichen Ermessensspielräumen, die das ‚Gewissen' des Therapeuten berühren. In dieser Hinsicht stellen die individuellen Standards und Wertvorstellungen eines Therapeuten wichtige Kriterien ethisch verantwortungsvoller Tätigkeit dar" (ebd., S. 503).

⇒ Vignetten sind notwendigerweise kurz. Dennoch vermuten wir, daß sich bei Ihnen schon beim ersten Lesen eine gewisse Tendenz einstellen wird, die eine oder andere Lösungsidee zu favorisieren. Sollten Ihnen für Ihre Entscheidung wichtige Informationen fehlen, bitte wir Sie, diese unter Punkt **2** *zu ergänzen*. Beurteilen Sie jeweils, ob es sich dabei um Informationen handelt, die auch *tatsächlich* verfügbar gemacht werden können. Ergeben sich dabei verschiedene Szenarien, spielen Sie diese bitte *getrennt* durch (Kopiervorlage B, S.510).

⇒ Die unter Punkt **3** formulierte Frage soll dazu dienen, das Dilemma auf eine Entweder-oder-Frage zuzuspitzen. Damit soll das Dilemma vor allem *auf den Punkt* gebracht werden. *Nicht* impliziert ist die Annahme, daß prinzipiell nur zwei Entscheidungsmöglichkeiten zu Verfügung stehen. So haben Sie in dem dafür vorgesehenen Feld Gelegenheit, Einschränkungen oder Bedingungen zu formulieren, die notwendig sind, um sich für eine konkrete Alternative zu entscheiden.

⇒ *Begründen* Sie bitte unter Punkt **4**, warum Sie sich für diese Lösungsmöglichkeit entschieden haben. Auf welche Prinzipien, Wertvorstellungen oder Überzeugungen nehmen Sie bei Ihrer Antwort Bezug? (Eine Orientierung an dem Stufenmodell der Moralentwicklung nach Kohlberg (Kap. 3.1) oder dem Mehrebenenmodell von Krüll (Kap. 3.3) kann dabei hilfreich sein.)

⇒ Sollten Sie bei Ihren Überlegungen auf verschiedene alternative Lösungsideen stoßen, haben Sie Gelegenheit, diese unter Punkt **5** zu notieren. Versuchen Sie, sich über Vorteile und Nachteile der jeweiligen Alternativen klar zu werden und eine Art „Hitliste" der möglichen Vorgehensweisen zu erstellen.

⇒ Sammeln Sie Beispiele aus Ihrer eigenen Erfahrung und reflektieren Sie diese mit Hilfe des oben beschriebenen Schemas (Kopiervorlage B, S.510). Ergeben sich Unterschiede oder Gemeinsamkeiten in bezug auf Ihr tatsächliches Verhalten in dieser Situation?

⇒ Tauschen Sie die gesammelten Dilemmata untereinander aus. Welche Unterschiede oder Gemeinsamkeiten sind zu finden?

Zur Auswertung und abschließenden Bewertung der mit den oben genannten Übungen gemachten Erfahrungen schlagen wir eine „Präventive Selbstreflexion" (nach Kanfer et al., 1996, S.533-534) als Prophylaxe zukünftiger Probleme vor. Ihr Ziel ist es, festzustellen, „ob es *wiederkehrende Muster* (nicht einmalige Ereignisse) gibt, die das zielorientierte Arbeiten eines Therapeuten gefährden. An solchen ‚Risiko-Situationen' und ‚Risiko-Verhaltensweisen' kann dann präventiv gearbeitet werden, um ihren Einfluß in Zukunft zu minimieren" (ebd., S.533). Die von Kanfer et al. vorgeschlagenen Schritte lassen sich auch für eine ethische Selbstreflexion nutzen:

1. Was genau habe ich (anhand einer bestimmten Situation/dieses konkreten Erfahrungsaspekts) über mich selbst erfahren/von mir kennengelernt?
2. Welche kritischen Therapiesituationen könnte es deswegen in Zukunft für mich geben?
3. Welche präventiven Strategien könnte ich einsetzen/entwickeln, um mit solchen kritischen Situationen künftig besser zurechtzukommen?
4. Falls nötig: *Einüben* dieser Bewältigungsstrategien, bis die Umsetzung in der Praxis erwartungsgemäß vollzogen werden kann.

5. An welchen Bereichen meiner persönlichen/beruflichen Entwicklung kann und werde ich in Zukunft gezielt arbeiten?
6. Wo gibt es unabänderliche (?) Schwächen, die ich akzeptieren muß?
7. Was sind ausbaufähige persönlich-berufliche Stärken, die es zu kultivieren lohnt?[49]

Für therapeutisch-ethische Konflikte kann es keine „Patentrezepte" geben. Auch Kanfer et al. warnen vor einer übertriebenen „Präventions-Euphorie": „Es wäre wohl utopisch zu glauben, daß man *allen* potentiellen Störungen und Problemen durch Prävention begegnen könnte (...)" (ebd., S. 534). Allenfalls lassen sich einige „förderliche Bedingungen" nennen, welche die Entscheidungsfindung erleichtern. Zum Abschluß dieses Kapitels fassen wir die wichtigsten Bedingungen kurz zusammen.

- *Wissen über berufsethische Rahmenrichtlinien und Standards.* Kenntnisse über den aktuellen Stand der therapeutischen Ethikdiskussion sind unabdingbar, da berufsethische Standards eine allgemeine Orientierung bieten, dabei helfen, die eigene Position zu differenzieren und zu überprüfen sowie gleichermaßen dem Schutz des Klienten *und* Therapeuten dienen. Von besonderem Interesse sind dabei jene ethischen Vorgaben, die in der Literatur kontrovers diskutiert werden. Vor allem diese bieten Gelegenheit, sich durch eine intensive Auseinandersetzung eine „persönliche Ethik" (Kanfer et al., 1996, S. 509) anzueignen.

- *Bereitschaft, handlungsorientiert zu reflektieren.* Da Rahmenrichtlinien immer mit Blick auf eine spezifische therapeutische Situation zu interpretieren sind, ist es darüber hinaus von Vorteil, sich im Rahmen der Fortbildung oder kollegialer Supervision an konkreten Vorbildern zu orientieren, schwierige Situationen zur Diskussion zu stellen und die Grenzen und Möglichkeiten verschiedener Lösungsalternativen im Rollenspiel zu erproben. Für eine konkrete therapeutische Situation kann dazu u. a. auf die in diesem Kapitel vorgeschlagenen Übungen zurückgegriffen werden. Für eine weiter gefaßte Analyse kann z. B. eine „Zielorientierte Selbstreflexion" (wie sie von Kanfer et al., 1996, S. 511-535, vorgeschlagen wird) durchgeführt werden.

- *Die Fähigkeit, klar, strukturiert und transparent zu kommunizieren.* Hiermit sind Kompetenzen und Fähigkeiten gemeint, wie sie in den üblichen Kommunikationstrainings vermittelt werden. Eine nicht zu unterschätzende Anzahl therapeutisch-ethischer Konflikte entstehen aufgrund einer unklaren oder diffusen Kommunikationssituation. Das Thematisieren impliziter Appelle oder Erwartungen (Metakommunikation), eine klare Vereinbarung bezüglich der therapeutischen Ziele und der dazu erforderlichen Vorgehensweise, eine explizit vorgenommene Rollenstrukturierung sowie die transparente Gestaltung des therapeutischen Prozesses entschärfen viele Konflikte schon im Vorfeld. Hierzu gehört auch die Fähigkeit, Verantwortungszuschreibungen herauszuarbeiten und diese explizit zu akzeptieren oder abzulehnen.

- *Eine „mittlere" Ambiguitätstoleranz.* Therapeutische Situationen sind i. d. R. durch eine nicht zu vermeidende (Rest-)Unsicherheit gekennzeichnet: Oft sind die Ziele

---

[49] Nach Kanfer et al., 1996, S. 533-534.

und Erwartungen des Klienten nicht klar, es herrscht Unsicherheit über den therapeutischen Auftrag, die für eine Entscheidung notwendigen Informationen sind nicht verfügbar und ähnliches. In solchen Fällen ist es äußerst hilfreich, ein „mittleres Maß" an Unsicherheit ertragen zu können. Dazu gehört auch die Fähigkeit, sich von dem Klienten nicht unter Druck setzen zu lassen, sondern eine Entscheidung so lange hinauszuschieben, bis die Ziele genauer geklärt sind. Auch in bezug auf Fragen des therapeutischen Vorgehens kann es manchmal sinnvoll sein, sich mit dem Hinweis, man wolle dies Problem zunächst mit den KollegInnen diskutieren, eine „Auszeit" zu nehmen.

- *Der Mut, Entscheidungen zu treffen.* Therapeutische Entscheidungen können (wie andere Entscheidungen auch) immer auch Fehlentscheidungen sein. Diese prinzipielle Möglichkeit läßt sich durch nichts vollständig ausschließen. Insofern erfordert es Mut, unter Bedingungen, die nie optimal sind, eine Entscheidung zu treffen. Da jedoch auch das *Vermeiden* einer konkreten Entscheidung unweigerlich Handlungskonsequenzen nach sich ziehen wird, halten wir es für wünschenswert, Entscheidungen nach Möglichkeit bewußt zu treffen und zu reflektieren.

- *Die Bereitschaft, ethische Konflikte nicht als Bedrohung, sondern als Herausforderung zu verstehen.* Wir haben diesen Aspekt bereits weiter oben erörtert. Um noch einmal Wachtel (1997, S. 144) zu zitieren: „In a sense, psychotherapy is a kind of crisis." Nutzen wir sie.

Dilemma 1

1. Ein 14jährigens Mädchen informiert Sie während der Therapiestunde detailliert über ein geplantes Vorhaben, von dem Sie wissen, daß ihre Eltern dies mehrfach verboten haben bzw. eindeutig mißbilligen.

Spielen Sie verschiedene Alternativen durch: Das Mädchen informiert sie darüber,

   a) sich unerlaubt ein Haustier kaufen zu wollen.
   b) sich unerlaubt ein Haustier kaufen zu wollen, obwohl ihre Mutter schwanger ist und an einer Tierallergie leidet.
   c) unerlaubt zu den in einer anderen Stadt wohnenden Großeltern fahren zu wollen, um dort das kommende Wochenende zu verbringen.

Es stellt sich für Sie die Frage, ob Sie die Eltern des Kindes über deren Vorhaben informieren sollen oder nicht.

2. **Fehlen Ihnen für die Entscheidung noch wichtige Informationen? Wenn ja, welche?**

   _____
   _____
   _____

3. **Informieren Sie die Eltern über das Vorhaben ihres Kindes?**

☐ ja	☐ nein	☐ ja, allerdings nur unter folgenden Bedingungen/Einschränkungen: _____ _____ _____

4. **Begründung:**

   _____
   _____
   _____
   _____
   _____

5. **Alternative Vorgehensweisen/Anmerkungen:**

   _____
   _____
   _____

Dilemma 2

1. Eine 18jährige Frau berichtet in der Beratung von ihrem festen Vorsatz, sich bald umzubringen. Sie erscheint reflektiert und gut strukturiert, berichtet überlegt von ihren Zweifeln, hält aber an ihrem Entschluß fest und begründet ihn detailliert. Als Motiv für das Aufsuchen des Beratungsgesprächs gibt sie an, lediglich das Wissen um das durch ihren Selbstmord bedingte Leid ihrer Familie habe sie bisher davon abgehalten, diesen Schritt zu tun – und dieses Problem wolle sie nun durch ein professionelles Gespräch lösen. Es stellt sich für Sie die Frage, ob Sie diesen Auftrag ablehnen oder annehmen sollen.

2. **Fehlen Ihnen für die Entscheidung noch wichtige Informationen? Wenn ja, welche?**
   _____
   _____
   _____

3. **Nehmen Sie diesen Arbeitsauftrag an?**

   ☐ ja   ☐ nein   ☐ ja, allerdings nur unter folgenden Bedingungen/Einschränkungen:
   _____
   _____
   _____
   _____

4. **Begründung:**
   _____
   _____
   _____
   _____
   _____
   _____
   _____
   _____
   _____
   _____

5. **Alternative Vorgehensweisen/Anmerkungen:**
   _____
   _____
   _____

Dilemma 3

1 Ein achtjähriger Junge fällt in der Schule und zu Hause zunehmend durch aggressive Verhaltensweisen auf. Eltern und LehrerInnen drängen auf eine Therapie. Nach einem Gespräch mit dem Jungen wird deutlich, daß er sich weder der Problematik seines Verhaltens bewußt ist, noch Interesse daran hat, Ihre Einrichtung weiterhin aufzusuchen. Statt dessen äußert er den Wunsch, Ihre Institution nicht mehr besuchen zu müssen. Es stellt sich für sie die Frage, ob Sie die Therapie weiterhin fortsetzen.

2 Fehlen Ihnen für die Entscheidung noch wichtige Informationen? Wenn ja, welche?
_____
_____
_____

3 Setzen sie die Therapie mit dem Jungen fort?

| ☐ ja | ☐ nein | ☐ ja, allerdings nur unter folgenden Bedingungen/Einschränkungen: _____ _____ _____ _____ |

4 Begründung:
_____
_____
_____
_____
_____
_____
_____
_____
_____
_____

5 Alternative Vorgehensweisen/Anmerkungen:
_____
_____
_____
_____

Dilemma 4

1 Nachdem das Thema *Sexueller Mißbrauch* im Schulunterricht behandelt wurde, berichtet ein 11jähriges Mädchen ihrer Mutter unter Tränen, vor Jahren von ihrem Stiefvater sexuell mißbraucht worden zu sein. Das Gespräch mit der Mutter ergibt, daß der Mißbrauch prinzipiell vor fünf bis sechs Jahren stattgefunden haben könnte. Abgesehen von geringfügigen Störungen des Sozialverhaltens zeigt das Mädchen keine weitere Symptomatik. Die Mutter drängt auf eine Strafverfolgung des potentiellen Täters und hofft, daß durch eine Psychotherapie ihrer Tochter mögliche Folgeschäden vermieden werden können. Es stellt sich für Sie die Frage, ob Sie diesen Therapieauftrag übernehmen sollen oder nicht.

2 Fehlen Ihnen für die Entscheidung noch wichtige Informationen? Wenn ja, welche?
___
___
___

3 Übernehmen Sie den Therapieauftrag?

☐ ja	☐ nein	☐ ja, allerdings nur unter folgenden Bedingungen/Einschränkungen: ___ ___ ___

4 Begründung:
___
___
___
___
___
___

5 Alternative Vorgehensweisen/Anmerkungen:
___
___
___
___

Dilemma 5

1 Ein 10jähriger Junge berichtet Ihnen, daß ein Lehrer während des Unterrichts Alkohol trinkt, den Schülerinnen und Schülern aber streng verboten habe, zu Hause darüber zu sprechen. Der Junge bittet Sie, dieses Geheimnis nicht weiter zu erzählen. Sie halten die Aussage des Jungen für glaubwürdig. Es stellt sich für Sie die Frage, ob Sie den Lehrer auf sein Verhalten ansprechen sollen oder nicht.

2 Fehlen Ihnen für die Entscheidung noch wichtige Informationen? Wenn ja, welche?
_____
_____
_____

3 Sprechen Sie den Lehrer auf seinen Alkoholkonsum während des Unterrichts an?

| ☐ ja | ☐ nein | ☐ ja, allerdings nur unter folgenden Bedingungen/Einschränkungen: _____ _____ _____ _____ |

4 Begründung:
_____
_____
_____
_____
_____
_____
_____
_____
_____
_____

5 Alternative Vorgehensweisen/Anmerkungen:
_____
_____
_____
_____

Kopiervorlage A

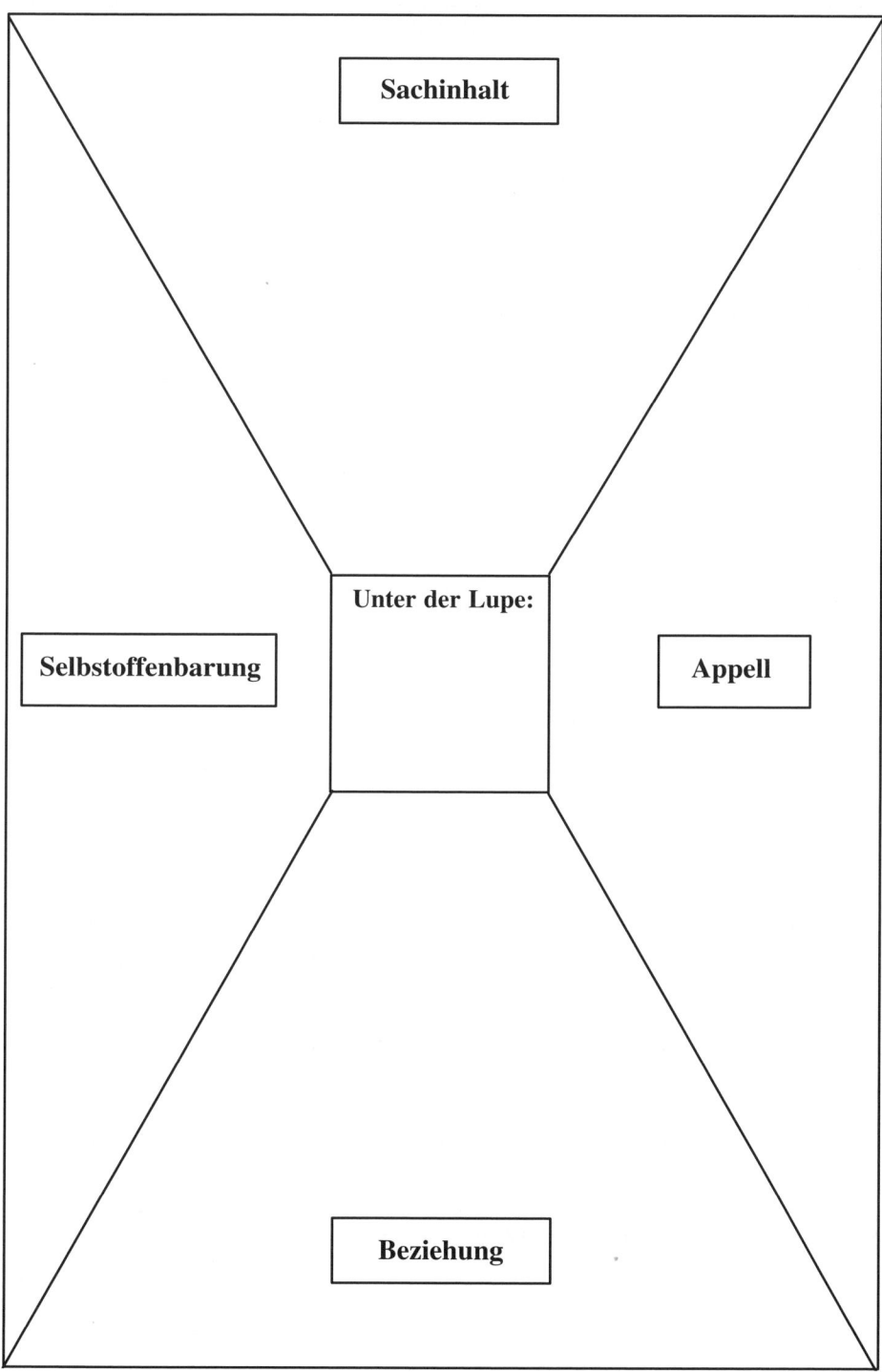

Kopiervorlage B

Dilemma

1. _____

2. **Fehlen Ihnen für die Entscheidung noch wichtige Informationen? Wenn ja, welche?**

3. _____

   ☐ ja   ☐ nein   ☐ ja, allerdings nur unter folgenden Bedingungen/Einschränkungen:

4. **Begründung:**

5. **Alternative Vorgehensweisen/Anmerkungen:**

Danksagung

Für eine fruchtbare und konstruktive moralische Kommunikation danken wir Andrea Bertelmann, Michael Borg-Laufs, Michael Flacke, Martina Heuveldop, Daniela König, Katja Mackowiak, Barbara Neumann, Siegfried Päßler, Sofia Tsarapatsanis und Silke-Barbara Wessendorf. Daniela König und Katja Mackowiak haben darüber hinaus viele Stunden mit der Texteingabe und der Erstellung des Literaturverzeichnisses verbracht. Danke!

Literatur

American Psychological Association (APA) (1987). *Casebook on ethical standards of psychologists.* Washington, D.C.: Author.

Apter, S.J. (1976). The rights of children in teaching institutions. In G. P. Koocher (Hrsg.), *Children's rights and the mental health professions.* New York: John Wiley.

Ariés, P. (1976). *Geschichte der Kindheit.* München: Deutscher Taschenbuch Verlag.

Arimond, J.-P. (1995). Wertfreiheit in der Psychotherapie? Anmerkungen zum Neutralitätsmythos. *Logotherapie & Existenzanalyse, 3 (1)*, 15-43.

Arnold, E. (1994). Konzepte und Ansätze einer Ausbildung zu berufsethischen Fragen. In E. Arnold & U. Sonntag (Hrsg.), *Ethische Aspekte der psychosozialen Arbeit. Beiträge zur Diskussion* (S. 222-235). Tübingen: Deutsche Gesellschaft für Verhaltenstherapie.

Averill, J. R. (1985). The social construction of emotion: With special reference to love. In K.J. Gergen & K.E. Davis (Hrsg.), *The social construction of the person* (S. 89-109). New York: Springer.

Baecker, D., Borg-Laufs, M., Duda, L. & Matthies, E. (1992). Sozialer Konstruktivismus – eine neue Perspektive in der Psychologie. In S.J. Schmidt (Hrsg.), *Kognition und Gesellschaft* (S. 116-145). Frankfurt a.M.: Suhrkamp.

Bateson, G. (1985). *Ökologie des Geistes. Anthropologische, psychologische, biologische und epistemologische Perspektiven.* Frankfurt a.M.: Suhrkamp.

Beauchamp, T.L. & Childress, J.F. (1989). *Principles of medical ethics.* New York: Oxford University Press.

Beck, A.T., Ward, C.H., Mendelson, M., Mock, J.E. & Erbaugh, J.K. (1962). Reliability of psychiatric diagnosis: II. A study of consistency of clinical judgements and ratings. *American Journal of Psychiatry, 119,* 351-357.

Becker-Fischer, M. & Fischer, G. (1996). *Sexueller Mißbrauch in der Therapie – was tun? Orientierungshilfen für Therapeuten und interessierte Patienten.* Heidelberg: Asanger.

Berger, P.L. & Luckmann, T. (1966/1990). *Die gesellschaftliche Konstruktion der Wirklichkeit. Eine Theorie der Wissenssoziologie.* Frankfurt a.M.: Fischer.

Bernhard, J.L. & Jara, C.S. (1996). The failure of clinical graduate students to apply understood ethical principles. *Professional Psychology: Research and Practice, 17,* 313-315.

Berufsverband Deutscher Psychologinnen und Psychologen (bdp) (1986). *Berufsordnung für Psychologen.* Bonn: Berufsverband Deutscher Psychologinnen und Psychologen.

Blaser, A. (1994). Sexueller Mißbrauch in der Psychotherapie: Urteil, Vorurteil und Konsequenzen. In K.M. Bachmann & W. Böker (Hrsg.), *Sexueller Mißbrauch in Psychotherapie und Psychiatrie* (S. 23-31). Bern: Hans Huber.

Blatt, M. & Kohlberg, L. (1975). The effects of classroom moral discussion upon children's level of moral judgement. *Journal of Moral Education, 4 (2),* 129-161.

Bochumer Arbeitsgruppe für Sozialen Konstruktivismus und Wirklichkeitsprüfung (1988). *Erkenntnistheoretische Probleme der Psychologie. Über das Verhältnis von Wirklichkeit, Sinnesdaten und Sprache* (Arbeitspapier Nr. 2, Historische Fassung). Bochum: Ruhr-Universität Bochum, Fakultät für Psychologie.

Bochumer Arbeitsgruppe für Sozialen Konstruktivismus und Wirklichkeitsprüfung (1990). *Variationen über den Konstruktivismus* (Arbeitspapier Nr. 7, 2. Fassung). Bochum: Ruhr-Universität Bochum, Fakultät für Psychologie.

Bochumer Arbeitsgruppe für Sozialen Konstruktivismus und Wirklichkeitsprüfung (1992). *Wirklichkeitsprüfung. Eine sozial-konstruktivistische Forschungsperspektive für die Psychologie* (Arbeitspapier Nr. 10, 1. Fassung). Bochum: Ruhr-Universität Bochum, Fakultät für Psychologie.

Bond, T. (1997). Therapists' dilemmas as stimuli to new understanding and practice. In W. Dryden (Hrsg.), *Therapists' dilemmas* (S. 181-192). London: Sage.

Borg-Laufs, M. & Duda, L. (1991). Zur sozialen Konstruktion von Geschmackswahrnehmung. In *Reihe Wissenschaftstheorie, Wissenschaft und Philosophie* (Bd. 31). Braunschweig: Vieweg.

Borstelmann, L.J. (1983). Children before psychology: Ideas about children from antiquity to the late 1800s. In W. Kessen (Hrsg.), *History, theory, and methods. Handbook of child psychology* (S. 1-40). New York: John Wiley.

Bossi, J. (1994). Sexueller Mißbrauch in Psychotherapie und Psychiatrie. Empirische Untersuchungen, Psychodynamik und Folgeschäden. In K.M. Bachmann & W. Böker (Hrsg.), *Sexueller Mißbrauch in Psychotherapie und Psychiatrie* (S. 45-72). Bern: Hans Huber.

Bradley, B.S. (1991). Infancy as paradise. *Human Development, 34,* 35-54.

Breggin, P.R. (1971). Psychotherapy as applied ethics. *Psychiatry, 34,* 59-74.

Bruns, G. (1993). *Ordnungsmacht Psychiatrie. Psychiatrische Zwangseinweisungen als soziale Kontrolle.* Opladen: Westdeutscher Verlag.

Büchner, P. (1996). Das Kind als Schülerin oder Schüler. Über die gesellschaftliche Wahrnehmung der Kindheit als Schulkindheit und damit verbundene Forschungsprobleme. In H. Zeiher, P. Büchner & J. Zimmecker (Hrsg.), *Kinder als Außenseiter? Umbrüche in der gesellschaftlichen Wahrnehmung von Kindern und Kindheit* (S. 157-187). Weinheim: Juventa.

Bullens, R.A.R. (1993). Ambulante Behandlung von Sexualdelinquenten innerhalb eines gerichtlich verpflichteten Rahmens. In G. Ramin (Hrsg.), *Inzest und sexueller Mißbrauch.* Paderborn: Junfermann.

Bundesministerium der Justiz und Bundesministerium für Familie, Senioren, Frauen und Jugend (Hrsg.) (1999). *Das neue Kindschaftsrecht.* Bonn: Bundesministerium der Justiz und Bundesministerium für Familie, Senioren, Frauen und Jugend.

Byrne, R. (1989). *Geistesblitze.* Reinbek bei Hamburg: Rowohlt.

Castelle, K. (1989). *Zum Wohle des Kindes. Ein Leitfaden zu der U.N. Konvention über die Rechte des Kindes.* Hamburg: Plan International.

Chilian, W. (1995). Jugendstrafrecht und Jugendstrafverfahrensrecht. In G. Bienemann, M. Hasebrink & B.W. Nikles (Hrsg.), *Handbuch des Kinder- und Jugendschutzes. Grundlagen, Kontexte, Arbeitsfelder* (S. 128-132). Münster: Votum.

Cohen, C.P. & Naimark, H. (1991). United Nations Convention on the Rights of the Child. Individual rights concepts and their significance for social scientists. *American Psychologist, 46 (1)*, 60-65.

Colby, A., Kohlberg, L., Gibbs, J., Candee, D., Hewer, A., Power, C. & Speicher-Dubin, B. (1983). *Measurement and moral judgement: Standard issues scoring manual.* New York: Cambridge University Press.

Day, J.M. (1991). Narrative, psychology, and moral education. *American Psychologist, 46*, 167-168.

Day, J.M. & Tappan, M.B. (1996). The narrative approach to moral development: From the epistemic subject to dialogical selves. *Human Development, 39*, 67-82.

deMause, L. (Hrsg.) (1977). *Hört ihr die Kinder weinen? Eine psychogenetische Geschichte der Kindheit.* Frankfurt a.M.: Suhrkamp.

Deutsche Gesellschaft für Verhaltenstherapie (dgvt) (1996). *Ethische Rahmenrichtlinien der DGVT und deren Kommentare.* Tübingen: Deutsche Gesellschaft für Verhaltenstherapie.

Dörner, K. (1993). *Neue Ethik für die Hirnforschung* (Vortrag gehalten auf dem Jahreskongreß des Wissenschaftszentrums Nordrhein-Westfalen Neuroworlds – Zukunftswege der Hirnforschung, Düsseldorf).

Dorrmann, W. (1998). Suizidale Patienten: Wie geht es den Therapeuten? Motive – Ängste – Psychohygiene. *Verhaltenstherapie & psychosoziale Praxis, 1*, 33-45.

Dreitzel, H.-P. (1992). Therapeutische Definitionsmacht und dialogische Wirklichkeitskonstruktion. *Gestalttherapie, 6 (2)*, 25-34.

Drewes, M. & Krott, E. (1996). Der Schlüssel zum Glück? Zwang als konstruktiver Beitrag zur Gestaltung von Beziehungen. *Zeitschrift für systemische Therapie, 14 (3)*, 197-202.

Drosdowski, G. (1989). Das Herkunftswörterbuch. Etymologie der deutschen Sprache. Mannheim: Duden Verlag.

Dryden, W. (1997). *Therapists' dilemmas.* London: Sage.

Duderstadt, H. (1981). Kindheit aus Sicht der Humanbiologie. In K. Neumann (Hrsg.), *Kindsein. Zur Lebenssituation von Kindern in modernen Gesellschaften* (S. 14-25). Göttingen: Vandenhoeck & Ruprecht.

Duska, R. & Whelan, M. (1977). *Moral development. A guide to Piaget and Kohlberg.* New York: Gill & McMillan.

Eckensberger, L.H. (1998). Die Entwicklung des moralischen Urteils. In H. Keller (Hrsg.), *Lehrbuch Entwicklungspsychologie* (S. 475-516). Bern: Hans Huber.

Eckensberger, L.H., Villenave-Cremer, S. & Reinshagen, H. (1980). Kritische Darstellung von Methoden zur Erfassung des moralischen Urteils. In L.H. Eckensberger & R.K. Silbereisen (Hrsg.), *Entwicklung sozialer Kognitionen* (S. 335-377). Stuttgart: Klett-Cotta.

Edelstein, W. (1986). Moralische Interventionen in der Schule – Skeptische Überlegungen. In F. Oser, R. Fatke & O. Höffe (Hrsg.), *Transformation und Entwicklung. Grundlagen der Moralerziehung* (S. 327-349). Frankfurt a.M.: Suhrkamp.

Eich, H., Reiter, L. & Reiter-Theil, S. (1997). Informierte Zustimmung in der Psychotherapie. Einmalige Handlungen oder kontinuierlicher Prozeß? *Psychotherapeut, 42 (6)*, 369-375.

Eisenbach-Stangl, I. & Stangl, W. (1984). *Grenzen der Behandlung: Soziale Kontrolle und Psychiatrie.* Opladen: Westdeutscher Verlag.

Engelhardt, T.H. (1973). Psychotherapy as meta-ethics. *Psychiatry, 36,* 440-445.

Exner, H. & Reithmayr, F. (1991). Anmerkungen zu Maturanas Versuch einer Ethik. In H.R. Fischer (Hrsg.), *Autopoiesis* (S. 137-153). Heidelberg: Carl Auer.

Faden, R. & Beauchamp, T.L. (1986). *A history and theory of informed consent.* New York: Oxford University Press.

Feger, H. (1987). Konflikt und Entscheidung. In D. Frey & S. Greif (Hrsg.), *Sozialpsychologie. Ein Handbuch in Schlüsselbegriffen* (S. 204-208). München/Weinheim: PVU.

Fippinger, F. (1995). Zur Geschichte des institutionalisierten Jugendschutzes. In G. Bienemann, M. Hasebrink & B.W. Nikles (Hrsg.), *Handbuch des Kinder- und Jugendschutzes. Grundlagen, Kontexte, Arbeitsfelder* (S. 78-85). Münster: Votum.

Fischer, H.R. (1991). *Autopoiesis. Eine Theorie im Brennpunkt der Kritik.* Heidelberg: Carl Auer.

Fischer, H.R. (1992). Zum Ende der großen Entwürfe. Eine Einführung. In H.R. Fischer & J. Schweitzer (Hrsg.), *Das Ende der großen Entwürfe* (S. 9-34). Frankfurt a.M.: Suhrkamp.

Flammer, A. (1988). *Entwicklungstheorien. Psychologische Theorien der menschlichen Entwicklung.* Bern: Hans Huber.

Flitner, A. & Hornstein, W. (1964). Kindheit und Jugend in geschichtlicher Betrachtung. *Zeitschrift für Pädagogik, 10,* 311-339.

Foerster, H. von. (1991). Ethik und Kybernethik zweiter Ordnung. In H. von Foerster (Hrsg.), *KybernEthik* (S. 380-383). Berlin, 1993: Merve Verlag.

Foerster, H. von (1993). *Wissen und Gewissen. Versuch einer Brücke.* Frankfurt a.M.: Suhrkamp.

Frindte, W. (1991). Konstruktion von Welten. Theorie, Epistemologie, Methodologie und Ethik des Radikalen Konstruktivismus und des Sozialen Konstruktionismus im Vergleich, Teil 1. *Jenaer Arbeiten aus der Forschungsgruppe Systemische Sozialpsychologie, Nr. 2.* Jena: Friedrich-Schiller-Universität, Institut für Psychologie.

Frindte, W. (1995). Radikaler Konstruktivismus und Social Constructionism – sozialpsychologische Folgen und die empirische Rekonstruktion eines Gespenstes. In H.R. Fischer (Hrsg.), *Die Wirklichkeit des Konstruktivismus* (S. 103-130). Heidelberg: Carl-Auer-Systeme.

Frisch, M. (1983). *Ausgewählte Prosa.* Frankfurt a.M.: Suhrkamp.

Gergen, K.J. (1985a). Social constructionist inquiry: Context and implications. In K.J. Gergen & K.E. Davis (Hrsg.), *The social construction of the person* (S. 3-18). Berlin: Springer.

Gergen, K.J. (1985b). The social constructionist movement in modern psychology. *American Psychologist, 40 (3),* 266-275.

Gergen, K.J. (1991). Von der sozialen Phänomenologie zum sozialen Konstruktivismus. In M. Herzog & C.F. Graumann (Hrsg.), *Sinn und Erfahrung. Phänomenologische Methoden in den Humanwissenschaften* (S. 131-151). Heidelberg: Asanger.

Gergen, K.J. (1992). Morality as an impediment to cooperation. *International Journal of Psychology, 27 (3/4),* 266.

Gergen, K.J. (1996). *Das übersättigte Selbst. Identitätsprobleme im heutigen Leben.* Heidelberg: Carl Auer.

Gergen, K.J. & Gergen, M.M. (1988). Narratives and the self as relationship. In L. Berkowitz (Hrsg.), *Advances in experimental social psychology* (Bd. 21). New York: Academic Press.

Gergen, K.J., Gloger-Tippelt, G. & Berkowitz, P. (1990). The cultural construction of the developing child. In G.R. Semin & K.J. Gergen (Hrsg.), *Everyday understanding: Social and scientific implications* (S. 108-129). London/Newbury Park/New Delhi: Sage.

Gergen, K.J., Hoffman, L. & Anderson, H. (1997). Diagnose – ein Desaster? Ein konstruktionistischer Trialog. *Zeitschrift für systemische Therapie, 15 (4)*, 224-241.

Gernert, W. (1995). Kinder- und Jugendhilfegesetz. In G. Bienemann, M. Hasebrink & B.W. Nikles (Hrsg.), *Handbuch des Kinder- und Jugendschutzes. Grundlagen, Kontexte, Arbeitsfelder* (S. 119-122). Münster: Votum.

Gerth, U. (1998). Erziehungsberatung und neues Kindschaftsrecht. *Kindschaftsrechtliche Praxis, 1*, 15-17.

Giegel, H.-J. (1992). *Kommunikation und Konsens in modernen Gesellschaften.* Frankfurt a.M.: Suhrkamp.

Gilligan, C. (1977). In a different voice: Women's conceptions of self and of morality. *Harvard Educational Review, 47 (4)*, 481-517.

Gilligan, C. (1983). Verantwortung für die anderen und für sich selbst – das moralische Bewußtsein von Frauen. In G. Schreiner (Hrsg.), *Moralische Entwicklung und Erziehung* (S. 133-174). Braunschweig: Agentur Pedersen.

Gilligan, C. (1984). *Die andere Stimme.* München: Piper.

Gilligan, C. & Attanucci, J. (1988). Two moral orientations: Gender differences and similarities. *Merrill-Palmer Quarterly, 34 (3)*, 223-237.

Glasersfeld, E. von (1992). Aspekte des Konstruktivismus: Vico, Berkeley, Piaget. In G. Rusch & S. J. Schmidt (Hrsg.), *DELFIN 1992 – Konstruktivismus: Geschichte und Anwendung* (S. 20-33). Frankfurt a.M.: Suhrkamp.

Glenn, C.M. (1980). Ethical issues in the practice of child psychotherapy. *Professional Psychology, 11 (4)*, 613-619.

Goldberg, C. (1980). *Gleichheit in der Psychotherapie? Theorie und Praxis therapeutischer Beziehungen.* München: Pfeiffer.

Gove, W.R. & Fain, T. (1973). The stigma of mental hospitalization. *Archives of General Psychiatry, 28*, 494-500.

Greer, S. (1997). Nietzsche and social construction. Directions for a postmodern historiography. *Theory & Psychology, 7 (1)*, 83-100.

Haas, L.J., Malouf, J.L. & Mayerson, N.H. (1993). Personal and professional characteristics as factors in psychologists' ethical decision making. In J.A. Mindell (Hrsg.), *Issues in clinical psychology.* Dubuque, IA: Brown & Benchmark/Wm. C. Brown Publishers.

Harré, R. (1987). The social construction of selves. In K. Yardley & T. Honess (Hrsg.), *Self and identity: Psychosocial perspectives* (S. 41-52). New York: John Wiley & Sons.

Hare-Mustin, R.T., Marecek, J., Kaplan, A.G. & Liss-Levinson, N. (1995). Rights of clients, responsibilities of therapists. In D.N. Bersoff (Hrsg.), *Ethical conflicts in psychology.* Washington, DC: American Psychological Association.

Hart, S.N. (1981). From property to person status. Historical perspective on children's rights. *American Psychologist, 46 (1)*, 53-59.

Heidbrink, H. (1991). *Stufen der Moral. Zur Gültigkeit der kognitiven Entwicklungstheorie Lawrence Kohlbergs.* München: Quintessenz.

Heidbrink, H. (1992). *Gerechtigkeit. Eine Einführung in die Moralpsychologie.* München: Quintessenz.

Held, V. (1995). *Justice and care. Essential readings in feminist ethics.* Westview.

Herzog, G. (1988). Zwangsunterbringungen. In G. Hörmann & F. Nestmann (Hrsg.), *Handbuch der psychosozialen Interventionen* (S. 170-182). Opladen: Westdeutscher Verlag.

Herzog, G. (1994). Die Gedanken sind frei. Mehr oder weniger – Behandlung unter Zwang. In E. Arnold & U. Sonntag (Hrsg.), *Ethische Aspekte der psychosozialen Arbeit. Beiträge zur Diskussion* (S. 184-204). Tübingen: dgvt-Verlag.

Hesse, H. (1991). Autopoiese und Autonomie. Zu einigen erkenntnistheoretischen und ethischen Mutmaßungen Humberto Maturanas. In G. Gamm & G. Kimmerle (Hrsg.), *Wissenschaft und Gesellschaft* (S. 108-121). Tübingen: edition diskord.

Hill, T.E. (1995). Gewicht und Bedeutung der Autonomie. In G. Nunner-Winkler (Hrsg.), *Weibliche Moral. Die Kontroverse um eine geschlechtsspezifische Ethik* (S. 271-283). München: Deutscher Taschenbuch Verlag.

Hinder, E. (1987). *Grundlagenprobleme bei der Messung des sozial-moralischen Urteils* (Europäische Hochschulschriften). Frankfurt a.M.: Peter Lang.

Hoffman, L. (1988). A constructivist position for family therapy. *Irish Journal of Psychology, 9 (1)*, 110-129.

Hoffman, M.L. (1984). Moral development. In M. Bornstein & M. Lamb (Hrsg.), *Developmental psychology: An advanced textbook* (S. 279-324). Hillsdale, N.J.: Erlbaum.

Hogan, D.B. (1997). *The regulation of psychotherapists.* Cambridge, Mass.: Balinger.

Hornstein, W. (1995). Geschichte der Rechte des Kindes. In G. Bienemann, M. Hasebrink, B.W. Nikles (Hrsg.), *Handbuch des Kinder- und Jugendschutzes. Grundlagen, Kontexte, Arbeitsfelder* (S. 72-78). Münster: Votum.

Horster, D. (Hrsg.) (1998). *Weibliche Moral – ein Mythos?* Frankfurt a.M.: Suhrkamp.

Hungerige, H. & Hillebrandt, A. (1994). *Variationen des Konstruktivismus. Historische Wurzeln, aktuelle Strömungen und erste Konsequenzen: Überlegungen zu einer konstruktivistischen Methodologie.* Bochum: Ruhr-Universität Bochum.

Hungerige, H. & Hillebrandt, A. (in Druck). Kommunikation, Verstehen, Mißverstehen. Alltagsweltliche Metaphorisierungen und ihre sozialen Funktionen. *Siegener Periodikum der internationalen Empirischen Literaturwissenschaft.*

Hungerige, H. & Sabbouh, K. (1995). Lets talk about ethics – Ethik und Moral im konstruktivistischen Diskurs. In G. Rusch & S.J. Schmidt (Hrsg.), *DELFIN 1995 – Konstruktivismus und Ethik* (S. 123-173). Frankfurt a.M.: Suhrkamp.

Jordan, A.E. & Meara, N.M. (1990). Ethics in psychology. *Professional Psychology: Research and Practice, 21*, 107-114.

Kanfer, F.H., Reinecker, H. & Schmelzer, D. (1996). *Selbstmanagement-Therapie. Ein Lehrbuch für die klinische Praxis.* Berlin: Springer.

Kant, I. (1788/1992). *Kritik der praktischen Vernunft.* Stuttgart: Reclam.

Keller, T. (1998). *Das gemeinsame Sorgerecht nach der Kindschaftsrechtsreform. Ein Leitfaden für die Praxis.* Köln: Bundesanzeiger Verlag.

Kessen, W. (1979). The american child and other cultural inventions. *American Psychologist, 34 (10)*, 815-820.

Kitchner, K.S. (1984). Intuition, critical evaluation, and ethical principles: The foundation for ethical decisions in counseling psychology. *The Counceling Psychologist, 12*, 43-56.

Kittay, E.F. & Meyers, D.T. (Hrsg.) (1987). *Women and moral theory.* New Jersey: Rowman & Littlefield Publishers.

Knorr-Cetina, K. (1989). Spielarten des Konstruktivismus. Einige Notizen und Anmerkungen. *Soziale Welt. Zeitschrift für Sozialwissenschaftliche Forschung und Praxis, 1/2*, 86-96.

Knorr-Cetina, K. (1991). *Die Fabrikation von Erkenntnis. Zur Anthropologie der Naturwissenschaft*. Frankfurt a.M.: Suhrkamp.

Kohl, C. & Egger, J.-W. (1996). Menschenbildannahmen in der Verhaltenstherapie. *Psychologie in der Medizin, 7 (2)*, 3-13.

Kohlberg, L. (1958). *The development of modes of moral thinking and choice in the years 10 to 16*. Chicago: University of Chicago Press.

Kohlberg, L. (1996). *Die Psychologie der Moralentwicklung*. Frankfurt a.M.: Suhrkamp.

Koocher, G.P. (1983). Competence to consent: Psychotherapy. In G.B. Melton, G.P. Koocher, N.J. Saks (Hrsg.), *Children's competence to consent* (S. 111-128). New York: Plenum Press.

Kottje-Birnbacher, L. & Birnbacher, D. (1995). Ethische Aspekte der Psychotherapie und Konsequenzen für die Therapeutenausbildung. *Psychotherapeut, 40*, 59-68.

Kreppner, K. (1998). Vorstellungen zur Entwicklung der Kinder: Zur Geschichte von Entwicklungstheorien in der Psychologie. In H. Keller (Hrsg.), *Lehrbuch Entwicklungspsychologie* (S. 121-146). Bern: Hans Huber.

Krippendorff, K. (1989a). Eine häretische Kommunikation über Kommunikation über Kommunikation über Realität. *DELFIN, XIII (7)*, 52-67.

Krippendorff, K. (1989b). On the ethics of constructing communication. In B. Dervin, L. Grossberg, B.J. O'Keefe & E. Wartella (Hrsg.), *Rethinking communication: Paradigm issues* (S. 66-96). Newbury Park, CA: Sage.

Kron-Klees, F. (1998a). Reflexionen über systemisches Handeln und Ethik einschließlich der Frage: Braucht eine systemische Gesellschaft als Berufsverband einen eigenen Moral-Kodex? *Zeitschrift für systemische Therapie, 16 (4)*, 228-233.

Kron-Klees, F. (1998b). Kommentar. *Zeitschrift für systemische Therapie, 16 (4)*, 255-257.

Krüll, M. (1987). Systemisches Denken und Ethik. Politische Implikationen der systemischen Perspektive. *Zeitschrift für systemische Therapie, 5 (4)*, 250-255.

Krüll, M. (1991a). Ethische und politische Dimensionen systemischer Theorie und Praxis. In L. Reiter & C. Ahlers (Hrsg.), *Systemisches Denken und therapeutischer Prozeß* (S. 75-87). Berlin: Springer.

Krüll, M. (1991b). Psychotherapie und Ethik in systemisch-konstruktivistischer Sichtweise. *Ethik und Sozialwissenschaften, 2 (3)*, 431-511.

Kunzmann, P., Burkard, F.-P. & Wiedmann, F. (1991). *dtv-Atlas zur Philosophie. Tafeln und Texte*. München: Deutscher Taschenbuch Verlag.

Lange, A. (1996). Formen der Kindheitsrhetorik. In H. Zeiher, P. Büchner & J. Zinnecker (Hrsg.), *Kinder als Außenseiter? Umbrüche in der gesellschaftlichen Wahrnehmung von Kindern und Kindheit* (S. 75-95). Weinheim/München: Juventa.

Lapsley, D. K. (1996). Commentary. *Human Development, 39*, 100-107.

Latza, B. (1993). Intramurale Psychotherapie in den Justizvollzugsanstalten Kiel und Neumünster. *Krim. Päd., 21*, 43-48.

Leach, M.-M. & Harbin, J.-J. (1997). Psychological ethics codes: A comparison of twenty-four countries. *International Journal of Psychology, 32 (3)*, 181-192.

Lesting, W. (1992). Wohin mit psychisch kranken Strafgefangenen? *Recht und Psychiatrie, 10*, 81-89.

Lickona, T. (1976). Research on Piagets theory of moral development. In T. Lickona (Hrsg.), *Moral development and behavior. Theory, research, and social issues* (S. 219-240). New York: Holt, Rinehart and Winston.

Lieb, H. (1992). Die verhaltenstherapeutische Lösung ethischer Probleme. Eine Rezension der amerikanischen Ethikdebatte. In H. Lieb & L. Rainer (Hrsg.), *Verhaltenstherapie. Ihre Entwicklung – ihr Menschenbild* (S. 181-200). Stuttgart: Verlag für Angewandte Psychologie.

Lind, G. (1978). Wie mißt man moralisches Urteil? Probleme und alternative Möglichkeiten der Messung eines komplexen Konstrukts. In G. Portele (Hrsg.), *Sozialisation und Moral. Neuere Ansätze zur moralischen Entwicklung und Erziehung* (S. 171-201). Weinheim/ Basel: Beltz.

Lind, G., Grocholewska, K. & Langer, J. (1987). Haben Frauen eine andere Moral? Eine empirische Untersuchung von Studentinnen und Studenten in Österreich, der Bundesrepublik Deutschland und Polen. In L. Unterkircher & I. Wagner (Hrsg.), *Die andere Hälfte der Gesellschaft* (S. 394-406). Wien: Verlag des österreichischen Gewerkschaftsbundes.

Lourenco, O. (1996). Reflections on narrative approaches to moral development. *Human Development, 39*, 83-99.

Ludewig, K. (1987). Vom Stellenwert diagnostische Maßnahmen im systemischen Verständnis von Therapie. In G. Schiepek (Hrsg.), *Systeme erkennen Systeme* (S. 155-173). München: Psychologie Verlags Union.

Ludewig, K. (1988). Welches Wissen soll Wissen sein? Reflexionen eines Praktikers zur Fragen einer systemischen Forschung. *Zeitschrift für systemische Therapie, 6 (2)*, 122-127.

Ludewig, K. (1992). *Systemische Therapie. Grundlagen klinischer Theorie und Praxis.* Stuttgart: Klett-Cotta.

Ludewig, K. (1996). *Werte in der Psychotherapie – aus einer systemischen Perspektive.* (Vortrag, gehalten am 4.5.1996 in Heidelberg. Manuskript).

Luhmann, N. (1984). *Soziale Systeme.* Frankfurt a. M.: Suhrkamp.

Luhmann, N. (1990). *Paradigm lost: Über die ethische Reflexion der Moral. Rede anläßlich der Verleihung des Hegel-Preises 1989.* Frankfurt a.M.: Suhrkamp.

Marschner, R. (1985). Rechtsgrundlagen zur Zwangsbehandlung. *Recht und Psychiatrie, 3*, 3-6.

Marschner, R. (1988). Stufen der Zwangsbehandlung. *Recht und Psychiatrie, 6*, 19-23.

Maturana, H.R. (1982). Erkennen: Die Organisation und Verkörperung von Wirklichkeit. Ausgewählte Arbeiten zur biologischen Epistemologie. *Reihe Wissenschaftstheorie, Wissenschaft und Philosophie, 19.* Braunschweig/Wiesbaden: Vieweg.

Maturana, H.R. (1987). Kognition. In S.J. Schmidt (Hrsg.), *Der Diskurs des Radikalen Konstruktivismus* (S. 89-118). Frankfurt a.M.: Suhrkamp.

Mauthner, F. (1901). *Beiträge zu einer Kritik der Sprache. Sprache und Psychologie.* (Bd. 1). Stuttgart/Berlin: J.G. Cotta'sche Buchhandlung Nachfolger.

Menne, K. (1993). Hinweise zu Rechtsfragen bei Kindesmißhandlung und sexuellem Mißbrauch. *Zentralblatt für Jugendrecht, 80 (6)*, 291-294.

Meyer, J. (1996). Sexuality and power. Perspectives for the less powerful. *Theory & Psychology, 6 (1)*, 93-119.

Mühlens, G., Kirchmeier, K.-H. & Greßmann, M. (1998). *Kindschafts- und Familienrecht. Textsammlung.* Köln: Bundesanzeiger Verlag.

Mühlens, G., Kirchmeier, K.-H., Greßmann, M. & Knittel, B. (1999). *Kindschaftsrecht. Kommentierende Darstellung der Familienrechtsreform.* Köln: Bundesanzeiger Verlag.

Neubauer, H. (1991). Juristisch-medizinische Aspekte bei Behandlungsfehlern in der Psychotherapie. *Psychotherapie, Psychosomatik, Medizinische Psychologie, 41 (8)*, 336-342.

Nüse, R., Groeben, N., Freitag, B. & Schreier, M. (1991). *Über die Erfindung/en des Radikalen Konstruktivismus. Kritische Gegenargumente aus psychologischer Sicht.* Weinheim: Deutscher Studien Verlag.

Nunner-Winkler, G. (Hrsg.) (1995). *Weibliche Moral. Die Kontroverse um eine geschlechtsspezifische Ethik.* München: Deutscher Taschenbuch Verlag.

Oser, F. (1987). Möglichkeiten und Grenzen der Anwendung des Kohlbergschen Konzepts der moralischen Erziehung in unseren Schulen. In G. Lind & J. Raschert (Hrsg.), *Moralische Urteilsfähigkeit. Eine Auseinandersetzung mit Lawrence Kohlberg über Moral, Erziehung und Demokratie* (S. 44-53). Weinheim: Beltz.

Oser, F. & Gmünder, P. (1996). *Der Mensch. Stufen seiner religiösen Entwicklung. Ein strukturgenetischer Ansatz.* Gütersloh: Kaiser, Gütersloher Verlags Haus.

Oser, F. & Schläfli, A. (1986). Und sie bewegt sich doch. Zur Schwierigkeit der stufenmäßigen Veränderung des moralischen Urteils am Beispiel von Schweizer Banklehrlingen. In F. Oser, R. Fatke & O. Höffe (Hrsg.), *Transformation und Entwicklung. Grundlagen der Moralerziehung* (S. 217-251). Frankfurt a.M.: Suhrkamp.

Paetsch, G.-H. & Birkhan, G. (1987). Das subjektive Konstrukt Verantwortung in der Therapeut-Patient-Beziehung – untersucht mit Hilfe der Struktur-Lege-Technik. In J.B. Bergold & U. Flick (Hrsg.), *Ein-Sichten. Zugänge zur Sicht des Subjekts mittels qualitativer Forschung.* Tübingen: dgvt-Verlag.

Pappas, A.M. (1983). *Law and the status of the child.* New York: United Nations Institute for Training and Research.

Pfeifer-Schaupp, H.-U. (1996). Diskurs und Verantwortung in Beratung und Therapie. Ein Plädoyer zur Rehabilitierung der Vernunft in der systemisch-konstruktivistischen Praxis. *Zeitschrift für systemische Therapie, 14 (1)*, 33-46.

Piaget, J. (1932). *Le jugement moral chez l'enfant.* Paris: Alcan.

Piaget, J. (1973). *Das moralische Urteil beim Kinde.* Frankfurt a.M.: Suhrkamp.

Puka, B. (1991). Interpretive experiments: Probing the care-justice debate in moral development. *Human Development, 34*, 61-80.

Puka, B. (1996). Commentary. *Human Development, 39*, 108-116.

Reich, K. (1998a). *Die Ordnung der Blicke. Perspektiven des interaktionistischen Konstruktivismus. Beobachtungen und Unschärfen der Erkenntnis* (Bd. 1). Neuwied: Luchterhand.

Reich, K. (1998b). *Die Ordnung der Blicke. Perspektiven des interaktionistischen Konstruktivismus. Beziehungen und Lebenswelt* (Bd. 2). Neuwied: Luchterhand.

Reich, K. (1998c). Die Kindheit neu erfinden. *Familiendynamik, 23*, 6-24.

Reinecker, H. S. (1991). *Zwänge.* Bern: Hans Huber.

Reiter-Theil, S. (1988). *Autonomie und Gerechtigkeit. Das Beispiel der Familientherapie für eine therapeutische Ethik.* Berlin: Springer.

Reiter-Theil, S. (1990). Paternalimus in der Reproduktionsmedizin. Ein Thema für Familientherapeuten? *System Familie, 3*, 148-156.

Reiter-Theil, S., Eich, H. & Reiter, L. (1991). Informed consent in family therapy: Necessary discourse and practice. *Changes, 9 (2)*, 81-90.

Reiter-Theil, S., Eich, H. & Reiter, L. (1993). Der ethische Status des Kindes in der Familien- und Kinderpsychotherapie. *Praxis der Kinderpsychologie und Kinderpsychiatrie, 42*, 14-20.

Rest, J.R. (1983). Morality. In P. H. Mussen (Hrsg.), *Handbook of child psychology* (Bd. IV, S. 556-629). New York: Wiley.

Riedmüller, B. (1981). Hilfe, Schutz und Kontrolle. Zur Verrechtlichung von Kindheit. In *Kindheit als Fiktion* (S. 132-190). Frankfurt a.M.: Suhrkamp.

Rubber, D.T. (1990). Anleitung, wie der geneigte Leser meine Texte zu lesen hat. In N. Massarek (Hrsg.), *Kultur eben*. Hamburg: Behrens.

Rusch, G. & Schmidt, S.J. (Hrsg.) (1994a). *DELFIN 1994 – Piaget und der Radikale Konstruktivismus*. Frankfurt a.M.: Suhrkamp.

Rusch, G. & Schmidt, S.J. (Hrsg.) (1994b). *DELFIN 1993 – Konstruktivismus und Sozialtheorie*. Frankfurt a.M.: Suhrkamp.

Rutschky, K. (1977). *Schwarze Pädagogik. Quellen zur Naturgeschichte der bürgerlichen Erziehung*. Frankfurt a.M.: Ullstein.

Rutschky, K. (1992). *Erregte Aufklärung. Kindesmißbrauch: Fakten & Fiktionen*. Hamburg: Klein.

Rutschky, K. & Wolff, R. (Hrsg.) (1994). *Handbuch Sexueller Mißbrauch*. Hamburg: Klein.

Sampson, E.E. (1987). A critical constructionist view of psychology and personhood. In H.J. Stam, T.B. Rogers & K.J. Gergen (Hrsg.), *The analysis of psychological theory. Metapsychological perspectives*. New York: Harper & Row.

Sartre, J.-P. (1938/1990). Der Ekel. *Gesammelte Werke in Einzelausgaben, Romane und Erzählungen, 1*. Reinbek bei Hamburg: Rowohlt.

Schapp, W. (1976a). *In Geschichten verstrickt. Zum Sein von Mensch und Ding*. Wiesbaden: B. Heymann.

Schapp, W. (1976b). *Wissen in Geschichten. Zur Metaphysik der Naturwissenschaft*. Wiesbaden: B. Heymann.

Schiepek, G. (1988). Beitrag zu einer Diskussion im Vorfeld systemischer Methodologie (I). *Zeitschrift für systemische Therapie, 6 (2)*, 74-80.

Schindler, L. (1996). Prozeßforschung. In A. Ehlers & K. Hahlweg (Hrsg.), *Grundlagen der klinischen Psychologie* (S. 267-296). Göttingen: Hogrefe.

Schindler, L., Hahlweg, K. & Revenstorf, D. (1980). *Partnerschaftsprobleme: Möglichkeiten zur Bewältigung. Ein verhaltenstherapeutisches Programm für Paare*. Berlin: Springer.

Schläfli, A. (1986). *Förderung der sozial-moralischen Kompetenz: Evaluation, Curriculum und Durchführung von Interventionsstudien* (Europäische Hochschulschriften, Reihe 6, Bd. 184). Frankfurt a.M./ Bern/ New York: Peter Lang.

Schlippe, A. von. (1991). Systemische Sichtweise und psychotherapeutische Ethik – vier Imperative. *Praxis der Kinderpsychologie und Kinderpsychotherapie, 40 (10)*, 368-375.

Schmälzle, U. (1995). Kindeswohl und ethische Orientierungen. In G. Bienemann, M. Hasebrink & B. W. Nikles (Hrsg.), *Handbuch des Kinder- und Jugendschutzes. Grundlagen, Kontexte, Arbeitsfelder* (S. 19-23). Münster: Votum.

Schmidt, S.J. (Hrsg.) (1987a). *Der Diskurs des Radikalen Konstruktivismus*. Frankfurt a.M.: Suhrkamp.

Schmidt, S.J. (1987b). Der Radikale Konstruktivismus: Ein neues Paradigma im interdisziplinären Diskurs. In S.J. Schmidt (Hrsg.), *Der Diskurs des Radikalen Konstruktivismus* (S. 11-88). Frankfurt a.M.: Suhrkamp.

Schmidt, S.J. (Hrsg.) (1992a). *Kognition und Gesellschaft. Der Diskurs des Radikalen Konstruktivismus 2*. Frankfurt a.M.: Suhrkamp.

Schmidt, S.J. (1992b). *Wissenschaft als ästhetisches Konstrukt? Anmerkungen über Anmerkungen* (Unveröffentlichtes Typoskript). Siegen: LUMIS-Institut, Universität – GH Siegen.

Schmidt, S.J. (1993). Zur Ideengeschichte des Radikalen Konstruktivismus. In E. Florey & O. Breidbach (Hrsg.), *Das Gehirn – Organ der Seele? Zur Ideengeschichte der Neurobiologie* (S. 327-349). Berlin: Akademie Verlag.

Schmidt, S.J. (1995). Vorwort. In G. Rusch & S.J. Schmidt (Hrsg.), *DELFIN 1995 – Konstruktivismus und Ethik* (S. 7-19). Frankfurt a.M.: Suhrkamp.

Schmidt-Lellek, C.-J. & Heimannsberg, B. (Hrsg.) (1995). *Macht und Machtmißbrauch in der Psychotherapie.* Köln: Edition Humanistische Psychologie.

Scholz, G. (1994). *Die Konstruktion des Kindes. Über Kinder und Kindheit.* Opladen: Westdeutscher Verlag.

Schulz von Thun, F. (1992). *Miteinander reden 2. Stile, Werte und Persönlichkeitsentwicklung. Differentielle Psychologie der Kommunikation.* Reinbek bei Hamburg: Rowohlt.

Schulz von Thun, F. (1994). *Miteinander reden 1. Störungen und Klärungen. Allgemeine Psychologie der Kommunikation.* Reinbek bei Hamburg: Rowohlt.

Schwab, D. & Wagenitz, T. (1997). *Familienrechtliche Gesetze – Synoptische Textausgabe mit dem neuen Kindschaftsrecht und einer Einführung in die Reformgesetze.* Bielefeld: Verlag Ernst und Werner Gieseking.

Schwartz, S.H. (1977). Normative influences on altruism. In L. Berkowitz (Hrsg.), *Advances in experimental social psychology* (Bd. 10, S. 221-279). New York: Academic Press.

Schwertl, W. & Emlein, G. (1996). Moralische Probleme systemischer Therapie. *Familiendynamik, 21 (4),* 408-423.

Shahar, S. (1991). *Kindheit im Mittelalter.* München: Artemis & Winkler.

Shotter, J. (1993). Conversational realities. Constructing life through language. In *Inquiries in Social Construction Series.* London: Sage.

Silbereisen, R.K. (1995). Soziale Kognition: Entwicklung von sozialem Wissen und Verstehen. In R. Oerter & L. Montada (Hrsg.), *Entwicklungspsychologie. Ein Lehrbuch* (S. 832-861). Weinheim: PVU.

Simon, F.P. & Stierlin, H. (1984). *Die Sprache der Familientherapie. Ein Vokabular.* Stuttgart: Klett Cotta.

Smullyan, R. (1994). *Das Tao ist Stille.* Frankfurt a.M.: W. Krüger.

Spitczok von Brisinski, I. (1999). Zur Nützlichkeit psychiatrischer Klassifikationen in der systemischen Therapie – DSM, ICD und MAS als Hypothesenkataloge dynamischer Systemkonstellationen. *Zeitschrift für systemische Therapie, 17 (1),* 43-51.

Tappan, M.B. (1989). Stories lived and stories told: The narrative structure of late adolescent moral development. *Human Development, 32,* 300-315.

Tappan, M.B. & Brown, L.M. (1989). Stories told and lessons learned: Toward a narrative approach to moral development and moral education. *Harvard Educational Review, 59 (2),* 182-205.

Tomm, K. (1989). Das Problem externalisieren und die persönlichen Mittel und Möglichkeiten internalisieren. *Zeitschrift für systemische Therapie, 7 (3),* 200-205.

Tomm, K. (1991). Beginning of a HIPs and PIPs approach to psychiatric assessment. *The Calgary Participator, 1,* 21-24.

Trautner, H.M. (1991). *Lehrbuch der Entwicklungspsychologie. Theorien und Befunde.* (Bd. 2). Göttingen: Hogrefe.

Wachtel, P. (1997). The non-improving patient. In W. Dryden (Hrsg.), *Therapists' dilemmas* (S. 139-151). London: Sage.

Wagner, B. (1990). Zweifelhafter Rechtsschutz gegen zweifelhafte Therapiemaßnahmen. *Recht und Psychiatrie, 8,* 58-66.

Wagner-Winterhager, L. (1981). Zur Sozialgeschichte der Kindheit. In K. Neumann (Hrsg.), *Kindsein. Zur Lebenssituation von Kindern in modernen Gesellschaften* (S. 50-61). Göttingen: Vandenhoeck & Ruprecht.

Walker, L.J. (1984). Sex differences in the development of moral reasoning: A critical review. *Child Development, 55,* 677-691.

Wambach, M.W. (1981). Kinder als Gefahr und Risiko. Zur Psychiatrisierung und Therapeutisierung von Kindheit. *Kindheit als Fiktion,* 191-241.

Weber-Kellermann, I. (Hrsg.) (1997). *Die Kindheit. Eine Kulturgeschichte.* Frankfurt a.M.: Insel.

Weiss, T. & Haertel-Weiss, G. (1991). *Familientherapie ohne Familie. Kurztherapie mit Einzelpatienten.* München: Piper.

Weithorn, L.A. (1983). Involving children in decisions affecting their own welfare: Guideline for professionals. In G.B. Melton, G.P. Koocher & M.J. Saks (Hrsg.), *Children's competence to consent* (S. 235-260). New York: Plenum Press.

Wendel, H.J. (1989). Wie erfunden ist die Wirklichkeit? *DELFIN, XII (6),* 79-89.

Wendel, H.J. (1990). *Moderner Relativismus. Zur Kritik antirealistischer Sichtweisen des Erkenntnisproblems.* Tübingen: Mohr.

White, M. & Epston, D. (1998). *Die Zähmung der Monster. Der narrative Ansatz in der Familientherapie.* Heidelberg: Carl-Auer-Systeme Verlag.

Widder, J. (1992). Indikation: zur Begründbarkeit therapeutischen Eingreifens. In R. Kühn & H. Petzold (Hrsg.), *Psychotherapie & Philosophie. Philosophie als Psychotherapie?* (S. 569-592). Paderborn: Junfermann.

Wienand, N.W. (1982). *Psychotherapie, Recht und Ethik. Konfliktfelder psychologisch-therapeutischen Handelns.* Weinheim: Beltz.

Wiesner, M. & Willutzki, U. (1992). Sozial-konstruktivistische Wege in der Psychotherapie. In S.J. Schmidt (Hrsg.), *Kognition und Gesellschaft* (S. 337-379). Frankfurt a.M.: Suhrkamp.

Wilcox, B.L. & Naimark, H. (1991). The rights of the child. Progress toward human dignity. *American Psychologist, 46 (1),* 49.

Willutzki, U. (1997). Von der Lerntheorie zur kognitiven Verhaltenstheorie: Die Entwicklung des Menschenbildes der Verhaltenstherapie. In M. Schlagheck (Hrsg.), *Theologie und Psychologie im Dialog über ihre Menschenbilder* (S. 67-101). Paderborn: Bonifatius.

Willutzki, U. & Duda, L. (1996). The social construction of powerfulness and powerlessness. In D. Kalekin-Fishman & B.M. Walker (Hrsg.), *The construction of group realities. Culture, society, and Personal Construct Theory* (S. 341-361). Malabar: Krieger.

Witherell, C.S. & Edwards, C.P. (1991). Moral versus social-conventional reasoning: A narrative and cultural critique. *Journal of Moral Education, 20 (3),* 293-304.

Witte, E.H., Aßmann, G. & Lecher, S. (1995). Ethik-Kodizes aus Psychologie und Soziologie und ihre Verbindung zu ethischen Grundpositionen. In E.H. Witte (Hrsg.), *Soziale Kognition und empirische Ethikforschung* (S. 116-120). Lengerich: Pabst Science Publishers.

Wittgenstein, L. (1922/1989). Tractatus logico-philosophicus, Tagebücher 1914-1916, Philosophische Untersuchungen. In *Werkausgabe* (Bd. 1). Frankfurt a.M.: Suhrkamp.

Wittgenstein, L. (1984). Wittgenstein und der Wiener Kreis. Gespräche, aufgezeichnet von Friedrich Waismann. In *Werkausgabe* (Bd. 3). Frankfurt a.M.: Suhrkamp.

Wolpert, H. & Hollerbach, H. (1998). Professioneller sexueller Mißbrauch in der Psychotherapie. *Zeitschrift für systemische Therapie, 16 (4)*, 249-254.

Zeleny, M. (Hrsg.) (1981). Autopoiesis. A theory of living organization. *The North Holland Series in General Systems Research, Vol. 3*. New York/Oxford: North Holland.

Zenz, G. (1981). *Kindesmißhandlung und Kindesrechte. Erfahrungswissen, Normstruktur, Entscheidungsrationalität.* Frankfurt a.M.: Suhrkamp.

Zur Oeveste, H. (1982). Moralische Entwicklung. In W. Wieczerkowski & H. Zur Oeveste (Hrsg.), *Lehrbuch der Entwicklungspsychologie* (Bd. 2, S. 63-97). Düsseldorf: Schwann.

Therapeutische Settings

Verhaltenstherapie in der Erziehungsberatung[1]

Michael Borg-Laufs

1. Erziehungsberatung als Leistung der Jugendhilfe

Im Jahr 1990 wurde das „neue" Kinder- und Jugendhilfegesetz (KJHG) als achtes Buch des Bundessozialgesetzes (BSG) vom Deutschen Bundestag verabschiedet, das das alte Jugendwohlfahrtsgesetz (JWG) ablöste. Sengling (1995), der den Reformprozeß von Anfang an mitbegleitete und -gestaltete, beschreibt drei inhaltliche Ebenen, auf denen die Diskussion um die Reform des JWG geführt wurden: Zunächst schildert er eine *fachliche* Debatte, die neue Leitbilder für die Jugendhilfe entwarf, etwa eine größere Betroffenenorientierung, Förderungs- statt Eingriffsorientierung, Differenzierung der Hilfen, stärkere Jugendhilfeplanung, Lebensweltorientierung und Vernetzung. Auf einer *ideologischen* Ebene standen vor allem das Subsidiaritätsprinzip (Wahlfreiheit der KlientInnen bezüglich der Träger der angebotenen Hilfen) und die Stellung der Familie in der Gesellschaft im Vordergrund. Der *fiskalisch-ökonomische* Strang der Diskussion schließlich beinhaltete Fragen nach der (finanziellen) Umsetzbarkeit der geplanten Leistungen.

Es entstand ein Gesetz, das tatsächlich Fortschritte hinsichtlich der oben dargestellten fachlichen Diskussionspunkte brachte. Die Rechtsstellung sowohl der Familien als auch der Kinder und Jugendlichen selbst wird durch das KJHG gestärkt und die Institutionen und Träger der Jugendhilfe sind aufgefordert, neben der Beratung und Hilfe für Kinder, Jugendliche und Familien in Not auch durch Beteiligung an Jugendhilfeplanung (vgl. Lohl, 1997) und Beschäftigung mit den Lebensverhältnissen Ihrer KlientInnen sich an gesellschaftlichen Veränderungsprozessen aktiv zu beteiligen. Statt der Defizitorientierung des Jugendwohlfahrtsgesetzes geht das KJHG nun von einer Orientierung am Kindeswohl aus (vgl. zur Kritik aber auch Abel, 1996).

Das Gesetz sieht unter den „Hilfen zur Erziehung" (§§ 27-41) verschiedene Hilfsangebote für betroffene Kinder, Jugendliche und Familien vor, und zwar Erziehungsberatung (§ 28), Soziale Gruppenarbeit (§ 29), Erziehungsbeistandschaft (§ 30),

---

[1] Dieser Beitrag wurde in einer gekürzten Fassung bereits vorab (1998) in der Zeitschrift *Verhaltenstherapie & psychosoziale Praxis*, *30* (2/3), S. 235-249 unter dem Titel „Therapie in der Erziehungsberatung" veröffentlicht. Die hier vorliegende Version wurde um einige Aspekte erweitert und entsprechend den politischen Entwicklungen (Psychotherapeutengesetz) aktualisiert.

Sozialpädagogische Familienhilfe (§ 31), Erziehung in einer Tagesgruppe (§ 32), Vollzeitpflege (§ 33), Heimerziehung (§ 34), Intensive sozialpädagogische Einzelbetreuung (§ 35) und Hilfe für junge Volljährige, Nachbetreuung (§ 41).

Die Leistungen, die in Erziehungsberatungsstellen im Rahmen des KJHG erbracht werden sollen, sollen im nächsten Abschnitt genauer beschrieben werden.

2. Das Leistungsspektrum von Erziehungsberatung

Bei der Beschäftigung mit den Angeboten von Erziehungsberatungsstellen soll hier zunächst ein Blick auf das Klientel geworfen werden, das die Hilfe dieser Stellen in Anspruch nimmt.

Es gibt keine bundeseinheitliche Erfassung der Störungsbilder, mit denen KlientInnen in Erziehungsberatungsstellen vorstellig werden. Zwar werden auf verschiedenen Ebenen die Anmeldeanlässe und auch die später gestellten Diagnosen statistisch erfaßt, dies geschieht aber in aller Regel nicht in einer mit der ICD-10 (Dilling, Mombour & Schmidt, 1991) kompatiblen Form, da sich die Träger und die Teams von Erziehungsberatungsstellen auch auf diese Weise vom offiziellen System der Gesundheitsversorgung abgrenzen wollen. Die in der Landesstatistik des Landes NRW erfaßten Anmeldegründe sind so grob (z.B. „Entwicklungsauffälligkeiten", „Schul- und Ausbildungsprobleme" oder „Beziehungsprobleme"), daß deren Auswertung fachlich völlig unergiebig wäre. Kurz-Adam (1992) berichtet von einer Untersuchung, in der u.a. MitarbeiterInnen aus Erziehungsberatungsstellen u.a. anhand eines groben Rasters (mit zwölf Kategorien) nach den Vorstellungsgründen gefragt wurden, mit denen Eltern ihre Kinder in den Beratungsstellen anmelden. Demnach werden etwa 35% der Kinder und Jugendlichen wegen psychischer Probleme angemeldet (ebd., S.556). Der größte Teil der Anmeldungen erfolgt wegen Leistungsschwierigkeiten. Hier ist allerdings zu bedenken, daß die Anmeldegründe der Eltern nicht mit den Diagnosen identisch sein müssen und das Leistungsschwierigkeiten in vielen Fällen ebenfalls mit (vorher nicht erkannten) psychischen Problemen der Kinder und Jugendlichen in Zusammenhang stehen.[2]

Andere Daten der EB-Klientel außer den klinischen Störungsbildern sind allerdings relativ gut untersucht und können deshalb hier kurz angerissen werden. Eine bundesweite Auswertung der Arbeit in katholischen Erziehungsberatungsstellen (Holzhausen & Post, 1995) ergab folgendes Bild: Es werden als Indexpatienten Kinder, Jugendliche und junge Erwachsene von 0 bis 27 Jahren in Erziehungsberatungsstellen angemeldet bzw. melden sich selber an. Die größte Gruppe ist dabei die Gruppe der sechs- bis achtjährigen Kinder (ca. 25%). Insgesamt werden mehr Jungen als Mädchen in Erziehungsberatungsstellen angemeldet. Ein im Vergleich zur Gesamtbevölkerung deutlich überproportionaler Anteil der Kinder und Jugendlichen

---

[2] Vgl. dazu auch die Untersuchung von Klann und Hahlweg (1994), wonach die KlientInnen in Ehe-, Lebens- und Familienberatungsstellen z.B. zu 52% an vegetativen Problemen, zu 51% an Ängsten und Zwängen, ebenfalls zu 51% an Problemen im Sozialverhalten, zu 41% an Depressionen, zu 29% an Sexualitäts- und Partnerschaftsstörungen und zu 10% an Störungen durch Substanzmißbrauch leiden.

stammt aus Ein-Eltern Familien (ca. 33% der Klienten in Erziehungsberatungsstellen versus ca. 17% in der Gesamtbevölkerung). Die Familien, die sich in den Beratungsstellen angemeldet haben, sind in der Regel auch kinderreicher als der Bevölkerungsdurchschnitt. Die Schichtzugehörigkeit der angemeldeten Familien entspricht im Bundesdurchschnitt etwa der Verteilung in der Gesamtbevölkerung.

Im Kinder- und Jugendhilfegesetz heißt es in § 28, bei der Erziehungsberatung „sollen Fachkräfte verschiedener Fachrichtungen zusammenwirken", d.h., in einer Erziehungsberatungsstelle müssen die MitarbeiterInnen unterschiedlichen Berufsgruppen angehören. Die Länderministerien sehen als Mindestausstattung von Erziehungsberatungsstellen vor, daß mindestens drei volle Stellen mit MitarbeiterInnen besetzt sind, die aus unterschiedlichen Grundberufen stammen. Zum Mindeststandard einer Erziehungsberatungsstelle gehört entsprechend den Richtlinien einE SozialarbeiterIn oder SozialpädagogIn, einE PsychologIn und eine weitere pädagogisch-therapeutische Fachkraft (häufig Sozial- oder Diplom-PädagogIn). Somit soll sichergestellt werden, daß bei der Arbeit mit den KlientInnen nicht nur *eine* professionelle Sichtweise Anwendung findet, sondern daß die Mitglieder des multiprofessionellen Teams ihre jeweils unterschiedlichen Kompetenzen und Sichtweisen auf die Einzelfälle anwenden. Über die unterschiedlichen Grundberufe hinaus unterscheiden sich die MitarbeiterInnen von Erziehungsberatungsstellen in der Regel auch hinsichtlich der inhaltlichen Ausrichtung ihrer Zusatzqualifikationen.

In diese Richtung der Nutzung verschiedener Kompetenzen weist auch die Verpflichtung, innerhalb des multiprofessionell besetzten EB-Teams alle (oder zumindest alle längerdauernden) Beratungen und Therapien im Rahmen eines in der Jugendhilfe üblichen „Hilfeplangespräches" vorzustellen und zu diskutieren (siehe Menne, 1994). Im Verlaufe dieser Diskussion wird ein „Hilfeplan" aufgestellt, aus dem ersichtlich sein sollte, welche Probleme oder Symptome durch welche Intervention (beratend, sozialarbeiterisch oder therapeutisch) in welchem Zeitraum gelindert oder behoben werden sollen. Die Ergebnisse des Hilfeplangespräches werden in einem Protokoll festgehalten, und bei der Wiedervorlage einige Zeit später kann überprüft werden, ob die erwarteten Effekte eingetreten sind. Im negativen Fall kann der weitere Fortgang der Therapie und/oder sonstigen Betreuung dann neu geplant werden. Die Verpflichtung zu kontinuierlicher Hilfeplanung ist daher ein Beitrag zur Qualitätssicherung in Erziehungsberatungsstellen und optimiert die therapeutische wie auch die Beratungs- und Sozialarbeit, die von der Beratungsstelle geleistet wird.

Der gleichzeitige Einbezug von PsychotherapeutInnen bzw. Kinder- und JugendlichenpsychotherapeutInnen, deren Perspektive eher kurativ ausgerichtet ist und anderen Fachkräften, deren Perspektive eher sozial-unterstützend und ressourcenorientiert bzw. salutogenetisch (Antonovsky, 1997) ausgerichtet ist, ermöglicht eine ganzheitliche Sicht auf die KlientInnen und ihre Probleme und Ressourcen. Die Einstellung von ErziehungsberaterInnen zum Beratungs- bzw. Therapieprozeß entspricht häufig dieser Sichtweise, denn die Arbeit an und mit den konkreten Lebensbedingungen der KlientInnen gehört zu ihrem Selbstverständnis (Kaisen, 1992). Die Deutsche Arbeitsgemeinschaft für Jugend- und Eheberatung e.V. (DAJEB) formuliert in ihrem Selbstverständnis – ohne darauf Bezug zu nehmen – dem Salutogenesekonzept entsprechende Grundsätze, wenn z.B. davon ausgegangen wird, daß „das

Leben von Individuen, Paaren, Familien und Lebensgemeinschaften einem Entwicklungsprozeß unterworfen ist, bei dem die Grenzen zwischen gleichsam notwendigen Krisen und seelischen Fehlentwicklungen fließend sind" (DAJEB, 1994, S. 8). So kann es z. B. sein, daß bestimmte Krisen und durch diese Krisen ausgelöste Ängste Anlaß geben, die Hilfe einer Erziehungsberatungsstelle in Anspruch zu nehmen. Möglicherweise helfen Gespräche in der Beratungsstelle, die Krise und die damit zusammenhängenden Ängste als Bestandteil der aktuellen Lebenssituation zu verstehen und die Arbeit der Erziehungsberaterin/des Erziehungsberaters besteht daher nicht in einer verhaltenstherapeutisch orientierten Therapie der Ängste, sondern in einer Hilfe zur Bewältigung der Krisensituation (Borg-Laufs & Januszewski, 1997).

Gerade die Arbeit in (Erziehungs-)Beratungsstellen bietet gute Möglichkeiten, die Therapie im Kontext einer gemeindepsychologischen Orientierung stattfinden zu lassen. „Die Gemeindepsychologie versteht sich weder als bloße Ergänzung der vorhandenen Diagnostik-, Beratungs-Therapiekonzepte noch als weitere Methode im Spektrum der Klinischen Psychologie ... Sie läßt sich vielmehr als eine spezifische *Grundhaltung* psychosozialen Handelns charakterisieren, die sich an der Lebenswelt der Betroffenen orientiert und darüber hinaus den Gedanken der *Prävention,* der >Hilfe zur *Selbsthilfe*< und des *Empowerment* ... eine große Bedeutung zumißt" (Lenz, 1995, S. 115, Hervorhebungen i. O.).

Erziehungsberatungsstellen, die ihr Angebot häufig lebensweltnah in problembelasteten Gebieten bereitstellen, können solche Hilfen leisten, weil die MitarbeiterInnen idealerweise durch Gremienarbeit und verschiedene stadtteilbezogene Kooperationen mit der Lebenswelt ihrer KlientInnen vertraut und vernetzt sind. Vernetzung mit anderen für die KlientInnen relevanten Institutionen (Schulen, Horte, Kindergärten, Ämter, Jugendheime, Kirchengemeinden) kann sowohl zu einem besseren Verständnis der Probleme führen als auch die Kompetenz erhöhen, auf die in der Gemeinde vorhandenen Ressourcen zurückgreifen zu können (vgl. dazu Chow & Köster-Goorkotte, 1996). Dies alles schließt eine psychotherapeutische Orientierung nicht aus, relativiert aber ihre Bedeutung im Rahmen des Gesamtkonzeptes einer Beratungsstelle. Sofern dies organisatorisch möglich ist, kann die Vernetzung verschiedener Hilfsangebote auch so weit gehen, daß unterschiedliche Hilfen unter einem Dach (örtlich und organisatorisch) angeboten werden.

Die „Versäulung" verschiedener Hilfen erscheint inhaltlich nicht wünschenswert, da davon ausgegangen werden kann, daß die MitarbeiterInnen der jeweiligen Einrichtungen (z. B. Erziehungsberatung, Eheberatung, Sozialpädagogische Familienhilfe) vorrangig an solche Hilfen für die KlientInnen denken, die sie selber bereitstellen können. Eigentlich sollte die Art der Hilfe für die KlientInnen aber weniger von den eigenen Möglichkeiten als von den Problemen der KlientInnen abhängen. In einer Erziehungsberatungsstelle sind ja erfreulicherweise bereits unterschiedliche Kompetenzen vereint, dennoch wäre eine Erweiterung in Richtung eines Beratungs- und Therapiezentrums, in dem noch weitere Hilfen angeboten werden, im Sinne der optimalen KlientInnen-Versorgung sinnvoll, sofern die unterschiedlichen Dienste sich auch tatsächlich eher als Mitglieder dieses Zentrums denn als Mitglieder ihre jeweiligen Abteilung sehen.

Darüber hinaus haben Erziehungsberatungsstellen auch den Auftrag, präventiv zu wirken und Beratung in allgemeinen Fragen der Erziehung (§ 16 KJHG) sowie Ehe-

und Paarberatung in Trennungs- und Konfliktsituationen (§ 17 KJHG) anzubieten. Gerade der Präventionsauftrag steht auch in Zusammenhang mit der lebensweltorientierten Ausrichtung von Erziehungsberatung, denn er umfaßt in der Regel konkrete gemeindeorientierte Arbeit in Kooperation mit anderen ortsansässigen Institutionen. Eine Erhebung der Bundeskonferenz für Erziehungsberatung (BKfE, 1994) macht deutlich, daß Erziehungsberatungsstellen häufig noch andere Angebote bereitstellen (etwa im Bereich der Jugendarbeit oder der Kinder- und Jugenderholung, usw.).

Von besonderer Bedeutung ist natürlich auch, wie KlientInnen Erziehungsberatung wahrnehmen. Häufig haben Eltern einige negative Vorurteile über Erziehungsberatung, und zwar insbesondere, wenn die psychosoziale Belastung der Familie hoch ist, wenn die Familie von einer Institution mit negativem Image (z.B. das ebenfalls mit negativen Vorurteilen behaftete Jugendamt) überwiesen wurde und wenn die Familie keine Erfahrungen mit Erziehungsberatung hat (Joisten, 1982). Ebenfalls nicht selten zu beobachten ist eine ungünstige Einstellung der KlientInnen bezüglich der zu behandelnden Probleme und ihrer eigenen Aktivität: Immer noch sehen sie sich oftmals als eher passive Beteiligte eines Prozesses bei dem es vorrangig um symptomorientierte Behandlung geht. Allerdings wird diese KlientInnen-Haltung immer seltener (vgl. Kaisen, 1992). Nach dem Abschluß der Betreuung wird der Erfolg der Maßnahme übrigens sowohl von den ErziehungsberaterInnen als auch von den KlientInnen häufig hoch eingeschätzt (ebd.; siehe auch die hervorragenden Ergebnisse von Eltern-Nachbefragungen: Nitsch, 1997; Manz-Gill, 1998; Oetker-Funk, 1998a, b). Lenz (1998) fand bei einer Nachbefragung von Kindern und Jugendlichen ebenfalls heraus, daß die Erziehungsberatung von ihnen überwiegend als positiv erlebt wurde, wobei für die Kinder die Beziehung zum Berater/Therapeuten bzw. zur Beraterin/Therapeutin für die Bewertung zentral war. Interessanterweise bewerteten die Kinder in dieser Untersuchung das einzeltherapeutische Setting insgesamt wesentlich positiver als ein familientherapeutisches Setting, das überwiegend negativ beurteilt wurde (ebd., S.64ff.). Die bislang erfolgten empirischen Überprüfungen der Wirksamkeit von Erziehungsberatung beurteilt Heekerens (1998) kritisch, da die methodischen Voraussetzungen bei diesen Feld-Untersuchungen schwierig sind. Insbesondere kann bei keiner bisher veröffentlichten Studie eine Aussage darüber gemacht werden, was eigentlich wirksam ist, da keine spezifisch umschriebenen Methoden geprüft werden, sondern die Wirksamkeit von „Erziehungsberatung" allgemein ohne Unterscheidung nach methodischem Vorgehen.

Der therapeutische Anteil der Arbeit in einer Erziehungsberatungsstelle wird nun im folgenden genauer beschrieben.

3. Diagnostik und Therapie in Erziehungsberatungsstellen

Eine weitgehend anerkannte und auch von den Gutachtern der Bundesregierung zum Psychotherapeutengesetz (Meyer, Richter, Grawe, von Schulenburg & Schulte, 1991) herangezogene Definition von Psychotherapie stammt von Strotzka (1975, S.4): „Psychotherapie ist ein bewußter und geplanter interaktioneller Prozeß zur Beeinflussung von Verhaltensstörungen und Leidenszuständen, die in einem Konsensus (möglichst zwischen Patient, Therapeut und Bezugsgruppe) für behandlungsbedürftig gehalten werden, mit psychologischen Mitteln (durch Kommunikation) meist verbal aber auch averbal, in Richtung auf ein definiertes, nach Möglichkeit gemeinsam erarbeitetes Ziel (Symptomminimalisierung und/oder Strukturänderung der Persönlichkeit) mittels lehrbarer Techniken auf der Basis einer Theorie des normalen und pathologischen Verhaltens."

Daß in Erziehungsberatungsstellen Psychotherapie angeboten wird, ist in der psychosozialen Landschaft bekannt. Die Überweisung von KlientInnen an Erziehungsberatungsstellen mit dem Wunsch nach psychotherapeutischer Behandlung, etwa von SozialarbeiterInnen aus Jugendämtern, LehrerInnen, niedergelassene TherapeutInnen, die nicht mit Kindern und Jugendlichen arbeiten und von anderen Fachkräften und Institutionen, ist häufig der normale Alltag einer Erziehungsberatungsstelle. Auch in der wissenschaftlichen Literatur wird die in Erziehungsberatungsstellen erbrachte Psychotherapie als solche anerkannt, etwa bei der Beschäftigung mit Kinder- und Jugendlichenpsychotherapie (Heekerens, 1992), bei der Betrachtung der Strukturen unseres Gesundheitssystems (Meyer, Richter, Grawe, von Schulenburg & Schulte, 1991[3]; Vogel, 1996, 1998) oder bei der Beschäftigung mit Qualitätssicherung in unterschiedlichen *therapeutischen* Settings (Heekerens, 1998; Rückert & Linster, 1998).

Die gesetzliche Grundlage therapeutischer Handlungen in der Erziehungsberatung ist der § 27, Absatz 3 des KJHG, in dem ausgeführt wird, daß in Erziehungsberatungsstellen zur Erreichung der Ziele „pädagogische und damit verbundene therapeutische Leistungen" erbracht werden sollen. Lasse (1994, S. 98) schreibt dazu: „Methodisch kommen dabei in erster Linie psychologisch-psychotherapeutische und pädagogische Verfahren zur Anwendung, meist in Kombination miteinander." Dennoch wird von verschiedenen Stellen immer wieder in Frage gestellt – zuletzt z.B. bei den Überlegungen zu den Übergangsregelungen des Psychotherapeutengesetzes –, ob in Erziehungsberatungsstellen psychotherapeutisch gearbeitet wird. Ich werde am Ende dieses Abschnittes darauf zurückkommen.

Über die üblichen Methoden der in freien Praxen niedergelassener PsychotherapeutInnen hinaus angebotenen Richtlinienpsychotherapie können Erziehungsberatungsstellen – da sie nicht an den starren Kanon der von den Krankenkassen bezahlten Leistungen gebunden sind – aufwendigere und häufig sinnvolle zusätzliche diagnostische Maßnahmen einleiten. Zum Beispiel können sie – die Zustimmung der KlientInnen selbstverständlich vorausgesetzt – mit soviel Systembeteiligten Explorationsgespräche führen, wie es ihnen sinnvoll erscheint. Da die Übereinstimmung zwischen den Selbst- und den Fremdbeurteilungen des Verhaltens von Kindern und Jugendlichen stark divergieren können (Offord, Boyle & Racine, 1991) und auch die verschiedenen beteiligten Erwachsenen eine sehr unterschiedliche Sicht der Dinge haben können (Achenbach, McConaughty & Towell, 1987; Döpfner, Berner,

---

[3] Im „Forschungsgutachten zu Fragen eines Psychotherapeutengesetzes" (Meyer et al., 1991) werden in Absatz 34 Beratungsstellen bei den Anbietern ambulanter Psychotherapie aufgezählt, in den Absätzen 38 bis 41 wird speziell (exemplarisch für Beratungsarbeit insgesamt) auf Erziehungsberatungsstellen eingegangen.

Fleischmann & Schmidt, 1993; Offord, Boyle & Racine, 1991), ist gerade bei der Diagnostik im Bereich der Kinder- und Jugendlichenpsychotherapie höchste Sorgfalt bei der explorativen Erhebung der Symptomatik und der auslösenden und verstärkenden Bedingungen wichtig. Auch zeitaufwendige (und damit im Rahmen der von den Kassen bezahlten Richtlinienpsychotherapie kaum durchführbare) Verhaltensbeobachtungen in vivo (Elternhaus, Schule, Kindergarten) können von den MitarbeiterInnen von Erziehungsberatungsstellen durchgeführt werden.

Aufsuchende Therapie, Ehetherapie, Familientherapie oder Therapie mit Familien-Subsystemen, also therapeutische Arbeit ohne Focus auf einen Indexpatienten, gehört zu den Möglichkeiten, die die in freier Praxis durchgeführte Richtlinienpsychotherapie so nicht bieten kann (vgl. auch Vogel, 1998). Auch Haid-Loh, Lindemann und Märtens (1995, S.23) gelangen zu der Einschätzung, daß die Arbeit in Beratungsstellen „psychotherapeutische Handlungskompetenz beinhaltet, sich aber nicht auf diese reduzieren läßt". In einer Erziehungsberatungsstelle kann – je nach den Erfordernissen des Einzelfalles – sowohl in einem klassisch-psychotherapeutischen Setting gearbeitet werden, als auch mit einem komplexen Behandlungsplan, der aus variablen Anteilen von Einzeltherapie, Gruppentherapie, Eheberatung, Familientherapie, Sozialarbeit, Beratung von LehrerInnen und ErzieherInnen usw. besteht.

Therapie als *eine* Leistung von Erziehungsberatung bzw. Jugendhilfe braucht eine spezielle Indikation. Nicht jede Anmeldung in einer Erziehungsberatungsstelle betrifft ein psychotherapeutisch zu lösendes Problem. Manche Problemstellungen verlangen nach Psychotherapie des Kindes oder der Eltern, manche nach Psychotherapie mit einem oder mehreren Systemangehörigen *und* nach anderen pädagogischen oder sozialarbeiterischen Hilfen, manche verlangen aber auch nur nach Beratung, Sozialarbeit, Vernetzung, Ressourcenmobilisierung ohne therapeutische Unterstützung. Tabelle 1 (aus Schmelzer & Trips, 1995, überarbeitet von Borg-Laufs, 1999) gibt Auskunft über mögliche Indikationsheuristiken für die Arbeit mit bestimmten Klientensystemen in Erziehungsberatungsstellen.

Es wird deutlich, daß in einigen der dargestellten Settings psychotherapeutische Arbeit im Vordergrund steht, in anderen aber auch nicht.

Wenn (Zeile 1 der Tabelle) *mit dem Kind allein* gearbeitet wird, dann kann häufig von einer therapeutischen Intervention ausgegangen werden. Insbesondere bei den Störungen, die nach ICD-10 Krankheitswert haben, ist aufgrund der hohen Effektivität verhaltenstherapeutischer Methoden bei einem breiten Indikationsspektrum (vgl. Döpfner, in diesem Band; Borg-Laufs, 1999) in der Therapie mit Kindern und Jugendlichen häufig Verhaltenstherapie die Methode der Wahl, auch wenn Kinder- und Jugendlichenverhaltenstherapie bislang institutionell nicht so etabliert ist wie andere Verfahren (vgl. Borg-Laufs & Per, in diesem Band). Aber auch andere therapeutische Methoden sind einsetzbar, etwa ein gesprächspsychotherapeutisches Vorgehen mit Jugendlichen, die an Ablösungsprozessen arbeiten oder eine nur im weiteren Sinne als verhaltenstherapeutisch zu beschreibende Entwicklungsförderung bei kleineren Kindern mit Entwicklungsrückständen oder verhaltenstheoretisch orientierte Gruppenprogramme, etwa zur Stressbewältigung oder zur Konzentrationssteigerung, die nicht im engeren Sinne als psychotherapeutisch bezeichnet werden können. Häufig kommen hier aber klassische psychotherapeutische Verfahren zur Behandlung spezifischer Störungen zum Einsatz, etwa bei den wegen Ängsten,

Zwängen, depressiven Symptomen, Ausscheidungsstörungen, Eßstörungen, Hyperaktivität, Störungen des Sozialverhaltens, emotionalen Störungen und psychosomatischen Beschwerden angemeldeten Kindern und Jugendlichen.

Tabelle 1: *Heuristische Entscheidungskriterien für die Arbeit mit einem bestimmten Klientensystem, aus Borg-Laufs (1999) in Anlehnung an Schmelzer & Trips (1995)*

„Klientensystem" (mit wem wird gearbeitet?)	Beispielhafte heuristische Entscheidungskriterien
1. mit dem Kind allein	• bei Fähigkeitsdefiziten (Sprache, Konzentration, Entwicklungsrückstand, aber auch soziale Kompetenzdefizite, mangelnde Selbstkontrolle) • bei Traumatisierungen, Mißbrauch, Trauer, Trennung, Ängsten • zur individuellen Diagnostik • bei Jugendlichen, die sich zur Selbständigkeit entwickeln sollen
2. mit einem Elternteil allein	• bei einer dominanten Störung des Elternteils (Depression, Zwang etc.) • „Notlösung", wenn andere Systemmitglieder nicht bereit sind
3. mit Elternpaar allein	• bei Partnerschaftskonflikten, Sexualproblemen, Trennung/Scheidung, Konflikten bzgl. dem Erziehungsverhalten • Eltern als Mediatoren, Veränderung des verstärkenden Erziehungsverhaltens • zur Exploration
4. mit Dyade Elternteil und Kind	• bei entsprechenden Interaktionsproblemen (Hausaufgabenkonflikte etc.) • bei Alleinerziehenden • zur Verhaltensbeobachtung
5. mit der Gesamtfamilie	• bei Interaktionsproblemen, Machtkämpfen etc. • zur Verhaltensbeobachtung
6. mit externem System (Schule, Kindergarten)	• bei dort auftretenden Problemen, Interaktionsproblemen, zur Veränderung des aufrechterhaltenden Verhaltens der dortigen Bezugspersonen • zur Verhaltensbeobachtung, Exploration

Bei der Arbeit *mit einem Elternteil allein* (Zeile 2 der Tabelle 1) gibt es wiederum verschiedene Optionen. Es kann sich um Beratungsgespräche in bezug auf das eigene Verhalten in der Familie handeln. Falls der Elternteil selber psychische Probleme hat, die sich auf die Familie bzw. die Situation des Kindes oder mehrerer Kinder auswirkt, so kann auch eine psychotherapeutische Behandlung des Elternteils mit verhaltenstherapeutischen oder anderen Methoden erforderlich sein. Daß psychische Störungen der Eltern eine erhebliche Risikobedingung für die Entwicklung ihrer Kinder darstellen, dürfte unbestritten sein. So ist z.B. das Risiko für die Entwicklung einer Angststörung bei Kindern erheblich erhöht, wenn ein Elternteil an einer Angststörung leidet (vgl. z.B. Borg-Laufs & Januszewski, 1997; Muris, Steerneman, Merckelbach & Meesters, 1996). Ebenso ist der Einfluß anderer psychischer Probleme der Eltern auf Verhalten und Befinden der Kinder offensichtlich, z.B. beim elterlichen Substanzmißbrauch (Gabel & Shindledecker, 1991) oder bei elterlichen Depressionen (Abidin, Jenkins & McGaughey, 1992; Keenan & Shaw, 1994). Sofern also MitarbeiterInnen in Erziehungsberatungsstellen die erforderliche Ausbildung besitzen und die Eltern überzeugt werden können, daß sie an ihren eigenen Problemen arbeiten müssen, wird auch mit Elternteilen in Erziehungsberatungsstellen psychotherapeutisch gearbeitet. Eine alleinige Behandlung des Kindes bei erheblichen Störungen eines Elternteils, die das kindliche Verhalten aufrechterhalten, wäre fachlich auch nicht vertretbar. Andererseits sind häufig Eltern in einer Erziehungsberatungsstelle bereit zu einer solchen Arbeit an eigenen Problemen, die den Weg in eine psychotherapeutische Praxis niemals gehen würden. Wenn also den Kindern geholfen werden soll, muß diese Chance in der Beratungsstelle genutzt werden.

Wenn *mit dem Elternpaar* gearbeitet wird (Zeile 3 der Tabelle 1), können Paarberatung oder Paartherapie die geeigneten Mittel sein, um Konflikte zwischen den Eltern, die sich auf das gesamte Geschehen in der Familie und somit auch auf das Wohl der Kinder auswirken, zu lösen (z.B. Hahlweg, Schindler & Revenstorf, 1982). Eine massive Beziehungsstörung der Eltern äußert sich selbstverständlich auch bei die Kinder betreffende elterliche Handlungen und muß daher parallel zur Behandlung des Kindes oder aber auch anstatt (oder zumindest: vor) dieser stattfinden. Wenn es hingegen primär um Erziehungsprobleme geht, können die Eltern dazu angeleitet werden, lerntheoretische Erkenntnisse in ihrer alltäglichen Erziehungspraxis umzusetzen (verhaltenstherapeutische Mediatorenarbeit). Schließlich ist aber auch möglich, daß durch Beratung bzw. Mediation einvernehmliche Regelungen z.B. für das Sorgerecht und/oder das Umgangsrecht erarbeitet werden.

Bei gemeinsamen Gesprächen mit einem Elternteil und einem Kind oder mit der gesamten Familie (Zeilen 4 und 5 der Tabelle 1) kommen häufig familientherapeutische Interventionen zum Einsatz, z.B. angelehnt an das Konzept der funktionellen Familientherapie nach Heekerens (1993). In diesem Konzept werden systemisch-familientherapeutische und lerntheoretische Vorgehensweisen und Ideen integriert. Gerade bei Spannungen zwischen Jugendlichen und ihren Eltern bestehen hier (eventuell parallel zu anderen Arbeitsformen, z.B. Arbeit mit dem oder der Jugendlichen im Einzelsetting) viele Ansatzmöglichkeiten.

Bei der Arbeit mit anderen beteiligten Systemen wie Schule oder Kindergarten (Zeile 6 der Tabelle 1) handelt es sich zwar nicht um therapeutische Arbeit im engeren Sinne, es können aber durchaus auch hier lerntheoretische Ansätze im Sinne eines Mediatorenansatzes vermittelt werden und die Arbeit im System Schule, Kindergarten, Heim oder Kindertagesstätte kann mit fachgerechter Supervision durch die ErziehungsberaterInnen begleitet werden (vgl. z.B. die entsprechenden Kapitel bei Döpfner, Schürmann & Frölich, 1997).

Aus den bisher dargestellten Sachverhalten wird deutlich, daß in Erziehungsberatungsstellen *unter anderem auch* heilkundlich-psychotherapeutisch gearbeitet wird: Es wird z.T. die gleiche Klientel mit den gleichen Störungsbildern unter Verwendung der gleichen diagnostischen und therapeutischen Methoden behandelt.[4] Die *zusätzlichen* Ansatzpunkte und Arbeitsweisen von Erziehungsberatungsstellen ändern an diesem Sachverhalt nichts. Vielmehr kann davon ausgegangen werden, daß qualitativ hochstehende therapeutische Arbeit nicht isoliert geleistet wird, sondern von qualitativ ebenso hochstehender Sozialarbeit, Familienberatung, in-vivo-Beobachtungen, LehrerInnen- und ErzieherInnen-Beratung etc. begleitet wird – Leistungen, die einerseits von den Krankenkassen nicht bezahlt werden, andererseits aber auch von einer einzelnen Person in freier Praxis aus Kompetenzgründen auch nicht geleistet werden können.

Hundsalz (1998, S.163) differenziert seiner Meinung nach deutlich zwischen in Erziehungsberatungsstellen geleisteter Psychotherapie und der Psychotherapie, die von niedergelassenen TherapeutInnen angeboten wird, indem er formuliert: „Psychotherapie in der Jugendhilfe orientiert sich nicht an einem Krankheitsbegriff, sondern nimmt das Wohl des Kindes bzw. seine Gefährdung zum Ausgangspunkt. (...) Die therapeutische Zielsetzung besteht auch in einer Mobilisierung der vorhandenen Ressourcen. Die Problemlösekompetenz soll entwickelt und gestärkt werden." Er weist allerdings auch selbst (ebd.) daraufhin, daß die Orientierung an einem Krankheitsbegriff in der wissenschaftlichen Psychotherapie längst nicht mehr im Vordergrund steht. Seine Beschreibungen von Psychotherapie in Erziehungsberatungsstellen entsprechen ohne jeden Zweifel modernen psychotherapeutischen Konzepten. So schreiben z.B. Kanfer, Reinecker & Schmelzer (1996, S.9, Hervorhebung durch B.-L.) in ihrem vielbeachteten Standardwerk der Klinischen Psychologie: „Wie bereits angedeutet, betont unsere Selbstmanagement-Therapie eine hohe Selbstverantwortung der Klienten für ihre Entscheidungen, kontinuierliche Prozeßorientierung, Ziel- und Motivationsklärung ... und die strukturierte Anleitung zur Selbststeuerung. (...) [Es] werden in einer speziellen professionell-therapeutischen Haltung ... ständig Anregungen für Veränderungen/Verbesserungen gegeben, die Aufmerksamkeit auf unterrepräsentierte Problemanteile bzw. positive Ressourcen gelenkt, herausfordernde Fragen gestellt (statt Antworten/Ratschläge zu geben), fehlende Fertigkeiten aufgebaut und vieles mehr, um Klienten selbst konstruktive Lösungsalternativen finden und umsetzen zu lassen. *Im wesentlichen geht es um eine professionelle Unterstützung von Klienten bei der Lösung von alltagsbezogenen Problemen, Konflikten und Lebensaufgaben,* was meist erforderlich macht, situative Anforderungen und persönliche Ziele/Bedürfnisse in Einklang zu bringen." Im Übrigen mag Hundsalz in dem o.a. Zitat darauf hinweisen, daß das Kindeswohl Ansatz therapeutischer Bemühungen therapeutischer Arbeit in Beratungsstellen sei und nicht eine Krankheit, dies ist allerdings eine rhetorische Spitzfindigkeit, die die Tatsache übersieht, daß Kinder nicht in Erziehungsberatungsstellen angemeldet werden, weil die Eltern das Wohlbefinden der Kinder steigern wollen, sondern weil ein Problem vorliegt (welches

---

[4] Publizierte Beispiele für psychotherapeutische Arbeit in Erziehungsberatungsstellen in Form von Fallbeispielen finden sich z.B. bei Borg-Laufs 1993, 1996, 1997a; Kossak, 1993; Petermann & Borg-Laufs, 1997; Steffens, 1997.

häufig als „Störung" im Sinne der ICD-10 beschrieben werden kann). Insofern ist eine Unterscheidung zwischen Psychotherapie in Erziehungsberatungsstellen und in freien Praxen mit dieser Argumentation inhaltlich nicht möglich.

Auch an anderen Stellen seines Artikels betont Hundsalz (1998) die Unterschiede zwischen dieser und jener Psychotherapie, indem er z.B. die geringe psychotherapeutische Schulenorientierung der MitarbeiterInnen in Erziehungsberatungsstellen betont (ebd., S.169), allerdings auch diesmal nicht ohne den Hinweis, daß die gleiche Entwicklung in der heilkundlichen Psychotherapie zu beobachten ist (Grawe, Donati & Bernauer, 1994). Letztlich liegt der Unterschied also – wie an verschiedenen Stellen des vorliegenden Beitrags betont wird – nicht in der tatsächlichen psychotherapeutischen Methodik (so weist auch Hundsalz auf S.169 auf die Wichtigkeit der therapeutischen Weiterbildung der MitarbeiterInnen hin), sondern in der Einbettung in einen weiteren Kontext.

Stellen wir uns vor, Eltern machten sich Sorgen, da ihr Kind einnäßt (oder ängstlich ist oder depressiv oder...). Die Eltern entscheiden sich, mit ihrem Kind eine niedergelassene Psychotherapeutin oder einen Psychotherapeuten aufzusuchen. Ihr Kind leidet an einer Störung, deren Behebung, wie sie wissen, auf Kosten der Krankenkassen versucht werden kann. Unterwegs aber bekommen sie Hemmungen. Sie denken sich, ihr Kind sei doch nicht „verrückt" und müsse nicht zum „Irrenarzt". Sie gehen mit ihrem Kind in ein Café, wo sie eine Bekannte treffen, der sie von ihrem Problem erzählen. Diese Bekannte empfiehlt den Besuch einer Erziehungsberatungsstelle. Die Eltern freuen sich über diesen Rat und suchen die Beratungsstelle auf. Was wird nun passieren? Ein Teil der Betreuung durch die Beratungsstelle wird sicherlich darin bestehen, dem Kind nach allen Regeln fachlichen Könnens zu helfen, also wird die zuständige Mitarbeiterin oder der zuständige Mitarbeiter (möglicherweise begleitend zu anderen Maßnahmen) auch psychotherapeutisch mit dem Kind arbeiten, denn die Behandlung des Einnässens, der Ängste oder der Depressionen ist dem aktuellen Wissensstand entsprechend am besten psychotherapeutisch möglich. Es wäre versorgungspolitischer Unfug, wenn die Eltern statt dessen zwar beraten würden, ihnen gleichzeitig aber nahegelegt würde, sich zur Behandlung des Problems an einen niedergelassenen Kollegen oder eine niedergelassene Kollegin zu wenden. Es muß davon ausgegangen werden, daß eine große Zahl der KlientInnen einer Erziehungsberatungsstelle diesem Vorschlag auch nicht entsprechen würde, denn der Gang zur Beratungsstelle ist für viele an vielfältigen Problemen leidende KlientInnen mit eher schwachem sozio-ökonomischem Hintergrund wesentlich naheliegender als der Gang in eine psychotherapeutische Praxis. Damit bliebe das Problem ungelöst und das Kind würde weiter leiden und möglicherweise durch die fehlende Behandlung weitere Folgeprobleme entwickeln. Wenn aber das Kind auf dem Weg zur Psychotherapeutin bzw. zum Psychotherapeuten noch eine Störung mit Krankheitswert hatte, so hat es diese Störung auch auf dem Weg zur Beratungsstelle noch.

Das Bemühen, die therapeutische Tätigkeit in Beratungsstellen von anderer therapeutischer Tätigkeit abzugrenzen, wirkt fachlich und versorgungspolitisch absurd. Ein Grund, die Arbeit in den Beratungsstellen sorgfältig von einer psychotherapeutischer Arbeit abzugrenzen, liegt darin, daß für Leistungen, die infolge von psychischer Krankheit notwendig werden, die Krankenkassen als Kostenträger zuständig sind.⁵ Es ist nicht zu erwarten (und – da sonst das Leistungsspektrum von Erziehungsberatung möglicherweise auch erheblich eingeschränkt würde – auch nicht wünschenswert), daß Krankenkassen tatsächlich für die Finanzierung von Beratungsstellen aufkommen würden. Andererseits könnten die Träger der Jugendhilfe sich weigern, Leistungen zu bezahlen, für die eine Zuständigkeit der Krankenkassen postuliert werden kann. Vogel (1996) schlägt für Erziehungsberatungsstellen eine Mischfinanzierung vor, an der die gesetzlichen Krankenversicherungen beteiligt sind. Fachlich bleibt hier aber festzuhalten, daß sowohl somatische als auch psychische Krankheit nicht so einfach kategorial von Gesundheit getrennt werden kann. Vielmehr erscheint es sinnvoll, „die dichotome Klassifizierung von Menschen als gesund oder krank zu verwerfen, und diese statt dessen auf einem multidimensionalen Gesundheits-Krankheits-Kontinuum zu lokalisieren" (Antonovsky, 1997, S.29). Aus dieser Perspektive wäre die ganze Diskussion darüber, ob nun in Beratungsstellen auch Störungen mit Krankheitswert mit psychotherapeutischen Methoden behandelt werden, ohne jede Relevanz. Sozialpolitisch ist zu berücksichtigen, daß von psychischen und/oder sozialen Problemen betroffene Bevölkerungsteile versorgt werden müssen, wenn (für die Gesellschaft kostenintensive) Folgeprobleme vermieden werden sollen. Genau dies ist eine Aufgabe von Erziehungsberatungsstellen, die von hoher Bedeutung ist und nicht entfallen darf.⁶

Wenn in Erziehungsberatungsstellen fachlich qualifiziert psychotherapeutisch gearbeitet wird, gleichzeitig aber auch gemeindepsychologische, salutogenetische, pädagogische und soziale Aspekte mitberücksichtigt werden, dann wäre es aus gesundheitspolitischer Sicht äußerst wünschenswert, wenn Erziehungsberatungsstellen auch als ambulante Ausbildungsstätten für Psychologische PsychotherapeutInnen und insb.

---

5   Ein anderer aktueller Anlaß könnten die Bemühungen von interessierter Seite sein, im Rahmen der Diskussion um die Übergangsrichtlinien zum Psychotherapeutengesetz sein, den Kreis der approbierten PsychotherapeutInnen nach dem Inkrafttreten des Gesetzes möglichst klein zu halten. Allerdings haben sich diesbezüglich Lösungen ergeben, die fachlich angemessener sind, wenngleich auch in der jetzt verabschiedeten Fassung des Psychotherapeutengesetzes und der dazugehörigen Ausführungsbestimmungen noch Ungereimtheiten und Ungerechtigkeiten sowohl im Berufs- also auch im Sozialrecht zu finden sind, die einigen fachlich hochqualifizierten KollegInnen im Rahmen der Übergangsrichtlinien die Approbation als PsychotherapeutIn bzw. die Zulassung durch die Krankenkassen versagen (vgl. z.B. Knoche, 1998; Kommer, 1998; Nilges, 1998; Pulverich, 1998; Redeker, 1998).

6   Die „Bundeskonferenz für Erziehungsberatungsstellen" hat eine Stellungnahme veröffentlicht, in der sie klarstellt, daß die Arbeit in Erziehungsberatungsstellen im Rahmen der Übergangsrichtlinien des Psychotherapeutengesetzes als psychotherapeutische Tätigkeit anerkennungsfähig ist, obwohl die Zugangsvoraussetzungen zu Einrichtungen des Gesundheitssystems und der Jugendhilfe unterschiedlich sind. Die Unterscheidung zwischen diesen Tätigkeitsfeldern liegt weder in den behandelten KlientInnen noch in den Tätigkeiten der dort Arbeitenden: „>Krankheit< wie auch >Erzieherischer Bedarf< sind zunächst sozialrechtliche Konstrukte, die die Probleme der Menschen in ihrem Lebensalltag nur sehr unzureichend abbilden. ... Diese Konstrukte dienen dazu, den Zugang zu Sozialleistungen zu operationalisieren" (Bundeskonferenz für Erziehungsberatung, 1998a, S.5). An gleicher Stelle weist die bke darauf hin, daß – wie auch in diesem Artikel hier betont wird – Psychotherapie in der Erziehungsberatung „Teil eines pädagogisch-therapeutischen Prozesses" ist.

für Kinder- und JugendlichenpsychotherapeutInnen anerkannt werden, sofern die anderen Voraussetzungen (entsprechend qualifizierte Praxisanleitung und Supervision) gegeben sind. Leider sieht die zur Zeit gültige Ausbildungs- und Prüfungsverordnung für Kinder- und Jugendlichenpsychotherapeuten vom 18.12.1998 eine Tätigkeit in einer Erziehungsberatungsstelle im Rahmen der Ausbildung nicht vor.

Die sich in Ausbildung befindlichen KollegInnen können durch ihre aktuelle Ausbildung neueste psychotherapeutische Entwicklungen in das Team der EB hineintragen, dort aber auch psychotherapeutische Praxis unter den Bedingungen multiprofessioneller Teams erlernen und haben damit die Möglichkeit, neben dem medizinischen und dem psychologisch-therapeutischen Krankheitsverständnis auch andere Perspektiven der Betrachtung und Behandlung psychischer und sozialer Probleme kennenzulernen.

4. Verhaltenstherapie und andere Formen der Jugendhilfe

Verhaltenstherapie bzw. lerntheoretisch orientierte Verhaltensmodifikation hat sich auch in anderen Bereichen der Jugendhilfe als hilfreiche Strategie erwiesen. Steinke (1987; 1990) etwa hat sich mit der Umsetzung verhaltenstherapeutischer Trainingsprogramme in Heimgruppen beschäftigt und dabei das Konzept des „gelungenen Alltags" entwickelt (vgl. Altherr, in diesem Band). Die Integration eines stringenten verhaltensorientierten Therapiekonzeptes in den Heimablauf erwies sich als nicht einfach, aber lohnenswert, da die Verhaltensauffälligkeiten der behandelten Kinder stark zurückgingen. Als Schwierigkeiten bzw. Gefahren (die allerdings bewältigt werden können) bei der Implementation eines Verhaltenstrainings in den Heimalltag zählt Steinke (1987) auf: Widerstände von Seiten der MitarbeiterInnen; Überformung des Alltags durch Datenerhebung und Reaktanz auf diese; Rollendiffusionen zwischen TherapeutInnen und ErzieherInnen; Erhöhter Aufwand an Abstimmung zwischen den Beteiligten; Reduzierung therapeutischer Vielfalt.

Auch in Kindergärten und -horten können auf lerntheoretischer Grundlage stehende Maßnahmen insbesondere die Arbeit mit verhaltensauffälligen Kindern optimieren (siehe z.B. Emminghaus & Kuhnle, 1979). Die Durchführung von Verhaltensanalysen aufgrund systematischer Verhaltensbeobachtungen und die Auswahl geeigneter Änderungsmaßnahmen sowie die Kontrolle des Erfolges dieser Maßnahmen ist allerdings – obwohl die theoretischen Begriffe zunächst einfach erscheinen – ohne eine Aus- oder Fortbildung in diesem Bereich nur schwer zu realisieren. So gaben in einer Befragung therapeutischer Fachkräfte zu ihrer Einschätzung der von ihnen durchgeführten verhaltenstherapeutischen Trainings sogar einige der ausgebildeten Fachkräfte an, Schwierigkeiten mit der fachgerechten Verhaltensanalyse zu haben (Borg-Laufs, 1996; im Überblick Borg-Laufs, 1997b). Ein Fehlschlag lerntheoretisch orientierter Veränderungsversuche aufgrund unzureichender Kompetenz der Durchführenden in verhaltensorientierter Methodik wird leider häufig als Mißerfolg der Methode interpretiert. Supervision durch eine ausgebildete therapeutische Fachkraft sollte zur Durchführung einer fachgerechten Verhaltensmodifikation dazugehören, sofern nicht im Team die entsprechende Kompetenz vorhanden ist. Häufig leisten z.B. die MitarbeiterInnen von Erziehungsberatungsstellen solche fallübergreifenden Hilfen in Kindertageseinrichtungen.

Schließlich können auch weitere Dienste der Jugendhilfe – z.B. die „Sozialpädagogische Familienhilfe" (SPFH), oder die „Intensive Sozialpädagogische Einzelbetreuung" (INSPE) verhaltenstheoretische Elemente in ihre Tätigkeit integrieren. Häufig gehört zu ihrer Arbeit die Strukturierung von Handlungsabläufen und die Stärkung von Problemlösefähigkeiten in schwer belasteten und wenig strukturierten Familien (SPFH) oder bei solchen Jugendlichen (INSPE). Gerade für diese Einsatzgebiete bietet Verhaltenstherapie probate Mittel an.

Allerdings soll hier nicht der Eindruck erweckt werden, alle Dienste der Jugendhilfe sollten nun therapeutische Dienste werden. Die pädagogische bzw. sozialarbeiterische Perspektive der verschiedenen Jugendhilfemaßnahmen steht aufgrund deren jeweiligen Arbeitsauftrages und aufgrund der strukturellen Rahmenbedingungen dieser Dienste selbstverständlich im Vordergrund, so ist die Beziehung zwischen der Betreuungsperson und dem Klienten bzw. der Klientin bei vielen intensiven Betreuungsformen deutlich anders als es bei einer therapeutischen Arbeitsbeziehung wünschenswert wäre. Darüber hinaus ist das Vorgehen bei intensiver sozialpädagogischer Betreuung weniger problemzentriert (im Sinne der Lösung umschriebener Probleme) als bei Psychotherapie im hier verstandenen Sinn, denn dabei geht es häufig um umfassende (und langfristige) Unterstützung bei der Lebensführung in verschiedenen Lebensbereichen. Psychotherapie im engeren Sinne ist wird im Rahmen der Jugendhilfe wohl allein die Erziehungsberatung anbieten. Verhaltenstherapeutische Methoden wurden aber schon immer auch in nicht-therapeutischen Arbeitsgebieten mit eingesetzt. Psychotherapie war immer nur *ein* Anwendungsgebiet verhaltenstheoretischer Methoden und die häufig sicherlich äußerst wünschenswerte Berücksichtigung lerntheoretischer Erkenntnisse macht aus einer sozialpädagogisch orientierten Betreuung noch keine Psychotherapie.

5. Zusammenfassung und Abschluß

Insgesamt kann festgehalten werden, daß Psychotherapie mit Kindern und Jugendlichen, aber auch mit Erwachsenen, Paaren und Familien *ein* Bestandteil unter anderen der notwendigen und sinnvollen Arbeit von Erziehungsberatungsstellen darstellt. Die therapeutische Arbeit ist dabei eingebettet in einen Gesamtkontext, der im Sinne des KJHG eine differenzierte, salutogenetische Sichtweise auf die KlientInnen und ihre Probleme im Zusammenhang mit ihren Umweltbedingungen erlaubt. Therapeutische, (sozial-)pädagogische und sozialarbeiterische Sichtweisen, die in einer organisatorischen Einheit zusammenwirken, können als Glücksfall im psychosozialen Versorgungssystem gelten, da helfende Einrichtungen in der Regel von einer Sichtweise (pädagogisch *oder* therapeutisch *oder* sozialarbeiterisch) dominiert sind bzw. explizit nur eine Sichtweise repräsentieren. Jede der drei Sichtweisen muß professionell sein und das sollte zukünftig bedeuten, daß auch die therapeutischen Kompetenzen durch eine Mitarbeiterin oder einen Mitarbeiter mit Approbation als Psychologische/r Psychotherapeut/in oder Kinder- und Jugendlichenpsychotherapeut/in in einem Erziehungsberatungsteam vertreten sein sollten. Allerdings muß hier berücksichtigt werden, daß aufgrund der Übergangsbestimmungen zum Psychotherapeutengesetz viele qualifiziert therapeutisch arbeitende Kolleginnen und Kollegen keine Approbation erhalten werden bzw. sie nicht anstreben, weil sie für die Arbeit in einer Beratungsstelle bislang nicht benötigt wurde. Mindestes ist für die therapeutischen Fachkräfte einer Erziehungsberatungsstelle aber vom Abschluß einer umfangreichen therapeutischen Zusatzausbildung auszugehen.

Das wissenschaftlich bestätigte breite Indikationsspektrum sowie die vergleichsweise kurze Behandlungszeit von Verhaltenstherapie bei der Arbeit mit Kindern, Jugendlichen und Erwachsenen macht Verhaltenstherapie zu einer idealen Qualifikation von therapeutisch arbeitenden MitarbeiterInnen in Erziehungsberatungsstellen – solange es noch keine „Allgemeine Psychotherapie" (Grawe, 1994; siehe auch Borg-Laufs, 1995) gibt. Darüber hinaus sind sicherlich auch Aus- oder Fortbildungen in Familientherapie, Netzwerkarbeit, Gesprächspsychotherapie bzw. Gesprächsführung (für die Elternarbeit), Eheberatung bzw. Paartherapie, Hypnotherapie oder lösungsorientierter Kurzzeittherapie günstig. Die Verankerung von Verhaltenstherapie in Erziehungsberatungsstellen scheint allerdings im Verhältnis zu ihrem breiten Wirkungsspektrum völlig unzureichend zu sein, sowohl im Hinblick auf die Häufigkeit der Durchführung verhaltenstherapeutisch orientierter Therapien in der Erziehungsberatung (vgl. Remschmidt, Gutenbrunner & Mattejat, 1994) als auch im Hinblick auf die geringe Zahl von Kolleginnen und Kollegen in Erziehungsberatungsstellen, die eine verhaltenstherapeutische Ausbildung abgeschlossen haben. Nach einer Untersuchung der Bundeskonferenz für Erziehungsberatung (1998b) haben 11,2% aller Mitarbeiterinnen und Mitarbeiter in Westdeutschland und 12,5% aller KollegInnen in Ostdeutschland eine verhaltenstherapeutische Weiterbildung abgeschlossen. Somit stellt Verhaltenstherapie in Westdeutschland nach Familientherapie und Gesprächstherapie die dritthäufigste Zusatzausbildung und in Ostdeutschland nach Familientherapie die zweithäufigste Zusatzausbildung der BeratungsstellenmitarbeiterInnen dar. Es wäre wünschenswert, wenn verhaltenstherapeutische Methoden hier stärker Einzug halten würden.

Sofern in einer Erziehungsberatungsstelle qualifiziert therapeutisch gearbeitet wird, sollte sie auch unbedingt als Ausbildungsstätte für Psychologische PsychotherapeutInnen und Kinder- und JugendlichenpsychotherapeutInnen anerkannt werden können. Neben der medizinisch dominierten Ausbildungszeit in der Psychiatrie wäre gerade der gemeinwesenorientierte Rahmen einer Beratungsstelle geeignet, auch jene AusbildungsteilnehmerInnen mit diesem Spektrum der Gesundheitsversorgung in der Ausbildung bekannt zu machen, die später in freier Praxis oder in Krankenhäusern arbeiten. So könnte sichergestellt werden, daß die AusbildungsteilnehmerInnen durch diese Praxiszeit angeleitet werden, auch eine lebensweltorientierte und salutogenetische Perspektive in ihre therapeutische Tätigkeit zu integrieren. Da die augenblickliche Ausbildungs- und Prüfungsordnung die praktische Arbeit in einer Erziehungsberatungsstelle (trotz eines entsprechenden Vorschlages der DGVT) nicht vorsieht, besteht hier weiterer politischer Handlungsbedarf.

Literatur

Abel, A.H. (1996). Beratung in der Jugendhilfe. *Verhaltenstherapie & psychosoziale Praxis, 28,* 49-69.

Abidin, R.R., Jenkins, C.L. & McGaughey, M.C. (1992). The relationship of early family variables to children's subsequent behavioral adjustment. *Journal of Clinical Child Psychology, 21,* 60-69.

Achenbach, T.M., McConaughty, S.H. & Towell, C.T. (1987). Child/adolescent behavioral and emotional problems: Implications of cross-informant correlations for situational specificity. *Psychological Bulletin, 101,* 213-232.

Antonovsky, A. (1997). *Salutogenese. Zur Entmystifizierung der Gesundheit.* Tübingen: dgvt-Verlag.

Borg-Laufs, M. (1993). Ein kognitiv-verhaltenstherapeutisches Trainingsprogramm mit aggressiven Kindern. In F. Petermann & U. Petermann (Hrsg.), *Angst und Aggression bei Kindern und Jugendlichen* (S. 161-171). München: Quintessenz.

Borg-Laufs, M. (1995). Von der Verhaltenstherapie zur Allgemeinen Psychotherapie. *Verhaltenstherapie & psychosoziale Praxis, 27,* 405-418.

Borg-Laufs, M. (1996). *Das Training mit aggressiven Kindern aus der Perspektive der Selbstmanagementtherapie. Eine Praxisstudie.* Frankfurt a.M.: Peter Lang.

Borg-Laufs, M. (1997a). *Aggressives Verhalten: Mythen und Möglichkeiten.* Tübingen: dgvt-Verlag.

Borg-Laufs, M. (1997b). Der Selbstmanagementprozeß in der Kinderpsychotherapie. *Verhaltenstherapie & psychosoziale Praxis, 29,* 199-212.

Borg-Laufs, M. (1999). Verhaltenstherapie mit Kindern und Jugendlichen: Grundlagen, Methoden, Entwicklungen. In H. Reinecker unter Mitarbeit von M. Borg-Laufs, A. Ehlert, D. Schulte, H. Sorgatz & H. Vogel, *Lehrbuch der Verhaltenstherapie* (S. 455-484). Tübingen: dgvt-Verlag.

Borg-Laufs, M. & Januszewski, E. (1997). Elternängste und Kinderängste in der Postmoderne. *Jugendwohl, 78,* 148-157.

Bundeskonferenz für Erziehungsberatung e.V. (1994). *Das Leistungsspektrum von Erziehungsberatungsstellen. Ergebnisse einer Erhebung.* Fürth: Eigendruck.

Bundeskonferenz für Erziehungsberatung e.V. (1998a). Psychotherapie in Erziehungsberatungsstellen. *Informationen für Erziehungsberatungsstellen 2/98,* 3-6.

Bundeskonferenz für Erziehungsberatung e.V. (1998b). *Erziehungs- und Familienberatung in Zahlen.* Fürth: Eigendruck.

Chow, S. & Köster-Goorkotte, I. (1996). Quo vadis, Erziehungsberatung? *Gemeindepsychologie-Rundbrief, Nr. 1/96,* 16-29.

Cremer, H. (1995). Das KJHG aus der Sicht der Erziehungsberatung. In S. Chow & I. Köster-Goorkotte (Hrsg.), *Von der Reform zum Scheidungsalltag. Beiträge zum KJHG* (S. 47-56). Tübingen: dgvt-Verlag.

Deutsche Arbeitsgemeinschaft für Jugend- und Eheberatung (DAJEB) (1994). *Beratungsführer. Die Beratungsstellen in Deutschland – ihre Leistungen, ihre Träger, ihre Anschriften.* Bonn: Bundesministerium für Familie und Senioren.

Dilling, H., Mombour, W. & Schmidt, M.H. (Hrsg.) (1991). *Internationale Klassifikation psychischer Störungen – ICD-10, Kapitel V (F). Klinisch-diagnostische Leitlinien.* Bern: Huber.

Döpfner, M., Berner, W., Fleischmann, T. & Schmidt, M.H. (1993). *Verhaltensbeurteilungsbögen zur Erfassung von Verhaltensauffälligkeiten bei Vorschulkindern (VBV).* Weinheim: Beltz.

Döpfner, M., Schürmann, S. & Frölich, J. (1997). *Therapieprogramm zur Behandlung von Kindern mit hyperkinetischem und oppositionellem Problemverhalten – THOP.* Weinheim: PVU.

Emminghaus, W.B. & Kuhnle, W. (1979). *Praxisanleitung Verhaltensmodifikation. Ein praxisbegleitendes Fortbildungsprogramm für Erzieher. Materialien für die psychosoziale Praxis Nr. 14.* Tübingen: dgvt-Verlag.

Gabel, S. & Shindledecker, R. (1991). Aggressive behavior in youth: Characteristics, outcome, and psychiatric diagnoses. *Journal of the American Academy of Child and Adolescent Psychiatry, 30,* 982-988.

Götzinger, E., Viquerat, H. & Lohl, W. (1998). Psychotherapeutengesetz und Angestellten-/Beamtenbelange. *Report Psychologie, 23,* 298-303.

Grawe, K. (1994). Psychotherapie ohne Grenzen. Von den Psychotherapieschulen zur Allgemeinen Psychotherapie. *Verhaltenstherapie & psychosoziale Praxis, 26,* 357-370.

Grawe, K., Donati, R. & Bernauer, F. (1994). *Psychotherapie im Wandel. Von der Konfession zur Profession.* Göttingen: Hogrefe.

Hahlweg, K., Schindler, L. & Revenstorf, D. (1982). *Partnerschaftsprobleme: Diagnose und Therapie. Handbuch für den Therapeuten.* Berlin: Springer.

Haid-Loh, A., Lindemann, F.-W. & Märtens, M. (1995). *Familienberatung im Spiegel der Forschung. (Untersuchungen aus dem Evangelischen Zentralinstitut für Familienberatung Nr. 17).* Berlin: Eigenverlag.

Heekerens, H.P. (1992). Zur Zukunft der Kinder- und Jugendlichenpsychotherapie. *Report Psychologie, 46,* 8-18.

Heekerens, H.P. (1993). Verhaltensorientierte Familientherapie. In H.-C Steinhausen & M. von Aster (Hrsg.), *Handbuch Verhaltenstherapie und Verhaltensmedizin bei Kindern und Jugendlichen* (S. 601-626). Weinheim: Beltz/PVU.

Heekerens, H.P. (1998). Evaluation von Erziehungsberatung: Forschungsstand und Hinweise zu zukünftiger Forschung. *Praxis der Kinderpsychologie und Kinderpsychiatrie, 47,* 589-606.

Holzhausen, N.M. & Post, I. (1995). *Zur Situation der Erziehungsberatungsstellen in katholischer Trägerschaft. Auswertung der Jahres-/Tätigkeitsberichte 1993.* Katholische BAG Beratung, Freiburg: Eigendruck.

Hundsalz, A. (1998). Beratung, Psychotherapie oder Psychologische Beratung? Zum Profil therapeutischer Arbeit in der Erziehungsberatung. *Praxis der Kinderpsychologie und Kinderpsychiatrie, 47,* 157-173.

Joisten, H. (1982). *Urteile und Vorurteile über institutionelle Erziehungsberatung. Eine Analyse der Einstellungs- und Sozialstruktur von Klienten und Nichtklienten öffentlicher Erziehungsberatungsstellen am Beispiel der Stadt Oberhausen.* Frankfurt a.M.: R.G. Fischer.

Kaisen, R. (1992). *Erwartungen an die Erziehungsberatung: Inhalte und Auswirkungen der Wünsche und Vermutungen von Klienten und Beratern.* Münster: Waxmann.

Kanfer, F.H., Reinecker, H. & Schmelzer, D. (1996). *Selbstmanagement-Therapie* (2te. überar. Aufl.). Berlin: Springer.

Keenan, K. & Shaw, D.S. (1994). The development of aggression in toddlers: A study of low-income families. *Journal of Abnormal Child Psychology, 22,* 53-77.

Klann, N. & Hahlweg, K. (1994*). Bestandsaufnahme in der institutionellen Ehe-, Familien- und Lebensberatung.* Stuttgart: Kohlhammer.

Knoche, M. (1998). Zu den Schwerpunkten und Zielsetzungen des Psychotherapeutengesetzes. *Report Psychologie, 23*, 316-317.

Kommer, D. (1998). Problemkonstellationen und Rechtsmittel gegen Ablehnungsbescheide im Approbations- und Zulassungsverfahren. *Verhaltenstherapie & psychosoziale Praxis, 30*, 509-519.

Kossak, H.-C. (1993). *Hypnose. Ein Lehrbuch (*2te überarb. u. erw. Aufl.*).* Weinheim: Beltz/PVU.

Kurz-Adam, M. (1992). Familiäre Problemlagen in der Beratungsarbeit. *Jugendwohl, 73*, 551-559.

Lasse, U. (1994). Erziehungsberatung als Hilfe zur Erziehung. In H. Cremer, A. Hundsalz & K. Menne (Hrsg.), *Jahrbuch der Erziehungsberatung, Bd. 1* (S. 97-103). Weinheim: Juventa.

Lenz, A. (1995). Gemeindepsychologisches Handeln an einer Beratungsstelle. In B. Röhrle & G. Sommer (Hrsg.), *Gemeindepsychologische Bestandsaufnahmen und Perspektiven* (S. 111-123). Tübingen: dgvt-Verlag.

Lenz, A. (1998). Erziehungsberatung aus Sicht der Kinder. In M. Dietzfelbinger & A. Haid-Loh (Hrsg.), *Qualitätsentwicklung – eine Option für Güte. Qualitätsmanagement in Psychologischen Beratungsstellen evangelischer Träger Band 2* (S. 48-81). Berlin: Evangelisches Zentralinstitut für Familienberatung.

Lohl, W. (1997). *Zur Methode und Vorbereitung der Jugendhilfeplanung in der Erziehungsberatung.* Drucksache der Familien- und Erziehungsberatungsstelle des Jugendamtes des Landkreises Hannover.

Manz-Gill, B. (1998). Beratungseffekte aus Sicht der Eltern. In M. Dietzfelbinger & A. Haid-Loh (Hrsg.), *Qualitätsentwicklung – eine Option für Güte. Qualitätsmanagement in Psychologischen Beratungsstellen evangelischer Träger Band 2* (S. 38-47). Berlin: Evangelisches Zentralinstitut für Familienberatung.

Menne, K. (1994). Erziehungsberatung und Hilfeplan. In H. Cremer, A. Hundsalz & K. Menne (Hrsg.), *Jahrbuch für Erziehungsberatung, Bd. 1* (S. 121-128). Weinheim: Juventa.

Meyer, A.-E., Richter, R., Grawe, K., Schulenburg, J.-M. v. & Schulte, B. (1991). *Forschungsgutachten zu Fragen eines Psychotherapeutengesetzes.* Hamburg: Universitätskrankenhaus Hamburg-Eppendorf.

Muris, P., Steerneman, P., Merckelbach, H. & Meesters, C. (1996). Shorter Communications. The role of parental fearfulness and modeling in children's fear. *Behavior Research and Therapy, 34*, 265-268.

Nilges, H. (1998). Der Gang zu den Gerichten ist leider unausweislich. In Berufsverband Deutscher Psychologinnen und Psychologen (BDP) (Hrsg.), *Das Psychotherapeutengesetz* (S. 120-125). Bonn: Deutscher Psychologen Verlag.

Nitsch, R. (1997). Beratung im Urteil der Klientenergebnisse katamnestischer Befragungen. *Jugendwohl, 78*, 357-371.

Oetker-Funk, R. (1998a). Erfolgskontrolle in der psychologischen Beratungsarbeit. In M. Dietzfelbinger & A. Haid-Loh (Hrsg.), *Qualitätsentwicklung – eine Option für Güte. Qualitätsmanagement in Psychologischen Beratungsstellen evangelischer Träger Band 2* (S. 82-89). Berlin: Evangelisches Zentralinstitut für Familienberatung.

Oetker-Funk, R. (1998b). Nachbefragungen von KlientInnen Psychologischer Beratungsstellen. In M. Dietzfelbinger & A. Haid-Loh (Hrsg.), *Qualitätsentwicklung – eine Option für*

Güte. Qualitätsmanagement in Psychologischen Beratungsstellen evangelischer Träger Bd. 2 (S. 90-125). Berlin: Evangelisches Zentralinstitut für Familienberatung.

Offord, D.R., Boyle, M.H. & Racine, Y. (1991). Ontario child health study: Correlates of disorder. In S. Chess & M.E. Hertzig (Hrsg.), *Annual progress in child psychiatry and child development, 1990* (S. 194-202). New York: Brunner/Mazel.

Petermann, U. & Borg-Laufs, M. (1997). Enuresis und Enkopresis. In F. Petermann (Hrsg.), *Fallbuch der Klinischen Kinderpsychologie* (S. 317-336). Göttingen: Hogrefe.

Pulverich, G. (1998). Kommentar zu den Übergangsbestimmungen im § 12 des Psychotherapeutengesetzes vom 6.3.1998. *Report Psychologie, 23,* 353-362.

Redeker, K. (1998). Gutachterliche Äußerung zu Auslegungsfragen der Übergangsvorschriften im PsychThG. Zusammenfassung zentraler Äußerungen durch K.-O. Hentze in Berufsverband Deutscher Psychologinnen und Psychologen (BDP) (Hrsg.), *Das Psychotherapeutengesetz* (S. 116-118). Bonn: Deutscher Psychologen Verlag.

Remschmit, H., Gutenbrunner, C. & Mattejat, F. (1994). Zum Stellenwert unterschiedlicher Therapieformen in einer kinder- und jugendpsychiatrischen Universitätsklinik und assoziierten Einrichtungen. *Zeitschrift für Kinder- und Jugendpsychiatrie, 22,* 169-182.

Rückert, D. & Linster, H.W. (1998). Qualitätssicherung und Qualitätsmanagement im Rahmen der ambulanten Psychotherapie mit Kindern, Jugendlichen und ihren Bezugspersonen. In A.-R. Laireiter & H. Vogel (Hrsg.), *Qualitätssicherung in der Psychotherapie und psychosozialen Versorgung* (S. 421-456). Tübingen: dgvt-Verlag.

Schmelzer, D. & Trips, M. (1995). Der Selbstmanagement-Ansatz in der Erziehungsberatung. In H. Reinecker & D. Schmelzer (Hrsg.), *Verhaltenstherapie, Selbstregulation, Selbstmanagement* (S. 379-404). Göttingen: Hogrefe.

Sengling, D. (1995). Das Kinder- und Jugendhilfegesetz nach dem ersten Jahr: Abschluß oder Beginn einer Reformphase? In S. Chow & I. Köster-Goorkotte (Hrsg.), *Von der Reform zum Scheidungsalltag. Beiträge zum KJHG.* (S. 35-46). Tübingen: dgvt-Verlag.

Steffens, J. (1997). Verhaltenstherapie eines achtjährigen Jungen mit Migräne sowie begleitende Eltern- und Umfeldarbeit. Fallbericht. *Verhaltenstherapie & psychosoziale Praxis, 29,* 613-632.

Steinke, T. (1987). Die Einführung verhaltenstheoretisch orientierter Behandlungsmaßnahmen in die Heimerziehung – am Beispiel des Aggressionstrainings. In F. Petermann (Hrsg.), *Verhaltensgestörtenpädagogik* (S. 111-139). Berlin: Marhold.

Steinke, T. (1990). *Stationäres Training mit aggressiven Kindern – Die Implementation eines verhaltenstheoretisch orientierten Behandlungsprogramms in stationäre psychosoziale Organisationen.* Frankfurt a.M.: Peter Lang.

Strotzka, H. (1975). Was ist Psychotherapie? In H. Strotzka (Hrsg.), *Psychotherapie: Grundlagen, Verfahren, Indikationen* (S. 3-6). München: Urban & Schwarzenberg.

Vogel, H. (1996). Psychotherapie in der ambulanten Gesundheitsversorgung. Eine kritische Übersicht. *Verhaltenstherapie & psychosoziale Praxis, 28,* 105-126.

Vogel, H. (1998). Verhaltenstheoretische Ansätze in der Gesundheitsversorgung. In H. Reinecker unter Mitarbeit von M. Borg-Laufs, A. Ehlert, D. Schulte, H. Sorgatz & H. Vogel, *Lehrbuch der Verhaltenstherapie.* Tübingen: dgvt-Verlag.

Stationäre Kinder- und Jugendlichen-Verhaltenstherapie

Peter Altherr

1. Überblick

In diesem Beitrag werden allgemeine Prinzipien und Bedingungen für eine stationäre Verhaltenstherapie bei Kindern und Jugendlichen beschrieben. Erfahrungshintergrund ist eine langjährige Tätigkeit in einer großen westdeutschen kinder- und jugendpsychiatrischen Klinik mit einem regionalen Versorgungsauftrag für zwei Millionen Einwohner.

Die Klinik mit 70 stationären Behandlungsplätzen und einem Durchgang von 300 Patienten pro Jahr nimmt Patienten von 4 bis 18 Jahren auf. Die sieben Stationen arbeiten teils altersspezifisch oder störungsspezifisch mit unterschiedlichem Behandlungsangebot.

Verzichtet wird auf die Beschreibung von Therapiestrategien für einzelne Störungsbilder, da diese an anderer Stelle ausführlich behandelt werden. Hier genügen Hinweise auf die breite Palette von Indikationen, die in einer solchen Klinik aufgenommen werden können. Zur Diagnostik und Behandlung kommen sämtliche Problemkinder mit allen Diagnosen, wie sie exemplarisch im Handbuch der Verhaltenstherapie bei Kindern und Jugendlichen (Steinhausen & von Aster, 1993; siehe Tabelle 1), beschrieben sind. Therapeuten in Weiterbildung haben die Möglichkeit, durch Rotation die ganze Vielfalt psychischer Störungen im Kindes- und Jugendalter kennenzulernen und dabei die Besonderheiten eines stationären Behandlungsangebotes zu erfahren.

2. Der Trend zur Verhaltenstherapie

Verhaltenstherapie in stationären Einrichtungen gab es schon seit den späten 60er Jahren (Brack, 1978). Gemessen an der Bedeutung dieses Ansatzes sind die Veröffentlichungen darüber jedoch selten (Altherr & Becht, 1994) oder sie beziehen sich nur auf ausgewählte Störungsbilder wie aggressives Verhalten (Junglas, 1987).

Unter den Begriff stationäre Verhaltenstherapie fallen auch Behandlungsangebote für verhaltensauffällige oder erkrankte Kinder und Jugendliche in stationären psychosozialen Einrichtungen der Jugendhilfe, also in Heimen. Eine ausführliche Beschreibung eines stationären Trainings mit aggressiven Kindern in verschiedenen stationären Settings mit dem Schwerpunkt im Bereich therapeutischer Heime hat Steinke (1990) vorgelegt und später in erweitertem Zusammenhang beschrieben (Petermann & Steinke, 1993). In diesem Buchbeitrag stehen jedoch die Erfahrungen in einer kinder- und jugendpsychiatrischen Klinik im Vordergrund.

Tabelle 1: *Anwendungsbereiche der Verhaltenstherapie bei Kindern und Jugendlichen im stationären Bereich*

---

1. Geistige Behinderung
2. Lernstörungen
3. Frühkindlicher Autismus
4. Sprach- und Sprechstörungen
5. Hyperkinetische Störungen
6. Tics
7. Enuresis/Enkopresis
8. Angststörungen und Phobien
9. Zwangsstörungen
10. Depression
11. Aggression und Delinquenz/Dissozialität
12. Schizophrene Psychosen
13. Anorexia und Bulimia nervosa
14. Adipositas
15. Verhaltensorientierte Familientherapie
    Verhaltenstherapie und Verhaltensmedizin
16. Asthma bronchiale
17. Diabetes mellitus
18. Schlafstörungen
19. Chronische Schmerzen
20. Verbesserung der Compliance bei med. Maßnahmen

In den vergangenen Jahren ist ein Trend zu beobachten, daß sich immer mehr kinder- und jugendpsychiatrische stationäre Einrichtungen der Verhaltenstherapie als Therapiemethode zuneigen. Ihre Zahl ist immer noch klein und läßt sich in der BRD an zwei Händen abzählen. Gründe für das wachsende Interesse dafür können darin zu suchen sein, daß die Verhaltenstherapie bei vielen kinder- und jugendpsychiatrischen Störungsbildern ihre therapeutische Effektivität erwiesen hat, und daß früher bevorzugte Therapiemethoden, insbesondere auf psychodynamischer Basis, nicht so recht überzeugt haben (vgl. Döpfner, in diesem Band). Eine realistische Beschreibung der Situation gibt die Expertenkommission der Bundesregierung zur Reform der Versorgung im psychiatrischen und psychotherapeutisch-psychosomatischen Bereich (BGM, 1988), die dazu auf S. 429 feststellt:

„In vielen Einrichtungen wird überwiegend oder ausschließlich nach tiefenpsychologischen Behandlungsmethoden oder nach verschiedenen Konzepten der Familientherapie gearbeitet. Diese Methoden sind jedoch nur bei einem kleinen Teil psychisch kranker Kinder und Jugendlicher wirksam, vorwiegend bei sogenannten introversiven Störungen, die mit Angstzuständen und emotionalen Störungen einhergehen. Sie haben sich bislang nicht als wirksam erwiesen bei Kindern mit hyperkinetischen Syndromen, mit Tics und motorischen Störungen sowie vor allem mit dissozialen Verhaltensweisen. Fast alle Psychotherapiemethoden sind am Modell neurotischer Störungen konzipiert und gelten überwiegend für sogenannte ‚introversive Störungen'. Es besteht ein dringender Erprobungsbedarf, auch Behandlungsmethoden zu entwickeln, die bei expansiven Störungen (Störungen des Sozialverhaltens, dissoziales Verhalten) wirksam sind."

Eine weitere Verbreitung der Verhaltenstherapie in der stationären Kinder- und Jugendpsychiatrie kam durch die Änderung der ärztlichen Weiterbildungsordnung seit 1989 zustande, weil seitdem jeder Arzt für Kinder- und Jugendpsychiatrie in der Weiterbildung eine Therapiemethode auswählen mußte und dabei die Verhaltenstherapie nun gleichberechtigt neben anderen Methoden stand. Daher kommt es, daß sich immer mehr Ärzte und Diplompsychologen für diese Therapiemethode interessierten, die sowohl im stationären als auch im ambulanten Bereich anwendbar ist.

In den Grundannahmen und Hypothesen unterscheidet sich die Verhaltenstherapie im Kindes- und Jugendalter nicht von der Anwendung im Erwachsenenalter. Diese brauchen daher hier nicht noch einmal dargestellt zu werden (vgl. Altherr, 1990), da sich auch in den übrigen Beiträgen dieses Bandes zu dieser Thematik reichlich Material findet. Verhaltenstherapie in der stationären Kinder- und Jugendpsychiatrie ist daher nicht grundsätzlich etwas Neues oder Anderes als in Erwachsenenkliniken, zeichnet sich aber doch durch einige Besonderheiten aus, die sich durch die Behandlung einer bestimmten Altersgruppe ergeben. Im folgenden sollen daher diese Besonderheiten dargestellt werden.

3. Der Patient, seine Eltern und der Behandlungsauftrag

Der Patient ist nicht gleichzeitig der Auftraggeber für die Behandlung: das Kindesalter und die dadurch bedingte Abhängigkeit von den sorgeberechtigten Eltern bringt es mit sich, daß praktisch kein Kind von sich aus um Therapie nachsucht, sondern von den erziehungsberechtigten Erwachsenen zur Therapie gebracht oder geschickt wird. Der Therapieauftrag geht daher primär von anderen als dem Patienten aus. Das macht die Motivation der kleinen Patienten für die Therapie oft nicht gerade leicht, da ihnen ein Bewußtsein für die Therapiebedürftigkeit meist fehlt und eine Verhaltensänderung für sie bei dieser „Verschickung" in die Klinik oft nicht primär einsichtig ist (vgl. Mackowiak, in diesem Band). Daraus kann allerdings nicht abgeleitet werden, daß das Kind oder der Jugendliche wegen seiner Unmündigkeit keinerlei Mitwirkungsrechte hätte. Der Patient darf dabei nicht zum „Arbeitsmaterial" für den Therapieplan degradiert werden. Wegen der eingeschränkten Möglichkeiten der jungen Patienten hat der Kinder- und Jugendlichen-Therapeut eher eine noch größere Verantwortung, die Indikation für eine stationäre Therapie besonders sorgfältig zu stellen. Bei der ersten Vorstellung muß sich der Therapeut ein eigenes Urteil bilden, ob die von den Sorgeberechtigten gewünschte Therapie wirklich dem Kindeswohl dient, oder ob vielleicht andere Gründe eine stationäre

Behandlung nahegelegt haben. In diesen Entscheidungsprozeß muß das Kind dann einbezogen werden. Die Rechte des Kindes in der Therapie, nämlich die Wahrheit zu erfahren, als Person mit Achtung behandelt zu werden, damit ernst genommen zu werden und deswegen an den Entscheidungen beteiligt zu werden, bilden eine Grundüberzeugung des Kinder- und Jugendlichentherapeuten und sind gleichzeitig die Grundlage für einen subtilen Umgang mit den Interessen des Patienten und der Angehörigen (vgl. Hungerige & Päßler, in diesem Band).

Diese Situation ist besonders bei der Behandlung von Jugendlichen problematisch, insbesondere, wenn Selbständigkeit und Selbstverantwortlichkeit mit im Zielkatalog der Behandlung stehen.

4. Erziehung und/oder Therapie

Die alterstypischen Besonderheiten der stationären Patienten bringen es mit sich, daß in der stationären Behandlung Therapie nicht alles bedeutet und daneben höchstens noch der Freizeitbereich als persönlicher Freiraum gesehen wird. Wie auch in anderen therapeutischen Kindereinrichtungen muß hier der Grundsatz gelten, daß Kinder Therapie brauchen, weil sie vielleicht gestört, krank oder behindert sind, aber gleichzeitig auch Erziehung brauchen, weil sie noch Kinder oder Jugendliche sind. Prinzipiell ist daher auch in der stationären Verhaltenstherapie Erziehung und Therapie eng miteinander verknüpft, so daß für die stationäre Behandlung die Feststellung gilt: „Keine Therapie ohne Erziehung" und genau so gut: „Keine Erziehung ohne Therapie."

Ein Miteinander und möglichst eine Ergänzung von Therapie und Erziehung ist notwendig, weil sich Kinder und Jugendliche in einem lebhaften Entwicklungsprozeß befinden und immer auf Erziehung, Stützung und Führung angewiesen sind, insbesondere dann, wenn sie psychisch auffällig sind.

Daraus ergibt sich regelmäßig die Notwendigkeit, dass der Therapeut Pflegepersonal und pädagogische Mitarbeiter als Kotherapeuten in den Behandlungsplan mit einbezieht, was einen hohen organisatorischen Aufwand und damit einen erhöhten Zeitaufwand bedeutet. Zwar hat die Verhaltenstherapie im Kindes- und Jugendalter schon immer einen Bezug zu pädagogischen, insbesondere sonder- oder heilpädagogischen Prinzipien und Handlungsanleitungen gehabt, aber dies darf nicht so mißverstanden werden, daß Pädagogik schon gleich Therapie ist nach dem Motto: Belohnt und bestraft haben wir immer schon. Daraus ergibt sich aber ein leichterer Zugang der pädagogischen Mitarbeiter zu verhaltenstherapeutischen Denkweisen und Therapieprinzipien. Gerade im stationären Bereich ist es notwendig, Interventionen zur Verfügung zu haben, die auf rasche Verhaltensänderungen ausgerichtet sind, denn bei einer expansiven Symptomatik kann es nicht verantwortet werden, erst mehrere Wochen zu warten, bis alle relevanten anamnestischen Daten zusammengetragen sind, und erst dann bestimmte therapeutische Interventionen einzusetzen. Gleichzeitig dokumentiert dies den wesentlich höheren personellen Betreuungsaufwand gegenüber der Erwachsenentherapie, der in der stationären Verhaltenstherapie bei Kinder und Jugendlichen nötig ist. Die dafür nötige gleichberechtigte Kooperation zwischen den verschiedenen Berufsgruppen ist ein permanenter Diskussionsgegenstand in der Klinik und scheint gelegentlich noch einen größeren Stellenwert zu besitzen als die gemeinsamen Interessen für eine erfolgreiche Therapie des Patienten.

Auch die Krankenkassen haben inzwischen die Einsicht für die Notwendigkeit pädagogischen Personals gewonnen und erschrecken nicht mehr, wenn in einer kinder- und jugendpsychiatrischen Klinik nicht nur Therapie, sondern auch Erziehung - und damit entsprechendes Personal – gefordert wird. Als guter Durchschnitt, der auch in der Psychiatrie-Personalverordnungs (PsychPV) für die stationäre Kinder- und Jugendpsychiatrie dokumentiert ist, werden daher pro Patient 1,5 Mitarbeiter im Pflege- und Erziehungsdienst gebraucht. Dies erscheint sehr hoch, relativiert sich aber, wenn täglich 15 Stunden in zwei Schichten plus Nachtdienst, möglicherweise an sechs bis sieben Tagen in der Woche, abzudecken sind, weil gleichzeitig die Aufsichtspflicht sichergestellt sein muß und die Mitarbeiter die Aufgabe haben, neben der Therapie auch eine emotional tragende Atmosphäre mit persönlichen Bindungen aufzubauen, familienähnliche Bedingungen zu gestalten und Beziehungen über Gespräch, Spiel sowie Aktivitäten innerhalb und außerhalb der Klinik aufzubauen. Ziel dieser Bemühungen ist es, daß der Alltag gelingt, d.h. vor allem daß die Kinder und Jugendlichen auch positive emotionale Zuwendung von den Betreuern und Betreuerinnen bekommen und daß die Strukturen der Station und der Klinik und die persönlichen Lebensräume für die Kinder überschaubar und strukturiert sind.

In der stationären Diagnostik sind wir in der günstigen Lage, in weitaus geringerem Ausmaß als im ambulanten Setting auf verbale Berichte von Eltern und Patienten als alleinige Informationsquelle zurückgreifen zu müssen. Wir können aufgrund der Anwesenheit der Kinder und der Anwesenheit der geschulten Beobachter (Pädagogen und Pflegekräfte) Verhalten unter verschiedensten Bedingungen beobachten, können gegebenenfalls Belastungsbedingungen variieren.

Da in der Regel für die schulpflichtigen Kinder und Jugendlichen eine Beschulung in der Klinik stattfindet, ist in einer engen Kooperation mit den Lehrern der Krankenhausschule auch eine gezielte und verläßliche Beobachtung unter schulischer Belastung möglich.

Eine stationäre Verhaltenstherapie bei Kindern und Jugendlichen bezieht daher in der Diagnostik, in den Therapiezielen und im Therapieplan eine multidisziplinäre Betrachtungsweise ein, was wiederum eine hohe organisatorische Konsistenz bedeutet, da alle wichtigen Therapieanliegen mit dem ganzen Behandlungsteam abgestimmt werden müssen, obwohl der Bezugstherapeut die Verantwortung für die Kooperation und die Umsetzung der Therapieziele trägt.

Dazu ist eine aufwendige Analyse des Problemverhaltens und eine sorgfältige Planung der therapeutischen Interventionen nötig, auf die insbesondere Brack (1998) hingewiesen hat.

5. Einbeziehung des sozialen Umfeldes

Eine kinder- und jugendtypische Behandlung muß schließlich das soziale Umfeld der Patienten mit einbeziehen. Dies sind regelmäßig die Eltern sowie weitere Sozialpartner wie Erzieherinnen im Kindergarten, Lehrer in der Schule, Ausbildungsleiter im Betrieb (siehe auch Borg-Laufs & Hungerige, in diesem Band). Den bedeutsamsten und gleichzeitig schwierigsten Bereich stellt oft die Schule dar, weil psychische Krankheitsbilder des Kindes- und Jugendalters fast regelmäßig die schulische Leistungsfähigkeit beeinträchtigen oder tangieren. Es wird außerhalb allzu oft übersehen, daß im Kindes- und Jugendalter Schulfähigkeit mit Arbeitsfähigkeit im Erwachsenenalter gleichgesetzt werden muß. Die praktische Therapiekonzeption muß daher der Wiederherstellung der Schulfähigkeit als eigenständigem Bestandteil der stationären Rehabilitation durch Therapie einen wichtigen und breiten Stellenwert einräumen.

Die Einbeziehung des Systems Familie ergibt sich zwangsläufig aus der emotionalen und sozialen Abhängigkeit des Kindes oder Jugendlichen.

Verhaltenstherapeutische Arbeit mit Kindern muß auch immer gleichzeitig verhaltenstherpeutische Arbeit mit Eltern sein. Die Kinder kommen aus einem familiären sozialen Kontext, bevor sie in die Klinik aufgenommen werden, und sie kehren in der Regel nach ihrer Behandlung in die Familie zurück. Wie oben schon beschrieben, wird die Entscheidung zur Behandlung in der Regel von den Eltern getroffen, die Eltern haben auch nach stationärem Behandlungsbeginn die Entscheidung darüber, die Behandlung fortzuführen oder abzubrechen.

Psychische Störungen von Kindern entwickeln sich in der Familie. Das Verhalten der Eltern gegenüber dem erkrankten Kind beeinflußt Entstehung und Verlauf der Erkrankung. Psychische Störungen des Kindes wiederum beeinflussen elterliches Verhalten und die elterliche Befindlichkeit.

Wirkungen elterlichen Verhaltens auf die Symptomatik des Kindes und Wirkung der Symptomatik des Kindes auf elterliches Verhalten sind nicht isoliert zu sehen. Es handelt sich vielmehr um Wechselwirkungen und Rückkoppelungen zwischen Symptom und Familie.

Wenn wir davon ausgehen, daß das Kind nach der stationären Behandlung wieder in seine ursprüngliche Lebenssituation, d.h. in die Familie, zurückkehrt, sollte diese Lebenssituation bei der Entlassung so beschaffen sein, daß sie die therapeutischen Veränderungen akzeptieren und aufrecht erhalten kann.

Dieser Anspruch an die Familie macht regelmäßig eine verstärkte Einbeziehung der Eltern in die Behandlung notwendig.

Die Art und die Intensität der Einbeziehung ist abhängig von der Art und dem Ausmaß der Interaktion zwischen Eltern und der Symptomatik des Kindes.

Den Eltern kann zum Beispiel eine Verbesserung ihrer erzieherischen Kompetenzen angeboten werden. Sie können im Laufe des stationären Aufenthaltes ihrer Kinder z.B. lernen, ihre Kinder zu unterstützen, selbständiges und unabhängiges Verhalten zu zeigen, sie können lernen, erwünschtes Verhalten des Kindes adäquat zu verstärken, sie können lernen, Erwartungen adäquat zum Entwicklungsstand und zur individuellen Leistungsfähigkeit des Kindes zu formulieren.

Die Vermittlung erzieherischer Kompetenzen ist notwendig, wenn bei den Eltern Defizite bestehen oder auch wenn eine spezielle Störung des Kindes ein besonderes erzieherisches Verhalten notwendig macht. Bei Kindern mit Hyperkinetischem Syndrom können zum Beispiel die üblicherweise „richtigen" oder „erfolgreichen" pädagogischen Strategien wirkungslos sein oder Schaden anrichten. Auf gefährliche Verwechslungen von Symptomverhalten mit provokativem oder aggressivem Verhalten sei an dieser Stelle hingewiesen.

Weiterhin können Eltern als Mediatoren oder gemeinsam als Mediatorenteam dem Kind und uns bei Beurlaubungen helfen, Veränderungen auf die häusliche Situation zu übertragen.

Bei diesen Beispielen haben die Eltern eher kotherapeutische Funktionen bei der Behandlung ihrer Kinder.

Wir gehen zwar grundsätzlich davon aus, daß Eltern sich durch die psychischen Störungen ihrer Kinder gestört fühlen und daran interessiert sind, daß die Kinder wieder gesund werden. In der Regel ist das so, aber es kann auch anders aussehen.

Ein Fallbeispiel: Die Mutter der an Anorexia nervosa erkrankten 14jährigen Bettina befand sich vor der Erkrankung in einer desolaten Situation: Bettina lebte als letzte ihrer drei Kinder zu Hause, brauchte die Eltern kaum noch, begann selbständig zu werden. Der Vater war stetig abwesend, war durch seine beruflichen und Freizeitverpflichtungen kaum zu Hause. Die Mutter hatte in ihrem bisherigen Leben, nachdem sie bei der Geburt des ersten Kindes den Beruf aufgegeben hatte, die Familie zu ihrer Lebensaufgabe gemacht, ihre sonstigen sozialen Beziehungen nach draußen abgebrochen.

Mit dem langsamen Selbständigerwerden und mit der zunehmenden Außenorientierung der Tochter verlor sie Schritt für Schritt Aufgaben und Sinn ihres Lebens. Die Erkrankung der Tochter war für sie neben allen Belastungen und Ängsten, die sie hervorrief, wieder eine neue Aufgabe, eine neue Sinngebung ihres Lebens.

Die stationäre Behandlung der Tochter bedroht diese neue Stabilität. Die Konsequenzen der Veränderungen bei der Tochter für das Leben der Eltern müssen von daher auch Inhalt der Behandlung werden.

Eine einseitige Veränderung bei der Tochter (Restaurierung des Gewichts, Aufbau stabiler sozialer Kompetenzen, positive Einstellung zur Entwicklung zum Erwachsenwerden) kann die Verstärkerbilanz der Mutter deutlich negativ verändern, kann für die Mutter bedrohlich sein. Therapieabbrüche an sich positiver Behandlungsverläufe beschreiben manchmal eine zu geringe Beachtung der Veränderungen im sozialen Umfeld des Patienten.

Die Einbeziehung der Familie in die Behandlung wird in diesem Falle erheblich komplizierter werden. In regelmäßigen Sitzungen der Familie müssen auch Veränderungen in der Lebensbewältigung der Mutter oder den Lebensgewohnheiten des Vaters erreicht werden.

Stationäre verhaltenstherapeutische Behandlung von Kindern und Jugendlichen kann kaum ohne Einbeziehung der Familie erfolgreich eingesetzt werden.

Der Klinikaufenthalt eines Kindes wird wegen der dabei nötigen Trennung von Eltern und Kind als Belastung für die Beziehung und als emotionale Belastung für das Kind gesehen – als seien Trennungen grundsätzlich schädlich, als sei die ambulante Behandlung grundsätzlich die bessere Strategie, die nur aufgrund bestimmter anderer Notwendigkeiten nicht zur Anwendung kommen kann (wie zeitlicher Umfang oder Verfügbarkeit von Diagnostik und Therapie, notwendiger Schutz des Kindes bei Eigengefährdung etc.). Dabei wird oft übersehen, daß eine Trennung in besonders verstrickten Situationen für Familie, Peergroup oder Schule eine Atempause ermöglicht, in der ein Stück vom Krisenherd entfernt eine Situationsanalyse und oder eine alternative Situationsbewertung erstmals vorgenommen werden kann. Dies gilt für den Patienten selbst und die betroffenen Bezugspersonen.

6. Vorbereitung zur stationären Aufnahme

Eine Aufnahme in die Klinik findet in der Regel nach einem Vorgespräch mit Kind oder Jugendlichem und seinen Eltern statt. Nur in akuten Notsituationen soll von dieser Regel abgewichen werden. Bis zu diesem Vorgespräch werden die verfügbaren Vorinformationen angefordert, Fragebögen für Eltern und Patient werden zugesandt. Eine persönliche Vereinbarung eines Termins für das Vorgespräch mit dem Arzt oder Psychologen, der das Gespräch führt, erleichtert bereits den Umgang mit Sorgen, Ängsten oder Befürchtungen, die die stationäre Anmeldung mit sich bringt. Auch wenn die Organisation damit strapaziert wird, nimmt an diesem Gespräch der Sozialpädagoge, der Erzieher, die Schwester oder der Pfleger teil, der in der stationären Behandlung als Bezugsperson gilt.

Im Vorgespräch werden mehrere Aufgaben erledigt: Unter Auswertung der Vorinformationen wird eine Diagnose und soweit möglich eine vorläufige funktionale Analyse der Störung erstellt. Schon zum Behandlungsbeginn werden Patient und Eltern in die verhaltenstherapeutische Diagnostik einbezogen. Die Notwendigkeit einer stationären Behandlung der Symptomatik wird überprüft.

Die Behandlungsbedingungen werden dargestellt, erklärt, mit Patient und Eltern besprochen. Dazu gehören die Mitarbeit von Patient und Eltern, Abklären von Behandlungszielen, Beschreibung des verhaltensdiagnostischen und therapeutischen Vorgehens. Eventuell muß ein kombinierter Therapieansatz (VT und Medikament, Therapie und Übungsbehandlung etc.) hier vorbereitet werden.

Die Motivation von Patient und Eltern hat hier einen besonderen Stellenwert. Insbesondere, wenn die Einweisung des Patienten ohne sein besonderes Interesse oder gar gegen seinen Willen vorgenommen worden ist, muß hier begonnen werden, mit dem Patienten zu klären, was für ihn bei einer Therapie an positiven Zielen durch eine Behandlung zu erreichen ist. Die verhaltenstherapeutische Behandlung hat um so mehr Chancen, dem Patienten zu helfen, je mehr er einen Sinn für sich darin sieht und je mehr er zur Mitarbeit bereit ist.

Der Vertrauensbildung zwischen dem Patienten, den Eltern und dem Therapeuten ist in dieser Vor-Phase der Behandlung eine besondere Bedeutung beizumessen. Vorurteile gegenüber Psychiatrie und Psychotherapie können schwer überwindbare Störfaktoren darstellen.

Naive Konzepte zur Entstehung psychischer Störungen können z.B. über Schuldgefühle von Eltern erhebliche Schwierigkeiten mit sich bringen (z.B. die Theorie, daß psychische Störungen von Kindern und Jugendlichen Folgen von Erziehungsfehlern der Eltern sind, daß Eltern schuld sind an der Erkrankung des Kindes, daß Zuwendung, Fürsorge und Eingehen auf die Wünsche des Kindes grundsätzlich der seelischen Gesundheit dient).

Wegkommen müssen wir vor allem von monokausalen Erklärungen der psychischen Störungen, von unsinnigen Alternativen (psychisch oder organisch oder entwicklungsbedingt). Auch naive Konzepte von Verhaltenstherapie können uns das Leben schwer machen, wenn beispielsweise Belohnung oder Bestrafung in der Erziehung mit Verhaltenstherapie gleichgesetzt wird.

Patient und Eltern wissen schon bei der Aufnahme in etwa, was sie erwartet, wissen um die Notwendigkeit ihrer Mitarbeit, wissen, daß regelmäßig Elternberatungen oder Familiensitzungen, daß gegebenenfalls Hausbesuche stattfinden, daß gegebenenfalls die Schule angesprochen wird.

Die Transparenz des therapeutischen Vorgehens wirkt sich in der Regel positiv auf die Compliance des Patienten und seiner Eltern aus, wirkt auf alle Fälle Ängsten entgegen, die bei einem Kind oder Jugendlichen in der Regel bestehen. Bei allen Störungen, bei denen die Patienten im Rahmen ihrer Symptomatik nicht tun, was von Ihnen verlangt wird (Essen und Zunehmen bei Magersüchtigen, Schulbesuch bei Schulverweigerern und Schulphobikern) erwarten die Kinder und Jugendlichen häufig von der Klinik so etwas wie disziplinarische Unterstützung der Eltern und begegnen uns mit der entsprechenden Vorsicht und Distanz. Besondere Schwierigkeiten ergeben sich, wenn dem Patienten in mehr oder weniger subtiler Art mit dem Klinikaufenthalt gedroht wurde.

7. Strukturelle und organisatorische Bedingungen

Vorausgeschickt werden muß die Bemerkung, daß eine verhaltenstherapeutisch ausgerichtete kinder- und jugendpsychiatrische Klinik meist einen regionalen Versorgungsauftrag hat und sich daher ihre Patienten nicht einfach aussuchen kann. Sie werden angemeldet oder kommen als Notfall.

Ein breites Behandlungsangebot bedeutet daher eine breite Palette von Therapie- und Betreuungsmaßnahmen, von denen einige wichtige, gut strukturierte verhaltenstherapeutische Therapiekonzepte darstellen, aber dies nicht ausschließlich. Das Therapieangebot wird ergänzt durch Kunsttherapie, Bewegungstherapie, Übungsbehandlungen, Funktionstherapien wie Arbeits- und Beschäftigungstherapie und schließt auch medikamentöse Therapie mit ein. Ein weiterer wesentlicher Behandlungsschwerpunkt sind sozialtherapeutische Gruppenangebote.

Auffällig ist, daß einige Patientengruppen mehr Aufmerksamkeit erregen und daß darüber publiziert wird, während andere Störungsbilder selten oder wenigstens nicht mit einem stationären Behandlungsangebot beschrieben werden.

Besondere Aufmerksamkeit haben und hatten aggressive und expansive Verhaltensstörungen (Junglas, 1987; Steinke, 1990) dissoziale Auffälligkeiten (Hirschberg & Altherr 1991) sowie Eßstörungen bei magersüchtigen Mädchen (Becht, 1987).

Nicht jeder Patient braucht ein verhaltenstherapeutisches Therapieangebot, aber wenn Psychotherapie überhaupt im Vordergrund steht, dann geschieht dies mit einem Schwerpunkt auf verhaltenstherapeutischen Maßnahmen. Damit kann den meisten Patienten ein Therapieangebot gemacht werden. Aus krankenkassentechnischen Gründen wird bei allen Patienten unter Zugrundelegung der ICD-10-Klassifizierung (International Classification of Diseases) eine kinderpsychiatrische Diagnose gestellt, durch das Multiaxiale Klassifikationsschema für psychische Erkrankungen im Kindes- und Jugendalter (MAS) ergänzt, aber im klinischen Alltag wird dieses „Etikettendenken" durch eine Verhaltensbeschreibung mit Verhaltensanalyse ergänzt. Das Therapiekonzept der Klinik hat Auswirkungen auf die Organisationsstrukturen, die sich als Rahmenbedingungen für die Therapie beschreiben lassen:

Im Mittelpunkt des Behandlungssettings steht das Behandlungsteam aus allen Mitarbeitern einer Station, wobei der Bezugstherapeut (Arzt oder Diplompsychologe) die Verantwortung für den Behandlungsplan trägt. Wir gehen davon aus, daß stabile und generalisierbare therapeutische Erfolge bei einem stationären Aufenthalt dann erreicht werden können, wenn die Behandlungsziele nicht in isolierten „Therapiesitzungen" angegangen werden, sondern den gesamten stationären Aufenthalt des Patienten durch die Einbeziehung sämtlicher Aktivitäten strukturieren. Diese Strukturierung muß für jeden Patienten individuell geplant und realisiert werden und erfordert dadurch eine möglichst optimale Kommunikation und Kooperation zwischen allen Mitarbeitern, die auf der Station mit den Patienten Kontakt haben. Weitere charakteristische Merkmale dieses Konzepts sind die Verfügbarkeit eines flexiblen therapeutischen Angebotes, das auf die individuelle Problemlage abgestimmt werden kann, eine alltagsnahe Gestaltung des stationären Ablaufes, um generalisierbare Problemlösungsstrategien aufzubauen und sie gegen Ende der stationären Behandlung in alltäglichen Situationen auf ihre Effektivität hin überprüfen zu können. Zusätzlich ist eine systematische Dokumentation aller Informationen, die für die Behandlung wichtig sind, erforderlich. Schließlich verlangen die Kostenträger eine kinder- und jugendpsychiatrische Basisdokumentation zum Nachweis der erbrachten Leistungen in Diagnostik, Therapie und Betreuung.

Die leider unvermeidbaren Probleme durch unterschiedlichen Status, unterschiedliche Ausbildungsqualifikationen, therapeutische Interessen und Einstellungen gehören zur täglichen Herausforderung im Klinikbetrieb.

Ein verhaltenstherapeutisches Konzept bedeutet eine Verminderung des Informationsmonopols von Arzt oder Psychologen und eine vermehrte Einbeziehung aller therapeutischen und pädagogisch-pflegerischen Mitarbeiter. Das Stationsteam braucht eine regelmäßige externe Supervision.

Behandlungsziele und Durchführungsschritte werden schriftlich niedergelegt und jedem auf der Station einsehbar gemacht. Einmal in der Woche trifft sich das gesamte Stationspersonal. Neben kurzen Berichten über die fortlaufende Behandlung der einzelnen Patienten vom zuständigen Behandlungsteam bietet sich hier eine Gelegenheit zur gegenseitigen Rückmeldung über die stationäre Zusammenarbeit. Konflikte oder organisatorische Probleme, die bei der stationären Arbeit auftreten, können gemeinsam besprochen und gelöst werden.

Eine weitere Besonderheit stellt das sogenannte Miniteam als „kleinste Behandlungseinheit" dar (Altherr & Kommer, 1979). Ein Miniteam umfaßt die Therapeuten eines einzelnen Patienten. Es trifft sich wöchentlich und trägt die Beobachtungen und Informationen zusammen, die für Diagnostik oder Therapie relevant sind. Auf der Grundlage dieser Informationen werden die Therapieziele und der konkrete Behandlungsplan für das Kind oder den Jugendlichen und seine Bezugspersonen im Detail erarbeitet. Es wird festgelegt, wer die einzelnen Aufgaben übernimmt. Diese Aufgabenverteilung muß schriftlich fixiert werden. Die folgende Miniteamsitzung orientiert sich an den vorherigen Aufzeichnungen und überprüft damit den Erfolg der Therapiemaßnahmen oder leitete gegebenenfalls Korrekturen ein. Sowohl der Patient als auch seine Eltern sind darüber informiert, welche Personen zu „seinem Team" gehören.

Mit der Organisationsform des Miniteams lassen sich nach unseren Erfahrungen erhebliche Verbesserungen der therapeutischen Qualität eines stationären Aufenthaltes erreichen. Die Angehörigen jeder Berufsgruppe einschließlich des Kliniklehrers sind in einen Behandlungsplan integriert und über die Ziele und Methoden informiert. Dies bedeutet eine erhöhte Kontinuität in der Behandlung, indem das übrige Stationspersonal ebenfalls wieder informiert wird. Die Zusammenarbeit im Rahmen eines Miniteams wird erschwert, wenn Differenzen über angemessene therapeutische Konzepte und notwendige Veränderungsmaßnahmen auftreten. Nach unseren Erfahrungen gehen diese Differenzen häufig auf unterschiedliche therapeutische Voreinstellungen und berufliche Eingangsqualifikationen des Personals zurück. Weiterbildungsangebote für das pädagogisch-pflegerische Personal sind daher zwingend nötig.

Pflegerisches und pädagogisches Personal werden in ihrer Ausbildung nicht auf die spezifischen Anforderungen einer Tätigkeit im kinder- und jugendpsychiatrischen Bereich vorbereitet. Die Fertigkeiten, die sie zum Teil im Rahmen ihrer Berufstätigkeit erworben haben, sind unspezifisch, und ihre Behandlungskonzepte gehen zumeist auf berufliches Erfahrungs- und Alltagswissen zurück, das für die besonderen Anforderungen einer kinder- und jugendpsychiatrischen Station nicht ausreicht. Durch das Angebot im Miniteam haben die Co-Therapeuten die Möglichkeit, andere Formen des Umgangs mit Verhaltensproblemen kennenzulernen, anhand der Aufzeichnungen die Abnahme des Problemverhaltens zu registrieren und durch die Wahrnehmung therapeutischer Erfolge neue Einstellungen und Kenntnisse über das Problemverhalten und seine Veränderungen zu erwerben. Dies führt zu einer optimistischeren Grundeinstellung, bei der sowohl die Behandlungsbedürftigkeit des Patienten akzeptiert wird, als auch die Veränderbarkeit der individuellen Verhaltensauffälligkeiten erlebt wird.

Bearbeitet werden müssen Ängste vor neuen Anforderungen, Angst vor Herabsetzung und negativer Bewertung der Arbeitsleistung, Ängste, wie dieses Programm zeitlich bewältigt werden kann und die ständige Ermutigung, „am Ball zu bleiben".

8. Behandlungsangebote

Stationäre Verhaltenstherapie soll selbstverständlich nur so lange wie unbedingt nötig dauern. Wenn die gravierendsten Störungen behoben sind, setzt sie auf die Chance, daß auch wieder ein Potential an Selbsthilfe und gegenseitiger Hilfe im Familiensystem freigesetzt werden kann.

Auf der anderen Seite verkürzt es nicht die Behandlungsdauer, wenn nur instabile Symptomveränderungen erreicht werden. Wir haben es bei Kindern und Jugendlichen häufig mit einem Störungspaket zu tun. So besteht z.B. beim hyperkinetischen Syndrom eine Kombination aus HKS mit Bewegungsstörungen und Teilleistungsstörungen und Schulversagen (als „organisch bedingte" Störungen), mit Verhaltensstörungen in der Schule (als Kompensation mangelnder sozialer Bedeutung in der Klasse und als Störungen aus motorischer Unruhe organisch bedingt), zusätzlich mit depressiven Verstimmungszuständen (aufgrund der wiederholt erfolglosen Anpassungsversuche).

In einem solchen Fall können Veränderungen nicht in kurzer Zeit erreicht werden oder können nur mit der Gefahr einer neuerlichen Überforderung in kurzer Zeit erreichbar werden. Ein entsprechendes Behandlungspaket könnte in diesem Beispielfall wie folgt aussehen: medikamentöse Behandlung (Psychostimulantien), Mototherapie, Übungsbehandlung der Teilleistungsstörungen, Aufmerksamkeitstraining mit Selbstkontrollstrategien, Training sozialer Fertigkeiten, Abbau störenden Verhaltens in der Schule (Kontingenzmanagement), Elternberatung und Vermittlung besonderer erzieherischer Kompetenzen zum Umgang mit dem hyperaktiven und aufmerksamkeitsgestörten Kind, Lehrerberatung, Veränderung depressiver Selbstkommentierungen und Zentrierung der Aufmerksamkeit auf die (neuen) Erfolge.

Zu einer verhaltenstherapeutischen Behandlung in der Klinik gehören regelmäßige Beurlaubungen, die neben der Pflege der Beziehungen des Patienten auch dazu dienen, das in der Klinik Erlernte in den häuslichen oder schulischen Bereich zu übertragen und dort zu erproben. Therapeutische Beurlaubungen mit Hausaufgaben sowie teilstationäre Behandlungsabschnitte in der letzten Behandlungsphase empfehlen sich hierzu.

Frühzeitig gilt es aber auch, die Erwartungen von Patient und Eltern auf ein erreichbares Maß zu reduzieren. Es ist eine Tatsache, dass in der Entwicklung von Kindern und Jugendlichen Störungen und Krisensituationen zu erwarten sind. Die entwicklungsbedingte Situation permanenten Lernens (auch im sozialen Bereich, im Umgang mit Regeln und Normen, in der stetigen Veränderung des Selbstbildes) geht in den seltensten Fällen ohne Störungen und Irritationen über die Bühne. Mit unserer therapeutischen Hilfe können (und wollen) wir Kinder und Jugendliche nicht nur pflegeleichter machen. Kurzfristig kann daher ein nach der Behandlung selbstbewußteres und selbständigeres Kind schwieriger zu betreuen sein, als im Zustand ängstlicher Hilflosigkeit.

Literatur

Altherr, P.(1990). Verhaltenstherapie bei Kindern und Jugendlichen. *Praxis der klinischen Verhaltensmedizin und Rehabilitation, 9*, 9-15.

Altherr, P. & Becht, W. (1994). Stationäre Verhaltenstherapie in einer kinder- und jugendpsychiatrischen Klinik. In Zielke & Sturm (Hrsg.), *Handbuch stationäre Verhaltenstherapie* (S.109-116), Weinheim: Beltz.

Altherr, P. & Kommer, B. (1979). Verhaltenstherapeutisch orientierte Veränderungsprozesse auf einer kinderpsychiatrischen Station. In DGVT (Hrsg.), Kongreßbericht I Hamburg 1978 (S.41-53). Tübingen: dgvt-Verlag.

Becht, W. (1987). Behandlungskonzepte im stationären Bereich bei jugendlichen anorektischen Patienten. In Brakhoff, J. (Hrsg.), Eßstörungen – ambulante und stationäre Behandlung (S.71-91). Freiburg: Lambertus-Verlag.

Brack, U.(1978). Effekte und Probleme stationärer Verhaltenstherapie bei Kindern. In DGVT (Hrsg.), Verhaltenstherapie in der psychosozialen Versorgung. Kongreßbericht Berlin 1977, Bd. II. Tübingen: dgvt-Verlag.

Brack, U. (1998). Kinderverhaltenstherapie- oder: Wer nicht weiß, was er tun soll, tut es ganzheitlich. Editorial, *Verhaltenstherapie, 8*, 156-158.

Bundesministerium für Jugend, Familie, Frauen und Gesundheit (Hrsg.) (1988). *Empfehlung der Expertenkommission der Bundesregierung zur Reform der Versorgung im psychiatri-*

schen und psychotherapeutisch-psychosomatischen Bereich (S. 429). Bonn: Aktion Psychisch Kranke.

Hirschberg, W. & Altherr, P. (1991). Sozialtherapie mit psychisch gestörten dissozialen Jugendlichen. *Praxis der Kinderpsychologie und Kinderpsychiatrie, 40*, 362-368.

Junglas, J. (1987). Training zum Abbau aggressiven Verhaltens bei Patienten einer kinder- und jugendpsychiatrischen Klinik. In Petermann, E. (Hrsg.), *Verhaltensgestörtenpädagogik. Neue Ansätze und ihre Erfolge* (S. 97-110). Berlin: Marnold.

Petermann, U. & Steinke, T. (1993). Verhaltenstrainings in stationären Einrichtungen. In F. Petermann & U. Petermann (Hrsg.), *Angst und Aggression bei Kindern und Jugendlichen* (S.115-128). München: Quintessenz.

Steinhausen, Ch. & M. von Aster (Hrsg.) (1993). *Handbuch Verhaltenstherapie und Verhaltensmedizin bei Kindern und Jugendlichen.* Weinheim: Beltz.

Steinke, Th. (1990). *Stationäres Training mit aggressiven Kindern.* Frankfurt, Bern, New York, Paris: Peter Lang.

Verhaltenstherapie in der Rehabilitation von Kindern und Jugendlichen

Hans-Peter Michels

1. Einleitung

Die Aufgaben in der Rehabilitation von Kindern und Jugendlichen sind zunehmend komplexer geworden und stellen hohe Anforderungen an die Fachkräfte. Nur wenn Verhaltenstherapeuten[1] neue Vorgehensweisen, Konzepte und Formen der Zusammenarbeit zur Lösung der praktischen und theoretischen Probleme der medizinischen Kinder- und Jugendlichenrehabilitation einbringen, können sie sich auf diesem Gebiet auch weiterhin profilieren und zunehmend etablieren.

Die Verhaltenstherapie, aber auch die Rehabilitationspsychologie, präsentieren hierzu eine Vielzahl von Theorien, Methoden oder Programmen. Sie werden z.T. für rehabilitative Aufgabenstellungen spezifiziert, aber auch eigens (weiter)entwickelt. Dabei wirken sie innovativ und tragen zur Problemlösung bei (vgl. VDR, 1998; Hürter, 1996; Michels, 1996; Schmitt, Kammerer & Harms, 1996; Steinhausen & von Aster, 1993; Koch, Lucius-Hoene & Stegie, 1988; Wiedl, 1985; Witte, 1988; Petermann, 1995; Petermann & Warschburger, 1999; Traenker, Berg, Halhuber, Jüngst & Rost, 1997).

1.1 Rehabilitation und Verhaltenstherapie

Zunächst werden die Zielvorgaben, welche die Verhaltenstherapeuten in der Rehabilitation beachten müssen, dargestellt. Sie ergeben sich aus dem § 10 des Sozialgesetzbuches (SGB I). Sodann wird auf die insgesamt heterogene Tradition in der Kinder- und Jugendlichenrehabilitation eingegangen. M.E. bietet sich für Psychologen, Verhaltenstherapeuten oder Verhaltensmediziner in diesem Bereich eine große Chance der Mitgestaltung. Neuerdings wird insbesondere durch die „International Classification of Impairments, Disabilities, and Handicaps (ICIDH)" der Weltgesundheitsorganisation (WHO) (deutsche Übersetzung von Matthesius, Jochheim, Barolin & Heinz, 1995) die Notwendigkeit zur interdisziplinären sowie bio-psycho-

---

[1] Im vorliegenden Artikel wird zur Bezeichnung von Personengruppen überwiegend die „männliche" Form gewählt. Für diese Entscheidung sind ausschließlich Gründe der Lesbarkeit verantwortlich; sie darf daher nicht als Versuch der heimlichen Diskriminierung mißverstanden werden.

sozialen Herangehensweise betont (vgl. Schuntermann, 1996, 1997; Theiling, Szczepanski, v. Schlippe & Lob-Corzilius, 1994).

Im § 10 SGB I (Sozialgesetzbuch) wird Rehabilitation folgendermaßen definiert: „Wer körperlich, geistig oder seelisch behindert ist oder wem eine solche Behinderung droht, hat unabhängig von der Ursache der Behinderung ein Recht auf Hilfe, die notwendig ist, um (1) die Behinderung abzuwenden, zu beseitigen, zu bessern, ihre Verschlimmerung zu verhüten oder ihre Folgen zu mildern, (2) ihm einen seinen Neigungen und Fähigkeiten entsprechenden Platz in der Gemeinschaft, insbesondere im Arbeitsleben zu sichern" (SGB I § 10).

Die soziale und berufliche (Wieder)Eingliederung sind die gesetzlich festgeschriebenen Leitziele, nach denen Verhaltenstherapeuten ihre Vorgehensweisen in der Rehabilitation von Kindern und Jugendlichen ausrichten müssen.

Im Vergleich zur Erwachsenenrehabilitation weist die Rehabilitation von Kindern und Jugendlichen historische und strukturelle Besonderheiten auf:

- Die medizinische Kinderrehabilitation hat sich erst in neuerer Zeit entwickelt. Heilstätten und Hospize, welche ab ca. 1750 aufgebaut wurden, können als „Vorläuferinstitutionen" der Kinderheilbehandlung oder -rehabilitation betrachtet werden. Die dort durchgeführte „Rehabilitation" basierte wesentlich auf theologisch oder pädagogisch begründeten Ansätzen. Das Klientel konstituierte sich größtenteils aus Kindern mit Tuberkulose und Skrofulose[2], welche sozioökonomisch den städtischen Unterschichten zuzuordnen waren. Die Maßnahmen konzentrierten sich auf Milieuwechsel, Klimakur, Erholung und Gewichtszunahme. Vor allem aber kam der Fürsorge ein hoher Stellenwert zu. Von einer Medizinisierung der Rehabilitation konnte also noch nicht gesprochen werden.
- Nach den Weltkriegen mußte man in der Kinderheilbehandlung in erster Linie den physischen und psychischen Kriegsfolgen Rechnung tragen.
- In den letzten Jahrzehnten haben sich die Einweisungsdiagnosen deutlich verändert (s.u.). Das führte zu veränderten Anforderungen in der Rehapädiatrie.
- Folglich wandelte sich auch das Leistungsspektrum der Kinder- und Jugendlichenrehabilitation. Es mußten verbesserte medizinische Diagnose- und Behandlungsverfahren eingeführt werden, verbunden mit der Gefahr einer „Klinifizierung" der Rehabilitation. Die psychosozialen Berufsgruppen erbrachten im letzten Jahrzehnt eine Vielzahl rehabilitationsspezifischer Beiträge: Ausbau der professionellen Eltern- und Angehörigenberatung, Entwicklung von altersadäquaten psychosozialen Betreuungs-, Schulungs- und Therapiekonzepten[3], Krisenintervention, Bereitstellung differenzierter (neuro)psychologischer Test- und Trainingsverfahren etc.

---

[2] Im Psychrembel wird folgendes dazu ausgeführt: „histor. Begriff, der früher mit der (Disposition zur) Tuberkulose* in Zus. gebracht wurde; ... Nach heutiger Auffassung handelt es sich um eine nur noch sehr seltene Haut- u. Lymphknotenerkr. im Kindesalter auf allerg. Basis" (Pschyrembel, 1986, S. 1558).

[3] Die verhaltenstherapeutischen orientierten Programme, Verfahren und Schulungen werden in Abschnitt 4 weiter unten dargestellt.

- Umbrüche in den Grundauffassungen sind nun zu verzeichnen. Rehabilitations- oder Interventionsmöglichkeiten werden erweitert bzw. erscheinen heute auch bei schweren Behinderungen realisierbar: Bei Kindern mit Schädigungen durch prä- und perinatale Noxen von „Rehabilitation" und „Wiederherstellung" zu sprechen (vgl. Witte 1988), gilt als Novum. Bis in die neuere Zeit dominierte folgender Denkansatz: Was nie vorhanden war, kann auch nicht wiederhergestellt werden.
- Spezifische Behinderungen, wie z.B. geistige Behinderung, wurden früher unterschiedlich theoretisch diskutiert: Mal wurde der Begriff „Krankheit" gebraucht, oft aber sah man darin einen „Zustand" und betonte damit eher deren Resistenz bzw. die Erfolglosigkeit von potentiellen Interventionen. Dagegen ermöglicht die „International Classification of Impairments, Disabilities, and Handicaps (ICIDH)" der Weltgesundheitsorganisation (WHO) – 1995 im deutschsprachigen Raum erneut eingeführt – eine für den Rehabilitationsprozeß angemessenere Definition der Behinderung und der Krankheitsfolgen. Daraus ergab sich eine gegenstandsadäquatere Konzeptualisierung: Es werden drei Ebenen, die soziale, die psychische und organische, berücksichtigt (zur ICIDH s.u.).
- Bei der Finanzierung von Kinderheilbehandlungen oder -rehabilitationen besteht bis heute eine duale Zuständigkeit: Sowohl die Gesetzliche Krankenversicherung (GKV) als auch die Rentenversicherungen können als Träger in Frage kommen. Im § 1305 RVO wird die Kinderheilbehandlung als freiwillige Leistung des Rentenversicherungsträgers definiert: Es besteht also keine Leistungspflicht.
- Die Vernetzung von stationären und ambulanten wohnortnahen Rehabilitationsmaßnahmen ist bis heute nicht befriedigend gelöst.

(Vgl. Foucault, 1976; Seidler, 1988; Kioz, 1991; Härter & Koch, 1992; Baumann, 1993; Michels, 1996a; Raspe, 1996; VDR, 1998.)

1.2 Chronische Krankheiten

Die Zunahme chronischer Krankheiten, besonders im Zeitraum der letzten zwei Jahrzehnte, hat ein qualitativ verändertes Spektrum an Indikationen in der pädiatrischen Rehabilitation hervorgebracht (vgl. Tab.1+ 2).

Der medizinische Fortschritt führt zu deutlich verlängerter Lebensdauer von Kindern und Jugendlichen mit schweren, teils irreversiblen, Schädigungen. Krankheiten, die früher innerhalb kurzer Zeit zum Tode führten (z.B. die terminale Niereninsuffizienz; vgl. Michels, 1996b), können seit neuem mit gutem Erfolg behandelt werden. Für eine große Zahl junger Patienten kann heutzutage ein verbessertes körperliches Befinden erreicht werden. Andere aber müssen mit Behinderungen, plötzlichen oder erneut auftretenden Schüben rechnen (z.B. bei Multipler Sklerose oder chronischer Polyarthritis), wieder andere müssen mit einem progredientem oder tödlichem Verlauf rechnen.

Daraus folgen Problemstellungen, die in vielerlei Hinsicht neu sind, und in dieser Dringlichkeit vorher noch nie vorhanden waren. Insofern kann man auch nicht auf einen Kanon tradierter Lösungsroutinen zurückgreifen.

Verhaltenstherapeuten sollten auch folgendes beachten: Medizinische Interventionen müssen langandauernd oder lebenslang durchgeführt werden. Diese sind oftmals für Kinder und Eltern stark belastend, sie können schmerzhaft sein und/oder Ängste bei den Betroffenen auslösen.

Tabelle 1: *Rehabilitationsmaßnahmen für Kinder und Jugendliche, die von der Rentenversicherung im Jahre 1996 durchgeführt wurden*

Indikationsbezogene Verteilung (Erstdiagnosengruppen) 1996	Absolut	in %
Chronische und nicht näher bezeichnete Bronchitis	2416	9,90
Asthma bronchiale	5224	21,32
Erkrankungen der oberen Luftwege	1958	8,03
Sonstige Erkrankungen der Atmungsorgane	843	3,46
Wirbelsäulenverbiegungen	799	3,28
Chronische Polyarthritis	43	0,18
Sonstige Erkrankungen des Bewegungsapparates	399	1,63
Fettsucht	3264	13,38
Diabetes mellitus	180	0,74
Funktionelle Störungen psychischen Ursprungs	169	0,69
Sonstige Neurosen und psychische Störungen	2894	11,86
Hautkrankheiten	2834	11,62
Krankheiten der Verdauungsorgane	108	0,44
Erkrankungen der Nieren und Harnwege	122	0,50
Neurologische Krankheiten	309	1,27
Sonstige Krankheiten (einschließlich Malignome)	2829	11,60
Summe	**24392**	**100,00**

Es können zudem noch iatrogene Folgen bei Dauerbehandlungen auftreten (z.B. Cortisonfolgen, Cushing-Syndrom, Minderwuchs), welche die Lebensqualität und das Selbstbild beeinflussen (vgl. auch Bullinger, v. Mackensen & Kirchberger, 1996). Die betreffenden Kinder und ihre Eltern sind zu kontinuierlicher Mitarbeit (Compliance) angehalten. Die beständige und exakte Einnahme von Medikamenten, die Einhaltung von Diätvorschriften oder der Gebrauch von medizinischen Hilfsmitteln kann die Kinder durchaus „mürbe machen" und phasenweise zu Motivationsproblemen in der Behandlung führen.

Tabelle 2: *Altersverteilung 1996*

(Durchschnittsalter: 10,6 Jahre)	Absolut	in %
Unter 5 Jahre	2281	9,35
5-9 Jahre	7539	30,91
10-14 Jahre	9867	40,45
15-19 Jahre	4312	17,68
20-24 Jahre	312	1,28
25 Jahre und mehr	81	0,33
Summe	**24329**	**100,00**

(Tab. 1 + 2 sind briefl. Mitteilung vom 27.3.98 von Herrn Dr. E. Hüller, VDR; Hüller 1998)

Beobachtet werden zudem Einschränkungen des Rollenrepertoires bei den Betroffenen. Darüber hinaus können Probleme in der Entwicklung, aber auch fundamentale Veränderungen im Familiensystem entstehen.

Daraus ergeben sich für Verhaltenstherapeuten insbesondere folgende Arbeitsschwerpunkte:

- Die Modifikation der Problemverhaltensweisen von Rehabilitanden zählt zu den vordringlichen Aufgaben, um eine Verschlechterung der chronischen Krankheit zu verhindern, oder sogar die Krankheitsfolgen zu minimieren.
- Für die Therapie von Ängsten, Depressionen, kognitiven Leistungseinbußen, Verhaltensstörungen oder altersinadäquaten Abhängigkeiten von den Eltern liegen ausgearbeitete Programme und Methoden vor.
- Die Furcht vor medizinischen Eingriffen kann ebenfalls durch Trainings überwunden werden.
- Weitere Aufgaben können sich aus der jeweiligen medizinischen Behandlung ergeben. Die langfristige Einnahme von Schmerzmitteln beispielsweise kann diffizile Effekte hervorrufen: Unerwünschte Nebenwirkungen oder kognitive Beeinträchtigungen (z.B. die Wirkung von Antiepileptika auf die Aufmerksamkeitsleistung) treten auf; mitunter besteht die Gefahr der Habituation, gar der Abhängigkeit.
- Umfassende Ansätze müssen entwickelt werden, die nicht nur auf die Rehabilitanden zugeschnitten sind, sondern auch die Familie, eventuell die Schule oder den Betrieb berücksichtigen.
- Außerdem sollten Verhaltenstherapeuten ihre Arbeit interdisziplinär und kooperativ ausgestalten (vgl. auch Michels, 1996a).

2. Leitlinien für die Verhaltenstherapie in der Kinder- und Jugendlichenrehabilitation

2.1 Die bio-psycho-soziale Fundierung

Was die Krankheitsverläufe und Lebensweisen chronisch körperlich Kranker anbetrifft, so können aufgrund medizinischer Innovationen immer wieder entscheidende Veränderungen bewirkt werden. Verhaltenstherapeuten sollten verpflichtet sein, sich nicht nur umfassende indikationsspezifische Kenntnisse zu erarbeiten, sondern sich laufend die aktuellen pädiatrischen Erkenntnisse und deren Auswirkungen auf die chronisch Kranken anzueignen. Im Grunde bedeutet das für Praktiker, eine forschende Perspektive einzunehmen, ohne die in der Rehabilitation heute kaum noch professionelles Berufshandeln möglich ist.

Hohe Aufmerksamkeit verdienen die Verhaltens- und Handlungsweisen der Kinder mit chronischen Erkrankungen: Sind bestimmte Verhaltensstile der Rehabilitanden beispielsweise unvereinbar mit den Anforderungen, die sich aufgrund ihrer

Krankheiten stellen, so können fatale körperliche Folgen eintreten (vgl. die Beiträge in Michels, 1996; Schmitt, Kammerer & Harms, 1996).[4]

Die moderne Kinder- und Jugendlichenrehabilitation bedarf demnach zwingend mehrdimensionaler Denk- und Handlungsweisen: Psychologisches Wissen allein genügt nicht.

Biomedizinische Modelle können zur Fundierung komplexer verhaltenstherapeutischer Rehabilitationskonzepte nicht herangezogen werden. Sie sind zu stark reduktionistisch, denn die substantiellen Zusammenhänge zwischen dem Verhalten, der Handlungs- und Lebensweise von Kindern und ihrer jeweiligen chronischen körperlichen Krankheit werden ausgeklammert. Diese Aspekte können erst mit dem theoretischen Bezug auf den familiären, regionalen und gesellschaftlichem Kontext begreiflich werden, da sie sich in diesem konstituieren.

Einige dieser Zusammenhänge sollen exemplarisch benannt werden, um zu verdeutlichen, daß eine bio-psycho-soziale (Engel, 1977; Uexküll, v. & Wesiak, 1990; VDR, 1998) oder psycho-sozio-biologische (Ciompi, 1993) Herangehensweise in Theorie und Praxis unabdingbar ist: An der Vielfalt des Krankheitsgeschehens eines chronisch kranken Kindes lassen sich begrifflich organische, soziale und psychische Facetten hervorheben. Eine Betrachtung allein des Organischen, nur des Psychischen oder des isoliert Sozialen, in Abstraktion der jeweils anderen Aspekte mag nicht gelingen:

- Medizinische Gründe oder das Behandlungsregime machen häufig bedeutsame Verhaltensänderungen notwendig. Beispielhaft sei genannt: Das (in)konsequente Einhalten der Diät sowie die (un)regelmäßigen Blutzuckerkontrollen und Insulininjektionen des Jugendlichen mit Typ-I-Diabetes bedingen seinen momentanen organischen Zustand und die gesamte zukünftige Entwicklung.
- Oder: Wie will man bei einem Kind mit Querschnittslähmung infolge eines Verkehrsunfalls von den sozialen Entstehungsbedingungen seiner Behinderung absehen (beispielsweise der Verkehrspolitik, im Zusammenhang mit der Zulassung bestimmter Fahrzeugtypen, etwa von Geländefahrzeugen für den Straßenverkehr etc.)? Wie will man die psychischen Folgen (Depression, verändertes Selbstwertgefühl) lediglich vom körperlichen Zustand bedingt sehen, ohne die Veränderungen in den familiären und sozialen Bezügen für die Gefühlsqualitäten des Betroffenen mitzubedenken? Möglicherweise sind Abhängigkeiten[5] neu entstanden oder aber Entwicklungspotentiale können nicht mehr ausgeschöpft werden.
- Nicht zuletzt: Wenn auch psychogenetische Erklärungen für die Entstehung von Asthma, Morbus Crohn heute als obsolet gelten, so sind doch verhaltenswissenschaftliche, psychoneuroimmunologische und gesundheitswissenschaftliche Erklärungsmodelle für bestimmte chronische Erkrankungen nicht mehr wegzudenken.

---

4 Noncompliance kann z. B. bei Jugendlichen mit Diabetes Typ I kurzfristig zu Hyper-, aber auch Hypoglykämien führen (vgl. Renner & Michels, 1995). Halten sich Jugendliche mit Mukoviszidose nicht an die Behandlungsvorschriften kann dies ihre Lebenszeit verkürzen.

5 Z.B. von Ärzten, vom Pflegepersonal; es kann aber auch ein stärkerer Beistand durch Eltern und andere Bezugspersonen notwendig werden, welche den altersüblichen Umfang übersteigt.

2.2 Der ICIDH-Begriff von „Behinderung"

Die „International Classification of Impairment, Disabilities and Handicaps (ICIDH)" der WHO von 1980 ermöglicht eine differenzierte Betrachtung der (chronischen) Krankheiten und ihrer Folgezustände. Das Klassifikationssystem eröffnet eine recht detaillierte und operationalisierte Erfassung bio-psycho-sozialer Aspekte von „Behinderung", indem folgende drei Ebenen einbezogen werden:

1. Schädigung (Impairment): „Im Zusammenhang mit der Beschreibung des Gesundheitszustandes stellt eine Schädigung einen beliebigen Verlust oder eine Normabweichung in der psychischen, physiologischen oder anatomischen Struktur oder Funktion dar" (Matthesius, Jochheim, Barolin & Heinz, 1995, S.243).
2. Fähigkeitsstörung (Disability): „Im Zusammenhang mit der Beschreibung des Gesundheitszustandes ist eine Fähigkeitsstörung jede Einschränkung oder jeder Verlust der Fähigkeit (als Folge einer Schädigung), Aktivitäten in der Art und Weise oder in dem Umfang auszuführen, die für einen Menschen als normal angesehen werden" (Matthesius, Jochheim, Barolin & Heinz, 1995, S.244).
3. Beeinträchtigung (Handicap): „Im Zusammenhang mit der Beschreibung des Gesundheitszustandes ist eine Beeinträchtigung eine sich aus einer Schädigung oder Fähigkeitsstörung ergebende Benachteiligung des betroffenen Menschen, die die Erfüllung seiner Rolle einschränkt oder verhindert, die (abhängig von Geschlecht, Lebensalter sowie sozialen und kulturellen Faktoren) für diesen Menschen normal ist" (Matthesius, Jochheim, Barolin & Heinz, 1995, S.245).

Behinderung wird damit nicht auf organische und subjektive Gegebenheiten reduziert, Umweltaspekte und gesellschaftliche Entwicklungsbedingungen sind in gleicher Weise ausschlaggebend. Die WHO hat demzufolge ein bedeutsames Diagnose- und Evaluationsinstrumentarium bereitgestellt, welches ihrem Rehabilitationsverständnis (WHO-Definition von 1981) gerecht wird. Das Rehabilitationsziel der Integration von Personen mit Behinderungen kann sowohl durch „Anpassung" behinderter Menschen an vorgegebene Rahmenbedingungen, als auch durch Abänderungen von Gesellschafts- und Umweltkonstellationen zur „Enthinderung" erfolgen.

Verhaltenstherapeuten, die schon aufgrund ihres Methodenarsenals eher individuumzentriert verfahren, sollten in ihrem Denken und Reflektieren diesen übergreifenden, nur interdisziplinär zu verwirklichenden Ansatz realisieren (vgl. auch Theiling, Szczepanski, von Schlippe & Lob-Corzillius, 1994).

Unbestritten bietet die funktionale Verhaltensanalyse die Möglichkeit zur Erfassung der konkreten situationalen Bedingungen, in denen Menschen mit chronischen Krankheiten bzw. Behinderungen leben. Folglich lassen sich verhaltenstherapeutische Maßnahmen zumeist auf den Rehabilitationsbeitrag anderer Professioneller abstimmen. Auch eine gezielte Planung kann erfolgen: Wenn die Verhaltensanalyse ergibt, daß eine Veränderung der situationalen Bedingungen am ehesten zum Ziel führt, sollten Verhaltenstherapeuten die Kooperation suchen: z.B. zu Stadt- oder Verkehrsplanern, die durch bauliche Maßnahmen enthindern können, oder zu Schulen und Institutionen der beruflichen Ausbildung, um eine Integration zu erreichen (vgl. Schmitt, 1991; Handrich-Michels, 1996).

3. Konzepte der verhaltenswissenschaftlich orientierten Psychologie

Im folgenden sollen spezifische theoretische Grundlagen aus der Gesundheits- und Rehabilitationspsychologie hinsichtlich kognitiv-behavioraler Vorgehensweisen in der Rehabilitation von Kindern und Jugendlichen dargestellt werden. Dabei handelt es sich um die Forschungsansätze zur Krankheitsbewältigung und zu subjektiven Krankheitskonzepten.

Verhaltenstherapeuten in der Rehabilitation von Kindern und Jugendlichen arbeiten auf der Grundlage SR-psychologischer sowie den kognitiven Erweiterungen SR-psychologischer Annahmen und Modellvorstellungen (z.B. Lernkonzepte der klassischen und operanten Konditionierung; sozial-kognitive Lerntheorie). Sie sollen an dieser Stelle nicht rekapituliert werden (vgl. Merod, in diesem Band). Zwei grundlegende Konzepte, deren Kenntnis für eine gegenstandsangemessene Arbeit in der Rehabilitation unverzichtbar ist, werden nun eingehender erörtert.

3.1 Das Konzept der „Krankheitsverarbeitung"

In der medizinischen Rehabilitation von Kindern und Jugendlichen wird der Krankheitsverarbeitung oder -bewältigung (Coping) ein zentraler Stellenwert beigemessen (VDR, 1998). Der Begriff wird allerdings sehr unterschiedlich definiert sowie forschungsmethodisch je spezifisch realisiert (vgl. die Überblicksarbeiten von Weber, 1992; Beutel, 1988; Brüderl, 1988).

Das Coping-Modell von Lazarus und Mitarbeitern (Lazarus, 1966; Lazarus & Folkman, 1984, 1984a) und kognitiv-behaviorale Ansätze, die die Informationsverarbeitung und das Training von Fertigkeiten der Krankheitsbewältigung betonen, sind ohne weiteres kompatibel mit dem Mainstream der modernen Verhaltenstherapie.

Das transaktionale Streß-Modell von Lazarus und Mitarbeitern
Lazarus` Ansatz ist zu denjenigen kognitiven Emotionstheorien[6] zu zählen, in denen postuliert wird, daß das Erleben von Belastung maßgeblich durch Kognitionen (Einschätzung, Bewertung; appraisal, reappraisal) geformt wird. Krankheit oder auch widrige Umweltverhältnisse führen nach diesen Vorstellungen nicht unmittelbar zu Belastung oder Streß, sondern das Individuum erfährt sich als belastet, vermittelt über die subjektive Bewertung der Umwelt sowie über die Bewältigungsanstrengungen (Coping). Lazarus und seine Mitarbeiter bestimmen das Person-Umwelt-Verhältnis als transaktional, d.h. Person und Umwelt stehen in einer dynamischen, reziproken, bidirektionalen Beziehung (hier werden Analogien zu Banduras Konzept des „reziproken Determinismus" deutlich). In Abstraktion von anderen Aspekten der Beziehung erhält die Kognition eine herausragende Bedeutung zugewiesen. Sie wird als primäre und sekundäre Bewertung differenziert.[7]

---

[6] Wichtige kognitive Emotionstheorien sind u.a. von Beck und Ellis entwickelt worden (vgl. Beck, 1979; Ellis, 1977).

[7] Sie sind nach Lazarus und Folkman (1984) eher als zwei Seiten einer Medaille zu sehen, denn als zeitlich oder hierarchisch zu unterscheidende Prozesse; beide kritisieren die früher selbst getroffene Begriffswahl als mißverständlich.

Primäre Bewertung (primary appraisal): Umweltbedingungen werden hinsichtlich ihrer Relevanz für das eigene Wohlbefinden und in Bezug auf die Erreichung von Zielen eingeschätzt. Sie können als irrelevant, günstig-positiv oder belastend bewertet werden.

Das emotionale Befinden, d.h. ob eine Person sich bedroht fühlt oder nicht, ist zusätzlich von einem zweiten Bewertungsprozeß (secondary appraisal) abhängig: Die zur Verfügung stehenden Ressourcen werden auf ihre Bewältigungsfunktionalität hin beurteilt.

Nach primärer und sekundärer Bewertung können Prozesse der Bewältigung (Coping) einsetzen. Lazarus und Launier (1981) klassifizieren diese nach folgenden drei Aspekten:

1) Nach der zeitlichen Orientierung: Ein zu bewältigender Verlust bzw. Schaden kann in der Vergangenheit aufgetreten sein, aktuell bestehen oder erst in Zukunft auftreten.
2) Nach der Funktion: Handelt es sich um instrumentelles Coping, also ein Problemlöseverhalten oder aktives Handeln, das auch Umweltveränderung einschließt? Oder dreht es sich um palliatives Coping, eine Emotionsregulation, d.h. eine willentliche Steuerung emotionaler Reaktionen, die das Problem an sich unverändert läßt?
3) Nach der Fokussierung: Soll die Veränderung der Umwelt oder die des eigenen Selbstkonzeptes erzielt werden?

Während der Bewältigung finden immer wieder Abwägungen statt, ob der Aufwand lohnend war oder nicht (rekursive Funktion). Diese Bewertungsprozesse werden als Phase der Neu- oder Umbewertung (Reappraisal) bezeichnet.

Das Coping-Konzept von Lazarus eröffnet die Perspektive, Krankheitsverarbeitung nicht als statisch oder unbeeinflußbar zu begreifen, sondern sie als Prozeß zu erkennen, der durchaus offen für Interventionsmöglichkeiten ist.

Dieses Modell regt Praktiker an, diejenigen Kognitionen von ihren Patienten/ Rehabilitanden artikulieren zu lassen, welche in Zusammenhang mit deren Krankheit und deren Bewältigungsweisen stehen. Man ist bestrebt, insbesondere die für die Bewältigung ungünstigen Kognitionen zu verändern. Dabei können die Verfahren, die Beck und Ellis entwickelt haben, angewendet werden.

Im „Rahmenkonzept zur medizinischen Rehabilitation von Kindern und Jugendlichen in der gesetzlichen Rentenversicherung" wird daher der angemessenen Krankheitsbewältigung und -akzeptanz eine Schlüsselfunktion zugewiesen (VDR, 1998).

3.2 Der Ansatz „subjektive Krankheitskonzepte"

Erkrankte Kinder und Jugendliche generieren aus den verschiedenen für sie zugänglichen Informationsmöglichkeiten spezifische eigene Vorstellungen über Krankheit (und Gesundheit) – sogenannte (subjektive) Krankheits- bzw. Gesundheitskonzepte (Lohaus, 1996; Bengel & Belz-Merk, 1990). Diese Konzepte können deutlich von den Vorstellungen der Erwachsenen über Krankheit und Gesundheit abweichen. Die kindlichen Vorstellungen differieren im Verhältnis zum medizinischen Wissensstand oftmals erheblich.

Forschungen in diesen Bereichen basieren vorwiegend auf der kognitiv-strukturalistischen Theorie von Piaget (1975). Weitere Ansätze sind das eher inhaltlich-wissensorientierte Modell (vgl. Lohaus, 1996), das attributionstheoretische Modell und das verhaltensorientierte „Health Belief"-Modell (vgl. Schmidt & Lehmkuhl, 1994).

Nach Piagets Modell der kognitiven Entwicklung, mit den vier Phasen der (1) sensomotorischen, der darauffolgenden (2) präoperationalen, dann der (3) konkret-operationalen bis zur (4) formal-operationalen Stufe, wird die Abfolge der Krankheitskonzepte in den verschiedenen Altersgruppen konzipiert. Die sensomotorische Stufe wird nicht näher betrachtet, da man der Ansicht ist, daß Kinder in den ersten zwei Lebensjahren kaum Vorstellungen zu Krankheit und Gesundheit aufbauen.

Im folgenden werden die für die jeweilige „Stufe" charakteristischen Merkmale subjektiver Konzepte über Krankheiten vorgestellt. Dabei können die Altersangaben nur als Annäherungswerte verstanden werden:

Präoperationale Stufe (ca. 3.-6. Lj.):
Krankheitssymptome und -erlebnisse, die Kinder unmittelbar erfahren, sind auch in ihrem Denken vorrangig. Da Ursache-Wirkungs-Mechanismen in diesem Alter kaum erfaßt werden, treten irrationale Deutungen der Entstehung von Krankheit auf. Übertretungen elterlicher Anweisungen beispielsweise, können als „Gründe" für die Erkrankung gewertet werden, möglicherweise verbunden mit starken Schuldgefühlen.

Krankheiten werden eher aus dem aktuellen Zustand interpretiert und weniger von ihrem Prozeßcharakter her. Weiterhin lassen sich bei den Kindern übergeneralisierende, eindimensionale Denkweisen beobachten.

Für professionell in der Rehabilitation Tätige ist wichtig, daß Kinder dieser Altersgruppe manche – positiv gemeinten – Interventionen mißverstehen, z.B. wenn Kinder lustbetonte Aktivitäten meiden sollen.[8]

Konkret-operationale Stufe (ca. 7.-11 Lj.):
Zunehmend werden unkomplizierte Ursache- und Wirkungs-Beziehungen erkannt, somit verschwinden irrationale Krankheitserklärungen immer mehr. Krankheit wird von Kindern dieser Altersgruppe als Prozeß begriffen. Die momentan bestehende Situation kann als eine Phase darin erkannt werden.

Professionelles Handeln wird in dieser Altersgruppe schon eher adäquat aufgenommen, da sich diese Kinder schon in die Perspektive anderer Personen hineinversetzen können. Zeitweise können Kinder durchaus die Rollenfunktion ihrer Betreuer verstehen, eventuell deren Pläne und Interventionen nachvollziehen.

Formal-operationale Stufe (ab 12. Lj.):
Abstrakte Zusammenhänge der Krankheitsgenese können von Jugendlichen erfaßt werden (z.B. auch unanschauliche, biochemische Vorgänge). Die multifaktorielle Entstehung mancher Krankheiten sowie bio-psycho-soziale Wechselwirkungen im Krankheitsprozeß werden inzwischen nachvollziehbar.

Verhaltenstherapeuten können davon ausgehen, daß Rehabilitanden diesen Alters Therapiemaßnahmen besser verstehen und reflektieren können (zum allgemeinen Ansatz vgl. Lohaus, 1996; Eiser, 1990; Lehmkuhl, 1996).

---

[8] Kinder mit Typ I-Diabetes sollen möglichst auf Süßigkeiten verzichten.

In den Schulungen zur Förderung adäquaten Krankheitsverhaltens bei Kindern und Jugendlichen haben die Forschungen über subjektive Krankheitskonzepte großen Einfluß. Sie führen zur Entwicklung alters-, gruppen- und indikationsspezifischer Schulungsprogramme. Mittlerweile sind auch entsprechende Diagnose- und Evaluationsinstrumente erarbeitet worden (z.B. Roth, Kulzer, Teupe & Borkenstein, 1996: Diabetes-Wissens-Test: Typ-I).

4. Verhaltenstherapeutische Beiträge

Die verhaltenstherapeutische Praxis in der Rehabilitation von Kindern und Jugendlichen kann als solche an dieser Stelle nicht beschrieben werden. Aufgrund des – weder in der Verhaltenstherapie noch in der Psychologie geklärten – Theorie-Praxis- bzw. Anwendungsproblems, wird in diesem Abschnitt die Darstellung schwerpunktmäßig auf Praxiskonzepten sowie -maximen und Programmen liegen (vgl. Groeben, 1986; Westmeyer, 1977; Holzkamp, 1988; Seeger, 1977).[9]

Die gesamten Methoden und die praktischen Leitlinien der Verhaltenstherapie sind relevant für die verhaltenstherapeutische Rehabilitation von Kindern und Jugendlichen (vgl. Abb. 1).

Abbildung 1:

Aufgabenbereiche des Verhaltenstherapeuten in der Rehabilitation von Kindern und Jugendlichen:

- Psychodiagnostik
- Verhaltens- und/oder Problemanalyse; Leistungs- und Funktionsdiagnostik; neuropsychologische Diagnostik; Erfassung der Krankheitsfolgen (ICIDH)
- Einzeltherapie und/oder Beratung
- Vorbereitungstechniken; Desensibilisierung; Verstärkerprozeduren; Modeling; Übungen zur adäquaten Krankheitsbewältigung; Kompetenz-/Selbstsicherheitstraining; Entspannungstraining; Einüben von Medikamenteneinnahme oder den Gebrauch von Hilfsmitteln; Motivierung und Zielklärung; imaginative Techniken; Schmerzbewältigung; Förderung des Gesundheitsverhaltens
- Gruppentherapie/psychoedukative Gruppen

(Forts. nächste Seite)

---

[9] Umstritten ist beispielsweise die Auffassung, die den Verhaltenstherapeuten als einen Experten begreift, der aus unterschiedlichen Wissensbeständen per Deduktion Regelwissen ableitet, welches dann auf Menschen mit gravierenden Problemen in der Lebensführung angewendet werden kann (vgl. auch Seeger, 1977). Grundsätzlich ist diese technologische Theorieanwendung auch wegen folgender Maxime ausgeschlossen: Psychologen haben es mit Menschen zu tun, die keine Objekte sind und auch nicht als solche behandelt werden sollten, sondern diese sind „...selbst sprach-, reflexions- und kommunikationsfähig" (Groeben, 1986, S. 46).

- Wissensvermittlung; Schulung; Gruppentrainings, problemzentrierte Gruppen
- Eltern- und Angehörigenarbeit
- stützende Gespräche; Beratung (z.B. hinsichtlich adäquatem elterlichen Betreuungsverhalten des chronisch kranken Kindes)
- Entwicklungsarbeit
- Planung und Erstellung von Schulungsmanualen (Asthma-Schulung, Diabetes, Niereninsuffizienz); Rehabilitationskonzepte
- Evaluation
- Qualitätssicherung
- Forschung
- Fortbildung, Beratung, Supervision der verschiedenen Reha-Professionellen

Im Anschluß an eine detaillierte Verhaltens- (Kanfer & Grimm, 1977; Kanfer & Saslow, 1974; Sachse, 1979) und/oder Problemanalyse (Caspar, 1996; Bartling, Echelmeyer, Engberding & Krause, 1992) sollten Praktiker folgende Kriterien bei der Durchführung verhaltenstherapeutischer Rehabilitationsmaßnahmen berücksichtigen. Die entsprechenden Maßnahmen sollten:

- an die jeweilige Krankheit des Kindes und deren spezifischen Verlauf angepaßt sein (vgl. Ullrich, Hellmann-Backhaus & Bartig, 1996);
- den Rehabilitanden darin unterstützen eine möglichst weitgehende Teilnahme am normalen Leben zu erreichen;
- seine Selbsthilfekräfte möglichst aktivieren;
- auf die individuellen Fähigkeiten und Ressourcen des Rehabilitanden abgestimmt sein;
- dessen Einbindung in soziale Netze fördern (Röhrle, 1994), um gegebenenfalls Unterstützung für ihn mobilisieren zu können (Schröder & Schmitt, 1988; Seiffge-Krenke, 1994);
- die Familie mit einbeziehen (Sesterhenn, 1991).

In den folgenden Abschnitten dieses Beitrages soll ein Überblick über Bereiche gegeben werden, für die Verhaltenstherapeuten bereits innovative Praxiskonzepte entwickelt haben. Diese sind hauptsächlich für stationäre Rehabilitationsmaßnahmen konzipiert worden (siehe Abschnitt 5: stationäre und ambulante wohnortnahe Rehabilitation bedürfen der Vernetzung).

4.1 Eßstörungen: Anorexia Nervosa, Bulimia nervosa, Adipositas

Moderne verhaltensmedizinische Behandlungskonzepte der Anorexie und Bulimie beinhalten ein breitgefächertes Angebot (insbesondere medizinische, psychologische, sport- und ergotherapeutische Maßnahmen sowie Sozialarbeit).

Bildeten die Gewichtszunahme und „normales" Eßverhalten in älteren verhaltenstherapeutischen Behandlungen der Anorexie die zentralen Therapieziele, so stehen heute die Lebensbedingungen der – meist überwiegend weiblichen – Rehabilitanden im Vordergrund.

Man geht neuerdings davon aus, daß im Verlaufe der Therapie auf eine Veränderung der Lebenssituation hin orientiert werden soll. Die Veränderungsziele werden gemeinsam mit der Rehabilitandin erarbeitet und festgelegt. Parallel dazu müssen „Voraussetzungen" für solche Veränderungsaktivitäten erarbeitet werden.

Die jeweiligen krankheitsspezifisch-verzerrten Einstellungen und Gedanken über Nahrung und Körpergewicht (ein immer gleiches Repertoire an wenigen Sätzen/ inneren Monologen) versucht man mittels kognitiver Methoden (Repertoire nach Beck und/oder Ellis) umzuformen. Es sollen andere Gedanken bzw. alternative innere Monologe aufgebaut werden.

Auch die bisherigen Selbstbewertungen oder -zuschreibungen sollen verändert werden. Auf diesem Wege soll die Rehabilitandin ein positives Selbstbild entwickeln. Eine Veränderung der Körperwahrnehmung oder der Aufbau eines adäquaten Körperschemas sowie ein Abbau der Hypermotorik sind wesentliche Bausteine in der verhaltenstherapeutischen Rehabilitation.

In Gesprächsgruppen für eßgestörte Jugendliche – also auch für solche mit Bulimie oder Adipositas – werden Themen wie z.B. Nähe-Distanz, Umgang mit eigenen Gefühlen (z.B. Aggressivität) und Bedürfnissen, Leistungsorientierung, Verselbständigung und Ablösung vom Elternhaus eingebracht (Franke, 1993; Schmitz, Ecker & Hofmann, 1991).

Überdies kommen operante Methoden zum Einsatz, etwa bei der Festlegung von Zielverhaltensweisen oder der Abstimmung über persönliche Verstärkerpläne.

Die Einleitung von Veränderungen setzt voraus, daß die betroffenen Jugendlichen auch über entsprechende Kompetenzen verfügen. Sie können dabei von verhaltenstherapeutischen Trainings, beispielsweise einem Selbstsicherheitstraining profitieren.

Die Familie sollte mit in die Therapie einbezogen werden. Möglicherweise bedarf es der Veränderung problematischer Interaktionsmuster zwischen den Familienmitgliedern (vgl. Franke, 1993, 1994; Steinhausen, 1993). Verhaltenstherapeuten berücksichtigen ebenfalls bei der Adipositas-Rehabilitation die psychosoziale Situation. Früher stand die Gewichtsabnahme im Vordergrund. Das führte zu folgender einseitiger Auswahl von VT- Methoden:

- Selbstprotokollierung,
- Stimuluskontrolle (um neue Eßgewohnheiten zu erlernen),
- Verstärkung (gewünschter Eßgewohnheiten),
- Vertragsabschluß zwischen Kind und Eltern.

In neueren Behandlungsprogrammen werden über diese Methoden hinaus zusätzlich folgende Maßnahmen eingesetzt:

- Diät,
- Bewegung,
- Förderung gesunden Essens,
- Lernen von Problemlösestrategien.

Außerdem werden die Eltern mit in den Rehabilitationprozeß einbezogen (z.T. sind diese ebenfalls übergewichtig): Sie werden über gesunde Ernährung informiert und sollen lernen, als Modell für ihre Kinder zu fungieren (sie sollen quasi die Rolle des

Co-Therapeuten übernehmen, etwa indem sie die Kinder adäquat verstärken) (vgl. Brezinka, 1993).

4.2 Asthma bronchiale

Im Unterschied zu tiefenpsychologischen Ansätzen, die bei der Asthmaentstehung psychogene Ursachen ins Feld führen, wird in der Verhaltenstherapie dem Krankheitsverhalten und einer angemessenen Krankheitsbewältigung Priorität beigemessen (Neumann, 1996).

Ullrich und Wolff (1994) haben Kriterien zusammengestellt, die verhaltenstherapeutische Rehabilitationsmaßnahmen indiziert erscheinen lassen:

- therapieresistentes Asthma,
- Complianceprobleme,
- Verhaltensauffälligkeiten,
- Kommunikationsstörungen in der Familie,
- bedeutsame Schulschwierigkeiten,
- Hinweise, daß psychosoziale Faktoren Asthmasymptome auslösen (Triggerfaktoren),
- problematischer Umgang des Rehabilitanden und/oder seiner Familie mit der Asthmaerkrankung.

Die Verhaltenstherapie bietet ein breites Spektrum an Methoden für die Rehabilitation von Asthmatikern. So werden verschiedene Kompetenztrainings eingesetzt, um angstauslösende Situationen bewältigen zu können. Es kann dabei auf spezifische Bausteine aus Selbstsicherheitstrainings, die einen anderen Umgang mit Unsicherheit, Ärger und Aggressionen einüben, rekurriert werden (vgl. Petermann, 1993). Ebenso werden Verfahren zur Entspannung oder Biofeedback-Techniken verwendet – allerdings bislang mit unterschiedlichen Ergebnissen.

In der Verhaltenstherapie des Asthmas erwies sich die systematische Desensibilisierung als unangebracht. Es geht nicht darum, die Angst in der Situation eines Asthmaanfalles zu reduzieren, sondern es muß gelernt werden, korrekt einzuschätzen, was beim akuten Anfall zu tun ist (vgl. Könning, Gebert, Niggemann & Wahn, 1993).

In der modernen Asthmarehabilitation sind die interdisziplinären Schulungsprogramme (vgl. insbesondere Lob-Corzilius & Petermann, 1997) nicht mehr wegzudenken, da sie das Asthmamanagement verbessern sollen (Petermann, 1993). Sie sind verhaltensmedizinisch ausgerichtet und enthalten in der Regel folgende Bausteine:

- Wissen über Anatomie, Physiologie, Ursachen und Symptome des Asthmas, Wirkungsweisen der Medikamente sowie der weiteren Therapien,
- Übungen zum Umgang mit Hilfsmitteln,
- Übungen zum Umgang mit belastenden Situationen und Emotionen,
- Kennenlernen der persönlichen Triggerfaktoren, um bzgl. Reizmittel und Allergenen eine gewisse Kontrollmöglichkeit zu erwerben,
- Bewältigung des akuten Asthmaanfalls,

- Selbstmanagement,
- Entspannungsmethoden und Atemübungen.

Der Selbstmanagement-Ansatz von Kanfer, Reinecker und Schmelzer (1996) wird teilweise als Basis für die Konzeptualisierung von Schulungsprogrammen genutzt und gewinnt zunehmend an Bedeutung für die Therapieplanung in der Asthmarehabilitation (zum Selbstmanagement-Ansatz in der Kinderpsychotherapie vgl. Borg-Laufs, 1997).

4.3 Diabetes mellitus Typ-I

Sollen Akut- und Langzeitkomplikationen vermieden werden, stellen sich für Kinder und Jugendliche mit Diabetes hohe Anforderungen. Das Behandlungsregime erfordert tägliches Spritzen von Insulin, regelmäßige Kontrollen der Stoffwechsellage sowie strenge Diät. Zum Teil sind diese Prozeduren schmerzhaft für das Kind.

Die wichtigste Aufgabe für die verhaltenstherapeutische Rehabilitation in der Diabetologie ist offenbar die Compliance-Problematik, denn Non-Compliance kann erhebliche Folgen haben (vgl. Renner & Michels, 1995). Vorwiegend kommen folgende verhaltenstherapeutischen/-medizinischen Maßnahmen in Frage:

Zweifellos haben sich die interdisziplinär durchgeführten Diabetesschulungen und Nachschulungen als unentbehrlicher Bestandteil der Rehabilitation erwiesen. Neben der Wissensvermittlung (Informationen über die Krankheit Diabetes, über Stoffwechselentgleisung und Ernährung) werden Verhaltensübungen in den Bereichen Selbstsicherheit, Einkaufen, Restaurantbesuch und Bewältigung von Notfallsituationen durchgeführt (vgl. Lange, Burger & Haller, 1994; Lange, Schütz & Hürter, 1995; VDR, 1998; Petermann, Wendt, Rölver, Schidlmeier & Hanke, 1996).

In Bezug auf verhaltenstherapeutische Interventionen bei problematischem Krankheitsverhalten im engeren Sinne sind zu nennen:

- operante Methoden zur Gewichtsreduktion,
- Selbstkontrollfertigkeiten,
- systematische Desensibilisierung bei Ängsten vor Insulinspritzen,
- Reizkontrolle, um an Injektionen und Blutzuckermessungen zu erinnern,
- Blutzucker-Wahrnehmungstraining, um Hypoglykämien vorzubeugen,
- soziales Kompetenztraining, Rollenspielübungen (Durchführung: standardisiert oder individualisiert),
- Methoden aus der kognitiven VT zum Verändern innerer Sätze, z.B. negative Selbstattributionen oder pessimistische Zukunftserwartungen,
- der Einsatz von Jacobson-Muskelentspannung, Autogenem Training und/oder Biofeedback ist indiziert bei Kindern und Jugendlichen mit vegetativer Dystonie oder mit starken Ängsten und leichter Erregbarkeit,
- bei depressiven Reaktionen sind aktivitätsfördernde Maßnahmen sinnvoll (u.a. Gestaltungs-, Kunst- und Musiktherapie, Maßnahmen zur Förderung der Lebensfreude),

- bei familiären Interaktionsstörungen, die sich negativ auf die Erkrankung auswirken, sind familientherapeutische Interventionen indiziert.

(Vgl. von Aster & Burger, 1993; Gutezeit, 1996; Seiffge-Krenke, 1994; Könning, Szczepanski & v. Schlippe, 1994.)

4.4 Neurologische Erkrankungen

Die Neurorehabilitation erweist sich als ein komplexes Arbeitsfeld für Psychologen. Hier sind Neuropsychologen in die Behandlung der Krankheit selbst einbezogen (z.B. mit Wahrnehmungs-, Aufmerksamkeits- und Gedächtnistrainings). Darüber hinaus zählt auch die Modifikation bestimmter psychischer Reaktionen auf die Krankheit (oder auf einen Unfall), wie bei anderen chronischen Erkrankungen, zur Aufgabe des Verhaltenstherapeuten.

Häufig kommt es bei Erkrankungen aus dem neurologischen Formenkreis vor, daß organisch bedingte, eingeschränkte Bewältigungsstrategien nicht eindeutig von psychischen Reaktionen auf Symptome und Beeinträchtigungen unterschieden werden können. Viele Neuropsychologen, die in der Rehabilitation von Kindern und Jugendlichen arbeiten, sind gleichzeitig Verhaltenstherapeuten. Verständlich wird dieser Sachverhalt aus grundsätzlichen Gemeinsamkeiten zwischen den beiden Disziplinen, die Birbaumer (1988) wie folgt anführt:

- Neuropsychologen und Verhaltenstherapeuten präferieren die empirische Grundlagenforschung,
- sie gehen hypothesengeleitet und ergebnisorientiert vor,
- dabei beziehen sie sich auf die allgemeine Psychologie, und
- „Verhalten" gilt für sie als eine der zentralen Kategorien.

M.E. ist hervorzuheben, daß die Verhaltens- und die Problemanalyse vorzügliche diagnostische Verfahren für die Aufschlüsselung des Bedingungsgefüges bei neurologischen Störungen darstellen. Solche Analysen sind wiederum Voraussetzung für die Planung von Rehabilitationsmaßnahmen.

Diese Analysen dienen beispielsweise zur Aufklärung der Zusammenhänge von Verhaltensauffälligkeiten bei Kindern und Jugendlichen mit Epilepsie (manchmal ist von einer medikamentösen Verursachung auszugehen).

Zur Behandlung dieser Störungen kann auf verschiedene verhaltenstherapeutische Interventionen bzw. Programme zurückgegriffen werden:

- Kompetenz-/Selbstsicherheitstraining (insbesondere im Sinne der Förderung von Selbständigkeit),
- systematische Desensibilisierung oder kognitive Methoden zum Abbau von Ängsten,
- je nach Störungssymptomatik kommen weitere spezifische VT-Programme zum Einsatz: etwa bei Enuresis (vgl. Grosse, 1991; Haug-Schnabel, 1994), Enkopresis oder Schlafstörungen.

Eine individualisierte verhaltenstherapeutische Behandlung der Epilepsie selbst wird bei einigen wenigen Formen epileptischer Anfälle versucht. Insbesondere bei solchen Formen, die z.T. pharmakoresistent sind oder aber genau bestimmbare Auslösereize haben. Voraussetzung ist auch hier eine detaillierte verhaltensanalytische Aufschlüsselung antezedenter und respondenter Bedingungen (vgl. Dahl, 1992).

Neuropsychologische Trainings haben in der Rehabilitation Priorität, um Defizite und Teilleistungsstörungen abzubauen oder zu kompensieren. Erst in zweiter Linie, wenn diese Interventionen nicht greifen, machen verhaltenstherapeutische Maßnahmen bei den Rehabilitanden Sinn, damit diese ihre Einschränkungen und Defizite – oder auch ihre negativen Selbstwertgefühle – besser bewältigen können.

Die Rehabilitation von Kindern und Jugendlichen mit Schädel-Hirnverletzungen durch Unfälle erfordert höchste Anstrengungen: Dank der heutigen Neurochirurgie überleben immer mehr Kinder, auch bei oftmals gravierenden Hirnschädigungen. Die dadurch bedingten, z.T. erheblichen Auswirkungen auf kognitive und motorische Funktionen sind in der neuropsychologischen Testung genau zu ermitteln.

Für diesen Bereich sind inzwischen bedeutsame Fortschritte zu verzeichnen: Diagnostizierte man früher das Vorhandensein einer „Hirnschädigung", so liegt heute der Schwerpunkt auf der genauen und detaillierten Erfassung der kognitiven, motorischen und emotionalen Funktionen bzw. Funktionsausfällen. Darüber hinaus werden Persönlichkeitsmerkmale oder deren pathologische Veränderung bestimmt. Eine Vielzahl von Screening-Verfahren und immer differenziertere Tests sind in den letzten Jahren entwickelt worden. Neben Kenntnissen in Diagnosestrategien (hypothesengeleitete vs. Einsatz umfangreicher Standard-Testbatterien) benötigen Neuropsychologen indikationsspezifisches Wissen. Die potentiellen neuropsychologischen Korrelate der Syndrome sollten bekannt sein, außerdem sollte man über den Stand der Forschung zu Gehirn-Verhaltensbeziehungen informiert sein (vgl. Orsini, van Gorp & Boone, 1988).

Aufgrund detaillierter diagnostischer Profile kann anschließend die neuropsychologische Therapie bzw. Rehabilitation geplant werden. Sie gestaltet sich besonders kompliziert bei Kindern und Jugendlichen: Im Gegensatz zu Erwachsenen, die oft jahrelang ihren Beruf ausübten, hier Routinen und „überlernte" Verhaltensweisen ausbildeten, befinden sich Kinder gerade im Stadium der Ausbildung/Entwicklung der kognitiven und behavioralen Voraussetzungen zum Erlernen eines Berufs. Von daher sind die Ziele eines neuropsychologischen Trainings im Kindes- und Jugendalter schwieriger zu bestimmen als in der Erwachsenenrehabilitation, insbesondere, wenn die laufende Entwicklung gestoppt oder gar rückgängig gemacht worden ist.

Für Probleme der Krankheitsbewältigung oder für Verhaltensstörungen steht, wie bei den o.g. chronischen Krankheiten, ein großes Repertoire verhaltenstherapeutischer Methoden zur Verfügung. In der Therapie muß allerdings bedacht werden, daß Verhaltensprobleme auch organisch bedingt sein können oder eine genaue Trennung zu reaktiven Prozessen nicht möglich ist. Die in der Therapie anvisierten Verhaltensweisen müssen eventuell auf ein, gegenüber der prämorbiden Situation, verändertes System der Verhaltensregulation abgestimmt werden (vgl. Haus-Herrmann & Heubrock, 1994, 1996; Schellig, 1996).

5. Ausblick

Das Verhalten spielt bei chronischen Erkrankungen eine wichtige Rolle. Die Einstellung der Kinder oder Jugendlichen zu ihrer Erkrankung sowie das Gesundheits- bzw. Krankheitsverhalten beeinflussen den Verlauf ihrer Krankheit. Darin ist die Hauptaufgabe der Verhaltenstherapie zu sehen. Für viele Indikationen konnten Verhaltenstherapeuten bislang spezifische Programme oder Verfahren entwickeln und diese theoretisch fundieren. Dabei wird auf die grundwissenschaftliche Psychologie sowie auf die Rehabilitationspsychologie rekurriert.

Verhaltenstherapie oder -modifikation zielen einerseits auf eine adäquate Krankheitsverarbeitung, andererseits sollen mit der Krankheit inkompatible Einstellungen verändert werden. Außerdem sollen ungünstige Verhaltensstile modifiziert bzw. es soll kompetentes, gesundheitsförderliches Verhalten aufgebaut werden.

In Zukunft stellen sich m.E. dringliche Aufgaben. Die konzeptuellen Grundlagen der Rehabilitation bedürfen weiterer Ausarbeitung. Die strukturellen Unzulänglichkeiten zwischen Akut- und Rehapädiatrie sowie den Pflege- und Ausbildungsinstitutionen müssen ebenfalls beseitigt werden.

Umfassendere Perspektiven für die Verhaltenstherapie in der Rehabilitation von Kindern und Jugendlichen eröffnen sich dann, wenn man vom pathogenetischen zum salutogenetischen Paradigma (Antonovsky, 1993, 1997) wechselt. Zugleich kann die bio-psycho-soziale Herangehensweise erweitert werden:

- Kinder mit chronischen Krankheiten haben Kompetenzen oder Stärken, die nicht außer Acht gelassen werden sollten;
- bei kranken Kindern sollen die gesundheitsförderlichen Ressourcen erfaßt werden, um diese im Rehabilitationsprozeß zu berücksichtigen;
- es kommt nicht allein auf spezielle Strategien der Krankheitsverarbeitung an, sondern die generelle Lebenseinstellung – von Antonovsky als Kohärenzgefühl beschrieben – ist substantiell;
- nur ein Konzept von multifaktorieller Verursachung wird chronischen Krankheiten gerecht.

Diese Punkte verweisen auf die Notwendigkeit einer stärker lebensweltbezogenen Ausrichtung der Kinder- und Jugendlichenrehabilitation. Die läßt sich aber nur realisieren, wenn von allen Professionellen eine – längst erforderliche – stärkere institutionelle Vernetzung angestrebt wird.

Folgende Strukturen, Systeme bzw. Subsysteme müßten viel stärker miteinander koordiniert werden, um tatsächlich eine „Rehabilitationskette" in der Pädiatrie zu etablieren:

- die betroffene Familie,
- die Lebenswelt,
- der betreuende Kinder- und Jugendarzt am Wohnort,
- das pädiatrische Zentrum, welches die Akutversorgung übernimmt,
- die stationäre Rehabilitationseinrichtung,
- die Institutionen, die die ambulante wohnortnahe Rehabilitation übernehmen,

- Schule und/oder Arbeitgeber,
- Pflegeeinrichtungen,
- weitere Institutionen oder Personen in der nachstationären Begleitung (z.B. Arbeitsamt, Logopäden, Psychotherapeuten).

Verhaltenstherapeuten können auch zukünftig zur Struktur-, Konzept-, Prozeß- und Ergebnisqualität (Schaub & Schliehe, 1994; VDR-Koordinierungsausschuß „Qualitätssicherung", 1994) beitragen, indem insbesondere:

- in der Ausbildung von Kinder- und Jugendlichenpsychotherapeuten die Rehabilitation von chronisch Kranken als Curriculumsbaustein aufgenommen wird (ein erster Schritt zur Vernetzung von stationärer und ambulanter Verhaltenstherapie);
- die Rehamaßnahmen entwicklungsgerecht und lebensweltbezogen ausgestaltet werden (vgl. Michels, 1999);
- Verhaltensdiagnostik und -therapie rehabilitationsspezifisch weiterentwickelt werden;
- die verhaltenstherapeutischen Interventionen ziel- und ergebnisorientiert geplant werden (vgl. Vogel, Tuschhoff & Zillessen, 1994).

Literatur

Antonovsky, A. (1993). Gesundheitsforschung versus Krankheitsforschung. In Franke, A. & Broda, M. (Hrsg.), *Psychosomatische Gesundheit. Versuch einer Abkehr vom Pathogenese-Konzept* (S. 3-14). Tübingen: dgvt-Verlag.

Antonovsky, A. (1997). *Salutogenese. Zur Entmystifizierung der Gesundheit.* Tübingen: dgvt-Verlag.

Aster, M. v. & Burger, W. (1993). Diabetes Mellitus. In Steinhausen, H.-C. & von Aster, M. (Hrsg.), *Handbuch Verhaltenstherapie und Verhaltensmedizin bei Kindern und Jugendlichen* (S. 491-516). Weinheim: Beltz/PVU.

Bartling, G., Echelmeyer, L., Engberding, M. & Krause, R. (1980). *Problemanalyse im psychotherapeutischen Prozeß. Leitfaden für die Praxis.* Stuttgart: Kohlhammer.

Baumann, A. (1993). Von der Kinderkur zur Rehabilitation. Die Situation nach dem Gesundheitsstrukturgesetz und dem Rentenreformgesetz. *Sozialpädiatrie*, 15, 604-606.

Beck, A.T. (1979). *Wahrnehmung der Wirklichkeit und Neurose: Kognitive Therapie emotionaler Störungen.* München: Pfeiffer.

Bengel, J. & Belz-Merk, M. (1990). Subjektive Gesundheitstheorien. In Schwarzer, R. (Hrsg.), *Gesundheitspsychologie. Ein Lehrbuch* (S. 105-115). Göttingen: Hogrefe.

Beutel, M. (1988). *Bewältigungsprozesse bei chronischen Erkrankungen.* Weinheim: Edition medizin VCH.

Birbaumer, N. (1988). Verhaltenstherapie und Gehirnforschung: eine glückliche Verbindung. *Verhaltensmodifikation und Verhaltensmedizin*, 9, 71-95.

Borg-Laufs, M. (1997). Der Selbstmanagementprozeß in der Kinderpsychotherapie. *Verhaltenstherapie und psychosoziale Praxis*, 29 (2), 199-212.

Brezinka, V. (1993). Adipositas. In Steinhausen, H.-C. & von Aster, M. (Hrsg.), *Handbuch Verhaltenstherapie und Verhaltensmedizin bei Kindern und Jugendlichen* (S. 411-431). Weinheim: Beltz/PVU.

Broda, M. (1987). *Wahrnehmung und Bewältigung chronischer Krankheit.* Weinheim: DSV.

Brüderl, L. (Hrsg) (1988). *Theorien und Methoden der Bewältigungsforschung.* Weinheim: Juventa.

Bullinger, M., Mackensen, S. v. & Kirchberger, I. (1996). Erfassung der gesundheitsbezogenen Lebensqualität von Kindern. In Michels, H.-P. (Hrsg.), *Chronisch kranke Kinder und Jugendliche. Psychosoziale Betreuung und Rehabilitation* (S. 33-48).Tübingen: dgvt-Verlag.

Caspar, F. (Hrsg.) (1996). *Psychotherapeutische Problemanalyse.* Tübingen: dgvt-Verlag.

Ciompi, L. (1993). Die Hypothese der Affektlogik. *Spektrum der Wissenschaft, Febr.,* 76-87.

Dahl, J. (1992). *Epilepsy. A behavior medicine approach to assessment and treatment in children.* Göttingen: Hogrefe.

Eiser, C. (1990). *Chronic childhood disease. An introduction to psychological theory and research.* Cambridge, New York, Port Chester, Melbourne, Sydney: Cambridge University Press.

Ellis, A. (1977). *Die rational-emotive Therapie.* München: Pfeiffer.

Engel, G.L. (1977). The need for a new medical model: a challenge for biomedicine. *Science, 4286* (Vol. 196), 129-136.

Foucault, M. (1976). *Die Geburt der Klinik. Eine Archäologie des ärztlichen Blicks.* Frankfurt/ M., Berlin, Wien: Ullstein.

Franke, A. (1993). *Wege aus dem goldenen Käfig. Anorexie verstehen und behandeln.* München: Quintessenz.

Franke, A. (1994). Grundsätze bei der Behandlung von Patientinnen mit Anorexia Nervosa in einer verhaltensmedizinischen Klinik. In Zielke, M. & Sturm, J. (Hrsg.), *Handbuch Stationäre Verhaltenstherapie* (S. 557-562). Weinheim: Beltz/PVU.

Groeben, N. (1986). *Handeln, Tun, Verhalten als Einheiten einer verstehend-erklärenden Psychologie.* Tübingen: Francke Verlag.

Grosse, S. (1991). *Bettnässen. Diagnostik und Therapie.* Weinheim: PVU (2. überarb. Aufl.).

Gutezeit, G. (1996). Typ-I-Diabetes – Psychosoziale Aspekte. In Michels, H.-P. (Hrsg.), *Chronisch kranke Kinder und Jugendliche. Psychosoziale Betreuung und Rehabilitation* (S. 103 -123). Tübingen: dgvt-Verlag.

Härter, M. & Koch, U. (1992). Aufgaben und Zuständigkeitsbereiche psychosozialer Dienste bei chronischen Erkrankungen in der Pädiatrie. *Zeitschrift für Med. Psychologie, 4,* 172-180.

Handrich-Michels, A. (1996). Berufliche Rehabilitation – Angebote der Berufsberatung. In Michels, H.-P. (Hrsg.), *Chronisch kranke Kinder und Jugendliche. Psychosoziale Betreuung und Rehabilitation* (S. 291-302).Tübingen: dgvt-Verlag.

Haug-Schnabel, G. (1994). *Enuresis. Diagnose, Beratung und Behandlung bei kindlichem Einnässen.* München: Ernst Reinhardt-Verlag.

Haus-Herrmann, H. & Heubrock, D. (1994). Psychosoziale Arbeit in der neurologischen Rehabilitation von Kindern und Jugendlichen. *Verhaltenstherapie und psychosoziale Praxis, 26,* 47-59.

Haus-Herrmann, H. & Heubrock, D. (1996). Psychosoziale Arbeit in der stationären neurologischen Rehabilitation von Kindern und Jugendlichen. In Michels, H.-P. (Hrsg.), *Chronisch kranke Kinder und Jugendliche. Psychosoziale Betreuung und Rehabilitation* (S. 211-227). Tübingen: dgvt-Verlag.

Holzkamp, K. (1988). Praxis: Funktionskritik eines Begriffs. In Dehler, J. & Wetzel, K. (Hrsg.), *Zum Verhältnis von Theorie und Praxis in der Psychologie* (S. 5-48). Marburg: va&g.

Hüller, E. (1998). Briefliche Mitteilung zur Reha-Statistik des VDR zum Jahr 1996.

Hürter, A. (1996). Bedarf nach psychologischer Hilfe bei chronischen Erkrankungen im Kindes- und Jugendalter. In Michels, H.-P. (Hrsg.), *Chronisch kranke Kinder und Jugendliche. Psychosoziale Betreuung und Rehabilitation* (S. 49-65).Tübingen: dgvt-Verlag.

Kanfer F.H. & Grimm, L.G. (1977). Behavioral analysis. Selecting target behaviors in the interview. *Behavior Modification, 1,* 7-28.

Kanfer F.H. & Saslow, G. (1965). Behavioral analysis. *Archives of General Psychiatry, 12,* 529-538.

Kanfer F.H. & Saslow, G. (1974). Verhaltenstherapeutische Diagnostik. In Schulte, D. (Hrsg.), *Diagnostik in der Verhaltenstherapie* (S. 24-59). München: Urban & Schwarzenberg.

Kanfer, F.H., Reinecker, H. & Schmelzer, D. (1996). *Selbstmanagement-Therapie.* Berlin: Springer (2. erw. Aufl.).

Kioz, D. (1991). Rehabilitationswissenschaftliche Aspekte und Forschungsbedarf in der Pädiatrie. In VDR (Hrsg.), *Reha-Kommission, Kommission zur Weiterentwicklung der Rehabilitation in der gesetzlichen Rentenversicherung. Abschlußberichte – Band VI, Arbeitsbereich „Wissenschaft und Lehre"* (S. 269-276) Frankfurt: Eigenverlag.

Koch, U., Lucius-Hoene, G. & Stegie, R. (Hrsg.) (1988). *Handbuch der Rehabilitationspsychologie.* Berlin: Springer.

Könning, J., Gebert, N., Niggemann, B. & Wahn, U. (1993). Asthma bronchiale. In Steinhausen, H.-C. & von Aster, M. (Hrsg.), *Handbuch Verhaltenstherapie und Verhaltensmedizin bei Kindern und Jugendlichen* (S. 461-490). Weinheim: Beltz/PVU.

Könning, J., Szczepanski, R. & Schlippe, A.v. (Hrsg.) (1994). *Betreuung asthmakranker Kinder im sozialen Kontext. Die Bewältigung einer chronischen Krankheit als Herausforderung für Kind, Familie und interdisziplinäres Team.* Stuttgart: Enke.

Lange, K., Burger, W. & Haller, R. (1994). *Diabetes bei Jugendlichen: ein Schulungsprogramm.* Mainz: Kirchheim.

Lange, K., Schütz, W.v. & Hürter, P. (1995). Diabetesschulung für Kinder, Jugendliche und Eltern. *Monatsschrift für Kinderheilkunde, 143* (Suppl. 1), 54-61.

Lazarus, R.S. (1966). *Psychological stress and the coping process.* New York: Mc Graw Hill.

Lazarus, R.S. & Folkman, S. (1984). *Stress, appraisal, and coping.* New York: Springer.

Lazarus, R.S. & Folkman, S. (1984a). Coping and adaption. In Gentry, W.D. (Ed.), *The handbook of behavioral medicine* (282-325). New York: Guilford.

Lazarus, R.S. & Launier, R. (1981). Streßbezogene Transaktionen zwischen Person und Umwelt. In Nitsch, J. (Hrsg.), *Streß* (S.213-259). Bern: Huber.

Lehmkuhl, G. (1996). Chronische Erkrankungen im Kindesalter und ihre Auswirkungen auf Entwicklung, Verhalten und Lebensqualität. In Lehmkuhl, G. (Hrsg.), *Chronisch kranke Kinder und ihre Familien* (S.13-19). München: Quintessenz.

Lob-Corzilius, T. & Petermann, F. (Hrsg.) (1997). *Asthmaschulung – Wirksamkeit bei Kindern und Jugendlichen.* Weinheim: Beltz/PVU.

Lohaus, A. (1996). Krankheitskonzepte von Kindern. In Michels, H.-P. (Hrsg.), *Chronisch kranke Kinder und Jugendliche. Psychosoziale Betreuung und Rehabilitation* (S. 17-31). Tübingen: dgvt-Verlag.

Mattheisus, R.-G., Jochheim, K.-A., Barolin, G.S. & Heinz, C. (Hrsg.) (1995). *ICIDH – Internationale Klassifikation der Schädigungen, Fähigkeitsstörungen und Beeinträchtigungen.* Berlin, Wiesbaden: Ullstein-Mosby.

Michels, H.-P. (Hrsg.) (1996). *Chronisch kranke Kinder und Jugendliche. Psychosoziale Betreuung und Rehabilitation.* Tübingen: dgvt-Verlag.

Michels, H.-P. (1996a). Rehabilitation von Kindern und Jugendlichen mit chronischen körperlichen Krankheiten – Beiträge aus den psychosozialen Disziplinen. In Michels, H.-P. (Hrsg.), *Chronisch kranke Kinder und Jugendliche. Psychosoziale Betreuung und Rehabilitation* (S. 7-14).Tübingen: dgvt-Verlag.

Michels, H.-P. (1996b). Chronische Niereninsuffizienz. Psychologische Rehabilitationansätze für Kinder und Jugendliche. In Michels, H.-P. (Hrsg.), *Chronisch kranke Kinder und Jugendliche. Psychosoziale Betreuung und Rehabilitation* (S. 187-209).Tübingen: dgvt-Verlag.

Michels, H.-P. (1998). Non-Compliance bei Jugendlichen mit chronischer Niereninsuffizienz – Verhaltensmedizinische Motivationsstrategien. In VDR (Hrsg.), *Interdisziplinarität und Vernetzung. 7. Rehabilitationswissenschaftliches Kolloquium vom 10. bis 12. März 1997 in Hamburg* (S. 167-168). DRV-Schriften Band 11. Frankfurt: Eigenverlag.

Michels, H.-P. (1999). Krankheit und kindliche Entwicklung – altersadäquate Versorgung. *Kinder- und Jugendarzt,* 30, im Druck.

Neumann, H. (1996). Psychosoziale Aspekte der Rehabilitation asthmakranker Kinder und Jugendlicher. In Michels, H.-P. (Hrsg.), *Chronisch kranke Kinder und Jugendliche. Psychosoziale Betreuung und Rehabilitation* (S. 69-102). Tübingen: dgvt-Verlag.

Nordlohne, E. & Kolip, P. (1994). Gesundheits- und Krankheitskonzepte 14- bis 17jähriger Jugendlicher: Ergebnisse einer repräsentativen Jugendbefragung. In Kolip, P. (Hrsg.), *Lebenslust und Wohlbefinden. Beiträge zur geschlechtsspezifischen Jugendgesundheitsforschung* (S. 121-138). Weinheim: Juventa.

Orsini, D.L., van Gorp, W.G. & Boone, K.B. (1988). *The neuropsychology casebook.* New York, Berlin, Heidelberg: Springer-Verlag.

Petermann, F. (1993). Grundlagen des erfolgreichen Asthma-Managements. In Petermann, F. & Lecheler, J. (Hrsg.), *Asthma brochiale im Kindes- und Jugendalter. Behandlungskonzepte und Krankheitsbewältigung* (S. 33-53). München: Quintessenz.

Petermann, F. (Hrsg.) (1995).*Verhaltensmedizin in der Rehabilitation.* Göttingen: Hogrefe.

Petermann, F., Noeker, M. & Bode, U. (1987). *Psychologie chronischer Krankheiten im Kindes- und Jugendalter.* Weinheim: PVU.

Petermann, F. & Warschburger, P. (Hrsg.) (1999). *Kinderrehabilitation.* Göttingen: Hogrefe.

Petermann, F., Wendt, A., Rölver, K.-M., Schidlmeier, A. & Hanke, U. (1996). *Typ-I-Diabetiker in Beruf und Alltag. Konzeption und Materialien zur Patientenschulung.* München: Quintessenz.

Piaget, J. (1975). *Der Aufbau der Wirklichkeit beim Kinde.* Stuttgart: Klett.

Pothmann, R. & Mohn, U. (1993). Chronische Schmerzen. In Steinhausen, H.-C. & von Aster, M. (Hrsg.), *Handbuch Verhaltenstherapie und Verhaltensmedizin bei Kindern und Jugendlichen* (S. 537- 581). Weinheim: Beltz/PVU.

Pschyrembel (1986). *Klinisches Wörterbuch mit klinischen Syndromen und Nomina Anatomica.* 255 (völlig überarb. u. stark erw. Auflage). Berlin: Walter de Gruyter.

Raspe, H. (1996). Rehabilitation und Sozialmedizin. *Gesundheitswesen, 58,* Sonderheft 3, 183-187.

Renner, C. & Michels, H.-P. (1995). Heimliche Insulinapplikation als Ursache unklarer Hypoglykämien bei jugendlichen Typ-I-Diabetikern. *Monatsschrift für Kinderheilkunde, 143*, 742-745.

Röhrle, B. (1994). *Soziale Netzwerke und soziale Unterstützung.* Weinheim: PVU.

Roth, R., Kulzer, B., Teupe, B. & Borkenstein, M. (1996). *Diabetes-Wissens-Test: Typ-I (DWT Typ I).* Göttingen: Hogrefe-Testverlag.

Sachse, R. (1979). *Praxis der Verhaltensanalyse.* Stuttgart: Kohlhammer.

Schaub, E. & Schliehe, F. (1994). Ergebnisse der Reha-Kommission und ihre Bedeutung für das Qualitätssicherungsprogramm der Rentenversicherung. *Deutsche Rentenversicherung, 2*, 101-110.

Schellig, D. (1996). Neurorehabilitation nach traumatisch bedingten Hirnschädigungen bei Kindern und Jugendlichen. In Michels, H.-P. (Hrsg.), *Chronisch kranke Kinder und Jugendliche. Psychosoziale Betreuung und Rehabilitation* (S. 251-277).Tübingen: dgvt-Verlag.

Schmidt, A. & Lehmkuhl, G. (1994). Krankheitskonzepte bei Kindern. Literaturübersicht. *Fortschritte der Neurologie, Psychiatrie, 62* (2), 50-65.

Schmitt, G.M., Kammerer, E. & Harms, E. (Hrsg.) (1996). *Kindheit und Jugend mit chronischer Erkrankung.* Göttingen: Hogrefe.

Schmitt, M. (1991). Die Bedeutung der Schule im Leben chronisch kranker Kinder und Jugendlicher. *Zeitschrift für Heilpädagogik, 42* (8), 497-502.

Schmitz, B., Ecker, D., Hofmann, C. (1991). Stationäre Gruppentherapie bei Patientinnen mit Anorexia und Bulimia nervosa. *Verhaltenstherapie und psychosoziale Praxis, 23*, 19-37.

Schröder, A. & Schmitt, B. (1988). Soziale Unterstützung. In Brüderl, L. (Hrsg), *Theorien und Methoden der Bewältigungsforschung* (S. 149-159). Weinheim: Juventa.

Schuntermann, M.F. (1996). Die internationale Klassifikation der Impairments, Diabilies und Handicaps ICIDH – Ergebnisse und Probleme. *Rehabilitation, 35*, 6-13.

Schuntermann, M.F. (1997). Die revidierte Fassung der Internationalen Klassifikation der Impairments, Disabilities und Handicaps (ICIDH-2). Was ist neu? *Deutsche Rentenversicherung, 9/10*, 529-542.

Seeger, F. (1977). *Relevanz und Entwicklung der Psychologie.* Darmstadt: Steinkopff Verlag.

Seidler, E. (1988). Historische Elemente des Umgangs mit Behinderung. In Koch, U., Lucius-Hoene & Stegie, R. (Hrsg.), *Handbuch der Rehabilitationspsychologie.* Berlin: Springer.

Seiffge-Krenke, I. (1994). *Gesundheitspsychologie des Jugendalters.* Göttingen: Hogrefe.

Sesterhenn, H. (1991). *Chronische Krankheit im Kindesalter im Kontext der Familie.* Heidelberg, HVA: Edition Schindele.

Sozialgesetzbuch SGB I. Allgemeiner Teil, Kommentar: Hauck, K., Freischmidt, D., Walloth, W.-D.; Stand: 1.1.95; Erich Schmidt Verlag.

Steinhausen, H.-C. (1993). Anorexia und Bulimia nervosa. In Steinhausen, H.-C. & von Aster, M. (Hrsg.), *Handbuch Verhaltenstherapie und Verhaltensmedizin bei Kindern und Jugendlichen* (S. 383-410). Weinheim: Beltz/PVU.

Steinhausen, H.-C. & von Aster, M. (1993). Grundlagen und Konzepte der Verhaltenstherapie und Verhaltensmedizin bei Kindern und Jugendlichen. In Steinhausen & H.-C., von Aster, M. (Hrsg.), *Handbuch Verhaltenstherapie und Verhaltensmedizin bei Kindern und Jugendlichen* (S. 1-12). Weinheim: Beltz/PVU.

Steinhausen, H.-C. & von Aster, M. (Hrsg.) (1993). *Handbuch Verhaltenstherapie und Verhaltensmedizin bei Kindern und Jugendlichen.* Weinheim: Beltz/PVU.

Theiling, S., Szczepanski, R. & Lob-Corzilius, T. (1996). *Der Luftikurs für Kinder mit Asthma. Ein fröhliches Lern- und Lesebuch für Kinder und ihre Eltern.* Stuttgart: Thieme.

Theiling, S., Szczepanski, R., Schlippe, A.v. & Lob-Corzilius, T. (1994). Interdisziplinarität. In Könning, J., Szczepanski, R., Schlippe, A.v. (Hrsg.), *Betreuung asthmakranker Kinder im sozialen Kontext. Die Bewältigung einer chronischen Krankheit als Herausforderung für Kind, Familie und interdisziplinäres Team* (S. 152-162). Stuttgart: Enke.

Traenker, K., Berg, A., Halhuber, M.-J., Jüngst, B.-K. & Rost, R. (Hrsg.) (1997). *Prävention und Rehabilitation im Kindes- und Jugendalter.* Stuttgart: Wissenschaftliche Verlagsgesellschaft.

Uexküll, T. v. & Wesiak, W. (1990). Wissenschaftstheorie und Psychosomatische Medizin, ein bio-psycho-soziales Modell. In Uexküll, T.v., Adler, R., Herrmann, J.M., Köhle, K., Schonecke, O.W. & Wesiak, W. (Hrsg.), *Psychosomatische Medizin* (S. 5-38). München, Wien: Urban & Schwarzenberg.

Ullrich, G., Hellmann-Bachhaus, U. & Bartig, H.J. (1996). Behandlung und Rehabilitation? Überlegungen zum Stellenwert und zur Eigenart psychosozialer Versorgung bei Mukoviszidose/Cystischer Fibrose (CF). In. Michels, H.-P. (Hrsg.), *Chronisch kranke Kinder und Jugendliche. Psychosoziale Betreuung und Rehabilitation* (S. 125-144). Tübingen: dgvt-Verlag.

Ullrich, G. & Wolff, G. (1994). Psychologische Aspekte bei Asthma im Kindesalter und das Dilemma des behandelnden Arztes. *Monatsschrift für Kinderheilkunde, 142*, 21-27.

VDR (1998). Rahmenkonzept und indikationsspezifische Konzepte zur medizinischen Rehabilitation von Kindern und Jugendlichen in der gesetzlichen Rentenversicherung. Empfehlungen des Verbandes Deutscher Rentenversicherungsträger. *DRV-Schriften Bd. 8*, Frankfurt: Eigenverlag.

VDR-Koordinierungsausschuß „Qualitätssicherung" (1994). Das Reha-Qualitätssicherungsprogramm der gesetzlichen Rentenversicherung – Perspektiven und Ziele. *Deutsche Rentenversicherung, 11*, 745-750.

Vogel, H., Tuschhoff, T. & Zillessen, E. (1994). Die Definition von Rehabilitationszielen als Herausforderung für die Qualitätssicherung. *Deutsche Rentenversicherung, 11*, 751-764.

Weber, H. (1992). Belastungsverarbeitung. *Zeitschrift für Klinische Psychologie, 21* (1), 17-27.

Westmeyer, H. (1977). Verhaltenstherapie: Anwendung von Verhaltenstheorien oder kontrollierte Praxis? Möglichkeiten und Probleme einer theoretischen Fundierung der Verhaltenstherapie. In Westmeyer, H., Hoffmann, N. (Hrsg.), *Verhaltenstherapie: Grundlegende Texte.* Hamburg: Hoffmann & Campe.

Wiedl, K.H. (Hrsg.) (1985). *Rehabilitationspsychologie.* Stuttgart: Kohlhammer.

Witte, W. (1988). *Einführung in die Rehabilitationspsychologie.* Bern: Huber.

Ausbildung

Die Ausbildung in Kinder- und Jugendlichen-Verhaltenstherapie

Michael Borg-Laufs & Gerd Per

1. Kinder- und Jugendlichen-Verhaltenstherapie: Ein eigenes Fachgebiet?

Schon bei den frühen Arbeiten lerntheoretischer AutorInnen gab es einzelne – z.T. ethisch zurecht umstrittene – Beispiele für die erfolgreiche Verhaltensänderung bei Kindern mit verhaltenstherapeutischen Methoden (Jones, 1924; Watson & Rayner, 1920). Dennoch gibt es keine explizite kognitiv-behaviorale Tradition der Kinder- und Jugendlichentherapie. Ein Blick in verhaltenstherapeutische Standardliteratur zeigt, daß weder bei der Erforschung der Lerngesetze auf mögliche Unterschiede zwischen Kindern und Erwachsenen eingegangen wird, noch bei der Darstellung verhaltenstherapeutischer Methoden zwischen der Arbeit mit Kindern und mit Erwachsenen unterschieden wird.

Erst Ende der achtziger Jahre erschienen die ersten Lehrbücher, die sich aus vorwiegend verhaltenstherapeutischer Sicht ausschließlich mit der Therapie von Kindern und Jugendlichen beschäftigten („Frühdiagnostik und Frühtherapie", Brack, 1986; „Verhaltenstherapie mit Kindern und Jugendlichen", Ross & Petermann, 1987; „Handbuch Verhaltenstherapie und Verhaltensmedizin bei Kindern und Jugendlichen", Steinhausen & von Aster, 1993; „Lehrbuch der Klinischen Kinderpsychologie", Petermann, 1995; „Fallbuch der Klinischen Kinderpsychologie", Petermann, 1997; schließlich der vorliegende Band, 1999).

Folgerichtig gab es bis vor kurzem im gesamten deutschsprachigen Raum keine eigenständige verhaltenstherapeutisch orientierte Kinder- und Jugendlichen-Verhaltenstherapie-Ausbildung (Reiser, 1993). Fliegel (1991, S.6) unterstreicht dies in seiner Stellungnahme für den größten deutschen verhaltenstherapeutischen Fachverband – die „Deutsche Gesellschaft für Verhaltenstherapie" (DGVT) – zum „Forschungsgutachten zu Fragen eines Psychotherapeutengesetzes" (Meyer et al., 1991):

„Es ist zu begrüßen, daß im Gutachten darauf hingewiesen wird, daß ein spezieller Kinder- und Jugendlichen-Psychotherapeut nur im Rahmen der Psychoanalyse historische und aktuelle Bedeutung hat. Eine solche Trennung ist aus verhaltenstherapeutischer Sicht nicht sinnvoll. Im Rahmen verhaltenstherapeutisch orientierter Weiterbildungen werden entsprechende Kompetenzen auch für die Behandlung von Kindern und Jugendlichen vermittelt."

Lediglich um die Abrechnung von PsychologInnen mit Krankenkassen im Bereich der Behandlung von Kindern und Jugendlichen zu ermöglichen, boten einige verhaltenstherapeutisch orientierte Ausbildungsinstitute Zusatzausbildungen an, die nach dem Abschluß der eigentlichen therapeutischen Grundausbildung spezifische zusätzliche Kenntnisse vermitteln sollen. Die DGVT bot eine solche einjährige Zusatzausbildung erstmals 1997 an.

Da sich bei anderen therapeutischen Schulen das therapeutische Vorgehen bei Kindern *grundsätzlich* vom Vorgehen bei der Therapie Erwachsener unterscheidet, kam es dort viel früher zu eigenständigen Ausbildungen. Für die psychoanalytische Kindertherapie formulierte Anna Freud (1927/1983) die entscheidenden Unterschiede zur Erwachsenentherapie, etwa daß neben der Traumdeutung auch Tagträume und Zeichnungen gedeutet werden, daß die bei der Therapie Erwachsener zentrale Technik der freien Assoziation bei Kindern keine Anwendung finden könne und daß Kinder in der Therapiesituation keine Übertragungsneurose entwickeln. Andere Besonderheiten der psychoanalytischen Kindertherapie sieht Klein (1932/1987), die die spielerischen Handlungen der Kinder während des therapeutischen Kontaktes fortdauernd deutet. Bei der klientenzentrierten Therapie war es Axline (1947/1990), die die nondirektive Spieltherapie entwickelte, die sich zwar nicht bezüglich der therapeutischen Grundhaltung, wohl aber hinsichtlich des therapeutischen Vorgehens und Settings deutlich von der gesprächspsychotherapeutischen Arbeit mit Erwachsenen unterscheidet.

Bereits 1948 wurde in Berlin eine Psychagogen-Ausbildung für tiefenpsychologisch orientierte KindertherapeutInnen eingeführt, 1953 gründete sich dann die Vereinigung Deutscher Psychagogen, die sich 1975 in „Vereinigung analytischer Kinder- und Jugendlichenpsychotherapeuten" (VKJP) umbenannte. Eine Ausbildung in klientenzentrierter Kinderpsychotherapie wird – trotz der frühen Arbeiten von Axline und der darauf folgenden Auseinandersetzung mit deren Methode – erst seit 1989 von der „Gesellschaft für wissenschaftliche Gesprächspsychotherapie" (GwG) angeboten.

Der frühe Start psychoanalytisch orientierter Kindertherapieausbildungen und die Gründung eines entsprechenden Berufsverbandes hat dazu geführt, daß Psychotherapie mit Kindern und Jugendlichen weitgehend als analytisch geprägt wahrgenommen wird. Dies wurde auch bei der Arbeit am Psychotherapeutengesetz deutlich, denn zunächst waren ausschließlich tiefenpsychologisch orientierte VertreterInnen der Kinder- und Jugendlichenpsychotherapie in den in diesem Zusammenhang relevanten Gremien. So zeigte der erste Entwurf der als schulenübergreifend gedachten staatlichen Ausbildungs- und Prüfungsverordnung für Kinder- und JugendlichenpsychotherapeutInnen vom Juni 1998 noch deutliche Zeichen dieser Sichtweise, da einige Ausbildungsinhalte vorgesehen waren, die nur im Rahmen tiefenpsychologischer Konzepte von Bedeutung sind (z.B. die Arbeit mit Märchen, Träumen und Mythen). Durch die Interventionen u.a. der DGVT und des „Deutschen Fachverbandes für Verhaltenstherapie" (DVT) wurden diese schulenspezifischen Inhalte dann allerdings wieder aus dem staatlich vorgegebenen Rahmencurriculum herausgenommen.

Die zunehmende Differenzierung der Verhaltenstherapie, vor allem im Bereich der differentiellen Indikation spezifischer Methoden für bestimmte Probleme und

KlientInnen, aber auch die Beschäftigung mit den verschiedenen Wirkfaktoren von Psychotherapie hat dazu geführt, daß die spezifischen Bedingungen, die sich aus Entwicklungsstand und Lebensumfeld von Kindern und Jugendlichen ergeben, deutlicher berücksichtigt werden. Für den Bereich der Kinder- und Jugendlichen-Verhaltenstherapie ergeben sich verschiedene Besonderheiten (vgl. Borg-Laufs, 1999), z.B. in folgenden Bereichen:

- Ethik (Hungerige & Päßler, in diesem Band; Reiter-Theil, Eich & Reiter, 1993),
- Ablauf des therapeutischen Prozesses (Borg-Laufs & Hungerige, in diesem Band; Borg-Laufs, 1996; 1997),
- Spezifika des Beziehungs- und Motivationsaufbaus (Mackowiak, in diesem Band; Petermann, 1996),
- Entwicklungsabhängigkeit (Borg-Laufs & Trautner, in diesem Band),
- Diagnostik, Therapieplanung und Evaluation (Döpfner & Borg-Laufs, in diesem Band; Remschmidt & Schmidt, 1996),
- Einbezug anderer Personen in die Therapie, Wahl des Behandlungssettings (Schmelzer, in diesem Band; Schmelzer & Trips, 1995),
- Wirksamkeit bzw. Adaptationsnotwendigkeit einzelner therapeutischer Methoden (Döpfner, in diesem Band; Borg-Laufs, 1999).

Das ab dem 1.1.1999 gültige Psychotherapeutengesetz, das nach langen und mühsamen Diskussionsprozessen mit zwanzigjähriger Verspätung 1998 vom Deutschen Bundestag verabschiedet wurde, hat zu einer neuen politischen Situation geführt: Es wurde ein neues eigenständiges Berufsbild des/der Kinder- und JugendlichenpsychotherapeutIn geschaffen, zu dem neben Diplom-PsychologInnen und ÄrztInnen auch DiplompädagogInnen und DiplomsozialpädagogInnen Zugang haben. Diese neue Rahmenbedingung führt nun dazu, daß auch die VertreterInnen der Verhaltenstherapie eine entsprechende Ausbildungsmöglichkeit schaffen müssen – wenn sie das Feld nicht anderen therapeutischen Schulen überlassen wollen, was im Hinblick auf die nachgewiesene Wirksamkeit verhaltenstherapeutischer Methoden in der Kinder- und Jugendlichen-Verhaltenstherapie (vgl. Döpfner, in diesem Band) versorgungspolitisch unsinnig wäre.

Diese Erkenntnis führte Ende 1996 dazu, daß ein Arbeitskreis entstand, in dem die verhaltenstherapeutischen Fachverbände DGVT und DVT sowie die „Deutsche Gesellschaft für Psychologie" (DGPs) mit den Fachgruppen „Klinische Psychologie" und „Entwicklungspsychologie" und führende verbandsunabhängige VertreterInnen der Kinder- und Jugendlichen-Verhaltenstherapie zusammenkamen. Dieser Arbeitskreis setzte sich zum Ziel, einerseits politisch Einfluß zu nehmen und andererseits gemeinsame Standards für eine grundständige Kinder- und Jugendlichen-Verhaltenstherapie-Ausbildung zu erarbeiten.

Leider wurde dieser „Arbeitskreis Verhaltenstherapie mit Kindern und Jugendlichen" Anfang 1998 ohne nennenswerten Erfolg wieder aufgelöst, unter anderem, weil die Beteiligten teilweise unterschiedliche Ziele verfolgten und die Arbeit insgesamt durch die unterschiedlichen Interessen der Verbände nur schleppend voranging. Die DGVT, deren Ausbildungen schon immer verschiedenen Berufsgruppen offen standen, hatte sich zuvor schon entschlossen, in Zusammenarbeit mit der

FernUniversität Hagen ein Curriculum für eine eigenständige Grundausbildung für Kinder- und JugendlichenpsychotherapeutInnen zu erarbeiten. Auch einige der im DVT zusammengeschlossenen Institute entschlossen sich dann zu diesem Schritt.

2. Bausteine einer modernen verhaltenstherapeutisch orientierten Kinder- und Jugendlichentherapieausbildung

Die Ausbildung in Psychotherapie fand zunächst immer als „Meister-Lehrling"-Ausbildung statt (Kuhr, 1998), d.h. die Ausbildungswilligen wurden von den bekannten TherapeutInnen persönlich als Assistenten ausgebildet, da nach der Gründung neuer Therapieschulen zunächst kein „Ausbildungsapparat" und kein Curriculum zur Verfügung steht. Die Verhaltenstherapie als verhältnismäßig junge Therapieschule wird zur Zeit noch von vielen bekannten Persönlichkeiten geprägt, die nach heutigen Maßstäben aus dem eben genannten Grund gar keine „richtige" Ausbildung genossen haben. Dies gilt erst recht für die Verhaltenstherapie mit Kindern und Jugendlichen. Die erste curriculare Ausbildung in Verhaltenstherapie bot in Deutschland Anfang der siebziger Jahre die DGVT an, allerdings unterschied sich auch diese Ausbildungsform nach dem „Arbeitskreis-Modell" (das es bis heute in stark modifizierter Form gibt) sehr stark von den derzeit üblichen und erwarteten hochstrukturierten Ausbildungsgängen, wie sie die DGVT dann seit 1989 in Zusammenarbeit mit der FernUniversität Hagen durchführt und wie die von der Kassenärztlichen Bundesvereinigung (KBV) anerkannten VT-Institute sie ebenfalls in den 80er Jahren durchführten (vgl. Vogel, 1999). In der Ausbildung nach dem Arbeitskreis-Modell war selbstorganisiertes Lernen in Arbeitsgruppen das Haupt-Lernmodell. Den Ausbildungs-TeilnehmerInnen sollte die Gelegenheit gegeben werden, sich mit eigenen Schwerpunktsetzungen im Rahmen von festen Arbeitsgruppen zunächst ohne externe Anleitung, im Verlauf der Ausbildung dann auch unter Hinzuziehung von Fachleuten als SupervisorInnen, DozentInnen und SelbsterfahrungsanleiterInnen, mit verhaltenstherapeutischer Theorie und Methodik auseinanderzusetzen. Heute gilt eine stärkere Kontrolle und Strukturierung der Ausbildung als selbstverständliches Zeichen der Qualitätssicherung (vgl. auch Reimer, Schüler & Ströhm, 1998) in der psychotherapeutischen Ausbildung und durch die neue gesetzliche Grundlage (Psychotherapeutengesetz) ist dieser Zustand auch festgeschrieben.

Auch bei den aktuellen Ausbildungsangeboten setzt die DGVT – der bundesweit mit Abstand größte Anbieter verhaltenstherapeutischer Zusatzausbildungen – weiter auf regionale Arbeitsgruppen, in denen neben der Aufarbeitung der Inhalte der Lehrveranstaltungen kollegiale Supervision im Vordergrund steht. Dieses Prinzip sollte auch bei der Ausbildung für Kinder- und Jugendlichen-VerhaltenstherapeutInnen beibehalten werden. Didaktische Ausgangsüberlegungen bei der Konzipierung einer kognitiv-behavioral orientierten Ausbildung für Kinder- und Jugendlichentherapeutinnen und -therapeuten waren für die Autoren des vorliegenden Beitrages, Ausbildungsgruppen zu installieren, die ermöglichen sollten, über konkrete eigene Erinnerungen, Erfahrungen und Informationen gemeinsam die im Curriculum vorgesehenen Inhalte zu erarbeiten, zu erproben und zu lernen. Die DGVT-Arbeitsgruppe „Kinder- und Jugendlichenpsychotherapie" ging davon aus, daß Teilnehmerinnen und Teilnehmer einer solchen Gruppe über einen Fundus an persönlichen und beruflichen Erfahrungen verfügen, die sie sich im Lehr- und Lernprozeß zunutze machen können, d.h. auch in der Ausbildung soll ebenso selbstverständlich wie in der Therapie an den Ressourcen der AusbildungsteilnehmerInnen angesetzt werden.

Da sich nach dem neuen Psychotherapeutengesetz vermutlich Angehörige unterschiedlicher Berufsgruppen in der Ausbildung befinden werden, die in ihrem Studium mit unterschiedlichen Schwerpunktsetzungen und Betrachtungs- und Zugangsweisen vertraut gemacht wurden, soll auch dies in den Ausbildungsgruppen genutzt werden. So wird deutlich, daß sich das gleiche Problem u.U. auf verschiedene Weise lösen läßt. Auf diesem Hintergrund wird Multiprofessionalität in der Ausbildungsgruppe zur Bereicherung und nicht zum didaktischen Problem.

Bezüglich der Bedingungen verhaltenstherapeutischer Ausbildung explizieren Reimer, Schüler & Ströhm (1998) übersichtlich einige Punkte, die unter dem Blickwinkel einer angemessenen Struktur- und Prozeßqualität der Ausbildung von Bedeutung sind. Diese Punkte betreffen alle Aspekte der Ausbildung, etwa

- die Qualität der Lehrveranstaltungen (Vorabinformation der TeilnehmerInnen über Lernziele, rechtzeitige Verteilung vorbereitender Literatur, Präsentation des jeweiligen Themas auf dem neuesten wissenschaftlichen Stand, anschauliche Demonstrationen, Übungsmöglichkeiten für die TeilnehmerInnen usw.),
- die Qualifikation der DozentInnen, SupervisorInnen und PrüferInnen,
- die Auswahl und Durchführungsbedingungen der im Rahmen der Ausbildung durchzuführenden Therapien,
- die räumliche, materielle und personelle Ausstattung der Ausbildungsstätte,
- die Kooperation mit Kliniken und Hochschulen.

Die AutorInnen erwähnen allerdings auch die Anforderungen, die an die AusbildungsteilnehmerInnen gestellt werden müssen. Dies ist vor allem deswegen relevant, weil der Gleichheitsmythos bezüglich der Leistung von TherapeutInnen nicht aufrechterhalten werden kann: Unterschiedliche TherapeutInnenpersönlichkeiten führen zu unterschiedlichen Therapieergebnissen (Beutler, Machado & Neufeld, 1994; Luborsky, McLellan, Diguer, Woody & Seligman, 1997). Somit ist es durchaus nicht unwichtig, geeignete AusbildungsteilnehmerInnen anzunehmen und ungeeignete KandidatInnen nicht ohne weitere Anforderungen die Ausbildung absolvieren zu lassen. Auch der Umgang mit TeilnehmerInnen, bei denen sich erst in der Ausbildung Probleme zeigen, muß einem transparenten Modus unterliegen (vgl. z.B. Reimer, Schüler & Ströhm, 1998).

Es ist anzunehmen, daß die von Grawe (1994) postulierten Wirkfaktoren der Psychotherapie (vgl. auch Grawe, 1998) weitgehend auf die Therapie von Kindern und Jugendlichen übertragbar sind (Borg-Laufs, 1996, 1997). Daher müssen Kinder- und JugendlichenpsychotherapeutInnen im Laufe ihrer Ausbildung durch theoretischen Unterricht, Supervision, Selbsterfahrung und praktische Ausbildung lernen können, diese Wirkfaktoren (Ressourcenaktivierung, aktive Hilfe zur Problembewältigung, Problemaktualisierung und Klärung) in der Arbeit mit Kindern, Jugendlichen und deren Bezugspersonen zu verwirklichen (vgl. Abschnitt 4).

Klinisch tätige PsychologInnen fühlen sich durch ihr Studium ungenügend auf ihren Beruf vorbereitet und erleiden zu Beginn ihrer Tätigkeit einen „Praxisschock" (Künzel, 1988). Es lohnt sich also, einmal genauer hinzusehen, in welchen Bereichen PsychotherapeutInnen die meisten Probleme bei ihrem Beruf sehen und welche Bestandteile ihrer nach-universitären Ausbildung sie selbst als hilfreich in ihrer beruflichen Praxis erleben. Mit diesen Fragen haben sich Ambühl und Willutzki (o.J.) beschäftigt. Sie referieren einige Ergebnisse einer Studie, bei der 2376 PsychotherapeutInnen aus 15 Ländern differenziert zu ihrer beruflichen Entwicklung befragt wurden. Bei der Beurteilung häufiger typischer Schwierigkeiten im beruflichen Alltag schätzten die 392 in der Untersuchung befragten VerhaltenstherapeutInnen aus einer vorgegebenen Liste folgende Schwierigkeiten am höchsten ein:

1. Zweifel am therapeutischen Vorgehen,
2. Erleben von Machtlosigkeit,
3. wenig Vertrauen in therapeutische Fähigkeiten,
4. Gereiztheit gegenüber PatientInnen,
5. Energiemangel.

Die Ergebnisse der befragten VerhaltenstherapeutInnen wichen in dieser Frage kaum von den Ergebnissen von TherapeutInnen mit anderer Grundorientierung ab. Offensichtlich spielen Befürchtungen und negative Selbsteinschätzungen, die an Burnout-Beschreibungen erinnern, hierbei eine große Rolle (vgl. Künzel & Schulte, 1986). Kuhr (1998) zieht aus diesen und einigen ähnlichen Ergebnissen den Schluß, daß eine hohe psychische Belastbarkeit der TherapeutInnen und ein adäquater Umgang mit Mißerfolgen wesentliche Ziele der Ausbildung sein sollten.

Einen positiven Einfluß auf ihre berufliche Entwicklung schrieben die VerhaltenstherapeutInnen wiederum aus einer vorgegebenen Liste am ehesten folgenden Items zu:

1. Therapieerfahrung mit PatientInnen,
2. Supervision,
3. persönliche Lebenserfahrung,
4. kollegiale Unterstützung,
5. Kurs- und Seminarteilnahme.

Hier zeigten sich auch einige deutliche Unterschiede zu den psychoanalytisch orientierten KollegInnen, die z.B. der Eigentherapie den zweithöchsten Stellenwert zuordneten. Immerhin auf dem sechsten Platz landete das Item „Literaturstudium". Eigene Forschungstätigkeit erhielt den letzten Platz auf der Liste – woran deutlich wird, wie wenig das scientist-practitioner-Modell (vgl. Eifert & Lauterbach, 1995) verwirklicht wird. Veith, Buchbinder und Beelmann (1998) verglichen die Forschungsorientierung von PsychotherapeutInnen, die ihre psychotherapeutische Ausbildung in enger Anbindung an eine Universität absolvierten mit der Forschungsorientierung von PsychotherapeutInnen, die nicht-universitär ausgebildet wurden. Sie konnten zeigen, daß die TherapeutInnen mit einer universitär angebundenen Ausbildung aktuelle Forschungsergebnisse eher in ihre therapeutische Praxis einbeziehen als andere – allerdings bleibt offen, ob die höhere Forschungsorientierung das Ergebnis der Ausbildung ist, oder ob die TeilnehmerInnen mit hohem Interesse an Forschung eher solche Ausbildungen bevorzugen, die universitär angebunden sind.

2.1 Wesentliche Bestandteile einer Ausbildung für Kinder- und JugendlichenpsychotherapeutInnen

2.1.1 Grundlagenkenntnisse

Entsprechend den unterschiedlichen Ausbildungs- und Kenntnisständen von Teilnehmerinnen und Teilnehmern muß eine moderne Ausbildung vor Beginn oder in ihrer Anfangsphase garantieren, daß kognitiv-behaviorale Grundlagenkenntnisse (vgl. Merod, in diesem Band) erarbeitet werden. Wie und auf welche Weise entsprechende Kenntnisse vermittelt werden, hängt sicher auch von der Zusammensetzung der Ausbildungsgruppe in bezug auf ihre Grundberufe ab. Wichtig ist, daß das erarbeitete Wissen auch in der konkreten Ausgestaltung des weiteren Ausbildungsverlaufes immer wieder zur Anwendung kommt und so für Auszubildende und Ausbilder überprüfbar wird. Dazu ist es notwendig, daß die von verschiedenen DozentInnen durchgeführten Lehrveranstaltungen aufeinander abgestimmt werden, d.h., in zeitlich späteren Veranstaltungen soll auf das in früheren Seminaren, Vorlesungen oder Übungen vermittelte Wissen und Können aufgebaut werden.

2.1.2 Problemanalyse und altersspezifische Diagnostik

Eine sorgfältige und differenzierte Verhaltens- und Kognitionsanalyse ist die Grundlage für eine adäquate Therapieplanung. In der Arbeit mit Kindern und Jugendlichen sind deren Lebenskontexte und das Agieren der jeweiligen Bezugspersonen und dessen unmittelbare Auswirkung auf das Verhalten von Index-KlientInnen besonders zu berücksichtigen. Mehr als bei Erwachsenen bestehen hier Abhängigkeiten, die in Auswirkung und Nutzbarmachung Wirkung auf den therapeutischen Prozeß haben (vgl. Borg-Laufs & Hungerige, in diesem Band). Verhaltensanalysen aus den Perspektiven verschiedener Beteiligter zu erstellen, hat oft einen erhellenden Effekt.

Je nach Fragestellung und vorgetragenem Problem muß den künftigen Therapeutinnen und Therapeuten ein Entscheidungsinstrumentarium übermittelt werden, mit dessen Hilfe zu klären ist, auf welche Bereiche sich diagnostische Erhebungen erstrecken sollen und wie Diagnostik altersangemessen und zielführend geplant und durchgeführt werden kann (vgl. Döpfner & Borg-Laufs, in diesem Band). Vorrang sollten dabei problemfokussierende und lösungsorientierte Ansätze haben. Die Planung und Durchführung von Maßnahmen zur Therapiekontrolle (Evaluation) müssen nicht nur als Technik erlernt werden, vielmehr sollte die Ausbildung dazu führen, daß die TeilnehmerInnen die Evaluation therapeutischer Fortschritte als unabdingbaren Bestandteil der Therapieplanung und -durchführung verinnerlichen.

2.1.3 Entwicklungspsychologie und Entwicklungspsychopathologie

In der praktischen Tätigkeit von Kinder- und JugendlichenpsychotherapeutInnen werden häufig Kinder mit unklaren Entwicklungsauffälligkeiten vorgestellt. Manche von ihnen können schon auf eine Vielzahl von Fachkontakten mit widersprechenden Untersuchungsergebnissen und ebenso widersprechenden Behandlungsvorschlägen zurückblicken. Geht man davon aus, daß manche Auffälligkeit rechtzeitig behandelt werden muß, um bleibende Defizite zu vermeiden, kommt den Aspekten der Entwicklungspsychologie mit ihren unterschiedlichen Facetten eine hohe Bedeutung zu.

In psychotherapeutischen Praxen und Beratungsstellen ist es aufgrund der Regelmäßigkeit und Dauer der Termine eher als bei Regeluntersuchungen im ärztlichen Bereich möglich, entwicklungsbezogene Auffälligkeiten zu diagnostizieren. Gerade im Elementarbereich kann diesen Einrichtungen psychosozialer Versorgung in Kooperation mit medizinischen Diensten ein hoher Stellenwert zukommen. Deshalb sollten Kinder- und JugendlichenpsychotherapeutInnen über solide entwicklungspsychologischen Kenntnisse verfügen.

Das Wissen um altersspezifische Zuordnung von Störungsbildern ist der zweite Aspekt dieses Ausbildungsschwerpunktes. Künftige Therapeutinnen und Therapeuten sollten eine konkrete Vorstellung und differenzierte Kenntnisse von deren Verläufen und Ausdrucksformen und angemessenem therapeutischem Vorgehen haben. Schließlich ist auch entscheidend, daß Kinder- und JugendlichenpsychotherapeutInnen bei der Auswahl der therapeutischen Interventionen und bei der Art ihrer Durchführung den Entwicklungsstand ihrer KlientInnen angemessen berücksichtigen (vgl. Borg-Laufs & Trautner, in diesem Band).

2.1.4 Ressourcenorientierung

Kinder und jugendliche KlientInnen werden – meist schon auf Grund ihres Alters und ihrer Erziehungsbedürftigkeit – von Erwachsenen als Mängelwesen betrachtet. Der von ihnen vorgetragene Vorstellungsgrund verstärkt diese Sichtweise. Alle zu ihm oder ihr gehörenden Lebensäußerungen werden häufig mit Argwohn und Geringschätzung betrachtet und kommentiert. Der Fokus hat sich oft von einer ganzheitlich, positiv gestimmten Perspektive auf die akribische Suche nach Fehlern und Beweisen für das Negative gerichtet.

Einen jungen Menschen unter diesen Bedingungen in seiner Ganzheit – also gerade mit seinen positiven Anteilen – zu sehen, bereitet den unmittelbar Beteiligten große Mühe. Auch den meisten jungen Klientinnen und Klienten fällt es schwer, unter solchen Bedingungen eine positive Sichtweise der eigenen Person zu entwickeln, wird ihnen doch schon seit langer Zeit argumentativ nachgewiesen, daß sie gar nicht „gut" sein können.

Therapeutinnen und Therapeuten sollten im Rahmen der diagnostischen Phase ein wesentliches Augenmerk auf alle positiven Anteile in den Lebensäußerungen und -zusammenhängen des Kindes bzw. Jugendlichen richten. Im therapeutischen Prozeß des „Umlernens und -deutens" können diese Anteile den Beziehungsaufbau unterstützen sowie verstärkend und beschleunigend wirken. „Je mehr es dem Therapeuten gelingt, durch sein therapeutisches Angebot solche vorhandenen Ressourcen zu aktivieren, um so mehr wird sich der Patient in der Therapie in seinen positiven Möglichkeiten und seinen eignen Zielen und Werten gespiegelt sehen und entsprechend in seinem Selbst aufgewertet fühlen" (Grawe, 1998, S. 34). Diese ressourcenorientierte Sichtweise muß sich daher in den unterschiedlichen Ausbildungsbestandteilen auch regelmäßig wiederfinden, damit anhand der verschiedenen Problemstellungen jeweils deutlich wird, inwiefern die Berücksichtigung der je spezifischen Ressourcen der Kinder und Jugendlichen (aber auch der Eltern) im Therapieprozeß hilfreich sein kann.

2.1.5 Altersspezifische Methoden und Interventionen

Die Verhaltenstherapie mit Kindern und Jugendlichen entwickelt sich, was ihr methodisches und didaktisches Instrumentarium betrifft, zur Zeit rasant. Einige kreative Autoren und Autorinnen haben in den letzten Jahren für ihre Adressaten attraktive altersgemäße Materialien zum Einsatz in therapeutischen Prozessen entwickelt oder zusammengestellt (z.B. Lauth & Schlottke, 1995; Petermann & Petermann, 1996, 1997; Döpfner, Schürmann & Frölich, 1998).

Neben der Beziehungsgestaltung kommt der Art des Vorgehens und den verwendeten Materialien für Fortgang und Erfolg des therapeutischen Prozesses eine wichtige Bedeutung zu. Zwar können die meisten verhaltenstherapeutischen Methoden sowohl in der Arbeit mit erwachsenen KlientInnen als auch in der Arbeit mit Kindern angewandt werden, aber Rollenspiele, Desensibilisierungen, kognitive Umstrukturierungen und andere Interventionen werden im Rahmen der Arbeit mit Kindern auf andere Weise umgesetzt. Möglichkeiten der altersgemäßen Vermittlung von Kenntnissen und Fertigkeiten, des Weckens von Motivation und Interesse, des zielgerichteten Umgangs mit Arbeitsmaterialien (und deren Entwicklung), die klientenbezogen angemessene Form der Kommunikation sind wichtige Elemente für die Ausbildung von Kinder- und JugendlichentherapeutInnen – vielleicht die wichtigste überhaupt. Hier bedarf es in der Ausbildung des Trainings, der Selbst- und der Fremdreflexion.

2.1.6 Therapeutische und beraterische Arbeit im Klientenumfeld

Kinder- und JugendlichenpsychotherapeutInnen werden in ihrer Alltagspraxis oft Kindern und Jugendlichen begegnen, die als die Symptomträger pathogener sozialer Strukturen erscheinen. In Diagnostik und Therapieplanung wird die Frage zu bearbeiten sein, wie die im Lebenskontext des Kindes wichtigen Erwachsenen einzubeziehen sind. Konzeptuelle Möglichkeiten von Mischformen des Vorgehens (z.B. begleitende Beratung; Eltern/PädagogInnen etc. als Co-TherapeutInnen; alleinige Beratung der Eltern/PädagogInnen) sollten in der Ausbildung kennengelernt und erprobt werden (vgl. dazu z.B. Schmelzer, in diesem Band). Dazu sind Grundkenntnisse in der Gesprächsführung mit Erwachsenen im Rahmen der Ausbildung ebenso zu vermitteln wie konkrete Kenntnisse über die Durchführung von Elterntrainings und anderen umfeldzentrierten Maßnahmen.

2.1.7 Versorgungssysteme und Rahmenbedingungen

Die DGVT hat sich in den vergangenen Jahren gegen eine Sichtweise rein kurativer Psychotherapie ausgesprochen. Ihr ist es immer wichtig gewesen, Menschen in ihrem sozialen Bezugssystem zu sehen und sie nicht auf ein Patientensein zu reduzieren. Die Ausbildung von Kinder- und Jugendlichenpsychotherapeuten muß diese befähigen, den Bezugsrahmen ihrer Adressaten zu kennen und zu nutzen. Über das medizinische Versorgungssystem hinaus bedarf es der Vertrautheit mit Einrichtungen der Jugendhilfe und mit pädagogischen Einrichtungen (Schulen, Kindertageseinrichtungen, Heime), die die Symptomatik der KlientInnen und den therapeutischen Prozeß beeinflussen können.

2.1.8 Geschlechts- und kulturspezifische Besonderheiten

Sich in Lebenswelten von Jungen und Mädchen, männlichen und weiblichen Jugendlichen auszukennen erleichtert das Verständnis für deren Probleme. Geschlechtsspezifika ohne ideologische Überfrachtung akzeptieren zu können, ist oft Grundvoraussetzung für einen positiven therapeutischen Kontakt (vgl. Bormann & Meyer-Deters, in diesem Band).

Ebenso verhält es sich mit der Kenntnis um kulturspezifische und religiöse Hintergründe. Paradigmen zu kennen, sie nachvollziehen und dies jungen Klienten übermitteln zu können, erhöht in deren Augen menschliche und fachliche Kompetenz. Die Probleme der KlientInnen sind häufig nur vor deren kulturellem Hintergrund verständlich und auch die Auswahl therapeutischer Ziele und Methoden muß die kulturelle Eingebundenheit der KlientInnen und ihrer Familien berücksichtigen (vgl. Friese, in diesem Band).

2.1.9 Selbsterfahrung

Die Selbsterfahrung im Rahmen einer verhaltenstherapeutischen Ausbildung sollte die therapeutische Kompetenz erhöhen. Döring-Seipel, Schüler und Seipel (1995) schildern einige Kompetenzen, die zukünftige TherapeutInnen durch die Selbsterfahrung erlangen können. Wichtig für die emotional belastende psychotherapeutische Arbeit ist, daß PsychotherapeutInnen mit Überforderungssituationen umzugehen gelernt haben, „die zur Auslösung von emotionalen Basisprogrammen wie Flucht oder Angriff führen können" (ebd., S.139). Daher ist es wichtig, daß TherapeutInnen ihre eigenen Ressourcen entwickeln und weiter aufrechterhalten.

Darüber hinaus sollten Kinder- und JugendlichenpsychotherapeutInnen sich auch mit ihrer eigenen Kindheit und somit mit ihrer eigenen Lerngeschichte auseinandergesetzt haben. Selbsterfahrungseinheiten sind deshalb auch im staatlich vorgegebenen Rahmencurriculum vorgesehen. Neben der Beschäftigung mit eigenen Kindheitserfahrungen sind z.B. im Curriculum der DGVT-Ausbildung in Kinder- und Jugendlichenpsychotherapie auch die Auseinandersetzung mit der TherapeutInnen-Rolle, das Erkennen eigener Möglichkeiten und Grenzen sowie Erfahrungen in der Selbstmodifikation mittels verhaltenstherapeutischer Techniken vorgesehen (vgl. auch den Überblick über die möglichen Funktionen von Selbsterfahrung bei Laireiter & Elke, 1994).

Im Rahmen einer verhaltenstherapeutischen Ausbildung sollte die Selbsterfahrung zielorientiert sein (vgl. Schmelzer, 1994), d.h. die Selbsterfahrung sollte die therapeutische Berufsrolle in den Mittelpunkt stellen. Zimmer, Zimmer und Wagner (1994) betonen allerdings, daß TherapeutInnen im Rahmen der Selbsterfahrung auch Gelegenheit erhalten müssen, an den eigenen Lebensthemen zu arbeiten, da TherapeutInnen nur dann adäquat mit den Problemen ihrer KlientInnen umgehen können, wenn sie selber die in ihrer Biographie aufgetauchten Krisen und Lebensprobleme emotional bewältigt haben.

Insgesamt muß allerdings betont werden, daß die bisher gegebenen Hinweise zur Selbsterfahrung nur vorläufigen Charakter haben können, denn eine empirische Bestätigung der Wirkung von Selbsterfahrungsanteilen in der Ausbildung von PsychotherapeutInnen steht noch aus (Schmelzer, 1994). In einer Untersuchung von

Lieb (1998) wird immerhin deutlich, daß die AusbildungsteilnehmerInnen selber die Selbsterfahrungsanteile der Ausbildung positiv einschätzen (vgl. auch Zimmer & Zimmer, 1998).

2.1.10 Supervision

Die Rolle der Supervision im Rahmen einer therapeutischen Ausbildung ist hoch einzuschätzen – wenngleich auch zunächst, ähnlich wie bei der Selbsterfahrung, ohne empirischen Beleg für die Wirksamkeit der Ausbildungs-Supervision auf die therapeutischen Fähigkeiten der TeilnehmerInnen (vgl. Schmelzer, 1997). Es erscheint allerdings offensichtlich, daß die SupervisorInnen bessere Möglichkeiten als die DozentInnen haben, die tatsächlichen Fähigkeiten der AusbildungsteilnehmerInnen einzuschätzen und in geeigneter Form die individuell-berufliche Weiterentwicklung der TherapeutInnen zu fördern. Der wichtige Einfluß der Supervision wird auch von den TherapeutInnen selbst so gesehen (Ambühl & Willutzki, o.J.). Andererseits obliegt den SupervisorInnen damit gleichzeitig natürlich auch eine Kontrollfunktion zum Schutze der KlientInnen.

Interessant erscheinen im Rahmen der Ausbildung entwicklungsorientierte Supervisionsmodelle (vgl. im Überblick Willutzki, 1995), die die unterschiedliche Rolle der Supervision im Verlauf der Entwicklung von PsychotherapeutInnen betonen. Zwar sind diese Modelle nicht unumstritten und erscheinen empirisch angreifbar (ebd.), aber zumindest für die Entwicklung von therapeutischen „AnfängerInnen" geben sie plausible und für den Supervisionsprozeß hilfreiche Anregungen. Die Annahme einer anfänglich hohen (emotionalen) Abhängigkeit der SupervisandInnen von den SupervisorInnen, die später in einen verunsichernden (und möglicherweise auch konflikthaften) Autonomieprozeß übergeht, gibt allen Beteiligten die Möglichkeit, die Bedeutung des aktuellen Geschehens in der Supervision besser einzuschätzen. Weiterhin erscheint es sehr plausibel, daß AnfängerInnen zunächst einmal ein hohes Maß an Orientierung suchen und auf Sicherheit bei der Methodenauswahl und auf positive Rückmeldung angewiesen sind, während später andere, mehr den Beziehungs- und Prozeßaspekt der Therapien berührende Fragen im Vordergrund der Supervision stehen.

Insgesamt favorisieren wir das Modell der Selbstmanagement-Supervision (siehe ausführlich Schmelzer, 1997), bei der verhaltensnah, ziel- und lösungsorientiert und in einer fehlerfreundlichen Lernatmosphäre in kleinen Schritten unter Berücksichtigung der aktuellen Ergebnisse der Psychotherapie- (und Supervisions-)Forschung vorgegangen wird. Die Supervision dient dabei ausschließlich der Verbesserung der therapeutischen Fähigkeiten der SupervisandInnen in ihrem beruflichen Alltag.

3. Die staatliche „Ausbildungs- und Prüfungsverordnung für Kinder- und Jugendlichenpsychotherapeuten"

Wir befinden uns in einer Zeit des Umbruchs, kurz vor dem Erscheinen dieses Buches ist das Psychotherapeutengesetz in Kraft getreten und der Markt der Psychotherapieausbildung – auch im Bereich der Kinder- und Jugendlichenpsychotherapie – wird sich neu ordnen. Zum Zeitpunkt der Erstellung dieses Beitrages steht der Start verhaltenstherapeutisch orientierter Ausbildungen in Kinder- und Jugendlichenpsychotherapie kurz bevor. Die Ausbildungen, die zur Approbation als Kinder- und JugendlichenpsychotherapeutIn führen sollen, werden sich alle an der vom Bundesgesundheitsministerium erlassenen „Ausbildungs- und Prüfungsverordnung für Kinder- und Jugendlichenpsychotherapeuten (KJPsychTh-APrV)" orientieren müssen. Diese Ausbildungs- und Prüfungsverordnung wird hiermit in ihren Grundzügen (in der aktuell gültigen Fassung vom 18.12.1998) vorgestellt.

In § 1 der Ausbildungs- und Prüfungsverordnung (APrV) werden die Ziele der Ausbildung genannt (vgl. Kasten 1).

Kasten 1: *Auszug aus KJPsychTh-APrV vom 18.12.1998*

---

§ 1 Ziele und Gliederung

(1) Die Ausbildung der Kinder- und Jugendlichenpsychotherapeuten erfolgt auf der Grundlage von Ausbildungsplänen und erstreckt sich auf die Vermittlung von eingehenden Grundkenntnissen in wissenschaftlich anerkannten psychotherapeutischen Verfahren sowie auf eine vertiefte Ausbildung in einem dieser Verfahren. Sie ist auf der Grundlage des wissenschaftlichen Erkenntnisstandes praxisnah und patientenbezogen durchzuführen.

(2) Die Ausbildung hat den Ausbildungsteilnehmern insbesondere die Kenntnisse, Fähigkeiten und Fertigkeiten zu vermitteln, die erforderlich sind, um
1. in Diagnostik, Therapie und Rehabilitation von Störungen mit Krankheitswert, bei denen Psychotherapie im Kindes- und Jugendalter indiziert ist, und
2. bei der Therapie psychischer Ursachen, Begleiterscheinungen und Folgen von körperlichen Erkrankungen (...)

auf den wissenschaftlichen, geistigen und ethischen Grundlagen der Psychotherapie eigenverantwortlich und selbständig handeln zu können (Ausbildungsziel).

(3) Die Ausbildung umfaßt mindestens 4200 Stunden (...) Sie schließt mit Bestehen der staatlichen Prüfung ab.

In § 1 Abs. 1 wird somit beschrieben, daß die Grundausbildung sich nicht nur auf ein bestimmtes therapeutisches Verfahren beschränkt, sondern daß „Grundkenntnisse in wissenschaftlich anerkannten psychotherapeutischen Verfahren" vermittelt werden sollen. Erst in der (umfangreicheren) vertieften Ausbildung erfolgt die Konzentration auf ein bestimmtes Verfahren. Hier ist also ein vorsichtiger Schritt in

Richtung schulenübergreifender Therapieausbildung getan worden (vgl. Vogel, Borg-Laufs & Wagner, 1999). In Abs. 2 wird das Aufgabenspektrum der zukünftigen PsychotherapeutInnen umrissen. Es umfaßt nicht nur die Behandlung von psychischen Störungen, sondern auch die Behandlung von psychischen Ursachen, Begleiterscheinungen und Folgen von körperlichen Erkrankungen.

Die (mindestens) 4200 Stunden Ausbildungsumfang werden in den §§ 2-5 APrV näher beschrieben und in Kasten 2 zusammengefaßt dargestellt:

Kasten 2: *Anforderungen an die Ausbildung nach KJPsychTh-APrV vom 18.12.1998*

---

§ 2 Praktische Tätigkeit

Die praktische Tätigkeit umfaßt mindestens 1800 Stunden, die in Abschnitten von jeweils mindestens 3 Monaten abzuleisten sind. Davon müssen abgeleistet werden:

- 1200 Stunden in einer kinder- und jugendpsychiatrischen klinischen Einrichtung (600 Stunden davon ersatzweise auch in einer kinder- und jugendpsychiartrischen ambulanten Einrichtung). In dieser Zeit muß der Weiterbildungsteilnehmer an der Diagnostik und Behandlung von mindestens 30 Kindern und Jugendlichen beteiligt unter Einbeziehung der bedeutsamen Beziehungspersonen beteiligt gewesen sein.
- 600 Stunden in einer vom Sozialversicherungsträger anerkannten Einrichtung der psychotherapeutischen oder psychosomatischen Versorgung von Kindern und Jugendlichen, in der Praxis eines psychotherapeutisch arbeitenden Arztes mit Weiterbildung in Kinder- und Jugendpsychotherapie, eines Kinder- und Jugendlichenpsychotherapeuten oder eines Psychologischen Psychotherapeuten, der überwiegend Kinder und Jugendliche behandelt.

§ 3 Theoretische Ausbildung

600 Stunden Theorievermittlung durch

- Vorlesungen,
- Seminare (vertiefende und anwendungsbezogene Erörterung psychologischer, psychopathologischer und medizinischer Zusammenhänge),
- praktische Übungen (Falldarstellungen, Behandlungstechniken).

§ 4 Praktische Ausbildung

Erwerb und Vertiefung der Kenntnisse und praktischen Kompetenzen bei der Behandlung von Patienten mit Krankheiten mit Störungswert im Rahmen der vertieften Ausbildung. Durchgeführt werden müssen insgesamt 600 Behandlungsstunden unter Supervision mit mindestens sechs Patientenbehandlungen. Sechs unter Supervision durchgeführte Behandlungen müssen dokumentiert werden. Die Supervision umfaßt mindestens 150 Stunden, davon wiederum mindestens 50 Stunden in Einzelsupervision.

§ 5 Selbsterfahrung

120 Stunden Reflexion oder Modifikation persönlicher Voraussetzungen für das therapeutische Erleben und Handeln im Rahmen der vertieften Ausbildung.

Während die praktische Tätigkeit (§ 2) lediglich dem Erwerb praktischer Erfahrungen unter Anleitung dient, ist die praktische Ausbildung (§ 4) als Teil der vertieften Ausbildung wesentlich anspruchsvoller. Die AusbildungsteilnehmerInnen müssen hier – angeleitet durch erfahrene SupervisorInnen – eigenständig Therapien durchführen.

Die Zusammenrechnung der Mindeststunden der einzelnen Ausbildungsteile (praktische Tätigkeit, Theorie, praktische Ausbildung, Supervision, Selbsterfahrung) ergibt erst eine Gesamtzahl von 3270 Stunden. Die Differenz zur geforderten Gesamtstundenzahl wird von den verschiedenen Ausbildungsanbietern noch mit ergänzenden Angeboten ausgefüllt werden müssen. Im Curriculum der DGVT sind hier etwa angeleitete Arbeitsgemeinschaften vorgesehen, in denen die Ausbildungsinhalte weiter vertieft werden.

Die Inhalte der theoretischen Ausbildung sind in einem zur Ausbildungs- und Prüfungsverordnung gehörenden Rahmencurriculum bereits grob umrissen (siehe Kasten 3).

Kasten 3: *Rahmencurriculum der theoretischen Ausbildung (KJPsychTh-AprV vom 18.12.1998*

A. Grundkenntnisse (200 Stunden)

1. Entwicklungs-, sozial-, persönlichkeits- und neuropsychologische Grundlagen normalen und abweichenden Verhaltens im Kindes- und Jugendlichenalter.
2. Konzepte über die Entstehung, Aufrechterhaltung und den Verlauf psychischer und psychisch mitbedingter Erkrankungen im Kindes- und Jugendlichenalter.
2.1 Allgemeine und spezielle Krankheitslehren von Störungen mit Krankheitswert, bei denen Psycho-therapie indiziert ist, unter Berücksichtigung der wissenschaftlich anerkannten Verfahren.
2.2 Psychosomatische Krankheitslehre.
2.3 Kinder- und jugendpsychiatrische Krankheitslehre,
Psychiatrische Krankheitslehre verschiedener Altersgruppen.
3. Methoden und Erkenntnisse der Psychotherapieforschung unter Berücksichtigung der Erkenntnisse der Säuglings- und Kleinkindforschung.
4. Diagnostik und Differentialdiagnostik einschließlich Testverfahren zur Abgrenzung verschiedener Störungen mit Krankheitswert, bei denen Psychotherapie indiziert ist, psychosozial- und entwicklungsbedingter Krisen sowie körperlich begründbarer Störungen bei Kindern und Jugendlichen.
5. Besondere entwicklungs- und geschlechtsspezifische Aspekte der Persönlichkeit, der Psychopathologie und der Methodik der Psychotherapie verschiedener Altersgruppen.
6. Intra- und interpersonelle Aspekte psychischer und psychisch mitbedingter Störungen in Paarbeziehungen, Familien und Gruppen.
7. Prävention und Rehabilitation.
8. Medizinische und pharmakologische Grundkenntnisse für Kinder- und Jugendlichenpsychotherapeuten.

9. Methoden und differentielle Indikationsstellung wissenschaftlich anerkannter psychotherapeutischer Verfahren.
10. Dokumentation und Evaluation von psychotherapeutischen Behandlungsverläufen.
11. Berufsethik und Berufsrecht,
medizinische und psychosoziale Versorgungssysteme,
Organisationsstrukturen des Arbeitsfeldes,
Kooperation mit Ärzten und anderen Berufsgruppen.
12. Geschichte der Psychotherapie.

B. Vertiefte Ausbildung (400 Stunden)
1. Theorie und Praxis der Diagnostik, insbesondere Anamnese, Indikationsstellung und Prognose, Fallkonzeptualisierung und Behandlungsplanung bei Kindern und Jugendlichen unter Einbeziehung der bedeutsamen Beziehungspersonen.
2. Rahmenbedingungen der Psychotherapie, Behandlungssetting, Einleitung und Beendigung der Behandlung insbesondere im Hinblick auf bestehende Abhängigkeit von Beziehungspersonen.
3. Therapiemotivation und Widerstand des Kindes oder Jugendlichen und seiner bedeutsamen Beziehungspersonen, Entscheidungsprozesse des Therapeuten, Dynamik der Beziehungen zwischen dem Therapeuten und dem Kind oder Jugendlichen sowie seinen Eltern oder anderen bedeutsamen Beziehungspersonen im psychotherapeutischen Behandlungsprozeß.
4. Behandlungskonzepte und -techniken sowie deren Anwendung in der Kinder- und Jugendlichenpsychotherapie.
5. Behandlungstechniken bei Kurz- und Langzeittherapie von Kindern und Jugendlichen und den bedeutsamen Beziehungspersonen.
6. Krisenintervention bei Kindern und Jugendlichen und den bedeutsamen Beziehungspersonen.
7. Gesprächsführung mit den Beziehungspersonen des Kindes oder Jugendlichen im Hinblick auf deren psychische Beteiligung an der Erkrankung und im Hinblick auf deren Bedeutung für die Herstellung und Wiederherstellung des Rahmens der Psychotherapie des Patienten.
8. Einführung in die Säuglingsbeobachtung und in den Umgang mit Störungen der frühen Vater-Mutter-Kind-Beziehung.

Innerhalb dieses Rahmencurriculums bestehen viele Möglichkeiten der konkreten Gestaltung. Beispielsweise repräsentieren die Punkte B4 und B5 der vertieften Ausbildung das ganze Spektrum verhaltenstherapeutischer Interventionen bei den verschiedensten Störungsbildern und umfaßt quantitativ den Hauptteil der vertieften Ausbildung. Selbstverständlich tat der Gesetzgeber gut daran, solche Inhalte nicht näher zu spezifizieren, die aufgrund wechselnder wissenschaftlicher Erkenntnisse auf konkreter Ebene immer wieder überprüft und neu gestaltet werden müssen.

Ein entscheidender Punkt für eine gelungene Ausbildung dürfte es sein, daß die einzelnen Ausbildungsbestandteile gut aufeinander abgestimmt werden. D. h. zum Beispiel, daß

- die SupervisorInnen und PraxisanleiterInnen über die aktuellen Inhalte der theoretischen Ausbildung informiert sind und bereit sind, ihre Tätigkeit z. T. auf diese Inhalte abzustimmen,
- die DozentInnen der Theorieseminare über vorausgegangene und nachfolgende Lehrveranstaltungen informiert sind und bereit sind, ihre Lehrtätigkeiten an die jeweiligen Erfordernisse der Ausbildungsgruppe anzupassen.

4. Ausblick

Die eigenständige Ausbildung zum Kinder- und Jugendlichenpsychotherapeuten mit kognitiv-behavioraler Ausrichtung steht erst noch am Anfang, ebenso wie bei der Ausbildung zum Psychologischen oder Ärztlichen Psychotherapeuten sind hier im Laufe der Zeit weitere Fortschreibungen notwendig, um hohen Qualitätsstandards zu genügen. Sulz (1998) schlägt vor, die Ausbildung zum Psychotherapeuten als eigenständigen Studiengang zu etablieren, da sowohl das medizinische als auch das psychologische Studium spezifische Defizite aufweisen würden und zukünftige PsychotherapeutInnen in den Grundstudien vieles lernen müssen, was sie im psychotherapeutischen Beruf nicht mehr benötigen. Insbesondere kritisiert er die medizinische Ausbildung als zu theoriefern und die psychologische Ausbildung als zu praxisfern. Analog könnte dies ebenso für die Ausbildung in Kinder- und Jugendlichenpsychotherapie in Erwägung gezogen werden: Auch das Erlernen eines pädagogischen Grundberufes als Einstiegsvoraussetzung für die Qualifikation als Kinder- und JugendlichenpsychotherapeutIn kann als wenig sinnvoller Umweg erachtet werden. Allerdings muß zumindest für die Verhaltenstherapie auch festgehalten werden, daß sie sich in vielen Bereichen auf die psychologische Grundlagenforschung bezieht (siehe verschiedene Beiträge dieses Bandes). Insofern bietet das Psychologiestudium für eine Therapieausbildung (ob nun für Erwachsene oder für Kinder und Jugendliche) sicherlich in bezug auf die theoretischen Inhalte bislang mehr Fundamente als ein medizinisches oder (sozial-)pädagogisches Studium.

Die Überlegungen von Grawe (1998) zu einer in der Grundlagenwissenschaft Psychologie verankerten Psychotherapie bieten für die von ihrer jeweiligen Therapieschule geprägten PsychotherapeutInnen z. T. erstaunliche neue Erkenntnisse und Integrationsmöglichkeiten der aus der Praxis stammenden Erfahrungen mit wissenschaftlichen Erkenntnissen. Auch diese Überlegungen können auf die Therapie mit Kindern und Jugendlichen übertragen werden und müßten einige Folgen auch für die Ausbildung von Kinder- und JugendlichenpsychotherapeutInnen haben. Grawe (ebd., S. 693ff.) sieht denn auch einige Kompetenzen, die gute TherapeutInnen im Laufe ihrer Ausbildung erwerben sollten, und es ist für die Zukunft sicherlich wünschenswert, die Entwicklung dieser Kompetenzen bei der Ausbildungskonzeption im Auge zu behalten. So sollten Therapeuten demnach (1) „ressourcenorientiert" und (2) „prozeßorientiert wahrnehmen, denken und handeln lernen", (3) „Beziehungs-" und (4) „Störungsexperten werden", (5) „Experten für die motivationale Dynamik des psychischen Geschehens werden", sie sollten (6) „bewältigungs- und klärungsorientiert intervenieren können" und sie sollten (7) „die Möglichkeiten verschiedener interpersonaler Settings nutzen lernen". Darüber hinaus sollen sie lernen, (8) „ihr Vorgehen aus einem Fallverständnis abzuleiten und zu begründen" sowie (9) „mehrdimensional wahrnehmen, denken und handeln lernen".

Es ist davon auszugehen, daß viele der von Grawe aufgeführten Kompetenzen in verhaltenstherapeutischen Ausbildungsgängen – z.B. in der von den Autoren mitgestalteten Ausbildung der DGVT – berücksichtigt werden, z.B. die (1) Ressourcen- und die (2) Prozeßperspektive (vgl. Borg-Laufs & Hungerige, in diesem Band), selbstverständlich die (4) Störungsperspektive und auch die Nutzung verschiedener therapeutischer Settings (7). Die Wichtigkeit der aktiven Gestaltung der therapeutischen Beziehung (4) ist auch in der Verhaltenstherapie schon lange von hoher Bedeutung (vgl. Mackowiak, in diesem Band) und die Ableitung therapeutischer Interventionen aus einer individualisierten Fallperspektive (8) ist für die Verhaltenstherapie geradezu konstitutiv (vgl. Döpfner & Borg-Laufs, in diesem Band). Dennoch ist nicht zu leugnen, daß die verhaltenstherapeutische Grundorientierung vielleicht die Klärungsperspektive (6) zu wenig betont und die motivationale Dynamik (5) im therapeutischen Geschehen zu wenig berücksichtigt (vgl. aber Mackowiak, in diesem Band). Da dieses Gebiet frühzeitig von tiefenpsychologischen Ideen „besetzt" war, hat sich Verhaltenstherapie in Abgrenzung von der Tiefenpsychologie um unbewußte Motive kaum gekümmert, obwohl die Motivationspsychologie, wie Grawe (ebd.) überzeugend darlegt, für die Psychotherapie von höchster Bedeutung ist. Es könnte also durchaus eine Aufgabe für die weitere konzeptuelle Entwicklung der Ausbildung in Kinder- und Jugendlichenpsychotherapie sein, auf der Grundlage empirischer Forschung wichtige Konzepte wieder in die empirisch fundierte Psychotherapie – und als solche versteht sich ja die Verhaltenstherapie – zu integrieren, die aufgrund der Psychotherapiegeschichte zunächst ausgeklammert wurden.

Literatur

Ambühl, H. & Willutzki, U. (o.J.) *Was brauchen PsychotherapeutInnen mit behavioral-kognitivem Hintergrund für eine Ausbildung?* Psychol. Institut der Universität Bern: Unveröffentlichtes Typoskript.

Axline, V.M. (1990). *Kinder-Spieltherapie im nicht-direktiven Verfahren* (7te Auflage. im Original 1947: Play therapy). München: Reinhardt.

Beutler, L.E., Machado, P.P.P. & Neufeld, S.A. (1994). Therapist variables. In A.E. Bergin & S.L. Garfield (Hrsg.), *Handbook of psychotherapy and behavior change* (S. 229-269). New York: Wiley.

Borg-Laufs, M. (1996). *Das Training mit aggressiven Kindern aus der Perspektive der Selbstmanagementtherapie. Eine Praxisstudie.* Frankfurt: Lang.

Borg-Laufs, M. (1997). Der Selbstmanagementprozeß in der Kinderpsychotherapie. *Verhaltenstherapie und psychosoziale Praxis, 29,* 199-212.

Borg-Laufs, M. (1999). Verhaltenstherapie mit Kindern und Jugendlichen: Grundlagen, Methoden, Entwicklungen. In H. Reinecker unter Mitarbeit von M. Borg-Laufs, U. Ehlert, D. Schulte, H. Sorgatz & H. Vogel, *Lehrbuch der Verhaltenstherapie.* Tübingen: dgvt-Verlag.

Brack, U.B. (1986). *Frühdiagnostik und Frühtherapie.* Weinheim: PVU.

Bundesministerium für Gesundheit (1998). Ausbildungs- und Prüfungsverordnung für Kinder- und Jugendlichenpsychotherapeuten (KJPsychTh-APrV) vom 18. Dezember 1998. *Bundesgesetzblatt, Teil I, Nr. 38*, 3761-3771.

Döpfner, M. Schürmann, P. & Frölich, J. (1998). *Therapieprogramm für Kinder mit hyperkinetischem und oppositionellem Problemverhalten – THOP.* Weinheim: PVU.

Döring-Seipel, E., Schüler, P. & Seipel, K.H. (1995). Selbsterfahrung für Verhaltenstherapeuten: Konzept eines Trainings zielorientierter Selbstreflexion: Erste Erfahrungen. *Verhaltenstherpie, 5, 138-148.*

Eifert, G.H. & Lauterbach, W. (1995). Das Wissenschaftler-Praktiker Modell zur Ausbildung von Klinischen Psychologen/Psychotherapeuten: Erfahrungen und Vorschläge aus amerikanischer Sicht. *Zeitschrift für Klinische Psychologie, 24*, 209-215.

Fliegel, S. (1991). Stellungnahme zum Forschungsgutachten zu Fragen eines Psychotherapeutengesetzes. In A.E. Meyer, R. Richter, K. Grawe, J.-M. Graf v.d. Schulenburg, B. Schulte, *Forschungsgutachten zu Fragen eines Psychotherapeutengesetzes.* (Anhang). Hamburg: Universitätskrankenhaus Eppendorf.

Freud, A. (1983). *Einführung in die Technik der Kinderanalyse.* Frankfurt a.M.: Fischer.

Grawe, K. (1994). Psychotherapie ohne Grenzen. Von den Therapieschulen zur Allgemeinen Psychotherapie. *Verhaltenstherapie & psychosoziale Praxis, 26*, 357-370.

Grawe, K. (1998*). Psychologische Therapie.* Göttingen: Hogrefe.

Jones, M.C. (1924). The elimination of children´s fears. *Journal of Exp. Psychology, 7*, 383-390.

Klein, M. (1987). *Die Psychoanalyse des Kindes.* Frankfurt a.M.: Fischer. (Original: 1932).

Künzel, R. (1988). Praxisschock. Der Sprung ins Wasser des Berufslebens. *Vortrag auf dem Kongreß für Klinische Psychologie und Psychotherapie der DGVT in Berlin, 21.-26.2.1988.*

Künzel, R. & Schulte, D. (1986). „Burn-out" und Praxisschock Klinischer Psychologen. *Zeitschrift für Klinische Psyhologie, 15*, 303-320.

Kuhr, A. (1998). Einige Überlegungen zu den empirischen Grundlagen für Qualitätsstandards in der Psychotherapie-Ausbildung. In A.R. Laireiter & H. Vogel (Hrsg.). *Qualitätssicherung in der Psychotherapie und psychosozialen Versorgung* (S. 595-620). Tübingen: dgvt-Verlag.

Laireiter, A.R. & Elke, G. (1994). Zur Bedeutung von Selbsterfahrung für die Verhaltenstherapie: Einleitung und Überblick. In A.R. Laireiter & G. Elke (Hrsg.), *Selbsterfahrung in der Verhaltenstherapie. Konzepte und praktische Erfahrungen* (S. 1-16). Tübingen: dgvt-Verlag.

Lauth, G. & Schlottke, F.P. (1995). *Training mit aufmerksamkeitsgestörten Kindern.* Weinheim: PVU.

Lieb, H. (1998). Veränderung und Wirkvariablen in der Selbsterfahrung aus Sicht der Teilnehmer: Resultate einer Evaluationsstudie. *Verhaltenstherapie, 8*, 270-278.

Luborsky, L., McLellan, A.T., Diguer, L., Woody, G. & Seligman, D.A. (1997). The psychotherapist matters: comparison of outcomes across twenty-two therapists and seven patient samples. *Clinical Psychology, 4*, 53-65.

Meyer, A.E., Richter, R., Grawe, K., Graf v.d. Schulenburg, J.-M. &Schulte, B. (1991). *Forschungsgutachten zu Fragen eines Psychotherapeutengesetzes.* Hamburg: Universitätskrankenhaus Eppendorf.

Petermann, F. (Hrsg.) (1995). *Lehrbuch der Klinischen Kinderpsychologie.* Göttingen: Hogrefe.

Petermann, F. (1996). *Psychologie des Vertrauens* (3te Auflage). Göttingen: Hogrefe.

Petermann, F. (Hrsg.) (1997). *Fallbuch der Klinischen Kinderpsychologie.* Göttingen: Hogrefe.

Petermann, F. & Petermann, U. (1997). *Training mit aggressiven Kindern.* Weinheim: PVU.

Petermann, U. & Petermann, F. (1996). *Training mit sozial unsicheren Kindern.* Weinheim: PVU.

Reimer, M., Schüler, P. & Ströhm, W. (1998). Qualitätssicherung in der Verhaltenstherapie-Ausbildung. In A.R. Laireiter & H. Vogel (Hrsg.), *Qualitätssicherung in der Psychotherapie und psychosozialen Versorgung,* (S. 621-646). Tübingen: dgvt-Verlag.

Reiser, C. (1993). *Die kinder- und jugendpsychotherapeutische Ausbildung.* München: Reinhardt.

Reiter-Theil, S., Eich, H. & Reiter, L. (1993). Der ethische Status des Kindes in der Familien- und Kinderpsychotherapie. *Praxis der Kinderpsychologie und Kinderpsychiatrie, 42,* 14-20.

Remschmidt, H. & Schmidt, M.H. (1996). *Multiaxiales Klassifikationsschema für psychische Störungen des Kindes- und Jugendalters nach ICD-10 der WHO* (3te, rev. Auflage). Bern: Huber.

Ross, A.O. & Petermann, F. (1987). *Verhaltenstherapie mit Kindern und Jugendlichen.* Stuttgart: Hippokrates.

Schmelzer, D. (1994). Berufszentrierte Selbsterfahrung: Das Konzept der „Zielorientierten Selbstreflexion". In A.R. Laireiter & G. Elke (Hrsg.), *Selbsterfahrung in der Verhaltenstherapie. Konzepte und praktische Erfahrungen* (S. 45-56). Tübingen: dgvt-Verlag.

Schmelzer, D. (1997). *Verhaltenstherapeutische Supervision.* Göttingen: Hogrefe.

Schmelzer, D. & Trips, M. (1995). Der Selbstmanagement-Ansatz als grundlegendes Arbeitsmodell einer Erziehungsberatungsstelle. In H. Reinecker & D. Schmelzer (Hrsg.), *Verhaltenstherapie, Selbstregulation, Selbstmanagement* (S. 379-404). Göttingen: Hogrefe.

Steinhausen, H.-C. & von Aster, M. (Hrsg.) (1993). *Handbuch Verhaltenstherapie und Verhaltensmedizin bei Kindern und Jugendlichen.* Weinheim: Beltz.

Sulz, S.K.D. (1998). Qualitätskriterien der Psychotherapie-Ausbildung. *Psychotherapie, 3,* 8-15.

Veith, A., Buchbinder, C. & Beelmann, A. (1998). Forschungsorientierung in der psychotherapeutischen Weiterbildung und Praxis. *Verhaltenstherapie, 8,* 263-269.

Vogel, H. (1999). Aus- und Weiterbildung. In H. Reinecker unter Mitarbeit von M. Borg-Laufs, U. Ehlert, D. Schulte, H. Sorgatz & H. Vogel, *Lehrbuch der Verhaltenstherapie* (S.485-497). Tübingen: dgvt-Verlag.

Vogel, H., Borg-Laufs, M. & Wagner, R. (1999). Von der Richtlinienpsychotherapie zur wissenschaftlichen Psychotherapie – eine Chance für die ambulante Versorgung in Deutschland?! *Verhaltenstherapie & psychosoziale Praxis, 31,* 145-150.

Watson, J.B. & Rayner, R. (1920). Conditioned emotional reactions. *Journal of Experimental Psychology, 3,* 1-14.

Willutzki, U. (1995). NovizInnen und erfahrene TherapeutInnen: Brauchen alle dieselbe Supervisionsform? *Verhaltenstherapie & psychosoziale Praxis, 27,* 419-437.

Zimmer, D. & Zimmer, F.T. (1998). Wie hilfreich sind die Bausteine einer Verhaltenstherapie-Weiterbildung? *Verhaltenstherapie, 8,* 254-257.

Zimmer, F.T., Zimmer, D. & Wagner, W. (1994). Selbsterfahrung in der verhaltenstherapeutischen Weiterbildung. In A.R. Laireiter & G. Elke (Hrsg.), *Selbsterfahrung in der Verhaltenstherapie. Konzepte und praktische Erfahrungen* (S. 17-44). Tübingen: dgvt-Verlag.

Finale

Die Entstehung und Behandlung von Kindheit[1,2,3]

Jordan W. Schnuller

Kindheit ist ein Syndrom, das erst vor kurzem die ernsthafte Beachtung klinischer Psychologen fand. Das Syndrom selbst existiert jedoch nicht erst seit kurzem. Schon im 8. Jh. erwähnt der persische Historiker Kidnom „kleine, lärmende Kreaturen" die durchaus das gewesen sein mögen was wir heute „Kinder" nennen. Die Behandlung von Kindern blieb jedoch unbekannt bis zu diesem Jahrhundert, in dem sogenannte „Kinderpsychologen" und „Kinderpsychiater" üblich wurden. Dieser Geschichte der Vernachlässigung durch die klinische Forschung zum Trotz existieren Schätzungen, wonach mindestens die Hälfte aller heute lebenden Amerikaner direkte Erfahrungen mit Kindheit gemacht hat (Suess, 1983). Wahrscheinlich liegen die wirklichen Zahlen weitaus höher, da die genannten Daten auf Selbsteinschätzungen basieren, die Einflüssen der sozialen Erwünschtheit und retrospektiven Verzerrungen unterliegen.

Die wachsende Bereitschaft, Kindheit als spezielles Krankheitsbild anzuerkennen, zeigt sich in dem Vorschlag, das Syndrom in die demnächst erscheinende 4. Auflage des ‚Diagnostischen und Statistischen Manuals Psychischer Störungen' der Amerikanischen Psychiatrischen Gesellschaft (1985) aufzunehmen. Die klinischen Experten konnten sich bislang noch nicht endgültig über die signifikanten Merkmale von Kindheit einigen, das geplante DSM-IV wird jedoch ziemlich sicher folgende Hauptmerkmale enthalten:

1. Beginn mit der Geburt
2. Zwergwuchs
3. emotionale Unausgeglichenheit und Unreife
4. Wissensdefizite
5. Spinatphobie

Klinische Charakteristika von Kindheit

Obwohl sich dieser Artikel auf die Effizienz der konventionellen Behandlung von Kindheit konzentriert, sollen für Leser, die mit dieser Patientenpopulation nicht vertraut sind, die entscheidenden klinischen Merkmale dargelegt werden.

---

[1] Der Autor möchte allen kleinen Leuten seinen Dank aussprechen.
[2] Diese Untersuchung wurde u. a. von KABA gefördert.
[3] Mit freundlicher Genehmigung des Wolfgang Krüger Verlags, Frankfurt, dem *Journal für Seelische Radschläge* (1988, S. 3-6) entnommen.

Beginn mit der Geburt

In einem der seltenen Überblicksartikel über Kindheit bemerkt Temple-Black (1982), daß Kindheit meist von Geburt an vorhanden ist, obwohl sie jahrelang unentdeckt bleiben oder gar für immer im subklinischen Bereich verharren kann. Diese Beobachtung führte zu verschiedenen Spekulationen über den möglichen Beitrag biologischer Faktoren zu Kindheit. So hat ein Psychologe in Aussicht gestellt, daß „wir bald in der Lage sein werden, organische Kindheit von funktionaler Kindheit zu unterscheiden" (Rogers, 1979).

Zwergwuchs

Das ist mit Sicherheit das vertrauteste klinische Merkmal von Kindheit; Kinder sind, physikalisch gesehen, kurz im Vergleich mit der Gesamtpopulation. Die klinische Erfahrung weist in der Tat darauf hin, daß die Behandlung des sogenannten „Kleinkindes" („Knirps") besonders schwierig ist. Nachgewiesenermaßen demonstrieren diese Kinder ein äußerst infantiles Verhalten und zeigen einen geradezu bestürzenden Mangel an Einsicht (Tom & Jerry, 1967).

Emotionale Unausgeglichenheit und Unreife

Dieser Aspekt der Kindheit allein begründet oft die klinische Diagnose. Aus diesem Grunde werden zahlreiche ansonsten völlig normale Erwachsene als Kinder fehldiagnostiziert und müssen das unnötige soziale Stigma tragen, von professionellen Helfern und Freunden gleichermaßen als „Kind" etikettiert zu werden.

Wissensdefizite

Während die meisten Kinder mit ihrem IQ im Bereich des Normalen oder sogar darüber liegen, zeigen fast alle von ihnen Wissensdefizite. Wer je ein wirkliches Kind gekannt hat, weiß, wie frustrierend jegliche Diskussion mit ihm verläuft, die auch nur ein bißchen Allgemeinbildung voraussetzt. Kinder scheinen über die Welt, in der sie leben, wenig zu wissen. Politik, Kunst und Wissenschaft – Kinder sind Ignoranten. Vielleicht begründet diese Ignoranz die nichtsdestoweniger traurige Tatsache, daß die meisten Kinder außer anderen Kindern wenig Freunde haben.

Spinatphobie

Dieses letzte identifizierende Merkmal ist wahrscheinlich das überraschendste. Die Volksweisheit wird durch wissenschaftliche Beobachtung bestätigt – Kinder verschmähen Spinat im Regelfall (für eine Literaturübersicht siehe Popeye, 1957).

Ursachen für Kindheit

Was können wir nun, da wir die Symptomatik von Kindheit beschrieben haben, über die Ursachen sagen? In den letzten Jahren gab es eine Fülle von Theorien und Spekulationen; einige der wichtigsten werden im folgenden Abschnitt diskutiert.

Das soziologische Modell

Emil Durkind war vermutlich der erste, der sich über die soziologischen Ursachen der Kindheit Gedanken machte. Er verweist auf zwei wesentliche Beobachtungen: 1. Die große Mehrheit aller Kinder ist arbeitslos, und 2. Kinder stellen eine der Gruppen unserer Gesellschaft, die durch einen enormen Bildungsrückstand auffallen. Schätzungen ergaben, daß weniger als 20% aller Kinder besser gebildet sind als ein Viertkläßler.

Offensichtlich bilden Kinder eine Randgruppe. Aufgrund ihrer geistigen Behinderung wird ihnen das Wahlrecht vorenthalten. Vom soziologischen Standpunkt aus sollte die Behandlung darauf gerichtet sein, den Kindern die Eingliederung in die Gesellschaft zu erleichtern. Unglücklicherweise sind manche der Opfer so kindheitsgeschädigt, daß sie einfach arbeitsunfähig sind. Ein vielversprechendes Rehabilitierungsprogramm (Prügel & Motta, 1978) unterzog Opfer schwerer Kindheit einem Training, das sie nunmehr befähigt, als Eisverkäufer zu arbeiten.

Das biologische Modell

Die Beobachtung, daß Kindheit von Geburt an vorhanden ist, hat manchen veranlaßt, über mögliche biologische Faktoren zu spekulieren. Eine frühe Untersuchung von Feuerstein und Geröllheimer (1939) belegt, daß Kindheit erblich ist. In ihrer repräsentativen Stichprobe von über 8000 amerikanischen Familien fanden sie in über der Hälfte mehr als ein Kind. Weitergehende Forschungen enthüllten, daß sogar die meisten kinderlosen Familien zu irgendeinem Zeitpunkt von Kindheit betroffen waren. Kulturvergleichende Studien (z.B. Mogli & Djinn, 1950) zeigen, daß familiäre Kindheit im Fernen Osten noch weitaus häufiger vorkommt. In indischen oder chinesischen Familien können beispielsweise bis zu drei oder vier der Mitglieder von Kindheit befallen sein.

Ein eindrucksvoller Nachweis der genetischen Komponente von Kindheit gelang mit der umfangreichen Zwillingsstudie von Schuhmann und Wichert (1986). Die Autoren untersuchten über 106 Zwillingspaare und ermittelten die Konkordanzraten für Kindheit. Unter den eineigen Zwillingen war die Übereinstimmung außerordentlich hoch (.92), d.h. wurde bei einem Kindheit diagnostiziert, so war der andere fast immer auch ein Kind.

Psychologische Modelle

Es ist unmöglich, hier die beachtliche Zahl der psychologischen Theorien der Entwicklung von Kindheit zu referieren. Zu den bekannteren zählt Seligmanns „Gelerntes Kindischsein". Diesem Modell nach geben Individuen, die wie Kinder behandelt werden, irgendwann auf und werden zu Kindern. Im Gegensatz zu solchen Theorien haben manche Experten behauptet, daß Kindheit gar nicht existiere. Szasz (1980) nannte „Kindheit" ein bequemes Etikett: Weil wir nach Konformität streben, grenzen wir die aus, die wir zu unkontrollierbar oder zu kurz finden, um sie für voll zu nehmen und stempeln sie als „Kinder" ab.

Behandlung von Kindheit

Genauso alt wie Kindheit als Syndrom ist der Versuch, sie zu behandeln. Jedoch wurden erst in neuerer Zeit humane und systematische Behandlungsmethoden angewandt. Daß das Problem zunehmend beachtet wird, liegt z.T. an der Vielzahl der an Kindheit Leidenden. Amtliche Statistiken belegen, daß es heutzutage mehr lebende Kinder als zu irgendeiner anderen historischen Epoche gibt. Um es mit P.T. Barnum zu sagen: „Minütlich wird ein Kind geboren."

Die überwältigende Anzahl von Kindern hat staatliche Maßnahmen unvermeidlich gemacht. Im 19. Jh. wurde das bislang umfangreichste Programm zur Behandlung von Kindheit institutionalisiert – sogenannte „Volksschulen". Innerhalb dieses kolossalen Programms erhalten die Individuen je nach Schwere ihres Zustands einen Platz in einer Therapiegruppe. Die schwersten Fälle beispielsweise werden in einen „Kindergarten" überwiesen. Patienten dieses Niveaus sind typischerweise kurz, ungezogen, emotional unreif und intellektuell unterbelichtet. Die Therapie ist bei diesen Patienten notwendigerweise auf ein Minimum beschränkt. Die Strategie besteht im wesentlichen darin, die Patienten unter Kontrolle zu halten und dem Kind einige einfache Fertigkeiten beizubringen (z.B. Malen mit Fingerfarben). Unglücklicherweise ist das „Schulsystem" zum größten Teil uneffektiv geblieben. Das Programm kostet nicht nur Unsummen von Steuergeldern, es konnte auch nicht einmal die steigende Inzidenzrate von Kindheit verlangsamen.

Angesichts dieses Fehlschlags und der wachsenden Kindheitsepidemie verstärkt das Gesundheitswesen seine Anstrengungen, Methoden zur Behandlung von Kindheit zu finden. Gestützt auf die bahnbrechenden Abhandlungen Freuds über Kindheit, verhießen Kinderpsychologen und Kinderpsychiater große Erfolge als Resultate ihrer klinischen Interventionen. In den 50er Jahren jedoch schwand ihr Optimismus. Sogar nach Jahren kostspieliger Analysen verharrten viele der Opfer im Zustand der Kindheit. Der folgende Fall (Gumbie & Pokey, 1957) ist typisch:

Billy J., 8 Jahre alt, wurde von seinen Eltern zur Behandlung gebracht. Billys Leiden war ganz offensichtlich. Er war nur 1,40 m groß und wog knapp 40 Kilo, obwohl er recht gefräßig war. Billy wies eine Reihe beunruhigender Symptome auf. Seine Stimme war für einen Mann bemerkenswert hoch. Er zeigte Spinatphobie, und nach den Berichten seiner Eltern weigerte er sich oft zu baden. Seine Intelligenzleistung lag unterhalb des Normalen – er verfügte über nur geringe Allgemeinbildung und konnte kaum einen korrekt konstruierten Satz schreiben. Seine sozialen Fähigkeiten waren ebenfalls gering. Er äußerte sich oft unangemessen und ließ „weinerliches Verhalten" erkennen. Über sexuelle Erfahrungen verfügte er nicht. Für Billy waren Frauen „doofe Gänse".

Den Angaben der Eltern zufolge bestand sein Zustand von Geburt an und besserte sich langsam nach der Einschulung im Alter von sechs Jahren. Die Diagnose lautete „Kindheit mit primärer Symptomatik". Billys Zustand besserte sich allmählich aufgrund einer sorgfältigen Behandlung, die sich über Jahre hinzog. Im Alter von elf Jahren hat er an Höhe und Gewicht gewonnen, das Repertoire seiner sozialen Fähigkeiten erweitert, und er ist so weit angepaßt, daß er als Zeitungsjunge jobben kann.

Nachdem man sich jahrelang mit derartigen Frustrationen glaubte abfinden zu müssen, legen nun sensationelle neue Forschungsergebnisse die Vermutung nahe, daß die Prognose für Kindheit nicht in allen Fällen düster sein muß. Ott (1972) bemerkt in einem kritischen Überblick, daß Studien zum Kindheitssyndrom in den meisten Fällen detaillierte Nachfolgeuntersuchungen vermissen lassen.

Diese Beobachtung regte Dick und Doof (1974) zu einer breit angelegten Langzeitstudie an. Die Forscher befaßten sich mit zwei Gruppen. Die erste bestand aus 34 Kindern, die gerade an einem der konventionellen Langzeitbehandlungsprogramme teilnahmen. Die zweite setzte sich aus 42 Kindern zusammen, die keinerlei Behandlung erhielten. Alle Versuchspersonen waren spätestens vier Jahre zuvor als Kinder diagnostiziert worden, die mittlere Kindheitsdauer betrug 6,4 Jahre.

Am Ende des ersten Jahres bestätigten die Resultate die klinischen Beobachtungen, wonach Kindheit nicht therapierbar ist – sämtliche Symptome bestanden weiterhin, und die Gruppe in Behandlung war im Durchschnitt nur wenig besser als die Kontrollgruppe.

Sensationell waren jedoch die Ergebnisse einer Nachfolgeuntersuchung, die 10 Jahre später mit äußerster Sorgfalt durchgeführt worden war. Die Wissenschaftler (Doof, Dick und Donald, 1984) unterzogen die ursprüngliche Kohorte einer Reihe von Messungen. Allgemeinwissen und emotionale Reife wurden mit Standardmaßen erfaßt. Die Größe wurde mit Hilfe des „metrischen Systems" (siehe Zollstock, 1923) ermittelt, spinatbezogenes Verhalten mit dem Spinat-Ekel-Inventar (SPEI) von Popeye (1968). Dick et al. fanden, daß alle Versuchspersonen in allen Bereichen Verbesserungen zeigten, in den meisten Fällen sogar symptomfrei schienen. Dick et al. berichten eine Spontanremissionsrate von 95%, ein Ereignis, das für die klinische Betrachtung von Kindheit von revolutionärer Bedeutung ist. Diese neuen Forschungsergebnisse deuten darauf hin, daß die Prognose für Kindheit nicht so schlecht sein muß wie befürchtet. Dennoch, wir sollten uns nicht zu schnell beruhigen lassen. Trotz ihrer offensichtlich hohen Spontanremissionsrate bleibt Kindheit eine ernstzunehmende, grassierende Krankheit. Von den psychischen Beschwerden abgesehen, scheint Kindheit auch mit einer Reihe physischer Störungen einherzugehen. Bereits vor 20 Jahren wiesen Tralla, Lalla und Schubidu (1965) nach, daß Kinder im Vergleich zu normalen Erwachsenen mit einem 6fachen Risiko für Windpocken, Masern und Mumps leben. Barby und Kenn (1971) vermuten einen Zusammenhang zwischen Kindheit und einem erhöhten Unfallrisiko – verglichen mit Erwachsenen schlagen sich Opfer von Kindheit weitaus häufiger die Knie auf, verlieren ihre Zähne oder fallen vom Fahrrad.

Offensichtlich ist weitere Forschung vonnöten, bevor wir den Millionen Betroffenen, deren Leben durch diese heimtückische Krankheit zerstört wird, wirklich Hoffnung geben können.

Literatur

Amerikanische Psychiatrische Gesellschaft (1985). *Das Diagnostische und Statistische Manual Psychischer Störungen*, 4. Auflage. Ein Vorabbericht. Washington, D.C.: APA.

Barby, B. & Kenn, K. Die Plastizität des Verhaltens. In B. Barby & K. Kenn (Hrsg.), *Psychotherapie und Verhaltensmodelle*. Detroit: Verlag für Gummi und Plastik.

Dick, O.H. & Doof, S.L. (1947). Kindheit – angeboren oder anerzogen? TV Hören und Sehen, 12.-19. Mai, 1-3.

Doof, O.H., Dick, S.L. & Donald. O. (1984). Spontane Remission hei Kindheit. In Grzimek, B., *Neue Hoffnung für Kinder und Tiere*. Frankfurt: Kugler Verlag.

Feuerstein. F. & Geröllheimer, B. (1939). Kognitive Vermittlung bei Konflikten am Arbeitsplatz. *Betriebspsychologie Heute, 2*, 23-35.

Gumbie, S. & Pokey, M. (1957). *Die Pubertät braucht Dich*, 47ff.

Heintje, H. (1982). Kindheit – ist das nicht traurig! *Zeitschrift für Frühreife, 3*, 119-134.

Go Ott, G. (1972). *Lasset die Kinder zu mir kommen. Eine Anleitung zur Bewältigung von Kindheit*, 3-48.

Popeye, T.S.M. (1957). Spinateinsatz unter Extrembedingungen. *Zeitschrift für Vegetarismus, 8*, 530-538.

Popeye, T.S.M. (1968). Spinat aus phänomenologischer Perspektive. *Existentielle Botanik, 35*, 908-913.

Prügel, D. & Motta, E.I.S. (1970). Kindheit vernaschen. In Sause & Esprit: *Jacke wie Hose*, S. 1-12.

Rogers. F. (1979). *Aus der Nachbarschaft*. New York: Gardinenverlag.

Romika, S. (1973). Locus of control und Schuhgröße. *Zeitschrift für die Psvchologie der Fußbekleidung, 78*, 345-356.

Schuhmann, W. & Wichert, E. (1986). Mein Papa ist größer als deiner. *Hör Zu, 29*, Februar, 5-26.

Suess, D.R. (1983): Eine psychometrische Analyse grüner Eier mit und ohne Schinken. *Journal für klinische Kochkunst, 245*, 567-578.

Tom, C. & Jerry, M. (1967). Menschliches Verhalten: Ein Weg zum Verständnis der Ratte. In M. de Sade (Hrsg.), *Bestrafung als Belohnung*. Paris: Peitschenverlag.

Tralla, D., Lalla, D. & Schubidu, D. (1965). Die westliche Zivilisation: Eine Literaturübersicht. *Reader's Digest, 60*, 23-25.

Zollstock, Z. (1923): Die Bestimmung von Meßreihen mit dem multimethodischen multiplen Regressionsindex für die psychometrische Analyse faktorieller Interaktionen. *Jahresschriften für Langeweile, 67*, 1190-1260.

Weiterführende Lektüre

Christ, J. (1980). Größenwahn bei Kindern. *Zeitschrift für angewandte Theologie, 1*, 1-1000.

Kissoff, K.G.B. *Extinktion gelernten Verhaltens*. Manuskript einer Rede auf der 38. Jahrestagung der Sibirischen Psychologischen Gesellschaft, Kamtschatka.

Leary, T. (1969). Pharmakotherapie bei Kindheit. *Zeitschrift für Esoterik, 67*, 456-459.

Potash, S. & Hoser, B. (1980). Ein gescheiterter Versuch, die Ergebnisse von Smythe & Barnes zu replizieren. *Journal für dentale Psychiatrie, 34*, 678-680.

Potash, S. & Hoser, B. (1981). Deine Mutter nahm's nicht so genau. Weitere Anmerkungen zu Smythe & Barnes. *Archiv für Invektivenforschung, 56*, 570-578.

Smythe, C. & Barnes, T. (1979). Verhaltenstherapie als Vorbeugung gegen Karies. *Journal für verhaltenstherapeutische Zahntechnik, 5*, 78-89.

Smythe, C. & Barnes, T. (1980). Eine schlampige Untersuchung: Anmerkungen zu Potash & Hoser. *Jahresbericht für Unterwasser-Psychiatrie, 10*, 123-156.

Smythe. C. & Barnes, T. (1982): Peinliche Enthüllungen aus dem Privatleben von Potash und Hoser: Weitere Anmerkungen. *Bild am Sonntag*, 16. Mai.

Wörner, M. Aggressionsphantasien als Wunscherfüllung. *Archiv für Gegenwartsbewältigung, 5*, 23-45.

Verzeichnis der Autoren und Autorinnen

Peter Altherr, Dr. med., Facharzt für Kinder- und Jugendpsychiatrie und -psychotherapie, Facharzt für Psychotherapeutische Medizin, Ärztlicher Direktor des Pfalzinstitutes für Kinder- und Jugendpsychiatrie, Psychosomatik und Psychotherapie. Verhaltenstherapieweiterbildung (abgeschl. 1978). Oberarzt, seit 1986 Ärztlicher Direktor einer 70-Betten-Klinik mit sieben Stationen, Ambulanz, Klinikschule. 300 stationäre Patienten pro Jahr, 1000 ambulante Patienten. Interessensschwerpunkte: Kinder- und jugendpsychiatrische Versorgung. VT in der Kinder- und Jugendpsychiatrie. Ausbildungsangebote nach dem PsychG. Supervisor, Gutachter für VT bei Kindern und Jugendlichen.
Anschrift: Ärztlicher Direktor des Pfalzinstituts für Kinder- und Jugendpsychiatrie, Psychosomatik und Psychotherapie, Weinstraße 100, 76889 Klingenmünster.

Michael Borg-Laufs, Dr. phil., Dipl.-Psych., Psychologischer Psychotherapeut, Kinder- und Jugendlichenpsychotherapeut. Leiter der Erziehungsberatungsstelle Essen-Frillendorf des Caritas-Verbandes für die Stadt Essen e.V.; Lehrbeauftragter am Lehrstuhl Entwicklungspsychologie und Pädagogische Psychologie der Bergischen Universität-GH Wuppertal; Dozent und Supervisor für Verhaltenstherapie; 1995-1999 Mitglied der Aus- und Weiterbildungskommission der DGVT, seit 1999 Weiterbildungsleitung Kinder- und Jugendlichenpsychotherapie für die DGVT.
Anschrift: Erziehungsberatungsstelle Essen-Frillendorf, Elisenstraße 64, 45139 Essen.

Monika Bormann, Dipl.-Psych., geb. 1955. Zwei Kinder, Studium der Psychologie und kath. Theologie, langjährige Mitarbeit in einer Erziehungsberatungsstelle, seit 1994 Leiterin der Caritas-Kinderschutzambulanz *Neue Wege* in Bochum. Arbeitsschwerpunkte: Therapie mit Frauen und jugendlichen Mädchen nach sexuellem Mißbrauch, politische Arbeit zur Verbesserung der Situation von Mädchen und Frauen, Vertreterin der DGVT im Verbändetreffen zum sexuellen Mißbrauch in der Therapie, Veröffentlichungen zum Thema.
Anschrift: Beratungsstelle „Neue Wege", Alexandrinenstr. 9, 44791 Bochum.

Manfred Döpfner, Universitätsprofessor Dr. sc. hum. Dipl.-Psych., Studium der Psychologie an der Universität Mannheim, Promotion an der Medizinischen Fakultät der Universität Heidelberg, Habilitation an der Medizinischen Fakultät zu Köln. Universitätsprofessor für Psychotherapie an der Klinik für Psychiatrie und Psychotherapie des Kindes- und Jugendalters der Universität zu Köln. Forschungsschwerpunkte: Epidemiologie psychischer Störungen, Entwicklung und Evaluation psychodiagnostischer Verfahren und psychotherapeutischer Interventionen.
Wichtige Publikationen: Döpfner, M. & Schmidt, M. (Hrsg.) (1993). *Kinderpsychiatrie – Vorschulalter*. München: Quintessenz; Döpfner, M., Berner, W., Flechtner, H., Lehmkuhl, G. & Steinhausen, H.-C. (1998). *Psychopathologisches Befund-System für Kinder und Jugendliche (CASCAP-D): Befundbogen, Glossar und Explorationsfaden*. Göttingen: Hogrefe; Döpfner, M. & Lehmkuhl, G. (1998). *Diagnostik-*

System für psychische Störungen im Kindes- und Jugendalter nach ICD-10 und DSM-IV (DISYPS-KJ). Bern: Huber; Döpfner, M., Schürman, S. & Frölich, J. (1998). *Das Therapieprogramm für Kinder mit hyperkinetischem und oppositionellem Problemverhalten (THOP).* 2. korrigierte Aufl. Weinheim: PVU; Döpfner, M., Schürmann, S. & Lehmkuhl, G. (1999). *Wackelpeter & Trotzkopf. Hilfen bei hyperkinetischem und oppositionellem Verhalten.* Weinheim: PVU.
Anschrift: Klinik und Poliklinik für Psychiatrie und Psychotherapie des Kindes- und Jugendalters, Robert-Koch-Str. 10, 50931 Köln.

Paul Friese, Dipl.-Psych., Verhaltenstherapeut, Hypnotherapeut. Seit Mitte der 70er Jahre im Bereich der interkulturellen Beratung und Therapie tätig. Als Mitarbeiter des Internationalen Familienzentrums e.V. (Frankfurt am Main) federführend beteiligt am Aufbau der ersten interkulturellen psychosozialen Beratungsstelle mit deutschsprachigen und muttersprachlichen Beratungsangeboten. Seit 1982 als Organisator bzw. Mitveranstalter beteiligt an Fachtagungen für psychologische Fachdienste für Migranten sowie an Fortbildungsveranstaltungen über Migrationspsychologie und psychosoziale Arbeit mit MigrantInnen. Seit 1985 beteiligt am Aufbau eines psychosozialen Beratungsdienstes für psychisch kranke MigrantInnen (heute Psychosoziales Zentrum). Langjähriges Vorstandsmitglied der Landesarbeitsgemeinschaft für Erziehungsberatung in Hessen e.V., Leiter der Erziehungs- und Familienberatungsstelle im Internationalen Familienzentrum e.V.
Anschrift: Franz-Rücker-Allee 9, 60487 Frankfurt a.M.

Friederike Hoepner-Stamos, Dr.P.H. Dipl.-Psych. Ist Psychotherapeutin in freier Praxis und wissenschaftliche Angestellte in dem Forschungsprojekt „Gesundheit von Kindern im Grundschulalter" im Nordrhein-Westfälischen Forschungsverbund Public Health an der Universität Bielefeld. Arbeitsschwerpunkte: Chronische Erkrankungen des Kindes- und Jugendalters sowie Gesundheitsförderung im schulischen Kontext.
Anschrift: Bertelsmann Stiftung Bereich „Medizin und Gesundheitswesen", Postfach 103, 33311 Gütersloh.

Heiko Hungerige, geb. 1966. Studium der Psychologie an der Ruhr-Universität Bochum, Diplom 1994, danach wissenschaftlicher Mitarbeiter am *Institut für Sozialmedizin, Epidemiologie und Gesundheitssystemforschung* in Witten. Seit 1995 wissenschaftlicher Mitarbeiter am *Lehrstuhl für Entwicklungspsychologie und Pädagogische Psychologie*, Bergische Universität Gesamthochschule Wuppertal; z.Zt. Promotion im Bereich religiöse Entwicklung. Psychologischer Psychotherapeut in der *Erziehungsberatungsstelle Essen-Frillendorf* des Caritas-Verbandes für die Stadt Essen. Interessenschwerpunkte: Entwicklung der Moral und Religiösität, Kognition und Zeichnen, Radikaler und Sozialer Konstruktivismus, Systemtheorie, Psychotherapie. Veröffentlichungen in den Bereichen Entwicklungspsychologie, Psychotherapie, Kommunikation, Konstruktivismus und Ethik.
Anschrift: Bergische Universität GH Wuppertal, Fachbereich 3, Erziehungswissenschaften, Gauß-Straße 20, 42097 Wuppertal.

Klaus Hurrelmann, Prof. Dr. sc. pol. Dipl.-Soz. Ist Professor für Sozialisations- und Gesundheitsforschung an der Fakultät für Gesundheitswissenschaften sowie Direktor des Instituts für Bevölkerungsforschung und Sozialpolitik an der Universität Bielefeld. Von 1986 bis 1997 war er Leiter des von der Deutschen Forschungsgemeinschaft finanzierten Sonderforschungsbereiches „Prävention und Intervention im Kindes- und Jugendalter". Schwerpunkte in Lehre und Forschung: Bildungs-, Familien-, Jugend- und Gesundheitsforschung.
Anschrift: Fakultät für Gesundheitswissenschaften, Universität Bielefeld, Postfach 100 131, 33501 Bielefeld.

Albert Lenz, Prof. Dr. phil. Dipl.-Psych. Dozent für Sozialpsychologie und Klinische Psychologie an der Kath. Fachhochschule Nordrhein-Westfalen. Arbeitsschwerpunkte: Theoretische Grundlagen und Handlungsperspektiven der Gemeindepsychologie, Beratungsforschung, Evaluation und Qualitätssicherung von psychosozialer Beratung.
Anschrift: Kath. Fachhochschule Nordrhein-Westfalen, Abteilung Paderborn, Fachbereich Sozialwesen, Leostraße 19, 33098 Paderborn

Katja Mackowiak, Dr. phil. Dipl.-Psych. Studium der Psychologie und Promotion an der Ruhr-Universität Bochum. Weiterbildungsstudium „Psychotherapie mit Schwerpunkt Verhaltenstherapie" von der DGVT in Kooperation mit der FernUniversität Hagen. Derzeit tätig als wissenschaftliche Assistentin am Lehrstuhl Entwicklungspsychologie der Ruhr-Universität Bochum und als Psychotherapeutin in freier Praxis.
Anschrift: Ruhr-Universität Bochum, Fakultät für Psychologie, 44780 Bochum.

Rudi Merod, Dipl.-Psych. Psychologischer Psychotherapeut, Verhaltenstherapeut und Supervisor (DGVT). Über Jahre hin tätig in psychiatrischen und psychosomatischen Kliniken und in eigener Praxis. Arbeitsschwerpunkte sind heute die Arbeit mit persönlichkeitsgestörten Patient/innen sowie Weiterbildung und Supervision.
Anschrift: Im Farchet 26, 83646 Bad Tölz.

Werner Meyer-Deters, Dipl. Sozialarbeiter/-pädagoge, geb. 1952. Gewaltberater Männer, Gewaltpädagoge Jungen, vorher Binnenschiffer und Schauwerbegestalter, langjährige Mitarbeit in der sozialpädagogischen Familienhilfe und einer Erziehungsberatungsstelle, seit 1996 in der Caritas-Kinderschutzambulanz *Neue Wege* in Bochum. Arbeitsschwerpunkte: Therapie mit Jungen nach sexuellem Mißbrauch, Therapie mit Jungen, die selbst sexuell mißhandeln, Vorstandsmitglied im Verein „Männer gegen Männergewalt" Ruhrgebiet.
Anschrift: Beratungsstelle „Neue Wege", Alexandrinenstr. 9, 44791 Bochum.

Hans-Peter Michels, Prof. Dr. phil. Dipl.-Psych. Studium der Psychologie, Politikwissenschaft und Soziologie an der Universität Bonn; Promotion an der FU Berlin; mehrjährige Tätigkeiten in der Psychiatrie, Forschung und Rehabilitation; anschließend wissenschaftlicher Assistent an der Universitätsklinik für Kinder und Jugendliche Erlangen; seit 1995 Professor für Psychologie an der Fachhochschule Lausitz,

Fachbereich Sozialwesen/Cottbus. Approbation als Psychologischer Psychotherapeut; Supervisor und Dozent in Verhaltenstherapie. Arbeitsschwerpunkte: Rehabilitations- und Gesundheitspsychologie, Grundlagen der Psychologie, Supervision. Diverse Veröffentlichungen.
Anschrift: Weimarer Str. 12, 67549 Böhl-Iggenheim.

Dorothee Päßler, geb. 1965. Studium der Psychologie an der Heinrich-Heine-Universität Düsseldorf, Diplom 1993. Von 1993 bis 1996 hauptamtliche Mitarbeiterin in der *Beratungsstelle für Suchtkranke* in Kleve. Lehrbeauftragte der *Fachhochschule für öffentliche Verwaltung* in Wuppertal. Seit 1996 in freier Praxis mit den Schwerpunkten Verhaltenstherapie sowie Supervision und Trainingsseminare für soziale Einrichtungen und Kliniken. Abgeschlossene *Weiterbildung zur Psychotherapeutin mit Schwerpunkt Verhaltenstherapie* (DGVT).
Anschrift: Gemeinschaftspraxis Benrather Straße 10, 40213 Düsseldorf.

Gerd Per, Diplom-Sozialpädagoge; Kinder- und Jugendlichenpsychotherapeut. Mitarbeiter der Beratungsstelle für Eltern, Kinder, Jugendliche des Caritasverbandes für die Stadt Gelsenkirchen e.V. Seit 1996 Mitglied der Aus- und Weiterbildungskommission der DGVT. Weiterbildungsleitung im Bereich „Kinder- und Jugendlichenpsychotherapie" sowie Dozent bei der „Gesellschaft für Verhaltenstherapie Bedburg-Hau (Ausbildungsstätte Krefeld)" (Mitglied im Dachverband der DGVT).
Anschrift: Industriestr. 13, 45899 Gelsenkirchen.

Martina Pitzer, Dr.med, Ärztin. Von 1991 bis 1994 klinische Tätigkeit in der Erwachsenenpsychiatrie in den Universitätskliniken Gießen und Bonn, 1994 in Bonn Mitarbeit an einer Katamnesestudie, seit 1995 in der Klinik für Psychiatrie und Psychotherapie des Kindes- und Jugendalters am Zentralinstitut für Seelische Gesundheit, Mannheim in der Patientenversorgung tätig, ab 1996 Mitarbeit an dem Forschungsprojekt „Pathogenese neuropsychiatrischer Störungen bei Kindern mit biologischen und psychosozialen Risiken" in einem Unterprojekt über die Auswirkungen tokolytischer Behandlung auf die kindliche Entwicklung.
Anschrift: Zentralinstitut für Seelische Gesundheit, J 5, 68159 Mannheim.

Dieter Schmelzer, Dr.phil. Dipl.-Psych., geb. 1952. Psychologischer Psychotherapeut (Verhaltenstherapie), Supervisor AVM, BDP, CIP und Bayerische LÄK. 1970 bis 1998 tätig an der Psychologischen Beratungsstelle für Eltern, Kinder und Jugendliche in Nürnberg-Langwasser, ab 1983 Leiter dieser Einrichtung. Seit 1/1999 in freier Praxis für Psychotherapie in Nürnberg, Lehrbeauftragter/Dozent/Supervisor für Verhaltenstherapie an mehreren deutschen Universitäten und für diverse Ausbildungsverbände in Deutschland, Österreich und der Schweiz. Arbeitsschwerpunkte: Verhaltenstherapie/Selbstmanagement-Therapie, Prozeßaspekte der Therapie (z.B. Beziehungs- und Motivationsaufbau), Therapieausbildung, Supervision und Selbsterfahrung.
Wichtige Publikationen: Kanfer, F.H., Reinecker, H. & Schmelzer, D. (1996). *Selbstmanagement-Therapie. Ein Lehrbuch für die klinische Praxis* (2. Aufl.). Berlin:

Springer; Schmelzer, D. (1997). *Verhaltenstherapeutische Supervision: Theorie* und *Praxis*. Göttingen: Hogrefe.
Anschrift: Praxis für Psychotherapie und Supervision, Laufertorgraben 4, 90489 Nürnberg.

Martin H. Schmidt, Prof. Dr. med. Dr. rer. nat., geb. 1937 in Bautzen/Sachsen. Ärztlicher Direktor der Klinik für Psychiatrie und Psychotherapie des Kindes- und Jugendalters am Zentralinstitut für Seelische Gesundheit in Mannheim. Studium der Humanmedizin und Psychologie ab 1959 an der Universitäten Köln und Bonn; Medizinisches Staatsexamen und Diplom in Psychologie jeweils 1964, Promotionen 1965 und 1970, 1968-1972 Facharztausbildung als wissenschaftlicher Assistent an den Universitätskliniken Köln und Frankfurt, 1972 Leitender Oberarzt an der Universität Frankfurt/Main,; Ernennung zum Professor, 1974 Habilitation, 1975 Ordinarius für Kinder- und Jugendpsychiatrie der Fakultät für Klinische Medizin Mannheim der Universität Heidelberg. Berufung auf die Ordinariate in Köln 1974, Berlin 1981, Frankfurt 1983 und Zürich 1987. Seit 1973 in Herausgebergremien deutscher und internationaler Zeitschriften, 1976-1985 Sprecher des Sonderforschungsbereiches 116 „Psychiatrische Epidemiologie" an der Universität Heidelberg. Seit 1987 Mitbegründer und Sprecher des Sonderforschungsbereiches 258 „Indikatoren und Risikomodelle für Entstehung und Verlauf psychischer Störungen". 1980-1987 Mitglied des Vorstandes der Deutschen Gesellschaft für Kinder- und Jugendpsychiatrie, 1984/85 Vorsitzender dieser Gesellschaft. Seit 1982 zusammen mit H. Remschmidt Leiter der Arbeitsgruppe „Klassifikation und Dokumentation" (jetzt: „Klassifikation und Qualitätssicherung") der Europäischen Gesellschaft für Kinder- und Jugendpsychiatrie. 1983-1987 Consultant der WHO-Arbeitsgruppe „Seelische Gesundheit und Entwicklung im Kindesalter", 1984 zusammen mit G. Esser „Hermann-Simon-Preis". Seit 1989 zusammen mit H. Remschmidt Herausgeber der Serie „Child and Youth Psychiatry – European perspectives", seit 1994 zusammen mit G. Nissen der Reihe „Kinder- und Jugendpsychiatrie mit Psychotherapie". Seit 1990 Vorstandsmitglied der Internationalen Gesellschaft für Kinder- und Jugendpsychiatrie, seit 1994 deren Vizepräsident. Seit 1996 Stellvertretender Direktor des Zentralinstituts für Seelische Gesundheit, Mannheim. Seit 1998 Sprecher des Zentrums für Epidemiologie am Zentralinstitut für Seelische Gesundheit.
Anschrift: Zentralinstitut für seelische Gesundheit, J5, 68159 Mannheim.

Hanns Martin Trautner, Prof. Dr. phil., Professor für Entwicklungspsychologie und Pädagogische Psychologie an der Universität Wuppertal. Arbeitsschwerpunkte: Geschlechterdifferenzierung und Entwicklung über die Lebensspanne, Kognitive Grundlagen von Kinderzeichnungen.
Wichtige Publikationen: *Lehrbuch der Entwicklungspsychologie.* Göttingen: Hogrefe (Band 1, 1992, Band 2, 1997); *Allgemeine Entwicklungspsychologie.* Stuttgart: Kohlhammer (1995); *Entwicklung im Jugendalter.* Göttingen: Hogrefe (hrsg. mit R. Schumann-Hengsteler, 1996); *The Developmental Social Psychology of Gender.* Mahwah, NJ: Lawrence Erlbaum (hrsg. mit Th. Eckes, 1999).
Anschrift: Universität-GH Wuppertal, Lehrstuhl Entwicklungspsychologie und Pädagogische Psychologie, Gaußstr. 20, 42097 Wuppertal.

Holger Wyrwa, Dr. phil. Dipl. Päd. Dipl.-Sozialpädagoge, Kinder- und Jugendlichenpsychotherapeut, Verhaltenstherapeut (DGVT), Supervisor (DGSv), psychotherapeutische Tätigkeit in freier Praxis, Lehrbeauftragter an der Universität/Gesamthochschule Essen.
Anschrift: Robert-Koch-Str. 4, 45879 Gelsenkirchen.

Stichwortverzeichnis

A

Adipositas 548, 572f.
aggressiv 60, 70, 72, 77, 81, 97, 136, 155-158, 170, 174-177, 322f., 325, 334, 339, 418, 421, 490
Alkoholismus 140
Alltagstransfer 77
Änderungsmotivation 70, 231, 233, 237, 241ff., 250, 275f., 278, 282, 288, 290, 295f., 344, 378
Angstreduktion 138, 348
Angststörung 96f., 133f., 137f., 140, 163, 535
Anorexia nervosa 553
Anorexie 60, 130, 140, 171, 572
Armut 92, 104f., 368f., 371, 379, 495
Artikulationsstörung 143
Asthma 367, 548, 564, 566, 572, 574
Ätiologie 91, 93, 136, 138, 285f.
Attribuierung 69, 266
Aufmerksamkeit 64, 66, 69, 74f., 77, 79ff., 97, 99, 102, 117, 134, 190, 193, 205, 231, 267, 271, 276, 284, 296, 308, 319, 325, 330, 374f., 379, 382, 410, 417, 436, 468, 536, 555, 558, 565
Aufmerksamkeitsprobleme 130, 322
Ausbildung 57, 234, 245, 250, 295, 338, 345, 379, 402, 414, 420, 432, 461, 470, 479, 492, 535, 539, 541, 557, 567, 577, 579, 587-593, 595-603
Auszeit 76, 166, 383, 503
Autismus 130, 141, 155, 173, 548
Autonomie 57, 60, 101, 136, 235, 250, 271, 273, 277, 281, 288, 291, 352, 377, 415, 417, 440, 474, 477-485, 488, 500

B

Basisfertigkeiten 251, 280f.
Bedingungsanalyse 348, 370, 374, 384, 430
Bedingungsmodell 237, 243f.
Behinderung 132, 141, 156, 302, 311, 335, 362, 368f., 371, 376, 380, 548, 562f., 566f., 611
Beobachtungslernen 62, 97
Bestrafung 72, 76, 269ff., 366, 404, 457, 554
Beziehung 58f., 62, 64, 68f., 72, 77, 96, 104, 107, 112, 115, 129, 140, 157, 170, 190, 211, 215, 218, 236f., 241f., 249ff., 253f., 266, 274-285, 288, 290, 295f., 304, 308, 311, 342, 362, 364, 370, 402, 417, 436f., 444, 463, 469f., 475, 477, 484, 489, 531, 540, 553, 568, 601, 603
Beziehungsaufbau 68f., 237, 250, 265f., 285, 383, 420, 594
Beziehungsmotivation 275ff., 288, 290, 295
Bildungsniveau 132
Bindung 57ff., 68, 112, 129, 138, 307, 415
Bindungsstörung 60
Bulimia nervosa 140, 548, 572
Bulimie 140, 339, 572f.

C

Compliance 170, 340, 548, 555, 564, 575
Coping 60, 111, 427, 431, 443, 568f.

D

Delinquenz 173, 428, 548
Demoralisierung 114f., 165, 243
Depression 97, 99, 104, 130, 133, 136f., 140, 300, 308, 311, 376, 534, 548, 566
Diabetes 132, 362, 374, 548, 564, 566, 570ff., 575
Diagnose 90, 102f., 124-127, 130, 133, 254f., 301, 304, 325, 330, 412, 414, 473, 490, 554f., 562, 567, 571, 610, 612

Diagnostik 124, 134, 155, 249, 299-303, 305, 308-312, 314ff., 318, 320, 330ff., 335, 339, 342, 359, 376, 382, 402, 411ff., 421, 472ff., 530f., 533f., 547, 551, 553f., 556, 571, 589, 593, 595, 598-601
Drogen 114, 133, 210

E

Ehetherapie 368, 375, 533
Eigeninitiative 250, 254, 283, 292, 481
Eltern 55, 57-60, 69f., 74ff., 100ff., 105, 112, 126, 128, 132f., 136f., 164, 166ff., 170, 172f., 175, 177, 190f., 197, 207, 210f., 214-221, 235ff., 240-246, 249f., 254f., 265f., 272, 281, 283-286, 288f., 291-296, 304-311, 314f., 318ff., 322f., 328, 330ff., 334f., 340ff., 344f., 347, 354f., 357, 359, 361-366, 368-374, 376-385, 390ff., 403, 406f., 409, 411-416, 428-431, 435f., 439, 444, 448, 450, 456, 459-462, 468f., 475, 479f., 482f., 490, 492, 494, 496, 528, 531, 533-537, 549, 551-556, 558, 562, 564ff., 572f., 594f., 601, 612
Elternberatung 361f., 432, 558
Elterntraining 155, 165, 169, 172, 174, 361, 363, 366, 382f.
Emotion 51, 73, 75
Empathie 275, 283, 377, 432f.
Empowerment 530
Enkopresis/Encopresis 139, 548, 576
Entspannung 73f., 254, 574
Entwicklungsangemessenheit 52f.
Entwicklungsaufgabe 52ff., 56-60, 108, 115
Entwicklungspsychopathologie 52, 593
Entwicklungsstörung 51, 124, 142f., 413
Entwicklungsverzögerung 124, 129, 133
Enuresis 129, 135, 139, 548, 576
Epidemiologie 123, 135
Erfolgsoptimierung 237, 246, 253, 256, 381

Erstkontakt 378, 482
Erziehung 53, 56, 58, 197, 210, 236, 362, 364, 374, 391, 412, 432, 439, 493f., 527f., 530, 550f., 554
Erziehungsberatung 201, 251, 527-533, 538, 540f.
Eßstörung 133, 140
Ethik 447, 449-456, 461f., 464f., 467-472, 474, 476, 484, 486, 492, 496, 502, 589
Ethnie 434
ethnisch 125
Evaluation 173f., 237, 245, 247, 249, 252f., 256, 299, 344, 350-354, 359, 381, 572, 589, 593, 601
Exploration 75, 271, 304-310, 318ff., 325, 328, 330, 334f., 431, 481, 534

F

Familientherapie 81, 155ff., 167, 172, 177, 245, 366, 369, 372, 460, 482, 533, 535, 541, 548
Freizeit 59, 205f., 215-219, 221, 282, 295, 440
Frühförderung 368

G

Gedankenstop 80
Gemeindepsychologie 117, 530
Geschlechtsrolle 56-59, 402ff., 411f.
Gesellschaftsordnung 401
Gesellschaftssystem 196, 200
Grundlagenforschung 90, 267, 361, 373, 576, 602

H

Handlungssteuerung 69
Heim 55, 219, 372, 535
Hilfeplan 529
Hilflosigkeit 114, 276, 288, 339, 428, 558
Hyperkinetische Störung 124, 133, 135, 328, 548

I

Identität 57, 102, 193f., 413, 428, 433f., 438, 461
Imagination 73ff., 248, 370
Indikation 53, 153, 155, 175, 229, 231, 390, 533, 549, 588
Informationsverarbeitung 99, 568
Intelligenz 63, 113, 124, 127, 220f., 302, 308, 310, 312, 334
Intelligenzminderung 124, 132,
Inzidenz 123f.

J

Jugendhilfe 372, 411, 429, 527, 529, 533, 536, 538ff., 547, 595

K

Kindergarten 166, 175, 218, 306, 322f., 334, 380, 402, 428, 476, 533ff., 551
Kindheit 54, 57, 61, 124, 130, 136ff., 142, 189-196, 198-201, 218, 221, 281, 307, 403, 473, 493f., 499, 596, 609-613
Klassifikation 91, 124f., 127, 158, 300ff., 311f., 316
Kognition 51, 78f., 568
Kognitive Umstrukturierung 60, 78, 81
Kohärenz 110
Kohärenzsinn 114f.
Komorbidität 124, 132ff., 136, 138ff., 143, 169, 301
Kompetenz 57, 70, 97, 99, 107, 114f., 212, 246, 255, 270f., 273, 275, 283, 288, 372, 415, 417, 420f., 423, 432f., 435, 437-442, 444, 462, 481, 483f., 530, 539f., 571, 576, 596
Konditionierung 61, 74, 76, 138, 568
Konfrontation 73ff., 370, 491
Konsequenz 62, 66, 69f., 96, 101, 105, 109, 232, 292, 362, 405, 465, 495
Kontiguität 62
Kontingenzmanagement 558
Kontrolle 58, 139, 173, 177, 206, 210, 216, 253, 271, 278, 282, 294, 336, 381, 406f., 539, 590, 612

Konzentrationsschwierigkeiten 192
Kopfschmerzen 367
Krankheitsgewinn 276, 290
Krankheitsmodell 90, 100, 473
Krankheitsverarbeitung 568f., 578
Krankheitsverhalten 574f., 578
Krankheitsverlauf 91, 94, 129
Kriminalität 132
Krise 56f., 102, 105, 110ff., 114, 431, 530

L

Löschung 96f., 138
Lebenswelt 99, 109, 117, 205f., 211, 212, 216, 241f., 249, 338, 432, 444, 530, 578
Leistungsproblem 106
Leistungsstörung 126, 142
Lerntheorie 61f., 97, 99, 364f., 568
Lesestörung 134, 142

M

Macht 197, 267, 270, 402f., 411, 414f., 417, 434, 439, 488
Medien 200, 219ff., 439, 488
Migration 131, 423f., 426f., 431, 438, 442ff.
Modellernen/Modelllernen 62, 66, 77, 81, 97, 136, 138
Monozentrismus 197, 199
Moral 449-457, 461f., 464, 467ff., 472
Motivation 51, 69f., 75, 80, 220, 241, 248, 266-278, 280, 282, 286, 288, 290f., 294-297, 311, 348, 350, 353, 361, 370f., 373, 376f., 417, 492, 549, 554, 595
Motivationsaufbau 241, 274, 290f., 374

N

Netzwerk 101f., 107, 111f., 114, 117, 476, 480
Neurodermitis 367
Normalität 91, 102f., 301, 407

P

Paartherapie 535, 541
Pädagogik 401f., 414f., 550
Partnerschaftskonflikte 170, 376
Pathogenese 129, 134, 141
Perspektivenübernahme 64, 71, 460
Phobie 96f., 137f., 231
Plananalyse 243
Prävention 123, 374, 380, 383, 440, 502, 530, 600
Prävalenz 104f., 123-128, 130ff., 135-144
Problemlösen 361, 368, 374f., 385
Prozeßmodell 239, 266, 377
Psychiatrie 89, 91f., 116, 413, 432, 541, 554
Psychoanalyse 54, 94, 156, 587
Psychopathologie 91, 102, 171, 600
Psychopharmaka 154
Psychose 123, 141
psychosomatisch 105f., 114, 130
Psychotherapieforschung 153ff., 170, 228f., 230ff., 233, 600
Pubertät 58, 105, 129f., 137, 139ff., 362, 403ff., 408

Q

Qualitätssicherung 352, 441f., 484, 492, 529, 532, 572, 579, 590

R

Reaktanz 539
Reaktionsverhinderung 75, 164f., 491
Rechtschreibstörung 142
Reiz 55, 61, 65f., 70, 80f., 96f., 101, 163, 337, 438
Reizkonfrontation 75, 231
Reliabilität 125, 127, 301, 473
Religion 196, 428, 436
Response-Cost 76
Ressourcen 51, 60, 73, 99, 107ff., 111f., 114, 117, 216f., 249, 305, 309, 320, 338, 352, 359, 362, 374, 379, 381, 383, 392, 403, 418, 423, 427, 443, 467, 529f., 536, 569, 572, 578, 591, 594, 596, 603
Ressourcenaktivierung 230, 591
Risikofaktor 60, 129, 132ff., 140
Rolle 55, 61f., 74, 79, 99f., 102, 103, 104, 106f., 115, 129, 135, 170, 172, 215, 219, 240, 250, 253, 266, 277, 278, 282, 285, 293f., 308, 315, 331, 362, 373, 378f., 401f., 404, 406, 409, 413f., 419ff., 426, 429, 431f., 447, 461f., 468, 470, 475, 477, 480, 488f., 491, 496, 499f., 567, 573, 578, 592, 596, 597
Rollenerwartung 102
Rollenspiel 61, 66f., 77f., 81, 248, 255, 280, 437, 497, 502

S

Salutogenese 113
Scheidung 58, 105f., 207f., 368, 376, 534
Schizophrenie 131, 141f., 167, 309
Schlafstörungen 309, 312, 548
Schmerzen 406, 548
Schule 52, 55, 59, 66, 102, 124, 155, 166, 172-175, 177, 190, 192, 205f., 211-218, 220f. 267, 272, 295, 306, 309f., 316, 321, 325, 335, 341, 347f., 354f., 363, 379f., 401f., 409f., 412ff., 428f., 432, 443, 448, 476, 481, 490, 499f., 533ff., 551ff., 555, 557f., 565, 579
Selbsterfahrung 385, 415, 420, 591, 596f., 599f.
Selbstinstruktion 66, 99, 166
Selbstkonzept 172, 295, 418
Selbstmanagement 166, 277-281, 361, 368, 373f., 377, 383, 575, 597
Selbstmanagementtherapie 229, 235, 238f., 246, 249ff., 253
Selbstorganisation 100, 428, 463
Selbstregulation 277f., 280, 288, 291, 374, 385, 482
Selbstsicherheit 433, 575
Selbststeuerung 70, 81, 296, 536
Selbstverbalisation 80

Selbstwertgefühl 99, 107, 112f., 115, 117, 155, 201, 308, 566
Selbstwirksamkeit 69, 242, 268, 273, 283, 293
Setting 52, 231f., 235f., 241, 311, 351, 370, 372f., 416, 419f., 435, 437, 444, 470, 531, 533, 551
Sexualität 191, 230, 295, 402, 406f.
Shaping 61, 76
Sozialarbeit 366, 432, 529, 533, 536, 572
Sozialepidemiologie 104ff.
Sozialisation 57, 104, 116, 197, 267, 421
Sozialmedizin 116
Sozialverhalten 81, 104, 124, 130, 133, 135f., 322, 345, 402f., 410, 417, 481, 528
Spielphase 246, 248f.
Spontanremission 129
Sprachentwicklung 67, 142
Sprachstörung 142, 439
Störfall-Analyse 229, 245, 252
Stigmatisierung 92, 473
Störung des Sozialverhaltens 124, 304, 330
Stottern 367
Streß 109, 111, 586
Substanzmißbrauch 134, 528, 535
Supervision 245, 345, 375f., 500, 502, 535, 539, 556, 572, 590ff., 597, 599f.
Symptomträger 100, 595
System 91, 93, 95, 100, 196, 235, 256, 328, 336, 373, 375, 380, 425, 458, 472, 499, 528, 534f., 577
Systematische Desensibilisierung 73f., 231
systemisch 99f., 369, 377
Systemtheorie 103

T

Teilleistungsschwäche 130, 133
Temperament 134, 138, 307
Therapieabschluß 246
Therapieausbildung 492, 599, 602

Therapieerfolg 170, 173, 234, 271, 279, 332, 350f., 359, 490, 499
Therapiefehler 245, 252
Therapiemanual 163
Therapiemotivation 72, 169, 253f., 266, 274ff.; 278, 281f., 285f., 288, 340, 350, 300, 601
Therapieplanung 243, 249, 299, 304, 311, 336, 338-341, 345, 347, 350, 431, 444, 472, 575, 589, 593, 595
Therapieprozess/Therapieprozeß 172, 365, 370, 444, 529, 594
Therapieverlauf 98, 236, 245, 252, 254, 339, 353, 381, 497f.
Therapieziel 254, 344, 348, 401, 405, 414, 417, 478
Ticstörung 133, 135, 138
Time-out 76
Token 76, 81
Tokenprogramm 236, 242, 255
Transparenz 283, 288, 292, 353, 377, 482, 484, 489f., 499, 555
Traumatisierung 427
Trennungsängstlichkeit 129, 137
Trotz 136, 362, 367, 380

V

Validität 74, 125, 324, 473
Verantwortung 69, 79, 206, 236, 240, 242, 245, 250, 252, 254, 283, 290, 292-295, 351, 362, 371f., 406f., 415, 428, 466ff., 475, 479, 484, 487, 496, 500, 549, 551, 556
Verhaltensanalyse 237, 243, 254f., 336, 338, 340, 379, 384, 413, 418, 539, 555, 567
Verhaltensbeobachtung 75, 127, 172f., 249, 310, 320, 334, 364, 366, 383, 384, 475, 534
Verhaltensrituale 247
Verhaltensstörung 91, 101f., 130, 133f.
Vermeidung 72, 97, 110f., 138, 274, 278, 296, 370, 440
Vermeidungsverhalten 97
Verstärkerentzug 76, 365
Versorgungssystem 540, 595

Verstärkung 61f., 76ff., 97, 136, 138, 270, 272f., 338, 364,ff., 413, 418, 573
Video 67, 127, 366, 384, 406, 429, 442
Vulnerabilität 129, 134

W

Widerstand 107f., 113f., 254, 270, 275, 278, 282, 342, 344, 357, 362, 370, 372, 407, 409, 601
Wirkfaktoren 61, 230, 234, 362, 589, 591
Wirkmechanismen 233, 245f.

Z

Ziel- und Wertklärung 243, 253, 255
Zielanalyse 244, 252
Zielbestimmung 245
Zielerreichungsskalierung 256, 353f.
Zielklärung 244, 295, 342, 481, 571
Zielkonflikt 418
Zwangsgedanken 138, 310, 332
Zwangsstörung 133, 135, 138, 139